中华医学百科全书

临床医学

口腔医学（一）

国家出版基金项目
NATIONAL PUBLICATION FOUNDATION

中国协和医科大学出版社

图书在版编目（CIP）数据

口腔医学 . 一 / 王松灵主编 . —北京：中国协和医科大学出版社，2017.6
（中华医学百科全书）
ISBN 978-7-5679-0706-5

Ⅰ . ①口… Ⅱ . ①王… Ⅲ . ①口腔科学 Ⅳ . ①R78

中国版本图书馆 CIP 数据核字 (2017) 第 118568 号

中华医学百科全书·口腔医学（一）

主　　编：王松灵

编　　审：邬扬清

责任编辑：吴翠姣

出版发行：中国协和医科大学出版社
　　　　　（北京东单三条九号　邮编 100730　电话 010-6526 0431）

网　　址：www.pumcp.com

经　　销：新华书店总店北京发行所

印　　刷：北京雅昌艺术印刷有限公司

开　　本：889×1230　1/16 开

印　　张：28

字　　数：750 千字

版　　次：2017 年 6 月第 1 版

印　　次：2017 年 6 月第 1 次印刷

定　　价：320.00 元

ISBN 978-7-5679-0706-5

《中华医学百科全书》编纂委员会

总顾问　吴阶平　韩启德　桑国卫

总指导　陈　竺

总主编　刘德培

副总主编　曹雪涛　李立明　曾益新

编纂委员（以姓氏笔画为序）

B·吉格木德	丁　洁	丁　樱	丁安伟	于中麟	于布为
于学忠	万经海	马　军	马　骁	马　静	马　融	马中立
马安宁	马建辉	马烈光	马绪臣	王　伟	王　辰	王　政
王　恒	王　硕	王　舒	王　键	王一飞	王一镗	王士贞
王卫平	王长振	王文全	王心如	王生田	王立祥	王兰兰
王汉明	王永安	王永炎	王华兰	王成锋	王延光	王旭东
王军志	王声湧	王坚成	王良录	王拥军	王茂斌	王松灵
王明荣	王明贵	王宝玺	王诗忠	王建中	王建业	王建军
王建祥	王临虹	王贵强	王美青	王晓民	王晓良	王鸿利
王维林	王琳芳	王喜军	王道全	王德文	王德群	
木塔力甫·艾力阿吉	尤启冬	戈　烽	牛　侨	毛秉智	毛常学
乌　兰	文卫平	文历阳	文爱东	方以群	尹　佳	孔北华
孔令义	孔维佳	邓文龙	邓家刚	书　亭	毋福海	艾措千
艾儒棣	石　岩	石远凯	石学敏	石建功	布仁达来	占　堆
卢志平	卢祖洵	叶　桦	叶冬青	叶常青	叶章群	申昆玲
申春悌	田景振	田嘉禾	史录文	代　涛	代华平	白春学
白慧良	丛　斌	丛亚丽	包怀恩	包金山	冯卫生	冯学山
冯希平	边旭明	边振甲	匡海学	邢小平	达万明	达庆东
成　军	成翼娟	师英强	吐尔洪·艾买尔	吕时铭	吕爱平
朱　珠	朱万孚	朱立国	朱宗涵	朱建平	朱晓东	朱祥成
乔延江	伍瑞昌	任　华	华　伟	伊河山·伊明	向　阳
多　杰	邬堂春	庄　辉	庄志雄	刘　平	刘　进	刘　玮
刘　蓬	刘大为	刘小林	刘中民	刘玉清	刘尔翔	刘训红
刘永锋	刘吉开	刘伏友	刘芝华	刘华平	刘华生	刘志刚
刘克良	刘更生	刘迎龙	刘建勋	刘胡波	刘树民	刘昭纯
刘俊涛	刘洪涛	刘献祥	刘嘉瀛	刘德培	闫永平	米　玛

许　媛	许腊英	那彦群	阮长耿	阮时宝	孙　宁	孙　光
孙　皎	孙　锟	孙长颢	孙少宣	孙立忠	孙则禹	孙秀梅
孙建中	孙建方	孙贵范	孙海晨	孙景工	孙颖浩	孙慕义
严世芸	苏　川	苏　旭	苏荣扎布	杜元灏	杜文东	杜治政
杜惠兰	李　龙	李　飞	李　东	李　宁	李　刚	李　丽
李　波	李　勇	李　桦	李　鲁	李　磊	李　燕	李　冀
李大魁	李云庆	李太生	李曰庆	李玉珍	李世荣	李立明
李永哲	李志平	李连达	李灿东	李君文	李劲松	李其忠
李若瑜	李松林	李泽坚	李宝馨	李建勇	李映兰	李莹辉
李继承	李森恺	李曙光	杨　凯	杨　恬	杨　健	杨化新
杨文英	杨世民	杨世林	杨伟文	杨克敌	杨国山	杨宝峰
杨炳友	杨晓明	杨跃进	杨腊虎	杨瑞馥	杨慧霞	励建安
连建伟	肖　波	肖　南	肖永庆	肖海峰	肖培根	肖鲁伟
吴　东	吴　江	吴　明	吴　信	吴令英	吴立玲	吴欣娟
吴勉华	吴爱勤	吴群红	吴德沛	邱建华	邱贵兴	邱海波
邱蔚六	何　维	何　勤	何方方	何绍衡	何春涤	何裕民
余争平	余新忠	狄　文	冷希圣	汪　海	汪受传	沈　岩
沈　岳	沈　敏	沈　铿	沈卫峰	沈心亮	沈华浩	沈俊良
宋国维	张　泓	张　学	张　亮	张　强	张　霆	张　澍
张大庆	张为远	张世民	张志愿	张丽霞	张伯礼	张宏誉
张劲松	张奉春	张宝仁	张宇鹏	张建中	张建宁	张承芬
张琴明	张富强	张新庆	张潍平	张德芹	张燕生	陆　华
陆付耳	陆伟跃	陆静波	阿不都热依木·卡地尔		陈　文	陈　杰
陈　实	陈　洪	陈　琪	陈　楠	陈　薇	陈士林	陈大为
陈文祥	陈代杰	陈红风	陈尧忠	陈志南	陈志强	陈规化
陈国良	陈佩仪	陈家旭	陈智轩	陈锦秀	陈誉华	邵　蓉
邵荣光	武志昂	其仁旺其格	范　明	范炳华	林三仁	林久祥
林子强	林江涛	林曙光	杭太俊	欧阳靖宇	尚　红	果德安
明根巴雅尔	易定华	易著文	罗　力	罗　毅	罗小平	罗长坤
罗永昌	罗颂平	帕尔哈提·克力木		帕塔尔·买合木提·吐尔根		
图门巴雅尔	岳建民	金　玉	金　奇	金少鸿	金伯泉	金季玲
金征宇	金银龙	金惠铭	郁　琦	周　兵	周　林	周永学
周光炎	周灿全	周良辅	周纯武	周学东	周宗灿	周定标
周宜开	周建平	周建新	周荣斌	周福成	郑一宁	郑家伟
郑志忠	郑金福	郑法雷	郑建全	郑洪新	郎景和	房　敏
孟　群	孟庆跃	孟静岩	赵　平	赵　群	赵子琴	赵中振

赵文海	赵玉沛	赵正言	赵永强	赵志河	赵彤言	赵明杰
赵明辉	赵耐青	赵继宗	赵铱民	郝　模	郝小江	郝传明
郝晓柯	胡　志	胡大一	胡文东	胡向军	胡国华	胡昌勤
胡晓峰	胡盛寿	胡德瑜	柯　杨	查　干	柏树令	柳长华
钟翠平	钟赣生	香多·李先加		段　涛	段金廞	段俊国
侯一平	侯金林	侯春林	俞光岩	俞梦孙	俞景茂	饶克勤
姜小鹰	姜玉新	姜廷良	姜国华	姜柏生	姜德友	洪　两
洪　震	洪秀华	洪建国	祝庆余	祝陈晨	姚永杰	姚祝军
秦　川	袁文俊	袁永贵	都晓伟	晋红中	粟占国	贾　波
贾建平	贾继东	夏照帆	夏慧敏	柴光军	柴家科	钱传云
钱忠直	钱家鸣	钱焕文	倪　鑫	倪　健	徐　军	徐　晨
徐永健	徐志云	徐志凯	徐克前	徐金华	徐建国	徐勇勇
徐桂华	凌文华	高　妍	高　晞	高志贤	高志强	高学敏
高金明	高健生	高树中	高思华	高润霖	郭　岩	郭小朝
郭长江	郭巧生	郭宝林	郭海英	唐　强	唐朝枢	唐德才
诸欣平	谈　勇	谈献和	陶·苏和	陶广正	陶永华	陶芳标
陶建生	黄　峻	黄　烽	黄人健	黄叶莉	黄宇光	黄国宁
黄国英	黄跃生	黄璐琦	萧树东	梅长林	曹　佳	曹广文
曹务春	曹建平	曹洪欣	曹济民	曹雪涛	曹德英	龚千锋
龚守良	龚非力	袭著革	常耀明	崔　蒙	崔丽英	庚石山
康　健	康廷国	康宏向	章友康	章锦才	章静波	梁显泉
梁铭会	梁繁荣	谌贻璞	屠鹏飞	隆　云	绳　宇	巢永烈
彭　成	彭　勇	彭明婷	彭晓忠	彭瑞云	彭毅志	
斯拉甫·艾白		葛　坚	葛立宏	董方田	蒋力生	蒋建东
蒋建利	蒋澄宇	韩晶岩	韩德民	惠延年	粟晓黎	程　伟
程天民	程训佳	童培建	曾　苏	曾小峰	曾正陪	曾学思
曾益新	谢　宁	谢立信	蒲传强	赖西南	赖新生	詹启敏
詹思延	鲍春德	窦科峰	窦德强	赫　捷	蔡　威	裴国献
裴晓方	裴晓华	管柏林	廖品正	谭仁祥	谭先杰	翟所迪
熊大经	熊鸿燕	樊飞跃	樊巧玲	樊代明	樊立华	樊明文
黎源倩	颜　虹	潘国宗	潘柏申	潘桂娟	薛社普	薛博瑜
魏光辉	魏丽惠	藤光生				

《中华医学百科全书》学术委员会

主任委员　巴德年

副主任委员（以姓氏笔画为序）

汤钊猷　　吴孟超　　陈可冀　　贺福初

学术委员（以姓氏笔画为序）

梁文权　　梁德荣　　彭名炜　　董　怡　　温　海　　程元荣　　程书钧

程伯基　　傅民魁　　曾长青　　曾宪英　　裘雪友　　甄永苏　　褚新奇

蔡年生　　廖万清　　樊明文　　黎介寿　　薛　淼　　戴行锷　　戴宝珍

戴尅戎

《中华医学百科全书》工作委员会

主任委员　郑忠伟

副主任委员　袁　钟

编审（以姓氏笔画为序）

开赛尔	司伊康	当增扎西	吕立宁	任晓黎	邬扬清	刘玉玮
孙　海	何　维	张之生	张玉森	张立峰	陈　懿	陈永生
松布尔巴图	呼素华	周　茵	郑伯承	郝胜利	胡永洁	侯澄芝
袁　钟	郭亦超	彭南燕	傅祚华	谢　阳	解江林	

编辑（以姓氏笔画为序）

于　岚	王　波	王　莹	王　颖	王　霞	王明生	尹丽品
左　谦	刘　婷	刘岩岩	孙文欣	李元君	李亚楠	杨小杰
吴桂梅	吴翠姣	沈冰冰	宋　玥	张　安	张　玮	张浩然
陈　佩	骆彩云	聂沛沛	顾良军	高青青	郭广亮	傅保娣
戴小欢	戴申倩					

工作委员　刘小培　罗　鸿　宋晓英　姜文祥　韩　鹏　汤国星　王　玲　李志北

办公室主任　左　谦　孙文欣　吴翠姣

口腔医学类

陈万涛　　　上海交通大学口腔医学院

陈谦明　　　四川大学华西口腔医学院

范志朋　　　首都医科大学口腔医学院

周　峻　　　第四军医大学口腔医学院

周学东　　　四川大学华西口腔医学院

钟　滨　　　同济大学附属口腔医学院

殷小红　　　第四军医大学口腔医院

高　岩　　　北京大学口腔医学院

郭　莲　　　上海交通大学口腔医学院

章　燕　　　同济大学附属口腔医学院

阎　英　　　中山大学附属口腔医院

梁景平　　　上海交通大学口腔医学院

韩　科　　　北京大学口腔医学院

韩正学　　　首都医科大学口腔医学院

傅开元　　　北京大学口腔医学院

曾祥龙　　　北京大学口腔医学院

前　言

　　《中华医学百科全书》终于和读者朋友们见面了！

　　古往今来，凡政通人和、国泰民安之时代，国之重器皆为科技、文化领域的鸿篇巨制。唐代《艺文类聚》、宋代《太平御览》、明代《永乐大典》、清代《古今图书集成》等，无不彰显盛世之辉煌。新中国成立后，国家先后组织编纂了《中国大百科全书》第一版、第二版，成为我国科学文化事业繁荣发达的重要标志。医学的发展，从大医学、大卫生、大健康角度，集自然科学、人文社会科学和艺术之大成，是人类社会文明与进步的集中体现。随着经济社会快速发展，医药卫生领域科技日新月异，知识大幅更新。广大读者对医药卫生领域的知识文化需求日益增长，因此，编纂一部医药卫生领域的专业性百科全书，进一步规范医学基本概念，整理医学核心体系，传播精准医学知识，促进医学发展和人类健康的任务迫在眉睫。在党中央、国务院的亲切关怀以及国家各有关部门的大力支持下，《中华医学百科全书》应运而生。

　　作为当代中华民族"盛世修典"的重要工程之一，《中华医学百科全书》肩负着全面总结国内外医药卫生领域经典理论、先进知识，回顾展现我国卫生事业取得的辉煌成就，弘扬中华文明传统医药璀璨历史文化的使命。《中华医学百科全书》将成为我国科技文化发展水平的重要标志、医药卫生领域知识技术的最高"检阅"、服务千家万户的国家健康数据库和医药卫生各学科领域走向整合的平台。

　　肩此重任，《中华医学百科全书》的编纂力求做到两个符合：一是符合社会发展趋势。全面贯彻以人为本的科学发展观指导思想，通过普及医学知识，增强人民群众健康意识，提高人民群众健康水平，促进社会主义和谐社会构建；二是符合医学发展趋势。遵循先进的国际医学理念，以"战略前移、重心下移、模式转变、系统整合"的人口与健康科技发展战略为指导。同时，《中华医学百科全书》的编纂力求做到两个体现：一是体现科学思维模式的深刻变革，即学科交叉渗透/知识系统整合；二是体现继承发展与时俱进的精神，准确把握学科现有基础理论、基本知识、基本技能以及经典理论知识与科学思维精髓，深刻领悟学科当前面临的交叉渗透与整合转化，敏锐洞察学科未来的发展趋势与突破方向。

　　作为未来权威著作的"基准点"和"金标准"，《中华医学百科全书》编纂过程中，制定了严格的主编、编者遴选原则，聘请了一批在学界有相当威望、具有较高学术造诣和较强组织协调能力的专家教授（包括多位两院院士）担任大类主编和学科卷主编，确保全书的科学性与权威性。另外，还借鉴了已有百科全书的编写经验。鉴于《中华医学百科全书》的编纂过程本身带有科学研究性质，还聘请了若干科研院所的科研管理专家作为特约编审，站在科研管理的高度为全书的顺利编纂保驾护航。除了编者、编审队伍外，还制订了详尽的质量保证计划。编纂委员会和工作委员会秉持质量源于设计的理念，共同制订了一系列配套的质量控制规范性文件，建立了一套切实可行、行之有效、效率最优的编纂质量管理方案和各种情况下的处理原则及预案。

《中华医学百科全书》的编纂实行主编负责制，在统一思想下进行系统规划，保证良好的全程质量策划、质量控制、质量保证。在编写过程中，统筹协调学科内各编委、卷内条目以及学科间编委、卷间条目，努力做到科学布局、合理分工、层次分明、逻辑严谨、详略有方。在内容编排上，务求做到"全准精新"。形式"全"：学科"全"，册内条目"全"，全面展现学科面貌；内涵"全"：知识结构"全"，多方位进行条目阐释；联系整合"全"：多角度编制知识网。数据"准"：基于权威文献，引用准确数据，表述权威观点；把握"准"：审慎洞察知识内涵，准确把握取舍详略。内容"精"："一语天然万古新，豪华落尽见真淳。"内容丰富而精炼，文字简洁而规范；逻辑"精"："片言可以明百意，坐驰可以役万里。"严密说理，科学分析。知识"新"：以最新的知识积累体现时代气息；见解"新"：体现出学术水平，具有科学性、启发性和先进性。

《中华医学百科全书》之"中华"二字，意在中华之文明、中华之血脉、中华之视角，而不仅限于中华之地域。在文明交织的国际化浪潮下，中华医学汲取人类文明成果，正不断开拓视野，敞开胸怀，海纳百川般融入，润物无声状拓展。《中华医学百科全书》秉承了这样的胸襟怀抱，广泛吸收国内外华裔专家加入，力求以中华文明为纽带，牵系起所有华人专家的力量，展现出现今时代下中华医学文明之全貌。《中华医学百科全书》作为由中国政府主导，参与编纂学者多、分卷学科设置全、未来受益人口广的国家重点出版工程，得到了联合国教科文等组织的高度关注，对于中华医学的全球共享和人类的健康保健，都具有深远意义。

《中华医学百科全书》分基础医学、临床医学、中医药学、公共卫生学、军事与特种医学和药学六大类，共计144卷。由中国医学科学院/北京协和医学院牵头，联合军事医学科学院、中国中医科学院和中国疾病预防控制中心，带动全国知名院校、科研单位和医院，有多位院士和海内外数千位优秀专家参加。国内知名的医学和百科编审汇集中国协和医科大学出版社，并培养了一批热爱百科事业的中青年编辑。

回览编纂历程，犹然历历在目。几年来，《中华医学百科全书》编纂团队呕心沥血，孜孜矻矻。组织协调坚定有力，条目撰写字斟句酌，学术审查一丝不苟，手书长卷撼人心魂……在此，谨向全国医学各学科、各领域、各部门的专家、学者的积极参与以及国家各有关部门、医药卫生领域相关单位的大力支持致以崇高的敬意和衷心的感谢！

《中华医学百科全书》的编纂是一项泽被后世的创举，其牵涉医学科学众多学科及学科间交叉，有着一定的复杂性；需要体现在当前医学整合转型的新形式，有着相当的创新性；作为一项国家出版工程，有着毋庸置疑的严肃性。《中华医学百科全书》开创性和挑战性都非常强。由于编纂工作浩繁，难免存在差错与疏漏，敬请广大读者给予批评指正，以便在今后的编纂工作中不断改进和完善。

刘德培

凡　例

一、《中华医学百科全书》（以下简称《全书》）按基础医学类、临床医学类、中医药学类、公共卫生类、军事与特种医学类、药学类的不同学科分卷出版。一学科辑成一卷或数卷。

二、《全书》基本结构单元为条目，主要供读者查检，亦可系统阅读。条目标题有些是一个词，例如"釉丛"；有些是词组，例如"上颌发育"。

三、由于学科内容有交叉，会在不同卷设有少量同名条目。例如《针灸学》《中医儿科学》都设有"惊风"条目。其释文会根据不同学科的视角不同各有侧重。

四、条目标题上方加注汉语拼音，条目标题后附相应的外文。例如：

xiàhé fāyù
下颌发育（development of mandibular）

五、本卷条目按学科知识体系顺序排列。为便于读者了解学科概貌，卷首条目分类目录中条目标题按阶梯式排列，例如：

口腔颅颌面颈部解剖学 ……………………………………………………
　口腔解剖 ……………………………………………………………………
　　牙解剖 …………………………………………………………………
　　　恒牙解剖 ………………………………………………………………
　　　乳牙解剖 ………………………………………………………………

六、各学科都有一篇介绍本学科的概观性条目，一般作为本学科卷的首条。介绍学科大类的概观性条目，列在本大类中基础性学科卷的学科概观性条目之前。

七、条目之中设立参见系统，体现相关条目内容的联系。一个条目的内容涉及其他条目，需要其他条目的释文作为补充的，设为"参见"。所参见的本卷条目的标题在本条目释文中出现的，用蓝色楷体字印刷；所参见的本卷条目的标题未在本条目释文中出现的，在括号内用蓝色楷体字印刷该标题，另加"见"字；参见其他卷条目的，注明参见条所属学科卷名，如"参见□□□卷"或"参见□□□卷□□□□"。

八、《全书》医学名词以全国科学技术名词审定委员会审定公布的为标准。同一概念或疾病在不同学科有不同命名的，以主科所定名词为准。字数较多，释文中拟用简称的名词，每个条目中第一次出现时使用全称，并括注简称，例如：甲型病毒性肝炎（简称甲肝）。个别众所周知的名词直接使用简称、缩写，例如：B超。药物名称参照《中华人民共和国药典》2015 年版和《国家基本药物目录》2012 年版。

　　九、《全书》量和单位的使用以国家标准 GB 3100～3102—1993《量和单位》为准。援引古籍或外文时维持原有单位不变。必要时括注与法定计量单位的换算。

　　十、《全书》数字用法以国家标准 GB/T 15835—2011《出版物上数字用法》为准。

　　十一、正文之后设有内容索引和条目标题索引。内容索引供读者按照汉语拼音字母顺序查检条目和条目之中隐含的知识主题。条目标题索引分为条目标题汉字笔画索引和条目外文标题索引，条目标题汉字笔画索引供读者按照汉字笔画顺序查检条目，条目外文标题索引供读者按照外文字母顺序查检条目。

　　十二、部分学科卷根据需要设有附录，列载本学科有关的重要文献资料。

目　录

kǒuqiāng yīxué

口腔医学（stomatology）

在现代牙医学基础上，在现代医学科技理念和实践指导下，集研究牙、𬌗、口腔颌颌面及颈部形态、结构、功能，以及发生在这些部位疾病的预防、诊断和治疗于一体的，通过学科融合发展形成的具有科学、技术和艺术相结合的特色的医学交叉学科。是现代生命科学的重要组成部分，是医学门类中的一级学科。

简史 中国古代的医书中，专门涉及牙医学有关论著者，有汉代张仲景所著《口齿论》等；较全面论述口齿疾病并现存者为明代薛己所著《口齿类要》。在医学临床，自唐代起中国已有独立的耳目口齿科建制，宋代则将眼科独立，口齿和咽喉合并为口齿咽喉科。至元代方将口齿咽喉科分开，正式出现独立的口齿科和咽喉科。在近代中医学书中，口腔黏膜、颌面颈部疾病的诊治大都属于外科系统，明代陈实功所著《外科正宗》及清代吴谦等所著的《医宗金鉴》均有大量论述，将其归为疮、疡、疽、疔、痈、瘰、疬等类。

古印度妙闻（Susruta）及古希腊希波格拉底（Hippocrates）等在所著医书中均有关于牙病、牙与全身病方面的论述。国际上近代牙医学则始自法国，18世纪中后期，法国军队外科医师皮埃尔·福沙尔（Pierre Fauchard）出于战争时期口腔颌面外伤及牙病治疗的需要，1728年出版了《牙外科医师牙齿专论》，书中介绍了牙拔除术及牙再植术等。从那时起，西方的牙医学被认为系属于外科学系统中的一个学科；牙医师也被称为牙外科医师，学位称为牙外科学博士或牙医学博士。

国际上，现代口腔医学的命名起源于法国。20世纪40年代，随着颌面外科的兴起出现了"口腔医学"的名称（法文为"Stomatologie"，英文为"Stomatology"）。口腔科医师除掌握牙医学内容外还应熟知颌面外科学内容。

对口腔医学一词有不同理解，如美国、日本等国家，仍沿用牙医学的名称。口腔医学一词的内涵各国也不完全一致，如提出口腔医学这一名词的法国，口腔医学一词其内涵大致等同于口腔颌面外科学，因为他们还另设有独立的牙医学院以培养牙科医生。在发达国家，特别是西欧的一些国家，颌面外科可以设在医学院及综合医院内；在一些综合医院内，牙科与口腔颌面外科也可以是分别设科的。最大的区别是牙科医师只需获牙医学博士（牙外科学博士或牙医学博士），即可执业；而口腔颌面外科医师必须获有双学位，即牙医学博士（牙外科学博士或牙医学博士），加医学博士学位才能执业。在中国，口腔颌面外科学大多设在口腔医学院、口腔医院或综合医院的口腔医学中心或口腔科内，执业医师也没有双学位的规定和要求。

二次世界大战结束后，不少东欧国家将牙医学改称为口腔医学。在前苏联，一直到现在的俄罗斯都加强了临床医学在口腔医学教育中的内容，也有一些从事颌面整形的外科医师参与到口腔医学的队伍中。

除法国与美国外，英国、德国以及俄罗斯的口腔医学发展几乎与上述相似，主要是不少外科医师，特别是整形外科专家参与到口腔医学的发展中。为适应战伤后期修复外科发展的需要，英

国外科医师哈罗德·吉利斯（Harold Gillies）在伦敦建立了世界上第一个有关颌面修复外科的中心。参与医疗工作的有国际上众多外科名医，如英国基尔纳（Kilner）、卡萨金（Kazanjian）和柯蒂斯（Curtis），法国瓦那德（Valadier）及新西兰皮克林（Pickerell）等。此后，在英国政府的推动下，建立了一个立足于颌面部修复重建外科的医院，这个团队由外科医师、耳鼻咽喉科医师和口腔外科医师组成。因为这段历史，吉利斯被认为是颌面外科的创始人。也是从此，口腔颌面外科正式建立，并为牙医学与口腔颌面外科学的交叉结合，为现代口腔医学的发展奠定了坚实基础。

现代牙医学向二级学科发展，逐步形成了口腔解剖学、口腔组织病理学等基础学科，以及牙体手术学、牙髓病学、牙周病学、牙科修复学及口腔外科学等临床学科。

牙医学二级学科的领军者口腔微生物学专家有米勒（W. D Miller），牙体病学专家布莱克（Greene Vardiman Black），牙髓病学专家路易斯·格罗思曼（Louis Grossman），牙周病学专家约翰·里格斯（John W. Riggs），口腔内科学专家齐纳森·哈钦森（Jonathan Huthinson），儿童口腔学专家哈里斯（Samuel D. Harris S. D），口腔预防学专家迪安（H. Trendley Dean），口腔正畸学专家安格尔（Edward H. Angle），口腔修复学专家埃地尼·鲍迪特（Etienne Bourdet），及口腔外科学专家詹姆斯·加内特森（James E. Garretson）等，他们都为近代牙医学的发展做出了很大贡献。

需要指出的是，20世纪50年

代从前苏联引进口腔医学概念时，曾将牙体牙髓病学、牙周病学、口腔黏膜病学、儿童口腔医学、口腔预防医学放在一起，统称口腔内科学，但俄文原意应为口腔治疗学（Терапевтическая，Стоматология）。20 世纪 80 年代以后，由于口腔医学二级学科在临床上都是独立成科，因而在教学中及专著编写中已没有口腔内科学这一名称。而在发达国家口腔内科一词的含义及业务范围应以口腔黏膜病及全身病在口腔颌面部的表现等诊治为主。

1840 年世界上的第一个牙科学校——美国巴尔的摩牙医学院成立。继美国巴尔的摩牙医学院之后，截至 1920 年，世界上先后建立牙医学院的国家相继有英国（1821）、秘鲁（1868）、加拿大（1875）、乌拉圭（1877）、法国（1879）、俄国（1881）、瑞士（1881）、德国（1884）、丹麦（1888）、瑞典（1888）、意大利（1888 后）、荷兰（1888 后）、日本（1890）、玻利维亚（1911）、中国（1911）、阿根廷（1916）、智利（1919）、印度（1920）等。

中华人民共和国成立以前在哈尔滨成立了第一齿科学校（1911），1917 年，原华西协合大学成立牙医学系华西协合大学牙医学院的创始人为加拿大牙科医生爱西理·沃华德·林则（Ashley W. Lindsay）博士。他来华后，1907 年在四川成都建立牙科诊所。1917 年，华西协合大学牙医学系初建的附属医院为牙症医院，1928 年将牙症医院更名为口腔病院。华西协合大学牙医学系建立之后，国内牙医学教育和牙科医疗机构有了一定的发展，其中包括原上海震旦大学牙医学系（现上海交通大学口腔医学院，1932

年建立）、原中央大学牙医专科学校（现中国人民解放军第四军医大学口腔医学院，1935 年建立）、原北京大学医学院牙医学系（现北京大学口腔医学院，1943 年建立），这 4 所院校是 1949 年前中国著名的牙医学教育单位。1950 年 1 月，中国医科大学经东北人民政府和东北人民政府卫生部批准成立口腔学院；1950 年 7 月经中华人民共和国卫生部、教育部批准原北京大学毛燮均的提议：医学院牙医学系更名为“口腔医学系”。1952 年的第一次院系调整中将全国的牙医学系全部更名为口腔医学系，20 世纪 80 年代以来不少学校又将口腔医学系更名为口腔医学院。中华人民共和国成立后，1960 年由原四川医学院支援，在武汉创建了湖北医学院口腔系（现武汉大学口腔医学院）。据不完全统计：截至 2013 年，中国已有口腔医学院、系 180 余所，口腔专科医院 300 个左右，口腔医师（含助理口腔医师）已从改革开放初期的 5 700 余人上升到约 20 万人，人口与口腔医师的比例约为 1：8 000。

1951 年，在中华医学会之下成立了口腔科分会，朱希涛任首任会长；1996 年，口腔科分会与中华医学会分离，独立成为一级学会——中华口腔医学会，张震康任第一、二届会长。现中国已成为三大国际牙科组织（国际牙医师联盟、国际牙医师研究会和国际牙医师学院）的合法成员。部分二级学会也已参加到相应的国际或地区组织中。

1946 年《华大牙医学杂志》创刊；1950 年 3 月更名为《中华口腔医学杂志》；1953 年移交中华医学会出版，更名为《中华口腔科杂志》；1987 年重新恢复

《中华口腔医学杂志》名称。现中国口腔专业杂志已有 20 余本，包括外文杂志 2 本，以及被 Medline 收录的 3 本。

在口腔医学领域内，已拥有设置在四川大学的“口腔疾病研究国家重点实验室”、设置在第四军医大学的“军事口腔医学国家重点实验室”和在北京大学的“口腔数字化医疗技术和材料国家工程实验室”。上海交通大学医学院附属第九人民医院、四川大学华西口腔医院、北京大学口腔医院和第四军医大学口腔医院 4 个口腔疾病国家临床医学研究中心。

研究内容 口腔健康影响全身健康，而全身健康也离不开口腔健康。

口腔医学属医学门类的一级学科，因此根据医学本身的共同点和自身业务的特点，可分为口腔基础医学与口腔临床医学两部分，之下再设有各类二级学科，甚至三级学科。由于历史原因和具体条件的不同，各国间仍稍有差别。

口腔基础医学包括：口腔发育生物学（含胚胎学）、口腔解剖学、口腔生理学、殆学、口腔生物化学、口腔组织病理学、口腔微生物学、口腔免疫学、口腔生态学、口腔再生医学、口腔分子生物学、口腔生物医学工程学（含生物力学等）、口腔（生物）材料学及以上述不同重点为主要内容的口腔生物学。

口腔临床医学的亚学科，具体反映在医院内不同科室的设置。如口腔颌面影像学科：含放射诊断、超声及核医学检查，及介入诊断与治疗；牙体牙髓病（学）科：为防治龋病与其继发病，牙髓及根尖周病为主要研究内容；牙周病（学）科：以防治牙周疾

病和牙周疾病与全身病关系（糖尿病、心血管疾病等）等为主要研究内容；口腔正畸（学）科：以牙列、牙𬌗排列不齐（错𬌗）、发育障碍或继发畸形防治为主要研究内容；儿童口腔病（学）科：以儿童牙病、口腔黏膜病防治等为主要研究内容；口腔修复（学）科：以恢复牙缺失、颌面软硬组织缺损为主要研究内容；口腔预防（学）科：以维护口腔健康、口腔卫生、口腔疾病预防及口腔流行病学为主要研究内容；口腔黏膜病（学）科：以研究口腔黏膜疾病的诊治、全身病在口腔颌面部的表现及口腔癌前病损为主要内容；口腔颌面外科（学）科：以口腔颅颌面疾病的外科治疗为主要内容的临床学科，涉及口腔颌面头颈肿瘤、创伤、畸形及缺损等；口腔颅颌面种植（学）科：以种植修复为主要内容，涉及材料、外科技术牙颌面缺损修复技术于一体的专业学科；口腔临床病理科：以病理诊断研究为主要内容的学科，对临床疾病的诊断治疗具有重要作用。口腔临床药物（学）科：主要研究内容为口腔颌面疾病诊治所需药物；口腔医学麻醉（学）科：以研究口腔颌面-头颈外科手术和特需患者（如残障、儿童）手术的麻醉为主要研究内容。口腔护理（学）科（部）：主要以口腔医学的门诊护理、病房护理为主要研究内容。除上述外，有单位还设有口腔康复医学、残障门诊等。还有一些尚未独立成科，但与口腔医学有关的学科尚须进一步发展，如军事口腔医学、运动口腔医学及口腔法医学等。

上述口腔医学的临床二级学科中，根据不同的需求或条件，还可设有更细的三级亚科，如牙体牙髓病学中还可分龋病学、牙体病学与牙髓及根尖病学；口腔修复学也可设活动修复学、固定修复学、颅颌面赝复学和种植修复学；口腔颅颌面外科还可分设牙及牙槽外科、口腔颌面-头颈肿瘤科、颅颌面整复（含唇腭裂、颌面整形、美容等）外科、正颌外科、口腔颌面创伤外科、颞下颌关节外科，及唾液腺外科等三级学科。

研究方法　作为医学门类的一级学科，口腔医学的研究方法与临床医学应当是一致的：科学研究应以临床研究为主，以转化医学为主；基础研究应以应用基础研究为主，以利转化。

临床研究的方法以循证医学为主，但也不应忽视医学循证，因为医学是以实践和经验为主；人的认识大多数也总是从个例开始的。

现代的临床研究还应当以整合医学为主，即强调多学科协作为主。

口腔应用基础研究应以转化医学为指导。临床存在的问题和有效方法，须进一步探索时均应以转化医学为首选。转化研究要有临床效果必须采取三结合方式，即实验室、临床和生产开发单位，如果是对临床有效方法机制的探讨，则还常需依靠系统生物学的研究方法，从而使实践的成果上升到理论科学的层面。

与邻近学科的关系　口腔医学具有临床医学中外科学特点，即以手术为主，是以技术、技艺为主要内容的学科；而在与全身疾病的联系中，又与内科学、皮肤病学密切相关。

与全身其他部位相比，口腔颌面部具有多功能的特点，其中包括咀嚼、语言、吞咽、呼吸，以及面容完整和社会活动等功能。保存或恢复这些功能还涉及材料学科、器械学科和康复医学等。口腔颌面部的完整更需要美学、心理学及社会学等学科的参与。

与口腔医学相关的所有基础学科，如解剖学、组织病理学、微生物与微生态学、免疫学等，也都是口腔医学的基础。

口腔颌面部可作为全身病的首发或继发部位；口腔颌面部疾病也可影响全身健康。因而作为口腔医学临床学科与临床医学的各个学科也都有密切关系：口腔颌面外科与肿瘤、创伤、畸形、感染等无不有所相关。牙体、牙髓、牙周病等与糖尿病、心血管病等关系密切。口腔微生物是胃肠道的集聚地之一，牙菌斑生物膜的形成，微生物是基础，也是引发口腔常见病的主要病因；研究指出口腔的微生物甚至可诱发肠癌。也正因为与全身病关系密切，研究牙周病与全身病关系时有时被称为牙周医学。口腔黏膜病学更与皮肤科、风湿科等相关，如口腔扁平苔藓、手足口病、口腔干燥症等都无一不是全身病在口腔颌面部的表现。

医学中防治方法的创新或发明都可以互相借鉴和发展，共享共用，共同提高。口腔颅颌面部是人体的一部分，因而口腔医学的发展也不是孤立的，牙科医师威廉·莫顿（T. G William Morton）是乙醚全麻的首创者，在很长一段时期内乙醚全麻已被应用到整个医学中；同样其他医学学科中的发明和理念也可被用于口腔医学中，在骨科医师布仑马克（Per-Ingvar Brånemark）创立的骨结合理论的基础上推出的牙及颅颌面种植体就是最好的例证。

（邱蔚六）

kǒuqiāng yīxuéshǐ

口腔医学史（history of dentistry）

通过研究社会政治、经济、科学、文化和口腔医学的相互关系来揭示口腔医学发展过程和规律的学科。它是融合口腔医学学科和人文历史学科的交叉学科。通过研究和学习口腔医学史，可以使人们了解口腔医学在社会不同历史阶段的发展情况。

研究现状 口腔医学的发展历史十分悠久。从远古时代开始，人类就一直在寻找预防和治疗口腔疾病的方法，所有时代的人类社会都有口腔医学主题——预防和治疗口腔疾病。

从19世纪后半期，西方学者们即开始将口腔医学史作为一门学科进行研究，不但在医学史中有了口腔医学专科史，而且在大学里建立了口腔医学史教研室，把口腔医学史列为一门重要课程。尤其是到20世纪以后，欧美及日本等国口腔医学史的研究工作发展更快，1951年始美国成立口腔医学史学会，每年都发表多篇口腔医学史论文，并有关于口腔医学史的专著出版。

中国病理学专家侯宝璋于1943年撰有《医史丛书》，先后发表《中国解剖史》《中国牙医史》《中国天花史》等专著。中国医学史家李涛于1955年发表《中国口腔医学发展大纲》。中国牙医学专家周大成自20世纪50年代开始，发表了"揩齿考"等多篇医史论文，在北京建立中国第一个口腔医学史陈列室。

研究内容 口腔医学史说明口腔医学范围，包括预防口腔疾病、治疗口腔疾病、保持和恢复口腔健康等的历史。研究内容包括口腔疾病防治、口腔医学事件、口腔医学人物、口腔医学文献和文物等。

研究方法 研究者尝试用新观点评价古代医籍、医人，从被遗忘的古代手稿和木版书、抄本中发掘口腔医学新思想、新内容，同时搜集古代绘画、文物、典籍、记录稿等，并利用照相、电影、幻灯、录像等技术生动描述口腔医学史。

与邻近学科的关系 口腔医学史上一切重大事件的出现都与当时的社会环境、政治背景、经济条件有关，尤其是与当时的哲学思想密切相关。口腔医学史涉及历史学、宗教学、考古学、经济学、社会学、地理学、教育学等学科，甚至与哲学、文学、艺术、音乐等学科也有联系，而这些学科本来就是相互联系、相互依存的。口腔医学史还与口腔医学各学科，如口腔正畸学、口腔修复学、口腔预防医学、口腔颌面外科学、口腔种植学、牙周病学、口腔材料学、军事口腔医学、口腔公共卫生学等学科有着错综复杂的关系。

（李　刚）

Zhōngguó gǔdài kǒuchǐkē fāzhǎnshǐ

中国古代口齿科发展史（history of dentistry and stomatology in ancient China）

中国是世界文明古国之一，有着悠久的文化历史。远在百万年前人类在生产和生活中必须同疾病进行斗争，从而产生了中国最早的医疗救助和保健实践，逐步形成了中国的传统医学。中国传统医学中的口齿科以研究和治疗龋病、牙周病、口腔黏膜病、口齿外伤等疾患为主要内容。

在中国传统医学中口齿科的发展也很早，远在公元前14世纪就已有关于口齿病的记载。关于雄黄失活牙髓、用银膏充填牙、用牙刷清洁口齿等发明创造，以及植牙术、义齿修复术、唇腭裂修补术、口腔黏膜病治疗等，在当时属于世界首创和先进水平。

兴隆洼文化钻孔磨牙 主要分布在内蒙古西拉木伦河南岸和辽宁省辽西地区，年代为公元前6000～前5000年。中国社会科学院考古研究所内蒙古第一工作队2001～2003年对兴隆洼文化敖汉旗兴隆沟遗址进行了大规模的科学发掘。其中居室墓M24内出土一件完整头骨，经社科院考古所科技中心人骨鉴定，此成年男性年龄在34～37岁，属正常死亡。发现这一人头骨的下颌右侧第一磨牙、上颌右侧第一磨牙曾被钻孔治疗过。下颌第一磨牙钻孔偏斜，钻孔直径0.5～0.8cm，深1cm；上颌第一磨牙从外向内斜钻孔，钻孔直径0.5～0.8cm，深1cm。这两颗牙钻孔的外缘部分相当光滑，明显具有人工打磨的痕迹，钻孔斜度与深度都充分说明不是"虫牙"。

即使古代文献和艺术作品都表明，某些古代人群的确尝试过牙治疗，但直接证据还是很少见的。距今8000年前的兴隆洼文化遗址出土的人头骨，是世界上最早治疗牙的实证，也展示了当时人类最高的牙治疗水平。根治牙病需要解决麻醉、止血、医疗器械、药物填充等一系列问题，古代的兴隆洼人是用何种医疗器械钻孔，又用什么样的中药材来解决麻醉、止血、药物填充等一系列问题，这是我们研究古代人类医疗科技发展水平的系列课题。

殷商时代甲骨文龋病记录 甲骨文是殷商时代刻在龟甲兽骨上的文字。19世纪末年殷代都城遗址在今河南安阳小屯被发现，发掘到中国商代后期（公元前

14~前11世纪）王室用于占卜记事而刻（或写）着文字的龟甲和兽骨。这些甲骨文涉及的疾病记载有 323 片，共计 415 辞，其中有口腔疾患最早的文字记载。甲骨文上的 🔲 或 🔲，是表示口腔里生了牙的象形字。甲骨文中的象形字"🔲"字是对龋病的描述，即表示牙上的窟窿。"🔲""🔲"（齿）被"🔲"（虫）蚀腐为"🔲"（龋）。🔲即龋字，是象形文，其字形下部是口腔中牙排列的形象，上部是虫在蛀蚀牙，旁边还散落虫蚀牙的碎屑，是根据病因病理的特点而命名的。甲骨文中关于"龋病"的记录是中国最早的龋病文献，由此可以推断，龋病是中国古代时期的常见疾病。

唐代植毛牙刷　1985 年，成都市博物馆考古队和四川大学博物馆在成都市指挥街清理唐代（618~907 年）灰坑时，发现骨质牙刷柄 4 把。其中一把牙刷柄长17.8cm，头部略宽，最宽处1.1cm，但较薄，厚仅 0.2cm，中后部逐渐缩窄，同时增厚，约为0.5 cm×0.4cm。其前端植毛部共有 12 个植毛孔，纵行两排，每排6孔，孔径 0.3cm，孔与孔之间距离相等，其植毛孔上下相通，与现代略异。这一发现，把中国植毛牙刷的发展史向前推进了 200多年，说明距今一千多年就已经有植毛牙刷了。

唐代《晋书》唇裂修补术记载　《晋书》是贞观年间由房玄龄、褚遂良、许敬宗等奉唐太宗诏命所修，其中《晋书·魏泳之传》记载："魏咏之，生而兔缺。年十八，闻荆州刺史殷仲堪帐下，有名医能疗之。贫无行装，谓家人曰：残丑如此，用活何为！遂赍数斛米西上，以投仲堪。既至，造门自通。仲堪与语，嘉其盛意，召医视之。医曰：可割而补之，但需百日进粥，不得语笑。泳之曰：半生不语，而有半生，亦当疗之，况百日耶！仲堪于是处之别室，令医善疗之，遂闭口不语，惟食薄粥，百日而瘥。"中国古代称唇裂为"兔缺"和"缺唇"，这里明确记载了唇裂修补手术过程，而且提出手术以后须进流食，不得与人谈笑等护理事项，至今仍是唇裂手术后的注意事项。这是世界上有关记载治疗唇裂修补手术最早的病例，被广泛转载和认可。

唐代《新修本草》汞合金充填牙记载　明代李时珍在《本草纲目》中记载了唐代（659 年）苏恭等编著的《新修本草》中用汞合金充填牙的方法："其法用白锡和银箔及水银合成之，凝硬如银……亦补牙齿脱落。"英国人最初在 1819 年使用汞合金，法国人于1826 年才开始使用，1835 年始汞合金传入美国，而中国却早在唐代就已经配成银膏做牙充填物。

汉代《史记》龋病医案记载　西汉时期司马迁编著（公元前215 年）《史记》，其中《史记·扁鹊仓公传》记载了西汉时期著名医学家淳于意治疗齐国中大夫的龋病，曰："齐中大夫病龋病，臣意灸其左太阳脉，即为苦参汤，日漱三升，出入五六日，病已。得之风，及卧开口，食而不漱。"先是施以针灸，继而给以含漱剂，获得满意的疗效。更重要的是，淳于意对龋病的病因有着非常正确的认识，强调不注意口腔卫生是发病的根本原因。这是中国现存最早、最完整的治疗龋病医案，亦为世界上第一例治疗龋病的病例报道。

汉代《金匮要略》牙髓失活剂记载　汉代张仲景（150 ~ 219年）著《金匮要略》记载："小儿疳虫蚀齿方：雄黄、葶苈，右二味，末之，取腊月猪脂熔，以槐枝绵裹头，四五枚，点药烙之。"雄黄是含砷化合物，这是中国用砷剂治疗牙的最早记录。其后，唐代王焘所著《外台秘要》和明代李时珍著《本草纲目》中均有以砷剂治疗牙病的记录。如李时珍有"砒霜半两，醋调如糊，碗内盛，待干刮下，用粟粒大，绵裹安齿缝，来日取出，有虫自死，久患者不过三日即愈"的记述，比较详细地介绍了用砷剂治疗牙病的过程。

（李　刚）

Zhōngguó jìndài yáyīxué fāzhǎnshǐ

中国近代牙医学发展史（history of dentistry in modern China）

近代牙医学以研究和治疗龋病、牙周疾病、修复牙列缺失和缺损为主要内容。近代中国由于社会制度落后、科学技术发展缓慢，影响了牙医学的发展。鸦片战争以后，一些西方人来中国传教，并设立医院。中国近代牙医学知识传播是由医学传教士和传教机构开创的。20 世纪初，一方面随着西医学在中国发展的步伐逐步走上正轨；另一方面，传教活动向本土化、世俗化和知识化转变在全球已成为不可阻挡的趋势，教会开始思考调整医学与传教的关系。中国医学工作者对西方传入的牙医学进行了消化和吸收，中国近代牙医学开始缓慢发展。至中华人民共和国成立时，全国有 4 个牙医学系、一所牙科专科学校和少量的牙科诊所，设备差，师资少，全国受过牙医学专门训练的牙医仅有数百人，多集中在大城市，业务范围狭窄，而分散在小城镇、广大农村的牙科人员极少，业务水平很低，科学研究工作几乎没有开展，整个近代中国牙医学水平远远落后于世界先进水平。

牙科教育机构 主要包括以下机构。

华西协合大学牙科系 林则博士（1884~1968年），加拿大人，医学教育家。1907年被加拿大英美会派到成都行医，林则博士在成都首创牙科诊所（1912年扩建为牙症医院）。1917年创办华西协合大学牙学院，1928年建立华西协合大学口腔病院，其为中国近代牙医学教育的发源地。1951年10月中国政府接管华西协合大学，改为公立大学，华西协合大学牙医学院发展至今日的四川大学华西口腔医学院，集口腔医学院、口腔医院、口腔门诊部、口腔医学研究所、口腔生物医学工程实验室五位一体。

1928年医牙科楼即现在的华西第八教学楼落成，此楼分东西两翼，东楼属医科，西楼属牙科，牙症医院由四圣祠街迁至华西坝新址。林则博士特别强调口腔疾病与全身疾病的关系，认为口腔医学并非单纯的牙医学，而是关于牙与口腔其他相关组织之间关系的大医学的一部分，所以将新医院取名为口腔病院，英文名字用的是 Stomatological Clinic，至此，牙症医院更名为华西协合大学口腔病院，仍由林则博士担任院长。这是中国现代口腔医学史中首次使用"口腔"一词命名医疗机构。

1940年初期，牙学院和口腔病院的新楼落成，有30台手术椅，楼上设实验室，楼下设临床科室，还有教室和博物馆，一切设备都是从国外运进的。随着业务的进一步扩大以及数位外国优秀口腔医生的陆续到来，口腔的教学工作也逐步开展和规范起来。

1949年年底，华大口腔病院共设有牙科诊断科、口腔外科、牙周病科、牙体修复科、牙列修复科、正牙科等和X线室，装备31台现代化的牙科手术椅，成为当时国内规模最大、科室最齐的口腔病院，院长为宋儒耀，副院长为刘臣恒，有主任医师、医师、实习医生等二十余人，全年门诊20 545人次。有非常齐全的牙科标本展览厅，有上千具人颅骨，有用蜡或泥雕塑的各种口腔病模型，还有些是很稀有的标本，如从鱼到人演化过程的头颅骨。

到1950年，华西协合大学牙医学院已经设立了8个系：口腔解剖生理系、口腔组织病理系、口腔外科系、牙周学系、牙体学系、赝复学系、小儿牙科学系、正牙系，形成了完整的牙医医学教育体系。从1917年华西牙学院成立到1949年30多年间，共毕业学生152名。

震旦大学牙医系 1903年2月，马相伯捐献家产创办震旦学院，建校地点在上海徐家汇。始由发起人马相伯主持校务，项微尘为总干事。1905年2月马先生与天主教法国耶稣会在办学理念发生分歧，被迫离校，另建复旦公学。当年8月震旦学院在法国耶稣会主办下重新开学，成为中国第一所天主教大学。1928年改称震旦大学。所定学科为语文、象数、格物、致知四门。学校各部事务，由学生自行管理。1932年年初，震旦大学院长才尔孟（Germain）决定在震旦大学医学院内增设牙医学系，经国民党政府教育部核准立案，遂于此年秋季请巴黎大学牙医学院毕业的法国人戈阿埃（Le Goaer）博士来筹组并主持牙医学系工作，牙医

系学制4年。1933年，震旦大学医学院牙医系附设门诊部开诊，门诊部在广慈医院内，但由震旦大学直接管辖。门诊部作为牙医系的临床教学基地，也是上海牙医疾病治疗中心。当时门诊部仅有牙椅5台、脚机6台、电机1台、X线机1台，但设备条件在当时也属第一流的。牙医专业是震旦医学院的重要特色，也是广慈医院的特色之一。1936年，首届毕业生（牙医系）共2人，其中一人为沈国祚，牙医系选派沈国祚医生赴法国巴黎大学牙医学院进修3年，1938年Le Goaer回国，由沈国祚接替主持日常工作，当年已有3届毕业生共9名。1940年，任命沈国祚为牙医系主任。1948年学制从4年改为6年，牙医系改为震旦牙医学院。1950年春，学制又改回至4年（因中华人民共和国成立后急需医生），牙医学院又改名为牙医系。历届毕业生不满一百人。

中央大学牙医专科学校 1928年2月中央将国立第四中山大学改名为江苏大学，全校学生反对，请愿改为国立南京大学，行政院决议将江苏大学改名为国立中央大学。国立中央大学进行院系调整，改设文、理、法、教、农、工、商、医8个学院，成为当时全国院系最全、规模最大的大学。

1934年12月，南京特别市市政府教育局向民国政府教育部转呈吴巅位等拟创办齿科医学专门学校请示件，因此请示与大学组织法及专科学校组织法关于"医科之设立限于大学或独立学院"的规定不符而未被批准。中央大学校长罗家伦得知后，敏锐地觉察到国家政府建立牙医专门学校、培养牙医人才的重要性和紧迫性，

旋即向教育部提出了依托中央大学雄厚实力，附设牙医专修科的请求，1935 年 7 月请示获教育部正式批准。教育部决定校名称国立牙医专科学校，校长由中央大学校长兼任，其预、决算独立进行。罗家伦聘请了美国牙科医学博士黄子濂为牙校主任，负责牙校业务建设和日常管理，并由中央大学文学院代为选聘党义、国文、英文等科教员，理学院、医学院代为选聘化学、生物学、比较解剖学、组织学及胚胎学等科教员。同年秋，招收了第一届牙医专科学生 30 余名（学制 4 年）。1936 年 11 月，牙医专科学校内又开设口腔卫生训练班，招收初中毕业生 200 余名（学制 1 年半）。自当年 7 月至次年 2 月牙医专科学校建成宿舍和牙症医院，此时牙医专科学校有教师 9 名。至此国立中央大学牙医专科学校已初具规模。

1937 年 11 月牙医专科学校随中央大学医学院西迁至成都华西坝。1938 年夏，中央大学医学院、华西协合大学医学院和齐鲁大学医学院在四圣祠成立了联合医院，下设牙医门诊部，由陈华负责。1938 年 12 月医学院增设 6 年制牙科，并与牙医专科学校合办牙医门诊部，一切课程均与医学院密切合作。

1949 年南京解放，原中央大学改名为国立南京大学。

国立中央大学牙医专科学校自 1935 年创建，至 1949 年共培养了牙本科学生 29 名，牙专科学生 59 名。

牙科专著 司徒博医生主编的《齿科医学全书》于 1929 年 1 月初版，是我国近代最系统的牙科专著。全书共分 4 集 16 篇，字数约百万余，插图约百余幅。第一集由胎生、组织、解剖、生理和齿科解剖图解组成，第二集由治疗、充填、矫正和保存疗法图解组成，第三集由细菌、病理、口腔外科、药物组成，第四集由材料、技工、继续与架工等组成。内容大部采自日本东京齿科专门学校函授班的讲义。1932 年司徒博主编的《齿科医学全书》增订再版。

牙科保健用品 从 19 世纪开始使用中国传统医学研制的揩牙剂的人日益减少，中国逐渐流行用牙粉刷牙，牙粉主要成分为碳酸镁、碳酸钙，加乌贼粉以增强除垢效果，还加少量香料起到爽口舒适作用。1910 年中国第一次进口美国的高露洁牙膏，1915 年以前中国到处销售日本金刚石牙粉。1911 年中国沈阳同昌行最早产出火车头牌牙粉，之后，上海家庭工业社和中国化学工业社也产出无敌牌、三星牌牙粉。1926 年中国化学工业社成功研制了中国第一支牙膏——三星牌牙膏。1938 年天津也投产了火车头牌牙膏。1940 年上海万国化学工业社和广州天光化工厂又生产出固齿灵、二友牙膏。

中国近代牙刷制造业源头可以说是在杭集。杭集的牙刷宗师刘万兴于 1826 年仿造头刷的样子，用牛骨制刷柄，手工穿白马尾毛，制成了三星牌牙刷。1837 年，因为马尾货俏价高，刘万兴改用白色猪鬃代替马尾毛制作牙刷。

（李　刚）

Zhōngguó xiàndài kǒuqiāng yīxué fāzhǎnshǐ

中国现代口腔医学发展史

（contemporary history of stomatology in China） 现代口腔医学应用生物学、医学、工程学及其他自然科学理论和技术，以研究和防治口腔及颌面部疾病为主要内容。

教育机构 20 世纪 50 年代初中国政府对牙医学教育机构进行调整，相继组建了华西医科大学口腔医学院、第四军医大学口腔医学系、上海第二医科大学口腔医学系、北京医科大学口腔医学系，这些院系成为中国近半个世纪来培养口腔医师的摇篮。20 世纪 60 年代初，中国又建立了湖北医科大学口腔医学系。50 年代根据面临的口腔医疗任务和口腔卫生保健的实际需求，以及学习苏联的口腔医学教育模式，政府有关部门改革了旧的牙医学教育制度，并制订了新的教学计划，将中国口腔医学教育的教学内容划分为口腔内科学、口腔外科学和口腔矫形学三大部分。1954 年中央卫生部与高等教育部共同召开高等医学教育会议，在会议上通过了口腔医学专业教学计划，规定了中国口腔医学专业的培养目标：培养具有全面、系统的现代医学基本理论知识、口腔专业知识，掌握现代口腔医学基本医疗技术，能独立担任常见口腔疾病的预防、诊断、治疗以及修复工作，并具有初步研究能力的口腔医师。尤其是改革开放近 30 年来口腔医学教育机构的发展更为迅速。至 2015 年为止，全国已有口腔医学院 40 所，设有口腔医学系和口腔医学专业的高等医学院校有 50 余所，设有口腔医学和技术专业的职业技术学院和中等卫生学校有 96 所。

医疗机构 根据口腔医疗机构的任务、组织结构、收治范围及规模等因素，中国口腔医疗机构大致可分为两种类型六种基本形式：口腔专科医疗机构包括口腔医院、口腔门诊部和牙病防治所、口腔诊所；综合医疗机构口腔科包括综合医院口腔科、城市门诊部和乡镇卫生院牙科、社区卫生服务中心牙科。口腔医疗机构不仅担负地区内口腔医疗任务，还担负着社区口腔保健任务。至2015年为止，约有口腔专科医院200所，设有口腔科的综合医院约有20 000多所，各大中小城市均已设立牙病防治所，私立口腔诊所约有50 000多所，已初步构建口腔保健组织网。共有从事口腔医学的医务人员近30万人，其中高等医学院口腔医学专业毕业生有16万余人。

科学研究 进入21世纪以来，随着中国社会经济的迅猛发展，口腔医学研究在多个领域里获得重大突破，如龋病病理、颌面部恶性肿瘤根治术及化疗、唾液腺、关节与血管造影，新材料的临床应用，错𬌗畸形矫治的临床方法改进、修复技术等方面。相继获得国家科学技术进步奖二等奖8项，在慢性腮腺病、颌面战创伤、龋病、牙髓病、口腔颌面部血管瘤与脉管畸形等的基础与临床研究方面，引领着世界口腔医学的创新和发展。由第四军医大学口腔医学院院长赵铱民少将领衔的"严重颜面战创伤缺损与畸形的形态修复和功能重建"课题获得2011年国家科技进步一等奖，这项成果建立4种创新性技术，在自体、异体、假体修复和组织再生领域取得一系列重要突破，实现严重颜面缺损与畸形的精确修复和功能重建。

学科发展 中国现代口腔医学学科已经分为口腔正畸学、口腔修复学、口腔预防医学、口腔颌面外科学、口腔种植学、牙周病学、口腔X线诊断学、口腔解剖生理学、口腔组织病理学、军

事口腔医学等专业学科。口腔颌面外科这一学科发展最快，口腔病理学科发展比较成熟，口腔正畸学、口腔材料学、口腔放射学等学科也有较大的发展。牙体修复学、儿童口腔学、社会口腔医学、老年口腔医学等学科发展缓慢，口腔生物化学、口腔生物学、口腔遗传学、口腔医学史、口腔公共卫生学、口腔医疗服务管理学、军事口腔医学等学科刚刚起步。已出版10版高等口腔医学专业教材，以及近1000多种口腔医学专业著作。有三十多种口腔医学专业期刊出版发行，每年公开发表论文近5000篇。

公共卫生 预防为主是中国卫生事业的指导思想。进入20世纪50年代以来，中国口腔专业人员广泛开展初级口腔卫生保健工作。特别值得提出的是1958年，中国口腔专业人员在短时间内对250万以上人口进行了口腔疾病普查普治。70年代上海市、四川省防龋涂料协作组，研制出中国第一个紫外光固化的窝沟封闭剂，获得1978年全国科技大会集体奖和先进个人奖。1983年北京大学口腔医学院被世界卫生组织任命为世界卫生组织预防牙医学科研与培训合作中心。1989年由国家卫生部等9个部委联合签署，确定每年9月20日为全国"爱牙日"。其宗旨是通过"爱牙日"活动，广泛动员全社会的力量，在群众中进行牙病防治知识的普及，增强口腔健康观念和自我保健意识，建立口腔保健行为，从而提高全民族的口腔健康水平。1993年试点推广窝沟封闭剂。从2005年起，北京市启动为适龄儿童免费实施窝沟封闭预防龋病项目。北京市卫生局指定的117家医疗机构为适龄儿童提供免费口

腔检查，并对符合适应证的儿童，即第一恒磨牙已在口腔内完全萌出、并且窝沟较深或具有患龋倾向的儿童，提供免费窝沟封闭服务。从2008年起，中国卫生部为了促进中西部地区儿童的口腔健康，在全国22个省、自治区启动中西部地区儿童口腔疾病综合干预试点项目，为适龄儿童进行免费的口腔健康教育、口腔健康检查和对第一恒磨牙实施窝沟封闭，以改善中西部地区儿童的口腔健康状况。

(李　刚)

shìjiè gǔdài yákē fāzhǎnshǐ

世界古代牙科发展史（history of dentistry in ancient world）古代牙科最初形成的国家都位于大河流域的两旁。埃及人在尼罗河流域，巴比伦人在底格里斯河和幼发拉底河流域，印度人在印度河和恒河流域，中国人在黄河流域，创造了自己的文化。

古代希腊牙科 古希腊医学家希波克拉底（Hippocrates）在后人整理汇集的《希波克拉底文集》中对口腔病虽未设专章，但有较详细的记载。关于牙的发生叙述如下："第一副牙由胎儿本身的营养及生后由母乳营养形成。第一副牙脱落后，所生成的牙由饮食所形成。第一副牙通常在7岁时脱落，继之而生长的牙，若不被疾病所破坏，则能存在一生。7~14岁间生出大的牙，此牙与母体内胎儿营养所形成的第一副牙交换。23~28岁时，大多数人长出智齿两颗。"以短句或格言写成的《论齿列》一书包含了许多关于牙萌发的通俗知识，如"其他情况相同时，在冬天切断牙的小孩，最能克服萌牙期的种种困难。"以及"人在萌牙时，不会变瘦。"在《论疾病》一书中，作

者观察到："在牙痛的病例中，如果有蛀牙且松动，则需拔除。若无，但仍疼痛，则需以烧灼治疗。当疼痛是来自于牙根底下渗入的黏液时，咀嚼物亦有帮助。当牙天生是虚弱的，而且在口内固定不良时，黏液和食物将造成牙的腐蚀和蛀。"希波克拉底也记述了牙与发音的关系，谓舌在运动时与腭及牙接触，而发出明确的语言；并最早论述了口腔颌面畸形，以及有关颌骨骨折、牙脱位的处理和拔牙手术的记载。希波克拉底相信，牙病源于天生易染病体质或遗传，拔牙只在牙松动时方予以考虑，因为此手术充满危险。但是他又说，至于拔牙所用的钳子，任何人都可操作，因为使用方法非常简单。

在古希腊公元前 4 世纪，就有使用同种异体材料、黄金、木制代用品及动物牙来修复人体牙列缺损的记载。在古希腊时代，奥林匹克运动大会在竞技中常有外伤，所以外科清洁和整复颌骨骨折及脱位的技术都有进步。古希腊已知用金线或麻线结扎牙，以整复颌骨骨折。祭司保存在德尔菲（Delphi）医神阿波罗神庙内的铅制拔牙钳，由于质地太软，无法用来拔除坚固的牙根。

在古希腊时代，人们喜欢用乳香木的牙签。有些雕成蜥蜴形，尾部一端是牙签，头部一端弯曲成长颈，做挖耳勺用。当时用鸟羽毛根部做成的牙签也很被看好。人们也爱嚼一种乳香树脂清洁牙、清新口气。为了消除口腔异味，古希腊人曾用白葡萄酒、茴香子和没药来漱口。

古代埃及牙科 在公元前 16 世纪有关于医学记录的纸草书，在此医书中，记载用许多药物，像乳香、龙胆、芦荟、薄荷、没药、莨菪等治疗牙痛和口臭。牙科为古埃及医学最早的专业门类。牙种植体的出现最早可追溯到古埃及，人们在出土的人类颌骨化石中发现镶有宝石或黄金雕成牙体形状的植入物，具体的应用目的尚无从考证，但它却成了牙种植体的原始雏形。

长期以来，人们对古埃及的研究有一个疑惑，就是古埃及有没有牙医和是否掌握牙外科手术，世界考古界和医学界对此一直存在着不同的争议。有研究认为，通过对不少古埃及木乃伊的牙状态 X 线照射检查，发现他们生前龋病状况严重，普遍遭受其折磨，有的很可能死于牙病的并发症，但却没有发现任何牙医手艺的痕迹，这就说明古埃及可能根本就没有牙医。另有研究则持相反看法，依据是著名的医学纸草书，记载了不少治疗牙痛的药方，甚至有一种可以防止牙松动脱落的胶；还发现古埃及铭文上曾记载着有"牙医"身份的人物。他们认为，古埃及人可以做比拔牙复杂得多的其他外科手术。

古代罗马牙科 古罗马时代杰出的学者塞尔萨斯（Celsus）兴趣广泛，探索的范围遍及农学、军事、哲学以及医书。他编辑而成的百科全书《万物志》现只有医学部分侥幸存世，名为《论医学》，共 8 册，写于公元 25～35 年。此书记录了古希腊和罗马的医学经验，直到近代一直被奉为基本教科书。塞尔萨斯的著作中讨论了许多牙科相关内容，他形容牙痛"是肉体与精神折磨中最痛苦的。"治疗方式有许多种，包括使用各种热膏药、漱口水、蒸汽和缓泻药等多种疗法。他主张保守疗法，建议罹患龋病的人，不要急着拔牙，如果前述疗法都没有效果，他提议可以试试其他更有效的方法。假如牙最后还是难逃拔除的命运，他建议先以亚麻线或铅来填塞龋洞，当拔牙钳的喙状端施力在牙上时，牙冠才不会破裂。对于牙痛及口腔急性炎症，用各种具有麻醉性的药物做成糊剂敷患部、热敷、含温漱口水等。他对口腔黏膜病记载较详，介绍用无刺激液体漱口和在溃疡面上撒明矾和五倍子粉末。他教人用手指推牙矫正错位牙，可视为最原始的矫治技术。

古罗马医师盖伦（Galen）被聘为角斗士医官，对于解剖生理方面有很多贡献。他在牙科解剖方面关于牙根数目的记载和现代观点相同，首先说明牙的神经分布及其与脑神经的关系。他搜集了当代所有的医学知识编辑成书，其著作到文艺复兴时期以前，一直都是医学权威著作。

古罗马时期人们认为龋洞是由牙虫所致，最有效的治疗莫过于取牙虫了。用火苗灼标定的位置，方法很残酷。认为更有效的方法是用烧红的钢针杀死神经治疗溃烂。那时理发店也是拔牙的地方，罗马城内古罗马广场前一家理发店遗址出土了一百多颗人的牙。

在公元前 1000～前 400 年之间位于意大利中部的伊特鲁里亚人最擅长于牙科，他们发明了装配用金箍固定义齿的方法，用黄金做义齿的桥托，用骨头或象牙雕成义齿，有时也采用从死人嘴里取下来的牙，然后用金制箍条固定在镶牙者口中，创造了近似近代镶牙馆所掌握的牙冠、牙桥技术。

古代印度牙科 大约公元前 6 世纪，古印度医学家妙闻（Sushruta）著《妙闻集》，有牙科病理篇共 16 节，牙科治疗篇共 22 节。他将口腔疾病分为 60 多种，列举了类似维生素 C 缺乏症、牙周膜炎、牙松动、牙痛、龋病等疾病。有泻血、洗口、刮刺、切开及拔牙等。妙闻主张"割除腭部肉瘤……腭部红色肿瘤……及位于智齿上之肿瘤。"假如肿瘤长在牙龈或舌头之上，则应以划破或烧灼而不用切除来治疗。烧灼是经常使用的疗法，特别是口腔疾病。妙闻应用面颊部皮瓣进行鼻再造，至今已有 2600 余年的历史。妙闻精心设计了各种外科器械，描述了钝的和尖的两大类外科器械。在他的著作中，记载着 101 种钝器械，其中一种特殊的拔牙钳称为喙。拔牙时会用到一种尖端扁平、形状似箭的杠杆，类似现代使用的牙根铤。妙闻不赞成拔除牙根坚固的牙，要拔除的是已经松动的牙。公元前 2 世纪，古印度的半浮雕中即有巨人为人们拔牙的描绘。

在印度文献中有许多治疗牙痛的方法，如灌肠和放血，以及使用漱口药、诱导喷嚏的物质（如混合母牛尿的胡椒）及摄取可驱除"坏风"的食物等。外科医生经常会使用一种特别设计的铁器，并将扁平的卵圆形末端加热烧红治疗口腔疾病；他们也使用加热的液体，如蜂蜜、油或蜡。颌部骨折以复杂的绷带包扎法治疗，而下腭移位的复位方法描述如下：将绷紧的绷带围绕在下巴，并投予药物以驱除邪恶的风。

古代阿拉伯牙科 阿拉伯外科学家阿伯克斯（Abulcasis）撰写著作《方法论》，是第一本详细描绘上百种外科器械并加以详细载明用途的医学百科全书。他对牙龈瘘用烧灼法，对牙龈瘤用全切除法，并用硫酸铜粉末撒布在创面上止血，再发时用烧灼法。他认为牙石能使牙龈萎缩，因而施行牙石去除法。他还设计了多种牙石去除器、拔牙钳子、残根钳子、挺子、锯、锉等。阿伯克斯建议在做拔牙决定时，要慎重行事，"因为这是非常高贵的器官，一旦牙没有了，将无法以任何完美方式补充之。"他警告说："在最初时，要尽力诊断是哪一颗牙发生毛病，因为患者经常为疼痛所蒙骗，并要求拔除，事后证明是完好的牙。这种情形经常会发生在当一位理发匠是外科医生时。"他对拔牙的方法学贡献极大，建议："必须以一足够强韧的小刀，将牙龈自牙分离，再以手或轻巧的拔牙钳温和地摇动牙，直至松动为止。然后外科医生将患者头部夹在自己的膝部之间，使用强而有力的拔牙钳，将牙以直线方向拔出，如此可避免夹破牙……倘牙已腐蚀成中空，就必须以绒布填充蛀洞，再以探针尖端将内侧塞紧，这样在施压力于器械时，牙不致破裂……因此，必须避免如理发匠之无知与莽撞，因为在他们的冒失鲁莽中，不会遵守上述原则，经常造成患者极大的伤害。"阿伯克斯还建议为松动的牙进行捆扎固定，甚至更进一步建议要将已脱落的牙再植回，并将之紧绑于邻牙固定。他也建议当牙脱落后，应以牛骨所制成的人工义齿固定在完好的牙上，以代替缺牙。

阿拉伯中世纪医生阿维森纳（Avisenna）著有《医典》。其中牙科内容也很丰富，有关于牙解剖生理的精确记载，有使用镊子拔牙以及牙科疾病的药物治疗方法等。他强调保持牙干净的重要性，建议用海泡石、烧过的雄鹿角、盐以及烧过且磨成粉的蛇壳来制成牙膏。他建议在萌发困难的病例中，使用脂肪和油以及野兔脑或母狗奶涂抹在牙龈上；建议使用锉刀来磨短过长的牙；建议使用砷剂治疗牙龈瘘管及恶臭溃疡。有关腭部骨折的治疗，他强调确定骨折是否正确复位非常重要，借由观察牙是否能够正常咬合，可以看出复位情形是否理想；当这些都完成后，他建议在腭部、头部及颈部做一种支持性的包扎，并沿着牙装上轻巧夹板，固定牙，有必要的话可以使用黄金线来增强绷带的稳定性。此近乎完美的步骤，与当今的治疗大同小异，为中世纪末期口腔外科医生的治疗奠定基础。

（李 刚）

shìjiè zhōngshìjì yákē fāzhǎnshǐ
世界中世纪牙科发展史

（world medieval history of dentistry） 中世纪早期欧洲的内科、外科、牙科学治疗一般由修道士和僧侣操作，他们是那个时代受过良好教育的人。

牙科文献 625～690 年，希腊折衷学派保罗（Paul）在"论口腔疾病"中清晰地论证牙龈炎性肿大和瘤性肿大的不同，探讨萌牙并详述拔牙过程，并建议在拔牙前先以亚麻线填补龋齿，以减少牙冠破裂的危险。他阐述如何使用锉刀，以降低凸出于邻牙的牙高度。他可能是最早提到要清除牙石的人，以凿子或其他器械来清除牙垢的堆积。他积极提倡口腔卫生，认为在每天进食之后是清洁牙的最重要时机，并对食用会造成呕吐及粘牙的食物提出警告。他反对直接以牙来咬碎硬物。

12 世纪末罗杰（Roger）及 13 世纪初罗兰（Roland）将早期牙医的治疗方法绘成有趣的图片。

他们认为除非万不得已，最好不要采用风险系数高的拔牙术，建议采用烟熏法及烧灼法来处置龋齿。他们的著作中介绍了处理下颌骨骨折及颞下颌关节脱位、牙痛的治疗方法等。

14 世纪初期，英国约翰（John）在《英国玫瑰》一书中重述当时盛行的民俗疗法。他相信取野兔的脑涂于牙龈上，不仅可以促进长牙，连失牙区都可再长出新牙来。他虽然也认为拔牙是最后万不得已的手段，但当拔则拔。他说："取前端较宽的铁棒，将内侧磨利，再用其把牙用力往下拉，牙就会脱落。"

14 ~ 15 世纪期间，法国肖利亚克（Chauliac）医生于 1343 年完成《大外科学》，在此书中他探讨了牙的解剖与萌发，并提出成人偶尔会长出额外一颗牙的证据。他也列举了牙容易发生的情况，包括疼痛、腐蚀、崩裂及松动。他所提出的卫生法则迄今大多适用：①避免食用已经腐败的食物。②避免食物过冷或过热，尤其要避免在吃完极热的食物之后，紧接着吃极冷食物，反之亦然。③避免咬太硬的食物。④避免食用会粘牙的食物，如无花果及由蜂蜜制成的甜食。⑤避免食用对牙有害的食物。⑥以蜂蜜及烧盐调和少许醋，小心清洗牙。他建议用酒、薄荷、胡椒或其他药剂的煎汁来冲洗蛀牙，然后再以没食子粉、乳香树脂、没药、樟脑等东西来填补蛀洞；建议使用收敛剂和其他药剂来固紧已经松动的牙，若松动的牙脱落后，可用人类的自然牙或由牛骨制成的义齿来取代，并以黄金线捆扎固定。肖利克对自己提出的牙科赝复坚信不疑，但只提及当时用于补牙的材料，对于适应证及以何种比例混合调制则只字未提。至于拔除牙，他建议在医生的监督指导下进行。他同时建议医生应熟悉牙医技术，如此才能为操作者提出正确的建议和忠告。在其著作中出现"牙匠"这一象征专业人士的名词，这也是第一次在医学文献中出现。他详细列出牙匠必须具备的器械，意味着牙匠不只是偶尔为人拔牙的理发匠，此器械目录包括剃刀、铁刮刀、直的及弯的压舌板、单臂及双臂撬子、拔牙钳、探针、柳叶刀、手术刀、插管及钻孔机。

牙科手术　1130 ~ 1163 年，教皇颁布一系列法令制止修道士和僧侣进行外科手术、放血和拔牙。理发师经常在外科手术中帮助修道士和僧侣，因为他们经常去寺院给修道士和僧侣剃头，而且他们所用的工具——锋利的小刀和刮剃刀，对外科手术非常有用。法令颁布之后，理发师承担了修道士和僧侣的职责。

1210 年，理发师协会在法国建立。理发师最终发展成两组：一组是外科医生，他们接受过教育和训练，以操作复杂的外科手术；另一组是外行的理发师，或称之为理发的外科医生，他们进行更多的日常卫生服务，包括刮胡子、放血和拔牙。

15 世纪，法国皇室颁布一系列法令禁止理发师进行外科手术，除了放血、拔火罐、水蛭吸血和拔牙。

（李　刚）

shìjiè Wényì Fùxīng shíqī yákē fāzhǎnshǐ

世界文艺复兴时期牙科发展史（world renaissance of history of dentistry）　文艺复兴以后，西方医学开始了由经验医学向实验医学的转变。

牙科解剖　意大利列奥纳多·达·芬奇（Leonardo da Vinci）是文艺复兴时期的一位博学者，被认为是近代生理解剖学的始祖。当达·芬奇成为成功的艺术家时，得到在佛罗伦斯圣玛丽亚纽瓦医院解剖人体的许可。他亲手解剖过近 30 具不同性别、年龄的人体，掌握了人体解剖知识，从解剖学入手，研究人体各部分的构造，留下大量有关人体解剖的笔记和超过 200 张素描图，其中有一张口腔颌面解剖素描图。为了绘制这张素描图，达·芬奇将面部前端切掉，暴露出下面的构造。在不破坏骨骼的情况下完成切割并非易事。这张素描图与数字成像技术获取的颌骨图像对比精确度惊人。

意大利安德雷亚斯·维萨里（Andreas Vesalius）1534 年任职于意大利帕度瓦（Padua）大学，负责公开解剖尸体。1543 年出版解剖专著《人体构造》，它详细地介绍了解剖知识，更附有作者亲手绘制的有关人体骨骼和神经的插图。《人体构造》推翻了盖伦所坚持的牙非骨头之说，维萨里还发现下腭只有一根骨头，而不是两根（盖伦是由动物的解剖得出的结论）。不过，维萨里也认同盖伦认为的牙一生都会生长的说法，此说法错将因对颌失牙而变长的牙当成是牙的生长。1555 年，维萨里对《人体构造》又重新做了修订。

口腔卫生　在英格兰从 12 世纪开始，糖就被认为是对牙有害的，这一观点渐渐地被广泛接受。那个时期的人类遗骨显示随着糖消费的增加，人口当中的龋病患病率有上升的趋势。16 世纪初，英国人不太重视个人卫生，但当时的著作却一再强调口腔清洁的重要性，而且还提到多种牙膏。牙刷的使用并不普遍，有些人以手指缠布来清洁牙。但在贵族阶级中，牙签的使用却相当流行。

牙科疾病治疗 法国布伦斯维克（Hieronymus Brunschwig）编写的《创伤外科手册》于1479年在法国出版。书中多处对口腔及邻近组织的伤口进行讨论。他设计了一套处理颌骨骨折时的固定方法：以皮革制成杯状，再以皮带绕过头顶绑着，加以固定。他也注意到当下颌骨骨折且发生脱位时，患者的牙必须要恢复咬合，并用金属线绑住固定。

1547年，英国身为牧师、医生的布尔德（Andrew Boorde）出版了《健康每日祈祷书》，这是英国最早的医学书籍。他对牙科治疗表现出极大的兴趣，对患者的痛苦也能感同身受，他认为"牙是有知觉的骨头，当它还留存于口中时是有感觉的，而人体其他骨头则无。因此牙痛非比寻常。"由于当时中上层百姓的饮食糖分太高，因此常常有患者难以忍受牙痛之苦。由于布尔德对烟熏驱虫坚信不疑，因此他会说服患者吸入天仙子种子的熏烟，然后弯腰俯身在一盆水上，此时牙虫就会落入水中，然后取出格杀于指甲之上。

英国医生巴罗（Philip Barrough）于1583年出版《身体的方法》，他再三强调牙病是"体液之腐败"。建议可以研究口腔内溃疡的颜色来断定是何种"体液"出了毛病，如黄色的溃疡代表身体系统存在着过多的胆汁，而如果是白色就意味着黏液太多。

牙科医生 17世纪法国的外科医生分成两个群体，一个是长袍外科医生，属于圣康梅协会；另一个是短袍外科医生，理发师

外科医生。前者看不起后者，而此两者皆为内科医生所瞧不起。17世纪大部分的理发匠依然为客人提供多种服务，许多理发匠更标榜自己精于拔牙。他们最常到的地方是小村庄或是繁忙的集市，他们撑开大伞、摆上桌椅或平台，就可从事牙科的治疗。这些早期的牙医师也从事切开脓肿、锉平破裂牙、刮牙和洁牙等简单的牙科手术。

赝复牙科 15世纪，欧洲人开始用骨头或象牙雕刻成义齿，将其用金属线或丝线再绑在邻近的健康牙上来固定。而当时为人们制作义齿的，往往是金匠、象牙工和理发师。有证据显示，16世纪赝复牙科的确有些进展。1953年在法国普罗旺斯地区维桑罗曼发现了一种类似骨头的东西，经证实是一件牙桥，专家确认是属于17世纪中期的遗物。这套牙桥是使用一块骨头刻成似三颗前牙，再借由银柱心黏着于缺牙两旁牙的根管内，固定于口腔中（缺牙区两侧的牙，也龋病严重，可以推测手术者是将牙自龈线处切齐），这件牙桥显然比布洛斯·帕雷（Ambroise Parés）的设计进步了约一百年。帕雷的设计是以黄金线将牙桥系于邻牙上，这与下一世纪法国军医皮埃尔·福沙尔（Pierre Fauchard）的设计相比较，显然粗糙许多。1964年又在距阿维农不远处发现一个17世纪中叶、患有广泛牙周病的成人头颅骨，其口中有许多牙缺失，残存的牙也有严重的牙槽骨丧失。在前牙区，有三颗门牙以黄金线相系固定，到其主人过世之前，显然都维持着一定的功能。

应用于义齿的材料有许多种。最常用的基板材料就是象牙，在它的上面装上人牙即成了义齿。

起初，西方人主要是用河马牙、象牙、牛骨来做义齿。但经过一段时间的实践，人们发现，动物的牙不美观且操作不方便。他们又找到义齿的最佳货源：一是穷人的牙，二是死者的牙。

拔牙工具 1481年，德国约翰（Johann Schrenk）使用工具拔牙，并描述其形状称为鹈鹕钳，与法国外科医生肖利亚克（Chauliac）记录的拔牙装置十分类似。法国外科医生布洛斯·帕雷（Ambroise Paré）使用3种器械用于拔牙：根尖器用于分离牙龈，挺子用来挺松牙，钳子用来夹除牙。15世纪后期，法氏囊（Fabricius）描述了9种不同的拔牙工具，大多数命名类似于动物的嘴或鸟的喙。

（李　刚）

shìjiè jìndài yáyīxué fāzhǎnshǐ

世界近代牙医学发展史（modern world history of dentistry）

18世纪是现代工业形成的时期，是工业技术现代化的初期，也是牙医学形成和剧烈转变的时期，其推动力来自于前一个世纪的科学发现。18世纪，有了第一本牙医学教科书，这标志着从最初的实践上升到了新的阶段，结束了牙科医生世代相传自己绝学的时代。牙科医生互相展示自己的观点和方法，同时牙科知识在社会大众中也得以广泛的传播。

法国是世界近代牙医学的摇篮，但到了19世纪，牙医学的领导地位和创新中心从法国转移到了美国。美国吸引了欧洲国家的一些杰出牙科医师的到来。急速膨胀的人口，需要大量的技术和物资来改善生活，从而促使新一代的修补匠及发明家的诞生，带动了牙医学的成长与进步，孕育出一批训练有素的牙医学专业人

士。从 19 世纪开始，牙医学方面的大多数革新都来自美国。

牙科人物 具有代表性地人物有以下几位。

皮埃尔·福沙尔 法国军医皮埃尔·福沙尔（Pierre Fauchard）是近代牙医学创始人。于 1728 年出版《外科牙医》，阐述了牙的解剖、生理、病理学等基础理论和相关功能，以及口腔疾病的体征和症状、充填牙和修复牙的操作方法、正畸、牙移植等。《外科牙医》被认为是世界上第一本完整地对牙进行科学描述的书。

格林·布雷克 美国牙医学之父格林·布雷克（Greene Vardiman·Black）是美国近代牙医学的奠基人。他研究了许多牙科方面重要的课题，包括脚踏式牙钻机、窝洞分类法、银汞充填牙、牙科教育等。Black 所确立的牙体修复原则使用了近一个世纪。他还介绍了氧化二氮的应用。在 19 世纪末他就设想将窝沟封闭以预防龋病。1909 年，他在科泉市调查科罗拉多褐色着色现象，发现了氟斑牙的原因。

安格尔 近代正畸学的发展是在 19 世纪末和 20 世纪初开始的。美国学者安格尔（Edward Hartley Angle）是美国牙科正畸学创建人，他将正畸学发展为牙医学的分支与科学，并于 1895 年提出 Angle 错𬌗畸形分类法，此法至今仍在世界各国被广泛应用。近代牙科正畸学成为真正的专业要归功于安格尔的努力。他 1900 年开设安格尔正畸学院，一生致力于设计和完善正畸技术、设计正畸装置，很有成效地矫治了许多错𬌗畸形。他提出的有关错𬌗畸形的诊断、治疗理论沿用至今，成为现代正畸学的基础。

维洛比·米勒 自古以来，龋病是困扰人类最普遍的疾病。直到 18 世纪后期，人们都认为这种疾病的原因是"蠕虫"龋坏牙，所以早期的治疗主要集中在驾驭"蠕虫"。几个世纪以来，牙科医师始终认为牙龋坏了，牙科医师负责修复即可。直到美国科学家维洛比·米勒（Willoughby D. Miller）对口腔微生物进行研究，并于 1891 年出版了其研究成果《人类口腔之微生物》一书，有关龋病的基本知识打开了预防牙医学之门。米勒将牙科研究建立在医学微生物学基础之上，现代研究证明了其理论的价值。

牙科器械 主要有以下 3 种。

电动牙钻 电动牙钻的产生提高了牙钻的切割速度，同时也提高了手机操作的稳定性和精确度，使牙科治疗效果明显提高。1871 年产生了以电池作为动力的牙钻。1872 年，怀特公司推出了由美国格林（George F. Green）发明的第一台电力驱动钻孔机，此机器的配备中有可将马达并入手机的装置。不过，缺点是太过笨重而难以使用。随后电动钻孔机不断改良，但由于美国大多数地区的牙科诊所尚无电力供应，所以多数牙科医师还是使用以脚踏板驱动的钻孔机。直到 1880 年，美国牙科医师凯尔斯（C. Edmund Kells）首次将电力引进诊所，电动牙钻的动力源得到了解决，且脚踏调速开关的出现再次提高了电动牙钻的转速。为保证电动牙钻手机在口腔内转动安全，电动机内设置了制动装置，这种电动机具有切割速度快、使用安全和方便等特点。为解决牙钻的产热问题，将原来的风冷装置改为喷水冷却装置。

电动调节牙科椅 最早的电动式牙科椅出现在 19 世纪初期，主要结构分底板、支架、椅座、椅背、扶手、头托、头托按钮、控制开关 8 个部分，整机的底板固定于地面，并通过支架将底板与牙科椅的上部连接，牙科椅的动作受控于椅背上的控制开关，其工作原理是控制开关启动电动机运转并带动传动结构工作，使牙科椅相应部件产生移动。根据治疗需要，操纵控制开关按钮，其椅位的升降、仰俯以及头靠角度的调整均用电动调节。患者的治疗体位从坐位变为卧位，既可使患者感到舒适，又可消除患者的紧张情绪，同时也方便了医师操作，解决了医师的强迫体位，减轻了其劳动强度。在 1915 年左右，当脚踏驱动牙钻被淘汰时，牙科专用椅出现了，它把电动机、折叠式传送臂、喷水痰盂、无影灯和其他仪器集中到一架独立的机械椅上。

牙科专用 X 线机 首度将 X 光机应用在牙科诊断的人是美国牙科医师凯尔斯（C. Edmund Kells），他深入了解伦琴的发现之后，购买设备建造了美国第一台 X 光机。1896 年，他拍摄出了第一张牙科 X 光片。1905 年，第一台牙科专用 X 线商品机诞生在德国。1913 年前后，随着制造技术的发展成熟，X 线牙片机越来越多地进入牙科医疗领域。

牙科教育 1840 年 3 月 6 日，全世界第一所牙医学院——巴尔的摩牙学院在马里兰州政府的特许下正式创立。这所专科学校在监察委员会统筹监督之下，此委员会一共包括了 9 名内科医生、4 名牧师及 2 名牙医师。创办人是海顿（Horace H Hayden）与哈利斯（Chapin A. Harris），此校新设置了牙医外科博士的学位要求标准，到 1842 年只有两名毕业生。

尽管这一学院的教学制度基本上以医学院的模式为基础，但是它的建立，标志着世界近代牙科教育开始独立起步。巴尔的摩牙外科学院强调完善的牙科医学知识和技能实践发展并重，是美国其他城市建立牙科学校的原型，也是全世界近代牙医学教育遵循的模式。

（李　刚）

shìjiè xiàndài yákēxué yǔ kǒuqiāng yīxué fāzhǎnshǐ

世界现代牙科学与口腔医学发展史（contemporary world history of dentistry and stomatology）

进入 20 世纪 50 年代，现代牙科学和口腔医学正处于巨大的变革中。由于材料学、生物学和医学的发展深刻地影响着牙医学。牙医学的范畴开始超越牙本身疾病，延伸到对咀嚼器官和口颌系统的研究，对唾液、唾液腺的研究，对肿瘤、整形、外伤的研究等。所有这些研究成果使牙医学向着牙科学和口腔医学发展。20 世纪中叶前的苏联以及 20 世纪中叶后的中国将牙医学正式更名为口腔医学，美国国立牙科研究院更名为国立牙科和颅面研究院。

21 世纪以来，世界牙科学与口腔医学在众多方面经历了一个快速发展期。

口腔疾病预防　某些细菌与牙周疾病有关，对口腔内一些有害菌完全有效的疫苗已经出现；氟化物防龋是由于发现了某些地区饮水中氟含量高的人群患龋率低而采取的一种措施，现显示出巨大的效益；通过改变患者食糖的方式，而不是单纯地减少含糖量来预防龋病；牙周疾病的预防比口腔医生的治疗对牙周组织健康更重要已为人所共知。

口腔卫生服务资源　世界卫生组织将口腔卫生人力分为初级卫生员、治疗员、牙科医师、专家、技工、椅旁助手，也有将牙科医师分为一般开业者、专家、公共卫生牙医，将辅助人员分为牙科保健员、牙科治疗员、牙科护士、牙科助手、牙科实验技工或牙技师。在一些发达国家，每 1000～2000 人中就有一名口腔医师。2000 年美国有牙医学院 52 所，牙科医师 15 万人。2000 年日本有齿科大学 23 所，牙科医师 9 万人。一些后起的发达国家如大洋洲各国除加速培养口腔医师外，还大力开办牙科医士、牙科技工学校，培养中等技术人才，开展一般性牙科保健工作。据 2004 年统计，口腔卫生人力的数量及分布是世界范围内口腔卫生人力发展研究中最受关心的问题。每 10 万人口腔医师人口密度最低的国家是津巴布韦，为 0.09 人；每 10 万人口腔医师人口密度最高的国家是瑞典，为 153.94 人。2004 年对世界 20 个国家的调查结果表明，德国的人均口腔卫生总费用计 161.1 美元，在 20 个国家中位居第一；丹麦、澳大利亚和法国位居第 2～4 位，分别为 127.1 美元、101.7 美元和 101 美元；拉脱维亚的人均口腔卫生总费用则仅为 5.9 美元，位居最末。2004 年从世界 52 个国家的调查结果表明，世界牙科医师中，27.33% 分布在公立工作场所，64.37% 分布在私立工作场所，3.7% 分布在大学和科学研究机构，4.6% 分布在其他工作场所。

口腔卫生服务利用　由于世界经济发展及牙科服务的逐步完善，越来越多的人都能接受一定的牙科服务，美国每年的牙科服务利用率逐年增长。1996 年，美国人就诊牙科医师的总次数约为 2.94 亿次，75% 的成年人每年至少接受一次牙科服务。在 2001 年，美国人大约有 5 亿人次就诊牙科医生，估计有 640 亿美元花费在口腔卫生服务上。

社区饮水氟化　超过 60 年的广泛研究始终如一地支持社区饮水氟化这项有效的、安全的公众项目。从 20 世纪 50～80 年代，社区饮水氟化使龋病发病率显著下降。在许多氟化物来源如含氟牙膏可以轻易利用的今天，饮水氟化仍然继续有效地预防龋病。1961～1965 年美国卫生部部长卢瑟泰瑞（Luther Terry）博士，把饮水氟化描述为最伟大的 4 项公共卫生改进之一，其他三项是氯化消毒、巴士消毒法和免疫作用。美国提供给社区加氟水系统超过 16 000 个。这个系统包括美国 50 个最大城市中的 43 个，使用公共饮水的人群中有近 70% 的人使用的是氟化饮水。在美国地理位置不同的地区，最佳的饮水氟化浓度因不同的公共饮水系统而异，数值的变化范围是 0.7～1.0mg/L。

牙科保险制度　世界上第一个国家医疗保险是 1893 年在德国实施的，现几乎所有发达国家都建立了医疗保险制度。口腔医疗保险体系是整个社会医疗保险的重要组成部分。英国在二次大战之后，率先成立包含牙科保健在内的社会医疗保险。挪威及丹麦只对学童提供免费牙科医疗，对成人则提供政府保险。在法国，牙科医疗并入社会安全系统中，政府补助 75% 的费用。在德国，也施行由政府经营的类似保险计划（约有 97% 的人口加入保险）。在丹麦、卢森堡，政府则补助 80% 的费用。卢森堡甚至采取一种新颖的做法，鼓励预防性的牙科保健，倘若患者能够每年定期看牙，保险公司将会支付全部费用。瑞典也积极推动牙科预防保健工作，并在 1972 年的一般牙科健康保险法中确保对预防牙科医疗的提高给付。但是，由于口腔医疗是在时间、方法、价格上具有可选择性的独特性医疗，在欧美等一些发达国家，对口腔医疗保险都有着特殊的规定，区别于普通的医疗保险。在国外有很多保险提供牙科保险，按治疗的不同又分为全额理赔和一定比例理赔，这在相当程度上控制了牙科的消费额，同时又为投保人提供了基本的牙科检查和保健，使得很多口腔疾病在发病初期得到有效的诊治。

口腔卫生政策 2001 年世界卫生组织全球口腔卫生项目办公室提出 21 世纪世界卫生组织全球口腔卫生策略。策略指出，四大慢性非传染性疾病（心血管疾病、糖尿病、肿瘤和慢性阻塞性肺病）与口腔疾病具有共同的危险因素——烟草与吸烟、过量饮酒、不适当摄入含糖食品，从而提出了共同危险因素对策。2003 年世界卫生组织、国际牙科联合会、美国国际牙科研究会联合提出《2020 年全球口腔卫生目标》，2007 年第六十届世界卫生大会，确认了口腔卫生、总体健康和生活质量之间的内在关系，并强调必须将促进口腔卫生和预防口腔疾病规划纳入慢性病综合预防和治疗规划。2011 年，英国、德国、荷兰、瑞士、日内瓦、新加坡、菲律宾等国学者联合发表《全球口腔健康的政治优先事项：国际忽视原因分析》，指出全球口腔健康在政策优先事项中较低，原因是在国际卫生话语与全球口腔健康部门之间的脱节。

口腔卫生法规 现代很多发达国家和地区均有国家法律性质的口腔保健或口腔医疗服务文件用以规范国家口腔卫生保健的目标、机构、人力资源、公共卫生工作、牙科服务人员的执业等内容。如加拿大的《牙科卫生员法》，英国的《2006 年威尔士地方健康委员会（牙科公共卫生）》，新加坡的《齿科登记法》，新西兰的《牙法》，日本的《齿科医师法》《齿科技工士法》《齿科卫士法》等。瑞典现行主要的牙科相关法案共有 4 项，分别是《牙科服务法》《牙科服务条例》《国家牙科护理补贴法》和《国家牙保健补贴条例》，规定了牙医和药品福利委员会、瑞典社会保险署、全国卫生和福利委员会的职责分别是负责评估牙科医疗费用、管理国家的牙保健补贴以及拟定在牙保健方面的准则和指标。

牙科设备工业 20 世纪 50 年代以后，新型医疗设备和仪器不断发明，高速涡轮机的问世使得切割牙体组织成为很容易的事，为牙体治疗技术带来了革命性的变化。70 年代以后，高分子材料用于牙体缺损的修复和粘结，使得修复材料可与牙体组织发生化学性结合而非机械性嵌合，因此可以保留更多的健康牙体组织，极大地改善了修复的美观效果，对传统的依靠洞形固位的银汞充填材料提出挑战。随着医用电子、工程技术、生物材料等尖端科学的发展，世界牙科设备不断更新改造，产品力求稳定、耐久、安全、多功能、高速度、信息化和小型化，在结构上也向着组合式方向发展，使之达到功能齐全、设计合理、操作简便，降低设备成本，便于保养和维修，缩短治疗时间，改善工作条件，减轻就诊患者痛苦和降低口腔医生劳动强度。

另外，计算机技术应用已经深入到口腔医学的各个分支领域并发挥着巨大作用。主要包括：数字化连体式口腔综合治疗台、口腔疾病影像诊断数字成像、口腔修复计算机辅助设计和制作、口腔医学多媒体仿真头模教学、口腔医疗患者管理信息系统、口腔医学临床测量系统等。

（李　刚）

lúhémiàn yǎnhuà

颅颌面演化（evolution of craniofacial） 从原始无颌脊椎动物到现代人类，生物物种为了适应时空的变化，表现在颅颌面的形态、组织结构和器官功能上与远祖有所差异的现象。

动物的演化依据由简单到复杂、从低级到高级、由水生到陆生的基本规律。像其他动物一样，人类经过自身的演化以及对环境变迁的适应，逐步完成了由猿到人的演化。从脊椎动物开始，颅颌面才有了明确的功能分化。颅颌面漫长的演化过程在不同种类的动物身上，留下了些许演进的痕迹。颅颌面的演化一般从早期鱼类开始，即始于有颌类的第一代；在动物界演化进程中，从原始有头类开始才出现了真正意义上的"头"；描述脊椎动物颅颌面的演化，对于研究脊椎动物的种系发生和系统分类学有着十分重要的参考作用。描述颅颌面结构的演化，以利于充分了解其生理功能。

鱼类的颌经历了从无颌到有颌的阶段。最早的鱼类是无颌类，后来分别向圆口类和颌口类演化。圆口类的特点是保留了最低级的脊椎动物摄食的通道，颌口类的特点是其具有能活动的上下颌。

从圆口到分成上下颌的演进，改变了颌口类鱼的生存环境和空间，原始颌的出现，使得拥有上下颌的鱼类逐渐演化到高级鱼类。此后便出现了软骨鱼类和硬骨鱼类，而后者进一步演变为总鳍类和高等级的硬骨鱼类。

总鳍类经过两栖类最后演变成爬行类。根据颞区的开孔情况，爬行类可分为无孔类、颌窝类和双窝类。哺乳类是由颌窝类演化而来的。

人类起源于古猿。从古猿到人的演化历程中，适应自然、和谐生存是人类演化的重要特质，包括前进性的发展、特化和退化等内容。颌面部演化为人类的语言和其他重要功能，如视觉、听觉、嗅觉、表情、呼吸、摄食等活动提供了生理基础。在人类的演化过程中，依据适者生存的自然选择的规律，口腔颌面部组织器官的复杂性和先进性逐步被筛选和确立起来，随着优良种系的存留与演进，人类口腔颌面部仍然遗留种系演化的痕迹，甚至个别还有返祖的现象发生。

参考组织器官发生的来源，有助于观察和研究口腔颌面部组织器官结构的外部形态和功能。了解口腔颌面部组织器官的演化过程和个体发生与发育的规律，有利于提高对疾病和畸形发生机制的理解以及治疗方案的制订。

（曾祥龙　何三纲）

lúhémiàngǔ yǎnhuà

颅颌面骨演化（evolution of craniofacial bone） 从早期鱼类到现代人类，为了适应摄食和生存环境的需要，由水域到陆地，从爬行到站立，颅颌面骨的数量、形态和功能上发生改变的现象。

头骨演化 原始脊椎动物出现时，为了生存、觅食和快速反应，其神经系统和感觉器官已逐渐完成向身体前段的集中，并演化出软骨性头颅，用以保护脑组织和感觉器官。

头骨组成 根据头颅所包含的内容物以及所衍生的结构，把头颅分成3部分：支持大脑和特殊感觉器官的脑颅；支持鳃弓及其衍生物的咽颅，或称鳃骨；形成颅面相对表浅诸骨的膜颅，或称膜质骨。

脑颅 在脊椎动物的胚胎阶段，脑颅（图1）的组织结构大致可分为5部分：小柱软骨、脊索、脊索旁软骨、感觉器官囊和枕弓。小柱软骨位于脊索的前部，逐渐演化发育成前脑、眼眶、鼻囊、喙以及脑垂体两侧的支撑组织。脊索作为在演化过程中出现最早的成分，其位置相对固定，

通常位于脑颅底部脑垂体后，通常用作颅面研究和描述的参考标志。脊索旁软骨位于小柱软骨之后、脊索之侧面，此软骨围绕脊索生长，上下融合而成基板。基板的侧面有数个孔洞，供脑神经和血管进出颅部；基板的后部直接形成枕突，与第一个脊柱椎体相关节，以维持头颅的灵活性；基板的后角形成枕弓，在颅底包绕脊索。鼻囊和耳囊构成了最初级的感觉器官囊，鼻囊连于小柱软骨的前端，耳囊则连接于基板的外侧。

咽颅 咽是口腔与食管或胃相连接的部分，其局部膨大引起鳃弓的发生与分化，并最终导致咽颅（图2）的形成。其主要构件皆由鳃弓演化而来，是研究高等脊椎动物口腔颌面部发生与演

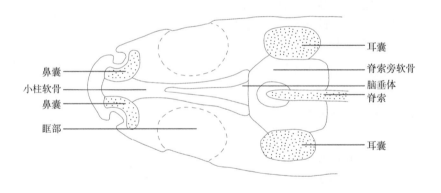

图1　脑颅示意

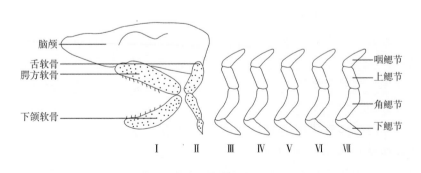

图2　咽颅示意

注：Ⅰ颌弓；Ⅱ舌弓；Ⅲ～Ⅶ鳃弓

化的重点内容。鳃弓的来源复杂，形态变化也比较大，组成其结构的间充质细胞既有脏壁中胚层来源又有神经脊索来源。

鳃弓最早出现于原始无颌类，在古代甲胄鱼的鳃弓已具有明显的功能，鳃弓直接紧贴于两鳃外侧的皮肤内面，为进行呼吸和滤食的鳃裂提供支持。演化至两栖类，咽颅主要支持舌、发音器官等其他相关结构，其呼吸功能弱化。随着物种的演化，鳃弓的数量减少，早期原索动物有 12 对，至原始无颌类减为 9 对鳃弓支持 8 对鳃裂。在演化过程中，由于颌的出现使前两对鳃弓退化消失，保留 7 对鳃弓。在有颌类脊椎动物中，鳃弓前后依序构成关节，每一对鳃弓一般由咽鳃结、上鳃结、角鳃结和下鳃结 4 块软骨构成，位于中间的是上鳃结和角鳃结。有颌类脊椎动物的第 1 对鳃弓为下颌弓，下颌弓中间的上鳃结形成腭方软骨，下颌弓中间的角鳃结形成下颌软骨。第 2 对鳃弓为舌弓，主要对口腔起支持作用，舌弓中间的上鳃结形成舌颌软骨，舌弓中间的角鳃结则形成舌软骨。其余 5 对鳃弓参与呼吸器官的形成及其功能活动。

膜颅 膜颅（图 3）的膜质骨在演化过程中不断融合与退化，数目不断减少，位置由头颅的表面逐渐内陷变深。在低等动物膜质骨数量较多、变异较大；演进到高等脊椎动物，膜质骨参与头颅诸骨的形成，位于颌面部肌肉深面或皮肤组织的下方。

演化历程 包括以下方面。

头颅演化规律 在头颅的演化过程中，随着脑容量的增加，脑室的扩张使脑颅不断向外扩张骨化，咀嚼肌力的增加以及膜质骨的内移，再加之鳃呼吸向肺呼吸的转变，咽颅的退化等，使得 3 个独立起源的头颅组成部分，相互作用又相互影响，进行着由简入繁的演进过程。颌口类的代表盾皮鱼，它的脑颅由软骨或部分钙化的软骨保护。膜质骨在头部前方形成较厚的盾甲，起保护和防卫作用。从第 1 对鳃弓演化为颌弓是颌面部演化史上最重要的事件，其最显著的特点是原来参与并支持呼吸活动的第 1 对鳃弓演进为具有进攻和掠食功能的颌。第 1 对鳃弓中间的腭方软骨借韧带与脑颅相连，后端连与麦克尔（Meckel）软骨上，初步形成能开闭的"颌"样结构。颅顶和侧颅壁最早出现于软骨鱼类，颅软骨内由于钙盐沉积，使脑颅骨质变硬，足以保护脑组织不受外界伤害。软骨鱼类的颌弓也逐步演化，与脑颅的连接方式逐步变为舌连型、双连型和自连型（图 4）。在演化过程中鱼类的颅骨经历了复杂变化，最早出现的硬骨鱼其脑颅全部钙化无骨缝，而肺鱼类仅脑颅的枕外软骨发生骨化。总鳍类的脑颅骨化成分也较少，来源于小柱软骨的蝶筛部与来自于脊索旁软骨的耳枕部，两者之间构成铰链的连接方式。在演化过程中，颌弓从硬骨鱼类开始不断退化，有时只在胚胎期可观察到软骨颌的出现。后来由膜质骨形成的次生颌取代初生颌，舌颌软骨以双连型或舌连型的方式连接脑颅，形成具有可活动的颌。由鱼类向两栖类的演化过程中，脑颅诸骨的形态和功能发生巨大改变，其中最显著的是方骨与鳞骨直接相连，颌骨与颅部的连接方式逐步变为自连型。随后，舌颌软骨演进为中耳的镫骨，而舌弓主要负责支持两栖类动物巨大舌体的活动。鳃弓数目减少的同时，逐

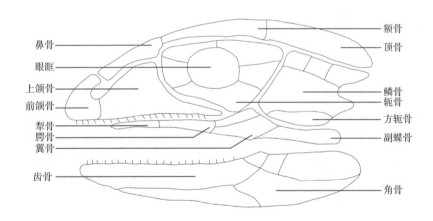

鼻骨
眼眶
上颌骨
前颌骨
犁骨
腭骨
翼骨
齿骨

额骨
顶骨
鳞骨
轭骨
方轭骨
副蝶骨
角骨

图 3 膜颅示意

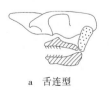 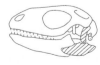

a 舌连型　　　　b 双连型　　　　c 自连型

图 4 颌骨连接示意

步演化为支持舌和喉功能的结构，如气管软骨环就可能为退化的鳃弓演化而来，这些支持舌和喉的结构统归为舌器。随着演化由两栖类向爬行类的进行，两栖类的颅骨骨块数量逐渐减少，脑颅诸骨发生钙化融合，头颅结构发生大的改变。大多数爬行类与两栖类咽颅也有相似之处：第1对鳃弓演化出方骨和关节骨，第2对鳃弓演化出镫骨，第2~4对鳃弓演化出舌器，第6和第7对鳃弓演化出喉和气管软骨环。颌弓变化最为显著的是类哺乳的爬行类，其来自于第1对鳃弓的方骨和关节骨逐渐退化、缩小、失去原始颌关节功能，成为中耳的砧骨和锤骨。而在原始关节的前方，逐渐变大的鳞骨和下颌的齿骨则又形成新的继发性颌关节。膜颅在爬行类演化出不同的形态，以此作为依据来划分爬行类的亚类。随着爬行类颅颌诸骨的体积不断增加，咀嚼肌力的增大，颅骨各部或增强或弱化，逐步出现颞窝和颧弓。依据颞区开孔的有无，将爬行类分为无孔类、颌窝类和双窝类。无颞区开孔的称为无孔类，如海龟。颞区有两个孔的称为颌窝类，其弓形颞弧由不同的骨拼合而成。双窝类比颌窝类多一个位于颌颞窝后部的开孔。两栖类和大多数早期爬行类无咀嚼功能，直接吞咽食物，吸进来的空气由内鼻孔直接到达口腔前份。部分有咀嚼动作的爬行类在此基础之上，口鼻功能得以分开和强化，其副蝶骨消失，后移的犁骨形成后鼻孔，两侧上颌骨的腭突向中线发育，互相融合，形成继发腭，口腔与鼻腔隔开，可以让空气直接由鼻腔进入咽部，避免咀嚼与呼吸活动的相互干扰。鸟类的头颅与爬行类演化过程相似。在鸟类刚出生时，组成脑颅和脑室的各骨之间发生融合，至成年时颅骨骨缝消失。其颅咽在组成上与爬行类亦有许多相似之处。哺乳动物适应环境的能力进一步增强，其生活环境更加多样化，其不同种类之间头颅的差异很大。为适应脑容量的不断增大，其部分脑颅骨和膜质骨发生融合，后顶骨、外枕骨、基枕骨和上枕骨相互融合成一块枕骨；基蝶骨、翼蝶骨、前蝶骨和眶蝶骨融合成一块蝶骨；耳骨和鳞骨融合而成一块颞骨。前关节骨退化成为锤骨的一个突起；角软骨则退化为封闭中耳的鼓泡。从脊椎动物的演进过程可以总结出头颅的演化规律：脑颅诸骨不断的融合与退化，头颅组成骨块不断精减。

头骨数量及质量变化 在动物演化过程中，小骨块不断融合成大骨块，骨的数目减少是动物头骨演化的规律。鱼类头骨数目最多，多达 180 片，演化至爬行类其头骨明显减少，至哺乳动物大约有 30 余块，人类包括 3 块听小骨在内约有 26 块。软骨化骨和膜质骨成为动物头颅骨架的两大主要来源。鱼类头部为膜质骨所覆盖；两栖类头骨数量明显减少，这有利于减轻头部重量，减轻四肢支撑负荷，有利于在陆上觅食与生存。爬行类动物膜质骨成骨的比例增加，头颅诸骨高度骨化。至哺乳动物，头骨除筛骨区少量骨未骨化外，其他部分已完全骨化，至人类已全部骨化。随着动物演化，骨的钙化程度和结构增强，骨连接由平面接触演化为嵌合连接，颅颌面部诸骨从构架到连接方式都得以加强，起到对颅脑及面部组织有力的保护。

颅颌面关系变化 脑颅与颌面关系的演进，先是脑颅与咽颅分开单独演化，再为两者间接相连，最后变为直接相连。原始脊椎动物脑颅与咽颅互不相连，两者独自演化；鱼类颌弓借舌颌软骨连接于脑颅上；两栖类脑颅与颌弓直接相连；爬行类脑颅与咽颅直接相连，脑颅和咽颅变为头颅一体。

颅颌面感觉器官位置变化 脊椎动物的神经管已分化为位于颅部的脑和位于椎管的脊髓两部分。在猿向人类演化的过程中，脑的结构日趋复杂完善，功能越来越发达。随着脑颅的体积不断增大，食物日趋精细，人的咀嚼负担减少，咽颅的体积随之不断缩小。在古猿向人类演化的过程中，为了便于直立行走，保持头部的支撑与平衡，脑颅逐渐移向前上，面颅则退向后下。由于脑容量的扩大，脑颅体积也不断增大，并不断向上迁移位置，咽颅比例逐渐减小，颌面部向后移动。当人类的食物摄取比较容易，加工变得精细，咀嚼无需太费咬力时，颌骨的功能变弱，形态缩小。为了更加适应环境，头部的各感觉器官也不断地发展演化并呈现出向前集中的趋势，经过漫长的演化过程，逐步形成现代人的外形。将不同时期类人猿、古人和现代人的头颅化石进行比较（图5），可清晰地显现出人在演化过程中咽颅和脑颅的变化情况。从古猿演化到现代人，由于头颅需要适应人类直立行走的活动，脑颅逐渐上升到咽颅的上方，眼从面侧移至正前方，枕骨大孔移至颅底部中央，以适应头部前屈、后仰和侧屈等活动的需要。

颌骨演化 在动物的演化过程中，鳃弓也不断发生演化，颌骨与脑颅的连接方式也不断变化。

最初在颌口类脊椎动物第1对鳃弓演化为颌弓，颌弓的上鳃节形成的腭方软骨上端借韧带相连于脑颅，在后端与角鳃节形成的麦克尔软骨形成关节，呈现出原始的颌结构或称初生颌。至软骨角类，其颌弓进一步完善，颌骨连接于脑颅的结构出现了双连型、舌连型和自连型等方式。至硬骨鱼类颌弓明显退化，仅在胚胎时期出现软骨颌，随后软骨颌被膜质骨取代。

颌骨组成　腭方软骨除后端骨化成方骨外，其余部分被膜质骨覆盖而替代，从前向后依次为前颌骨、上颌骨、轭骨和方轭骨，这些膜质骨取代腭方软骨行使其上颌骨架的功能。下颌麦克尔软骨除后部特化为关节骨之外，其余部分也被膜质骨包被替代，从前向后依次命名为齿骨、夹板骨、隅骨、上隅骨、冠状骨和前关节骨，这些骨块代替麦克尔软骨，行使下颌骨的作用。当膜质骨取代软骨初生颌而逐步演化形成的颌骨称为次生颌；骨化的方骨与特化的关节骨组成关节，取代初生颌行使次生颌的连接功能。

演化历程　从鱼类演进到两栖类后，方骨就直接与鳞骨相连，而颌骨多以自连型方式与脑颅连接。到爬行类时，颌骨的构成和颅部的连接方式与两栖类有些相似，但类哺乳爬行类动物的颌骨发生了巨大的改变：方骨和关节骨因退化而变小，最后演变为内耳的砧骨和锤骨；而鳞骨与齿骨随着摄食的需求而变得强大。

哺乳类的颌骨发育仅在胚胎期可以见到腭方软骨和麦克尔软骨。上颌由上颌突和前颌突融合骨化而成，上颌骨通过把口腔与鼻腔的隔断来管理好呼吸与进食，又作为颌骨支架承担和传递咬合压力。下颌则由左右两块齿骨在正中联合处融合而成。

人类的上颌骨仍然可以在胚胎期看到上颌突和前颌突的发育过程，随之发生融合，上颌便主要由左右两块骨化的上颌骨构成。下颌的发育也是由两侧的下颌突在中线处发生融合，钙化及骨性愈合的过程甚至可以延续到出生后一段时间，最终成为一块完整的下颌骨。

随着人类的直立行走，颅颌面部的重心发生改变。为了适应这一变化，脑颅部向前移动以维持平衡；上颌骨垂直方向增长，骨块逐渐后移；下颌骨正中联合部前移，颏部前突，以平衡后脑的重量。这些皆为人类口腔颌面部由古人向现代人演化的特征（图6）。

颧弓演化　在物种的演化过程中，为了适应咀嚼功能的变化，出现颧弓并不断改建，逐步演化成咀嚼肌附着的部位。

颧弓组成　颧弓由上颌骨颧突、颧骨体和鳞骨颧突形成。

演化历程　鱼类和两栖类动物无强力咀嚼的咀嚼动作，咀嚼

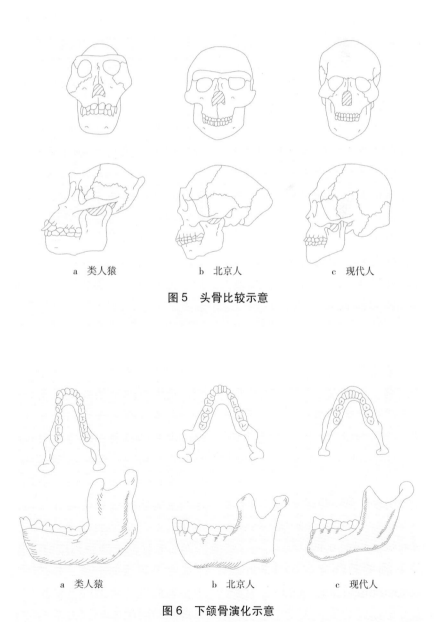

a　类人猿　　　　b　北京人　　　　c　现代人

图5　头骨比较示意

a　类人猿　　　　b　北京人　　　　c　现代人

图6　下颌骨演化示意

肌也不发达，膜质骨从脑颅顶部向下覆盖，除具有鼻、耳、眼等开口外，头颅部皆由膜质骨包被并保护脑组织，在头颅部两侧，膜质骨也覆盖着咀嚼肌。随着陆地生存和演化的推进，至类哺乳爬行类，口腔或颌器的摄食能力提高，咀嚼功能变得重要起来。其咀嚼负担加重，咀嚼肌逐渐发达，收缩膨大的咀嚼肌肌腹压迫其外侧的膜质骨，使颞部与颌部膜质骨逐渐缩小或退化。随着增大颞肌的不断刺激，颞部膜质骨出现吸收与消失，在颞区形成颞窝。

在颞窝形成初期，根据颞窝的形态将动物分为双窝类和颌窝类。颌窝类逐步演化为哺乳类，其颞窝的特点是有颧弓，由眶骨侧面、颧骨上缘和鳞骨鳞部构成弓形的骨嵴。哺乳类咀嚼器官功能进一步加强，咀嚼负担的加大使咀嚼肌变得更加发达，颞窝空间逐渐扩大以容纳更加发达的咀嚼肌。

由于有咬肌附着的刺激，位于脑颅两侧中份的膜质骨得以留存，最终演化为由上颌骨颧突、颧骨体和鳞骨颧突形成的颧弓。它既为肥厚的咬肌提供附着，也对强大而宽泛的颞肌加以管束。较之于哺乳类动物，人类因为借助工具对食物进行了精细加工，其咀嚼负担大为减小，不再需要较强的咀嚼肌力，因而咀嚼肌体积也变小。因此，由颧骨颧突和颞骨颧突构成的颧弓，较哺乳类动物明显单薄一些。

（曾祥龙 何三纲）

nièxiàhéguānjié yǎnhuà

颞下颌关节演化（evolution of temporomandibular joint）

从原始脊椎动物到现代人类，从无颌到有颌，继而在头骨与颌骨间形成颌关节，并发生由继发颌关节替代原始颌关节的现象。

当新兴的颌口类脊椎动物拥有能活动的上下颌时，其生存空间和摄食能力得以极大的拓宽与提高。能活动的下颌一方面需要悬吊固定于颅底，另一方面需要与头骨形成可活动的关节结构，原始颌关节应运而生，最终被功能更稳定的继发颌关节所替代。

原始颌关节 在鱼类已经具有了原始的牙颌器官的解剖形态，但鱼类只进行简单的摄食与呼吸活动，没有发现明显的颌关节结构的存在。在软骨鱼类，其咽颅中的第 2 对鳃弓逐步演化而成舌颌软骨、舌角软骨和基舌软骨。舌颌软骨作为咽颅与脑颅的连接部分，其前上与脑颅相连，前下则与麦克尔（Meckel）软骨和腭方软骨相连，原始颌借之固定于脑颅之上；演化到硬骨鱼类时，发生间接连结的软骨逐步骨化，腭方软骨后端骨化为方骨，麦克尔软骨后端骨化为关节骨，方骨与关节骨相连，方骨和硬骨鱼独有的续骨相连。续骨还与舌颌软骨骨化而成的舌颌骨相连，共同起着悬吊原始颌的作用，故其上、下颌均可活动。随着演化进行，至两栖类为适应复杂的陆生环境，呼吸方式和捕食方式发生很大改变，两栖类的咽颅发生了明显变化。舌颌骨逐渐失去悬颌功能退化成中耳的镫骨，腭方软骨也缩小退化。新分化而出的腭骨和翼骨，将咽颅与脑颅的关系由间接连接变为直接连接，其连接方式为在后上与脑颅底相连，下方与上颌骨相连、上颌骨再接前颌骨，形成完整颌器的上盖，并被固定于脑颅底部，颌器的下份仍然可以活动，形成原始颌关节的初始形态。原始颌关节最早始于爬行类。咽颅与脑颅的连接更为紧密，腭方软骨后端骨化成的方骨附着于颅骨上成为不动的连接，使上颌与脑颅连为一体，增强了上颌与颅的稳定性。由麦克尔软骨后端骨化成的关节骨与方骨形成关节，虽不能咀嚼食物，仅能协助呼吸和吞咽，但能做开闭运动，故被称为原始颌关节。

继发颌关节 从爬行类向哺乳类动物演化的过程中，原始颌关节逐渐承受不住咀嚼力的负担。由于哺乳类动物捕食活动的加强，咀嚼负担加大，颌器的功能进一步复杂化，促进了原始颌关节向继发颌关节的演化。而组成原始颌关节的方骨和关节骨缩小退化，逐渐丧失原始颌关节的关节功能。演化到哺乳动物后，起源于腭方软骨的方骨退化成砧骨，源于原始颌的麦克尔软骨的关节骨演化成锤骨。

当哺乳类动物捕食和咀嚼时，齿骨（下颌骨）承担了相当大的一部分咬合力，促进其后端向后上延伸形成下颌支，当与颞骨鳞部接近时，便逐渐获得力的支点，形成新的颞下颌关节（图 1），称之为继发颌关节，替代原始颌关节行使关节功能。继发颌关节不但可以完成开闭口动作，还可以承受巨大的咀嚼力，确立并强化了口腔的咀嚼功能。

演化至比较高等的哺乳类动物，颞下颌关节内出现关节盘。由于此关节盘位于构成关节的两骨之间，改变了关节的运动形式，使关节由原始的铰链运动变为可以转动和滑动的复杂关节运动。关节盘为纤维软骨或纤维组织，拥有抗压及抗摩擦能力强、缓冲应力还可以承受巨大的咬合压力等特点。关节盘的出现使下颌运动更加多样化，使之可行使更多

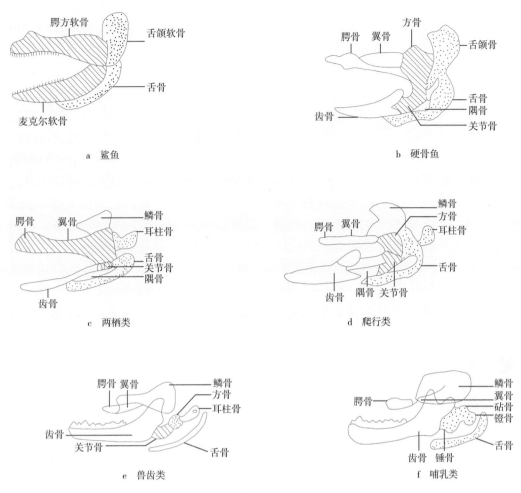

图 1　脊椎动物前两个咽弓改造示意

的关节功能，在颞下颌关节演化过程中具有重要意义。

　　哺乳类动物的齿骨在胚胎时期为左右独立的两个齿骨，在出生后便在中线处联合。演化至人类的下颌骨时，下颌骨已左右联合成为一个整体，颞下颌关节在头颅左右两侧同时运动，成为躯体唯一的双侧联动关节。颞下颌关节从爬行类动物的原始颌关节，演化到人类的继发颌关节（图2），展现了颌关节由简单到复杂的历程，揭示了环境与生存的需求促进关节演变的规律。

　　在哺乳类动物的演化过程中，颞下颌关节的演化体现了生物体结构与功能相互促进和相互适应的特点。随着人类演化，食物的精细程度、开口度、开口范围与

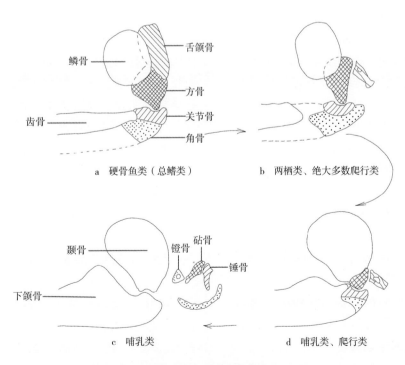

图 2　颞下颌关节演化示意

咬合力的大小，影响着关节窝形态的改变，关节结节和关节后突的演化直接受到髁突活动的影响，表现在关节窝深度的变化。类人猿因食物粗糙，需大张口进食和强力咀嚼，故其颞下颌关节窝很浅，无关节结节，但有明显的关节后突，关节穹隆骨板较厚。中国猿人（资阳人）的食物相对精细，勿需大张口进食和用力咀嚼，为防止下颌髁突脱位，其关节窝变深，前方有明显的关节结节阻挡，关节后突不明显。现代人对食物进行了精细加工，进食时只需小张口，仅需较小的咀嚼力即可，因而其髁突与关节窝的比例逐渐变大，髁突颈逐渐变细，关节窝深，关节穹隆骨板较薄，前关节结节明显，无关节后突。食物的精细加工和咀嚼力的弱化导致人类颌关节形态上的演化，结构的变化使双侧颞下颌关节的运动协调自如，同时缩小了下颌前伸和侧向运动的范围，下颌骨髁突后退范围也变小，髁突在较深的关节窝内可做旋转和滑动运动。

口腔颌面部演化过程中，颌面部向后缩小的变化，使下颌骨咀嚼力臂得以缩短，传导至关节区的杠杆力也相应变小。颌面部向后缩小的改变，因颞下颌关节灵活而有效的运动得以补偿，而且还有助于发音和舌的运动。

（曾祥龙　何三纲）

口腔演化（evolution of oral cavity）

从原索动物到现代人类，发生了口与咽的分开，颌与唇、颊、舌、腭的形成，牙的萌出与唾液腺的分泌等口腔形态和功能上复杂改变的现象。

口腔为原索动物摄食的开口，到脊椎动物时口腔与咽就分开了，并逐渐形成了上下颌。鱼类的舌不能自主活动，到了两栖类肉质的舌可以灵活捕食。从鱼类开始有了牙的萌出，并且是多牙列，牙分布于下颌骨、腭骨、翼骨、犁骨以及咽、食管等部位的表面。两栖类和爬行类的牙数目逐渐减少，分布范围仅局限于颌骨上，到哺乳类牙才真正参与咀嚼，牙与牙的接触产生殆的概念。唾液的分泌是动物为了适应陆地生活的演化，腭的形成极大地改善了进食对呼吸活动的干扰，唇、颊、舌、腭与颌骨运动的配合，增强了摄食和吞咽活动的能力。

演化历程　原索动物的消化管仅为有开口和排泄口的长管，演化至脊椎动物后，口、咽、食管、胃肠和肛门才逐渐演化分明。鱼类的口腔由上下颌围成，与咽部界限不明显，口内有颌器和牙，便于捕食，尚无咀嚼功能。两栖类的口腔也无咀嚼功能，但它的口腔结构和功能明显演进升级。内鼻孔、耳咽管、喉门和食管都直接开口于口腔，比鱼类的口腔结构明显复杂化。爬行类的口腔虽仅用于摄取食物，但其结构和功能已日趋复杂完善，如口腔与鼻腔开始分割开来，口腔与咽的分界变得明显。哺乳类的口腔较为发达，整个口腔可再细分为口腔前庭和固有口腔。由于有强大的咀嚼功能，加上唾液腺的分泌，舌的搅拌与传送功能，口腔成为一个拥有摄食、嚼细、促消化功能的复杂器官。

人类口腔演化特征　人类的口腔功能更为复杂，不仅具有摄食和消化功能，而且承担言语、表达和情感功能。与动物的口腔相比，人类口腔复杂的功能活动体现了演化的成就与选择。

（曾祥龙　何三纲）

牙演化（evolution of teeth）

从早期脊椎动物到人类，从端生牙到槽生牙，从同形牙、多牙列到异形牙、双牙列的形态变化，从简单摄食到参与咀嚼食物的功能改变的现象。在口腔及其周边部位萌出的表面由釉质包被且突出于口腔的硬组织称之为牙。动物由低等向高等演化的过程中，牙的出现是适应生存环境和摄食功能的需要。

规律和特点　①牙形：由单一同形牙向异形牙演化；牙根从无到有。②牙数目：由多变少；牙替换次数由多牙列向双牙列演化；虽然有的动物出生后仅有一副牙，其实它们也是双牙列或多牙列，只是在胚胎时期就完成了牙的替换。③牙的附着与分布方式：牙的附着由端生牙到侧生牙，最后演化成槽生牙；牙的分布由广泛分布到集中于上下颌骨。④牙功能方面：从简单的协助摄食、撕咬、捣碎，到咀嚼食物、协助消化食物。

脊椎动物牙演化历程　包括以下几类。

早期脊椎动物　体壁上存在釉结节及牙本质样物质，为早期动物体壁盔甲表面与骨相连的结构，后来随着体壁钙化的逐渐减少，大部分呈角质样突出至体腔，并逐渐退化，仅有位于口腔周边的部分逐渐衍生出牙样结构。

鱼类　为等长的三角片或单锥体同形牙、多牙列，牙广泛分布于下颌骨、腭骨、舌骨、翼骨、犁骨以及咽、鳃、食管等部位的表面。鱼类牙没有牙根，故被称为端生牙，牙的根部主要靠纤维膜黏附于骨上，帮助摄食，无咀嚼作用。软骨鱼类牙根部主要靠沙比（Sharpey）纤维与皮肤相连。总鳍类牙钙化程度稍高，锥状牙横截面上具有迷路构造，是由于牙釉质与牙本质向内凹陷形成很多皱褶，这种牙的特殊形态，增强了牙的耐磨性，称为迷齿。

两栖类 牙外形及分布与鱼类相似，但数目少于鱼类，且分布更加集中，主要分布于颌骨、腭骨、犁骨、蝶骨等部位。蟾蜍例外，没有牙。

爬行类 牙主要为同形牙，多数爬行类拥有多牙列，且为端生牙，主要集中分布于上下颌骨上。少数爬行类的部分牙，可为侧生牙，如蜥蜴的牙；一些蛇和祖龙的部分牙则演化为槽生牙。部分爬行类的端生牙融合成大的牙板，终生不替换。也有极少数爬行类像乌龟，口腔内没有牙，仅有角质样锥形物突出于口腔和咽腔内。

有齿鸟类 在古代有齿鸟类，上下颌各有一排单锥体牙，属于同形牙。而现代的鸟类均无牙。

哺乳动物 牙功能更加全面，最明显的特点是其形态由同形牙向异形牙演化，并且出现分组。牙除具有捕食功能外还具有咀嚼、防御等功能。哺乳类的牙分化为切牙、尖牙、前磨牙和磨牙，典型的哺乳动物的切牙一般为3颗，尖牙1颗，前磨牙一般为3~4颗，磨牙为3颗，牙的数目明显减少。由于生活环境和食物结构的改变，有齿鲸在水中捕食，其牙又退变为同形牙。哺乳动物的牙为槽生牙，其牙根发达，长于颌骨内和颌骨边缘，有牙槽骨，上下颌骨内有牙槽窝，靠牙周膜固定于牙槽窝内，可承担较大咬合力。如150万年前的森林古猿，其牙体粗壮，粗壮的尖牙伸出𬌗面并插入对颌牙间隙，可限制下颌的运动范围。也有特别的哺乳动物如有

袋类动物，上下颌各替换一颗牙，鼹鼠甚至不换牙。

人类牙演化特征 人类经历了由南方古猿、能人、直立人、早期智人、晚期智人演化到现代人各个阶段。在漫长的人类演化过程中，人类牙的演化规律表现出了牙尺寸缩小、冠根比例增大等现象。牙演化的特点是数目减少，外形改变，分组明显，在功能上也较其他哺乳类动物复杂，除咀嚼功能外，对于维持面部外形和发音方面也起着重要的作用。由于受种种因素的影响，不同地区、不同演化阶段的人类牙，其退化的程度和速度各不同，从而导致牙的形态特征在不同的群体、同种群体的不同时间段内皆有细微差别。从所获得的古人类标本中，发现不同地区早期智人的牙大小基本接近。测量早期欧洲智人到现代欧洲人的牙，发现牙缩小了31.5%，现代中国人的牙比早期中国智人缩小了27.9%。从早期智人到现代人演化的过程中，欧洲地区人牙缩小的速率比较平稳，中国区域内人牙缩小主要发生于早期智人向晚期智人的演化阶段，牙急剧缩小，接近现代中国人牙的大小，到了近代牙的大小变化则不明显。在人类牙缩小的演变过程中，上颌牙的退化较下颌牙明显；同组牙中，远侧牙退化比近侧牙明显；上颌牙的颊舌径（颊舌向宽度）退化比近远中径明显。东亚地区人类的牙分为两种类型：巽他型牙和中国型牙。东南亚地区如印度尼西亚地区人群的牙归为巽他型牙，其牙特征表现为简单、原始；如此类型牙中，具有4尖型下颌第二磨牙、双根上颌第一前磨牙、双根下颌第二磨牙出现率较高。亚洲东北部人群大多属于中国型牙，

其表现特征为复杂、特化；此类型牙中，铲型中切牙、双铲型中切牙、上颌侧切牙舌面中断沟、第一磨牙釉质延伸等一些特殊结构出现率较高。

牙演化学说 从爬行类的单锥体牙到哺乳类的多尖型牙，由于其演化过程漫长而不连续，尚不清楚其演化的机制。因此，牙演化过程的真相尚停留在推测与争论阶段，在学术界认可度较高的为三尖学说（图）和联合学说。

三尖学说 此学说认为哺乳动物的多尖型牙由爬行动物的单锥体牙演化而来，随着演化进行，在爬行动物单锥体牙的远近各产生一个牙尖，这种具有三个尖的早期牙称为原牙，最原始的中央的牙尖称为原尖。随着演化过程的进展，两个小尖进一步增大，并与原尖排列在一条直线上称为三尖牙。

由于颌骨的缩短，牙排列变得拥挤，三尖牙的牙尖开始向颊舌侧移动，逐步排列成三角形。在上颌后牙，原尖移向腭侧，另两小尖移向颊侧；在下颌后牙，原尖移向颊侧，另两尖移向舌侧。三个牙尖这种排列的三尖牙称为三角牙，连接三个牙尖所得的三角形称为三角座。

人类上颌磨牙的4个牙尖中，有三尖源于三角座。近中舌尖来源于原尖，近中颊尖源于前尖，远中颊尖源于后尖，牙根座上形成的上次尖演变为远中舌尖。下颌磨牙5个牙尖有两个尖来源于三角座：近中颊尖来自于原尖，近中舌尖源于后尖，前尖消失。远中颊尖、远中尖、远中舌尖分别由牙根座上形成的下次尖、下次小尖、下内尖演变而来。

三尖学说又称为分化学说，虽然形象地解释了三尖牙或多尖

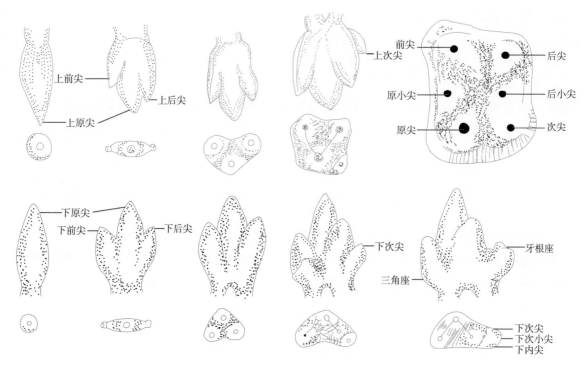

图 三尖学说示意

牙由单锥体牙演化而来，也被大多数学者所接受，且对于牙的比较记忆有少许帮助，但此学说缺乏化石原物和胚胎学证据的支持。

联合学说 联合学说被认为是愈合学说，认为哺乳动物的多尖型牙是由排列在爬行类颌骨上的单锥牙融合而成。在演化过程中由于长颌骨的缩短，导致直线排列的单锥体牙过于拥挤，经过反复聚合形成哺乳动物的二尖型、三尖型、四尖型或多尖型牙。

至于这些单锥体牙如何相互愈合而成一体，仅限于推测，缺乏相应的实物证据。

（曾祥龙 何三纲）

héyǎnhuà

𬌗演化（evolution of occlusion）

由古猿演化到现代人各个阶段𬌗关系改变的现象。当生长在上下颌骨中的牙发生咬合时，𬌗关系即已形成。位于上颌骨和下颌骨上的牙，集合排列呈弓形称之为牙列。上、下牙列在咀嚼、接触和轻度开颌状态时，表现出牙尖交错相对的咬合关系则是𬌗关系。

生长在牙槽骨中的上、下牙列按对应关系咬合在一起，牙的咬合面也是凸凹接触，在接触与分开的反复咬合运动过程中，达到嚼碎和碾磨食物的目的。研究牙的排列特征以及上下颌牙的咬合对应关系，借此了解颌骨与牙的改建历程，以及从咬合的角度还原由猿到人的演化过程。

脊椎动物𬌗演化历程 从下颌骨由两块长而直的齿骨在前方正中融合而成，到现代人的短而宽的弓形下颌骨，颌骨的形态与其上面排列的牙是相互影响的。不同的功能需求，对应于不同的牙排列，形成不同的咬合关系。

在动物界，牙弓上排列的牙从有间隙到无间隙，甚至变得拥挤。牙弓的形态由狭长变为短圆形、由平直变弯曲，通过其形态的改变来适应高度演化的功能，人类由典型的平面𬌗逐步演化为弯曲的𬌗曲线。

人类𬌗演化特征 在森林古猿时期牙弓上排列的牙相互有间隙，且张开角度较小，尖牙大能够插入对颌的牙间隙内，限制了下颌的水平向运动。随着人类的演化，颌骨缩小，尖牙高度降低，下颌可以自如地做侧方和前伸运动。由于食物的粗糙，咀嚼时的摩擦使牙邻面和𬌗面的磨耗严重，上下牙弓趋于平坦。1400万~1000万年前的拉玛古猿颌骨缩短，尖牙较小，牙列呈弓形，牙齿间无间隙，𬌗面的磨耗使得𬌗曲线接近平面𬌗。500万~100万年前的南方古猿，牙排列紧密，咬合面均匀磨耗，呈现出平面𬌗特征。至50万年前的北京人已成为典型的平面𬌗。10万年前的尼安德特人以及1.8万年前的山顶洞人已与近代平面𬌗相似。至近几世纪由于食物趋于精细，牙的咬合面磨耗减少，上下牙咬合面的平面接触返回为尖窝接触，尖窝接触的咀嚼效率升高，咀嚼运动幅度和强度变小，且下颌由旋转滑动变为开闭滑动。咀嚼时，上下牙的咬合面接触成为多斜面的咬合运动，牙的殆面并非同时全接触，仅能接触的是上后牙的舌尖和下后牙的颊尖，以及下颌前牙的切缘。殆曲线为适应这种运动由平直变为弯曲。由于人类对食物的加工越来越精细，咀嚼器官逐渐呈现明显退化的趋势，只是在不同个体和不同组织间表现的退化速率不一致，如软组织退化速度最快，颌骨随后，牙的退化最慢，这种不同退化速率导致缩小的颌骨上排不下 32 枚牙，致使现代人类的错殆畸形也越来越多、越来越严重。

（曾祥龙　何三纲）

shéyǎnhuà

舌演化（evolution of tongue）

从早期鱼类到现代人类，舌的形态和功能发生改变的现象。

由第 2 对鳃弓分化而来的舌位于口底，起初仅随舌软骨活动，之后变成肌肉质舌，可以自主活动，后来舌肌分化，参与口腔多种功能活动，舌表面黏膜出现味蕾，可感知味觉。

演化历程　舌的产生和演化经历了漫长的演化过程。在鱼类，口腔底部来自于第 2 对鳃弓分化出了舌和支持舌的软骨组织，如由软骨鱼舌弓分化的基舌软骨和角舌软骨，又比如硬骨鱼骨化的基舌骨和舌骨等，但鱼类的舌不能自主活动。在两栖类出现了肌肉质舌，并可以自如活动。肌肉质舌既增加了舌的柔韧性，又加大了舌的活动范围，可以辅助捕食。爬行类的舌的功能更加发达，舌的活动性增强，可以协助捕食、参与吞咽，还具有感知和防御功能。演化到哺乳类，舌的肌肉组织分工明晰，舌的活动更加灵活，行使的功能趋于完善，除摄食、搅拌、吞咽食物外，还参与更多的口腔活动，如吮吸、发音、感觉和表情等，其中最突出的一个特点是其表面的黏膜演化出了味蕾，内含味觉感受器，分辨味觉。

人类舌演化特征　人类的舌变得更加灵巧和发达，其特别之处是参与发音和言语功能，尤其是舌与口腔和牙的协调配合，构成发音器官的重要组成部分。

（曾祥龙　何三纲）

èyǎnhuà

腭演化（evolution of palate）

从早期鱼类到现代人类，腭的形态和功能发生复杂改变的现象。原始腭由硬骨鱼的腭骨、翼骨和方骨形成口腔顶部；至爬行类，次生腭则为前颌骨、上颌骨腭突和腭骨共同围成；到哺乳类和人类再演化成硬腭和软腭。

腭的出现是动物演化的成果，也是自然环境筛选的必然。口与鼻共用一个通道，使得在进食与呼吸间的活动中必需是一个活动停止，才能进行另一个活动。原始出现的腭位于口腔顶部，骨性部分占多数，主要是参与摄食。到了爬行类的次生腭，鼻腔即以形成，可以通气。因此，口与鼻的分开是提高动物生存活动效率和空间的一大进步。演化到哺乳类，腭后部出现软腭，内含神经控制的肌肉，不仅减少了进食向鼻腔的反流，完成鼻咽闭合，而且还增加了语音的辨识度，为动物的交流与信息传递提供了生理基础，也为群居打开了方便之门。

演化历程　到了鱼类（软骨鱼、硬骨鱼），腭方软骨始现骨化，并形成 3 个部分。前份为腭骨，中份为翼骨，后份为方骨，三者共同构建成硬骨鱼口腔顶部的骨性部分，故被称之为原始腭。爬行类口腔顶部由前颌骨、上颌骨腭突和腭骨本体共同形成，称为次生腭。次生腭的出现将原来的口腔分为上部的鼻咽道和下方的口腔。口腔顶部分层的同时，副蝶骨消失，逐渐后移的犁骨就形成了后鼻孔。于是空气可以经过口腔和鼻腔两种途径进入咽部，进食时空气可由鼻腔自由进出，有效地避免了咀嚼动作与呼吸的相互干扰。哺乳类的腭高度演化，由硬腭和软腭组成，较大的硬腭系来自次生腭的演化，软腭则是硬腭向后方口咽部延伸的部分，主要由肌肉构成，部分肌纤维附着于硬腭的后份。软腭功能的演化使得口腔与鼻腔的分工更为明确，不仅减少了呼吸与进食的通道干扰，而且促进了鼻部功能的进一步扩展。

人类腭演化特征　人类的腭部得到了更好的优化，腭部变小，前颌骨仅出现于胚胎期，之后便融入上颌骨的前份之中；硬腭骨块减少，仅包含上颌骨的腭突和腭骨水平板两部分；软腭的肌群构造精密、功能复杂，为发音提供良好的腭咽闭合和共鸣作用，同时在呼吸和进食过程中起着协调作用。

（曾祥龙　何三纲）

chún yǔ jiá yǎnhuà

唇与颊演化（evolution of lip and bucca）

从早期鱼类到现代人类，唇和颊形态和功能上改变的现象。由浅的口裂逐步分化出唇和深部的颊来，从单纯的开口到包裹口腔牙列和延展口腔容积。爬行类以前脊椎动物以很大的口裂获取较大的摄食效率，唇和颊即为口裂的周边，随着进食被动地进行开合动作；哺乳动物的唇和颊内含皮肌，可主动收缩和放松，使得唇和颊极富弹性，口裂因有唇肌的张力而变小。唇和颊协同完成复杂的口腔活动。

演化历程 鱼类、两栖类和爬行类的口裂较大，便于摄食和协助吞咽，其口腔并无明确的咀嚼功能，唇与颊也无明显的分化。至哺乳动物其口裂明显缩小，其原因是在其牙列外侧演化出了肉质的唇和颊，封闭两侧部分口裂和包被于牙外侧。唇和颊组织内有肌肉分布，以增加组织弹性和控制唇颊的运动，可以协助咀嚼、吮吸和摄食，既能防止咀嚼过程中食物碎渣漏落，又有清洁食物残渣的作用。唇和颊包被于哺乳动物的口腔。在唇颊与牙列之间的潜在腔隙称之为口腔前庭，呈蹄铁形。在口腔牙列之外，唇颊协同牙列封闭固有口腔，形成良好的口腔密闭环境，协助吮吸和调节流经口腔的气流，使口腔的功能得到了极大的增强。

人类唇和颊演化特征 人类从古猿演化到现代人，口裂变得更小，唇和颊部的皮肌功能得到进一步完善，在面神经的控制下，支配唇颊组织，协助完成更加复杂的口腔功能，如咀嚼、吮吸、（大口）呼吸、言语和表情等活动，唇和颊已成为人类发音器官的不可或缺的组成部分。

（曾祥龙　何三纲）

kǒuqiāngxiàn yǎnhuà

口腔腺演化（evolution of buccal gland） 由早期鱼类到现代人类，口腔腺数目和功能发生改变的现象。从两栖类单个分泌唾液的细胞到现代人类拥有3大唾液腺和众多小唾液腺。口腔腺的演化经历了从无到有、由少到多、功能由简单到复杂的过程。

演化历程 鱼类在水环境中很顺利地完成吞咽，不需要唾液的协助，也就没有演化出分泌唾液的唾液腺。从水生脊椎动物演化到陆生的过程中，干燥的环境使陆生脊椎动物吞食变得较为困难。为了利于吞咽，两栖类在舌上开始出现分泌唾液的细胞。至爬行类则分化出了腭腺、舌腺和舌下腺，这些腺体的分泌物主要作用是润湿食物、协助吞咽，其促进消化的功用几乎可以忽略不计。哺乳类和人类的唾液腺，腺体则更加发达，功能更加完善，分泌物除具有润湿、润滑、溶媒功能外，还具备辅助咀嚼、消化、抗菌、保护、缓冲和稀释、清洁等作用，甚至还有黏附、缩短凝血时间、排泄和调节体液的作用。

人类口腔腺演化特征 人类的唾液腺中，腮腺的分泌量最大。唾液腺除腮腺、下颌下腺和舌下腺之外，在唇、颊、舌、腭、口底等处的黏膜下还分布有大量的小腺体，其分泌物进入口腔，汇入大腺体分泌的唾液之中。

（曾祥龙　何三纲）

sāigōng yǎnhuà

鳃弓演化（evolution of branchial arch） 从早期鱼类到现代人类，鳃弓发生改变的现象。在早期鱼类，鳃弓为呼吸器官。鳃弓系脊椎动物面颈部两侧横行分布的皱襞，原为呼吸器官。盲鳗

发现有15对。少数软骨鱼类有9对，多见7对。随着演化，靠近颈侧的鳃弓发生退化，而不易察见。硬骨鱼、两栖类、爬行类各为6对，鸟类、哺乳类实际也有6对，但第5对鳃弓出现不久即消失。在早期人类胚胎的头部，虽然可见鳃样结构，随着组织分化发育成面颈部和唾液腺等相对应的组织器官，鳃弓则发生退行性改变。

演化历程 鳃是两栖类幼体和鱼类的呼吸器，通常所指的鳃包括鳃弓、咽囊、鳃沟和鳃膜（图1）。鳃的形态和功能可以随着动物的生活习性及生存环境的变化而改变。如在胚胎时期的鱼类，头部左右两侧的咽内胚层向外隆出，发育形成若干成对的鳃囊（咽囊），对应的外胚层因咽囊的突出而内陷，发育成咽沟（鳃沟）；咽囊不断地向外膨隆与鳃沟对应地内陷，最后彼此融通，形成鳃裂与外界相通；相邻鳃裂之间有鳃间隔，隔上有平行排列的鳃瓣和微细的次级鳃瓣，由极薄的上皮和微血管组成，有过滤食物和气体交换的作用。因而，鳃裂的功能由单一的呼吸器官逐渐发展到兼有过滤食物的功能。脊椎动物演进到两栖类，咽囊成为进食与呼吸的交通要道，不再直

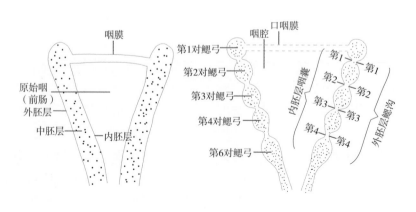

图1 鳃弓形成示意

接与外界相通。第 1 对咽囊发育成耳，最后一对咽囊发育成肺。

人类鳃演化特征 人类胚胎的早期重复演化的过程，头部仍然可见鳃样结构，而这些结构逐渐发育成面、颈和唾液腺等相对应的组织器官。在人类胚胎的后期，又显示出人类演化的成果，为适应新的生理功能，鳃样结构发生退化，演化为头颈部和相邻部位的组织结构。人胚胎发育至第 4 周时，胚胎主体由扁平盘状卷曲成圆筒状，位于咽膜前上方的脑部发育快于头面部，而使胚体呈现出向腹侧弯曲状。前肠头部为原始咽，前肠内外胚层之间的中胚层间充质组织生长迅速，由背侧斜向腹侧形成 6 条棒状隆起，与对侧 6 条棒状隆起互相融合，形成鳃弓，相邻两对鳃弓之间的外胚层仍然向内凹陷形成鳃沟。在鳃弓发生时，咽外侧壁的内胚层向外突出形成 5 对囊状突起，即咽囊（图 2）。6 对鳃弓中前 4 对较为明显，第 5 对鳃弓出现不久即消失，因而实际上只有 5 对鳃弓存在。第 1 对鳃弓参与面部的发生，第 2~6 对鳃弓参与颈部结构的形成（图 1，表）。鳃弓的中轴为中胚层的间充质，外表面为外胚层，内表面为咽部内胚层。脑部的部分神经嵴细胞迁徙至鳃弓中轴，分化为间充质，因而称为中外胚层。

典型鳃弓结构 ①骨：开始为软骨，以后可能消失，或一直为软骨或骨化（图 3）。②横纹

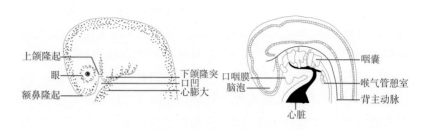

图 2 第 5 周人胚头部示意

表 由鳃弓演化而来的组织结构简表

鳃弓	肌	神经	骨	韧带
第 1 对	鼓膜张肌、腭帆张肌、咬肌、颞肌、翼内外肌、下颌舌骨肌、二腹肌前腹	三叉神经下颌支	锤骨、砧骨	锤骨前韧带、蝶下颌韧带
第 2 对	表情肌、镫骨肌、茎突舌骨肌、二腹肌后腹	面神经	镫骨、茎突、舌骨小角、舌骨体上份	茎突舌骨韧带
第 3 对	茎突咽肌	舌咽神经	舌骨大角、舌骨体下份	
第 4~6 对	咽部肌和喉部肌	迷走神经、喉上和喉返神经	甲状软骨、环状软骨、杓状软骨、小角软骨和楔状软骨	

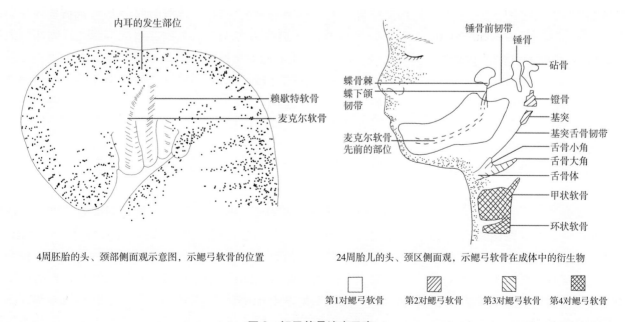

4 周胚胎的头、颈部侧面观示意图，示鳃弓软骨的位置

24 周胎儿的头、颈区侧面观，示鳃弓软骨在成体中的衍生物

第 1 对鳃弓软骨　　第 2 对鳃弓软骨　　第 3 对鳃弓软骨　　第 4 对鳃弓软骨

图 3 鳃弓软骨演变示意

肌：鳃弓内的横纹肌又称骨骼肌，由鳃弓神经支配，横纹肌又可再分化为若干肌，也可迁离鳃弓或鳃弓区，支配横纹肌的神经也随之发生相应的迁离。③动脉弓：在前肠腹背两侧形成腹主动脉和背主动脉，两条主动脉发出分支，走行于6对鳃弓内，6对动脉弓营养对应的鳃弓并互为交通。④神经：每一鳃弓内均有一支神经分布，除支配此鳃弓的横纹肌之外，还形成感觉神经分配到内外胚层所形成的组织结构之中。

口腔面颈部的发育瘘管与鳃弓和咽囊有密切的渊源关系。第1鳃沟和第1、2对鳃弓发育异常或上皮残留时，可在耳屏前方形成皮肤的点状凹陷或细窄盲管，残余上皮管道甚至可与鼓室相通，发展成为耳前瘘管。第3、4对鳃弓在发育过程中常被第2对鳃弓所掩盖，其残余上皮退化不全或残留时，可发生面颈部鳃裂囊肿或鳃瘘，它们外部开口可位于胸锁乳突肌前缘任何部位，内侧开口可位于扁桃体隐窝处或扁桃体处。

（曾祥龙　何三纲）

yān yǔ yānnáng yǎnhuà
咽与咽囊演化（evolution of pharynx and pharyngeal pouch）

从早期鱼类到现代人类，咽和咽囊的形态和功能上发生改变的现象。咽是呼吸介质（空气或水）入肺或鳃以及食物进入食管的共同通路，介于口腔、鼻腔与食管之间，同属于呼吸系统和消化系统的一部分。

在鱼类，咽部两侧突出的咽囊，不断地向外膨隆与鳃沟对应地内陷形成成对的鳃裂，其间有鳃隔和鳃。爬行类和哺乳类在胚胎早期也形成咽囊，这些咽囊或可暂时形成鳃裂，但以后即行封闭而发育形成一些与呼吸无直接关系的衍生结构。

咽演化　鱼类的咽位于两侧鳃的中间。在鱼类胚胎的早期，咽部两侧突出5个咽囊。每个咽囊相对应的外胚层和内胚层相互靠拢穿通形成鳃裂，鳃裂间有鳃隔，其前后面形成的表皮突起称为鳃。在脊椎动物中，鳃裂的数目随动物种类不同而不同。有一种盲鳗最多可达14对，圆口鱼类常为7对鳃裂，鲨鱼多见5对鳃裂。在鱼类水与食物共同入口，到达咽部后，水经鳃裂流出，在流达鳃丝时进行气体交换，食物则经咽吞入食管。两栖类有了内鼻孔，空气经由鼻孔过口咽腔入肺，食物则由口腔向后过口咽腔入食管。哺乳类的硬腭之后延伸出软腭，其后鼻孔移向后部。咽向后通向靠背侧的食管和经喉通入腹侧的气管。在咽喉部，喉口外有一个叶片形的会厌软骨。吞咽时，会厌软骨盖住喉门，促使食物进入喉口背面的食管而不误入气管。人类的咽呈前后略扁的漏斗形肌性管道，上至颅底，下至第6颈椎体下缘延于食管。咽的前壁自上而下分别与鼻腔、口腔和喉腔相通，分别称为鼻咽、口咽和喉咽。在人类胚胎的早期，咽为原肠头端最初的一段，形似三角形的管道，背腹向扁平，头端较大接于原口，尾端收窄通于食管。当鳃弓和咽囊的演化完成后，原始咽演进成为一漏斗状的管道，最后分化成为成体的肌性咽部（图）。与鳃沟相对应，咽的侧壁之内胚层发育形成咽囊，咽囊与鳃沟之间变薄的膜状结构称为鳃膜。在两相邻鳃弓之间由颅侧向尾侧依序发生5对咽囊，第1~4对咽囊发育明显，第5对咽囊则较小，甚至缺如。

咽囊演化　每一对的咽囊演化进程和结构不一，简述如下。

第1对咽囊　以中耳诸骨为中心，咽囊扩张成一长管，称为鼓室隐窝。鼓室隐窝外侧端继续扩大，包绕听小骨，形成鼓室与乳突窦；鼓室隐窝内侧端连于咽部，扩大延长后形成咽鼓管。对应的第1鳃沟形成外耳道，第1鳃膜则参与鼓膜的形成。

第2对咽囊　此咽囊的大部分组织在腭扁桃体发生时已经自噬退化，小部分演化成扁桃体隐窝。此咽囊的内胚层增生成小芽状，伸入周围组织的间充质内，继而形成众多分散的扁桃体隐窝。在胚胎20周左右，这些扁桃体隐窝周围的间充质则分化成淋巴组织，形成淋巴小结。

第3对咽囊　此咽囊腹背两侧的细胞生长都很迅速，其腹侧部分形成长的囊状结构，囊壁内的上皮增生，使中空的囊腔闭塞，成为胸腺原基。随着生长，与咽部相通的胸腺原基上端逐渐变细，发育至胚胎第7周时，胸腺原基上端断裂或消失；其下端向中线迁移，并进一步向尾侧扩大，而成对的两个原基下端最终在中线处融合形成胸腺。背侧部的上皮形成一对圆球形细胞团，先随胸腺原基向尾侧迁移，再与胸腺原基分离，最后停留在甲状腺原基背侧的下方，形成下甲状旁腺（因其源自第3对咽囊，故称其为甲状旁腺Ⅲ）。

第4对咽囊　与第3对咽囊一样，腹背侧细胞分别扩展成腹侧长条形结构和背侧球状结构。第4对咽囊形成早期借一狭窄管道与咽相通，但此管道随即退化消失，大约在胚胎第6周时，背侧球状结构的上皮增生成实体细胞团，向尾侧深部迁移，停留在

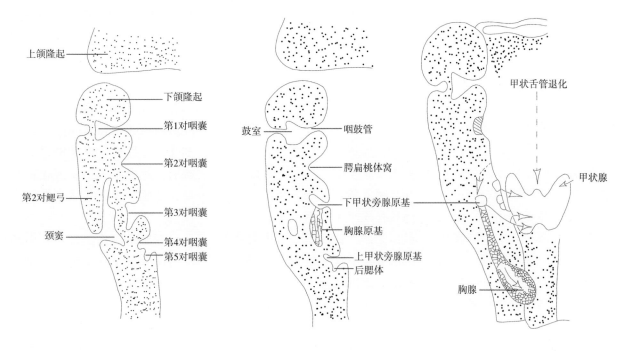

图　鳃弓与咽囊演化示意

左右甲状腺原基背侧的上部，最终形成一对甲状旁腺（因其来自第4对咽囊，故其被称为甲状旁腺Ⅳ）。

第5对咽囊　体积甚小，实为一小细胞团，称为后鳃体。后鳃体细胞随着增生迁入甲状腺原基内，分化成滤泡旁细胞（C细胞），在甲状腺内散在分布。滤泡旁细胞主要通过分泌和储存降钙素，调节血液与组织液中钙离子浓度。到人胚胎期时，第5对咽囊仅成一演化后的痕迹结构。

（曾祥龙　何三纲）

yǎnkuàng yǎnhuà

眼眶演化（evolution of orbit）

从早期鱼类到现代人类，眼眶的形态和位置发生改变的现象。眼眶或称眶腔，即脑颅两侧出现一凹陷结构，内含眼球组织。

演化历程　从软骨鱼开始即有，硬骨鱼的眶部骨化为蝶骨的一部分。两栖类的眼眶与鼻腔之间为蝶筛骨所隔开。爬行类的眼眶仍居于头部的两侧，由上颌骨、轭骨、眶后骨、眶上骨、额骨、前额骨和后额骨等骨组织围成眶腔，两眼眶之间也有一薄骨片隔开而形成眶间隔。哺乳类的眼眶已演化前移至面部，远离于口腔之上，鼻腔与颅腔之间，眶间隔主要由蝶骨的眶蝶骨与翼蝶骨所构成。

人类眼眶演化特征　人类眼眶随着大脑体积的增大而进一步前移，眶腔被动下移至颅前窝之下方，上颌骨的上面，鼻腔上份两侧的颜面部。

在眼眶发生演化的同时，眼球也随功能的增强而发生着相应的演化。鱼类的晶状体形态恒定，单一焦点，视距近。两栖类的晶状体形态也相对恒定，单一焦点，视距稍远一点。爬行类的眼球也为单一焦点，其晶状体形态可根据物距的远近而自行调节。鸟类的眼在头的前部，为双焦点聚焦感应，其晶状体形态依据所感应物距的大小而自行调焦。哺乳类的眼在头的前部，双焦点，视角范围有所缩窄。

（曾祥龙　何三纲）

bíyǎnhuà

鼻演化（evolution of nose）

从早期鱼类到现代人类，鼻骨、鼻软骨和鼻腔的形态以及鼻的嗅觉功能上发生改变的现象。

演化历程　在软骨鱼类脑颅前端，3条吻骨的基部两侧为鼻软骨囊，囊内有嗅神经分布。硬骨鱼类的鼻软骨囊骨化成筛骨，原鼻囊后上方扩展为成对的鼻骨和额骨，后下方为成对的犁骨，鼻腔与口腔互不相通。两栖类的鼻腔分为左右两个部分，位于前颌骨之后、口腔前上方、上颌骨的前内侧。鼻腔的后方为筛骨，上方为鼻骨。左右两侧前颌骨与鼻骨之间有一对外鼻孔，孔上有瓣膜覆盖。鼻腔经外鼻孔与外界相通，完成通气和嗅觉感受的功能。两栖类的呼吸功能主要依靠口底伸缩运动，使气体通过鼻腔和口腔，经喉部进入或呼出肺部进行气体交换。爬行类的原始口腔被新发生的次生腭分成上方的鼻腔和下方的次生口腔。鼻腔也分为内腔和外腔。外腔为鼻前庭，借一对外鼻孔与外界相通；内腔分为上部的嗅觉部和下部的鼻咽道，经后方的一对内鼻孔与口腔相通。哺乳类的鼻软骨囊扩展并骨化成一块中筛骨和两块外筛骨。中筛骨直立于鼻腔的中央，组成鼻腔中隔的一部分。次生腭演化成硬腭，构成前鼻腔底部；而软腭向后延展，使鼻腔与口腔完全分开，后鼻通路顺软腭后移，经后鼻孔通向咽腔。鼻腔侧壁上的鼻甲伸向鼻腔，表面覆盖着呈皱襞状的嗅黏膜，黏膜内含有十分灵敏的嗅觉感受器。此外，哺乳类也已经演化出含气的鼻旁窦，伸入头骨骨腔之内，借窦口开口于鼻腔。

人类鼻演化特征　人类随着大脑的增大、眼眶前移、颌骨缩短、面中份显露，鼻腔的前后径变小而高度增加。鼻软骨囊未骨化的部分则演化成鼻翼软骨和鼻中隔软骨。中筛骨和外筛骨则稀疏融合形成"巾"字形的筛骨。中筛骨变成筛骨垂直板，两侧的外筛骨形成筛骨水平板。嗅黏膜的面积较哺乳类明显减少，仅上鼻甲和鼻中隔上部的一小块区域覆盖以嗅黏膜，故人类的嗅觉功能较哺乳动物有所减退或退化。

(曾祥龙　何三纲)

ěryǎnhuà

耳演化（evolution of ear）　从早期鱼类到现代人类，耳郭形态以及中耳和内耳功能发生改变的现象。

演化历程　软骨鱼类头部左右眼眶后各有一隆起，为听软骨囊，系内耳之所在。硬骨鱼类的听软骨囊演化并骨化成 5 块耳骨，内耳则包埋于耳骨之内，不通外界，没有蜗管，只有 3 个半规管，负责对平衡和方向的感知。两栖类的听软骨囊只有一部分骨化成前耳骨，出现了鼓膜、蜗管原基以及中耳原基。镫骨系由舌颌软骨演化而成。爬行类的听软骨囊骨化成前耳骨、后耳骨和上耳骨，并有咽鼓管和鼓膜的形成。内耳除具有 3 个半规管之外，蜗管也已形成，且长度增加。中耳听骨链形成，中耳通过咽鼓管开放于咽部，借以维持中耳内的压力平衡。哺乳类的听软骨囊的前、后、上 3 块耳骨融合形成一块岩骨。耳已演化成内耳、中耳和外耳 3 部分。耳蜗居于内耳前部，负责听觉功能。前庭区由半规管、椭圆囊和球状囊组成，位于内耳的后外部，司平衡功能。哺乳类的外耳分为外耳道和耳郭。外耳道由骨管围成，内口止于鼓膜，与中耳相隔；外口由软骨支撑而成漏斗状的耳郭，覆盖以肌肉和皮肤，可以活动，主要负责声音的采集。

耳演化特点　耳的演化与不同类别动物的生存环境有密切关系。水生阶段的动物感受声音，声波经水媒介传导通过头骨传入内耳；到陆生阶段，声音因空气传导的原因，加速了动物耳功能的演化，产生了鼓膜和听小骨，声波经由鼓膜的振动、听小骨的传递与放大，将振动传入内耳；为维持鼓膜内外的压力平衡，又演化出了咽鼓管；为了准确收集声波，又形成了漏斗形的耳郭。

人类耳演化特征　人类的岩骨、鼓膜和鳞骨 3 块骨融合成一块颞骨，耳郭立起，因耳肌的退化，人类的耳郭几乎不能活动。

(曾祥龙　何三纲)

kǒuqiāng hémiànbùjī yǎnhuà

口腔颌面部肌演化（evolution of oral and maxillofacial muscle）

从早期鱼类到现代人类，颌肌与鳃肌发生改变的现象。鱼类头部腹侧的颌肌与鳃裂间的鳃肌，经历两栖类、爬行类、哺乳类的演化，最后成为人类的口腔颌面部肌。其中颌肌主要演化成咀嚼肌，鳃肌主要演化成表情肌和颈阔肌。

在动物演化进程中，中胚层的出现引起了动物身体结构上一系列组织、器官和系统的分化，为动物组织、器官功能的演化创造了条件。脊椎动物的胚胎发育过程中，伴随体腔囊由背侧向腹侧延伸，拉长的中胚层按从头侧至尾侧顺序可分为上、中、下 3 个节段。

从胚胎发育角度可把脊椎动物全身的肌群简单划分为体节肌和内脏肌。体节肌为横纹肌，源自中胚层上节中的肌节；内脏肌既有平滑肌，又有横纹肌，来自中胚层下节中的肌节。其中演化成咀嚼肌的颌肌属于体节肌，而演化成表情肌和颈阔肌的鳃肌属于内脏肌。

演化历程　位于鱼类头部腹侧的颌肌与鳃裂间的鳃肌，主要作用是负责颌与鳃弓的运动。随着动物的演化，颌肌和鳃肌演化成颌面诸肌。两栖类的鳃肌退化，颌肌演化成为与颌及喉的活动相关的肌。爬行类的颌肌较为发达，能使颌与舌做出灵活的运动，并且有协调头颈皮肤运动的皮下肌的出现。哺乳类的颌肌特别发达，演化成咀嚼肌。头部两侧的咀嚼肌包括颞肌、咬肌、翼内肌和翼外肌。哺乳类的皮下肌最为发达，连续形成的肌包括颈阔肌和皮肤肌。皮肤肌由躯干背部的背阔肌和胸部的胸肌（体节肌）的肌纤维扩展至躯干大部分和四肢的皮下而成，接受脊神经支配。颈阔肌是面颈部的皮下肌，由鳃肌（内脏肌）分离演化所成，受面神经支配。

人类口腔颌面部肌演化特征

人类的皮肤肌几乎完全退化，颈阔肌也有部分退化，逐渐演化成颈部的颈阔肌和面部的表情肌。与哺乳动物相比，人类的表情肌功能较为复杂和发达。

（曾祥龙　何三纲）

kǒuqiāng hémiànbù pífū yǎnhuà

口腔颌面部皮肤演化 （evolution of oral and maxillofacial skin）

从原始脊索动物到现代人类，口腔颌面部皮肤形态的改变也伴随功能发生改变的现象。

口腔颌面部皮肤从单层上皮到多层上皮细胞，再到复层上皮；从无角化到角化上皮的出现；从鱼类上皮层内的单细胞腺体、两栖类的多细胞腺体，到哺乳类皮肤中高度分化的皮肤附属器的出现，皮肤形态的演变经历了漫长的过程。皮肤功能也相应地发生了改变，体现在皮肤从对机体包被保护、对体外产生感觉等简单功能，到具有分泌、排泄、调节体温等复杂功能的演化。

演化历程　原始脊索动物的皮肤主要是由单层上皮细胞构成，表皮细胞分泌出一种角质物覆盖于表皮细胞的外表面形成一层保护膜，这类皮肤只有保护和感觉的功能。鱼类的皮肤向前演化了一步，由表皮和真皮构成。表皮来自外胚层，由多层上皮细胞组成，但无角化层，上皮层内有许多单细胞腺体；真皮来自内胚层，主要由纤维结缔组织构成。其特点是在表皮与真皮之间有真皮形成的鳞。鱼除了感觉功能之外，其保护功能更强，同时表皮内的腺体分泌滑液，以减少鱼类游动时的阻力。两栖类的表皮外层有轻度角化，腺体由单细胞演变成多细胞腺体组织，腺体量多并扩展至真皮层内。皮肤组织既有保护和感觉功能，又有腺体组织分泌的组织液湿润皮肤、支持和保障皮肤的呼吸、体温调节以及预防脱水、对抗干燥环境的功能。两栖类皮肤内的色素细胞较为发达，是机体趋利避害演化的结果，是对生存环境和外界刺激所进行的适应性的颜色保护性改变。真皮内富含血管和淋巴组织（皮下淋巴间隙），这些结构与其皮肤呼吸功能的需求密切相关。爬行类为了能更好地适应陆地生存的需要，表皮细胞角化程度提高，形成被覆于全身体表的角质，以利于爬行和防卫。皮肤内富含色素细胞，以适应环境的颜色和形成保护色。皮肤的呼吸功能减弱或完全退化。皮下也无淋巴间隙，可以减少体液的散失。皮肤内的腺体呈减少的趋势，以致爬行类的皮肤大都较为干燥，个别较为原始的爬行动物如杯龙类和兽齿类皮肤内仍保留有大量的皮肤腺体。哺乳类的皮肤较厚，表皮可分为3~4层，最外层的角质层起保护作用，内层的增生层为角质形成细胞的生发中心，由内向外逐渐替代衰老和凋亡的角质形成细胞。表皮下面为真皮层，皮下组织较为发达，主要由纤维结缔组织构成，内有丰富的血管、淋巴管、神经纤维和皮肤附件（如毛囊、皮脂腺、汗腺、乳腺等）的分布。哺乳类动物的皮肤具有保护、感觉、分泌、排泄、调节体温等功能。

人类口腔颌面部皮肤演化特征　人类皮肤的汗腺和皮脂腺高度发达，毛发减少，主要集中在头皮和体表孔裂的周围，立毛肌的功能也有所退化，而皮肤附件中的性腺则几乎完全退化。真皮层较厚，包括乳头层和网状层，支持并营养表皮层。

（曾祥龙　何三纲）

yǎnhuàzhōngde kǒuqiāng jíbìng

演化中的口腔疾病 （evolution of oral diseases）　人类在中国的演化延续200万年，历经直立人、早期智人、晚期智人（即猿人、古人、新人）3个阶段。迄今中国发现的直立人（猿人）生活在170万~20万年前，化石标本包括元谋人、蓝田人、郧县人、北京人、和县人、南京汤山人等。

早期智人（古老型智人）生活在30万~10万年前，人类化石有马坝人、长阳人、金牛山人、巢县人、许昌人、大荔人、许家窑人等。晚期智人（解剖学上的现代人）距今10万~1万年前，包括柳江人、周口店田园洞人、周口店山顶洞人、广西崇左人、资阳人等。

直立人、早期智人和晚期智人都以采集和狩猎为生，使用较原始的石器工具，故他们生活的时代被统称为旧石器时代（分别为早、中、晚三期）。

大约在距今1万年前人类进入新石器时代，古代居民开始了定居的农耕生活，其体质特征与现代居民已无差异。

新石器时代之后人类进入文明史，夏代是中国进入文明史的第一个王朝。对古代人类牙颌标本的研究发现，当今人类常见的主要口腔疾病在人类演化过程中表现不同。

龋病　龋病发病与食物中碳水化合物有关。动物化石的研究发现，食肉动物牙很少发生龋病，而吃植物为主的巨猿、大熊猫、猛犸象等都被报道有龋病出现。以吃植物为主的南方古猿粗壮种具有龋病，而吃肉为主的南方古猿纤细种还没有发现龋病。

在人类演化过程中龋病出现较晚。直立人和早期智人的牙化石标本中没有发现龋病。晚期智人阶段，包括东亚地区在内少有龋病报道。确定无疑的龋病出现在距今10万年的中国广西崇左智人，右下磨牙远中邻面有大面积龋坏，此个体应当是中国人类最早的龋病患者（图1）。非洲、欧洲也曾报道与崇左智人年代接近的赞比亚卡布韦人上颌牙和法国尼安德特人奥拜西耶12牙的龋病。此外，距今约2万年的周口店山顶洞人标本上也发现有龋病。进入新石器时代人类龋病明显增多。距今6000年前的中国宝鸡、华县人类化石标本中，龋病以牙为单位计算，患牙率为3.38%。4000年前的夏代人龋病有所增多，以牙为单位计算，患牙率为6.94%。患病率随年龄增长而增加，性别差异不明显。好发部位为牙颈部近、远中处，与今人明显不同的是好发牙位为第三磨牙和第二磨牙（图2）。夏代之后的数千年间，龋病患病率在中国古代居民中起伏变化。安阳殷商人以牙为单位计算患牙率为4.25%，汉代人群患牙率增高至10.5%，魏晋时期辽宁北票喇嘛洞为7.44%。1995年第二次全国口腔健康流行病学调查发现35～44岁年龄组的个体患病率为63%，2005年第三次全国口腔健康流行病学调查结果更高达88.1%（包括第三磨牙）。国外考古发现，旧石器时代55个头颅上仅发现1颗龋病，龋病患病率在狩猎时期为1.3%，铁器时代为2%～4%，混合经济时期为4.84%，农业经济时期为10.43%；17～18世纪欧洲人龋病的个体患病率达到70%～80%。

综上所述，在人类早期的一百多万年间龋病仅零星出现。随着新旧石器时代交替、农业经济的确立，食物以碳水化合物为主，龋病在人类中第一次剧增。在其后的数千年间，增长速度相对平缓。直至近代工业革命和现代化进程，龋病第二次剧增，并发展成为威胁人类健康的主要口腔疾病。龋病的发展与社会经济发展密切相关，是一种名副其实的"文明病"。

牙周病 牙周病在人类演化过程中出现早，且在不同阶段的人类化石标本中均有发现。旧石器时代蓝田直立人的下颌、崇左智人Ⅰ号下颌、资阳人上颌、田园洞人下颌、山顶洞人101号下颌等都发现有牙周病引起的明显牙槽骨吸收、牙根暴露（图3）。新石器时代的人类已经存在现代人类的各种口腔疾病。宝鸡、华县人骨标本以牙为计算单位，牙周病患牙率为11.4%，其他地点出土的新石器时代人骨标本中牙周病十分常见，河南下王岗组、河南广武组、江苏大墩子组牙周病患牙率分别为10.9%、16.7%和16.6%。夏代人牙周病的患牙率为19.8%。患病率随年龄增长而逐渐增加，两性之间没有差异，下颌牙比上颌牙易受累，这些均与现代人相同。夏代人牙生前缺失占观察牙数的7.5%，绝大多数缺失都是由牙周病引起（图4）。

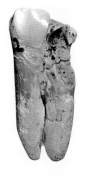
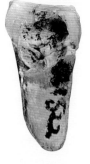

图1 广西崇左智人Ⅱ号右下磨牙龋病化石标本

注：发现的中国最早龋病患者，距今10万年前

图2 夏代人龋病化石标本

注：好发部位邻面牙颈部，第二、第三磨牙常受累

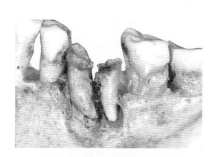

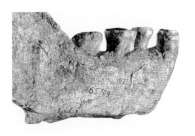

图3 蓝田人下颌牙周病化石标本

注：发现的中国最早牙周病患者，距今约60万年。右下第一磨牙牙槽骨吸收、牙根暴露

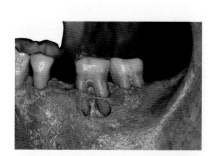

图4 二里头夏代人牙周病和牙缺失化石标本

夏代之后，安阳殷商人牙周病的患牙率18.7%，其后仍保持较高的水平，汉代人群患牙率为27.7%。1995年第二次口腔健康全国流行病学调查35~44岁牙周病个体患病率为98%（至少一个区段），其中严重者（附着丧失>4mm）占10%~15%。2005年第三次全国口腔健康流行病学调查结果分别为85.5%和38.9%。

在世界其他国家和地区，古埃及4000~5000年前的木乃伊中，牙周病为最常见疾病之一。2000多年前古印度最早的医书《妙闻集》和古希腊的希波克拉底（Hippocrates）在后人整理汇集的《希波克拉底文集》中已经有对牙周疾病的文字描述。

总的看来，牙周病是一种古老的口腔疾病，在人类中出现早，并在较高患病率的水平上持续而相对缓慢地发展。不同时代、人种、地区、自然及社会经济环境下都普遍存在。相对于龋病，牙周病与"文明"的关系并不紧密。

错殆畸形 在人类演化过程中出现较晚。在可以观察到牙排列的中国直立人、早期智人标本中未发现牙错位。晚期智人中崇左智人Ⅲ号下颌双侧中切牙轻度扭转，从局部牙槽骨分析，导致其扭转的原因是因为间隙不足。此个体是中国现在发现最早的错殆畸形患者（图5）。此外，在距今2万年前的山顶洞人的模型上可以见到因上颌中切牙与侧切牙间多生牙引起的中切牙轻度前突出（图6）。进入新石器时代人类错殆畸形明显增多，宝鸡华县新石器时代人骨中，以牙弓为单位计算，牙列不齐发生率为17.9%；以个体为计算单位，错殆畸形患病率为26.3%。可以见到今天常见的拥挤、中切牙外翻、尖牙埋

伏阻生、反殆、锁殆，还有严重骨性Ⅲ类下颌前突（图7）。夏代人牙列不齐的发生率为23.3%，错殆畸形患病率为27.6%。以安氏Ⅰ类常见，同时可见到安氏Ⅱ类和安氏Ⅲ类骨性全牙弓反殆

（图8）。安阳殷商人牙列不齐发生率为29.9%，错殆畸形患病率为28.0%。陇县战国时代错殆畸形患病率为25.0%，魏晋时期辽宁北票喇嘛洞错殆畸形患病率为42.5%。21世纪初中国对错殆畸

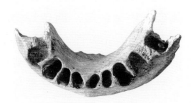

图5 崇左智人Ⅲ号下颌中切牙扭转化石标本

注：中国发现最早的错殆畸形患者，距今10万年

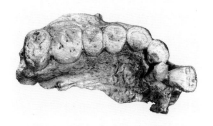

图6 山顶洞人中切牙前突化石标本

注：因多生牙引起的中切牙切突

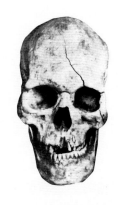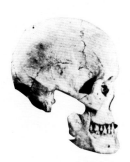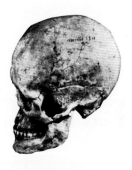

图7 宝鸡新石器时代人骨M112下颌前突化石标本

注：中国发现的最早骨性Ⅲ类下颌前突患者，距今6000年

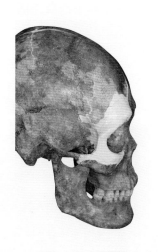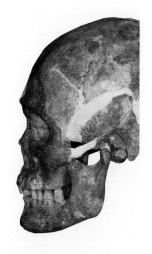

图8 二里头夏代人Ⅱ类2分类错殆畸形化石标本

形患病率调查显示，以个别正常牙合为标准，恒牙初期人群患病率高达72.9%。

在人类演化过程中，工具的使用和食物结构的改变减弱了对咀嚼器官的功能需求，咀嚼肌、颌骨和牙逐渐退化。在咀嚼器官退化过程中各个部分退化速度不一致，软组织肌肉最快，骨骼次之，牙最慢，这种不均衡退化的结果造成牙拥挤、牙列不齐以及第三磨牙阻生。大约距今10万年前旧石器时代晚期错牙合畸形开始在人类中出现，1万年前进入新石器时代患病率明显增高，其后数千年间发展相对平缓，随着社会经济的工业化、现代化，错牙合的患病率猛增，成为当今人类3大口腔疾病之一。错牙合畸形随着人类演化发生、发展，由少到多，由轻到重，与龋病一样是人类社会的"文明病"。

第三磨牙退化　第三磨牙是人类口腔中最后萌出的一组牙。在原始人类磨牙的萌出过程中，第三磨牙在12～13岁开始萌出。现代人开始萌出的时间在17～21岁。然而临床常有萌出受阻者，还有30～40岁尚未见第三磨牙萌出者，许多人甚至终生不见萌出。终生不萌出者，可能是先天缺失，也可能是埋伏阻生。从人类学观

点来说，先天缺失是退化，阻生是退化的另一种表现，两者反映退化的不同侧面。

第三磨牙先天缺失　第三磨牙缺失包括体积缩小。60万年前旧石器时代早期的蓝田人的下颌标本可以见到双侧第三磨牙缺失，6万年前柳江人化石标本也见到右侧第三磨牙缺失。两者均经X线证实缺失为先天性。此外30万年前的金牛山人可见到上颌双侧第三磨牙缩小（图9）。欧洲化石人第三磨牙先天缺失出现比中国晚，仅在旧石器时代晚期的标本中发现。

新石器时代第三磨牙先天缺失率迅速增加，中国下王岗新石器时代人类第三磨牙先天缺失率高达27.5%，超出欧洲同期人类缺失率范围8.8%～20.5%。进入历史时期之后第三磨牙先天缺失缓慢增多，二里头夏代人经X线片确定的第三磨牙先天缺失率为26.9%，安阳殷商代成人中未见第三磨牙萌出者为28.7%，陇县战国时代人先天缺失率为49.4%，大同北魏时代为36.4%，现中国人第三磨牙先天缺失率为36.6%。相比之下同时期白种人第三磨牙先天缺失率为7%～26%，比中国人低。

总体看来，第三磨牙先天缺

失在人类演化中发生，新石器时代明显增多。在中国境内，第三磨牙先天缺失（减小）在人类演化的早期阶段就已出现，时间延续至晚期智人阶段，且从新石器时代以后缺失率持续高于其他地区人群，这些为"中国古人连续演化学说"提供了形态学证据。

第三磨牙阻生　第三磨牙阻生在人类演化过程中出现较晚。罕见旧石器时代人类第三磨牙阻生的报道。中国旧石器时代晚期的山顶洞人2个下颌模型上，第三磨牙位置偏舌侧或舌倾，很有可能是因为萌出过程受阻造成的（图10）。

新石器时代第三磨牙阻生开始增多。宝鸡华县新石器时代人可供观察的第三磨牙位置正常者占90.2%，因轻度阻生而稍有错位者占9.8%。与此相近的是河南成皋新石器时代人，在观察到的第三磨牙中10%有阻生表现。二里头夏代人中，第三磨牙位置正常者占66.7%，阻生错位者占6.4%，26.9%未见第三磨牙者经X线检查确定均为先天缺失，无一例埋伏阻生。安阳殷商人可以观察到的第三磨牙位置正常者占92.9%，阻生错位者占7.1%。

现人群中正常萌出的第三磨

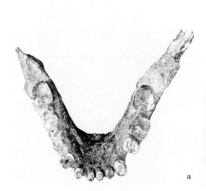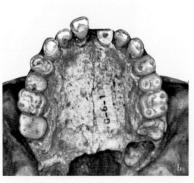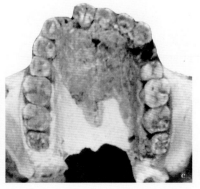

图9　第三磨牙先天缺失、减小化石标本

注：从左到右为蓝田人、柳江人、金牛山人的第三磨牙化石标本

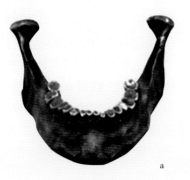 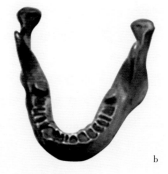

图 10　山顶洞人第三磨牙化石标本

注：第三磨牙位置偏舌侧/舌倾

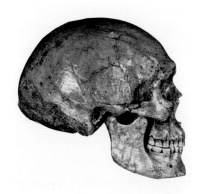

图 11　山顶洞人头颅化石标本

注：典型的平面𬌗

牙占 33.0%，阻生者达 30.4%，且多为严重阻生，成为许多口腔疾病的致病因素。值得注意的是，这种阻生的情况正在向第二磨牙发展。中国正畸门诊儿童患者中大约一半第二磨牙因萌出受阻位置偏离正常，严重者完全埋伏于骨内。

第三磨牙退化（先天缺失与阻生）是牙演化的总趋势，是牙颌系统演化过程的一部分。第三磨牙阻生与先天缺失之间有无内在联系，如何解释阻生是第三磨牙退化的另一种表现形式，第三磨牙退化与其他牙及整个咀嚼器官退化的关系，第三磨牙退化怎样受遗传基因的控制，这些问题尚待深入研究。

颞下颌关节紊乱病　爬行类动物原始的颌关节有较大的承压功能，至哺乳动物出现新型的颞下颌关节，承压功能减弱。从猿到人的过程中，颞下颌关节在颅面的位置向前、向上、向内改变，咀嚼压力越来越多的加于上、下牙弓的𬌗面。同时，有髁突减小、关节结节减低、关节结节后斜面斜度增大的趋势，反映出颞下颌关节进一步弱化。现代人类下颌运动类型复杂、范围增大，对减弱的颞下颌关节是一种潜在的威胁。

人类的远祖古猿尖牙大，颞下颌关节主要行使开闭运动，𬌗

面呈现尖窝式接触，称为尖窝𬌗。从猿到人尖牙减小不再超出𬌗面，下颌可以行使前伸、侧方运动，艰苦的环境和粗糙的食物使𬌗面和邻面大量磨耗，𬌗面平坦，称为平面𬌗或磨耗𬌗。中国的北京人、金牛山人、柳江人、山顶洞人都观察到典型的平面𬌗（图 9，图 11）。进入新石器时代，人类食物类型的改变使牙磨耗减少，尖窝𬌗开始出现，宝鸡华县新石器时代人骨中尖窝𬌗占 21.4%，殷商代人为 25%。今天的人类牙磨耗进一步减少，尖窝𬌗在人群中重新占据优势。平坦的𬌗面在下颌功能运动中咬合力分布均匀，咀嚼肌、颞下颌关节很少受到异常的压力。与此相反，尖窝𬌗容易出现早接触和𬌗干扰，产生异常的𬌗力，加重了咀嚼肌和颞下颌关节的负担，成为颞下颌关节紊乱病的诱因。

错𬌗畸形和第三磨牙阻生被认为是颞下颌关节紊乱病的致病因素。两者在人类演化中从无到有、从少到多，对颞下颌关节紊乱病的发生、发展也产生了重要影响。

对颞下颌关节紊乱病在人类不同阶段中的患病情况尚无整体认识。化石标本上观察到的仅是骨器质性病变，并非关节病的全部；可供观察的关节标本不多，研究报道很少。对宝鸡华县新石器时代人类遗骨的研究发现，23% 的观察标本有关节结节和髁突异常磨损和增生，包括蘑菇状髁突、双侧关节结节（髁突）磨耗不对称、关节结节上大小不等的疣状骨突嵌入髁突相应部位的凹陷处（图 12）。这反映至少6000 年前中国居民中严重的颞下颌关节紊乱病并不罕见。

古代牙疾病研究是牙人类学研究方向之一，通过对古人类遗

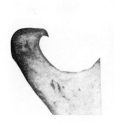 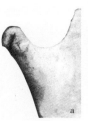 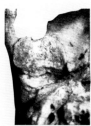 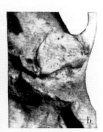

图 12　新石器时代人类颞下颌关节疾病化石标本

注：关节结节、髁突严重磨损

骸标本的牙病理现象研究，人类学家藉以推测不同时代人类的疾病与健康状况、生活环境、经济水平、社会文化习俗，口腔医务工作者可以对口腔疾病在人类中的发生、发展建立宏观认识。

(曾祥龙 何三纲)

lúhémiàn fāyù shēngwùxué

颅颌面发育生物学（craniofacial development biology）

从分子水平和细胞水平研究分析生物体颅颌面部在胚胎形成、发展、成熟以及成长和衰老过程的变化，阐明机体颅颌面部形态和功能的学科。是发育生物学的分支之一。其研究内容和其他学科内容相互渗透、错综联系，特别是由于细胞生物学、遗传学、分子生物学等学科的发展与胚胎学的相互渗透，故为在胚胎学的基础上发展和形成的一门新兴学科。

简史 发育生物学起源于20世纪50年代，在70年代才正式成为独立的学科。它是从叙述胚胎学、比较胚胎学及实验胚胎学发展为分子胚胎学的过程中逐渐形成的一门新的学科，也是上述这些学科的综合和进一步发展的结果。

发育生物学的鼻祖是公元前4世纪的亚里士多德（Macedonian Aristotle）。他首先提出了胚胎是由简单到复杂逐渐发育形成的，这个理论后来称为后成论。从1860年开始，迎来了实验胚胎学、细胞生物学和遗传学的时代。发育遗传学的创始人德国生物学家奥古斯特·魏兹曼（August Weismann）在19世纪80年代提出了关于细胞、染色体、基因与胚胎发育关系的理论，提出了关于染色体的种质学说的假说。20世纪初，德国生机论哲学家汉斯·德里希（Hans Driesch）研究了海胆卵，标志着现代实验生物学的开端。另外，德国胚胎学家威尔赫尔姆·卢克斯（Wilhelm Roux）用青蛙卵所做的研究对发育生物学的进展产生了重要的影响。美国科学家托马斯·亨特·摩尔根（Thomas Hunt Morgan）建立了遗传学模式生物——果蝇，于1933年获得诺贝尔生理或医学奖。德国生物学家汉斯·斯佩曼（Hans Spemann）用外科手术方法分离两栖动物胚胎的不同部分，发现了发育中最重要的核心问题——胚胎诱导现象，于1935年获得诺贝尔生理或医学奖。1953年詹姆斯·沃森（James Watson）和弗朗西斯·克里克（Francis Crick）提出染色体中DNA双螺旋结构，标志着现代胚胎遗传学与分子发育生物学的到来。

颅颌面发育生物学一个重大进展就是对神经嵴细胞的研究。另一个重大进展是上皮与间充质的相互作用控制颅颌面器官的模式形成和形态发生。转化生长因子-β家族、成纤维细胞生长因子家族、Wnt家族、Hedgehog家族等为代表的信号分子，以及大量调控器官发育的转录因子的作用得以揭示。

研究内容 主要是颅颌面部组织和器官的发育和生长规律。可以分为两个方面：①胚胎早期颅颌面部细胞命运的决定与基因调控，主要包括神经嵴细胞的形成与迁移、鳃弓的形成与分化，以及参与此过程的基因调控机制。②颅颌面器官的发生和形成。颅颌面器官发育各自有特定的规律，体现在发生的先后次序、发展过程中形态变化和分子机制以及结构与功能的联系上。颅颌面发育生物学研究的组织和器官主要包括脑颅骨、形成面部骨性支架的上下颌骨及软组织、舌、牙、腭以及唾液腺等（图）。

研究方法 涉及细胞生物学、遗传学、生物化学及分子生物学等生命科学多个领域。常用的研究手段和方法有细胞和器官的体外培养、细胞谱系的标记与示踪、动物基因敲除技术、动物转基因技术、分子生物学技术、基因芯片技术等。这些新的研究技术使人们能够更快、更有效地研究组织器官的发育机制、发育过程中的基因表达、发育相关基因的分离和功能分析。

与邻近学科的关系 主要介绍与发育生物学、医学遗传学、口腔组织胚胎学等学科的关系。

与发育生物学的关系 发育

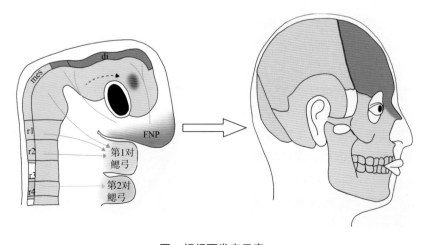

图 颅颌面发育示意

生物学是一门研究生物体从精子和卵子的发生、受精、发育、生长到衰老、死亡规律的学科。发育生物学研究生物体组织和器官形成过程中细胞增生、分化的时间性、空间性和方向性以及对自身和其他细胞形态和功能的影响，进而探寻与发育相关疾病的成因以及防治的方法和途径。颅颌面发育生物学是发育生物学的分支，理论基础和研究方法与发育生物学相同。

与遗传学的关系 医学遗传学主要利用分子生物学和生物信息学技术来研究人类疾病与基因的关系。由于基因的改变，导致机体在发育过程中表现出表型和功能障碍，许多遗传病在颅颌面部有表型。

与口腔组织胚胎学的关系 口腔组织胚胎学是组织学以及胚胎学的分支，是研究口腔颌面部组织和器官的形态结构与相关功能的学科。

（陈 智 肖 晶）

shénjīngjí fāyù

神经嵴发育（development of neural crest）

神经嵴起源、迁移、定位、分化为特定组织与器官的生物学过程。神经嵴是脊椎动物胚胎发育过程中的一个过渡性结构，是在神经沟闭合形成神经管时，附着在神经管背部两侧形成的两条纵向细胞索，位于神经管和表皮之间的一条纵向细胞带。1868年，瑞士胚胎学家威尔赫尔姆·希思（Wilhelm His）首先在鸡胚中描述了这一结构，由于它起源于神经板和周围外胚层之间，所以命名为中间带。后来希思将它改称为神经节脊。1879年更名为神经嵴沿用至今。20世纪初利用两栖类动物胚胎模型研究神经嵴的功能。细胞示踪技术

使得神经嵴的研究进一步发展。放射性核素、荧光活性染料 DiI 曾被用来标记神经嵴细胞。现代细胞标记技术使得神经嵴细胞在颅颌面发育中的作用得以确认。神经嵴细胞具有很强的迁移能力，能逐渐迁移到胚胎特定的部位，分化为各种特定细胞和组织。在口腔颅颌面发育中，神经嵴细胞形成了绝大部分的软硬组织。

起源 在神经板形成的时候，神经嵴细胞位于神经板的边缘，继而隆起为神经褶的主要部分。随着两侧神经褶进一步隆起，相互接近，并自前而后逐渐融合，原来板状的神经板形成管状。神经嵴细胞也从神经管背壁分离出来，形成一长条略有起伏的细胞带，同神经管及覆盖它的细胞有明显的区别。

神经嵴细胞迁移和定位 神经嵴细胞的迁移以分节迁移的形式发生，并受中胚层组织的调控。但早期的迁移，即神经嵴细胞刚刚离开神经管背部时，是以依赖于神经管的方式进行的，这可能是源于神经管以某种形式"触发"了迁移过程，因为即使当神经管与其相连的嵴背腹颠倒的放置于胚胎中，细胞迁移的方向与神经管的背腹方位仍能保持相对正常，以神经管为基准向其腹面和侧面分别迁移。学者们对于神经嵴细胞的迁移现象已提出多种假说，如化学梯度说、接触抑制说以及细胞与细胞之间亲和力差异说等，但还需要进一步验证。

神经嵴细胞的分化对周围环境有明显的依赖性。如将颅面部神经褶（包括神经嵴细胞）和前肠内胚层一起培养，神经嵴细胞能发育成软骨，而单独培养或与其他组织（包括神经板、脊索、中肠或侧部中胚层）混合培养则

不能形成软骨。

颅面部神经嵴具有形成颅面部间充质的能力，可以分化成颅面部神经节、软骨和骨等结构。具体过程是颅面部的神经嵴细胞在神经褶形成的过程中，逐渐向侧腹方迁移，在咽囊与咽囊之间有序地迁移。迁移到第1对和第2对咽囊之间的细胞，形成舌弓；其后的细胞形成第1~4对鳃弓；眼前方的嵴细胞则参与颅骨的形成。同时，它还形成色素细胞和头部间叶细胞，一部分脑神经节（包括V、VII、VIII、IX、X）也是由神经嵴细胞和头部外胚层增厚的基板混合组成。这些结构被认为是脊椎动物演化的重要标志。颅颌面结构中大部分结缔组织来源于中脑和前两个脑原结处神经嵴细胞的迁移和分化。其中一部分向前迁移，并与正在快速发育的前脑处的间充质汇合，为面部发育提供所需要的结缔组织。另一部分则向着第1对腮弓迁移。

（肖 晶）

sāigōng fāyù

鳃弓发育（development of branchial arch）

胚胎发育第4周时，原始咽部的间叶细胞迅速增生，形成左右对称的背腹走向的6对柱状隆起器官的生物学过程。

发育 6对鳃弓由胚胎头部至尾端依次发生，并与6对主动脉弓动脉相对应。第5对鳃弓一过性出现后立即退化，在胚胎表面很难发现。鳃弓参与组成咽壁，自咽侧壁开始呈圆柱状增厚，并突破咽部的底板，逐渐与对侧融合。原口也因此与心脏分离。鳃弓的形成源于神经嵴细胞的增生，来自于第1、2菱脑原节处的神经嵴细胞进入第1对鳃弓，来自于第4菱脑原节的神经嵴细胞进入

第 2 对鳃弓，来自于第 6 和第 7 菱脑原节的神经嵴细胞分别进入第 4 和第 6 对鳃弓，第 3 和第 5 菱脑原节处的神经嵴细胞在迁移前发生细胞凋亡。

结构　人类的 6 对鳃弓具有类似的结构。内侧被覆内胚层，外侧表面是外胚层，内部是来源于侧中胚层的间充质。发育过程中，与神经嵴来源的间充质即外胚层间充质逐渐混合，参与形成鳃弓软骨。第 1 对鳃弓软骨又称麦克尔（Meckel）软骨，与下颌骨的发育有关。第 2 对鳃弓软骨又称赖歇特（Reichert）软骨，背侧部分将发育成中耳的镫骨和颞骨茎突，腹侧发生骨化形成舌骨小舌和舌骨体上部，茎突和舌骨之间的部分分化成茎突舌骨韧带。第 1 对和第 2 对鳃弓生长较快并在中线联合。第 3 对鳃弓软骨形成舌骨大角和舌骨体下部。第 4 对鳃弓软骨形成甲状软骨。第 3、4 对鳃弓由于中线处有发育中的心脏而未达到中线。第 6 对鳃弓软骨形成环状软骨等。而鳃弓周围的间充质则参与了横纹肌的形成，其中第 1 对鳃弓与咀嚼肌的发育有关，第 2 对鳃弓参与了表情肌的发育。鳃弓中均含有动脉和神经结构。其中神经结构包括运动神经和感觉神经。第 1 对腮弓被第 5 对脑神经支配，第 2 对腮弓被第 7 对脑神经支配，第 3 对腮弓被第 9 对脑神经支配。

调控机制　参与鳃弓发育调控的因素：①分泌相关信号分子的基因如 BMP、FGF、SHH、Wnt 和内皮素基因家族。②编码抑制因子的基因如 Noggin、Chordin、Dkk1 和 sFRP。③转录因子基因家族如 Dlx 家族部分成员、Alx、Msx、Otx、Pax、Prx、Fox、Tbx、Gsc 及 Hox 等同源异型盒基因。

每对鳃弓的调节基因也各不相同。调控第 1 对鳃弓近远中轴发育的基因主要是同源异型盒基因大家族中的 Dlx 家族成员，其中 Dlx1/2 基因在第 1 对鳃弓特别是上颌突的发育中起重要作用。

发育异常　主要导致如下几种疾病。

第 1、2 对鳃弓综合征　又称口-下颌-耳综合征、耳-下颌发育不良，是第 1、2 对鳃弓发育异常所致的颜面部软硬组织畸形，表现为一侧面部多种结构发育不良。

附耳　位于耳屏前方的赘生组织，常出现于耳屏至口角的连线上，由第 1 对鳃弓发育异常引起。附耳的形状、大小多种多样，部分还含有软骨组织，有的与耳软骨相连，有的则伸入到面颊部皮下组织，或深及腮腺筋膜。

（肖　晶）

yānnáng fāyù

咽囊发育（development of pharyngeal pouch）　胚胎发育早期，原始咽部表面被覆的内胚层上皮向侧方呈囊样增生，形成与鳃沟相对应浅沟的生物学过程。

发育　在鳃弓发育过程中，6 对鳃弓由头至尾端依次发生，相邻的鳃弓之间有浅沟，在咽侧壁者称咽囊。咽囊共有 5 对，分别与第 1、2、3、4 和 6 对鳃弓相对应。随着胚胎发育，咽囊将逐渐演变为一些重要器官。第 1 对咽囊外侧份在发育过程中逐渐膨大，形成中耳鼓室，其外侧的鳃膜与第 1 鳃沟表面的外胚层及邻近的中胚层一起形成鼓膜。第 2 对咽囊的大部分随着上腭扁桃体的发育而消失，残余部分发育成扁桃体窝。第 3 对咽囊自腹前侧和腹背侧分别向外扩张，参与形成下甲状旁腺和胸腺。第 4 对咽囊也向两侧扩张，在腹前侧形成上甲状旁

腺，在腹背侧则形成后鳃体。第 5 对咽囊是发育不完全性结构，发育过程中逐渐融合到第 4 对咽囊。

调控机制　咽囊的发育受到多个基因的调控。在咽囊的形成过程中，成纤维细胞生长因子诱导了内胚层细胞的迁移。成纤维细胞生长因子 8、骨形态发生蛋白 7、配对盒家族基因 1 和 SHH 等基因已被证实在咽囊中表达，并对面部的发育有调控作用。配对盒家族基因 9、同源框基因 3 和 Pbx1 基因敲除鼠均表现有咽囊发育不全，证实它们参与了咽囊的发育。

发育异常　第 3、4 对咽囊综合征又称先天性胸腺发育不全、迪格奥尔格（DiGeorge）综合征，是胚胎早期咽囊发育异常引起的先天性免疫缺陷。

（肖　晶）

lúfāyù

颅发育（development of cranium）　胚胎发育早期（胚胎第 23~26 天）神经嵴细胞来源的间充质细胞和中胚层细胞，或者围绕在大脑周围，或者迁移至第 1、2、3 对腮弓，通过膜内成骨和软骨内成骨方式，分别形成脑颅和面颅，共同形成颅颌面骨性支架的生物学过程。颅骨由脑颅和面颅共同发育形成，其中脑颅又可分为颅顶和颅底。颅骨除舌骨游离，下颌骨和颞骨构成关节外，其余都借助缝、软骨或骨性连接紧密相连，构成颅腔和颜面部的骨性基础，以容纳和保护大脑、感觉器官以及消化、呼吸器官的起始部。

发育　主要包括颅顶发育、颅底发育及面颅发育（图）。

颅顶发育　颅顶是穹隆形的颅盖，又称膜性颅，包括额骨、顶骨、颞骨鳞部和小部分枕骨。

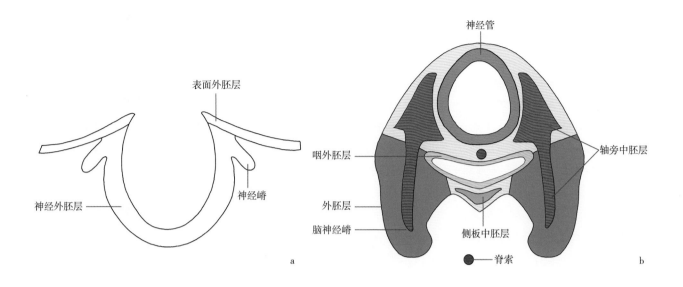

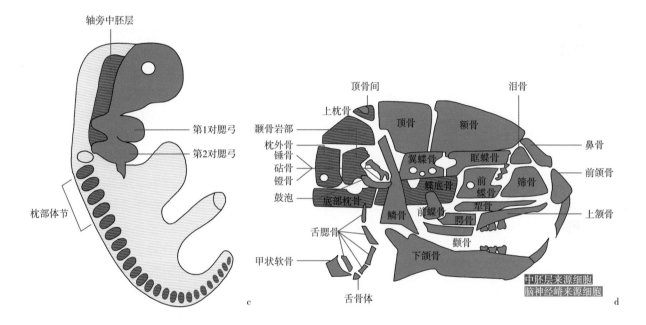

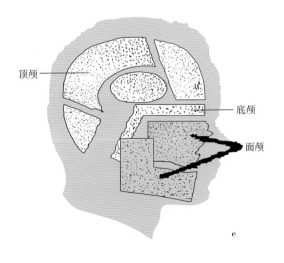

图 颅骨发育示意

通过膜内成骨机制形成，直接由间充质细胞发育而来，没有前体性软骨的出现。首先来源于神经嵴和轴旁中胚层的间充质细胞，包绕大脑，分布成膜状。胚胎第 8~9 周，在这层结缔膜中出现数个骨化中心。从骨化中心开始，骨化沿着颅脑腔迅速向周围扩展，并向外呈放射状增生，形成海绵状骨质，以容纳生长的前脑。①额骨由两个骨化中心发育而来，胚胎第 8 周末，在中线两侧的眶弓上方各出现一个骨化中心，胚胎第 14 周，在垂直方向和水平方向已经形成了相当量的额骨。胚胎第 18 周，仍在进行的膜内骨化进程将两侧额骨间的缝隙变小，出生时称为额缝，通常在出生后的第二年消失。②顶骨的骨化中心只有一个，出现在胚胎第 8 周末，到第 14 周时基本成型，其骨化进程沿着骨边缘向各个方向扩展，贯穿整个胎儿期。胎儿足月时，顶骨周围的颅缝相对较大，尤其是顶颞区。③颞骨在出生时由 3 部分组成：鳞部和鼓部由膜内成骨机制发育而来，岩部发育自软骨内成骨机制。胚胎第 8 周，未来颞骨鳞部的下半部分形成一个骨化中心，骨化进程朝着颧骨向侧上方扩展，向下扩展则形成耳后突，耳后突将颞骨鼓部与岩部乳突分开。胚胎第 9 周，鼓部的外侧壁上出现了一个骨化中心，此骨化中心将发育为向上开口的鼓环，鼓膜位于其中，鼓环在出生前与颞骨鳞部融合。颞骨岩部的软骨内化骨始于胚胎第 16~17 周，其骨化过程由许多骨化中心同时开始，并且过程迅速，这些骨化中心主要集中在 4 个区域（耳后、耳前、翼听骨和上耳骨）。胚胎第 23 周，各个骨化中心形成的骨相互融合形成耳囊。

颅顶发育的来源和机制与颅底不同。颅顶发育自中胚层和外胚间充质来源的神经嵴细胞，其骨化是从纤维膜即外脑脊髓膜开始，经由膜内成骨机制形成。胚胎第 2 个月后，骨化中心开始在外脑脊髓膜中形成，随着骨化的进行，最终形成骨性的颅顶。发育过程中的骨边缘含有成骨细胞，称为骨化前沿。在这些骨的边缘间充质细胞增生并分化为成骨细胞，骨从骨化中心开始呈放射状生长，当边缘相互接近时形成了颅缝。这种结构使得胎儿出生时可以顺利通过产道，并且使大脑有继续生长的空间。出生时，头颅由 44 块相互分离的骨组成。有的骨逐渐融合成一块骨，如额骨。颅顶部的骨则由一种致密的结缔组织膜相连接，即颅囟，共有 6 个，分别是前囟、后囟、两个乳突囟、两个蝶囟。后囟通常在出生后 8 周时闭合，而前囟通常在出生后 18 个月时闭合。随着膜内成骨过程的进行，结缔组织膜逐渐被骨所替代，形成骨缝连接。最终形成的脑颅有 3 条骨缝连接，分别是冠状缝、矢状缝和人字缝。

颅底发育　颅底又称软骨性颅，发育自轴旁中胚层，包括枕骨、筛骨、蝶骨和部分颞骨，经由软骨内成骨机制形成。软骨性颅骨的细胞来源是中胚层生骨节和神经嵴细胞。以蝶骨的蝶鞍为界，位于蝶鞍前侧的骨由神经嵴来源的间充质细胞发育而成，位于蝶鞍之后的骨由来源于中胚层的间充质细胞发育而成。胚胎第 5 周，间充质组织围绕着脊索和神经管的颅端，形成了未来颅结构的始基。间充质的软骨化开始于胚胎第 7 周，首先出现在蝶枕区域，然后向鼻部、耳周囊和腮弓方向扩展。胚胎第 9 周，软骨性

的颅底形成。最初由 3 块相互分离的软骨组成，由前向后依次是脊索前软骨，又叫颅小梁；脊索软骨，又叫垂体软骨，以及脊索旁软骨，在颅底中央形成了一个从鼻区直至枕骨大孔前缘的正中软骨板。脊索旁软骨和枕部生骨节融合最终发育成枕骨。在枕骨的前方，脊索软骨和脊索前软骨分别发育成蝶骨体和筛骨。在正中软骨板形成的同时，其两侧出现数个间充质细胞聚集区。最前端的一对称眶翼，将形成蝶骨小翼。尾侧的一对称颞翼，将形成蝶骨大翼。上述结构形成的软骨将相互融合并与正中软骨板融合，共同形成颅底。

颅底骨的软骨内成骨过程由后向前进行。最初发生软骨内化骨的部位是枕骨。枕骨主要由软骨内成骨机制形成，膜化成骨机制只形成了枕骨中部顶端的小部分，围绕在枕骨大孔周围的 4 个初级中心联合形成了枕骨的软骨前体。这个中心分别位于枕骨大孔的前端一个，两侧各一，后方一个，在胚胎第 9~10 周出现。胚胎第 12 周，枕骨前端的软骨内成骨进程快于枕骨中部顶端的膜化成骨进程，在两者的交会处形成了假缝。胚胎第 14 周，随着骨化进程的继续，假缝变窄。随着骨化进程的向前扩展，胚胎 14 周时，蝶骨体的后半部分开始出现骨化，共有 4 个主要的骨化中心，先是中央两个骨化中心出现，然后在其两侧各出现一个骨化中心。胚胎第 17 周，蝶骨体的前部分骨化开始，由多个骨化中心共同形成，主要是两个靠近后方的主要骨化中心及位于正中前方的正中骨化中心。蝶骨大翼的软骨内成骨过程开始于胚胎第 15 周，蝶骨小翼开始于胚胎第 16 周。

软骨性基底形成前神经、血管已发育，在其形成的位置软骨基底面上形成孔隙。颅骨绝大多数以骨缝连接，少数地方存在有软骨连接，如蝶枕软骨连接可骨化成骨性连接，而蝶岩软骨连接一般不发生骨化。

面颅发育 面颅主要由第 1 和第 2 对鳃弓来源的骨构成。根据成骨机制的不同，将其分为膜性面颅和软骨性面颅。①膜性面颅的发育：第 1 对鳃弓分为背侧和腹侧，背侧部分发育成上颌突，向前延伸到眼下方，经历膜内成骨机制最终形成上颌骨、颧骨、颞骨鳞部、犁骨和腭骨，但是颞骨鳞部稍后成为脑颅的一部分。第 1 对鳃弓的腹侧发育成下颌突，间充质细胞在下颌突内先形成一条软骨，即麦克尔（Meckel）软骨，稍后间充质细胞在此软骨周围聚集并通过膜内成骨机制形成除髁状突以外的下颌骨，下颌髁状突是通过软骨内成骨机制形成的。鼻骨和泪骨并不是由第 1 对鳃弓发育而来，它们的细胞来源和脑颅一样，由神经嵴来源的聚集在大脑周围的间充质细胞通过膜内成骨机制形成。②软骨性面颅的发育：发育自第一对鳃弓的麦克尔软骨，其背侧末端通过软骨内成骨机制发育成锤骨和砧骨。来源于第 2 对鳃弓的赖歇特（Reichert）软骨，其背侧末端发育成了镫骨和颞骨茎突。第 2 对鳃弓腹侧末端的间充质细胞通过软骨内成骨机制发育为舌骨小角和舌骨体上部。舌骨大角和舌骨体下部来源于第 3 对鳃弓内的间充质细胞。

调控机制 颅的发育过程复杂而精确，在此过程中除了常见的与骨生成相关的各种基因外，许多其他的生长因子、转录因子也都参与其中。参与神经嵴细胞迁移和分化的信号分子和生长因子主要有 BMPs、BDNF、EGF、FGFs、HGF、IGF-1、IGF-2、IL-2、IL-3、IL-4、Lef1、NGF、PDGF、Shh、TFs、TGF-α、TGF-β、VEGF、Wnt。调节基因主要有 DLX、HOX、PAX、MSX、OTX 和 AP-2 基因。

发育异常 由各种原因引起的颅骨发育异常，导致严重的颅脑和面部发育障碍，如迪格奥尔格（DiGeorge）综合征、特雷彻·柯林斯（Treache Collins）综合征等。

（陈 智）

miànbù fāyù

面部发育（development of facial）

面突分化、面突联合与融合以及面部形态形成的生物学过程。面部的组织器官具有表情、辅助语言和呼吸等功能。

发育 包括以下方面。

面突分化 面部突起是由于面部外胚叶间叶细胞的增生和基质的聚集而形成的。突起之间为沟样凹陷。胚胎第 3 周，发育中的前脑生长迅速，其下端出现了一个突起称额鼻突。此时由于迁移的神经嵴细胞的增生，在额鼻突的下方出现下颌突即第 1 对鳃弓，两侧的下颌突迅速生长并在中线联合。口腔部形成最初的形态——原口（或称口凹），其上方为额鼻突，下方是正在发育中的心脏，侧方是第 1 对鳃弓。随着鳃弓继续向正中腹侧生长，心脏逐渐远离口腔，第 1、2 和 3 对鳃弓组成了原口的下界。胚胎发育至大约第 24 天时，第 1 对鳃弓形成另一个突起——上颌突，此时它位于原口的侧方，而被覆快速发育的前脑的额鼻突和第 1 对鳃弓组成了原口的上下界。原口的深部与前肠相接，二者之间有一薄膜即口咽膜相隔，此膜来自于胚胎早期的索前板，由内外两胚层构成。在胚胎第 4 周，口咽膜破裂，口腔与前肠相通。

外胚间叶的增生和迁移在面部早期发育的过程中发挥着重要的作用。约在第 28 天，额鼻突外胚层在原口的喙部出现局限性增生，即嗅板。嗅板周围间充质的迅速增生使额鼻突向前凸出，并在外侧出现马蹄形皱褶，引起嗅板中央内陷形成鼻凹。马蹄形皱褶侧方被称作侧鼻突，皱褶中央部被称作中鼻突。侧鼻突由于鼻凹的出现，迅速向前方增生，几乎与中鼻突持平并与上颌窦紧密接触。鼻凹周围组织增大使鼻凹和周围组织成马蹄形，其下方的缺口开口于原口。鼻凹将来发育成鼻孔；鼻板细胞形成鼻黏膜及嗅神经上皮。

胚胎第 5 周，中鼻突生长迅速，其末端出现两个球形突起称球状突。此时，面部发育所需的突起已备齐，面部即由上述突起发育而来。

面突联合、融合 随着面部的进一步发育，突起之间的沟会随着面突的生长而变浅、消失，称为面突联合；突起和突起之间在生长过程中发生表面的外胚层相互融合、破裂、退化、消失，进而达到面突的融合。在胚胎的第 6 周，面部的突起一面继续生长，一面与相邻或对侧的突起联合。中鼻突的两个球状突向下生长并在中线处联合，形成人中；上颌突自两侧向中线方向生长与球状突融合形成上唇，其中球状突形成上唇的近中 1/3 部分，上颌突形成远中 2/3 部分。上颌突和球状突融合处开始为两个突起上皮的接触，形成鼻鳍，为前后走向的垂直的上皮片，以后由于组织的生长使其裂解消失。上颌突和侧鼻突之间的融合较特殊。像大多数其他面部突起发育一样，上颌突和侧鼻突之间存在一个深沟，而沟底上皮形成了一个实性条索并且与表面分开，最后形成中间的管道即鼻泪管，而后由于间充质的增生使两个突起融合。上颌突和下颌突从后向前联合，形成面颊部，其联合的终点即口裂的终点（口角）。下颌突在中线联合形成下唇、下颌软组织、下颌骨和下颌牙；额鼻突形成额部软组织及额骨；中鼻突形成鼻梁、鼻尖、鼻中隔、附有上颌切牙的上颌骨（前颌骨）及邻近的软组织；侧鼻突形成鼻侧面、鼻翼、部分面颊、上颌骨颧突和泪骨；上颌突形成大部分上颌软组织、上颌骨、上颌尖牙和磨牙。

面部的发育始于胚胎期第24天，并于第38天完成发育过程。此时，部分突起的被覆上皮已具有成牙性。在上颌突的下界和下颌弓的上界处，上皮细胞不断增生，形成口凹的侧缘。

面部形态形成　胚胎第7~8周，面部各突起已完成联合，颜面各部分初具人的面形。但此时鼻宽而扁，鼻孔朝前，彼此分离较远；两眼位于头的外侧，眼距较宽。此后，颜面进一步生长，主要是面部正中部分向前生长，面部垂直高度增加，鼻梁抬高，鼻孔向下并相互接近，鼻部变得狭窄。由于眼后区的头部生长变宽，使两眼由两侧移向前方，近似成人的面形。

调控机制　面部的发育是一个精细的过程，受到多个基因和信号分子的调节。如鳃弓的发育既受到咽囊中的 FGF8、BMP7、PAX1 和 SHH 等的调节，还受到间充质的调控，因为在这个过程中，间充质对内胚层信号的反应依赖于间充质中的 HOX 等转录因子。此外，HOXA2、HOXA3、HOXB3 和 HOXD3 分别表达于第2~6对鳃弓，它们对于起源于咽囊内胚层信号的不同反应形成了鳃弓的不同衍生物。

发育异常　面部的发育畸形主要发生在胚胎第6~7周的面突联合期，常见的有唇裂和面裂等，主要由于各种原因导致面突不能如期联合而导致。

唇裂　多见于上唇，是由于球状突和上颌突未联合或部分联合而导致的，发生在唇的侧方，单、双侧均可发生，以单侧者多见。依病变程度分为完全性和不完全性两种，前者自唇红至前鼻孔底部完全裂开。由于唇的发育与前颌骨及腭的发育有关，所以唇裂常伴有切牙和尖牙间的颌裂及腭裂。不完全唇裂为仅唇红开裂或裂隙超过唇红，但未达鼻底。

依据是否伴有面部其他发育异常，唇裂分为非综合征型和综合征型唇裂，后者约占10%。

面裂　包括面横裂和面斜裂，发病率较唇裂低。面横裂是由于上颌突与下颌突未联合或部分联合而造成的，裂隙可自口角至耳屏前，较轻者可为大口畸形，如联合过多则形成小口畸形。上颌突与侧鼻突未联合将形成面斜裂，裂隙自上唇沿着鼻翼基部至眼睑下缘。如果侧鼻突和中鼻突之间发育不全，在鼻部则会形成纵行的侧鼻裂。

（肖　晶）

shànghé fāyù

上颌发育 （development of maxillary）

由脑神经嵴细胞迁移至额鼻突和上颌突，分化为间充质细胞，继而形成原发性和继发性软骨，再通过膜内成骨和软骨内成骨方式，形成上颌骨及其软组织的生物学过程。上颌骨属于面颅的一部分，主要由上颌骨本体和前颌骨两部分通过膜内成骨机制发育形成。上颌骨本体、大部分上颌软组织、上颌尖牙和磨牙主要由上颌突发育而来；附有上颌切牙的前颌骨及邻近的软组织主要由中鼻突发育而来。前颌骨与上颌骨本体连接的骨缝，约在1岁时融合。出生后上颌骨继续生长。上颌骨居颜面中部，左右各一，互相连接构成中面部的支架。上颌骨的正常发育决定了人的容貌。上颌骨与下颌骨协同参与咀嚼、呼吸等重要生理功能。

发育　包括以下方面。

上颌骨本体发育　胚胎第4周，下颌弓两侧上方区域的间充质细胞增生活跃，长出两个分支状突起，称上颌突。上颌骨由上颌突内的间充质细胞通过膜内成骨机制发育而成。首先在鼻囊外侧，眶下神经发出上牙槽前神经部位的下方形成带状的细胞凝聚区。胚胎第8周，此细胞凝聚区中的细胞开始骨化，形成上颌骨化中心，位于未来尖牙位置的牙板上方。上颌骨从此骨化中心向以下几个方向生长（图）：①向后在眶下形成上颌骨颧突，正对发育中的颧骨，最终与其联合。

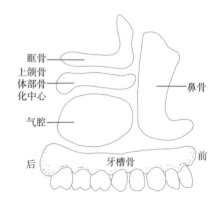

眶骨
上颌骨
体部骨　　　　　　　　　　　　　鼻骨
化中心

气腔

后　　　　　　　　　　　　　　　前

牙槽骨

图　上颌骨骨化中心示意

②向前形成上颌骨的表面组织。③向上形成上颌骨额突，骨组织包绕眶下神经形成神经管，神经管在骨组织表面的开口称为眶下孔。④向下形成上颌牙胚的外侧牙槽突骨板。⑤向内形成侧腭突，以后发育为切牙孔后的硬腭和软腭，两侧的腭突骨板在中线融合。在腭突骨板与上颌骨体交界的部位，新的骨组织形成于此，并在牙胚内侧向下扩展，从而形成了上颌乳磨牙和上颌尖牙的腭侧牙槽突骨板。

胚胎 4 个月时，鼻腔侧壁的黏膜出现一个小陷窝，随着下陷处黏膜向外侧生长，形成一个伸入上颌骨的窦腔，即上颌窦，它是上颌骨体内呈锥形的含气骨质空腔，窦壁被覆黏膜，与鼻腔相通。底为上颌体的鼻面，尖深入上颌骨的颧突，前壁为上颌体的前面，后壁即上颌体的颞下面，上壁为上颌体眶面，下壁为牙槽突。上颌窦在出生时仍只是一个豌豆大的始基，上颌骨体出生后的生长与上颌窦的发育关系密切。

前颌骨发育　前颌骨即附有上颌切牙的上颌骨，包括上颌切牙牙槽骨、硬腭的最前端部分、鼻棘和鼻翼区。胚胎第 6 周末，前颌骨的第一个骨化中心即腭面中心，在接近鼻囊表面的部位出现，其具体位置位于上牙槽前神经的前面，上颌侧切牙牙胚的上方。随后骨化进程向上扩展与上颌骨额突融合。骨化进程在乳切牙牙胚后方向下扩展形成乳切牙腭侧牙槽突骨板及原发腭骨板。两侧原发腭骨板之间的孔即切牙孔。胚胎第 8~9 周，前颌骨第 2 个骨化中心即犁骨前中心，形成于牙槽突骨板的外侧，犁骨前部的下方。随着骨化进程的扩展，来自两个骨化中心的骨组织发生

融合，形成前颌骨。

继发软骨发育　不同于下颌骨，上颌骨的发育过程中出现了许多附属软骨，在未来颧骨和磨牙的区域出现的附属软骨，经过迅速的骨化，融合入上颌骨，并增加了其所在部位的骨板厚度。

上颌的生长包括以下几个方面。①骨缝生长：上颌骨缝的快速生长一直持续到 10 岁左右，之后生长速度明显减慢，直至停止。上颌与周围的骨通过骨缝连接，包括 4 个主要的骨缝，即额颌缝、颧颌缝、颧颞缝、翼腭缝，大致相互平行，其走行从前上方走向后下方，骨缝处的骨化沉积可使上颌骨位置移向前下方，这种移动称为原发性位移，是上颌骨生长的一方面。另一方面是继发于整个颅颌面部的生长，尤其是颅底的生长，也可以使上颌骨发生向前下方的位移，又称继发性位移。此外，腭正中缝处增生新骨使腭宽度增加，主要是腭后部宽度的生长。4~5 岁时，正中矢向缝开始融合，腭骨宽度即较固定。②牙槽突生长：牙槽突的生长增加了上颌骨的高度，牙萌出尤其是恒牙列萌出时，牙槽突生长迅速，上颌恒磨牙的萌出还增加了上颌弓的长度。磨牙区长度在新生儿约为 5mm，在成人则为 25mm。由新生儿到成人，上颌骨的长度增长约为 2.5 倍。③上颌窦扩大：上颌窦的扩大对于上颌骨体的生长起了重要的作用。上颌窦占了上颌骨体的大部分体积，通过窦内壁的骨吸收和上颌骨表面的骨沉积实现其发育，这个过程又称气腔形成。新生儿的上颌骨结构致密、短而宽，主要由含有牙胚的牙槽骨组成，上颌窦在出生时仍是一个始基结构，直径 5~10mm。以后由于上颌窦的发育

而把乳磨牙和第一恒磨牙与眶底分开，这样增长了上颌骨的高度。12~14 岁，上颌窦发育基本完成。以后由于上颌窦向牙槽突方向生长，使上颌窦与牙根十分靠近。④骨吸收和骨沉积：鼻腔底面骨吸收对应着腭板口腔面的骨新生，通过此过程增大了鼻腔的体积，降低了腭板，同时增加了上颌的高度。上颌骨的唇侧增生新骨，舌侧吸收陈骨，增加了上颌的前后径。在上颌结节后壁区新骨增生，大量增加上颌骨长度。腭骨后缘有新骨增生，以维持后鼻棘的位置，使长度增加。腭盖的表面新骨增生及鼻腔底面陈骨吸收，使腭盖下降。因牙槽突的生长速度大于腭盖，而使腭穹隆逐渐增高。由婴儿到成人，腭顶高度增加约 10mm。

调控机制　信号分子的调控对上颌骨的正常发育起到至关重要的作用。Wnt9b 依赖的转化生长因子信号对于鼻突和上颌突的形成起关键作用。上颌骨的生成和重塑都依赖于本身或邻近组织中生长因子或组织发生因子调节细胞的增生、分化、基质合成及矿物质的沉积。骨的重塑同时也受全身因素的影响，这些因素可引起局部生长因子及其受体的变化。许多生长因子可活化成骨细胞的前体细胞或成熟的成骨细胞，其中起重要作用的是转化生长因子-β 家族、胰岛素样生长因子家族和骨形态发生蛋白家族。它们可影响成骨的各个方面，也可以影响其他与骨形成相关的因子。骨形态发生蛋白对早期前体细胞向成骨细胞的分化、增生起重要作用。而转化生长因子-β 诱导成骨细胞增生、形成骨基质的能力较强。胰岛素样生长因子可协同或扩大上述两个因子的作用。成

骨细胞也可对多种细胞因子如IL-1起反应。激素如肾上腺皮质激素、性激素、甲状腺激素和前列腺激素对骨的形成也有影响。

发育异常 很多因素包括遗传因素和环境因素，都会导致上颌骨发育异常，如上颌骨发育缺失而形成的无颌畸形、上颌前突、面部单侧肥大或面部单侧萎缩症。

（陈 智）

xiàhé fāyù

下颌发育 （development of mandibular）

由脑神经嵴细胞迁移至下颌突，分化为间充质细胞，继而分化为下颌骨-软骨前体细胞，通过膜内成骨和软骨内成骨方式，形成下颌骨及其软组织的生物学过程。下颌骨发育自第1对鳃弓形成的下颌突，包括一个水平部和两个对称的垂直部。马蹄形的水平部称为下颌骨体，垂直部即下颌升支。下颌骨的发育与第1对腮弓软骨有密切关系，下颌突内的外胚间充质细胞在胚胎第6周时聚集于此软骨周围，其中特定部位的细胞通过膜内成骨机制发育骨化，称为初级骨化中心，骨化过程向前方和后方扩展，于胚胎第10周时形成下颌骨始基。下颌骨始基形成后，下颌突沿3个轴的方向外向性生长，在中线融合，形成长三角形的下颌。下颌骨在出生前的生长过程中，继发软骨起到重要作用。下颌骨在出生后继续生长，直到生长期结束。下颌骨是构成面下1/3的主要骨性结构，通过颞下颌关节与颅骨相连，共同构成颅颌面的骨性框架，决定人的面部轮廓和外形，并与上颌骨协同参与咀嚼、吞咽、呼吸等重要生理功能。

发育 包含以下几个方面。

麦克尔（Meckel）软骨发育 胚胎第6周，来源于第1对鳃弓的下颌突中形成一个条形的软骨棒，左右各一，即麦克尔软骨，其外被覆纤维被膜，下颌骨骨化的过程从此纤维膜开始。麦克尔软骨的远端与耳囊相连，两侧软骨的近端在下颌中线被间充质相隔。此软骨与下颌神经关系密切，下颌神经出颅后，先与麦克尔软骨并行，而后在其远、中1/3交界处上方分为舌神经和下牙槽神经。舌神经沿下麦克尔软骨的内侧走行，下牙槽神经在麦克尔软骨的外侧上缘走行，最后分为切牙神经和颏神经。麦克尔软骨末端先形成锤软骨和砧软骨，然后通过软骨内成骨机制发育成锤骨和砧骨。锤软骨和砧软骨形成的关节称为锤砧关节或原发性下颌关节，此时的婴儿开口主要靠此关节，其功能维持至胚胎第16周。从麦克尔软骨末端以下，直至下颌小舌处，麦克尔软骨结构逐渐被纤维组织代替并发育为蝶下颌韧带，本身包被在这段软骨外的软骨膜则发育为锤前韧带。从下颌小舌处至尖牙段的麦克尔软骨在发育过程中逐渐消失。从尖牙至切牙处，即麦克尔软骨的最前端部分，在发育过程中发生软骨内骨化，并最终成为下颌骨体的一部分（图1）。

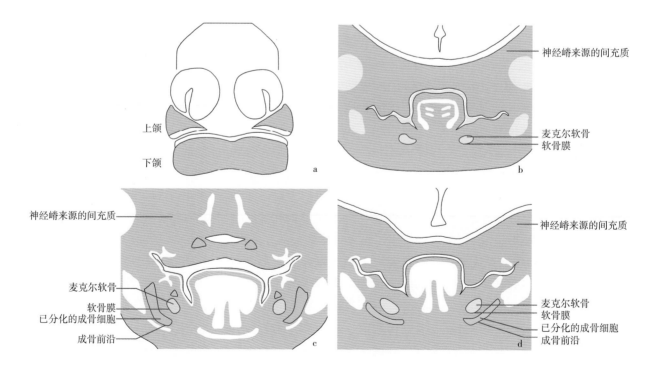

图1 下颌骨发育示意

下颌骨骨化　胚胎第 6 周，间充质细胞首先在下牙槽神经侧方聚集，出现细胞凝集区，左右各一，这是下颌骨发育的始基。胚胎第 7 周，在切牙神经和颏神经所形成的夹角下方，即将来的颏孔区，包被在麦克尔软骨表面的纤维膜开始发生骨化，成为下颌骨的骨化中心。下颌骨的骨化从此骨化中心开始，沿以下方向发展：①骨化从此中心向前，先在切牙神经下方扩展，然后在切牙神经和麦克尔软骨之间向上扩展，最终将切牙神经包绕在骨组织内。同时，包绕着切牙神经的骨组织向内侧沿颏神经向内扩展，在下颌骨内侧面形成颏孔。骨化进程继续向前迅速扩展，两侧的下颌骨在中线处联合，但被结缔组织相隔。胚胎 14 周时中线联合处出现纤维软骨，出生 1 年后发生骨化，变成永久性骨联合。②骨化从下颌骨化中心向后，沿下牙槽神经向后扩展，先在下牙槽神经的内侧形成一个骨性凹槽，下牙槽神经被包绕在其中，随后骨组织形成下牙槽神经管。骨化进程在下颌神经分支为下牙槽神经和舌神经的位置停止。通过膜内成骨过程（图 2），构成了从下颌神经分叉到中线的骨性管道。当乳牙胚发育至钟状早期时，下颌骨在牙胚颊侧和舌侧向上生长，将下颌牙胚包绕在一个沟状的骨性凹槽内。稍后，骨组织在牙胚之间开始形成，将单个牙胚分隔，最终牙胚上方的骨组织形成后，将牙胚包埋于下颌骨中，下颌骨体部的始基形成。下颌升支的发育是膜内骨化进程迅速向后间充质扩展的结果，这个骨化过程不再围绕麦克尔软骨，并在下颌小舌处离开麦克尔软骨，即下牙槽神经进入下颌骨的位置。胚胎第 10 周，下颌骨的始基形成。

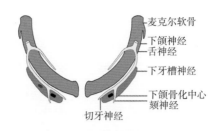

图 2　下颌骨膜内成骨示意

继发软骨发育　从胚胎第 10 周至出生前，有 3 对继发软骨对下颌骨的生长发育起重要作用，其中最重要的是髁突软骨，其次是喙突软骨和联合软骨。这些继发软骨与原发软骨不同，其组织结构特点是细胞较大，细胞间质较少。髁突软骨于胚胎第 12 周时在下颌骨化中心的后方，即未来髁突的部位形成。其雏形是一个锥形软骨，占据了此时下颌升支的大部分区域。胚胎第 14 周，通过软骨内成骨机制迅速骨化，并发育为髁突，髁突颈部以及下颌孔以上下颌升支的后半部。胚胎第 20 周，只剩一层薄薄的软骨组织覆盖于髁突关节头上，此软骨一面与骨融合，一面向髁突表面致密的纤维细胞层移行。纤维细胞不断增生，使软骨增厚；同时靠近骨组织侧的软骨逐渐发生骨化。由于髁突继发软骨的不断增生和骨化，使下颌升支逐渐变长。此软骨区一直存在到 20~25 岁后才完全被骨组织代替。喙突软骨在胚胎第 4 个月时出现，位于未来喙突的前缘和顶部，此软骨的不断增生和骨化，使喙突逐渐变长、增宽。喙突软骨是发育过程中的一过性结构，于出生前消失。联合软骨有两个，存在于两个麦克尔软骨末端之间的间充质组织中，它们在出生后的第 1 年消失。

在下颌骨的雏形发育后，下颌骨继续生长，主要通过 3 个方式实现：①继发性软骨的生长：除了上述 3 个继发软骨外，在发育中下颌牙槽骨区域也会出现散在的、数目不定的继发软骨，通过软骨内成骨增加牙槽骨板的厚度。②牙槽突的生长：随着发育的进行，上下颌间距变大，骨组织不断地在牙槽嵴顶及基底部沉积。在牙槽突基底部形成的新的骨组织与下颌骨体部融为一体，同时使下颌骨体的垂直高度得以增加。③骨膜下的骨吸收和骨沉积：下颌骨体骨板外有新骨沉积，同时在骨板内有相应的骨吸收，使下颌骨体积增大，同时骨板得以保持一定的厚度。下颌骨前后方向的生长主要依靠下颌升支后缘的骨形成和前缘的骨吸收，使下颌升支后移，下颌骨体延长。由于后缘的骨形成比前缘的骨吸收快，所以升支的宽度增加。喙突在前缘形成新骨的同时，在后缘发生骨吸收，从而使喙突发育至正确的解剖位置。新骨在颏部的形成，使得面下 1/3 的面型得以调整。

调控机制　在下颌发育中，转录因子和生长因子发挥重要调控作用。转录因子包括 MSX、DLX、PTX、PAX、BARX 等基因家族。生长因子的主要作用是促进骨细胞的增生和分化，形成新骨，包括骨形态发生蛋白家族、转化生长因子-β 家族和胰岛素样生长因子家族。骨形态发生蛋白对早期前体细胞向成骨细胞分化、增生起重要作用，转化生长因子-β 诱导成骨细胞增生、形成骨基质的能力较强。胰岛素样生长因子可协同或扩大上述两个因子的作用。血小板源性生长因子参与炎症存在情况下的成骨调节。

成纤维细胞生长因子可调节早期软骨内成骨过程。成骨细胞也可对多种细胞因子如白细胞介素-1起反应。激素如肾上腺皮质激素、性激素、甲状腺（甲状旁腺）激素和前列腺激素对骨的形成也有影响。

发育异常 下颌骨发育异常会导致多种畸形的发生，如无颌畸形、下颌骨发育不足导致的小颌畸形、发育过度可发生巨颌病。半侧面部萎缩和半侧面部肥大也常累及下颌骨。

（陈　智）

tuòyèxiàn fāyù

唾液腺发育（development of salivary gland）

原始口腔上皮在间充质的诱导作用下，通过分支形态发生的方式，形成由腺泡和导管组成的分泌性器官的生物学过程。唾液腺是人的重要分泌器官，主要功能是产生和分泌唾液，为进食和发声等口腔活动提供润滑剂，同时作为酸碱缓冲剂辅助消化。

发育 包括以下方面。

分支形态发生 唾液腺发育的基本生物学过程为分支形态发生，上皮索分支是其显著的特点。根据发育过程中的形态变化，可将唾液腺发育分为 5 个阶段。①上皮蕾前期：在唾液腺将要发生的位置，口腔上皮局部增厚，增厚上皮伸入下方的间充质形成上皮芽状突起，称上皮蕾。②上皮蕾初期：随着上皮的持续增生和向间充质内生长延伸，上皮蕾成为一个致密的上皮茎结构，末端膨大呈球状。表面上皮内陷，形成一个腺管与口腔表面相连。这个管状结构将进一步发育形成唾液腺的主管道，在口腔黏膜表面形成一个可见的小窝。实性上皮索的周围间充质细胞排列密集。

③假腺管型期：实性上皮蕾进一步延伸，以反复的末端上皮分支的方式在间充质内生长，称为假腺管期。通常上皮分支形成 4 ~ 5 个上皮蕾，这些上皮蕾进一步分支呈多个小叶片状。间充质细胞致密性降低，围绕上皮分支形成腺小叶。④微管型期：腺小叶数量增加，大部分腺管出现管腔结构，内衬立方状上皮细胞，间充质更加松散。围绕管腔的上皮细胞增生活跃，在管腔中心的上皮细胞发生细胞凋亡。⑤终末上皮蕾期：当上皮索和上皮蕾形成腺管和腺泡，唾液腺发育进入终末蕾状期。在末端上皮蕾和腺管中可见发育良好的内腔结构，由单层低立方状细胞包绕。管腔首先出现在主导管和分支导管的近、远端，然后是中间部分，最后在末端膨大的上皮蕾出现腺腔。腺体在出生后继续分化（图1）。

细胞分化 唾液腺形态发生后是功能性的细胞分化，上皮细胞分别分化为腺泡细胞、导管细胞和肌上皮细胞。当分支雏形开始形成，通常 4 ~ 12 个分支形成后，末端上皮蕾处上皮细胞开始向腺泡细胞分化，表现为蛋白质分泌细胞特征，如广泛的粗面内质网、活跃的高尔基体，以及最早出现的分泌颗粒。分化后的腺泡细胞根据分泌物的不同，可分为浆液性细胞和黏液性细胞。分支导管和主导管处的上皮细胞分别分化为单层立方状的闰管、细胞以及单层柱状的纹管、细胞和假复层或复层的柱状排泄管、细胞。腮腺的细胞分化较晚，出生后 1 天才出现分泌性颗粒（图2）。

除发育的部位和时间不同外，所有唾液腺的发育过程都基本相似。腮腺在胚胎第 6 周开始发育，起源于上、下颌突分叉处的外胚层上皮。上皮蕾最初向外生长，然后转向背侧，到达发育中的下颌升支和咬肌的表面，再向内侧进入下颌后窝，在咬肌表面和下

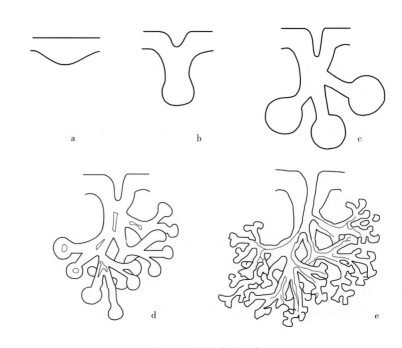

图 1 唾液腺发育示意

a. 上皮蕾前期：上皮增厚；b. 上皮蕾初期：上皮蕾形成；c. 假腺管型期：上皮索及末端分支形成；d. 微管型期：管腔结构形成；e. 终末上皮蕾期：细胞分化形成腺管和腺泡

颌后窝发育成腺体。其上皮蕾最初形成处为腮腺导管的开口。腮腺的分支结构比下颌下腺和舌下腺松散，上皮索之间有更多的间充质。下颌下腺在胚胎第6周末开始发育，起源于颌舌沟舌下肉阜处内胚层上皮。上皮蕾沿口底向后生长，在下颌角内侧、下颌舌骨肌的后缘转向腹侧，然后分化成腺体。舌下腺在第7~8周开始发育，起源于颌舌沟近外侧的内胚层上皮，分支形成10~20个上皮蕾。这些上皮蕾向舌下区生长，各自形成小腺体，并分别保留各自的导管，开口于下颌下腺导管开口的外侧，但有时与下颌下腺主导管相通而不单独开口。小唾液腺发育较晚，约在胚胎第12周，上皮蕾长入黏膜下层即分支，并发育成腺体。小唾液腺导管较短，直接开口于口腔黏膜（图3）。

唾液腺发育过程与淋巴组织有密切关系，特别是腮腺和下颌下腺。腮腺发育的部位与颈部淋巴结的发育部位在同一区域内，以后逐渐分开，在腮腺内和腮腺表面都会有淋巴组织并形成淋巴结。下颌下腺导管周围也有淋巴组织，呈弥散状，但并不形成淋巴结。

调控机制 唾液腺的发育主要是胚胎期间上皮和间充质相互作用的结果，间充质的诱导起主要作用。唾液腺组织的发生、细胞生长和分化由相邻的间充质调节，间充质还形成腺体的支持组织。唾液腺发育同时也涉及上皮和神经细胞的相互作用，在多种组织的协同作用下形成复杂有序的结构。来源于下颌下神经节的神经以上皮的分支为模板进行分支发育（图2b）。

唾液腺分支形态发生时，基底膜对于分支处的细胞增生、分化具有调节作用，无基底膜时，

分支不能形成。Ⅲ型胶原在将分支处聚集对分支的形成非常重要。Ⅰ型和Ⅳ胶原具有维持和保护已形成的分支的作用。生长因子对唾液腺分支形态发生非常重要，如成纤维细胞生长因子和表皮生长因子的共同作用可诱导唾液腺的正常发育。胰岛素样生长因子、转化生长因子、血小板源性生长因子、白细胞介素-6、肿瘤坏死因子及其受体，通过复杂的网络形式参与腺体发育过程的调节。

发育异常 由于各种原因可导致唾液腺发育出现异常，包括唾液腺先天缺失与发育不全、唾

液腺异位等疾病。头颈部发育畸形常伴有唾液腺发育异常。

（陈　智）

shéfāyù
舌发育（development of tongue）腮弓间充质细胞在口底处增生形成隆突，继而生长并相互融合，同时伴有肌肉组织生长，最后形成口底肌肉性器官舌的生物学过程。舌的胚胎来源是第1、2、3、4对腮弓和枕部体节，舌的结缔组织、血管和淋巴组织来源于第1~4对腮弓的间充质，而肌肉组织来源于枕部体节。舌主要由排列复杂的肌肉及结缔组织构成。

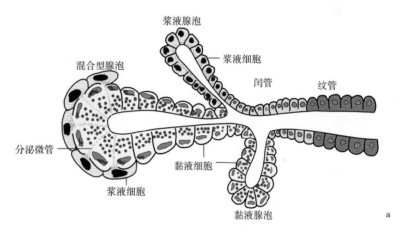

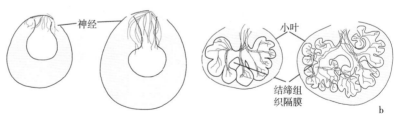

图2　唾液腺细胞分化示意

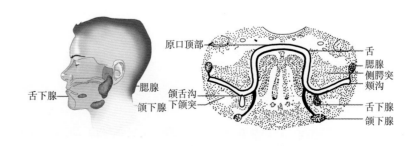

图3　唾液腺发生的起始部位示意

通过肌肉的运动，舌可以混合进入口内的食物，进而将食团推送到口咽部，发挥辅助进食的作用，亦可清扫口内食物残渣。舌是重要的感觉器官，表面背覆味觉、温度觉、痛觉以及触觉感受器，能感受味觉等多种感觉。对人类而言，舌还是重要的语言器官。

发育 包括以下内容。

舌形态发生 胚胎第4周，两侧第1、2对鳃弓在中线处联合。此时在下颌突原始口腔侧中线靠近下缘处，内部间充质不断增生，形成一个膨隆的小突起，称为正中舌隆突或奇结节，这是舌发育开始的标志。此后在奇结节稍上方，下颌突中线两侧的间充质增生，形成两个对称的突起，称为侧舌隆突。胚胎第4周末，在奇结节的后方，第2、3、4对鳃弓的口咽侧中线上间充质增生形成两个突起：联合突和鳃弓下隆起。联合突主要来自第2对鳃弓，还包括第3对鳃弓靠近第2对鳃弓的部分。鳃弓下隆起也称为咽下隆起，由第3、4对鳃弓形成。至此舌发育所涉及的隆突全部形成（图1a）。胚胎第5~6周，鳃弓下隆起向前生长越过联合突与舌的前2/3联合，形成舌的后1/3即舌根。与此同时，侧舌隆突生长迅速，越过奇结节，并在中线处联合，形成舌的前2/3即舌体。奇结节由于被侧舌隆突所覆盖，仅形成舌盲孔前舌体的一小部分，或退化消失不形成任何结构。舌体和舌根融合处形成一个V型浅沟称界沟。界沟所在的位置就是口咽膜所在的位置。界沟顶端的舌背表面有一浅凹结构称为舌盲孔，盲孔是甲状腺发育的起始部位。奇结节和侧舌隆突均来自第1对鳃弓，舌体表面被

覆外胚层上皮，舌根由第2、3、4对鳃弓发育而来，表面被覆内胚层上皮（图1b）。

舌细胞分化 舌的细胞来源是混合的。结缔组织和血管来源于神经嵴细胞，舌肌细胞来源于枕部体节的成肌细胞。两种来源的细胞先后分化，共同发育成一个肌肉性器官并发挥功能。脑神经嵴细胞来源的间充质细胞完成了舌的形态发生后，分化为舌的结缔组织框架。胚胎第7周，位于枕部2~5体节的腹侧细胞丧失上皮细胞形态，分散为单个细胞，成为肌源性祖细胞。来自枕部体节的肌源性祖细胞分别经由舌下

成群迁移，首先向喙侧，然后向腹侧迁移，与形成舌形态始基的间充质细胞相互作用，分化为成肌细胞，进一步分化为肌管，表达纤维类型特异性基因，最后肌管发育为不同类型的肌纤维，沿不同的方向排列，形成舌部肌组织。舌肌分为舌内肌和舌外肌。舌内肌包括横肌、纵肌和垂直肌；舌外肌包括颏舌肌、舌骨舌肌和茎突舌肌。舌肌的增生使舌增大、前伸，并与下颌分开，具有活动能力。胚胎第11周左右，舌背的菌状乳头开始分化，稍后丝状乳头发生。味蕾约在胚胎14周时开始发育（图2）。

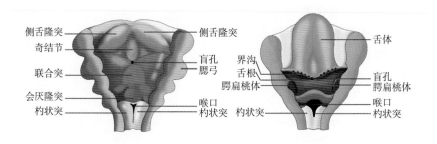

a 胚胎第4周   b 胚胎第6周

图1 舌的胚胎来源和形态发生示意

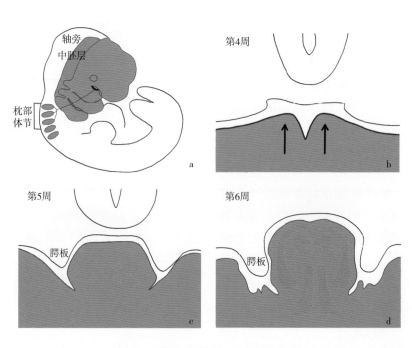

图2 舌的细胞来源和形态发生示意

舌的神经支配 支配第1、2、3、4对腮弓和枕部体节的神经都参与了舌的发育，使得舌的神经支配非常复杂，既有运动神经，又有感觉和味觉神经支配。胚胎第7周，枕部体节细胞向舌迁移分化时，第9和第12对脑神经随之长入舌组织，舌肌在向前迁移过程中还有第5和第7对脑神经的加入。舌前2/3的感觉由下颌神经的分支舌神经支配，舌神经来源于第1对腮弓的第5对脑神经（三叉神经）。舌前2/3的味觉由来自第2对腮弓的第7对脑神经（面神经）鼓索支支配。舌后1/3主要来自于第3对腮弓，由第9对脑神经（舌咽神经）支配其味觉和感觉。舌最后方的一小部分来源于第4对腮弓，其感觉和味觉都由同样来自第4对腮弓的第10对脑神经（迷走神经）支配。第12对脑神经（舌下神经）支配舌肌的运动（图3）。

调控机制 舌发育是一个连续复杂的过程，许多信号分子和转录因子参与其中。转化生长因子-β、成纤维细胞生长因子和Hh家族，对舌发育早期腮弓的模式发育有着至关重要的作用。在舌肌形成中，转化生长因子-β和成纤维细胞生长因子家族成员调节肌肉发育。c-met，Gab1和Lbx1基因共同介导肌源性祖细胞从肌节向舌的迁移过程。在舌早期发育中起重要作用的转录因子包括Dlx1、Dlx2、Dlx5和Dlx6。其中Dlx5、Dlx6与Hand2通过负向调控作用，决定了第1对腮弓的近中、远中模式，从而保证了舌体的正常发育。舌成肌细胞的定向和终末分化是由多种基因共同决定的，如Myf5、MRF4（或Myf6）、MyoD以及成肌素等。Pax3和Pax7对于维持肌源性细胞的成肌潜能和生存能力，以及促进肌源性细胞的增生方面起重要作用。

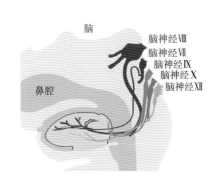

图3 舌的神经支配示意

发育异常 在发育过程中，由各种因素导致的发育障碍均会导致先天性舌畸形，如侧舌隆突未联合或联合不全，可形成分叉舌或舌裂。

（陈 智）

yáfāyù

牙发育（development of tooth）

具有成牙能力的上皮与神经嵴来源的外胚间充质之间通过相互诱导、相互作用形成由牙釉质、牙本质、牙骨质和牙周组织共同组成的牙，并最终萌出于口腔的生物学过程。又称牙发生（odontogenesis）。牙作为人体的一个特殊器官，其发育过程经历了牙起始发育、牙形态发生、细胞分化和生物矿化以及牙萌出4个阶段（图）。

发育 人类具有乳牙和恒牙两副牙列。乳牙列发育起始于胚胎第6周，从第8周到第12周为牙形态发生时期，恒牙列从胚胎第20周开始发育。第1对腮弓来源的外胚层与神经嵴来源的外胚间充质相互作用，共同形成牙胚。牙胚由成釉器、牙乳头和牙囊组成。成釉器由外釉上皮、内釉上皮、星网状细胞和中间层组成，内釉上皮分化为成釉细胞，分泌

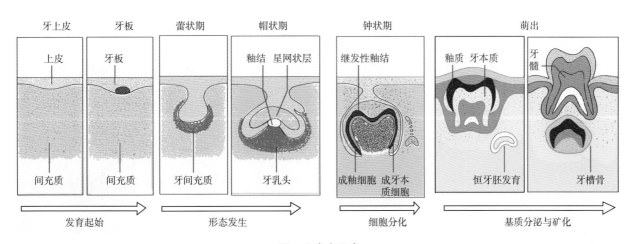

图 牙发育示意

基质，矿化后形成釉质，其他细胞在釉质成熟后成为缩余釉上皮。外釉上皮与内釉上皮结合处形成颈环。颈环细胞继续生长形成赫特威希上皮根鞘，决定牙根形状。牙乳头外层细胞分化为成牙本质细胞，分泌基质，矿化后形成牙本质。牙乳头与内釉上皮的结合决定牙冠的形状。牙乳头内的间充质细胞形成牙髓。牙囊分化为成牙骨质细胞、成骨细胞和成纤维细胞。成牙骨质细胞形成牙骨质，成骨细胞形成包绕牙根的牙槽骨，成纤维细胞形成连接牙骨质和牙槽骨的牙周膜。牙冠发育完成后，乳牙开始萌出，牙根继续发育。6 岁时恒牙开始萌出，乳牙开始脱落，至 18 岁以后，恒牙发育才结束。乳牙和恒牙发育的时间见表 1 和表 2。

调控机制 牙发育受上皮与间充质之间的相互诱导作用调控。以小鼠磨牙的发育为例，在胚胎第 12.5 天前，小鼠磨牙的上皮具有成牙诱导潜能，神经嵴来源的间充质具有成牙感受性。胚胎第 12.5 天后，小鼠磨牙的成牙诱导潜能从上皮转移到间充质，即间充质具有成牙诱导潜能，而上皮具有成牙感受性。

在分子水平上，上皮与间充质相互作用涉及由不同信号分子及其受体、转录因子组成的复杂的信号网络。调控成牙的信号分子通常为生长因子，其中起主要作用的是转化生长因子-β 超家族、成纤维细胞生长因子、Wnt 和 SHH 家族。这些生长因子在上皮和间充质中呈时空特异性表达，同时发挥协同或拮抗作用，调控牙的形成。上皮分泌的信号分子通过与间充质细胞膜上的受体结合，激活间充质细胞内的信号路径，导致信号传导进入细胞核内，通过转录因子的激活，控制特定靶基因表达的改变。间充质细胞的转录因子也激活自身细胞的生长因子，并作用于相邻的上皮细胞，形成了一个完整的信号网络来调控牙的形成。

表 1 乳牙列发育时间

萌出顺序	矿化时间（月）（胎龄）	牙冠完成时间（月）	萌出时间（月）	牙根完成（年）
下颌乳中切牙	3~4	2~3	6~8	1~2
上颌乳中切牙	3~4	2	7~10	1~2
上颌乳侧切牙	4	2~3	8~11	2
下颌乳侧切牙	4	3	9~13	1~2
上颌第一乳磨牙	4	6	12~15	2~3
下颌第一乳磨牙	4	6	12~16	2~3
上颌乳尖牙	4~5	9	16~19	3
下颌乳尖牙	4~5	9	17~20	3
下颌第二乳磨牙	5	10	20~26	3
上颌第二乳磨牙	5	11	25~28	3

表 2 恒牙列发育时间

萌出顺序	矿化时间	牙冠完成时间（年）	萌出时间（年）	牙根完成（年）
下颌第一磨牙	出生时	3~4	6~7	9~10
上颌第一磨牙	出生时	4~5	6~7	9~10
下颌中切牙	3~4 个月	4	6~7	9
上颌中切牙	3~4 个月	4~5	7~8	10
下颌侧切牙	3~4 个月	4~5	7~8	9~10
上颌侧切牙	10~12 个月	4~5	8~9	10~11
下颌尖牙	4~5 个月	5~6	9~10	12~13
上颌第一前磨牙	1~2 年	6~7	10~11	12~14
下颌第一前磨牙	1~2 年	6~7	10~11	12~14
上颌第二前磨牙	2~3 年	7~8	10~12	13~14
下颌第二前磨牙	2~3 年	7	11~12	14~15
上颌尖牙	4~5 月	6~7	11~12	14~15
下颌第二磨牙	2~3 年	7~8	11~12	14~15
上颌第二磨牙	2~3 年	7~8	12~13	15~16
下颌第三磨牙	8~10 年	12~16	17~20	18~25
上颌第三磨牙	7~9 年	12~16	18~20	18~25

发育异常 牙的发育非常复杂，具有严格的时空特异性，是不同胚胎来源的细胞相互诱导和作用发育的模式器官。在发育期间，任何环境或基因的改变，会导致牙发育障碍，如无牙症或缺牙症，还可出现多生牙。

（陈 智）

yáfāyù qǐshǐ

牙发育起始（initiation of tooth development） 从口腔上皮开始增厚形成牙板，到牙蕾形成的阶段。此阶段决定了牙模式发育。

发育 包含以下两个方面。

牙板形成 胚胎第 5 周（第 37 天），在原始口腔的上颌和下颌位置，神经嵴细胞移行后诱导上皮细胞增生，形成了一层连续的增厚的口腔上皮板，呈马蹄形，为原始上皮板。胚胎第 7 周，原始上皮板继续向深层生长，并分为两个部分，即向颊侧方向生长的前庭板和向舌侧方向生长的牙板。前庭板继续生长，形成前庭沟，将颊部、唇部与发育中的牙弓分开。牙板标志着未来的成牙区，在牙板内，特定部位的上皮细胞获得成牙能力，向神经嵴来源的外胚间充质内增生，称为牙原基。间充质细胞围绕增生的上皮聚积，牙胚开始形成。牙板首先形成 20 个乳牙胚。乳牙胚形成时间为出生前 6~8 周。牙板向舌侧延伸出继承牙板，在乳牙胚舌侧和后方形成继承牙胚。胚胎第 5 月形成中切牙牙胚，胚胎第 10 月形成前磨牙牙胚，牙板继续向后方生长，在乳磨牙后方形成恒磨牙牙胚。

牙模式发育　牙模式是指不同类型牙的定位、数量和形态结构，而牙模式发育是指在早期发育过程中对牙模式的决定，也就是指特定大小和形态的牙胚在上下颌特定位置发生，其严密性和复杂性是保证牙列形态和功能正常的基础。

哺乳动物牙列中一般形成 4 类牙：切牙、尖牙、前磨牙和磨牙。鼠牙则只有两种牙类型：切牙和磨牙。哺乳动物基本牙列的每个区通常由 3 个切牙、1 个尖牙、4 个前磨牙和 3 个磨牙组成，牙列式为：3.4.1.3/3.1.4.3。人有乳牙和恒牙两副牙列。乳牙列每个区有 2 个切牙、1 个尖牙和 2 个磨牙，牙列式为 2.1.2/2.1.2。恒牙列每个区有 2 个切牙、1 个尖牙、2 个前磨牙、3 个磨牙，牙列式为 3.2.1.2/2.1.2.3。

调控机制　牙起始发育受上皮的信号分子和间充质转录因子

的相互作用调控。多种信号分子在牙板区通过重叠表达激活间充质特定转录因子的区域性表达和表达抑制，是决定牙模式发育的分子机制。上皮来源的信号分子，如成纤维细胞生长因子和骨形态发生蛋白相互作用，共同调控和决定了成牙区。以下颌为例，下颌突上皮分为近心区和远心区，间充质分为口腔侧和非口腔侧。在牙板形成前，下颌突近心区上皮表达成纤维细胞生长因子-8，将来形成磨牙区；远心区表达骨形态发生蛋白-4，将来形成前牙区。这些分子信号控制上皮下方的间充质内转录因子表达，成纤维细胞生长因子-8 可刺激间充质表达 PAX9、BARX1、DLX2 等基因，而骨形态发生蛋白-4 诱导间充质表达 MSX1、MSX2 等基因，同时抑制 PAX9、BARX1。二者的相互作用决定了间充质内特定转录因子的表达范围，从而决定了牙的形成区域和类型。与此同时，间充质内的转录因子，通过共同表达或抑制表达，决定了前牙或磨牙的牙类型，如 MSX1、MSX2、LHX6、LHX7 等基因在间充质口腔侧共同表达，加上 GSC 基因在间充质非口腔侧表达，决定了切牙的形成。DLX1、DLX2、BARX1、LHX6、LHX7 等基因在间充质口腔侧的共同表达，加上 GSC 基因在间充质非口腔侧表达，决定了磨牙的形成。这些基因的特定互补表达使牙胚按照特定的切牙或磨牙形态进行发育。

发育异常　牙发育的起始阶段决定了牙模式，对牙的正常发育至关重要。任何参与牙模式决定的基因发生突变，均会导致牙模式异常，如无牙症或多生牙。

（陈　智）

yáxíngtài fāshēng

牙形态发生（tooth morphogenesis）　具有成牙能力的上皮与间充质细胞，通过相互作用开始建立牙的结构和特定形状的生物学过程。牙形态发生经历蕾状期、帽状期、钟状期 3 个时期。此阶段牙的形态发生出现差异，分别形成各自的形态特征。

发育　蕾状期发生在胚胎的第 8 周，在上下颌的牙板上分别形成 10 个牙蕾。牙蕾上皮进一步生长深入相邻的间充质，形成牙胚。帽状期发生在胚胎的第 9~10 周，帽状期牙上皮发育成为成釉器，两边向间充质内长入，基底部向内凹陷，形同帽子，部分外胚间充质细胞在上皮下方聚集形成牙乳头。包绕在成釉器和牙乳头边缘的外胚间充质细胞，形成一结缔组织层，称为牙囊。成釉器、牙乳头和牙囊共同组成牙胚。在此期出现了一个特殊的上皮结构——原发性釉结，作为牙形态发生的信号中心发挥重要作用。在帽状期，还出现釉结、釉索、釉龛等结构。钟状期发生在胚胎第 11~12 周，成釉器周缘继续生长，形似吊钟。在钟状期，牙胚中的细胞开始分化，内釉上皮的形状决定了牙冠外形，在内釉上皮转折处出现继发性釉结结构，牙尖开始形成，牙冠形状增大，牙板降解，牙胚与口腔上皮分离。钟状期后，牙发育进入了牙本质发生和釉质发生阶段。

调控机制　牙形态发生与上皮先后出现的一过性信号中心密切相关。第 1 个信号中心出现在形态发生早期的上皮牙板；第 2 个信号中心出现在原发性釉结，调控牙冠的形成；第 3 个信号中心出现在继发性釉结，调控牙尖的形成。信号中心通常表达多种信号分子。同样的信号在牙形态发生过程中顺序作用，许多信号经常在相同部位共同表达。

牙形态发生受上皮-间充质的相互作用的调控。在形态发生早期，牙板上皮分泌信号调节上皮蕾的形成和间充质细胞的聚集。信号分子能够维持间充质内早期转录因子的表达，同时诱导新的基因（如转录因子Runx2、信号分子Fgf3）表达，反向调控上皮形态从蕾状期转变为帽状期。同时，间充质表达的信号分子如骨形态发生蛋白-4等对原发性釉结的形成是必需的。

在帽状期原发性釉结细胞表达多种信号分子，包括SHH、骨形态发生蛋白家族、成纤维细胞生长因子家族、Wnt家族。釉结的信号分子同时作用于上皮和间充质细胞，上皮和间充质的相互作用共同维持釉结以及随后的上皮形态。釉结分泌的SHH信号分子对上皮颈环的生成是必需的。釉结信号分子也通过影响继发性釉结的形成来调控牙冠的形成。

在钟状期继发性釉结以非常精确的顺序形成，决定了上皮根鞘转折和牙尖开始发育的部位。牙尖的发育受到早期的原发性釉结、继发性釉结以及间充质来源的信号调控（图）。

发育异常　在牙形态发生期间，由于各种因素导致信号分子或转录因子的基因突变，均会导致牙形态发生异常。牙形态发育异常是口腔常见的发育畸形，一般包括畸形中央尖、畸形中央窝、牛牙症、双生牙、融合牙、锥形牙等。

（陈智）

yáběnzhì fāshēng
牙本质发生（dentinogenesis）

成牙本质细胞分化后形成牙本质的发育过程。牙本质发生包括成牙本质细胞的终末分化和牙本质的生物矿化两个生物学过程。成牙本质细胞分化后，具有终生形成牙本质的能力。牙本质生物矿化过程中在不同阶段产生不同类型的牙本质，包括罩牙本质、原发性牙本质、继发性牙本质和第三期牙本质。牙本质形成后，组成牙的本体结构，保护其内部的牙髓和支持其表面的釉质。

发育　包含以下两方面。

成牙本质细胞分化　成牙本质细胞的终末分化始于钟状期。在内釉上皮分泌的信号分子诱导下，前成牙本质细胞完成最后一次有丝分裂后脱离细胞周期，与内釉上皮基底膜接触的子代细胞沿基底膜排列、伸长并发生极化，即细胞核后退占据细胞基底部，内质网发育，与细胞长轴平行，每个细胞均向基底膜方向伸展出胞质突。细胞进一步伸长，出现蛋白质分泌细胞的特征，如丰富的粗面内质网、发育良好的高尔基体和数量较大的线粒体。此时细胞开始合成和分泌牙本质基质成分。成牙本质细胞合成和分泌的牙本质基质主要是Ⅰ型胶原纤维，还有少量的Ⅲ型胶原纤维和其他牙本质非胶原蛋白质，包括小整合素-结合配体，N端连接的糖蛋白蛋白质家族：牙本质涎磷蛋白、牙本质基质蛋白1、骨涎蛋白、骨桥蛋白；以及其他基质蛋白质：骨连接蛋白、骨钙蛋白等。成牙本质细胞通过两个部位分泌牙本质基质，第1个部位位于成牙本质细胞突与成牙本质细胞体相接的基底部，第2个部位为细胞突接近矿化前沿处。前胶原分子、一部分蛋白多糖在第1个部位分泌，进入前期牙本质。非胶原蛋白、一部分蛋白多糖在第2个部位分泌，直接进入前期牙本质-牙本质交界处即矿化前沿。矿化所需的大部分Ca^{2+}通过成牙本质细胞膜上的Ca^{2+}通道，经细胞内运输，到达矿化前沿。

牙本质形成的第一个特征是出现较大直径（$0.1\sim0.2\mu m$）的胶原纤维。成牙本质细胞最先分

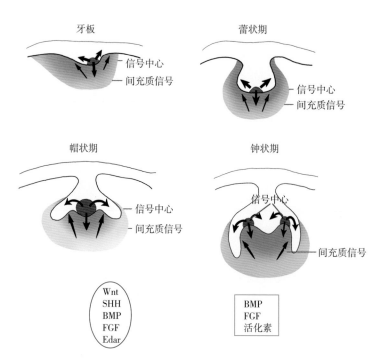

图　牙形态发生的信号相互调控作用示意

泌的胶原纤维主要是Ⅲ型胶原纤维。此纤维从成牙本质细胞之间发出，向内釉上皮方向延续，在上皮下的无结构基质内呈扇形散开。随着成牙本质细胞体积增大，更多的Ⅰ型胶原纤维分泌，与未来的釉牙本质界平行。矿化后形成最初的罩牙本质。与此同时，成牙本质细胞膜向基底膜一侧伸出粗短的突起，细胞体向牙髓方向移行，导致胞质突埋在基质内，形成成牙本质细胞突。

牙本质生物矿化 牙本质的矿化机制复杂，根据牙本质的类型和部位不同分为3种类型。首先，成牙本质细胞分泌的基质小泡矿化形成冠部最外层的罩牙本质。在成牙本质细胞突起形成的同时，细胞以出芽方式分泌大量的基质小泡，分布于基底膜表面。基质小泡内在胞膜磷脂、蛋白多糖以及钙结合蛋白等诱导下首先出现单晶。这些晶体增长迅速，在小泡破裂后释放出来，形成晶体束，相邻的晶体束融合形成一层连续的矿化基质，牙本质的矿化开始发生并形成罩牙本质。再者，前期牙本质在矿化前沿处发生矿化，形成原发牙本质的管间牙本质，构成牙本质的主体。基本过程如下：①胶原蛋白和非胶原蛋白的分泌。成牙本质细胞从两个不同部位分别分泌胶原蛋白和非胶原蛋白，非胶原蛋白直接沉积在矿化前沿的胶原蛋白层并与之结合。②非胶原蛋白与钙离子结合，形成晶核。③羟基磷灰石晶体的形成。晶体以晶核为中心，沿长轴方向生长，生长方向与胶原纤维长轴平行。最后，血源性的分子诱导的矿化形成管周牙本质。一些血清来源的分子如清蛋白、α-2HS糖蛋白等，沿牙本质小管间的路径分布于牙本质小管壁。在缺乏胶原的情况下诱导基质矿化，形成围绕小管壁高度致密的矿化圈。

牙本质的发生从冠部牙尖开始，沿内釉上皮形成的牙尖坡度向下进行，直至颈环。牙本质厚度也不断增加，直到冠部牙本质完全形成。在多尖牙，从每一个牙尖的顶部各自开始形成牙本质，沿牙尖坡度延伸，直到与相邻牙尖相汇。根部牙本质形成时间相对较晚，当牙萌出到达功能位置后，根部牙本质已形成2/3。在乳牙萌出18个月后根部牙本质才完全形成，在恒牙萌出2~3年后，根部牙本质发育完全。牙本质形成的速度变化较大。冠部牙本质形成的速度为4μm/d，根部牙本质形成的速度较慢。在牙根发育完成后，成牙本质细胞继续形成牙本质，称为继发性牙本质。继发性牙本质形成的方式与原发性牙本质相同，但速度明显减慢（0.5μm/d）。

调控机制 成牙本质细胞分化受转化生长因子-β家族，包括转化生长因子-β和骨形态发生蛋白信号的调控，这些信号分子在细胞分化前即开始表达，在分化成熟时，表达最强。通过抑制或过表达这些信号分子，可影响成牙本质细胞的分化和牙本质的形成。一些相关的转录因子也发挥极其重要的调控作用，如Smad家族、Sp家族、Runx2、Msx、Dlx等。成牙本质细胞自身分泌的牙本质磷蛋白、牙本质涎蛋白参与调控牙本质发生，能够诱导牙本质矿物晶体的晶核形成，调节晶体形态、大小和生长速度。以牙本质基质蛋白1为代表的其他基质蛋白质，也参与调控牙本质晶体的形成。

发育异常 在牙本质发生阶段，任何遗传或环境因素的影响，均会导致牙本质发生障碍。如COL1A1，COL1A2，DSPP，DMP1基因突变导致的遗传性牙本质发育不全和牙本质发育异常。在牙本质发生期间服用四环素，导致四环素牙等。

（陈 智）

yòuzhì fāshēng
釉质发生（amelogenesis） 成釉细胞分化后形成釉质的生物学过程。成釉细胞由内釉上皮分化而成。釉质发生包括成釉细胞的分化、釉质基质蛋白的分泌与降解、釉质生物矿化等基本过程。釉质发生晚于牙本质发生，釉质形成的标志为牙冠外形建立和釉质基质完全矿化。釉质形成后，覆盖于牙冠。作为人体最硬的组织，起到保护牙本质和牙髓的作用，对咀嚼磨耗具有较大的抵抗力。釉质又是龋病最先侵及的组织。

发育 包含以下几个方面。

成釉细胞分化 成釉细胞的分化始于牙形态发生的钟状晚期，晚于成牙本质细胞的分化。成釉细胞的分化经过分化期、分泌期、成熟期和保护期等时期（图）。成釉细胞终末分化的特征是细胞核的极化。当内釉上皮来源的前成釉细胞向成釉细胞分化时，细胞伸长，细胞核向近中端（中间层方向）移行。高尔基体体积增大，从近中端向中央移行并占据细胞中央的主要部分。粗面内质网数量显著增多，大多数线粒体在近中端聚集成束，仅有少量散布于细胞内。当成牙本质细胞分泌第一层牙本质后，成釉细胞进入分泌期，开始合成、分泌釉质蛋白质。釉质蛋白质以分泌颗粒形式移行至细胞远中末端释放，沿新形成的罩牙本质上方沉积，形成釉质牙本质界。当第一层无结构的釉质形成后，成釉细胞开始远离牙本质表面，每一个细胞末端发出一个短的圆锥形突起，称为托姆斯突。此突起主要含有分泌颗粒和小泡，能有效隔离釉质和成釉器。托姆斯突形成后，成釉细胞通过位于突起上的两个部位分泌釉质蛋白，分布位于托姆斯突远中末端和靠近连接复合体的近中侧面部分。因此釉质蛋白的分泌时间被错开，近中端先于远中末端分泌，多个相邻成釉细胞托姆斯突近中端分泌基质形成釉柱间釉质，托姆斯突末端分泌基质形成釉柱釉质。釉质形成的此种方式，产生了釉质特有的釉柱结构。成釉细胞分泌的釉质基质蛋白质包括釉原蛋白、釉蛋白、成釉蛋白、釉丛蛋白以及蛋白酶等。釉质全部厚度形成后，成釉细胞失去托姆斯突，进入成熟期。成釉细胞高度和体积变小，细胞器数量减少，蛋白质合成与分泌减少，开始吸收和清除釉质中的有机质。50%成釉细胞在成熟期发生细胞凋亡，凋亡的细胞被相邻成釉细胞或血管内皮细胞吞噬、消除。仅有50%成釉细胞进入保护期，当釉质成熟接近完成时，成釉细胞高度显著降低，但仍保留在釉质表面，形成一种保护层，釉质发育进入保护期。最后成釉细胞与成釉器其他细胞一起，与外釉上皮细胞接触后在发育膜表面形成缩余釉上皮。

釉质生物矿化　釉质的生物矿化发生于成釉细胞分泌成釉蛋白后，釉质基质沉积和矿化同时发生。釉质生物矿化包括晶体的形成和生长、釉柱的形成及晶体的成熟等过程。成釉细胞分泌釉质基质蛋白质后，形成一种胶体结构，细胞同时将无机离子转运至釉质表面，基质迅速矿化。最初的晶体沉积沿成釉蛋白的长轴方向排列，仅占全部体积的25%，其余部分由晶体的进一步生长完成，釉质的硬度迅速增加。釉质的成熟，经历有机质和水分的吸收以及晶体的继续生长，釉质内有机成分的质与量均发生变化，釉质有机质和水的含量由30%减少到2%，矿化物质到达96%以上，牙的硬度进一步增加。釉质成熟期除了有机成分的改变外，还发生钙、磷离子的快速流动，此种流动保证晶体快速生长以占领有机质和水分吸收后可能出现的空间。釉质晶体生长的方式较复杂。初次出现的微晶厚，然后在宽度方向迅速生长，而在厚度方向生长较慢，晶体在厚度方向的生长持续较长时间。

牙冠生长和完成　牙冠外形的增长通过增加釉质基质的沉积来完成。牙冠最先形成的部位是牙尖，最后完成的是牙颈部。牙冠生长的方式有两种：一是通过新的成釉细胞分化、釉质的增加，使得牙冠在长度和高度上增加；二是通过牙尖之间和颈部的内釉上皮细胞分裂，使牙尖距离拉开。在所有成釉细胞分化完后，牙冠外形依赖于釉质的增加。

调控机制　成釉细胞的分化受到成牙本质细胞分泌的信号分子，主要是转化生长因子-β家族的调控，同时受成釉细胞自身分泌的釉质基质蛋白质的调控。成牙本质细胞分泌的转化生长因子-β信号分子，透过基底膜，诱导相邻的内釉上皮细胞向成釉细胞分化。成釉细胞自身分泌的釉质基质蛋白质，主要是釉原蛋白，

图　成釉细胞分化示意

形成釉质晶体的晶核，调控釉质基质的组织和矿化。成釉细胞分泌的蛋白酶，如基质金属蛋白酶家族、丝氨酸蛋白酶等，通过降解釉质中的蛋白质成分，调控釉质晶体的成熟。

发育异常　在发育过程中，遗传因素或环境因素的改变，如编码釉质基质蛋白质的牙釉蛋白等基因发生突变，会导致遗传性釉质发育不全。在釉质发育阶段摄入高浓度氟化物，可以导致氟斑牙。

（陈智）

yágēn fāyù

牙根发育（development of tooth root）

在牙冠发育完成后，由内釉上皮与外釉上皮形成的赫特威希上皮根鞘与相邻的牙乳头细胞、牙囊细胞共同作用形成牙根的生物学过程。牙根发育一直持续到牙萌出至口腔后一段时间才完成。牙根发育涉及上皮根鞘的形成和转归、根部牙本质形成、牙囊与牙骨质的发育、牙周膜的发育。牙根的发育取决于上皮根鞘、牙乳头和牙囊细胞的相互作用。牙根发育是牙发育的最后阶段，此阶段不仅形成生理性牙根，还涉及牙骨质形成和牙周膜形成。

发育　包含以下几个方面。

上皮根鞘发育　成釉器外釉上皮和内釉上皮在颈环区相汇。牙冠形成后，内釉上皮与外釉上皮在颈环处继续向根方生长，形成双层细胞的赫特威希上皮根鞘，标志着牙根发育的开始。内层细胞与牙乳头细胞接触，外层细胞被牙囊细胞包绕。上皮根鞘决定了牙根的长度、厚度、弯曲度和数目。上皮根鞘向远离牙冠的方向继续生长，在其末端发生向内45°的弯曲，此弯曲部分称为上皮隔。上皮隔环绕通往牙髓的开孔即根尖孔。当根部牙本质开始矿化时，上皮根鞘从牙颈部开始向根尖方向发生断裂和降解。上皮根鞘的结局：部分断裂的根鞘细胞进入牙周膜中形成牙周上皮剩余，发生凋亡，进入牙骨质，发生上皮-间充质转化，向牙周膜方向移行，分化为成牙骨质细胞。

在上皮根鞘生长的同时，与内层上皮细胞基底膜接触的牙乳头细胞，分化为成牙本质细胞，进而形成根部牙本质。与外层上皮细胞接触的牙囊细胞可穿过裂解的上皮根鞘与新形成的根部牙本质接触，进而分化为成牙骨质细胞。牙囊细胞分泌的胶原纤维形成牙周膜。牙囊细胞还分化为牙周成纤维细胞、成骨细胞。

根部牙本质发育　单根牙的形成是由于上皮根鞘围绕牙髓细胞呈管状生长所致。多根牙的发育在根分叉完成前与单根牙的发育相同。牙根的分开是由于上皮根鞘的生长不同。上皮隔发出舌样突起，与对侧的舌样突起接触、相互融合，将牙根主干的原始单一开孔分成了两到三个孔。每个孔的上皮根鞘围绕开孔以相同速度继续生长，牙根延长。舌样突起融合将形成上皮桥，即将来的根分叉区。上皮桥将诱导根分叉区成牙本质细胞的分化和牙本质的形成。多根牙牙根继续生长的方式和上皮根鞘细胞的降解方式与单根牙相同。在牙根发育后期，上皮隔开口缩小，根尖孔宽度随之缩小，随后根尖牙本质和牙骨质沉积，形成狭小的根尖孔。

牙囊和牙骨质发育　牙囊来源于神经嵴间充质细胞，是围绕成釉器和牙乳头以及随后的牙冠和牙根的纤维细胞组织。牙囊细胞启动了牙支持组织的发育，如牙骨质、牙周膜和牙槽骨的发育。在上皮根鞘降解前，牙本质表面形成一薄层无细胞、无定形的牙骨质，称为中间牙骨质，由上皮根鞘内层细胞形成。在中间牙骨质形成后，上皮根鞘开始降解，相邻牙囊内间充质细胞分化为成牙骨质细胞。成牙骨质细胞首先合成、分泌有机基质，将牙周膜纤维埋在有机基质中，随后基质矿化，形成原发性牙骨质或称无细胞牙骨质。牙骨质的形成为逐层沉积，较根部牙本质的形成速度慢。在牙骨质形成后，成牙骨质细胞在牙骨质表面呈静止状态。在牙萌出到咬合平面后，成牙骨质细胞在根尖区和后牙根分叉区形成有细胞牙骨质，也称继发性牙骨质，特点是牙骨质形成快但矿化差，成牙骨质细胞被牙骨质基质包裹。

牙周膜发育　牙周膜的来源为牙囊细胞。当牙根形成时，出现细的纤维束形成牙周膜。牙囊内层细胞分化为成牙骨质细胞，外层细胞分化为成骨细胞，分别形成牙骨质和牙槽骨。大量位于中间的细胞分化为成纤维细胞，产生胶原纤维，部分被埋在牙骨质和牙槽骨中，形成穿通纤维。在萌出前，由于牙槽嵴位于釉牙骨质界上方，所有发育中的牙周膜纤维成束斜向冠方排列。随着牙萌出，牙槽嵴与釉牙骨质界处于同一水平，位于牙龈纤维下方的斜纤维束变为水平排列。当牙萌出后，牙槽嵴位于釉牙骨质界下方，水平纤维随后斜向根方，形成牙槽嵴纤维。

调控机制　赫特威希上皮根鞘与牙乳头和牙囊细胞的相互作用调控整个牙根发育过程。信号分子（转化生长因子-β/骨形态发生蛋白，FGF，Wnt，SHH等）、转录因子（Msx，Runx2，NfiC

等)、组织特异性基质蛋白质等均参与了发育过程,发挥重要的调控作用。

发育异常 主要包括以下两个方面。①牙根发育障碍会导致短牙根异常或长牙根异常。遗传性短牙根异常伴发严重的颅面部疾病,如 RECQ4 突变导致的罗-汤综合征(Rothmund-Thomson)综合征,也有非综合征型的单独牙的短牙根异常。长牙根异常通常是 BCOR 突变所致眼-颌面-心-牙综合征的症状。②上皮根鞘对于牙根的发育非常重要,不仅是成牙本质细胞和成牙骨质细胞分化的诱导者,也是牙根生长、根尖孔形成的诱导者,甚至决定牙根的数目。如果上皮根鞘的连续性受到破坏,则不能诱导分化成牙本质细胞,引起牙本质缺失,牙髓和牙周膜直接连通,形成侧支根管。如果上皮根鞘没有降解,牙囊细胞不能穿过上皮根鞘分化为成牙骨质细胞,导致牙骨质形成障碍。上皮根鞘如果未能延伸到正常水平,会导致牙的形状改变,出现牛牙症。

(陈 智)

yáméngchū

牙萌出(tooth eruption) 发育中的牙在牙冠形成后从发育部位开始向骀平面移动,穿过骨隐窝和口腔黏膜,出现在口腔内并到达功能位置的生物学过程。牙萌出始于牙根形成时,牙穿出牙龈是萌出的第一个临床表现。此后,以最大移动速度到达咬合平面,直至骀接触,随后进行功能性萌出以补偿颌骨生长和牙的磨耗。乳牙萌出从出生后 6 个月开始,持续到 2 岁左右。恒牙萌出从 6 岁左右开始,直到 18~25 岁以后,第三磨牙开始萌出。

萌出阶段 牙萌出需要两个条件,首先是牙冠上方的牙槽骨吸收,形成萌出通路,其次是引起牙移动的生物学作用。牙萌出可分为以下阶段。

萌出前阶段 牙萌出的准备阶段。发育中的牙胚在牙根形成前在牙槽突内移动,以保持它们在生长的颌骨中的相对位置。移动方向包括整体移动和偏心移动。整体移动是指整个牙胚的移动,能导致萌出方向上的骨吸收和移动后的骨重建,这种移动在颌骨生长时持续存在。偏心移动是指牙的一部分相对移动,其他部分保持恒定。如牙根伸长时,牙冠大小没有增加,结果牙的中心发生改变。由于牙尚未开始萌出,牙冠保持了在牙槽骨内的相对恒定的位置,同时牙槽骨高度增加,以补偿牙根的增长(图)。

萌出阶段 又称功能性萌出前阶段,开始于牙根形成时,结束于牙发生咬合接触。此阶段的萌出有以下 4 个步骤:①由于上皮根鞘细胞和牙囊间充质细胞的生长,牙根开始形成。②牙胚向骀方移动,覆盖牙冠的缩余釉上皮与口腔上皮接触,融合成双层上皮层。③牙尖突破双层上皮层的中央,进入口腔内,开始了临床萌出阶段。口腔黏膜的边缘形成龈牙界,缩余釉上皮成为结合上皮或附着上皮。当牙尖萌入口腔内时,牙根已形成 1/2 至 3/4。④萌出的牙继续向骀方移动,更多的临床牙冠显露出来。

萌出后阶段 牙萌出的最后阶段,也称功能性萌出阶段。开始于牙到达骀平面,持续较长时间,直到每一个牙萌出至口腔内,结束于咬合平面的建立时。与此同时,牙根继续发育,牙槽突高度增加,牙槽骨密度增加,牙周膜的主纤维束建立,牙周内的血管供应和神经支配也建立。

调控机制 牙萌出是一个多种因素参与的复杂过程。牙囊是决定牙萌出的关键组织。通过外科手术去除牙囊后,牙萌出将不会发生。与此相反,保持牙囊完整而去除牙本身,并插入人工复制牙却能使人工牙萌出。牙囊介导的在牙冠方的骨吸收和在牙基底部的骨生成,是牙萌出的生物学机制。在分子水平上,以下几种分子可能是牙萌出的启动因子:集落刺激因子-1、单核细胞趋化蛋白-1、NF-κB 配体的受体激活剂、骨蛋白整合素等。

发育异常 牙发育在萌出阶段受到自身或环境的影响,导致牙萌出障碍,如早萌、迟萌或埋

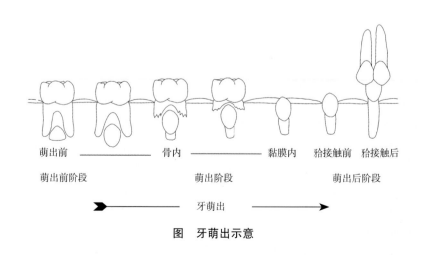

| 萌出前 | 骨内 | 黏膜内 | 骀接触前 骀接触后 |

萌出前阶段 　　　　萌出阶段　　　　萌出后阶段

牙萌出

图 牙萌出示意

伏牙，进而影响牙列的整齐与完整。

（陈 智）

èfāyù

腭发育（development of palate）

软腭和硬腭形成的生物学过程。腭的发育使胚胎早期彼此相通的原始鼻腔和原始口腔分开。硬腭在咀嚼时可以承受压力和摩擦，并与语言功能有密切关系。软腭是口腔和鼻腔间的开口部，具有开闭鼻咽腔的功能。

发育 腭的发育源于两部分结构：原发腭（或称前腭突）与继发腭（或称侧腭突）。其中前腭突的发生早于侧腭突，因此称原发腭。

前腭突发育 前腭突来源于额鼻突和中鼻突，与鼻板、鼻凹及侧鼻突、上颌突的发育有密切关系。在胚胎第 4 周末，位于额鼻突下端的鼻板开始发育，继而形成鼻凹，其外侧为侧鼻突。在胚胎第 6 周时，由于侧鼻突、上颌突向中线方向生长，将中鼻突的两个球状突向中线推移，并使其相互联合，使鼻凹外口不断抬高，变成了一个盲囊，称嗅囊。以后由于嗅囊深部各突起联合部位的上皮变性，嗅囊延长，与口腔借口鼻膜相隔，最后与口腔相通。此时，在嗅窝下方，两侧球状突及上颌突联合过程中，不断向口腔侧增生，形成了前腭突。

侧腭突发育 胚胎第 7～8 周，继发腭开始发育，直到胚胎第 3 个月才发育完成。首先在左右两个上颌突的口腔侧中部开始向原始口腔内各长出一个突起，即侧腭突。最初侧腭突向中线方向生长，但此时由于舌的发育很快，形态窄而高，几乎完全充满了原始口鼻腔，并且与发育中的鼻中隔接触，所以侧腭突很快即向下或垂直方向生长，位于舌的两侧。

胚胎第 8 周，头颅由于发育向上抬高，侧腭突发生向水平方向的转动并向中线生长。侧腭突的转动过程是侧腭突和舌的协调运动。由于此时舌的后部附着在口底，所以侧腭突的后部高于舌。侧腭突的后部向前转动将舌压向前，舌尖伸出口腔外，两者向前的运动为侧腭突的发育提供了充足空间，侧腭突翻转至舌以上并逐渐向中线靠拢并融合。侧腭突完成翻转后，舌体也在不断发育，充满侧腭突原来的空间。由于此时舌肌分化完好，舌体的增宽给予腭部压力，促进侧腭突融合。

腭突融合 胚胎第 9 周，侧腭突到达水平位置后，快速生长，并在中线处接触形成腭中缝，最初的接触位置在紧靠前腭突后方或在前腭突的位置。两侧侧腭突的运动包括 2 个过程，即最初的融合和后来的联合。两侧腭突上皮接触前 24～36 小时，DNA 合成停止，上皮表面细胞发生生理性死亡而脱落，基底层上皮细胞暴露（细胞表面碳水化合物丰富，有黏附性），两个突起的基底层细胞融合，融合处形成上皮缝。此部分上皮生长比间充质生长慢，上皮变为单层，以后形成分散的上皮岛，然后围绕这些上皮岛的基底膜分解消失，上皮细胞失去它们原有的特征，具有了成纤维细胞的特点。从前部的接触点处开始，侧腭突与前腭突向前联合，两侧侧腭突互相向后联合，此过程持续数周。胚胎第 12 周，腭中缝上皮消失，腭板完全融合。双侧腭板与前腭突联合，并与向下生长的鼻中隔融合，形成腭。在前腭突和侧腭突联合的中心，留下切牙管或鼻腭管，为鼻腭神经的通道。切牙管的口腔侧开口为切牙孔，其表面有较厚的黏膜覆盖，即切牙乳头。一旦融合完成，腭板前 2/3 开始矿化，形成硬腭；后 1/3 不发生矿化，形成软腭。

骨化 腭骨是由骨化中心逐渐发育而成的，腭骨有 6 个骨化中心，即 2 个前上颌骨化中心、2 个上颌骨化中心和 2 个侧腭突骨化中心，后者出现在胚胎第 8～9 周。两侧的骨化中心朝中线方向成骨，最后在中线处形成骨缝。

调控机制 腭发育涉及细胞增生、分化和胞外基质合成，这些过程受分泌蛋白及其信号通路分子、胞外基质蛋白和细胞表面受体等局部因子的精细调控。腭发育的多种生物学过程（如细胞增生、凋亡，胞外基质合成和积聚、细胞移动、上皮间充质转化和基底膜的降解）需要转化生长因子-β、骨形态发生蛋白和活化素等生长因子的参与。研究认为转化生长因子-$β_3$ 在腭融合中发挥重要作用，转化生长因子-$β_1$、转化生长因子-$β_2$ 和骨形态发生蛋白主要参与腭间充质细胞的增生。成纤维细胞生长因子、表皮生长因子、胰岛素样生长因子、血小板来源的生长因子等生长因子及其受体在腭组织中的定位和表达会随着腭发育而改变。SHH 是 Hedgehog 家族中分布最广泛的成员，在腭组织仅表达于中嵴上皮细胞，在腭发育不同时期受 FGFs 和骨形态发生蛋白等信号通路的调节，与上皮间充质间相互作用。

发育异常 包括以下几种。

腭裂 侧腭突之间和（或）与鼻中隔未融合或部分融合的结果，单、双侧均可发生。约 80% 的腭裂患者伴有单侧或双侧唇裂。腭裂程度轻者可仅为腭垂裂，严重者从切牙孔至腭垂全部裂开。与腭裂发生有关因素有遗传、感染、射线、药物、激素和营养等。

颌裂　可发生于上颌，也可发生于下颌，以前者较为多见。上颌裂为前腭突与上颌突未能联合或部分联合所致，常伴有唇裂或腭裂。下颌裂为两侧下颌突未联合或部分联合的结果。

发育性囊肿　在腭突的融合缝隙中，有时有上皮残留，可发生发育性囊肿，如鼻腭囊肿、正中囊肿。

（肖　晶）

kǒuqiāng niánmó fāyù

口腔黏膜发育（development of oral mucosa）

胚胎发育过程中，口腔各器官表面被覆上皮及其上皮下固有层形成的生物学过程。口腔黏膜的功能主要包括以下3项。①保护功能：健康的口腔黏膜可以起屏障作用，包括物理化学屏障、黏膜表面和黏膜内的免疫屏障。②感觉功能：不仅对痛觉、触觉、温觉和压迫有敏锐的感觉功能，还具有特有的味觉。③分泌功能：位于口腔黏膜下的小唾液腺具有分泌唾液的功能，从而起到润滑、消化、保护功能。

发育　口腔黏膜与皮肤相似，主要来自于胚胎外胚层，只有舌根和口底等处黏膜来自内胚层。

口腔前庭形成　胚胎发育第26天，口凹与口咽膜分离，并与前肠融合开始形成原始口腔，之后逐渐被覆来源于内胚层和外胚层的上皮细胞，两者界限并不是很清晰。鳃弓的被覆上皮来源于内胚层，而腭、颊和牙龈的被覆上皮来源于外胚层。胚胎第5~6周时，上皮由单层变为双层。胚胎第8周时，前庭处的上皮明显增厚，至第10~14周时，中心处增厚的上皮表面细胞退化，唇黏膜与牙槽黏膜分开，与此同时

（胚胎第8~11周），上腭也在快速发育，口腔前庭逐渐形成。

舌黏膜发育　舌黏膜上皮的发育始自胚胎第7周，首先出现轮廓乳头和叶状乳头，然后是菌状乳头，味蕾随即便出现在这些乳头中。覆盖舌体前2/3的丝状乳头约在第10周出现。

被覆黏膜和咀嚼黏膜发育　胚胎第10~12周时，被覆黏膜和咀嚼黏膜出现分化并表现出不同的形态。咀嚼黏膜的基底细胞为柱状，胞质内出现张力细丝，部分胞质突入其下方中胚层；基底膜明显，并出现结缔组织乳头。被覆黏膜区上皮的基底细胞呈立方状，上皮和结缔组织界面仍是平坦的。胚胎第13~20周，所有口腔黏膜处上皮增厚，并出现透明角质颗粒、黑色素细胞和朗格汉斯细胞，棘细胞和粒细胞也出现明显区别，上皮呈现不全角化。而咀嚼黏膜区上皮表层细胞扁平，角化在出生后牙萌出时才发生。

外胚间叶发育　口腔黏膜的发育是上皮与间充质相互作用的结果。在口腔上皮发育的同时，其下方的外胚间叶也不断发生变化。最初的外胚间叶细胞稀疏地分布在无定型基质中，在胚胎第6~8周时，出现细胞外网状纤维聚集。被覆黏膜区结缔组织中的细胞和纤维数量较咀嚼黏膜区少。胚胎第8~12周时，出现毛细血管束和胶原纤维，但此时的胶原纤维无明确的方向，随着胶原纤维的增加，纤维束形成。在上皮的下方，胶原纤维束与基底膜垂直。胚胎第17~20周时，被覆黏膜区的结缔组织中出现明显的弹性纤维。

发育异常　口腔黏膜的发育异常包括福代斯斑、巨唇症、舌裂、系带（唇、舌、颊系带）异

常和先天性下唇瘘等。福代斯斑是异位皮脂腺，多发生于颊黏膜的后部或唇红缘，呈粟粒大结节，黄色簇集丛生。巨唇症多见于血管瘤、唇黏液腺增生、肉芽肿性唇炎和先天愚型患者。

（肖　晶）

kǒuqiāng zǔzhī pēitāixué

口腔组织胚胎学（oral histology and embryology）

研究口腔各部分的胚胎发育、组织结构及与之相关功能的学科。它由两大部分组成，第一部分为口腔胚胎学，第二部分为口腔组织学，它们均是一门实验性很强，需通过显微镜观察口腔各部位组织结构形态，而了解其相关功能的学科。

简史　口腔组织胚胎学是在显微镜的发明以及解剖学、微生物学等学科取得很大进步的基础上发展起来的。1728年法国医生皮埃尔·福沙尔（Pierre Fauchard）于1728年出版了《外科牙医》一书，其中详细描写了牙的解剖、生理、胚胎、病理学等基础理论及牙的相关功能。这本书将牙医学的基础理论及相关临床疾病从医学中独立出来，从而奠定了近代牙医学发展的基础，这也是口腔组织胚胎学发展的开始。中国口腔组织胚胎学的发展得益于1917年成立的华西协合大学牙学院，其主要基础课程中就包含有牙体组织学、胚胎学等。随着中国口腔医学的不断发展，口腔组织胚胎学不仅作为口腔医学的重要基础科学，而且在口腔医学的基础研究中发挥着越来越重要的作用。

研究范围　口腔胚胎学是研究从颌面部的发生开始至口腔各部分的发育完成这一全过程，其中关于牙及其支持组织的发生、分化与发育过程的研究，对于口

腔医学来说，其实用意义重大。口腔组织学着重于研究已发育完成的牙体组织、牙周组织、口腔黏膜组织、唾液腺组织及颞下颌关节等的细微结构及其生理性能。

研究方法 通过高倍率电子显微镜，能清晰地展示出牙体硬组织结构中的晶体等排列位置，为龋病、牙髓病发病机制及预防提供了全面的理论基础。同时也可为口腔临床医师及研究生在口腔病理学、牙体牙髓病学、牙周病学及口腔种植学等基础科研方面提供参考。

与邻近学科的关系 口腔组织胚胎学是口腔基础医学的分支学科，与医学基础学科及临床学科，特别是口腔的临床学科，有着不可分割的联系。

与细胞生物学和分子生物学的关系 牙髓中排列的牙髓细胞最早来自间充质细胞，类似于干细胞，在一定条件下可转化为具有独特功能的成牙本质细胞，可形成新的牙本质保护牙髓。细胞生物学及分子生物学的理论和研究技术则是揭开这些调控机制奥秘的必要基础。

与胚胎学和遗传学的关系 牙发育是全身发育过程的一部分，牙的大小、形态和排列在相当程度上受遗传基因控制。学习胚胎发育时，要掌握牙组织来自不同的胚层以及胚层与全身组织发育的关系。

与牙体牙髓病学的关系 在牙髓与根尖病发生过程中，牙髓组织特有的成牙本质细胞不断形成新的修复性牙本质。口腔医学临床专家曾利用牙髓组织的这种特性创造性地研究出诊断、治疗和预防牙髓疾病的各种新方法。

与口腔颌面外科学的关系 唇腭裂修补手术是口腔颌面外科常见手术之一。唇腭裂的发生常始于胚胎发育的 3 周末至 12 周末。在此期间，由于某些原因使胚胎各面突相互融合及联合的过程受到阻扰而造成各种不同的相应畸形。因此除遗传倾向外，患儿在母体内受各种因素影响而改变的颌面部发育的模式和潜力的研究非常有必要。

与口腔正畸学的关系 口腔正畸过程是牙颌面接受各种矫治力的过程。牙受力后，牙周膜、牙槽骨等牙周组织会发生一系列变化，特别是牙槽骨的吸收和再生，使牙槽骨发生改建，从而保证了牙的移动。因此正畸学的骨改建研究与口腔组织学密不可分。

与口腔修复学的关系 口腔修复体与口腔内的软、硬组织发生接触，将功能负荷传递到牙、牙周膜、黏膜及深层的颌骨等组织结构上。此时机体组织对修复体带来的理化刺激如何反应，口腔组织将可能产生怎么样的生理病理反应，这些都是口腔修复学与口腔组织学这两分支学科所要共同关心及解决的问题。

（钟　滨）

yátǐ zǔzhī zǔzhīxué jiégòu
牙体组织组织学结构（histological features of tissue of tooth）

牙体组织即牙齿本身，由牙釉质、牙本质、牙骨质这 3 种钙化的硬组织和 1 种软组织即牙髓构成。牙本质构成牙齿的主体。釉质覆盖在冠部牙本质的表面，主要由釉柱构成，直接承担咀嚼压力。牙骨质则覆盖在根部牙本质的表面，内含有牙周韧带埋入的胶原纤维，牙借此胶原纤维附着在牙槽骨上。牙中央有一空腔，称牙髓腔。髓腔内充满含丰富血管和神经的结缔组织，称为牙髓，

牙髓通过狭窄的根尖孔与牙周组织相连通，有形成牙本质和营养的功能。

（钟　滨）

yòuzhì zǔzhīxué jiégòu
釉质组织学结构（histological features of enamel）釉质是覆盖于牙冠的高度矿化的硬组织。是牙体组织的重要组成部分，它与牙本质、牙骨质及牙髓构成的牙体组织是人体重要的咀嚼器官。前 3 种是已经矿化了的硬组织，牙髓为软组织。牙釉质覆盖于牙冠表面，是坚硬的、无自主活动的结构，暴露于口腔之中。釉质对咀嚼压力和摩擦力具有高度的耐受性。

物理特性 釉质是人体中最坚硬的矿化组织，也是一种既无血管、神经又无再生能力的特殊硬组织。它对于所有机械力的磨损，均具有较强大的抵抗力，这是由于釉质中含有大量的矿物盐，以及在其内部呈晶状体排列所致。釉质的硬度，若与动物体以外的矿物质相比，则介于磷灰石与宝石之间。但在人类的釉质中，其硬度与釉质本身的矿化程度有着十分密切的关系。由于釉质的硬度大，因而它本身亦同时具有脆性，尤其是在失去健全的牙本质基础时，更易于脆裂。釉质的颜色是釉质深面的牙本质的黄色透过釉质所呈现出来的一种现象。除与人种及年龄有关外，与其本身的矿化程度密切相关。在不同的牙冠上，釉质的颜色可有所不同，即使在同一牙冠上，也常因解剖部位的不同，其色泽也不完全一样。釉质矿化程度越高透明度就越大，透露出牙本质的黄色就多，因而牙冠显示出色泽较黄；相反，若釉质显示不甚透明，则牙冠的色泽就会显得较白。

化学组成 釉质是人体组织中矿化程度最高的组织。按重量计算釉质内无机盐占96%，有机物和水仅占4%；按体积计算，无机盐占86%，有机物占2%，水占12%。釉质内的无机盐由羟磷灰石晶体组成，其分子式为 $Ca_{10}(PO_4)_6(OH)_2$。此外，在釉质的无机物中，还含有碳酸钙、磷酸镁和氟化钙等及少量的钠、钾、铁、铅、锰及锶等。研究发现，釉质内有机物大部分是蛋白质及一些多糖成分。在成熟釉质内的蛋白质为釉蛋白，其分子量较大，它与晶体表面牢固地结合在一起，几乎占据了晶体间的全部空间。

釉质由无数密集排列的釉柱及少量柱间质组成，在脱矿切片下进行研究时，釉质所在的部位只留下一片空白。因此，对釉质基本结构的研究只能在 $50 \sim 100\mu m$ 的磨片下通过光镜研究。而运用扫描电镜及透射电镜对其观察研究，则能清晰地展示 Ca^{2+}，P^{3-}，OH^- 等离子在釉质中的排列位置。

代谢 在釉质内晶体间存在着微细的缝隙。同时，在釉丛、釉梭和釉牙本质界等处有机物分布较多，这些结构均构成了釉质内的营养通道。此外，采用落射光显微镜对新鲜的离体牙观察，亦可见到完整的釉质表面有成滴的釉液从釉质内部向表面逸出。用放射性核素试验研究证明，$^{45}Ca,^{32}P$ 和氨基酸等均能由牙髓经牙本质到釉质，或从唾液进入釉质，并能很缓慢地移去。进入釉质中的放射性核素的量和机体的状况，如年龄、营养状况等有密切关系。氟离子能从釉质的表面吸收，而增强釉质的抗龋能力。以上的研究均表明釉质中存在着物质代谢，只是其代谢的能力很低，进行的速度缓慢而已。

增龄性变化 釉质一经形成之后就不能再发生修复和再生。随着年龄的增长，由于咀嚼运动而发生咬合面和邻面釉质的磨耗，其结果是牙冠的垂直高度逐渐减小，邻面逐渐变平，牙表面的釉柱末端与牙面平行线逐渐变浅或消失；同时牙的色泽逐渐加深，这可能是有机物进入釉质所致，也可能是牙本质变色后透过釉质表现出来；釉质的渗透性逐渐减低，这是因为离子沉积、晶体变大，致使釉质内的孔隙变小所致；釉质内水分主要在孔隙内，所以水的含量亦随年龄的增长而逐渐减少；釉质表层内的氮和氟的含量逐渐增加，有机物含量亦在不断地发生变化。

(钟 滨)

yòuzhù

釉柱（enamel rod） 釉质中细长的钙化柱状结构。是釉质的基本结构，起自釉牙本质界，呈放射状贯穿釉质全层，达到牙的表面。在窝沟处，釉柱由釉牙本质界向窝沟底部集中，而在近牙颈部，釉柱的排列近乎呈水平状。釉柱自釉牙本质界至牙表面的行程并非完全呈直线，在近表面1/3釉柱较直，称为直釉柱；而内2/3则较弯曲，在牙切缘及牙尖处弯曲更为明显，这种弯曲的釉柱，称为绞釉，或称螺旋釉。绞釉的组织学特征具有对抗强磨切力的重要意义，咀嚼时不易被劈裂（图1）。

釉柱的直径平均 $4\sim5\mu m$，但在不同的部位其宽度各不相同。近牙髓端的釉柱直径最小，而在近牙表面的釉柱直径则最大。上颌侧切牙约有500万条釉柱，上颌第一恒磨牙约有1 200万条釉柱，其余牙的釉柱数目则介于二者之间。

光镜下观察釉柱纵断面磨片，可见到有规律的横纹。扫描电镜下观察釉柱呈间断收缩状，横纹之间的距离约为 $4\mu m$。这可能与釉质发育期间基质呈节律性地沉积有关。两条横纹之间的距离即釉质基质每天沉积的量。釉柱横纹处矿化程度稍低，故当牙轻度脱矿时釉柱横纹显示较为明显。

光镜下观察釉柱横断面呈鱼鳞状。电镜下见釉柱呈球拍状，由一个近乎圆球形而体积较大的头部和一个较为细长的尾部所组成。头部近𬌗面方向，尾部靠近牙颈方向。在釉柱头部表面有一弧形清晰的周界称为釉柱鞘。每一个釉柱的头部紧密地插入邻近釉柱的头部与尾部的间隙之中（图2）。

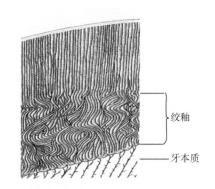

图1 釉柱排列方式示意

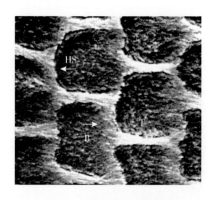

图2 釉柱横断扫描电镜
（×9000）

透射电镜下见釉柱由众多有一定排列方向的扁六棱柱形晶体所组成。晶体平均宽度约 90nm，平均厚度约 30nm，晶体长度在 160~1000nm 之间。每一个晶体的外面，均有一层有机物围绕。它们的长轴平行而逐渐呈 65°~70° 倾斜（图 3）。高分辨透射电镜观察，晶体内部的离子沿着晶体 C 轴呈重复性周期性排列，呈现为黑白相间的规则条纹，称为晶格条纹。主要成分为 Ca^{2+}，P^{3-}，OH^- 等离子，也含少量的其他元素（图 4）。

在光镜下，除釉柱外还可见到柱鞘和柱间质两种结构。而研究发现，所谓柱鞘和柱间质仅是由于晶体排列方向的不同在光镜下产生的光学现象。釉质是由成

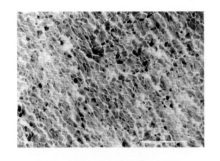

图 3 釉柱体部横断透射电镜
注：羟磷灰石晶体为扁六棱柱形

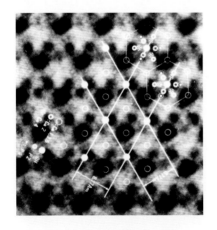

图 4 晶格条纹的透射电镜
（×1.45 万倍）
注：Ca^{2+}，P^{3-}，OH^- 等离子的排列

釉细胞形成的，每一个成釉细胞形成一个釉柱。但釉质研究发现，每个成釉细胞参与 4 个釉柱的形成，每一个釉柱又由 4 个成釉细胞共同形成。

（钟 滨）

yòuzhì shēngzhǎngxiàn
釉质生长线（incremental line of enamel）
釉质周期性生长所形成的间歇线。又称芮氏线（striae of Retzius）。在低倍显微镜下观察釉质磨片时，是呈褐色的相距 20~80μm 的并行线。在釉质纵磨片中，此线条自釉牙本质界向外，沿着釉质形成的方向，在牙尖处呈环行排列，近牙颈部逐渐呈斜行线。在釉质横磨片中见此线条呈同心状排列，与树木横断面的年轮相似。当生长线到达牙表面时，即为釉面横纹，或称牙面平行线，此乃釉质发育过程中的间隙线，也代表了牙呈节律生长的现象。釉质生长线在发育不良的牙上更为明显。电镜下观察发现此处晶体较少，且排列不规则，由于晶体排列方向的改变，以致孔隙增多，有机物质增加，呈褐色。

在乳牙和第一恒磨牙的磨片上，常可见一条明显的间歇线，称为新生线。此乃由于乳牙和第一恒磨牙的釉质一部分形成于胎儿时期，一部分形成于出生以后。当婴儿出生时，由于内外环境和营养条件的变化，此部位的釉质发育一度受到干扰，因而形成一条加重的生长线，特称为新生线。电镜下观察新生线中晶体的密度减低（图）。

（钟 滨）

yòubǎn
釉板（enamel lamellae）
釉质发育时期某种原因引起应力改变，使釉质发生折裂所形成的菲薄的

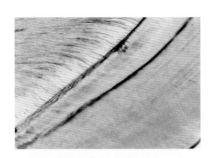

图 乳牙纵断面磨片 （×100）
注：可见釉质生长线

叶板状结构。起自釉质表面，向釉牙本质界延伸，部分可伸入釉质内，也可伸入釉牙本质界内，或经釉质然后抵达釉牙本质界，最终延伸到牙本质内。由于它与牙长轴平行，垂直于𬌗面，因此在釉质的横磨片上，釉板较清晰。此外，由于釉板内有机物较多，所以在脱矿切片上亦可见到它。在釉质磨片上，釉板会与磨片制作中出现的人工裂隙相混淆，可用脱矿的方法加以区别：釉板在脱矿的标本中仍可见到遗留的有机物，而人工裂隙则无有机物残留。釉板内的有机物可成为龋致病菌侵入的途径。

（钟 滨）

yòucóng
釉丛（enamel tuft）
釉质发育中钙化缺陷的釉柱相互重叠而形成的结构。起自釉牙本质界，进入釉质内，呈褐色，形似草丛状或马尾状，其高度达釉质厚度的 1/5~1/3。釉丛是一部分矿化较差的釉柱，含有机物，在脱矿的切片上亦能见到。一般认为釉丛是由于釉质钙化不良，导致釉柱间釉质基质蛋白残留所致。釉丛与釉板一样，沿牙冠长轴延伸，故在横磨片上较多，纵磨片上较少。釉丛的临床意义尚不清楚，一般它不是龋病的好发部位，但临床上龋病在釉牙本质界处有机

物较多的区域扩散速度又较快。

（钟　滨）

釉梭（enamel spindles）

yòusuō

成牙本质细胞的胞质突起穿过釉牙本质界包埋在釉质中的末端膨大的结构。起自釉牙本质界，进入釉质中，末端膨大，呈梭形或纺锤形。在牙尖部较多见。由于它的形成是在硬组织形成前伸入成釉细胞之间的，所以它的方向与成釉细胞一样，与牙本质垂直。由于釉柱的方向与成釉细胞形成一定角度，故釉梭也呈一定角度。在干燥的牙磨片中，釉梭内的有机物被分解，代之以空气，在透射光下观察，此空隙呈现黑色。

（钟　滨）

釉牙本质界（dentino-enamel junction, DET）

yòuyá běnzhìjiè

釉质与牙本质的交界面，是釉质和牙本质相交处由许多小弧线相连而成的分界线。此界呈贝壳状，小弧形的凹面向着釉质，小凹凸朝向牙本质，刚好与釉质的突起相适应。此结构在釉质脱矿切片上更清晰。电镜下观察釉牙本质界是一系列的嵴，此形态特征使釉质与牙本质的接触面大大增加，且能牢固地接合在一起。电镜下亦可见到牙本质与釉质的晶体相互混杂。釉牙本质界在硬组织形成前就已出现了，它是成釉细胞与牙乳头之间的基底膜的证据（图）。

（钟　滨）

釉小皮（enamel cuticle）

yòuxiǎopí

覆盖在新萌出的牙表面的有机质薄膜。又称内史密斯（Nasmyth）膜。厚度 0.5~1.5μm。不仅覆盖在釉质表面，还覆盖在牙颈部的牙骨质表面，又称牙小皮。当牙萌出后，伴随咬合面的釉小皮被磨掉。电

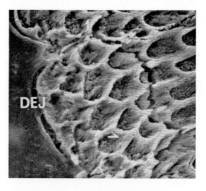

图　釉质横断扫描电镜
（×3000）

注：电镜下釉牙本质界呈弧形小凹，
小凹凸向牙本质

镜下观察釉小皮的组织结构与黏膜上皮下的基板一样。它可能是成釉细胞在完成分泌物质的功能后产生的基板物质。

（钟　滨）

釉面横纹（perikymata）

yòumiàn héngwén

横过牙冠釉质表面的水平浅凹线纹。又称牙面平行线。它们环绕牙相互平行，间隔为 30~100μm，此纹在牙的唇颊面较为明显。乳牙釉质表面牙面平行线较少。有研究者认为牙面平行线是釉质生长线的外部表现。此乃牙呈节律性发育的现象，即釉质生长线达到牙表面。

（钟　滨）

缩余釉上皮（reduced enamel epithelium）

suōyúyòu shàngpí

覆盖在釉质表面的薄膜。是釉质发育完成后，成釉细胞、中间层细胞和星网状层与外釉上皮细胞结合而成的一层鳞状上皮。当牙萌出到口腔后，咬合面的缩余釉上皮被咀嚼运动迅速磨掉，其余部分参与牙龈结合上皮的形成。但在窝沟等处，它可以存在相当长时间，对牙起一定的保护作用。

（钟　滨）

窝沟（pit and fissure）

wōgōu

釉质发育过程中，在牙面上形成的浅大的凹陷称为窝，细窄的凹陷称为沟。在正常情况下，窝沟的底部有釉质存在。窝沟开口处的直径和宽度一般均比常用的牙科探针尖还小，刷牙较难以清洁它，它们为细菌和食物残渣的滞留提供了有利条件。龋病一旦发生，则很快向深部扩展，因此临床上常使用窝沟封闭剂，使裂隙和窝沟与外界环境隔绝，对龋的预防有一定帮助。窝沟封闭常用于儿童的第一、二恒磨牙。

（钟　滨）

牙本质组织学结构（histological features of dentin）

yáběnzhì zǔzhīxué jiégòu

牙本质是包绕在牙髓腔外围的硬组织。是牙的主体，是决定牙形状的重要因素。分布于牙冠和牙根。它是一种有活力的组织，属于矿化的、无血管的结缔组织。是由呈空管型的牙本质小管及含胶原纤维的间质组成，具有一定的弹性，起到保护内部牙髓及支持其表面釉质的功能。有研究者将牙本质和牙髓视为一个整体结构，称为牙本质-牙髓复合体。从牙胚胎发育角度来讲，两者亦有着十分密切的关系。

物理特性　牙本质是人体中硬度仅次于牙釉质的矿化组织。其硬度比骨稍硬，脆性比牙釉质小，是一种富有弹性的组织。恒牙的牙本质硬度稍高于乳牙，不同部位的牙本质硬度亦不尽相同。牙本质呈淡黄色且半透明。

化学组成　牙本质内含无机物约占总重量的70%，有机物和水为30%，其中有机物约占20%，水占10%。若按体积计算，则无机物、有机物和水分别为45%、

33%及22%。随着年龄的增长，牙本质的矿化程度逐渐增高，其构成也在发生变化。无机物中主要仍以羟磷灰石晶体为主，但比牙釉质的晶体小，长度为60～70nm，宽度为20～30nm，厚度为3～4nm。其晶体大小与牙骨质中的晶体相似。除此之外，还含有少量碳酸盐、硫酸盐和磷酸盐，这些无机盐在新形成的牙本质中较多。牙本质内亦含有氟、铜、锌及铁等微量元素。

牙本质内的有机物成分主要是胶原，其次是蛋白多糖和氨基多糖。主要为Ⅰ型胶原，形成胶原纤维，约占牙本质重量的17%，占牙本质有机物的93%左右。胶原纤维主要分布在管间牙本质，而管周牙本质和成牙本质细胞周围却非常少。

组织学结构 由成牙本质细胞胞质突起和牙本质小管及细胞间质所组成。成牙本质细胞的胞体位于牙本质的牙髓面，胞质突起伸入到牙本质小管内，牙本质基质内的胶原纤维排列成网状，网状孔隙中容纳牙本质的大部分矿物质。

（钟　滨）

yáběnzhì xiǎoguǎn
牙本质小管（dentinal tubules）

在牙本质形成过程中形成的贯通于牙本质全层的管状小腔。小管内充满了成牙本质细胞的胞质突起和组织液。成牙本质细胞胞质突起是成牙本质细胞胞质的延伸，位于牙本质小管内。细胞体则位于牙髓腔近牙本质内侧，排列成一排。在其整个行程中分出细小的小支伸入小管的分支内，并与相邻的突起分支相联系。过去研究认为此突起延伸通过牙本质小管的全长，有的甚至穿过釉牙本质界，其末端膨大并被包埋在釉质内。但也有研究者观察发现此突起只延伸至牙本质小管的近髓端的1/3或1/2区域内。成牙本质细胞突起和牙本质小管之间有一小的空隙，称为成牙本质细胞突周间隙，间隙内含有组织液和少量的有机物和胶原纤维，是牙本质内物质交换的主要通道。

牙本质小管自牙髓表面向釉牙本质界呈放射状排列，在牙尖部及根尖部牙本质小管较直，在牙颈部则弯曲呈拉长的"S"形，近牙髓端凸向根尖方向。牙本质小管近牙髓一端管径较粗，其直径为3～4μm，越接近牙本质表面管径越细；近牙本质表面处约为1μm，且小管数目稀疏。因此，牙本质在近髓端和远髓端每单位面积内牙本质小管数目之比约为4∶1。牙本质小管行进过程中有若干分支，与主管几乎成直角，分支小管的直径约为1μm或更小。分支小管内可有或可无成牙本质细胞的胞质突起。牙本质小管的末端分支常较多，根部牙本质的末端分支现象比冠部更多更明显。小管沿途分支彼此相互吻合，构成了复杂的网管结构。在横切面标本中网管形状似盛开的菊花。在牙本质小管的外周，有一层菲薄的衬里，称为限制板，其有机物含量较多，矿化不全。内含丰富的氨基葡聚糖，它对调节和抑制小管的矿化起着重要的作用（图）。

（钟　滨）

qiánqī yáběnzhì
前期牙本质（predentin）

在脱矿切片中观察牙本质时，在成牙本质细胞和矿化牙本之间的一层尚未矿化的牙本质。牙本质的形成不同于釉质，一生中始终在有序地形成。发育完成的牙较之发育未完成的牙，其牙本质形成慢，所以前期牙本质在前者较后者为薄，一般厚度为10～12μm。HE染色的切片中呈粉红色带状结构。

（钟　滨）

guǎnzhōu yáběnzhì
管周牙本质（peritubular dentin）

牙本质小管周围一圈过度矿

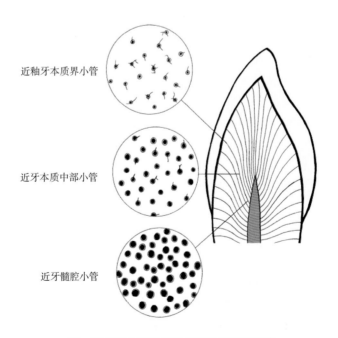

近釉牙本质界小管

近牙本质中部小管

近牙髓腔小管

图　牙本质小管走向及各部位横切面示意

化、呈环形的透明带、构成牙本质小管壁的牙本质。观察牙本质的横断磨片时，可清楚观察到管周牙本质与牙本质间质之间形成明显界线。在观察脱矿切片时，由于此处矿化程度高，故脱矿后此处结构消失，在成牙本质细胞突起周围呈现出一环形的空隙（图）。

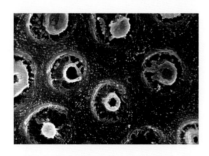

图　牙本质小管横断扫描电镜
（×8000）

（钟　滨）

guǎnjiān yáběnzhì

管间牙本质（intertubular dentin）　位于小管之间的牙本质。管间牙本质构成了牙本质的主体。其胶原纤维较多，矿化程度较管周牙本质低，使牙本质具有一定弹性，因而给硬而易碎的釉质提供了一个良好的缓冲环境。在磨片上，管间牙本质与管周牙本质分界较清楚。曾认为它是一种特殊的结构，称为诺伊曼鞘（sheath of Neumann）。但在电镜下观察尚无法证实此鞘的存在。有研究报道指出其对染色和酸、碱处理反应与两侧的牙本质不同，其真正的性质尚不清楚。

（钟　滨）

qiújiān yáběnzhì

球间牙本质（interglobular dentin, IGD）　在牙本质矿化不良时，钙质小球融合不完全而出现的一些未矿化的牙本质。牙本质的矿化主要是以小球的形式相互融合而形成的，矿化小球融合后成为充分矿化的牙本质。因某种原因引起矿化小球不完全融合的球间牙本质主要见于牙冠部近釉牙本质界处，沿着牙的生长线分布，大小不甚规则，其边缘多见凹形，酷似众多相接球体之间的空隙，但其中仍有牙本质小管通过。在磨片上，球间牙本质易被磨去，由空气取代，故常呈黑色。氟牙症和维生素 D 缺乏时球间牙本质明显增多（图）。

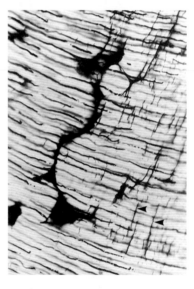

图　球间牙本质
（银染色　×400）

（钟　滨）

yáběnzhì shēngzhǎngxiàn

牙本质生长线（incremental line of dentin）　乳牙和第一恒磨牙的部分牙本质之间形成的与牙本质小管垂直的间歇线纹。又称埃布纳（von Ebner）线。是原发牙本质节律性沉积的标志。牙本质的形成也是周期性的，活动期和静止期相互交替，因此留下了生长发育线。牙本质生长线在纵切磨片上观察比较清楚，冠部内 2/3 特别明显。牙本质的形成是从牙尖处开始有规律地成层进行。生长线有节律性的间歇即为每天牙本质沉积的厚度，为 4~8μm。如果发育过程受到障碍，则形成加重的生长线，称为欧文线（Owen line），用软射线观察时，此线纹处矿化不全。

（钟　滨）

Tóngshì kēlìcéng

童氏颗粒层（granular layer of Tomes）　牙纵磨片中牙根部牙本质透明层的内侧一层颗粒状的未矿化带。颗粒从釉牙本质界至牙根逐渐增多。曾认为它是一种矿化不全的牙本质，但在脱矿切片上和电镜下均观察不到此结构。现研究表明，它可能是牙本质小管终末端呈环状膨大的影像，或是小管末端弯曲所成的切面。童氏颗粒层外周还有一层很薄的透明层，此层可能在牙本质与牙骨质的牢固粘结方面起重要作用，是上皮根鞘的产物。

（钟　滨）

zhàoyá běnzhì

罩牙本质（mantle dentin）　位于牙本质冠部最外层、刚刚分化出来的由成牙本质细胞形成的牙本质。厚约 20μm，由基质和疏松排列的胶原纤维组成。胶原纤维排列方向与牙本质小管平行，矿化程度稍低。而在根部者称为透明层。

（钟　滨）

jìfāxìng yáběnzhì

继发性牙本质（secondary dentin）　在牙发育完成后，一生中仍在缓慢不断地形成的牙本质。当牙发育至根尖孔形成时，牙发育即告完成。继发性牙本质与根尖孔形成前形成的原发性牙本质之间常有一明显的分界线。在继发性牙本质中，牙本质小管数目略有减少，且稍显弯曲，有时呈波纹状。继发性牙本质分布于牙本质的整个髓腔表面，但在各个部位其分布是不均匀的。在磨牙和前磨牙中，髓腔顶部和底部的继发性牙本质比髓腔侧壁要厚。

随着年龄的增长，牙本质不断沉积，随着继发性牙本质不断产生，髓室和根管的容积逐渐变小变窄，老年人的根管会变得非常狭窄，有时甚至完全闭塞。随着髓室和根管容积逐渐减少，血流供应亦不断减少，牙髓内可发生各种退行性变化。此外，管周牙本质随着年龄的增长也在不断沉积，因此，牙本质小管逐渐变细，甚至完全闭锁，形成透明牙本质。

（钟 滨）

xiūfùxìng yáběnzhì

修复性牙本质（reparative dentin） 受损伤的成牙本质细胞部分发生变性，而其他尚有功能的成牙本质细胞继续形成的牙本质。又称反应性牙本质（reactive dentin），或第三期牙本质（tertiary dentin）。当釉质表面因龋病、酸蚀、磨损等因素而遭受破坏时，深部的牙本质暴露，成牙本质细胞受到程度不等的损伤而变性，牙髓深层的未分化细胞移向此处取而代之，在受损伤处相对应的牙髓壁上形成牙本质以保护牙髓。在修复性牙本质中，牙本质小管数目明显减少，有的区域内甚至很少或无小管可见。小管明显弯曲，其排列亦不规则。有时在修复性牙本质中，还可见到成牙本质细胞被包埋在很快形成的牙本质间质之中，以后这些细胞变性，而在此处遗留一空隙，极像骨组织的骨陷窝，因此，又可称之为骨样牙本质（osteodentin）。修复性牙本质与原发性牙本质和继发性牙本质之间常由一条着色较深的线所分隔。

（钟 滨）

tòumíng yáběnzhì

透明牙本质（transparent dentin） 矿化部分的牙本质。由于小管和周围间质的折光率没有什么差别，故在磨片上呈透明状。又称硬化性牙本质（sclerotic dentin）。当牙本质受到外界刺激时，除了可形成修复性牙本质外，还可以引起牙本质小管内的成牙本质细胞突起发生变性，变性后有矿物盐沉着而使小管矿化封闭牙本质小管，这样可阻止外界刺激传入牙髓。透明牙本质在老年人牙的根尖部及磨损牙的牙冠部较多见，这种通过矿化而封闭牙本质小管，可阻止或缓冲外界的刺激传入牙髓，故被认为是保护性反应。

（钟 滨）

yáběnzhì sǐqū

牙本质死区（dead tracts in dentin） 牙因磨损、酸蚀或龋病导致牙本质小管暴露时，小管内的成牙本质细胞突起逐渐变性、分解，小管内充满空气而形成的牙本质呈黑色的区域。在显微镜透射光下观察时可发现，此区的敏感度减低。这种改变多见于狭窄的髓角，因该处成牙本质细胞突起十分拥挤。死区的近髓端常有修复性牙本质形成。在正常牙本质的干燥磨片中，由于成牙本质细胞突起的分解，变空的牙本质小管被空气所充满，亦可出现像死区一样的变化，但在其相对应的牙髓壁上，没有修复性牙本质形成。

（钟 滨）

yásuǐ zǔzhīxué jiégòu

牙髓组织学结构（histological features of dental pulp） 牙髓是位于牙本质所形成的髓腔中的软组织。是牙体组织内唯一的软组织，牙髓内的血管、淋巴管和神经均通过根尖孔与根尖部的牙周组织相连通。牙髓是一种柔嫩的疏松结缔组织，位于牙冠髓室内的牙髓称为冠髓，而充满在根管内的牙髓称之为根髓。根髓从牙颈部延伸至根尖孔，根髓的数目、大小、形状依牙根而异。近根尖1/3处，侧支根管较多，常与主根管成一接近直角的角度，贯穿牙本质和牙骨质，通向牙周膜。

组织学结构 牙髓含有丰富的细胞、纤维和细胞间质。牙髓在发育过程中，细胞的数目和纤维的量不是恒定不变的。随着年龄的不断增长，成纤维细胞数量逐渐减少，而纤维的量却在不断增多。在胚胎时期和未成熟的牙髓中，细胞成分较多，在成熟的牙髓组织中，则纤维成分较多；同时，在发育完成的牙，细胞成分自冠部向根部递减，而纤维成分却递增。随着年龄的增长，根管内继发性牙本质不断形成，根管直径越来越窄，根尖孔亦逐渐变小。

牙髓组织的外周是特殊的牙本质生成区。从外向内，可分为如下几层，构成牙髓壁的组织结构：①成牙本质细胞层：位于牙髓壁的最外层，紧靠刚形成尚未矿化的前期牙本质。②乏细胞层：又称魏氏层，位于成牙本质细胞层的深面内侧，细胞成分稀少，而有丰富的神经纤维，厚度约25μm。乏细胞层在冠髓处较为明显，有研究者认为乏细胞层是成牙本质细胞移动置换区，因此，在牙本质迅速形成的初期，此层不甚明显。③多细胞层：位于乏细胞层的内侧，成纤维细胞特别丰富，多数为星形，少量呈梭形。此外，此层内还有较多的未分化的间充质细胞。④牙髓中央区：

或称髓核。位于多细胞层的内侧，细胞丰富，有较大的神经、血管。神经来自上下颌牙槽神经的分支，伴随血管自根尖孔进入牙髓，然后分成众多细小的分支。进入牙髓的神经大多数是有髓鞘神经，传导痛觉；少数为无髓鞘神经，系交感神经，它可调节血管的收缩和舒张。髓角处的神经纤维和末梢比其他各部位都多。牙髓神经进入根管后至髓室，神经纤维分散呈放射状至成牙本质细胞层，在紧靠多细胞层外，神经纤维形成网状，称为神经壁层，或称为拉什科夫（Rashkow）神经丛。自此层经轴突通过多细胞层和乏细胞层，止于牙髓牙本质界处的成牙本质细胞突起之间或牙本质小管内。神经末梢呈圆形或椭圆形膨大，与成牙本质细胞膜紧密相连，为感受器（图1）。

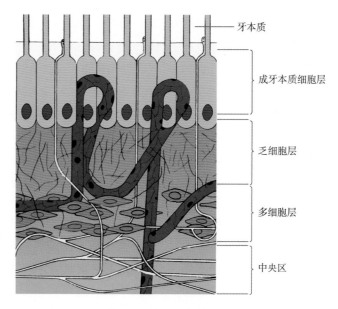

图1　牙髓组织结构示意

成纤维细胞　牙髓细胞成分中的主要细胞。又称牙髓细胞。细胞多数呈星形，少量呈梭形，有胞质突起相互连接，胞核染色深，胞质淡染、均匀（图2）。

电镜下观察此细胞有丰富的粗面内质网和线粒体，以及发达的高尔基复合体等，表明此细胞合成胶原的功能很活跃。成纤维细胞在牙髓组织内的分布不均匀，在牙髓冠部成牙本质细胞内侧约25μm的区域内缺乏成纤维细胞的

分布，而此区富含神经纤维。乏细胞层内侧，成纤维细胞密集，称为多细胞层。多细胞层内侧细胞分布比较均匀，称为牙髓本区。

成牙本质细胞　位于牙髓周围与前期牙本质相接处，排列成较为整齐的一层。胞核卵圆形，位于细胞的基底部。在细胞的顶端有一细长的胞质突起，突起位于牙本质小管内。成牙本质细胞之间有缝隙连接、紧密连接和中间连接3种连接方式。电镜下观察可见在靠近胞核的基底部有粗面内质网和高尔基复合体，在顶部胞质内粗面内质网丰富。在牙本质形成活动期，细胞内高尔基

复合体显著，粗面内质网丰富，线粒体分布于整个胞质内，并可见空泡。在整个牙髓中，由于解剖部位的不同，成牙本质细胞的形状并非完全一致。在冠髓区为高柱状细胞，在牙根中部逐渐移行为立方状细胞；在接近根尖部的牙髓组织中，呈扁平状（图3）。

组织细胞　形态不规则，有短而钝的胞质突起，胞核小而圆，染色深。组织细胞通常位于小血管及毛细血管周围。在牙髓出现炎症时，组织细胞胞质内有颗粒及空泡，胞核增大有明显的核仁可见，并可移至炎症区转化为吞噬细胞。

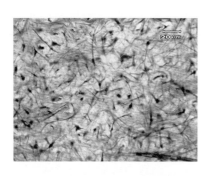

图2　牙髓中的成纤维细胞
（HE　×400）

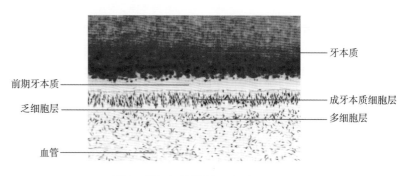

图3　冠部牙髓纵断　（HE　×150）

未分化的间充质细胞 比成纤维细胞小，但形态相似，胞质突起不明显。在受到刺激时，可以分化成结缔组织中任何一种细胞，在炎症中可以形成巨噬细胞。当成牙本质细胞消失时，可以移向牙本质壁处，分化成成牙本质细胞，继而形成牙本质。

功能 具有诱导、形成、营养、感觉、修复等方面的功能。

诱导功能 牙髓始基可诱导口腔上皮分化为牙板，形成成釉器，并进一步诱导成釉器的发育，形成牙。

形成功能 牙髓始基分化出成牙本质细胞，形成牙本质。

营养功能 牙髓不仅形成牙本质，亦是牙的重要营养来源。牙髓通过牙本质小管及成牙本质细胞突起，不断供给牙本质营养，还通过釉牙本质界供给釉质的营养。釉质在牙萌出后，其内部仍有物质代谢，这均与牙髓的作用有着密切关系。

感觉功能 牙髓的感觉非常敏锐，牙髓内的感觉神经对冷、热、切割、压力和化学等因素的刺激均有敏锐的痛觉反应。

修复功能 牙髓是疏松的结缔组织，具有修复再生的能力。成牙本质细胞在牙本质受到损伤时发生修复反应。当所受的刺激是慢性的、不太严重时，病损牙髓端可有修复性牙本质形成。牙髓内的组织细胞、未分化的间充质细胞在牙髓受到损伤或炎症破坏时，可转化成具有吞噬作用的巨噬细胞从而发生修复反应。

（钟 滨）

yáguzhì zǔzhīxué jiégòu
牙骨质组织学结构（histological features of cementum） 牙骨质是覆盖在牙根表面的矿化的硬组织。在牙颈部较薄，在根尖区和磨牙根分叉处较厚。组织结构上与骨组织相似，在牙颈部处与釉质相接。从解剖学观点来看，牙骨质是牙体组织。但从胚胎发育及功能来看，它则属于牙周组织，因为牙周膜的胶原纤维牢固地附着在牙骨质和牙槽骨上，使牙体与牙周组织紧密相连。在釉牙骨质交界处，牙骨质薄如刀刃，有 $20 \sim 50\mu m$，越靠近根尖部越厚，到根尖部厚达 $150 \sim 200\mu m$。随着年龄的增长，老年人在釉牙骨质界处的牙骨质厚达 $130\mu m$，根尖区则厚达 $600\mu m$。尽管牙骨质是牙体 3 种矿化组织中最少的一种，但它对牙体的功能却具有极其重要的作用。

物理特性 牙骨质的硬度稍低于牙本质，与骨组织相似，为牙体 3 种矿化组织中硬度最小的一种组织。牙骨质呈淡黄色，比牙本质稍淡，所以牙骨质的色泽介于釉质与牙本质之间。活体染色实验证明，牙骨质具有一定的渗透性，不过其程度稍有差异。一般来讲，无细胞牙骨质渗透性较小，有细胞牙骨质渗透性较大。

化学组成 牙骨质所含无机物重 45% ~ 50%，有机物和水重 55% ~ 50%。无机物的主要成分是钙和磷，以羟磷灰石的形式存在。此外，还有许多微量元素。牙骨质内氟的含量较其他矿化组织为高，且随着年龄增长而逐渐增多。牙骨质暴露时氟含量非常高。有机物成分中主要是胶原和蛋白多糖。其胶原与牙本质内的胶原很相似，相互交织形成纤维网，但蛋白多糖的成分还不十分清楚。

组织学结构 与密质骨相似，由细胞和矿化的细胞间质组成。细胞体在间隙中占据的空隙称为陷窝，胞质突起占据的空隙称为微管。细胞位于陷窝内，并有增生沉积线。牙骨质内无哈弗管，亦无血管和神经。研究表明，最初形成的牙骨质来自于上皮细胞，而大部分牙骨质发育则来自结缔组织。牙骨质细胞呈卵圆形，周围有许多细长的胞质突起，亦有分支，突起多数向着牙周膜方向，借以从牙周膜中吸收营养，邻近的牙骨质细胞胞质突起相互吻合。在牙磨片中，由于细胞被破坏、消失，故在显微镜下观察只见有陷窝与微管。电镜下观察见深部牙骨质细胞胞浆内含有少数的细胞器，内质网扩张，线粒体稀少，表明此区的牙骨质细胞正处在退变之中。再深部的牙骨质细胞变性更加明显或细胞消失，陷窝变空。

牙骨质细胞在矿化的间质中的分布是不均匀的。根据间质中有无牙骨质细胞的分布，可将牙骨质分为无细胞牙骨质和细胞牙骨质两类。

生物学特性 牙骨质的矿化基质呈层板状排列，在其陷窝内有牙骨质细胞，与骨骼组织相似。但牙骨质内没有血管，且牙骨质细胞的分布亦不像骨骼组织内的骨细胞分布那样规则。在生理情况下，骨骼组织有不断的骨吸收和骨新生的现象，而牙骨质则只有新生。但乳牙脱落或牙根有根尖炎症或创伤时，则可导致根尖部牙骨质发生吸收，甚至吸收还可波及牙本质。正常情况下，牙骨质是不出现吸收的，只会逐渐增厚。因此新的牙骨质的沉积也是牙逐渐衰老的标志之一。

由于牙骨质一生中有不断新生的特点，因此，牙周膜纤维可因牙功能的需要发生改变和更替，新形成牙周膜纤维由于有新的牙骨质增生而得以附着至牙根，替代老的纤维。同时，由于牙骨质能不断新生，所以具有修复和补偿的功能。如牙的切缘和殆面受到磨损时，可以由根尖部牙骨质的继续沉积而得到补偿。此外，当牙根表面有小范围的吸收或牙骨质折断时，均可由新的牙骨质沉积而修复。在牙髓病和根尖病治疗后，牙骨质还能新生并覆盖根尖孔，重建牙体与牙周的连接关系。在重建修复中形成的牙骨质可以是细胞性的或无细胞性的，亦可以是二者皆有之。

功能 ①牙周膜纤维的附着：牙骨质为牙周膜主纤维附着的地方。牙周膜主纤维一端包埋于牙骨质中，而另一端则包埋于牙槽骨之中，如此将牙悬吊于牙槽之中，以承担咀嚼功能。②牙龈的附着：牙龈组织的一面附着于牙骨质上，与牙颈部密切相连。③牙根面的覆盖。牙骨质覆盖于牙根的表面，使不规则的根部牙本质面成为平滑的表面，同时并有保护牙本质的作用。④牙根折断时的包围及愈合作用。若牙根折断，新生牙骨质能包围牙根的断面以及折断的碎片。若折断面较接近，可因牙骨质的增生而愈合。⑤吸收的补偿。若根部因吸收而出现牙骨质和牙本质出现缺损，当导致吸收的因素消除以后，则有新生的牙骨质予以增补。⑥根尖孔的封闭。当牙髓组织坏死或行髓腔充填后，根尖孔已无血管和神经穿过，此种无髓牙的根尖孔常可由增生的牙骨质予以封闭。

（钟 滨）

wúxìbāo yágǔzhì

无细胞牙骨质 （acellular cementum） 紧贴于牙本质表面由牙骨质层板构成的以不含细胞为特征的牙骨质。位于牙颈部至牙根 1/3 处，是牙骨质发育时周期性积留下的痕迹。其间质主要由胶原纤维组成，其中有一部分来自

牙周膜的沙比（Sharpey）纤维。其主要作用是把牙固定于牙槽窝内，即提供牙与牙周组织的附着。

（钟 滨）

xìbāo yágǔzhì

细胞牙骨质 （cellular cementum） 位于无细胞牙骨质表面的含有牙骨质细胞的牙骨质。根尖区牙骨质可以全部为细胞牙骨质，牙颈部则往往全部为无细胞牙骨质，细胞牙骨质和无细胞牙骨质也有时交替排列。细胞牙骨质内有许多陷窝，陷窝还放射状发出众多微管，与邻近陷窝发出的微管相连，形成一个错综复杂的网管系统，与骨组织相似。但牙骨质内的陷窝数量较少，相距较远，且大小不一、分布不均匀（图）。

牙骨质内的细胞间质由纤维和基质所组成。纤维主要是成牙骨质细胞产生的胶原纤维，胶原

纤维占据了纤维基质中有机成分的大部分。纤维排列的方向与牙根面平行。另一些纤维则由牙周膜的主纤维而来，包埋在牙骨质中的牙周膜主纤维与牙根表面垂直并穿插于其中。

（钟 滨）

yòu-yágǔzhìjiè

釉牙骨质界 （cementoenamel junction） 釉质和牙骨质在牙颈部的连接。其相连的形式有以下 3 种：约有 60% 是牙骨质少量覆盖在牙釉质上；约有 30% 是釉质和牙骨质端端相连；还有约 10% 是二者不相连。此区牙本质直接暴露，这是由于此区上皮根鞘破坏较晚，从而阻碍了根部牙本质与牙囊的接触，因而此处没有牙骨质的形成。第三种情况下，一旦牙龈萎缩，暴露的牙本质即发生过敏症状（图 1，图 2）。除以上

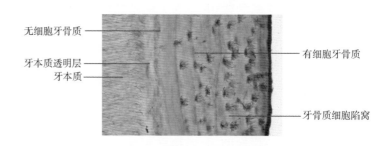

图 牙纵断磨片 （×600）

（无细胞牙骨质／牙本质透明层／牙本质／有细胞牙骨质／牙骨质细胞陷窝）

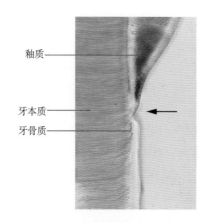

图 1 牙纵断磨片 （×100）
注：箭头所示牙骨质和釉质端端相连

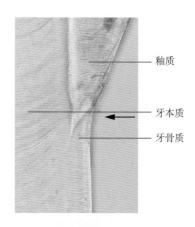

图 2 牙纵断磨片 （×100）
注：箭头所示牙骨质覆盖在牙釉质上

3种连接形式以外，还常有一些变异的连接方式。

（钟 滨）

yáběnzhì-yágǔzhìjiè

牙本质-牙骨质界（dentinocemental junction）

牙根部牙本质和牙骨质的连接。此连接紧密而平坦。无细胞牙骨质与牙本质的分界清晰，而细胞牙骨质与牙本质的分界则较模糊。恒牙的根部牙本质表面较光滑，乳牙的牙本质-牙骨质界则常呈贝壳状。无论在什么情况下二者的附着均相当牢固，尽管这种附着的性质尚不十分清楚。在电镜下观察，牙本质的胶原纤维束比较散乱，而牙骨质内的胶原纤维却排列得较有规律。二者的胶原纤维均相互缠绕。有时，在磨牙和前磨牙的根尖2/3处，可见牙本质和牙骨质之间有一层结构，称为中间牙骨质，它既无牙本质的特点，又无牙骨质的特征。它可能是牙本质或牙骨质的基质迅速沉积时陷入的赫特威希上皮根鞘细胞。它有时是连续的一层，有时则是断断续续。在切牙和乳牙中此结构却十分罕见。

（钟 滨）

kǒuqiāng niánmó zǔzhīxué jiégòu

口腔黏膜组织学结构（histological features of oral mucosa）

口腔黏膜是与外界相通的覆盖于口腔表面的组织。前与唇部皮肤相连，后与咽部黏膜相连。因此，口腔黏膜兼有皮肤和消化道黏膜的某些特征。但由于口腔内有牙，唾液腺的导管开口于口腔，口腔还承担着咀嚼和发音等功能，其形态与结构根据所在部位及功能特点而有所不同。如牙龈区和硬腭区的黏膜，在咀嚼食物时，经常受到机械性刺激，其组织较为致密，且有上皮角化层。舌背黏膜除与咀嚼有关还参与味觉感受，因而舌背上由多种形态的舌乳头及味蕾，而其他部位如口底区等黏膜则起被覆作用，结构较疏松，上皮无角化。

组织学结构 口腔黏膜的组织结构与皮肤基本相似，由表面的上皮层和深面的固有层构成，二者之间有基底膜相隔。基底膜厚1~4μm，PAS染色呈阳性反应，提示其中含有中性黏多糖。此外，基底膜中还含有细的嗜银纤维，银染色呈阳性。

上皮层 口腔黏膜上皮为复层鳞状上皮。根据口腔各个部位不同，它可以是角化、不全角化或无角化的复层鳞状上皮。

角化的口腔上皮 分为4层，由深层至表层分别是基底层、棘细胞层、颗粒层和角化层（图1）。①基底层：位于上皮层的深面，细胞常为一层，也可为数层，这取决于部位和切面方向。基底细胞呈立方状或矮柱状，排列紧密、整齐，胞质染色较深，核质比例较大，细胞间以桥粒相连。基底细胞有分裂繁殖能力，在紧靠其表层的棘细胞中可见核分裂象。因此，基底细胞和深区的棘层细胞亦称生发层，它们均能不断分裂繁殖，可补充其表层脱落的细胞。基底细胞与固有层的结缔组织之间有基底膜，PAS染色阳性。基底细胞与结缔组织以半桥粒相连。②棘细胞层：位于基底细胞层的浅面、颗粒层的深部。由数层不规则的多边形细胞组成，排列有规则。它们与基底细胞之间、相互之间以桥粒相连。棘细胞比基底细胞大，多边形，由增生的基底细胞发育而来，愈向浅层的棘层细胞愈扁平，胞核呈圆形或

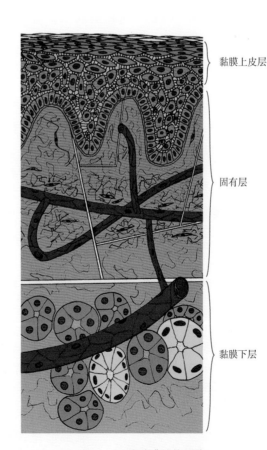

图1 口腔黏膜结构示意

黏膜上皮层

固有层

黏膜下层

卵圆形，核位于细胞中央，一般含1~2个核仁。胞质嗜酸性，胞质内张力原纤维多，上部的棘细胞内还有膜被颗粒。胞质常伸出众多细小的刺状突起，称细胞间桥。在细胞间桥之间可见不规则而迂回盘曲的腔隙，此腔隙称为面间管，乃是细胞之间彼此沟通的扩大间隙。在透射电镜下观察，细胞间桥的突起相接处乃是桥粒，此区细胞膜内有致密物质组成的附着板，胞质中的张力细丝附着于板上，并折返回细胞质内。在4层上皮中，棘层细胞对蛋白质的合成最活跃（图2）。③颗粒层：颗粒层位于角化层的深面，棘细胞层的浅面，一般由2~3列扁平细胞组成。胞质内含有嗜碱性的透明角质颗粒和张力细丝，膜被颗粒在浅部与胞膜融合，故细胞内膜增厚，胞核退化变性固缩。但有时在光镜下不易见到透明角质颗粒。透明角质颗粒至少含两种蛋白质，一种含有丰富的硫，在细胞膜内层增厚上起一定作用；另一种含有较多的组氨酸。透明角质颗粒的作用是向上皮表面的角化层提供稳定的基质，并使细丝具有方向性。④角化层：位于

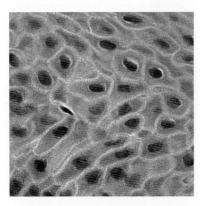

图2 口腔黏膜棘细胞层
（HE ×800）

注：棘细胞由不规则的多边形细胞组成，细胞间通过间桥相连

上皮的最表浅层，由角化与不全角化的扁平细胞组成。在立体显微镜下观察，它们呈八角形、盘状或鳞片状。角化细胞比颗粒细胞小，细胞很扁平，嗜酸性，均质状，细胞核及细胞器消失，细胞排列紧密，细胞表面和桥粒发生了变化，细胞膜更厚，更致密。如果在角化层胞核消失，称为正角化；如果在角化层胞核被保留了下来，但发生了皱缩，称为不全角化。电镜下观察，角化细胞由致密的细丝组成，它们是退化的张力细丝，表面有透明角质颗粒的蛋白质覆盖。细丝之间是无纤维性基质蛋白，称为角化层基蛋白。细胞间桥大部分消失。口腔黏膜的角化层比大多数部位的皮肤角化层要厚，仅次于手掌和足底的角化层。

非角化的口腔上皮 与角化上皮不同，它可分为中间层、表层和基底层，且棘层细胞较大，细胞间桥不明显。

口腔黏膜上皮层内尚分布着一些不参与上皮细胞增生和成熟的非角化细胞，总称为非角化细胞。这些细胞的总数约占口腔上皮细胞总数的10%，非角化细胞内没有张力细丝和桥粒。在制片过程中胞质皱缩，环绕胞核形成一个透明环，称为透明细胞。口腔黏膜上皮层内的非角化细胞，包括黑色素细胞、朗格汉斯细胞和麦克尔细胞等。①黑色素细胞：位于口腔黏膜上皮的基底层，有时也位于基底细胞层的上方。这些细胞来自胚胎时期的神经嵴外胚叶，此细胞约在胚胎11周时进入口腔黏膜上皮内，并开始发生分裂。黑色素细胞的形状、大小不一，细胞形呈圆形、卵圆形，内含一至数个核仁，胞质内含黑色素颗粒。黑色素颗粒细胞突起

移到突起末端，颗粒排出后进入邻近的基底细胞和深层的棘层细胞。电镜下观察黑色素细胞内无张力细丝和桥粒，但有显著的粗面内质网和发育良好的高尔基复合体。黑色素细胞对口腔黏膜的色泽起很重要的作用。色素有内源性和外源性两种，内源性色素来自组织的正常生理过程；外源性色素是外来物质，进入局部或全身的细胞内。最常见的内源性色素是黑色素和血红蛋白，最常见的外源性色素是牙体充填时不慎进入牙龈的银汞。②朗格汉斯细胞：是一种树枝状细胞，位于口腔黏膜上皮的深部，也可以位于口腔上皮的浅部，上皮各区此种细胞的数量和性能均不一样。非角化口腔黏膜上皮内的朗格汉斯细胞与皮肤一样多，但角化的口腔黏膜上皮内此种细胞却较少，在结合上皮内缺如。此种树枝状细胞HE染色胞质较为透明，胞核深染，对多巴染色呈阴性反应。在透射电子显微镜下观察显示胞质内有特殊的朗格汉斯细胞颗粒，此颗粒呈圆形、纹状，细胞有膜被。此细胞来自骨髓，其性质与功能尚无定论。研究资料表明，它们的功能和细胞的表面特征与巨噬细胞类似，细胞表面含Ia抗原，有Fic、IgG和C3受体，可激发抗原特异性和T细胞活化。它可通过局部接触使淋巴细胞敏感，并可能移到区域性淋巴结。③麦克尔细胞：分布于基底细胞层内，可能来自神经嵴或上皮细胞。这类细胞有短指状或缺乏树枝状突起，细胞内有少量张力细丝，偶见桥粒，胞质内还有电子致密的膜被小颗粒。这些颗粒可释放出神经递质，穿过麦克尔细胞与神经纤维之间的突触样连接，产生冲动。它们与口腔上皮内的

神经末梢关系密切。麦克尔细胞的功能尚不清楚，有研究者认为它起触觉受体的作用。

基底膜　上皮和固有层结缔组织相连处，上皮钉突与结缔组织乳头呈指状相嵌。此种附着方式能使二者接触面积大大增加，因而它们附着十分牢固，且上皮表面承受的力亦能够分散至较大的结缔组织区域。上皮内无血管，此部位亦是上皮和固有层结缔组织进行物质交换的主要场所。基底膜宽 $1\sim4\mu m$，PAS 染色呈阳性反应，表明它含有中性黏多糖。电镜下，它称为基板，基板由厚约 55nm 的密板和厚约 45nm 的透明板组成。此外，尚有位于上皮侧的半桥粒、插入其内的张力细丝、位于结缔组织侧将致密板与固有层的胶原锚状连结在一起的胶原纤维，致密板由 IV 型胶原纤维形成，可能还有碳水化合物-蛋白复合体组成的纤维连结素。透明板则位于细胞的胞膜和致密板之间，其蛋白质是分子量较大的蛋白质，即基板蛋白。光镜下观察见到的基底膜比电镜下看到的致密板和透明板厚，可能包括了部分上皮下的网状纤维。基底膜可控制进出上皮的物质。应指出的是同一人不同部位的连接形态和不同人相同部位的连结形态都是不尽相同的，这可能是与上皮的增生和成熟等活动有关系。

固有层　由致密的结缔组织组成。在口腔各部位的厚度不等。固有层突向上皮的部分称为结缔组织乳头。乳头的高度随着部位的不同而有所差别，乳头层内胶原纤维较细，排列松弛。在乳头层接近上皮处有毛细血管网及神经末梢，游离神经末梢从基底层细胞之间穿过，进入上皮层内层。固有层覆盖黏膜下组织，或直接

附贴于骨膜上，固有层内的基本细胞成分是成纤维细胞，它的主要功能是合成和更新纤维和基质，在维持组织完整性上起重要作用。成纤维细胞具有收缩功能，它有利于伤口的收缩和愈合。此外，此层内还有许多巨噬细胞或组织细胞，以及数量不等的肥大细胞和炎症细胞。固有层内的胶原主要是 I 型胶原，与基板中的胶原不同，胶原的基本成分是前胶原分子。固有层内的基质是无定形的，由碳水化合物复合体组成。这种复合体有蛋白多糖和糖蛋白两部分。前者是一个多肽长链，上面有许多己糖和抗坏血酸，它们在固有层中以透明质酸和硫酸软骨素的形式存在。后者是一个分支状多肽链，上面只有少量己糖。基质可控制进出组织的分子和水分。基质的结构和电子负荷使它能够抵御外力，保持组织的弹性。

黏膜下层　厚度和密度不同的疏松结缔组织，使黏膜附着于下面的结构上。此层内含腺体、血管、淋巴管、神经及脂肪组织等。口腔黏膜上皮内没有血管分布，它依赖于下面固有层供给其代谢需要。口腔黏膜比皮肤的血管网密集。在黏膜下层大的血管分成较小的分支进入固有层，在固有层的结缔组织内逐渐分出更细的分支至上皮下乳头中形成毛细血管网。血管并伴丰富的淋巴管。口腔黏膜的感觉神经是有髓神经，在其分成终末支之前失去髓鞘。在乳头内有各种感觉神经末梢，有些神经末梢终止于上皮细胞之间。

分类　口腔黏膜依据其所在部位和功能的差异，可分为 3 种类型：咀嚼黏膜、被覆黏膜和特殊黏膜。

咀嚼黏膜　含硬腭黏膜和牙龈黏膜，在咀嚼过程中承受压力。咀嚼黏膜的上皮较厚，与抵御咀嚼压力的功能相适应。上皮的表层有角化，可为正角化和不全角化。此外，咀嚼黏膜有颗粒层，细胞间隙宽并见有细胞间桥。固有层较厚，胶原纤维束粗大，排列紧密，呈网状，固有层的结缔组织乳头多而长，与上皮钉突呈指状相嵌，形成良好的机械附着，可有效地防止上皮在外力作用下与下面的结缔组织分开。咀嚼黏膜覆盖不可移动的结构，如腭骨和牙槽骨，并与之牢固地附着。黏膜或借固有层直接附着在骨膜上，形成黏骨膜；或借黏膜下层与骨膜相连。由于咀嚼黏膜与下方的骨组织牢固相连，所以手术切开后不会裂开，无须缝合，但局部浸润麻醉常困难，炎症肿胀引起的疼痛反应常较剧烈。

被覆黏膜　又称为衬里黏膜。咀嚼黏膜和特殊黏膜以外的广大口腔黏膜，均称为被覆黏膜。它包括唇、颊、口腔前庭、牙槽、口底、舌下、软腭等处的黏膜。被覆黏膜表面特征为无角化，富有弹性，可承受张力。被覆黏膜的上皮层一般较咀嚼黏膜厚，如颊黏膜的上皮层有时厚达 $500\mu m$ 以上。黏膜上皮与固有层结缔组织的交界往往比较平坦，乳头较为粗短。因此，它们可有一定程度的牵张。在固有层中弹性纤维较多，与胶原纤维相伴，在一定程度上限制了黏膜的延伸。被覆黏膜富有弹性，具有一定的活动度。黏膜下层则较为疏松，牙槽黏膜和口底黏膜的黏膜下层较厚，与下面结构的连接较为松弛。但固有层中的弹性纤维可使黏膜在扩伸后很快恢复原状。舌腹黏膜则牢牢地附着在舌肌上面。软腭

有弹性，但活动度有限，在黏膜下层中有大量的腺体分布，黏膜与黏膜下层之间有一层弹性纤维。

特殊黏膜 指舌背黏膜。舌背黏膜与口腔任何部位的黏膜都不同，它具有特殊的结构。舌背黏膜的表面具有众多不同类型的乳头，黏膜上皮内还具有特殊的味觉感受器，司味觉。

结构特征 包括以下部分。

腭黏膜 腭由两部分组成，前2/3为硬腭黏膜，后1/3为软腭黏膜。前者属咀嚼黏膜，后者属被覆黏膜。

硬腭黏膜 呈浅粉红色，牢固地附着于腭骨膜上面，不能移动。黏膜表面角化层较厚，以正角化为主。固有层为致密结缔组织，有粗大的纤维束，前部较后部厚，乳头较细长而密，有的结缔组织乳头可高达上皮厚度的2/3。硬腭可分为牙龈区、中间区、脂肪区和腺区等4个区。牙龈区和中间区内无黏膜下层，固有层与下面骨膜紧密相连。脂肪区和腺区均有黏膜下层，其中有很多胶原纤维将脂肪及腺体分成若干个大小不一、形状各异的小隔。腺区内的腺体与软腭的腺体连为一体。在硬腭前方正中有切牙管乳头，乳头的上皮下有致密的结缔组织，其内有退化的鼻腭管。鼻腭管是一条盲管，长度不定，衬以假复层柱状上皮。上皮内还有许多杯状细胞，有一些小唾液腺开口到鼻腭管的管腔内。硬腭前方侧部有较多的黏膜皱襞，称为腭皱襞，其隆起部分由致密的结缔组织组成。在腭中缝的固有层内可以见到上皮珠，尤以切牙管乳头处更为常见，上皮珠细胞呈同心圆排列，中间常发生角化，这是腭突胚胎融合时期留下的上皮残余。

软腭黏膜 呈粉红色，前界与硬腭黏膜相连续，二者间有明显分界。软腭黏膜上皮较薄，厚0.1～0.15mm，上皮无角化层，固有层内结缔组织乳头少而短，血管较为丰富，黏膜下层疏松，内含黏液腺，即腭腺。此外，还可有淋巴样小结节。软腭黏膜上有味蕾。在它的游离缘，口腔黏膜向上延伸一段，与鼻黏膜相接。

唇黏膜 由唇的皮肤部、唇红部及唇内侧黏膜组成。

唇皮肤部 为中等度角化的复层鳞状上皮，真皮内结缔组织乳头少而短，皮肤部分在其组织结构上的特征是具有皮肤的附属器官，如皮脂腺、汗腺及毛囊等结构。

唇内侧黏膜 为无角化的复层鳞状上皮，棘层较厚。固有层内含致密的结缔组织，有短而不规则的乳头伸向上皮层。黏膜下层较厚，内含有小的混合腺体，即唇腺。此外，黏膜下层内还含有脂肪组织。唇黏膜的黏膜下层与固有层之间无明显界限。唇黏膜附着于口轮匝肌之上。

唇红部 又称唇的移行部。唇红部的上皮有角化，细胞中有很多角母蛋白，所以此部透明度较大，上皮桥粒密度低，细胞胞质丰富，细丝较少。固有层内结缔组织乳头狭长，其长度几乎接近上皮表面，乳头中含有许多毛细血管襻，血色可透露于上皮表面，使唇部呈朱红色。当贫血或缺氧时，唇红部则表现出苍白色或发绀。唇红部黏膜下层无唾液腺存在，只偶见皮脂腺，故易于干裂。

颊黏膜 组织学结构与唇黏膜相似。黏膜上皮无角化，固有层内含有致密的结缔组织。黏膜下层较厚，其中脂肪组织较多，

有较多的混合腺体，即颊腺。颊腺与唇腺相连接，颊黏膜后方的黏膜下为磨牙后腺。颊黏膜直接附着于颊肌上，有一定张力，它可随咀嚼活动而不出现皱褶。在口角后区的颊黏膜咬合线区，有时可出现成簇的粟粒状黄色小颗粒，即异位增生的皮脂腺，称为福代斯斑（Fordyce spot）。

舌腹黏膜和口底黏膜 舌腹黏膜光滑而较薄，上皮无角化，结缔组织乳头多而短，固有层内血管较少，黏膜下层不明显，舌腹黏膜紧接舌肌束周围的结缔组织，小唾液腺很少。口底黏膜较薄，松弛地附着于深层组织之上，有利于舌的运动。黏膜上皮无角化层，固有层乳头较短，黏膜下层内含有脂肪组织。在舌下皱襞处，舌下腺靠近覆盖处的黏膜。口底黏膜与下颌舌侧牙龈黏膜相连，二者间有明显的界线。口底黏膜与舌腹面黏膜相延续。

舌背黏膜 舌是一种肌性器官，其基本组织是由纵横交错的横纹肌群所组成。肌层表面覆盖一层黏膜组织。全舌由两部分组成，舌前2/3为舌体，舌后1/3为舌根，二者之间以人字沟（界沟）为界，界沟以前为舌体，界沟以后为舌根。在舌背正中线有一不甚明显的浅沟，即正中沟，沟的后端与人字沟的顶点相汇合，在汇合点的稍后方，有明显的凹陷，称舌盲孔。此乃胚胎时期甲状舌管始端的遗迹。舌体上皮来自外胚层，舌根上皮却来自内胚层，前者由三叉神经的舌神经支配，后者由舌咽神经支配。

舌背黏膜覆盖于舌的表面，在舌根部向两侧反折至腭扁桃体及咽侧壁，向后与会厌黏膜相延续。舌背黏膜呈粉红色，上皮为复层鳞状上皮，无黏膜下层，有

许多舌肌纤维分布于固有层内，故舌背黏膜牢固地附着于舌肌表面不易滑动。与口腔内任何部位的黏膜都不相同，在功能方面是咀嚼黏膜，也是具有高度延伸能力的被覆黏膜。黏膜表面有许多小乳头突起，称为舌乳头。乳头内有味蕾结构，具有特殊的感觉功能。由于舌乳头的形态、大小和分布的部位很不一致，因此，可将舌乳头分为丝状乳头、菌状乳头、轮廓乳头和叶状乳头等。每一个乳头内部都有一个由固有层突起形成的轴心，称为初级乳头。初级乳头固有层继续向上皮伸入，形成许多大小不等、数目不定的更细小的突起，称为次级乳头。固有层内含有丰富的血管、胶原纤维和弹性纤维（图3）。

功能　口腔黏膜具有保护、感觉、温度调节及分泌等方面的功能。①保护功能：口腔黏膜将深部组织器官与外环境分开并保护深部组织。在正常的摄取、咬切和咀嚼食物时，口腔黏膜既承受压迫、牵拉和剪割，还承受着食物中一些较硬物质的摩擦。口腔黏膜的上皮和结缔组织均有一定的适应能力，起着良好的保护作用。同时，口腔内还有众多的微生物，它们还产生某些毒性物质，口腔黏膜可起到良好的屏障作用，以使深区组织器官免受感染。②感觉功能：口腔黏膜的感觉功能是多方面的。它能敏锐地感知温度、触摸、疼痛，能够准确地提供发生在口腔内事件的有关资料。唇及舌的黏膜还可以了解口腔以外的刺激。口腔黏膜上的味蕾更是身体其他部位所不具有的，它可以辨认不同食物的味道。口腔黏膜内的某些受体可能会对水的刺激产生反应，发出干渴的信号。除一般的反应外，吞咽、张口、呕吐、唾液分泌等反射也都与口腔黏膜有着密切的关系。③温度调节功能：人类有体温调节中枢，口腔黏膜在体温调节上所起作用微小，只是在某些特殊情况下，如小儿发热等起部分作用。④分泌功能：主要的分泌物是唾液。3对大唾液腺产生的唾液经一系列管道进入口腔。口腔黏膜下还分布着众多的小唾

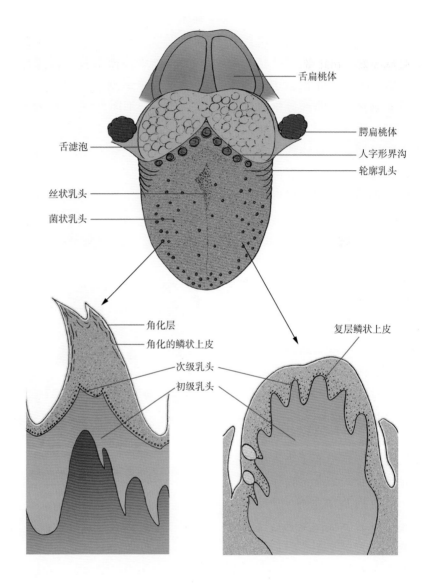

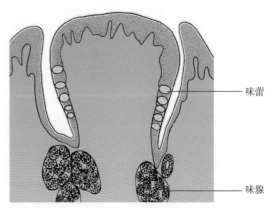

图 3　舌背黏膜示意

液腺组织。

增龄性变化 随着年龄增长，口腔黏膜的结构变化十分显著。首先表现出黏膜上皮层变薄，继之上皮细胞及胞核大小、形态均发生改变。由于上皮钉突变短，因而上皮与结缔组织接触面变平。此外，舌背黏膜往往表现出丝状乳头数量减少，舌两侧叶状乳头明显增生。如果在饮食中，铁和B族维生素等营养成分摄取量不足，以上诸多变化则更趋明显。随着年龄增长，机体代谢活动降低，但上皮的有丝分裂活动和组织更新仍活跃。固有层内结缔组织数量减少，同时其胞质含量亦明显减少，基质性质发生改变，胶原出现透明样变性和断裂，弹性纤维的数量却明显增多。此外，血管的改变亦相当突出，唇部和颊黏膜表面可出现血管痣。在老年人，舌腹还可见到静脉曲张小结，但此种改变与患者的心血管状态无明显关系。随着年龄增长，黏膜内的小唾液腺发生明显萎缩，萎缩的小唾液腺被增生的结缔组织取代，以致在老年患者中，特别是绝经后的妇女，往往出现口干、烧灼感及味觉异常等症状。上述症状的出现，可能是局部组织变化的表现，亦可能是全身系统性障碍的表现。

（钟　滨）

sīzhuàng rǔtóu

丝状乳头（filiform papillae）舌背黏膜表面呈锥体型的小突起。数目最多，遍布于舌背，以舌尖较多（见口腔黏膜组织学结构图3）。丝状乳头体积较小，其高度为1~3mm，尖端多向后方倾斜，末端具有毛刷样突起。丝状乳头初级乳头内含有较多的血管及弹性纤维（图）。乳头表面有透明角化上皮细胞。上皮的浅层细胞经

常有角化和剥落现象。如果这种角化上皮剥落延缓，同时与食物残渣、唾液、细菌等混杂，又附着于乳头表面即形成舌苔。舌苔的色泽、分布、厚薄、干腻等变化可反映一些全身情况的改变，临床上可作为中医辨证施治的重要依据之一。除舌苔外，如果丝状乳头萎缩，则舌背面光秃；如果舌苔剥落呈地图样者，称为游走性舌炎（地图舌）。丝状乳头在青年时期最为发达，到老年则逐渐变得平滑。

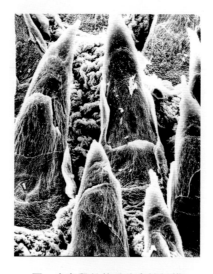

图　小白鼠丝状乳头电镜扫描
注：丝状乳头与笋相似，每一枚丝状乳头由3~4个上皮细胞组成

（钟　滨）

jūnzhuàng rǔtóu

菌状乳头（fungiform papilla）舌背黏膜表面呈圆形、头大、颈细的突起。数目较少，分散于丝状乳头之间，位于舌尖和舌缘（见口腔黏膜组织学结构图3）。乳头色泽较红，高度0.7~1.5mm，直径0.4~1mm。上皮层较薄，表层无角化。固有层内血管丰富，因而呈红色。有的菌状乳头上皮内可见少数味蕾结构，故亦有味觉作用。当菌状乳头增

生、肿胀、充血并呈草莓状时，临床上称为草莓舌。当菌状乳头和丝状乳头均发生萎缩，致使舌背表面乳头消失而呈现出光滑一片时，临床称之光滑舌或镜面舌。

（钟　滨）

lúnkuò rǔtóu

轮廓乳头（vallate papilla）舌背黏膜表面呈矮柱状的突起。是舌背乳头中体积最大者，数目最少，约有10个。它沿界沟的前方排列成一行，乳头呈柱状形态，每一个轮廓乳头间的四周均有深沟环绕，其高度1~1.5mm，直径1~3mm。沟外舌黏膜稍隆起，形成乳头的轮廓结构。在轮廓乳头的环沟侧壁的上皮内，有许多染色浅淡的卵圆形小体，称为味蕾。在环沟底部附近的舌肌纤维束间有较多的浆液腺，即味腺或埃伯纳（von Ebner）腺。味腺导管开口于环沟底部，其分泌物的冲洗可清除食物残屑及溶解食物，有助于味觉感受器发挥其味觉功能。

（钟　滨）

yèzhuàng rǔtóu

叶状乳头（foliate papilla）位于舌的两侧缘的后部的突起。人类叶状乳头已退化成5~8条平行的皱襞，其上皮内也有少许味蕾（见口腔黏膜组织学结构图3）。正常时此乳头已不明显，一旦发生炎症则可引起肿痛。

（钟　滨）

wèilěi

味蕾（taste bud）位于舌黏膜上皮内的味觉感受器。形态呈卵圆形，长约80μm，厚约40μm，主要分布于轮廓乳头的环沟侧壁内。其他部位如菌状乳头、软腭及会厌等处的黏膜上皮内亦可见到少量的味蕾结构分布。

味蕾是由上皮分化形成的特殊结构。它的基部位于基底膜上，

顶端有味孔，味孔通于口腔。电镜下味蕾主要由 4 种细胞组成，即暗细胞、亮细胞、味蕾细胞及基底细胞。味蕾具有感受甜、咸、酸、苦等功能。

舌的基本味觉可以分为甜、咸、苦、酸 4 种。然而对这些味的感觉能力，并非均匀地分布于整个舌面。舌的各部对各种基本味觉的灵敏度均是不同的。一般而言，舌尖区对甜、咸的感觉最为灵敏，其中舌尖的一部分是甜味的灵敏区，而咸味的敏感区则以舌尖的两侧边缘区为主。苦和酸的感觉则以舌的后部较为灵敏，舌体的两侧边缘区对酸的感觉最灵敏，舌根区则为苦味感觉的最灵敏区。以上定性味觉的分布与舌背不同类型的乳头关系密切。如舌尖区及其舌尖的边缘区的菌状乳头对甜及咸味的感觉较灵敏，舌体后部的轮廓乳头对辨别苦味较敏感，舌体两侧缘的叶状乳头则对辨别酸味较敏感。不同的味觉与不同的神经分布亦密切相关。苦味和酸味的感觉主要分布在舌的后部，多与舌咽神经的传导有关；而甜和咸味的感觉多分布在舌尖部，故与面神经的鼓索分支的传导有密切关系。

研究认为，味觉不能简单地分为甜、咸、苦、酸 4 种，而是由一系列刺激形成的一个谱，由此构成了全部的味觉。有研究认为某些化学物质与味蕾的味细胞相接触，产生了味觉。每个味蕾均由许多神经支配，感知了化学物质后就会立即激惹神经，但尚不清楚神经是被一种还是多种刺激后发生反应。一些生理学家的研究还指出，轮廓乳头有一特殊的感知水的受体，但尚未发现相应的形态学结构。

（钟　滨）

yázhōuzǔzhī zǔzhīxué jiégòu

牙周组织组织学结构（histological features of periodontium）

牙周组织是两种矿化的硬组织（牙骨质和牙槽骨）和两种软组织（牙龈和牙周膜）所组成的牙周组织。从广义的功能上来讲，牙骨质亦是牙周组织。从胚胎发育的角度来看，它们均起源于牙囊，属于中胚层。牙周组织作为一个整体起作用，通过纤维组织将牙与颌骨的牙槽突连接在一起，有效地抵御牙在行使正常功能时所承受的力量，保证牙能尽快地回复到原位置。牙龈是环绕牙颈部的组织，上皮部分将支持组织与外界环境分开。龈牙结合在维持牙支持组织的健康上起着重要的作用。

（马　健）

yáyín zǔzhīxué jiégòu

牙龈组织学结构（histological features of gingiva）

牙龈是覆盖在牙槽突边缘及牙颈部的口腔黏膜组织。色泽呈粉红色，组织特性是坚韧而微有弹性，且是能微量移动的口腔组织。在口腔前庭和下颌舌侧面，借黏膜牙龈界与红色的牙槽黏膜相连续，二者之间有明显的扇弧状分界线，称为膜龈联合。但在腭部牙龈与腭黏膜的分界线则很不明显。牙龈可分为游离龈、附着龈和牙间乳头 3 个部分（图 1）。

表面解剖　分为以下部分。

游离龈　牙龈边缘不与牙面附着的黏膜组织。它游离可动，呈连续的半月形弯曲，色泽较根方的附着龈稍红。与牙表面之间有一环状狭小的空隙，称为龈沟。龈沟的正常生理深度为 0.5 ～ 2mm。龈沟是游离龈与附着龈之间的分界线。龈沟底部为结合上皮的冠方，内壁为牙，外壁则衬以龈沟上皮。龈沟底的位置随着年龄的增长而变化，年幼至青年时它位于牙釉质表面上，成年以后逐步向根方移位到釉质牙骨质界处，到了老年时期则移位至根部牙骨质上。龈沟内含有龈沟液，其成分与血清相似，含有电解质、氨基酸、免疫球蛋白、溶菌酶等物质，具有清除异物、增进上皮与牙贴附的功能。此外，还具有抗菌和免疫的能力。同时它又是微生物的培养基，因此，龈沟又有利于菌斑和牙石的形成，从而刺激机体免疫系统的反应，阻止来自细菌的毒性物质进入牙龈。在众多情况下，上皮和结缔组织细胞的这种功能受到影响，从而导致牙龈和牙周组织疾病的发生。

附着龈　位于游离龈的根方，紧密附着在牙槽骨表面，它与游离龈相连处常有一浅的凹沟称为游离龈沟。附着龈色泽粉红，质地坚韧，表面呈橘皮状，有许多

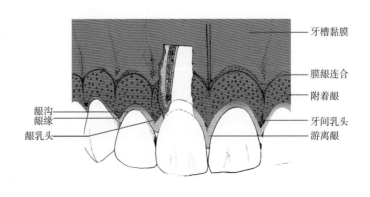

牙槽黏膜

膜龈连合

附着龈

牙间乳头

游离龈

龈沟
龈缘
龈乳头

图 1　牙龈各部示意

点状凹陷称为点彩。点彩的明显程度因人、因部位而异。一般而言，男性较女性显著。点彩可增强牙龈组织对机械摩擦力的抵抗，但当牙龈组织处于进行性炎症阶段时期，由于龈组织水肿，此时牙龈表面的点彩可以消失而变为光亮。

牙间乳头　相邻牙之间的牙龈组织，亦为龈乳头。前牙的牙间乳头呈三角形或圆锥形，后牙的牙间乳头呈梯形。后牙的牙间乳头的颊舌侧较高，中间较低，似山谷故称龈谷。在前磨牙区龈谷底形如楔形，在后牙区则变得较低平。龈谷一般易受到炎症刺激，因此区不易清洁，易形成菌斑和牙石。在老年和疾病情况下，牙间乳头退缩而将牙间隙显露出来，可引起食物嵌塞，进而导致牙周病（图2）。

一般组织学结构　牙龈是口腔黏膜的一部分，由上皮层和固有层组成，缺乏黏膜下层。

上皮层　牙龈的上皮层为复层鳞状上皮，表层有明显的角化或不全角化。上皮钉突多而细长，较深地插入固有层之中，使上皮与深层组织牢固地连接。上皮基底细胞生长活跃，偶尔可见黑色素细胞，或含有黑色素颗粒，故牙龈有时可出现黑色斑块。

牙龈上皮　在游离的边缘，转向内侧覆盖龈沟壁，形成龈沟内上皮，沟内上皮无角化，有上皮钉突，与结合上皮有明显分界。沟内上皮由于抵抗机械能力较弱，故易于破裂。结缔组织中常见有程度不一的中性粒细胞浸润，这是由于沟内上皮内食物分解产物和细菌的刺激所致。龈谷表面覆盖着薄层的无角化上皮，上皮钉突数量较多，伸入到固有层的结缔组织之中。此区亦是牙龈组织的弱点之一。

结合上皮　是牙龈上皮附着在牙表面的一条带状上皮，从龈沟底起始，向根尖方向附着在釉质或牙骨质的表面。结合上皮是无角化的鳞状上皮，在龈沟底部约含10层细胞，向根尖方向上皮逐渐变薄，细胞长轴与牙面长轴平行，此段上皮无上皮钉突。但若受到刺激，亦可出现上皮钉突增生，伸入到下面的结缔组织之中。在电镜下观察，结合上皮细胞胞质内含有大量的粗面内质网和高尔基复合体，但张力细丝很少。细胞外间隙较大，细胞间桥粒密度较低，仅为牙龈上皮桥粒密度的1/4左右。在龈沟底部的细胞中含溶酶体较多，显示磷酸酶的活力较强。结合上皮与结缔组织以半桥粒形式连接，其基板称为外基板，内基板由上皮细胞产生。其化学组成与机体其他部位的基板相似。内基板处的半桥粒比外基板处的多，但插入附着板的细丝较少，且多数张力细丝与细胞表面平行，这种结构与细胞的冠方移动有关。结合上皮与牙的这种生物学附着十分牢固，这一牢固的生物学附着组织学上称为上皮附着。结合上皮在牙面上的位置因年龄而异，年轻时它附着在牙釉质表面，随着年龄的增长它逐渐向牙根方向移动，中年以后它多附着在牙骨质上。结合上皮紧密附着于牙表面，任何手术如牙周洁治或制作修复体等，都不应损伤结合上皮，以免上皮与牙的附着关系被破坏（图3）。

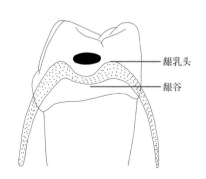

图2　龈乳头及龈谷（后牙）

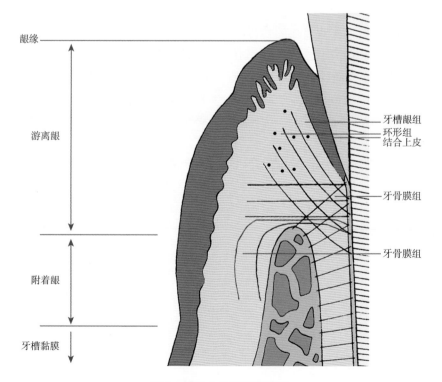

图3　结合上皮和龈沟示意

固有层　由致密的结缔组织构成。具有众多细长的结缔组织乳头致使上皮隆起，隆起部分之间的凹陷处，正相当于细长的上皮钉突。上皮钉突的表面形成浅凹即点彩。在固有层内含有丰富的胶原纤维，并直接附着于牙槽骨和牙颈部，使牙龈与深部组织稳固贴附。固有层内只有少量的弹性纤维分布在血管壁上。固有层内的胶原纤维束呈各种方向排列，可分为下列几组。①龈牙组：纤维自牙颈部牙骨质向牙冠方向散开，广泛地位于牙龈固有层之中，是牙龈纤维中数量最多的一组，其主要功能是牵引牙龈使其与牙紧密结合。②牙槽龈组：牙槽龈组纤维由牙槽嵴向牙冠方向展开，穿过固有层止于游离龈之中。③环形组：纤维位于牙颈部周围的游离龈中，纤维呈环行排列，此组纤维比其他组纤维要细，常常与邻近的其他纤维束缠绕在一起。④牙骨膜组：牙骨膜组自牙颈部的牙骨质，越过牙槽嵴，止于牙槽突皮质骨的表面。⑤越隔组：纤维横跨牙槽中隔，是连接相邻两牙的纤维，只分布于牙的邻面，起于龈牙组纤维的根方牙骨质，呈水平方向止于邻牙相同部位。其功能为支持近远中牙龈，保持相邻两牙的位置，阻止其分离。牙龈中几乎没有弹性纤维，仅在大的血管壁中有弹性纤维。相反，牙槽黏膜的固有层中却含有大量的弹性纤维。

牙龈没有黏膜下层，固有层内含有各种细胞成分，主要是成纤维细胞。此外，还有少量的淋巴细胞、浆细胞和巨噬细胞等。

牙龈的血液供应来自牙槽动脉的分支，它们穿过骨组织，进入牙龈组织中，还有来自骨膜表面和牙周膜的血管。牙龈内的血管有大量分支和吻合支，并与舌、颊、颏、腭的动脉分支吻合，在结合上皮下方和乳头内形成血管襻。牙龈内有丰富的淋巴管，起自牙龈固有层中的乳头层，进而汇合成牙槽骨膜淋巴网，回流到下颌下淋巴结和颏下淋巴结中。牙龈有丰富的神经分布，在上颌来自牙槽神经和腭前神经，在下颌则来自下牙槽神经和舌神经。牙龈组织内有不同类型的神经末梢，如触觉小体、环状小体和球状小体，它们承担不同的功能。大多数神经末梢分布在固有层中，少数进入上皮层的细胞之间。

（马　健）

yázhōumó zǔzhīxué jiégòu

牙周膜组织学结构（histological features of periodontal ligament）

牙周膜是位于牙根与牙槽骨之间的、环绕牙根的致密性结缔组织。牙周膜与牙龈结缔组织相连，是由多种细胞、基质和纤维组成，其中大量的胶原纤维将牙固定在牙槽窝内，并能抵抗和调节牙所承受的咀嚼压力，具有悬韧带的作用，又称牙周韧带。

组织学结构　牙周膜与其他结缔组织一样，由细胞和细胞外成分，即纤维和基质共同组成。牙周膜内的纤维主要是胶原纤维和不成熟的弹性纤维，基质中主要成分是氨基葡聚糖、糖蛋白和糖脂等（图1，图2）。

主纤维　由胶原纤维汇集而成，呈特殊的方向分布，是构成牙周膜的主要成分。主纤维内主要是Ⅰ型胶原，约占84%，少部分为Ⅲ型胶原，约占15%。牙周膜中的胶原由成纤维细胞合成，在细胞外聚合成纤维。主纤维束之间为疏松的纤维组织，称为间隙纤维，牙周血管和神经穿行于间隙纤维间。

主纤维分布在整个牙周间隙内，一端埋入根面的牙骨质中，另一端埋入牙槽骨内。仅在牙颈部游离分布在牙龈的固有层中。埋在牙骨质和牙槽骨中的牙周膜主纤维称为沙比（Sharpey）纤维。根据主纤维所在部位和功能的不同，其排列方向亦不相同，自牙颈部向根尖可分为下列各组（图3）。①牙槽嵴组：纤维起自牙槽嵴顶，呈放射状向牙冠方向行进，止于牙颈部牙骨质内。此组主纤维分布于牙的唇（颊）、舌

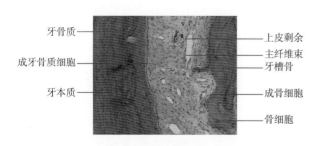

图1　牙周膜结构

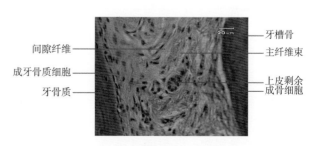

图2　牙周膜结构（放大图）

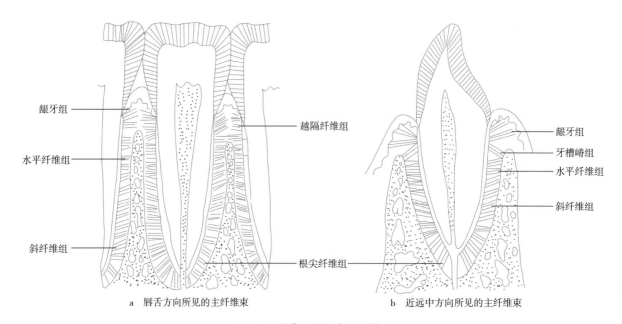

a　唇舌方向所见的主纤维束　　　　　　b　近远中方向所见的主纤维束

图3　牙周膜主纤维束分布情况

（腭）侧，在牙邻面无此组纤维分布，其功能是将牙向牙槽窝内牵引，对抗侧方力，保持牙直立。②水平纤维组：位于牙槽嵴纤维组的根方，呈水平方向环绕整个牙四周。一端埋入牙根面牙骨质内，另一端埋入牙槽骨中。其功能主要是维持牙直立，并与牙槽骨纤维共同对抗侧方力，防止牙侧方移动。③斜纤维组：此组主纤维数量最多，力量最大，是牙周膜中最强大的一组纤维。除牙颈部和根尖区外，均是斜行纤维分布的区域。此组纤维呈45°左右斜行方向分布，高的一端埋在牙槽骨内，低的一端埋在牙骨质内，它们将牙悬吊在牙槽窝内。此种结构的主要功能是将牙承受的咀嚼压力转变成牵引力，均匀地将力分散到牙槽骨上。④根尖纤维组：此组纤维是自根尖牙骨质呈放射状至周围的牙槽骨分布。根尖组纤维较细，其功能是固定牙根尖的位置，保护根尖孔出入的血管、神经等组织。⑤根间纤维组：此组纤维只存在于多根牙，纤维起自根分叉处的牙槽骨顶，

至根分叉区的牙骨质。具有防止牙根向冠方移动的作用。

上述牙周膜的各组胶原纤维在一般状态下呈微波纹状，受到功能性张力时拉紧。这样，尽管胶原纤维没有弹性，牙亦会有轻度的活动。从水平面观察，胶原纤维并非横跨牙周间隙的最短距离，而是略有向左或向右的偏移，这就更能有效地防止牙移动。主纤维在不同的位置上，其排列方向和功能不同，但又同时相互协调，共同支持和稳固牙。

弹性纤维　耐酸水解性纤维是一种耐酸纤维，有学者认为它是未成熟的弹性纤维，因为只有用特殊染色法染出的弹性纤维才能在切片中呈现出来。在电镜下观察，耐酸水解性纤维与发育中的弹性纤维相似，直径5～15nm，分布在胶原纤维之间。它们的方向与胶原纤维的方向不一样，一端固定在牙骨质或牙槽骨上，另一端却固定在血管壁或淋巴管壁上。纤维平行于牙根的长轴，靠近牙骨质一侧较靠近牙槽骨侧为多，它们可围绕血管形成网状。

此纤维的确切功能尚不清楚，但由于它的分布与血管关系密切，有学者估计它与调节血流有关。

基质　位于牙周膜内的纤维性结缔组织。在细胞、纤维、血管和神经之间被无结构基质充满。基质在维持牙周膜的代谢，保持细胞形态、运动和分化等方面均起着十分重要的作用。当牙承受咀嚼力时，它具有明显的支持作用。牙周膜中的基质主要由蛋白葡聚糖和糖蛋白组成，其中水的含量高达70%左右。

细胞　极其丰富地存在于牙周膜内，可分为合成细胞、吸收细胞和其他细胞3类。已分化的细胞均与牙槽骨、牙周膜和牙骨质的合成和吸收有关。所有参与蛋白质合成和分泌的细胞均有一些共同的特征，它们表现为染色质丰富、核仁明显，粗面内质网上有大量核糖体、高尔基复合体清楚、线粒体较多。光镜下可见胞核大、核仁明显，胞质丰富、嗜碱性，有透亮区。牙周膜内主要的细胞如下：①成纤维细胞：牙周膜内数量最多的细胞，亦是

功能强大的细胞。光镜下观察见细胞核大，胞质嗜碱性，细胞有多个突起，穿行在纤维之间。细胞排列方向与纤维束的长轴平行。电镜下观察见成纤维细胞内含有微管和微丝，有丰富的粗面内质网和核糖体及高尔基复合体。细胞之间常以紧密连接和缝隙连接方式发生接触。在牙周膜内可见不同分化程度的成纤维细胞。②成牙骨质细胞：由成纤维细胞分化而成。分布于邻近牙骨质侧的牙周膜中。细胞扁平，胞核圆形或卵圆形，细胞平铺于根面上，其形态在牙骨质形成时呈现近似立方状。在形成牙骨质过程中，成牙骨质细胞常被包埋在已形成的牙骨质基质之中，细胞体位于牙骨质陷窝中，细胞突则伸入到四周的微管之中，借着微管可与邻近的陷窝与牙周相连通。③成骨细胞和破骨细胞：同身体其他骨骼一样，在骨形成时，邻近牙槽骨表面有许多成骨细胞，其形态为立方状，胞核大，核仁明显，胞质嗜碱性。静止期的成骨细胞为梭形。成骨细胞的功能为形成新骨。在形成新骨过程中成骨细胞被包埋于新骨以后，则存在于陷窝中，成为骨细胞。破骨细胞多见于牙槽骨发生吸收处，在骨吸收区出现蚕蚀状凹陷称为郝息普陷窝（Howship's lacunae）。破骨细胞是一种多核巨型细胞，直径可达 50μm 以上，胞核数目不等，10~100 个甚至更多，胞质嗜酸性，细胞位于陷窝内。当骨吸收停止时，破骨细胞即消失。当牙骨质面出现外吸收时，在吸收处亦可见到破骨细胞，此可称为破牙骨质细胞。正常情况下，牙周膜内没有破牙骨质细胞。④牙周上皮剩余：组织学来源是牙根发育时期的上皮根鞘。在牙周膜

中，上皮剩余位于牙根表面的牙周膜纤维间隙之中，其形态常呈条索状、团块状，亦可见呈网状分布，大小不规则。光镜下观察，上皮剩余的细胞呈立方状或卵圆形，胞质少，嗜碱性染色。电镜下观察，上皮剩余细胞有基底膜将细胞与牙周膜的基质分离，相邻上皮细胞有桥粒相连，胞质内含有张力微丝和大量的核糖体。平时上皮剩余处于相对静止状态，当受到炎症刺激时，可以增生成为颌骨囊肿和牙源性肿瘤的上皮来源。⑤未分化间充质细胞：体积较小，胞质少，胞核致密，细胞多位于血管附近。此种细胞具有多向分化潜能，在牙周膜中，它可分化为成牙骨质细胞、成骨细胞和成纤维细胞。未分化间充质细胞在牙周膜的修复过程中起着十分重要的作用。⑥巨噬细胞：巨噬细胞在不活动时，形态与成纤维细胞相似。一旦它吞噬了物质后，胞质内则可见被吞噬的碎片。胞核呈马蹄铁形，染色质分布不均匀，很少能见到核仁。电镜下观察，细胞表面有微绒毛，胞质内有游离核糖体，粗面内质网较少，高尔基复合体发育不良，但溶酶体很多。

牙骨质小体 存在于牙周膜的一些圆形的钙化小体。它可以单个存在，亦可多个存在于牙周膜中。它可游离在牙周膜内，也可附着在牙骨质的表面，或包埋在牙骨质内。关于牙骨质小体的来源，多数学者认为它是以退化变性的上皮细胞为核心，继而发生钙盐沉积，成层状矿化形成的。也有学者认为是牙周膜内静脉血管发生栓塞的基础上，钙盐沉积矿化而成的。创伤区的牙周膜内牙骨质小体较为多见。牙骨质小体存在于牙周膜内无不良影响。

牙周膜内含有丰富的血管，血管来自牙槽动脉的分支，主要有 3 方面来源：①来自牙龈的血管。②来自上下牙槽动脉的分支进入牙槽骨，继而再通过筛状骨板进入牙周膜。③来自上下牙槽动脉在进入根尖孔前的分支。以上多方面来源的血管在牙周膜中相互吻合，形成树枝状的血管丛。因此，在根尖切除或牙龈切除术后不会影响到牙周膜的血液供给。

牙周膜中的淋巴管呈网状分布，与血管伴行，注入牙槽骨内的淋巴管。根尖区淋巴管与来自牙髓、牙龈的淋巴管吻合，最终注入下颌下淋巴结和颏下淋巴结内，当牙周膜内发生炎症时可引起上述各组淋巴结的肿大。

牙周膜内含有丰富的神经，神经与血管伴行。它们来自牙间神经和根尖神经。多数是有髓神经，神经末梢多样，可呈环状、棒状或梭形，也有游离的神经末梢，因此牙周膜的感觉敏感。对牙冠施以轻微压力，牙周膜内的本体感受器均能感觉到其强度和方向，能明确指出受力的牙位。

功能 牙周膜具有支持、营养、感觉及形成等方面的功能。

支持功能 牙周膜的主纤维一端包埋入牙骨质中，另一端包埋入牙槽骨内，将牙固定在牙槽窝中。牙在咀嚼时或在矫治力作用下，在牙槽窝发生移动，一侧牙周膜受挤压、变窄，另一侧牙周膜受到牵引、变宽。牙周膜一旦受损害到一定程度，无论牙体如何完整，牙会因失去附着而松动，甚至脱落。

营养功能 牙周膜内有丰富的血液供应，它不仅营养牙周膜本身，同时也营养牙骨质和牙槽骨。如果牙周膜内血管被破坏，就会严重地干扰牙周膜的新陈代

谢，甚至导致牙周组织坏死。

感觉功能　牙周膜内含有丰富的神经和末梢感受器或本体感受器，它的本体感觉极为敏感，对痛觉和压力均有敏锐的感觉。通过神经系统的传导和反射，支配着颌骨、肌肉和关节的运动，因此，牙周膜有调节和缓冲咀嚼力的功能。

形成功能　牙周膜在一生中不断地进行着更新和改建，成纤维细胞不仅有合成胶原、基质、弹性纤维和糖蛋白的功能，还有吸收胶原和吞噬异物的能力，每天约10%的胶原被更新。依此来控制牙周膜在体内的平衡和牙周膜的结构，使其处于良好的功能状态。成骨细胞和成牙骨质细胞可不断地形成新的牙槽骨和牙骨质，新生成的牙周膜纤维被包埋在其中，从而确保牙体和牙周膜的正常附着联系。

稳定功能　牙周膜内的合成细胞和吸收细胞在某种机制的控制下协调活动，使牙周膜处于一种相对稳定的状态，能有效地确保各部分行使各自的功能。

增龄变化　随着年龄的增长，牙周膜内胶原纤维逐渐增多，直径增大，细胞成分逐渐减少，基质中硫酸软骨素亦逐渐减少。牙周膜厚度的改变是重要的增龄变化。牙周膜的厚度通常为0.15～0.38nm，但随着年龄的增长，牙周膜厚度逐渐变薄。青年人中牙周膜的厚度约为0.21nm，到成年人时其厚度为0.18nm，到老年以后厚度减少到0.15nm，此种变化可能是由于人类咀嚼功能逐渐减退所致。同一人的不同牙，同一牙的不同部位，牙周膜的厚度亦是不一样的。牙根中部的牙周膜较窄，此处是牙生理性移动的支点。牙周膜的结构与其功能有着密切关系。埋伏牙和经久不使用的无功能性牙，其牙周膜较窄，且牙周膜主纤维失去有规律的功能性排列，在牙槽骨和牙骨质中缺乏穿通纤维。当牙功能增强时，主纤维束粗大，并呈良好的功能性排列，且牙周膜宽度也增大。

（马　健）

yácáogǔ zǔzhīxué jiégòu
牙槽骨组织学结构（histological features of alveolar bone）

牙槽骨是上下颌骨中包围和支持牙根的突起的骨组织。又称牙槽突。牙槽窝是容纳牙根的窝，牙槽窝在冠方的游离端称为牙槽嵴，两邻牙之间的牙槽骨称为牙槽中隔。上下颌骨体与牙槽骨之间没有明确的分界线。牙槽骨的组织结构与身体其他的骨组织相似，其生长发育依赖于牙的发育，其随牙萌出而形成，当牙获得咬合功能后，牙槽骨发育也已成熟，如果牙脱落牙槽骨也随之逐渐吸收萎缩而最终消失。牙槽嵴的形态在前牙区呈圆柱状，在磨牙区呈扁平状。但在牙的颊或舌侧，牙槽嵴则变薄或消失。

物理化学特性　牙槽骨组成与身体其他骨骼组织相似，按牙槽骨重量计算，矿物质占55%～60%，有机物约占25%，水分占15%～20%。牙槽骨是一种矿化的结缔组织，一生中它都在不断地进行着改建，所以其成分亦在不断发生着变化。不同部位的牙槽骨组织内骨髓量不同，因而，其组成也有所不同。实际上，皮质骨在牙槽骨中所占的比例较大，松质骨只是在颌骨较厚的部分才较为明显。

牙槽骨内的矿物质主要是羟基磷灰石，也含有一些不定形的矿物盐类，在刚形成的牙槽骨内更是如此。每个晶体均由众多分子组成，晶体的大小形状与牙本质和牙骨质内的晶体相似。骨内还有一些碳酸钙和其他钙盐成分及一些微量元素如氟等。牙槽骨内有机物成分主要是胶原，占90%以上，其余部分均为基质，主要由非胶原蛋白、多糖等组成的复合物构成。

组织学结构　牙槽骨的基本结构与机体其他骨组织一样，是由基质、纤维和细胞组成。基质呈凝胶状，由蛋白葡聚糖、糖蛋白、磷酸蛋白等组成，具有粘合胶原的作用。纤维主要是胶原纤维，由成骨细胞分泌形成，在骨内呈层状排列，与表面平行，但在同一层内的分布则呈网状，具有强大的支持作用，能承受多方面的压力。此外，牙槽骨内还有与表面垂直的穿通纤维。牙槽骨有关的细胞有成骨细胞、骨细胞和破骨细胞。成骨细胞由牙周膜的结缔组织细胞分化而来，呈柱状或椭圆形，排列在类骨质形成活跃的骨组织表面，有众多细长的突起。电镜下观察，成骨细胞具有一切合成细胞共有的特点，即细胞内含有丰富的线粒体、发达的粗面内质网和高尔基复合体。成骨细胞不断合成和分泌胶原纤维和基质，即类骨质。在此过程中，成骨细胞逐渐被包埋于类骨质之中，进而类骨质逐渐矿化，此时成骨细胞就变成骨细胞了。

牙槽骨由外侧的皮质骨板、中央的松质骨和衬着牙槽窝的固有牙槽骨组成。后二者又统称为支持牙槽骨。

皮质骨板　属于密质骨，它形成牙槽骨的内外板，与上下颌骨体的皮质骨板相延续，二者并无明显的分界。一般而言，前牙的前庭侧皮质骨板较薄，上颌前庭侧骨板比腭侧薄；下颌皮质骨板比上颌皮质骨板厚得多；下颌前牙和尖牙的前庭侧皮质骨板比舌侧薄；下颌前磨牙和磨牙区的皮质骨板最厚，尤以颊侧显著。上颌的前庭侧皮质骨板上有众多的滋养管，血管、淋巴管和神经穿过其中。下颌皮质骨板较为致密，皮质骨板骨质内的胶原纤维平行成层排列，相邻两层的胶原相交成90°，钙盐沉积在胶原纤维之间，由基质结合在一起，形成胶合板，称为骨板。骨板由于排列方式的不同，可分为外骨板、哈弗系统和间骨板。外骨板较厚，由骨外膜内层的成骨细胞向骨面不断添加新骨而成。骨膜内的血管和神经可穿过骨外板，与牙槽骨内的血管、神经相连。哈弗系统又称为骨单位，由多层同心圆状的哈弗骨板围成，呈长筒状，每一个哈弗系统的骨板间有若干个陷窝，陷窝内含骨细胞，以骨陷窝为中心向周围放射状分布着一些小管。哈弗系统的中央含有血管、神经。间骨板是形状不规则的骨板，其中无管道，仅见一些骨陷窝和小管。

松质骨 又称海绵状骨，由大量针状或片状的骨小梁相互连接，形成多孔状的网架，骨小梁的孔隙内充满骨髓。松质骨位于皮质骨板和固有牙槽骨之间。但在前牙的皮质骨板和固有牙槽骨之间常常缺乏松质骨。在X线片上，牙槽突的骨小梁呈水平状排列。骨小梁的粗细、数量和排列方向与所承受的咀嚼力密切相关。承受较大咀嚼力的区域支持骨量增多，骨小梁粗大而致密，骨髓间隙小；而无功能的牙或咀嚼力小的牙，则骨小梁细小，骨髓间隙大。骨小梁的排列方向一般与咬合力相适应，以最有效的排列

方向来抵抗外来的压力。两牙之间的骨小梁呈水平排列，而在根尖区周围的骨小梁则呈放射状排列，故能从各个方向支持牙。而无功能牙的周围，骨小梁除细小外，其排列亦无规律。松质骨中的骨髓在幼年时有造血功能，称为红骨髓；成年时则含脂肪组织多，称为黄骨髓。

固有牙槽骨 位于牙槽窝的内壁，包绕牙根，与牙周膜相邻。它是一层多孔状的骨板，又称筛状板。牙周膜的血管和神经纤维穿过筛状小孔进入骨髓腔中。由于固有牙槽骨致密，在X线片上表现为围绕牙周膜外侧的一条白色阻射线，称为硬骨板，它是检查牙周组织的重要标志。牙周膜一旦发生炎症或有外伤时，硬骨板首先消失。固有牙槽骨组织学上属密质骨，它是由粗大的、波浪起伏的纤维组成，纤维与牙槽窝内壁平行。在靠近牙周膜的表面，它由平行骨板和来自牙周膜的穿通纤维构成。骨板的排列方向与牙槽骨内壁平行，而与穿通纤维垂直，这种骨板称为束状骨。束状骨内的原纤维较少，在HE染色的切片上颜色较深，但银染色时较浅。束状骨的钙盐含量较高。在邻近骨髓侧，骨板由哈弗系统所构成，其外周有几层骨板呈同心圆排列，内有神经和血管通过。

生物学特性 牙槽骨是一种高度可塑性组织，亦是人体骨骼中最为活跃的部分。它不但随着牙的生长发育、脱落替换和咀嚼压力而变动，而且也随着牙的移动而发生着不断地改建。牙槽骨受压力后会吸收，受牵引会新生。一般情况下牙槽骨的吸收与新生保持着动态平衡。在牙萌出和移动时，受压力侧的牙槽骨发生吸

收，而在牵引侧骨质新生。临床上正畸医师正是利用此生物学特性，使错𬌗畸形得到正畸治疗。在牙槽骨新生时，镜下可见成骨细胞排列在新骨的周围，新骨的表面有一层刚形成而尚未矿化的骨基质，称为类骨质。在骨吸收区，骨表面有蚕食状凹陷，凹陷处可见多核巨细胞即破骨细胞。

牙生理性移动伴随着固有牙槽骨的改建。其生理性移动主要有两种：一是由于补偿牙𬌗面磨损而不断向𬌗面方向移动；二是补偿牙冠邻面磨损的近中方向移动。这两种方向的移动与调整，可以维持上下牙列以及相邻牙间的正常邻接关系和颌间距离。当牙发生生理性移动时，牙槽骨不断进行着吸收和新生的改建。

牙在近中移动过程中，就其固有牙槽骨的变化来讲，牙根的远中侧与近中侧是明显不同的。远中侧的固有牙槽骨，因受牙周膜传递的牵引力刺激而新生，光镜下可见到束状骨成层的与牙根面平行的沉积，骨面有成骨细胞。与此同时，近中侧的固有牙槽骨因受到压力有蚕食状吸收的陷窝与破骨细胞。近中侧牙槽骨多为板状骨。这样，牙就连同牙槽窝一起，逐渐地向近中侧移动。

咬合移动是一种随着年龄增长而进行的正常生理现象。此种移动是周期性的，进行缓慢且移动得很少。但有的牙在失去对𬌗牙时，常发生显著的咬合移动，若干时日后，此牙伸长，牙槽突亦同时发生失用萎缩，甚至成为牙周病的致病因素。所以，为了防止邻牙倾斜和对𬌗牙伸长，缺失的牙均应及时修复。随着年龄的增长，牙槽骨的高度逐渐降低，可出现生理性的骨质疏松，骨密度减低，骨的吸收多于骨的形成，

骨髓往往被脂肪组织所代替，由具有造血功能的红骨髓逐步转变成无造血功能的黄骨髓。光镜下观察牙槽窝骨壁由光滑变为锯齿状，细胞数量减少，成骨能力明显降低，埋入的穿通纤维不均匀。

（马　健）

tuòyèxiàn zǔzhīxué jiégòu

唾液腺组织学结构 （histological features of salivary gland）

唾液腺是口腔周围及口腔壁内分泌唾液的腺器官。又称涎腺。唾液腺属外分泌腺，有腮腺、下颌下腺及舌下腺 3 对大唾液腺，它们均各有自己的导管系统通入口腔。口腔黏膜下还分布着众多的小唾液腺，按其所在的解剖部位而命名，如唇部的称唇腺，颊部的称颊腺，腭部的称腭腺，舌部的称舌腺，磨牙后区的称磨牙后腺等。唇、颊、磨牙后区、腭、舌等处是小唾液腺主要的分布区域，这些部位不仅是临床上黏液囊肿的好发区域，也是唾液腺肿瘤的好发部位。

功能　包括以下功能。

产生和分泌唾液功能　唾液的主要功能是消化食物。此外，尚具有润滑、保护、缓冲、清洁及抗菌作用。与此同时，唾液又是细菌的培养基，使众多的细菌集聚在口腔内，在一定条件下引起口腔疾病。唾液可软化食物，助咀嚼，且具有溶媒作用，可与食物成分形成溶液，刺激味觉感受器官，兴奋食欲，进一步增加唾液的分泌；唾液本身含有淀粉酶，可直接分解食物中的碳水化合物；唾液中的黏液，具有润滑作用，可润湿口腔黏膜及牙体硬组织的外表面，便于发音、咀嚼和吞咽；唾液可作为牙体表面的润滑剂，从而减少牙的磨损；唾液对食物具有润滑作用，便于吞

咽；唾液中的蛋白和盐类，可成为口腔内酸碱物质的缓冲物；唾液对口腔黏膜和牙具有自洁作用。

内分泌功能　如腮腺分泌的腮腺素能促进间质生长，降低血清钙，刺激牙本质矿化，提高骨髓温度，促使血液循环中白细胞增多等功能。

防御和保护功能　唾液腺中含有一些抗感染的物质，如含有免疫球蛋白。唾液中 IgG 和 IgM 的含量较低，但 IgA 的含量却比血清高出 100 倍，主要是 SIgA。

一般组织学结构　大小唾液腺均由腺上皮细胞和结缔组织组成。上皮部分是唾液腺分泌单位和排泄系统。结缔组织在上皮组织内穿插，将分泌单位和导管分割成若干小叶，支持上皮部分，并形成腺体的包膜。结缔组织内有血管、淋巴管和神经组织出入。腺上皮细胞形成腺泡和导管，结缔组织则形成被膜与叶间或小叶间隔。

腺上皮　构成腺泡和分支导管。腺泡位于最细小的叶间导管末端，呈球泡状或囊泡状，是由一群能分泌唾液成分的腺细胞组成。腺泡的中央区有一狭窄的泡腔。分泌物从细胞内排出后先经过腺腔，然后沿着分支导管逐渐汇合，最终排入口腔，即为唾液。

腺泡　腺泡连接于导管的末端，由单层腺上皮细胞组成。腺泡外周有一层薄的基底膜包绕，在腺泡与基底膜之间，有一种扁平多突的细胞，称为肌上皮细胞，附着于腺泡之上（图 1）。由于腺泡的形态、结构和分泌物性质的不同，可将腺泡分为浆液性、黏液性和混合性 3 种类型。①浆液性腺泡：由浆液性细胞组成。腺泡呈球泡状或呈锥体状，在底部较宽，紧附于基底膜上，其顶端

向着腔内。胞核圆形，位于近基底部，胞质色深。组织固定好时，顶端胞质内可见大量折光性很强的分泌颗粒，称酶原颗粒，其直径约 $1\mu m$。当细胞分泌时，其分泌颗粒减少，同时，细胞体积变小，核仁明显。电镜下观察，浆液细胞具有合成、贮存和分泌蛋白质的细胞特征。表现为粗面内质网发育良好，平行排列在胞核的底部和侧方，其间有许多棒状线粒体。高尔基复合体显著，通常位于胞核的上方。蛋白质在粗面内质网的核糖体部位合成，形成泡，然后转移到高尔基复合体，与碳水化合物直接作用后，浓缩成致密小泡贮存在分泌颗粒之中。此颗粒位于细胞顶端胞质内，有单位膜包绕。此外，细胞内还散在分布游离核糖体、溶酶体、含过氧化酶体以及微丝、微管等。相邻细胞间可见连接复合体，细胞顶端游离面上有微绒毛。②黏液性腺泡：由黏液性细胞组成，细胞呈锥体形，分泌物多时胞核呈扁圆形，位于细胞的基底部，染色较深，胞质内含有丰富的黏原颗粒。但在 HE 染色的组织切片中，黏原颗粒常被破坏，胞质呈透明网状结构，网架是胞浆和沉淀的黏原所组成，着色微嗜碱性，呈淡蓝色。若用显示碳水化合物的特殊染色方法，则顶部胞质着色可明显增强。电镜下观察，可见胞质的基底部含有少量粗面内质网。胞质中的黏液空泡及高尔基复合体的液泡有其特征。各种唾液黏蛋白的前体在内质网中形成，通过黏液空泡转达到高尔基复合体，再经过进一步转化及浓缩后，排入腺腔。黏液性细胞之间常无细胞间管。黏液性细胞的分泌物黏稠，主要为黏液。③混合性腺泡：由黏液细

胞和浆液细胞两者组成。黏液细胞组成腺泡的大部分，位于靠近导管的一端，紧接闰管，而浆细胞数量少，排列成新月形帽状覆盖在腺泡的盲端表面，称为半月板。浆液细胞的分泌物由细胞间小管通入腺泡内。

肌上皮细胞　位于腺泡和小导管的腺上皮与基底膜之间，常规的 HE 染色下，此细胞难以辨认。若用特殊染色法可显示其碱性磷酸酶活性，或借助于免疫组织化学荧光技术即可显示人类唾液腺的肌上皮细胞。光镜下观察，细胞体积小，形扁平，细胞有多个分支状突起，此突起呈放射状包绕着腺泡和小导管表面，形似篮子，又称篮细胞。胞核大而扁平，几乎占据整个细胞。电镜下见其突起内充满着纵行排列的微丝，直径约 6nm，常聚合成致密小体，此结构与平滑肌细胞相类似。高尔基复合体通常位于核周部分。此外，还可见细胞含有糖原颗粒及散在分布的线粒体和粗面内质网。免疫荧光、免疫组织化学等研究证实肌上皮细胞内尚存在有肌动蛋白，它可刺激肌上皮细胞导管内压力发生变化，提示此细胞有收缩功能，以协助腺泡和导管排出其分泌物。又由于此细胞位于腺上皮细胞与基底膜之间，借着桥粒与腺上皮细胞相连接，细胞内含角蛋白等上皮细胞的特征性结构与免疫组织化学反应，提示其可能为上皮性来源。

导管　唾液腺的导管系统复杂而分支众多，它是腺泡排泄分泌物所经过的通道。分泌物由分支导管系统进入口腔，最先经过最细的终末分支部分的闰管，然后汇集成较粗大的分泌管，此两段导管均位于小叶内，分泌管离开小叶，穿行于小叶间的结缔组织内，分泌管逐渐汇集成较粗的排泄管，最后汇集成总的排泄管，将分泌物排入口腔内，混合形成唾液。①闰管：导管系统中最细小的终末分支部分，连接腺泡与分泌管。长短不一，若黏液细胞多，则闰管较短，反之，黏液细胞少，则闰管较长。如腮腺的闰管则较长，舌下腺的闰管则短而不易见。在纯粹的黏液腺中，其腺泡直接连接于排泄管的远端小管上。闰管上皮细胞和基底膜之间有肌上皮细胞存在。电镜下，闰管的基底部胞质内含有少量粗面内质网。在顶部胞质内有中等大小的高尔基复合体，在靠近腺泡端的细胞内可见有少量的分泌颗粒。②分泌管：与闰管相连续，管径较粗，管壁由单层柱状细胞所组成。胞核圆形，位于细胞的中央或基底部。胞质丰富，染色呈嗜酸性。在细胞的基底中有垂直于基底面的纵纹，所以分泌管又称纹管。电镜下观察，细胞顶部胞质内有滑面内质网、游离核糖体、溶酶体，胞核周围有少量粗面内质网和高尔基复合体，以及微绒毛、连接复合体、桥粒等结构。此外，在上皮细胞基底面，细胞膜内折形成许多垂直的皱褶，其间夹有呈纵向排列的线粒体，这就构成了光学显微镜下所见到的纵纹，与肾小管相似，是转运水和电解质的典型组织学表现。当其腺泡分泌物流经分泌管时，上皮细胞主动吸收钠，排出钾，并转运水，从而不断地改变着唾液的量和渗透压。分泌管的吸收与排泌功能受肾上腺皮质分泌的醛固酮等激素的调节，而细胞底部的折叠与密集的线粒体则起着明显的"钠泵"作用。③排泄管：起始于小叶内，与分泌管相连成为小叶内导管，管壁细胞为矮柱状，染色较浅。小叶内导管离开小叶后即汇合为小叶间导管。小叶间导管最后合成一条或几条总导管开口于口腔，这些导管的管径逐渐变粗，上皮从高柱状逐渐移行为复层鳞状上皮，与口腔黏膜上皮融合（图2）。

结缔组织　纤维结缔组织包绕在腺体表面形成一被膜，被膜再分出纤维间隔，伸入腺体内，将腺组织分隔成众多腺叶和腺小

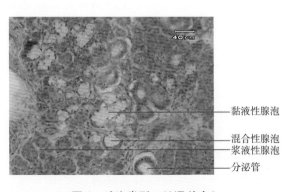

黏液性腺泡
混合性腺泡
浆液性腺泡
分泌管

图 1　腺泡类型　（HE 染色）

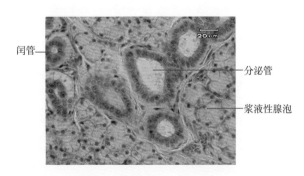

闰管
分泌管
浆液性腺泡

图 2　腮腺导管　（HE 染色）

叶。腺叶数目的多少，根据腺体的大小而不同。血管、神经和导管均伴随着被膜、叶间或小叶间结缔组织出入腺体。

每个唾液腺都有感觉神经末梢以及交感神经和副交感神经的纤维，但有的小唾液腺有自主分泌活动，而不受神经控制。一般而言，刺激副交感神经时，唾液的分泌量多而稀薄，且富含水分和盐类，但缺少有机质；刺激交感神经时，唾液分泌量少而黏稠，有机质成分较多。唾液腺除受神经传递介质的调节外，雌激素、糖皮质激素、肽类激素等亦可在某种程度上控制着唾液腺的功能。但是，它们也仅仅能够改变其唾液的成分而已，而不能使唾液分泌。唾液的分泌仍只能取决于受交感神经、副交感神经支配的肌上皮细胞。

增龄性变化　随着年龄增长，唾液腺会发生以下变化：①体积逐渐变小：但由于唾液腺的个体差异很大，此种变化要到 75 岁以后才变得明显。唾液腺体积的缩小主要是腺泡部分萎缩，而导管部分反而有程度不同的增生。②腺体内脂肪组织增多：这种现象在腮腺内尤为明显。腺体内脂肪增多，主要是腺泡和导管细胞内脂滴增多，结缔组织内成熟的脂肪细胞增多。③腺体内的嗜酸性细胞增多：此细胞体积大，胞质内充满嗜酸性颗粒。电镜下观察见这些嗜酸性颗粒富含线粒体。胞核位于中心，呈皱缩状，多因导管上皮细胞变化所致，尤见于大排泄管。它们是特殊类型的退行性变化的终末产物。嗜酸性细胞来自闰管或纹管，有时也可来自腺泡细胞。④唾液流量及其成分亦将产生明显的变化，唾液流量减少而黏稠：此种变化的组织学基础

为腺泡部分萎缩，导管部分增生、阻塞，炎症细胞浸润，间质纤维性变，以及脂肪细胞增多等。

（马　健）

sāixiàn zǔzhīxué jiégòu

腮腺组织学结构（histological features of parotid gland）　腮腺是位于耳屏前、分泌浆液性唾液的最大的唾液腺。可分深浅二叶，浅叶位于外耳前方，深叶位于下颌后凹。腮腺分泌物的排出管称为腮腺导管。成年人此管开口于上颌第二磨牙相对的颊黏膜上，开口处形成一个小乳头。沿腮腺导管部分，有时还可见副腮腺。

腮腺的腺泡全部由浆液性腺泡组成，故属于纯浆液性腺体。但在新生儿腮腺中还可见少量黏液细胞。腮腺腺泡多呈卵圆形，腺泡腔小，闰管较长，且有分支。分泌管较多，染色浅，与着色深的腺泡形成鲜明对比。在腺泡上皮分泌颗粒中，除含有均质而致密的基质外，还含有单个球形核，此核居偏心位置，电子密度明显高于基质。此外，在分泌管上皮细胞顶部胞质内的分泌颗粒中，可能含有一种蛋白质类的内分泌素——腮腺素。腮腺素的功能是维持腮腺的正常分泌活动，且对骨、软骨及牙等的正常发育和矿化均有一定的促进作用。

在腮腺组织内，尤其是近腮腺表面部分经常伴有淋巴组织。在腮腺的包膜内常见到小的淋巴结，有的淋巴结内存在腺管组织。在包膜外，靠近腮腺的淋巴结内也可见到腺管组织。

（马　健）

xiàhéxiàxiàn zǔzhīxué jiégòu

下颌下腺组织学结构（histological features of submandibular gland）　下颌下腺是大部分位于颌下三角内，少部位于下颌舌骨

肌游离缘后上方的、以分泌以浆液为主的唾液的大唾液腺。下颌下腺包绕着下颌舌骨肌的后缘。其导管开口于舌系带的两侧肉阜区，属于混合腺，但以浆液性腺泡为主，腺体内含有少量的黏液性腺泡和混合性腺泡。下颌下腺的闰管很短，但分泌管较腮腺分泌管长。在下颌下腺的导管周围常伴有弥散的淋巴组织分布。电镜下观察，下颌下腺中浆液性细胞较腮腺浆液性细胞小。下颌下腺底部和侧面胞膜上有许多折叠，与相邻细胞的折叠呈指状交叉，其分泌颗粒在结构上亦有明显不同，此颗粒除核大于腮腺和舌下腺外，尚有新月形结构位于颗粒周边区，并紧贴于颗粒膜。

（马　健）

shéxiàxiàn zǔzhīxué jiégòu

舌下腺组织学结构（histological features of sublingual gland）

舌下腺是位于口底黏膜下和下颌舌骨肌之间、分泌黏液性为主的唾液的大唾液腺。由一对较大和众多个较小的腺体组成。舌下腺是 3 对大唾液腺中最小的一对，腺体形似杏仁状，主导管开口于下颌下腺导管，也偶有直接开口于口腔者。舌下腺腺体表面包膜不明显，但在腺体内可见纤维组织间隔。

舌下腺亦是混合腺，其中以黏液性腺泡为主，纯浆液细胞很少，它可见于混合腺泡的新月形细胞群中。这些细胞的分泌颗粒亦与腮腺、下颌下腺的不同，不仅其颗粒基质明显少于腮腺和下颌下腺，且胞核的电子密度中等，有时形成单个团块，偏心位；有时形成若干碎块，分散于颗粒基质之中。这些结构上的不同可能反映其各自分泌物性质间的差异。

此外，舌下腺的闰管和分泌管均发育不良，腺泡可直接连接于排泄管的远侧小管。

（马 健）

xiǎotuòyèxiàn zǔzhīxué jiégòu

小唾液腺组织学结构 （histological features of minor salivary gland） 小唾液腺是散在分布于口腔及口咽部黏膜下层的分泌唾液的小的腺器官。小唾液腺是除三大唾液腺之外具有分泌功能的腺体。其命名根据在口腔解剖部位的不同分为唇腺、颊腺、舌腺、腭腺、舌腭腺和磨牙后腺等。腺体主要分布在口腔的黏膜下层，总数在 450～750 个。此外，鼻咽部、喉、眼眶、鼻窦等处亦有小唾液腺分布。

（马 健）

chúnxiàn zǔzhīxué jiégòu

唇腺组织学结构 （histological features of labial gland） 唇腺是位于上下唇黏膜下层组织内的小唾液腺。少数较大的唇腺也可达口轮匝肌的肌纤维中间。临床上在唇内侧黏膜面可扪及众多粟粒大的小颗粒即为唇腺。唇腺属混合腺，其中主要为黏液性腺泡，仅有少量浆液性腺泡。唇腺的腺泡大小不一，表面无包膜，闰管较短。唇腺具有合成和分泌酶的功能，主要分布在导管和半月板的细胞，而不是黏液细胞。唇腺还是 SIgA 的主要腺体，其浓度比腮腺高出 4 倍左右。下唇的黏液性腺泡易在受伤时发生黏液囊肿。

（马 健）

jiáxiàn zǔzhīxué jiégòu

颊腺组织学结构 （histological features of buccal gland） 颊腺是位于颊黏膜区域的小唾液腺。颊腺与唇腺后部相连，前颊部腺体较稀少，后颊部腺体量多且体积较大。腺体位于颊黏膜下层，亦可位于颊肌肌束之间，有的甚至穿过颊肌到达颊肌外侧面。和唇腺一样属混合腺，其中以黏液性腺泡为主，亦有少量浆液性腺泡。

（马 健）

èxiàn zǔzhīxué jiégòu

腭腺组织学结构 （histological features of palatine gland） 腭腺是位于硬腭腺区、软腭和腭垂等区域的小唾液腺。前界多终止于两侧前磨牙或第一磨牙的连线。腭腺属纯黏液腺，其腺泡数目多达数百个，导管外形不甚规则，通过黏膜固有层时常有导管扩张。腭腺闰管较短。硬腭的腺体位于黏膜和骨膜之间的结缔组织内，软腭黏膜下的腺体多呈球泡状，并成团存在。腭腺在黏膜上的开口常较大。

（马 健）

móyáhòuxiàn zǔzhīxué jiégòu

磨牙后腺组织学结构 （histological features of retromolar gland） 磨牙后腺是位于上下颌磨牙后三角区的小唾液腺。腺体多靠近舌侧的黏膜下层内；有时可深入下颌舌骨肌肌纤维中，后上方磨牙后腺可与腭腺相连接。此腺属混合腺，其中以黏液性腺泡为主。

（马 健）

shéxiàn zǔzhīxué jiégòu

舌腺组织学结构 （histological features of lingual gland） 舌腺是一般由浆液腺、黏液腺和混合腺泡 3 种腺泡组成的小唾液腺。位于舌尖腹面舌系带的两侧黏膜下有舌前腺，又称努恩（Nuhn）腺；以黏液性腺泡为主，仅有少量混合性腺泡；导管开口于舌系带的两侧。舌前腺由于舌的运动，容易受到下前牙的磨擦而受到损伤，故是黏液囊肿的好发部位之一。在舌根部和舌的两侧缘区黏膜下有舌后腺，舌后腺的腺体性质属纯黏液腺。舌中组腺体位于轮廓乳头环沟下方的舌肌肌纤维束之间，称为味腺，或称为埃布纳（von Ebner）腺，其导管开口于环沟的底部。味腺属纯浆液腺。

（马 健）

shé'èxiàn zǔzhīxué jiégòu

舌腭腺组织学结构 （histological features of linguopalatal gland） 舌腭腺是位于舌腭皱褶的咽部黏膜下的小唾液腺。亦可从舌下腺后部延伸到软腭。属纯黏液腺。

（马 健）

nièxiàhéguānjié zǔzhīxué jiégòu

颞下颌关节组织学结构 （histological features of temporomandibular joint） 颞下颌关节是颞骨前方的关节结节和后方的下颌关节窝与下颌骨髁突间的可动关节。又称颞颌关节、下颌关节、颌关节或颅下颌关节。其基本结构包括髁突、关节窝、关节盘、包绕整个关节的关节囊及内衬于关节囊的滑膜。

组织学结构 包括以下几个部分（图 1）。

髁突 下颌骨中下颌升支的一个末端，或称关节突，分为髁、颈两部分。髁上有关节面，与颞下颌关节盘相邻，参与构成颞下颌关节。成年人下颌髁突表面被覆纤维软骨，根据软骨的结构不同，从表层至深层可分为以下 4 个带。①关节表面带：位于增生带表面，由致密的无血管的纤维组织构成，纤维成分为 Ⅰ 型胶原纤维和少许的弹性纤维，排列大致与髁突关节面平行。此带一般含有 10 列左右成纤维细胞。随着年龄增长，此带的细胞成分逐渐减少。②增生带：在发育期由许多密集的小细胞组成，可见有丝分裂象。成年后增生带变薄，而老年人的增生带则不很清晰。此带的细胞可增生并能分化出成软骨细胞和软骨细胞，还能分化出成纤维细胞，为邻近的细胞层提供细胞来源。增生带是髁突软骨生长活动的部位。因此，它是髁突软骨的生长和形成中心，在关节面的改建和修复中也起重要的作用。③纤维软骨带：一层富含胶原纤维的软骨带，含有软骨细胞的圆细胞，一般有4~5列；老年人此带极薄，甚至消失。④钙化软骨带：过渡带，覆盖髁突深部骨组织的软骨，常有钙化。髁突的表面纤维软骨下方为骨组织，由骨密质和松质骨构成。骨密质为一薄层骨板覆盖在松质骨的外面，下方为松质骨，骨小梁的排列方向和骨密质垂直，因此有较大的支持力。年幼者骨密质较薄，骨小梁细。随着年龄的增长，骨小梁逐渐增粗，骨髓腔变小，红骨髓逐渐为脂肪组织所代替，骨密质增厚（图2）。

关节窝和关节结节 位于颞骨颧突的前根起始处，此处呈短半圆柱状的结构即为关节结节，关节结节后方为关节窝，为颞下颌关节的组成部分，而关节结节的后斜面为颞下颌关节的功能面。关节窝和关节结节表面均有一薄层骨密质覆盖，下方为松质骨，骨小梁的排列方向与骨表面垂直。关节窝骨质的表面有一薄层纤维结缔组织覆盖，由于纤维的排列方向不同而分成两层。内层纤维与骨表面有一定角度，有较多血管分布；外层纤维与骨表面平行排列，无血管分布。关节结节斜坡表面的覆盖层较厚，为纤维软骨，可分为关节表面带、增生带、纤维软骨带和钙化软骨带，但钙化软骨带不很清楚。

关节盘 位于关节窝和髁突之间，略呈椭圆形，形状与关节面一致。关节盘由致密的粗大纤维组织构成，内含大量的成纤维细胞，在很多区域纤维弯曲呈波浪样，这样的结构与关节盘的功能密切相关。关节盘下表面为凹面，与髁突的凸面形状相符。由于关节盘前、后部分增厚，使其上表面也呈凹面，中央部分较薄。从关节的冠状面看，关节盘的后外侧最厚，关节窝后外侧最深。髁突主要位于关节盘外侧之下，表明关节的外侧是主要的受力区。关节盘纤维由Ⅰ型胶原构成，除中央部分之外，胶原纤维束一般排列较疏松，胶原纤维方向无明显规律，在前后带分别与翼外肌上头肌腱和双板区上极纤维交织。在冠状切面上关节盘外侧和中部边缘与关节囊融合。关节盘从前到后分为前带、中带、后带及双板区。双板区构成关节盘的后附着（图3）。①前带：为增厚的胶原纤维，位于髁突之前。前带的胶原纤维为前后走行，在此基础上与翼外肌肌腱纤维交织，并分为两个板。上板的纤维与关节囊和关节结节前斜面的骨膜相连，下板向下附着在髁突颈部，两者末端与关节囊或翼外肌上头肌纤维相连，其中有血管和神经分布，前面及下面均有滑膜衬里。②中带：由从前向后方向排列的胶原纤维和弹性纤维组成，无血管、神经分布。位于髁突的前斜面与关节结节后斜面之间。关节盘中央虽较薄，有前后及内外走行的胶原纤维致密排列，形成板状结构，同时有较多的垂直纤维，大大地加强了中带的结构强度。③后带：由胶原纤维和弹性纤维组成，但胶原纤维排列方向不定，无血管神经分布。后带位于髁突与关节窝底之间。④双板区：指后带的后方有上下两个板。上板

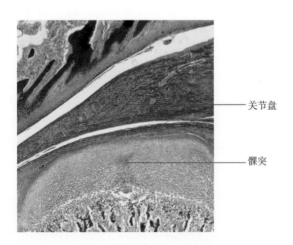

图1　颞下颌关节的组织结构

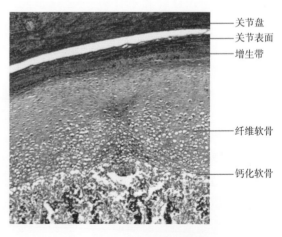

图2　成年人下颌髁突覆盖软骨

为后外上附着，由胶原纤维和粗大的弹性纤维组成，与关节囊融合止于颞鳞缝处。上板的后外侧有粗大的弹性纤维，与翼外肌上头前内侧附着相对应，起着相互对抗的作用。下板由胶原纤维组成，有少量弹性纤维。下板向下与髁突颈部骨膜相融合。两板之间的空隙为含有大量血管和神经的结缔组织及脂肪组织（图4）。

关于关节盘有无软骨细胞存在，有不同的看法。有的人认为有软骨细胞存在；有的人认为老年人的关节盘才有软骨细胞出现，并认为与压力有关。出生时关节盘及髁突表面软骨中均有血管分布；至3~5岁时，髁突软骨面、关节盘的中带及后带中的血管均消失，因此关节盘的修复能力是有限的。

对成人颞下颌关节关节盘的组织学观察表明，关节盘颞后附着短而疏松，下颌后附着长而致密。下颌后附着的纤维从关节盘后带的上表面开始出现，沿髁突后方转向下行，形成较粗大的胶原纤维束。在咬合时，这种粗大而致密的下颌后附着，对髁突向后方转动的幅度有重要的限制作用。当髁突向后方转动的力量较大时，或受到与纤维排列方向不同的较大力时，可能造成关节盘附着或关节盘不同部位的纤维变性、断裂、穿孔。

关节囊和韧带　关节囊指包绕关节及结节的致密结缔组织。在关节上半部，关节囊疏松，在后方附着在颞鳞缝处，在前方附着在关节结节凹的边缘，在关节中部和侧缘与关节盘相连，在下方紧密附着在髁突颈部。关节囊的侧面有颞下颌韧带加强。此韧带呈扇形斜行向后向下分布。韧带纤维由两部分构成。外侧的斜纤维束自关节结节外表面，向后向下延伸到髁突颈部外侧表面。在此纤维内侧是水平纤维，与外侧纤维的来源相同，但止于髁突的外极和关节盘边缘。在关节囊后面还有茎突下颌韧带及蝶下颌韧带。

滑膜　一般衬在整个关节囊的内表面，特别在穹隆部和后上面更明显，但关节面和关节盘（除双板区后面部分）无滑膜覆盖。滑膜表面有绒毛和皱褶，向关节腔突出。滑膜代谢活跃，再生能力强，但随着年龄增长或受到病理性损伤时，皱褶数量增加，呈纤维化改变。滑膜通常为两层结构，即含有丰富细胞的内膜层和含丰富血管、淋巴管的内膜下层，后者为疏松的结缔组织，与关节囊纤维组织融合，其中含有血管、成纤维细胞、巨噬细胞、肥大细胞、脂肪细胞和一些具有阻止滑膜形成皱褶的弹性纤维。内膜层在结构上不同，通常由1~4层滑膜细胞构成，细胞间为无形的间质，不含纤维。内膜细胞也具有吞噬作用。有时滑膜中内层缺失，而使内膜下的结缔组织直接暴露在关节腔内。形成这种不连续层的细胞有巨噬样细胞和纤维样细胞。前者胞质有大量线粒体、溶酶体、高尔基复合体，并出现丝状伪足，胞膜凹陷有吞饮小泡，仅有少量粗面内质网。故此细胞具有吞噬特征并能合成透明质酸。纤维样细胞含有大量粗面内质网，能向滑液内分泌蛋白质。滑液是富含蛋白质和蛋白多糖的一种血浆渗透液。滑膜具有调节特定血浆成分通过和分泌其他物质的作用。滑液中除含少量单核细胞、淋巴细胞、游离的滑膜细胞和偶尔有多核白细胞外，还含有蛋白质、黏液素和酶。滑液主要功能是为关节面提供一种液体环境，在关节运动时起润滑作用，滑膜还有清除进入关节腔外界物质的作用。

血管、神经分布及组织学特

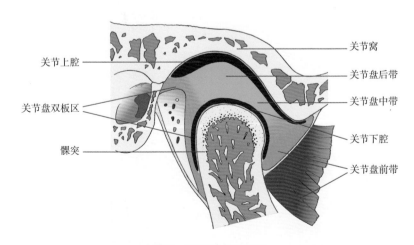

图3　颞下颌关节示意

关节上腔
关节盘双板区
髁突
关节窝
关节盘后带
关节盘中带
关节下腔
关节盘前带

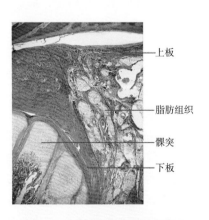

图4　关节盘双板区结构示意

上板
脂肪组织
髁突
下板

点 颞下颌关节的主要动脉供应是颌内动脉的关节深支和颞浅动脉。翼静脉丛与关节内面有密切关系。关节囊特别是关节后附着，有丰富的血管丛。滑膜中有毛细血管，但关节盘中心无血管分布。双板区疏松结缔组织中血管丰富，静脉交织成网。关节囊前部有来自翼外肌的血管分布。上述血管进入关节盘后，在其上下表面形成毛细血管网，成为关节盘血液供给的主要来源。颞下颌关节的神经主要来自耳颞神经的关节分支、咬肌神经和颞深后神经。神经含有髓及无髓纤维进入关节囊及关节盘，支配关节的前、后、中间及侧方区。游离神经末梢仅分布在关节囊和关节盘的周缘，而关节盘中心无神经。由于人类关节囊有丰富的游离神经末梢，因此对疼痛非常敏感。在关节囊还可见少量皮下神经终末器官鲁菲尼小体（Ruffini ending）、环层小体和高尔基肌腱小体。

（章 燕）

yáfāyù zǔzhīxué biànhuà

牙发育组织学变化（histological change of tooth development）

牙发育包括从牙胚的发生、牙体硬组织形成到牙萌出的整个过程。这是一个长期、复杂的生物学过程。可划分为牙胚发生、牙体组织形成和牙萌出3个阶段，但这3个阶段之间没有明确的分界线，而是一个连续变化的过程。其内在变化包括细胞与细胞、上皮与间充质的相互作用，细胞分化、形态发生、组织矿化和牙萌出一系列复杂的生物过程。所有牙的发育过程相似，不同牙位只有时间先后的区别，都是由一系列复杂的基因级联表达所调控，从而控制细胞进入预定的位置并向特定方向分化。乳牙从胚胎第2个月开始发生，到3岁多牙根完全形成。以乳中切牙为例，从开始发生到牙根完全形成，约需要2年的时间。而恒牙胚的发育晚于乳牙胚，发育时间也更长，如恒中切牙则需要10年左右时间才能完成。所以牙的发育这一过程不仅发生在胚胎生长期，而且持续到出生之后。

（章 燕）

yápēi fāshēng zǔzhīxué biànhuà

牙胚发生组织学变化（histological change of odontogenesis）

牙胚发生始于牙弓形成，终至牙胚成熟的复杂的上皮与间充质相互作用的过程。牙胚发生是牙发育的第一阶段。牙弓的形成开始于胚胎第5周，覆盖在原始口腔的上皮由两层细胞组成，外层是扁平上皮细胞，内层为矮柱状的基底细胞。上皮下覆盖着胚胎性结缔组织，此组织的细胞是在神经管形成过程中由神经嵴细胞迁移而来，称为外胚间充质。

在未来的牙槽突区，深层的外胚间充质组织诱导上皮增生，开始仅在上下颌弓的特定点上局部增生，很快增厚的上皮相互连接，依照颌骨的外形形成一马蹄形上皮带，称为原发性上皮带。

在胚胎第7周，这一上皮带继续向深层生长，并分叉为两个：向颊（唇）方向生长的上皮板称前庭板，位于舌（腭）侧的上皮板称为牙板。前庭板继续向深层生长，与发育的牙槽嵴分开，此后前庭板表面上皮变性，形成口腔前庭沟（图1）。

牙发育起始阶段的最显著表现是在未来牙的位置，牙板上一系列局部区域细胞增生活跃，增生的上皮向深层的结缔组织内伸延，其最末端细胞增生并进一步发育为成釉器。同时，增生上皮下方的外胚间充质也快速分裂增生，在上皮周围积聚。这些局部增生的上皮及间充质共同组成了牙胚。从此时开始，根据形态变化将牙胚发育分为蕾状期、帽状期和钟状期3个连续的阶段。完整的牙胚由3部分组成：①成釉器：起源于口腔外胚层，形成釉质。②牙乳头：起源于外胚间充质，形成牙髓和牙本质。③牙囊：起源于外胚间充质，形成牙骨质、牙周膜和固有牙槽骨（图2）。

成釉器发育 在牙胚发育中，由上皮构成的成釉器其形态学变化明显，且具有明确的特征。成釉器的发育是一个连续的过程，

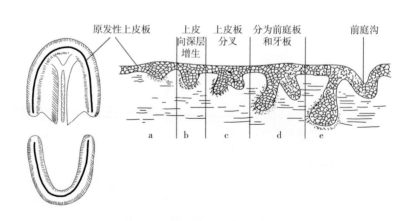

图1 牙板和前庭板发育示意

注：a. 口腔上皮向深层增生形成牙板；b. 牙蕾形成；c. 上皮板分叉为2个；d. 向侧方生长的是前庭沟；e. 上皮形成的沟为前庭沟

根据形态变化可分为蕾状期、帽状期和钟状期3个时期。

蕾状期 胚胎第8周，在牙板的20个定点上，牙板最末端膨大，上皮细胞迅速增生突入外胚间充质中，形成圆形或卵圆形的上皮芽，形状如花蕾，这是乳牙早期的成釉器。其构成细胞类似基底细胞，呈立方或矮柱状。在上皮芽的下方，周围的外胚间充质细胞增生，密集在一起包绕上皮芽，但未见细胞的分化。

在牙弓的每一象限内，最先发生的成釉器有4个，即乳切牙、乳尖牙、第一乳磨牙和第二乳磨牙。蕾状期时所有牙胚形态基本相似，向帽状期转化时，牙胚开始出现形态差异，并最终发育成不同形态的牙（图3）。

帽状期 牙胚发育的增生期，发生于胚胎第9~10周，上皮芽继续向外胚间充质中生长，体积逐渐增大。在长入的上皮周围，外胚间充质细胞密度增加，形成细胞凝聚区，此处的细胞不能形成细胞外基质，所以相互间无法分隔。随着上皮芽的不断生长，其基底部向内凹陷，形状如帽子，覆盖在球形的外胚间充质细胞凝聚区上，最终形成釉质，称为帽状期成釉器。此时期已能够区分牙的组成部分和支持组织。成釉器分为3层细胞，即外釉上皮层、内釉上皮层和星网状层。成釉器下方的球形细胞凝聚区称为牙乳头，将来形成牙本质和牙髓。包绕成釉器和牙乳头边缘的外胚间充质细胞，密集成结缔组织层，称为牙囊，将来形成牙支持组织。成釉器、牙乳头和牙囊共同形成牙胚（图4）。

成釉器通过侧板与牙板连接。因为牙板并非是一条单独的条索，而是凹凸不平的薄层结构。通过切片观察时，其凹陷和凸起部分在切片中观察不到，而是由结缔组织填充，这种结构称为釉龛，容易被误解为牙胚通过多条独立的条索与口腔上皮相连。

在帽状期牙胚内，可以在内釉上皮中央观察到簇状的未分化上皮细胞，称为釉结。每个牙胚只有一个原发釉结，当原发釉结消失后，在磨牙未来的牙尖顶部将出现继发釉结。与此相对应，其周围的上皮细胞也同时表达相应信号分子的受体。釉结具体的生理意义尚不完全清楚，但在多种牙尖形成缺陷的突变小鼠中均观察到釉结的异常。普遍的观点认为釉结是牙发育的组织中心，调控牙尖的形态发生。

釉结处具有一条从内釉上皮延伸至外釉上皮的条索结构，称为釉索。釉结和釉索可能是侧板与帽状期成釉器的连接部位。

钟状期 牙胚发育的成熟期，发生于胚胎第11~12周。成釉器长大，上皮凹陷更深，其周缘继续生长，形似吊钟，称为钟状期成釉器（组织分化和形态分化期）。此期成釉器进入成熟期，其凹面形成特定牙冠的最终形态（形态分化），如切牙成釉器的凹面为切牙形态，后牙则为磨牙的

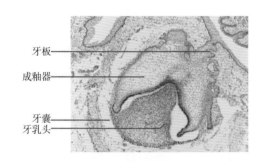

图2 牙胚的构成

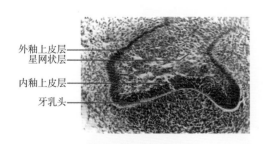

外釉上皮层
星网状层
内釉上皮层
牙乳头

图4 帽状期成釉器

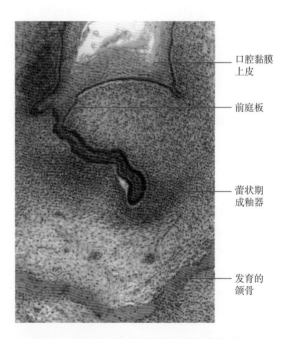

口腔黏膜上皮

前庭板

蕾状期成釉器

发育的颌骨

图3 蕾状期成釉器牙板末端膨大呈花蕾状

形态。从帽状期后期开始，牙胚发育出现重大的变化，原本相似的细胞转变为形态和功能各异的细胞。至钟状期时，不同部位的细胞已具备特定的表现，拥有形成相应牙组织的能力。在光镜下，可以把钟状期成釉器分为4层。

外釉上皮层 成釉器的周边是一单层立方状细胞，称外釉上皮，借牙板与口腔上皮相连。外釉上皮细胞胞质少，含有游离核糖体和少量的粗面内质网以及线粒体和少量散在的微丝，细胞间有连接复合体。在钟状期晚期，当釉质开始形成时，平整排列的上皮形成许多褶，邻近牙囊的间充质细胞进入褶之间，内含毛细血管，为成釉器旺盛的代谢活动提供丰富的营养。

内釉上皮层 由单层上皮细胞构成，并整齐排列在成釉器凹面的基底膜上，与牙乳头相邻，以半桥粒将细胞固定在基底板上。从牙颈部到牙尖，细胞分化程度各异。内釉细胞开始是矮柱状或立方状，胞核大而居中，胞质中富含糖原成分，高尔基复合体分布在中间层的胞质中，线粒体分布在胞质的其他部分。随着成釉器的发育，内釉细胞开始分化为成釉细胞，此细胞呈高柱状，高达 $40\mu m$，直径 $4 \sim 5\mu m$。细胞与中间层细胞以桥粒相连。在分泌活动开始前，细胞器重新定位，即细胞核远离基底膜；高尔基复合体体积增大，从细胞近端向基底膜端移动，大部分位于细胞核的侧面和细胞体的中心；粗面内质网数量明显增加；线粒体集中在细胞邻近中间层的一端，少数分散在细胞其他部位。在邻近的内釉细胞之间，有一特化的附着结构，即一种细胞连接复合体在细胞的近中和远中形成终棒。这

种细胞连接复合体在釉质形成中起重要作用。这时为釉质的形成做好了准备。

内釉上皮与外釉上皮相连处，称为颈环。在颈环处柱状的内釉上皮细胞向立方状外釉上皮移行，在近内釉上皮细胞侧有无细胞区，内有少量胶原纤维，最终在此处形成牙本质。上皮根鞘来源于颈环，在牙根的发育中发挥着重要作用。

星网状层 位于内外釉上皮之间。成釉器中间的细胞合成并分泌糖胺聚糖至上皮细胞间的细胞外基质中。因为糖胺聚糖的亲水性，吸收水分进入成釉器中引起成釉器体积增大，使得中部细胞被分离开。因为这些分开的细胞仍然通过桥粒连接成网状，类似星形，所以称为星网状层。星形细胞含有通常应有的细胞器，但数量稀少，并以桥粒与外釉细胞和中间层细胞相连接。细胞间充满富有蛋白的黏液样液体，对内釉上皮细胞有营养和缓冲作用，以保护成釉器免受伤害。当釉质形成时，此层细胞萎缩，外釉细胞层与成釉细胞之间距离缩短，便于牙囊中的毛细血管输送营养。

中间层 位于内釉上皮与星网状层之间，有 $2 \sim 3$ 层扁平细胞，细胞核卵圆或扁平状。在钟

状期早期，细胞核居中，高尔基复合体、粗面内质网、线粒体和其他细胞器数量不多。到晚期，细胞间隙增大充满微绒毛，上述细胞器增多，糖胺聚糖及糖原沉积。此层细胞具有高的碱性磷酸酶活性，与釉质形成有关（图5）。

牙乳头发育 牙乳头与成釉器之间由一层基底膜分隔，大量细小的不规则纤维进入基底膜处形成无细胞带，最早分泌的釉质基质将在此凝聚。牙乳头细胞为未分化间质细胞，具有所有常见的细胞器，有少量微细胞的胶原纤维分散在细胞外间隙。在钟状期牙胚里，成釉器凹陷部包围的外胚间充质组织增多，并出现细胞分化。在内釉上皮的诱导下，牙乳头外层细胞分化为高柱状的成牙本质细胞。这些细胞在切缘或牙尖部为柱状，在牙颈部细胞尚未分化成熟，为立方状。随着成熟的成牙本质细胞不断分泌牙本质，相应部位的牙乳头逐渐成熟，其内部细胞出现分化，并伴有血管和神经的长入，这部分组织称为牙髓。

牙乳头在牙发育起始中发挥重要作用。小鼠实验表明，在胚胎第12天后，外胚间充质在牙板上皮诱导下获得牙发育起始的能力，此后牙乳头在牙胚发育中发挥主导作用，并具有诱导非牙源

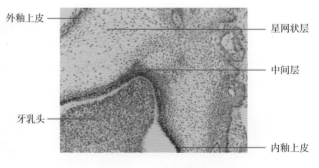

图 5 钟状期成釉器

性上皮成牙的能力。如将小鼠胚胎发育第 14～15 天时的牙乳头与足底上皮结合后能够在皮肤组织中形成牙。

此外，牙乳头还是决定牙形态（切牙、尖牙和磨牙）的重要因素。最初，牙形态由牙胚上皮决定，将小鼠胚胎第 10～14 天的磨牙上皮与切牙间充质结合，将形成磨牙；而切牙上皮与磨牙间充质结合将形成切牙。但到了牙发育起始后期，牙形态的决定性因素将转移到外胚间充质。将小鼠胚胎第 14 天的切牙成釉器与磨牙的牙乳头重新组合，结果形成磨牙；与此相反，切牙的牙乳头与磨牙成釉器重新组合，结果形成切牙（图 6）。

牙囊发育 牙囊包绕于成釉器及牙乳头的外周，主要由来源于外胚间充质的牙囊细胞组成。牙囊内的细胞功能并非完全一样，其中包括具有自我更新和分化功能的干细胞，在牙根及牙周组织的形成中发挥了关键作用。在牙根形成并萌出过程中，牙囊细胞向不同方向分化成牙骨质细胞、成纤维细胞和成骨细胞，分别形成牙骨质、牙周膜和固有牙槽骨。

牙板结局 在帽状期时牙板与成釉器有广泛的联系，到钟状期末，牙板（包括侧板）因间充质侵入而断裂，并逐渐退化和消失，成釉器与口腔上皮相分离。有时残留的牙板上皮细胞团未能正常退化，以上皮岛或上皮团的形式存在于颌骨或牙龈中。镜下这些上皮细胞团类似于腺体，称为塞尔（Serre）上皮剩余。婴儿出生后不久，可以在牙龈上观察到上皮剩余，为针头大小的白色突起，称为上皮珠，俗称马牙，可自行脱落。在某些情况下，残留的牙板上皮可成为牙源性上皮性肿瘤或囊肿的起源，也可能被重新激活而形成多生牙。

恒牙发育 包括以下方面。

恒前牙和恒前磨牙发育 乳牙胚发育后，在乳牙胚舌（腭）侧，从牙板游离缘下端形成新的牙蕾，并进行着上述相同的发育过程，形成相应的恒牙胚。恒牙胚的形态发生需 2～4 周才能完成，前牙和前磨牙的牙蕾在胚胎第 4 个月形成。

恒磨牙发育 在乳磨牙牙胚形成之后，牙板的远中端随着上下颌弓的扩展继续向远中生长，其后方的游离端继续形成恒磨牙牙胚，持续到出生后第 4 年，整个时期长达 5 年时间。其中，第一磨牙的牙胚在胚胎第 4 个月时形成，第二恒磨牙的牙胚在出生 1 年后形成，第三恒磨牙牙胚在 4～5 岁形成。

（章 燕）

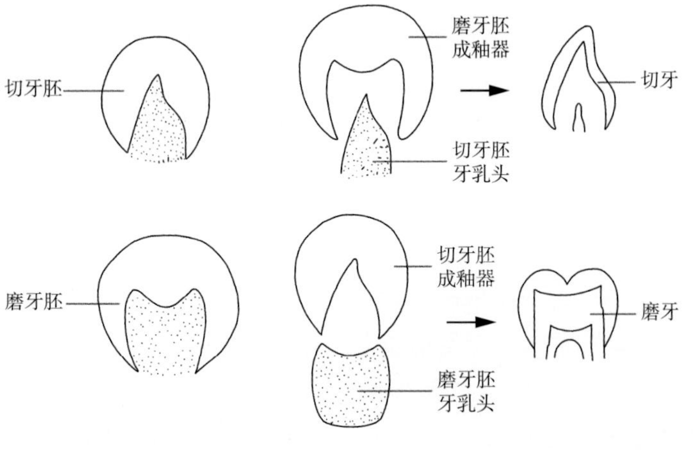

yátǐ yìngzǔzhī xíngchéng zǔzhīxué biànhuà

牙体硬组织形成组织学变化

（histological change of hard dental structure formation） 牙体硬组织的形成包括釉质的形成、牙本质的形成和牙根的形成。牙体硬组织的形成是从生长中心开始的。前牙的生长中心位于切缘和舌侧隆突的基底膜上，磨牙的生长中心位于牙尖处。釉质和牙本质形成过程中有严格的规律性和节拍性，交叉进行。成牙本质细胞先形成一层牙本质并向牙髓中央后退，紧接着成釉细胞分泌一层釉质并向外周后退，如此交叉进行，层层沉积，直至达到牙冠的厚度。

牙本质形成 在钟状期的晚期，牙本质首先在邻近内釉上皮内凹面（切缘和牙尖部位）的牙乳头中形成，然后沿着牙尖的斜面向牙颈部扩展，直至整个牙冠部牙本质完全形成。在多尖牙中，牙本质独立地在牙尖部呈圆锥状一层一层有节律沉积，最后相互融合，形成后牙的冠部牙本质。

牙本质的形成是由牙本质细胞完成的。生长中心处的内釉上皮细胞释放的生长因子和信号分子诱导了牙乳头外胚间充质细胞向牙本质细胞的分化。在牙本质形成前，牙乳头细胞和内釉上皮之间有一层无细胞区。这时的牙乳头细胞属于未分化间充质细胞，细胞体积小，核居中，胞质含有少量细胞器，分散在含有少量胶原纤维的基质中。当成釉细胞分化成熟后，对牙乳头发生诱导

图 6 小鼠胚胎第 14 天的牙胚重新组合后，牙乳头决定牙形态的模式图

作用。邻近无细胞区的未分化间充质细胞迅速增大，先分化为前成牙本质细胞，随着一系列的细胞分裂、伸展，细胞极性确定，然后分化为成牙本质细胞。此时细胞质体积迅速增大，为能容纳更多的蛋白质以合成细胞器。成牙本质细胞分化，体积增大，最终占据了牙乳头和内釉上皮之间的无细胞层。这些新分化细胞高度极化，其细胞核远离内釉上皮细胞。

成牙本质细胞分化之后，开始形成牙本质的有机基质。由成牙本质细胞合成、分泌到牙乳头的有机基质主要是胶原和蛋白多糖或糖蛋白。在胶原分泌的早期主要是Ⅰ型胶原纤维，此外还有少量Ⅲ型胶原纤维。最先分泌到细胞外的胶原纤维比较粗大（直径 $0.1\sim0.2\mu m$）。von korff 纤维主要是由Ⅲ型胶原纤维构成，在起始时有纤维连接蛋白的存在。这些纤维从成牙本质细胞深处发出向内釉上皮细胞扩展，并最终输出在内皮下的无结构基质，与基底膜垂直。随着成牙本质细胞体积的增大，一些小的Ⅰ型胶原纤维产生，并与未来的釉牙本质界平行。此时，罩牙本质形成。由于成牙本质细胞体积增大，细胞外间隙消失，细胞向基底膜一侧伸出粗短的突起，同时细胞体向牙髓中央移动，在其后留下胞质突埋在基质中，形成成牙本质细胞突起。偶尔有的突起能伸入基底膜中，形成釉梭。

除Ⅰ型胶原纤维外，成牙本质细胞还分泌非胶原蛋白。在成牙本质细胞突起形成的同时，细胞质中出现一些膜包被的小泡，称基质小泡，并分泌到大的胶原纤维之间。在牙本质的形成过程中，矿化是首先在基质小泡中开始的，矿物质持续不断的沉积，然后发展到矿化前沿。在细胞外小泡中磷灰石以单个晶体形式存在，以后晶体长大，小泡破裂，泡内晶体成簇分散在突起周围和牙本质基质中。随着矿化结晶，成牙本质细胞产生的非胶原基质蛋白开始发挥调控矿化的作用。冠部罩牙本质形成达 $15\sim20\mu m$。晶体继续长大并相互融合，最后形成矿化的牙本质。

在牙本质形成过程中，矿物质沉积晚于牙本质有机基质的形成。因此在成牙本质细胞层与矿化牙本质之间总有一层有机基质，称为前期牙本质。其厚度 $10\sim50\mu m$ 不等，排列在最靠近牙髓一层。前期牙本质主要是由胶原构成，与骨中的骨基质类似，在 HE 染色中明显，较之矿化组织明显淡染。随着不同的非胶原蛋白在矿化前沿合并，前期牙本质逐渐矿化。

在牙冠发育和牙萌出期间，牙本质每天沉积约 $4\mu m$。当牙萌出之后，牙本质的沉积减少到每天 $0.5\mu m$。每天新形成的牙本质基质与先前形成的基质之间，在显微镜下可见明显的线，称生长线。这是基质形成变慢或休止继而使矿化发生改变所留下的痕迹。

牙根部的牙本质形成略晚，赫特威希上皮根鞘的内层细胞启动了成牙本质细胞的分化，从而形成根部牙本质。根部牙本质形成速度较慢，且矿化程度与冠部有差异。牙根的形成伴随着牙萌出到功能位，此时约有 2/3 的根部牙本质形成。直到萌出后 18 个月，乳牙的根部牙本质完全形成，而恒牙的根部牙本质要在萌出后 2~3 年才能完全形成。这个时期根尖孔是开放的。

釉质形成 始于牙冠形成早期，包括 2 个阶段：细胞分泌有机基质并立即矿化（约 30%）、釉质进一步矿化（矿物质含量达到 96%）。当冠部牙本质开始形成后，成釉细胞开始分泌形成釉质基质。首先，成釉器的内釉上皮分化出具有分泌活动的成釉细胞。成釉细胞在接近釉牙本质界的一端，胞质形成一个短钝的圆锥体突起，称托姆斯突（Tomes processes），突内含有丰富的粗面内质网、线粒体及分泌颗粒。每根釉柱均由 4 个成釉细胞参与形成，一个成釉细胞形成釉柱的头部，3 个相邻的成釉细胞形成釉柱的颈部和尾部，使釉柱呈球拍状。成釉细胞与它们所形成的釉柱呈一角度，因而成釉细胞和新形成的釉质表面交界处，呈锯齿状，托姆斯突位于这些凹陷之中。在托姆斯突与成釉细胞体交界处出现终棒，它是胞质物质浓缩物与增厚的细胞膜紧密结合而成。釉质基质在粗面内质网中合成，在高尔基复合体中浓缩，之后从细胞的顶端和突起的周围分泌出来（图 1）。

新分泌的釉质基质，以有机成分为主，主要是角蛋白，可分为釉原蛋白、非釉原蛋白，其中含有的矿物盐仅占矿化总量的 25%~30%。当釉质形成后，基质很快矿化。小的磷灰石晶体直径和长度迅速增加。其矿化方式是一方面矿物质沉积到基质中，同时水和蛋白质从釉质中被吸收，如此反复交替，使釉质最后达到 96% 的矿化程度。从釉质的表层到深层，其矿化程度逐渐减低。在釉质发育过程中，随着釉质基质不断沉积，牙冠的体积也在增大。釉质在牙尖部和牙颈部不断形成，使牙冠的高度和长度增加（图 2）。

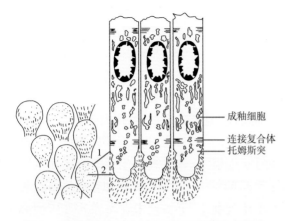

图 1 成釉细胞的托姆斯突分泌油脂蛋白的部位

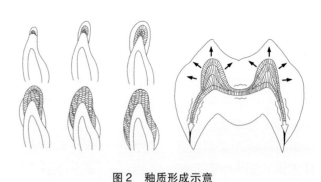

图 2 釉质形成示意

注：牙冠釉质形成的开始部位是切缘和牙尖，最后分化的区域是牙颈和牙尖之间的区域

在牙冠形成后，成釉细胞变短，细胞器数量逐步减少，在釉质表面分泌一层无结构的有机物薄膜，称为釉小皮，覆盖在牙冠的表面，通过半桥粒与细胞相连。在新萌出的牙表面可见，但一经咀嚼即易被磨去，通常仅在牙颈部可见少量残留。

釉质发育完成后，成釉器中的成釉细胞、中间层细胞和外釉上皮细胞结合在一起，形成一层鳞状上皮，覆盖在釉小皮上面，称为缩余釉上皮。当牙萌出到口腔后，缩余釉上皮逐渐退缩到牙颈部，附着在牙颈部表面，形成牙龈的结合上皮（图3）。

牙髓形成 发生牙髓的原始组织是牙乳头，当牙乳头周围有牙本质形成时才叫牙髓。牙乳头决定牙的形态。牙乳头除底部与牙囊组织相接外，四周均被形成的牙本质所覆盖。牙乳头的细胞为未分化的间充质细胞，逐渐分化为星形的成纤维细胞，即牙髓细胞。随着牙本质不断地形成，成牙本质细胞逐渐向中心移动，牙乳头的体积逐渐缩小，等到原发性牙本质完全形成，余留在髓腔内的血管、结缔组织等即为牙髓。当牙本质进一步形成时，有少数较大的有髓鞘神经分支开始进入牙髓，交感神经也随同血管进入牙髓。牙髓干细胞为牙髓中一群具有自我增生和多向分化能力的细胞，能发挥自我修复和再生功能。

牙根形成 牙根硬组织的形成，包括牙根部的牙骨质、牙本质形成。其中一个重要过程为上皮根鞘的形成与变化。

赫特威希上皮根鞘 当冠部牙体组织发育即将完成时，牙根开始发育。内釉上皮和外釉上皮细胞在颈环处增生，向未来的根尖孔方向生长，而星形网状层和中间层细胞则萎缩消失。增生的上皮排列成筒状的双层，称为上皮根鞘。上皮根鞘的内侧面紧靠着牙乳头，鞘的外面被牙囊组织包绕。上皮根鞘内侧的牙乳头细胞向根尖方向增生，分化出成牙本质细胞，开始形成根部的牙本质。上皮根鞘继续生长，离开牙冠向牙髓方向呈约45°角弯曲，形成一盘状结构，弯曲的这一部分称为上皮隔。上皮隔围成一个向牙髓开放的孔，即未来的根尖孔。在牙根的发育过程中，上皮隔的位置保持相对稳定，生长的牙根与上皮隔形成一定角度。随着牙根的伸长，牙胚向口腔方向移动，为牙根的继续生长提供了空隙。在牙根发育的后期，上皮隔开口逐渐缩小，根尖孔宽度也随之缩小，随后根尖牙本质和牙骨质沉积，形成狭小的根尖孔。在多根牙的发育过程之中，在根分叉区形成前，其发育过程与单根牙相似。多根牙的形成由上皮隔的发

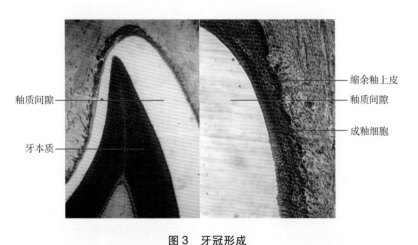

图 3 牙冠形成

注：釉质表面覆盖缩余釉上皮，呈鳞状上皮样，可见残留的成釉细胞

育决定，首先在上皮隔上长出两个或三个舌状突起，这些突起逐渐增生伸长，与对侧增生的突起相连，从而形成两个或三个孔，将来就形成双根或三根（图4）。

上皮根鞘对于牙根的正常发育起着十分重要的作用。如上皮根鞘的连续性受到破坏，或在根分叉处上皮隔的舌侧融合不完全，则不能诱导分化出成牙本质细胞，结果将导致此区的牙本质缺损，致使牙髓和牙周膜直接相连，形成侧支根管。另一方面，如果上皮根鞘上皮在规定的时间没有发生断裂，则牙囊的间充质细胞不能与此处的牙本质接触，同样在此处亦不可能分化出成牙骨质细胞形成牙骨质，特别是在牙颈部出现此种情况时，此处牙本质直接暴露于口腔，导致牙颈部牙本质过敏症的发生。

牙周上皮剩余　在牙根形成过程中，上皮根鞘的内层细胞，诱导邻近的牙髓细胞，分化出成牙本质细胞，进而形成根部的牙本质。在上皮根鞘的表面，一些细胞逐渐发生变性，进而使上皮根鞘发生断裂，且与牙根表面分离。断裂的上皮根鞘呈网状包围在牙根的周围。此时，牙囊中的间充质细胞进入已断裂的上皮根鞘上皮细胞之间，并与牙根表面接触，在此处分化出成牙骨质细胞。成牙骨质细胞逐渐分泌出牙骨质基质，经过矿化后即形成根面的牙骨质。而剩余的上皮细胞，称为上皮剩余。

发育期根端复合体　发育的牙根包括上皮根鞘、牙乳头和牙囊，这三者相互作用，在牙发育早期作为一个整体性的功能复合物被称为发育期根端复合体。发育期根端复合体细胞较之其他牙源性间充质干细胞具有更强的增生能力和矿化能力。被分离的发育期根端复合体在体外或体内，仍具有形成牙根-牙周复合体的能力。

牙骨质发生　牙骨质的发生始于根部牙本质形成时，包绕牙根的上皮根鞘断裂形成网状，此时牙囊细胞穿过根鞘上皮，进入新形成的牙根部牙本质表面，并分化为成牙骨质细胞。此外，部分浸润的牙囊细胞在牙本质或周围赫特威希上皮根鞘细胞的诱导下，分化成为成牙骨质细胞。成牙骨质细胞在牙根的表面和牙周膜纤维的周围分泌有机基质，将牙周膜纤维埋在有机基质中，这时形成的牙骨质又称为原发性牙骨质或无细胞牙骨质。

牙周膜发生　是在上皮根鞘断裂与牙根牙本质表面分离之后才开始的。它是从牙囊发育而来的。牙囊中的环状纤维排列成明显的3层结构，成为早期的牙周膜。牙囊的内层为牙骨质纤维层，外层为牙槽骨纤维层，内外两层之间为中间纤维丛。初期，牙周膜的内层，逐步形成早期的原发性牙骨质。牙周膜的外层则逐步形成固有牙槽骨。牙囊的中间层纤维丛随着牙的不断发育和向口腔萌出，达到咬合平面时逐渐改变方向，中间层的纤维从两端分别包埋于牙骨质和牙槽骨中，形成穿通纤维。而游离于牙槽骨和牙骨质之间的部分，即形成致密的主纤维束，这些主纤维束逐步呈功能性排列，分别形成牙周膜中各主纤维束群。牙周膜在发育期和牙的整个生活期间内，均进行着不断地更新和改建，这对萌出的或有功能的牙均具有重要的支持作用。

（章　燕）

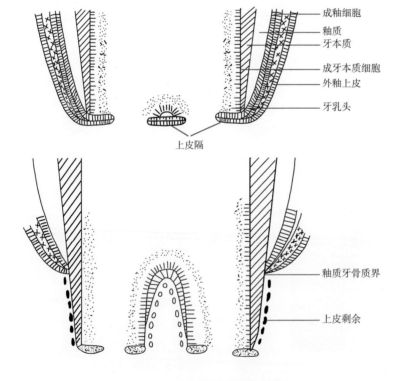

图4　上皮根鞘在牙根发育过程中变化示意

（图中标注：成釉细胞、釉质、牙本质、成牙本质细胞、外釉上皮、牙乳头、上皮隔、釉质牙骨质界、上皮剩余）

yáméngchū zǔzhīxué biànhuà

牙萌出组织学变化（histological change of eruption）　牙萌出是指发育中的牙在牙冠形成后向

𬌗平面移动，穿过骨隐窝和口腔黏膜，出现在口腔，并达到咬合平面的复杂过程。这一萌出过程可分为 3 个时期：萌出前期、萌出期和萌出后期（或称功能性萌出期）。

萌出前期　萌出前期主要是指牙根形成时，牙胚在牙槽骨内的移动。牙胚的发育与颌骨的生长发育同时进行，从而使牙与发育的颌骨保持着正常的位置关系。乳牙胚和恒牙胚的移动是整个牙胚的移动，同时还有牙胚的生长。牙胚移动的结果是达到萌出期移动的位置。这个时候的移动在组织学上表现为骨窝壁的改建。在牙胚移动方向上的骨窝壁表面可见到一些多核的破骨细胞，它吸收骨组织而后形成空间，为牙胚的移动创造条件。在对侧的骨窝壁上，可见到一些成骨细胞，它们可形成骨组织，从而保证了骨窝的大小与牙的发育相适应。随着牙根的生长，牙槽突的高度逐渐增加。通过牙胚的上述移动，来调整与邻牙和生长发育着的颌骨的关系，为牙的萌出做准备（图 1）。

萌出期　开始于牙根的形成，持续到牙进入口腔达到咬合接触。牙要行使它的功能，就必须从颌骨内移到咬合平面，为萌出期移动。萌出移动主要是指𬌗向移动，也有转动（下颌切牙）、近中移动（下颌双尖牙）和牙尖移动（上颌尖牙和下颌第三磨牙）。

牙根和牙周膜的形成对牙的萌出无疑是起了促进作用。当牙向𬌗面方向移动时，覆盖在牙上的组织，首先是牙囊发生变性和溶解，以致萌出通道开始形成。继后，覆盖在牙胚上的骨隐窝发生吸收。当萌出牙的切缘或牙尖到达口腔黏膜时，缩余釉上皮与口腔黏膜上皮相互融合，随着牙的萌出，融

合区的上皮发生蜕变，牙尖穿过最后的屏障进入口腔。在牙冠尚未暴露的部分，缩余釉上皮仍附着在尚未暴露的牙冠表面，待牙完全萌出后，这部分上皮即退缩到牙颈部形成结合上皮（图 2）。

萌出后期　即功能性萌出期。萌出后移动是指牙到达功能性𬌗平面以后的移动。这时颌骨还在继续生长，牙的移动与之相适应，这种移动表现为牙槽窝的骨改建。时间主要发生在 14~18 岁，女性略早于男性。从理论上讲，牙到达了功能性𬌗平面以后，萌出移动就停止了。但是𬌗面的磨耗、龋病、外伤，以及不良修复、对𬌗牙缺失等，均可导致功能性接触的消失，此时牙仍可向冠方持续萌出。牙发生𬌗向移动时，牙周膜必然发生改建。牙若没有𬌗接触时，这种移动将最终停止。此时牙周膜萎缩，细胞和纤维减少，牙周膜变窄，牙槽骨吸收，骨小梁变细消失。萌出后移动还包括滑动，滑动是指近中方向的移动、转动等。牙邻面的磨耗、龋病、不良修复体均可使牙发生近中方向的滑动。牙周病时牙周膜被破坏，牙亦会发生滑动，正畸治疗时也会发生治疗性滑动。

总之，牙的萌出是一个逐步的、连续过程，以使周围的支持组织与牙的萌出移动相协调。通过对人类前磨牙萌出的观察表明，

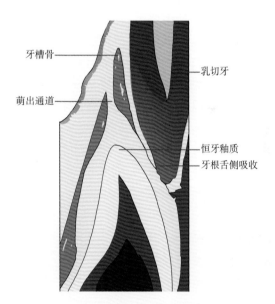

图 1　恒切牙在乳牙舌侧萌出示意

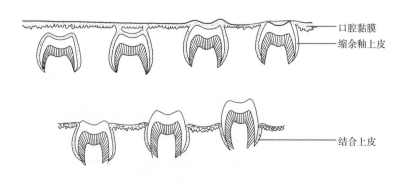

图 2　牙萌出全过程示意

牙的萌出主要发生在夜间，而在白天则要缓慢很多。

（章燕）

rǔ-héngyá jiāotì zǔzhīxué biànhuà

乳恒牙交替组织学变化（histological change of eruption and shedding）

乳恒牙交替是指人类的两副牙列——乳牙列与恒牙列的交替。随着恒牙胚的发育成熟，乳牙逐渐发生牙根吸收、脱落，继而恒牙萌出替换乳牙的过程。随着儿童年龄的增长，乳牙的数目、大小和牙周组织的力量等，均不能适应增长了的颌骨和增强了的咀嚼力。乳牙从6岁左右起陆续出现生理性脱落，到12岁左右，全部为恒牙所替代。乳牙的脱落是牙根被吸收，与牙周组织失去联系的结果。由于颌骨内恒牙胚的发育和𬌗向移动，对恒牙胚与乳牙根之间的结缔组织产生压力，并分化出了多核破骨细胞，使乳牙根吸收。乳牙终因失去附着而逐渐松动、脱落。所以，脱落的乳牙是没有牙根的，或者只有很短的一段牙根，牙根面呈蚕食状外观，这与牙根折断很容易区别。

乳牙根面吸收的部位，常因恒牙胚的位置而异。如乳切牙与乳尖牙，因其恒牙胚是位于牙根的舌侧深面，所以乳牙根的吸收，常在根尖1/3的舌侧面开始。恒牙胚继续向𬌗面与前庭方向移动，逐渐地移至乳牙根的正下方，因而使乳牙根呈水平的吸收，恒牙恰好在其相应的乳牙的位置上萌出。如果恒牙胚双向（𬌗向和颊向）移动不充分，乳牙根不能被完全吸收，这时恒牙可在乳牙的舌侧萌出，而出现双层牙。此情况在下颌切牙区较为多见，临床上切勿将刚萌出的恒切牙误认为是多余牙而拔除。尽早地拔除这

种滞留乳牙，将有助于舌侧萌出的恒牙调整到正确的位置上。乳磨牙根部的吸收，则多从根分叉处开始。首先根间骨隔被吸收，进而乳牙根面发生吸收，同时牙槽突继续生长，以容纳伸长的恒牙根。乳牙向𬌗面方向移动，使恒前磨牙胚位于乳磨牙的根尖部。恒牙胚继续萌出，乳牙根完全被吸收，恒前磨牙进入乳磨牙的位置（图）。

牙萌出有一定的时间和次序，萌出先后与牙胚发育的先后一致。牙萌出有比较恒定的时间性，但其范围较宽。左右同名牙大致同时出龈；下颌牙萌出略早于上颌的同名牙。牙从出现在口腔内到萌出至咬合平面一般需要1.5~2.5个月，尖牙往往需要最长的时间。

牙发育的全过程与机体内外环境有着十分密切的关系。如蛋白质、维生素和矿物质的缺乏和代谢的紊乱，或患某些传染病（如麻疹、高热等）均可导致牙生长发育、矿化以及萌出过程发生障碍。如营养缺乏，尤其是维生素D缺乏和内分泌紊乱（如脑垂体和甲状腺功能不足等）均可使牙延迟萌出。乳牙迟脱也可使继承的恒牙延迟萌出或发生异位萌出。如果乳牙或恒牙全部萌出延迟，则常与遗传或系统性的因素有关。因此，牙的保健应当从发育期就开始。

（章燕）

kǒuqiāng lúhémiàn jǐngbù jiěpōuxué

口腔颅颌面颈部解剖学（oral, craniomaxill of acial and neck anatomy）

研究口腔、颅、颌、面、颈诸部位的正常形态结构、功能活动规律及其临床应用为主要内容的学科。其目的在于阐明口腔、颅、颌、面、颈部的层次和器官形态，辨识其结构特点及毗邻关系，掌握其功能活动原理、发生条件及其影响因素。

简史 现代口腔颅颌面颈部解剖学是由古老的牙医学逐渐发

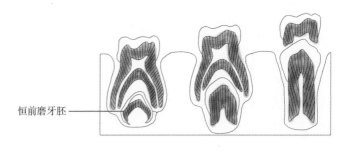

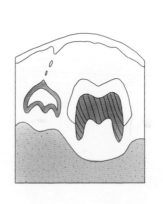 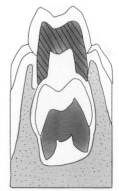

图 乳恒牙交替示意
注：乳磨牙从根间开始吸收，恒磨牙在乳磨牙根尖萌出

展而来的。早在公元前 14 世纪，中国商朝武丁时代（公元前 1324 年～前 1266 年）的殷墟甲骨文中、中国现存最早的医书《黄帝内经》、埃及古医学史书《埃伯斯纸草文》与印度医学家妙闻（Susruta）所著的医书中，均有口腔解剖等基础知识、口腔疾病及与全身疾病关系的记载。《黄帝内经》一书中，对口腔解剖生理的知识已有涉及，如"女子七岁，肾气盛，齿更发长……三七，肾气平均，故真牙生而长极……丈夫八岁，肾气实，发长齿更……三八，肾气平均，筋骨劲强，故真牙生而长极"。文中所述的女子 7 岁开始换牙，21 岁第三磨牙萌出。男子 8 岁开始换牙，24 岁第三磨牙萌出，与现代情况基本相符。又如"唇至齿长九分，广二寸半；齿以后至会厌，深三寸半，大容五合；舌重十两，长七寸，广二寸半"。由此可见，古代医家已对口腔有关器官进行了研究。唐代孙思邈所著《千金翼方》齿病第七，治失欠颊车脱臼开张不合方谓："以一人捉头，着两手指牵其颐，以渐推之，令复入口中，安竹筒如指许大，不尔啮伤人指"。从其复位手法可见当时对颞下颌关节解剖生理知识的了解具有一定的深度。此外，英国外科学家、解剖学家约翰·亨特（John Hunter）所著《人类牙的自然史》、布拉德利（Bradley）所著《基础口腔生理学》、惠勒（Wheeler）所著《牙体解剖生理与咬合》、中国口腔医学教育家王惠芸所著《牙体解剖生理学》及口腔矫形专家陈安玉所著《口腔矫形应用解剖生理学》等著作，仍是研究口腔颅颌面颈部解剖生理的重要参考书籍，也是现代口腔医学的一个重要组成部分。

研究内容 主要研究内容有口腔颅颌面颈部区域中涉及的系统解剖，包括头颅颌面部骨、肌、血管、神经、淋巴、唾液腺及颞下颌关节；有口腔颅颌面颈部区域的局部解剖结构，包括口腔、颌面部及颈部的诸多区域解剖结构；尤其要研究口腔颅颌面颈部各系统解剖中的结构与全身解剖结构的关系，各局部区域解剖结构的边界、层次内容、毗邻关系和功能活动的互相联系以及临床应用基础。

研究方法 口腔颅颌面颈部是人体结构中的一部分，是一个具有复杂结构和多种功能的有机整体，其结构和功能之间，各器官和系统之间，以及与其所处的自然环境和社会环境之间，都是密切联系和互相影响的。因此，在研究口腔颅颌面颈部解剖学时，应此将演化发展的观点、形态与功能相互影响的观点和人体整体性的观点贯穿于始终。研究方法上要注重由局部联系到整体，从而建立立体感；由浅入深逐层剖析，从而建立层次感；由表面观察联系到内部结构，从而建立透视感；由固定标本联系到活体，从而建立活体感。

随着现代科学技术的发展和进步，尤其是影像技术的不断升级更新，口腔颅颌面颈部解剖学的研究手段和研究方法也相应得到了极大的拓展，为临床应用提供了极大的帮助。

与邻近学科的关系 口腔颅颌面颈部解剖学是人体系统解剖学、局部解剖学的重要组成部分，同时又极大地丰富了与口腔医学相关的知识内容，尤其是口腔临床应用解剖与功能关系，是口腔临床医学的重要基础内容。

（郭 莲）

kǒuqiāng jiěpōu

口腔解剖（anatomy of oral cavity） 人体口腔及其周围局部区域的正常形态结构、功能活动规律。其研究目的在于阐明人体口腔及其周围器官形态、结构与毗邻，紧密结合临床应用，为后续的口腔医学专业课奠定必要的形态学基础。内容包括牙体解剖、口腔内器官及区域解剖结构，如唇、颊、舌、腭等。

口腔（图）的前界为唇，经上、下唇间的口裂与外界相通，后界由腭垂、腭舌弓和舌根共同组成的咽口通向口咽部，两侧壁为颊，上顶为腭，上底为舌下区域。以上下牙列、牙龈及牙槽黏膜为界，将口腔分为前外侧的口腔前庭和后内侧的固有口腔。在口腔前庭内具备临床意义的表面解剖标志如下：口腔前庭沟（口腔前庭的上下界，为唇、颊黏膜移行于牙槽黏膜的沟槽）、上唇系带及下唇系带、颊系带、腮腺管乳头、磨牙后区、翼下颌皱襞和颊垫尖等。

唇 构成口腔的前壁，分为上、下唇。两唇之间的裂隙称口裂，其两侧结合处称口角。上唇的外面正中线上有一纵行的浅沟称为人中，是人类特有的结构。

颊 构成口腔的两侧壁。上界为颧骨下缘，下界为下颌骨下缘，前以唇面沟、后以咬肌前缘为界。

舌 位于口腔底，是一肌性器官，具有感受味觉、协助咀嚼和吞咽食物以及辅助发音等功能。舌的形态分为上、下两面，上面称舌背，下面称舌腹。以呈"八"字形的界沟分为前 2/3 的舌体和后 1/3 的舌根，舌体的前端称舌尖。舌腹下面正中线上有一连于口腔底的黏膜皱襞，称舌系带，系

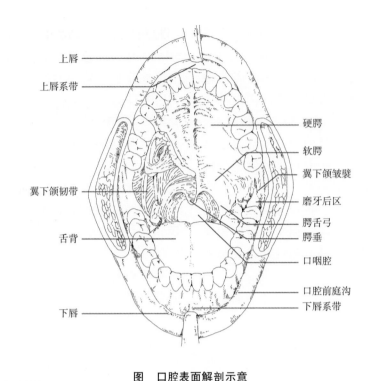

上唇
上唇系带
翼下颌韧带
舌背
下唇

硬腭
软腭
翼下颌皱襞
磨牙后区
腭舌弓
腭垂
口咽腔
口腔前庭沟
下唇系带

图 口腔表面解剖示意

带两侧各有一小黏膜隆起，称舌下阜，是下颌下腺与舌下腺大管的开口处。舌下阜的后外方延续为舌下襞，其深面埋舌下腺。

腭 构成固有口腔的顶。分隔口腔和鼻腔，参与发音、言语及吞咽等活动。其前 2/3 为硬腭，主要由腭骨为基础，覆盖黏膜而成。软腭后部斜向后下，称腭帆。腭帆后缘游离，中央有向下的突起称腭垂。腭垂的两侧有两对黏膜皱襞分别连于舌根和咽的侧壁，前方的一对称腭舌弓，后方的一对称腭咽弓。两弓间的窝称扁桃体窝，其内容纳腭扁桃体。腭垂、两侧的腭舌弓与舌根共同围成咽峡，是口腔与咽的分界线。

口腔为消化道的起始部分，具有重要的生理功能，口腔颌面结构参与了咀嚼、吮吸、吞咽、呕吐、呼吸、言语、发音以及表情等重要的生理活动。还参与消化过程，具有一般和特殊的感觉功能。

(刘来奎)

yájiěpōu

牙解剖（anatomy of tooth） 牙是在口腔内排列形成上下牙列、参与咀嚼的主要器官。

解剖结构 从牙体外部观察，每颗牙均由牙冠、牙根和牙颈 3 部分构成（图 1）。

牙冠 牙体外层被牙釉质覆盖的部分。又称解剖牙冠。牙冠与牙根以牙颈为界，是牙发挥咀嚼功能的主要部分。牙冠的形态因牙功能不同而有所差异，其形态和功能是相互制约、相互影响的。如前牙牙冠形态简单，邻面呈楔形，其功能主要与切割食物以及美观、发音有关；而后牙牙冠形态复杂，其功能主要与咀嚼活动有关。正常情况下，牙冠的大部分显露于口腔，牙冠与牙根以龈缘为界，其中龈缘上方的牙体部分称临床牙冠。

牙根 牙体被牙骨质覆盖的部分。牙根埋于牙槽骨中，是牙体的支持部分，起稳固牙体的作用。牙根的形态与数目因牙功能的不同而有所差异。如前牙多为单根；而磨牙通常有 2~3 个牙根，并且有一定的分叉度，以增强牙根在颌骨内的稳固性。牙根的尖端称为根尖，在每个牙根尖处通常有小孔，供牙髓的神经、血管通过，此孔称为根尖孔。在多根牙，牙颈至根分叉之间的部分称为根干，其间的距离称根干长度。

牙颈 牙冠与牙根交界处形成的弧形曲线。又称颈缘或颈线。

组织结构 通过纵剖面观察，牙体从组织学上可以分为牙釉质、牙本质、牙骨质 3 种硬组织和一种软组织——牙髓（图 2）。

牙釉质 覆盖于牙冠表层的、半透明的白色硬组织，是高度钙化的最坚硬的牙体组织，也是全身矿化组织中最坚硬的，对咀嚼压力和摩擦力具有高度耐受性。不同的牙或同一牙的不同部位其釉质厚度不同。恒切牙以切缘处釉质最厚，约 2mm；磨牙以牙尖处釉质最厚，约 2.5mm，至牙颈部釉质逐渐变薄。乳牙的牙釉质较薄，仅为 0.5~1.0mm。

牙骨质 覆盖在牙根表面的矿化硬组织。其组织结构与密质骨相似，呈淡黄色，比牙本质颜色略深，其硬度低于牙本质。近牙颈部牙骨质较薄，根尖和磨牙牙根分叉处较厚。牙骨质是维持牙和牙周组织联系的重要结构。牙骨质和牙釉质在牙颈部相接处称为釉牙骨质界，此界限是解剖牙冠与牙根的分界线。

牙本质 构成牙主体的硬组织，色淡黄，其冠部表面为牙釉质覆盖，而根部表面由牙骨质覆盖。主要功能是保护其内部的牙髓和支持其表面的牙釉质及牙骨质。牙本质硬度比釉质低，比骨组织高。由牙本质围成的腔隙称为髓腔，其内充满牙髓组织。

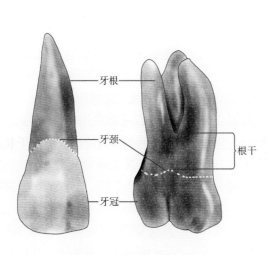

图 1　牙的外部形态示意

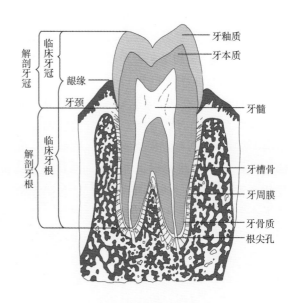

图 2　牙的组成示意

牙髓　牙体组织中唯一的软组织，是疏松结缔组织，位于由牙本质构成的髓腔中。其主要功能是形成牙本质，同时具有营养、感觉、防御、修复功能。牙髓中的血管、淋巴管和神经仅通过根尖孔与根尖部牙周组织相连通。

人类的牙不仅是直接行使咀嚼功能的器官，而且在辅助发音、言语以及保持面部形态协调美观等方面均具有重要作用。

（刘来奎）

héngyá jiěpōu

恒牙解剖（anatomy of permanent teeth）　恒牙是自 6 岁左右开始萌出和替换相应脱落乳牙的牙。是人类第二副牙，若因疾患或意外损伤脱落后再无牙替代。正常情况下，全口恒牙共 32 颗。

分类　食物进入口腔后，需经牙来切割、撕裂、捣碎和磨细，以有效完成咀嚼功能。根据此功能特性恒牙可分为切牙、尖牙、前磨牙和磨牙 4 类（图）。

切牙　位于口腔前部，上、下、左、右共 8 颗，包括上颌中切牙、侧切牙和下颌中切牙、侧切牙。牙冠简单，唇舌面呈梯形，邻面呈楔形，切端薄，牙根多为单根。主要功能是切割食物。

尖牙　位于口角处，俗称犬齿，上、下、左、右共 4 颗，包括上颌尖牙和下颌尖牙。牙冠较厚，唇舌面呈五边形，邻面呈楔形，切端有一长大的牙尖。尖牙牙根多为单根，长且粗壮。主要功能是穿刺和撕裂食物。

前磨牙　位于尖牙与磨牙之间。又称双尖牙。上、下、左、右共 8 颗，包括上颌第一、第二前磨牙和下颌第一、第二前磨牙。牙冠近似立方体形，颊舌面呈五边形，邻面呈四边形，咬合面有二尖（下颌第二前磨牙可能有三尖型）。牙根可分叉，以利于牙的稳固。主要功能是协助尖牙撕裂食物，并具有捣碎食物的作用。

磨牙　位于前磨牙远中，上、下、左、右共 12 颗，包括上颌第一、第二、第三磨牙和下颌第一、第二、第三磨牙。牙冠体积大，近似立方体形，颊舌面呈梯形，邻面呈四边形，咬合面大，𬌗面尖、窝、沟、隙较多，有 4~5 个牙尖。牙根为多根，可有 2~3 个。主要功能为磨细食物。

应用解剖　包括以下方面。

切牙类　①上颌中切牙位于牙弓前部，易因外伤而折断或脱落，缺损或缺失后对发音和面容美观有直接影响。修复治疗时所选择的人工牙形态、色泽应与面型及邻牙相协调。②切牙的邻面接触区及上颌侧切牙的舌侧窝顶端，因自洁作用差，常为龋的好发部位；而下颌切牙舌侧接近下颌下腺管开口处，发生龋病机会少，但舌侧颈部通常有牙石沉积。③上颌中切牙之间偶有额外牙，应及时拔除，以免造成牙列拥挤及咬合关系紊乱；上颌侧切牙常发生变异如锥形侧切牙，也偶有上颌侧切牙先天缺失者。④上颌中切牙牙根直且圆，拔除时可使用旋转力；上颌侧切牙牙根可有弯曲，拔除时应仔细；下颌切牙的牙根扁而窄长，拔除时不宜使用旋转力。

尖牙类　①尖牙位于口角处，牙根长而粗壮，能承受较大力，并具有支撑口角的作用。若上尖牙缺失，口角上部塌陷，影响面部美观。②尖牙牙冠各面光滑，自洁作用较好，较少发生龋病。③尖牙牙根较长，在牙槽窝内稳固，通常为口内保留时间最长久的牙，修复相关牙缺失时，多选此牙做基牙。④上颌尖牙的牙根为圆锥形单根并且较直，拔除时可使用旋转力；下颌尖牙的牙根稍扁圆，拔除时在松动后可适当配合较小的旋转力。

前磨牙类 ①前磨牙𬌗面的窝、沟、点隙及邻面都是龋的好发部位，行充填或修复时应注意恢复其正常解剖形态以及邻面接触区形态和位置，以免造成食物嵌塞。②由于第一磨牙缺失机会较多，第二前磨牙常作为修复第一磨牙的基牙。③由于上颌前磨牙牙根较扁或为双根，拔除时不可使用旋转力；下颌前磨牙多为单根，但因牙根较扁，根尖常有弯曲，拔除时主要使用摇力。④上颌前磨牙与上颌窦接近，根尖感染可能波及上颌窦；在取断根时应避免将断根推入上颌窦内。⑤前磨牙𬌗面中央窝有时可见一小牙尖，称中央尖或畸形中央尖，常因磨损使髓腔暴露，引起牙髓炎或根尖周炎。畸形中央尖多见于下颌第二前磨牙。⑥下颌前磨牙常作为寻找颏孔的标志。⑦前磨牙可发生错位、易位或额外牙。

磨牙类 ①第一磨牙萌出早，𬌗面窝、沟、点隙较多，易发生龋病，行充填或修复时应注意恢复其正常的解剖形态。②第一磨牙与第二乳磨牙形态相似，位置邻近，替牙𬌗期同时存在于口腔中，容易误认，拔第二乳磨牙时应注意鉴别。③上颌第二磨牙牙冠颊面正对的颊黏膜为腮腺管口的开口处；上颌第三磨牙可作为寻找腭大孔的标志。④第三磨牙易发生先天缺失或形态位置异常，常因阻生而引起冠周炎或第二磨牙龋病，应尽早拔除；若位置正常，且有正常咬合关系，则应保留。⑤拔除上、下颌磨牙时，应注意牙根的数目、分叉度和方向，以免牙根折断或牙根残留。⑥上、下颌第一磨牙的位置关系在建立正常咬合过程中起重要作用，故应尽量保留。如拔除也应尽早修复，以免邻牙移位而影响正常的咬合关系。⑦上颌磨牙与上颌窦关系密切，根尖感染可引起牙源性上颌窦炎，断根拔除时不应使用推力，以免断根进入上颌窦。下颌磨牙根尖与下颌管接近，断根拔除时，不宜使用压力，以免损伤下牙槽神经和血管。

(刘来奎)

rǔyá jiěpōu

乳牙解剖（anatomy of deciduous teeth）

乳牙是生后 6 个月左右开始萌出，至 2 岁半左右全部萌出的牙。是人类第一副牙。乳牙共 20 颗，上、下颌各 10 颗，位于中线两侧，左右成对排列。

分类 与恒牙比较，乳牙列中无乳前磨牙。根据牙的形态特点和功能特性，乳牙可分为乳切牙、乳尖牙和乳磨牙 3 类（图）。

乳切牙 位于中线两侧，上

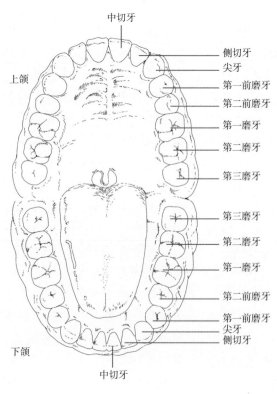

中切牙
侧切牙
尖牙
第一前磨牙
第二前磨牙
第一磨牙
第二磨牙
第三磨牙
上颌
第三磨牙
第二磨牙
第一磨牙
第二前磨牙
第一前磨牙
尖牙
侧切牙
中切牙
下颌

图 恒牙示意

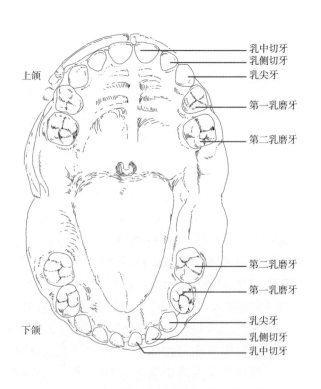

乳中切牙
乳侧切牙
乳尖牙
第一乳磨牙
第二乳磨牙
上颌
第二乳磨牙
第一乳磨牙
乳尖牙
乳侧切牙
乳中切牙
下颌

图 乳牙示意

下左右共 8 颗，包括上颌乳中切牙、上颌乳侧切牙、下颌乳中切牙及下颌乳侧切牙。

乳尖牙 位于乳侧切牙之后，上下左右共 4 颗，包括上颌乳尖牙和下颌乳尖牙。

乳磨牙 位于乳尖牙之后，上下左右共 8 颗，包括上颌第一、第二乳磨牙和下颌第一、第二乳磨牙。

特点 除下颌第一乳磨牙的形态特殊外，其余乳牙的解剖形态与相应恒牙相似。与恒牙比较，乳牙具有下列特点：①乳牙呈乳白色，体积较同名恒牙小，牙冠短而宽。②乳牙颈部缩窄，颈嵴突出，牙根明显缩小，冠根分明。③宽冠窄根是乳前牙特点，但上颌乳中切牙为宽冠宽根。④上颌乳尖牙的近中牙尖嵴长于远中牙尖嵴，是乳尖牙和恒尖牙中牙尖唯一偏远中者。⑤乳磨牙体积依次递增，下颌第二乳磨牙近中颊尖、远中颊尖和远中尖等大。乳磨牙𬌗方聚合度大，𬌗面缩窄，尖、嵴、窝、沟不清晰。⑥除上颌乳中切牙牙根扁宽外，其余乳前牙根细长，根尖均偏唇侧。乳磨牙根干特短，分叉度特大，上颌乳磨牙为 3 根，即近、远中颊根和舌根；下颌乳磨牙为 2 根，即近中根和远中根。

应用解剖 ①乳牙在口腔内存在的时间，短者 5~6 年，长者可达 10 年左右。在此期间，正值儿童全身及颌面部发育的重要阶段。因此，应早期重视儿童的口腔预防保健工作，对龋病应及时治疗，不应轻易拔除。②乳牙列的完整，对儿童咀嚼功能的良好发挥，以及促进儿童的健康成长均具有重要意义。③儿童在行使咀嚼功能时，咀嚼力经牙根传至颌骨，可促进颌骨的生长发育，

如无有效的咀嚼刺激，可导致颌骨发育不足，将成为牙颌畸形的病因之一。④乳牙健康和位置正常，可引导恒牙正常萌出。如乳牙早失，其前后邻牙均会向缺隙内倾斜或移位，使间隙缩小，其下方的恒牙萌出时则位置不足，导致错位萌出，成为错𬌗畸形的病因之一。如乳牙滞留，则恒牙将错位萌出。⑤乳前牙牙根舌侧有恒前牙胚，乳磨牙根分叉内有恒前磨牙胚。因此，乳牙治疗时，应避免损伤恒牙胚。

（刘来奎）

yásuǐqiāng jiěpōu

牙髓腔解剖 (anatomy of dental pulp cavity) 牙髓腔是由牙本质包被而成的位于牙体中央的腔隙。生理状态下充满牙髓组织，并通过根尖孔和侧、副孔与外界相通。

解剖结构 牙髓腔的形状与牙体的外形相似。根据所处位置的不同，牙髓腔被划分为髓室和根管两个部分。

髓室 主要位于牙冠部，由髓室顶、髓室底和髓室侧壁构成。在髓室顶尚可见伸向牙尖的髓角，而在髓室底可见与根管相移行的根管口。

根管 位于牙根部，是牙髓腔除髓室以外的管道部分。由于根管的结构比较复杂，通常被称作根管系统。根管系统可以表现为狭义的根管，也可以表现为根管、根管侧支、副根管、根尖分叉、根尖分歧及管间吻合等。一个牙根内可以有一个根管，也可以有多个根管，并且在多根管的牙根内，由于根管间的合并或根管分叉，在同一牙根的不同部位根管的数目可能不尽相同。为了准确描述根管系统的形态学特征，有学者 1974 年通过大量研究将根管形态细分为 8 型。

髓腔形态 随着年龄增长而不断变化。随着继发性牙本质的沉积，髓腔体积逐渐缩小，根管变细，根尖孔变窄；由于髓室顶和髓室底沉积的牙本质相对较多，致使髓室高度明显降低，有的髓室部分或全部被阻塞。创伤性刺激对牙髓腔形态也有明显影响，在刺激源相对应的髓腔壁上可以形成第三期牙本质，并且第三期牙本质形成的量依刺激持续时间和刺激强度的不同而不同。局限性第三期牙本质的形成可使局部牙髓腔形态发生改变，髓腔体积缩小。

特点 乳牙髓腔与恒牙髓腔基本相似，但也有其形态特点。乳牙髓腔在牙体中所占比例较大，表现为髓室大、髓角高、根管粗、根尖孔大；乳牙髓腔壁薄，表现为牙本质厚度有限，髓腔壁与牙体表面的距离较小；乳牙髓腔的髓室顶和髓角多位于牙冠中部；与牙冠的高度相比，乳牙的根管较长。

（郭 莲 赵守亮）

è-yānbùjī jiěpōu

腭咽部肌解剖 (anatomy of muscles of palate and pharynx)

腭咽部肌是构成软腭和咽壁的肌群。包括腭部肌和咽部肌。腭部肌和咽部肌协调运动控制腭咽闭合，参与完成言语、吞咽和呼吸等重要的功能活动。

腭部肌 由腭帆张肌、腭帆提肌、腭舌肌、腭咽肌及腭垂肌 5 对肌组成，它们共同构成软腭的主体（图 1）。

腭帆张肌 位于翼突内侧板、咽鼓管、腭帆提肌的外侧，为一对三角形的薄肌。此肌纤维大部分起自咽鼓管软骨外侧壁及咽鼓管膜等处，其余部分起自翼内板的基部。肌束向前下方经咽鼓管

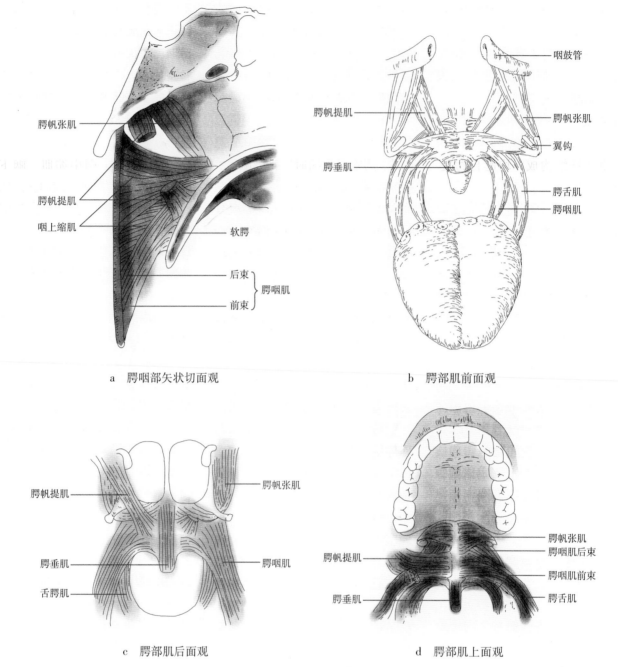

a　腭咽部矢状切面观

b　腭部肌前面观

c　腭部肌后面观

d　腭部肌上面观

图 1　腭部肌示意

膜板、腭帆提肌与翼内肌之间，逐渐聚集移行成小腱，绕过翼钩，约呈直角转向中线，腱纤维呈扇形分散，与对侧腱纤维相连，编入腭腱膜，部分止于骨性硬腭后缘。腭帆张肌的主要作用是拉紧软腭，特别是软腭前部，并牵引咽鼓管外侧壁向外下方，使咽鼓管扩大。此肌收缩可轻度下压软腭前部，有助于腭咽闭合；单侧收缩可将软腭拉向一侧。

腭帆提肌　位于腭帆张肌后内侧，为一对扁圆柱形的小肌。此肌起自颞骨岩部下方颈动脉管的前内侧，肌束向前内走行，越过咽上缩肌上缘，进入咽壁，沿咽鼓管咽口下方向前内下斜行，止于腭腱膜背面。在进入软腭时位于肌性腭垂和腭咽肌前份之间，左右侧大部分的纤维在中线汇合，小部分肌纤维向前附着于腭腱膜。腭帆提肌的作用是上提软腭，缩窄咽鼓管管腔及咽口。此肌是完成腭咽闭合最重要的肌肉之一。

腭舌肌　位于腭舌弓内，为细长柱状的小肌束，中部狭窄，上、下端稍宽阔。此肌起自腭腱膜，肌束向前、向下、向外走行至舌侧缘和舌背，部分纤维进入舌实质与舌横肌交织。此外，尚有部分纤维与茎突舌肌和舌骨舌肌的纤维束联合。腭舌肌收缩时可抬高舌根，下降腭帆，紧张腭舌弓，使双侧腭舌弓靠近，缩小咽峡。

腭咽肌　位于腭咽弓内，比腭舌肌大，上、下两端皆宽阔，中部稍狭窄呈柱状（图1）。此肌由两束肌纤维构成，均起自腭腱膜背面，两者之间有腭帆提肌。前部肌束起自硬腭后缘和腭腱膜，并有部分纤维越过中线与对侧纤维交叉；后部肌束与腭咽部黏膜相连，此部纤维在中线处与对侧腭咽肌的后束相吻合。在软腭的后外侧缘，两束肌纤维汇合，在

腭扁桃体后方行向外下，经咽鼓管咽肌（此肌部分肌纤维加入腭咽肌）后内侧并与其紧邻，共同附着于甲状软骨后缘。另有部分肌纤维止于咽侧壁，附着于咽基部筋膜；其他纤维在后方越过中线与对侧纤维交叉。因此，腭咽肌在咽壁上形成了不连续的纵行肌层。腭咽肌收缩时紧张腭咽弓，使其两侧向中线靠拢，缩小咽峡；吞咽时向后下方牵引腭帆，使其游离缘与咽后壁相接触，将口咽腔与鼻咽腔隔开，避免食物误入鼻腔；可协助上提咽和喉。

腭垂肌　位于腭垂内的一对小肌束，起自腭骨鼻后嵴及腭腱

膜，肌束下行止于腭垂尖端的黏膜下。此肌在整个行程中，两侧肌纤维多有相互交叉和吻合。腭垂肌收缩可牵引腭垂向后上方，并使其缩短；通过回缩腭垂，使软腭中1/3增厚，协助腭帆提肌使腭咽闭合。

咽部肌　由3对斜行的咽缩肌（咽上缩肌、咽中缩肌、咽下缩肌）以及3对纵行的咽提肌（茎突咽肌、腭咽肌、咽鼓管咽肌）组成（图2）。

咽上缩肌　略呈方形的薄板状扁肌，是三块缩肌中最薄的一块。此肌根据起点可分为翼咽部、颊咽部、下颌咽部及舌咽部

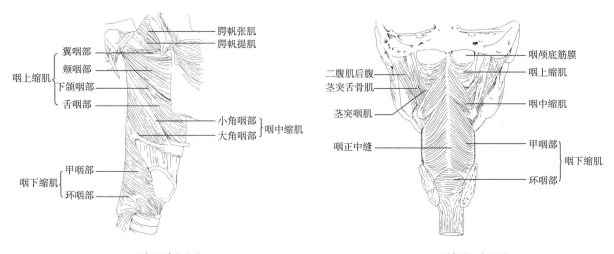

a　咽部肌侧面观

b　咽部肌后面观

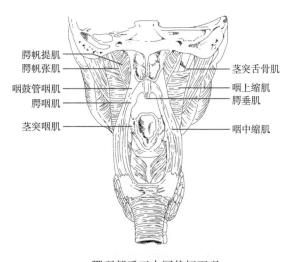

c　腭咽部后正中冠状切面观

图2　咽部肌示意

4 部分，分别起于翼钩、翼突下颌缝、下颌舌骨线的后端和舌根侧缘。上述各部分肌束略呈水平位向后内弯曲包绕咽侧壁及咽后壁，并沿中线与对侧同名肌汇合形成咽正中缝；部分纤维以腱膜附着在枕骨基部的咽结节。咽上缩肌的上缘未到达颅底，与枕骨基底部之间形成一间隙，被咽颅底筋膜所封闭。咽鼓管和腭帆张肌穿经此膜，并与部分咽上缩肌纤维共同构成咽隐窝的后外侧壁。咽上缩肌的下份纤维与咽中缩肌重叠。

咽中缩肌　呈扇形，起于舌骨大角、小角、茎突舌骨韧带下部，其中起自舌骨小角和茎突舌骨韧带下部的肌纤维称为小角咽部；起自舌骨大角的肌纤维，称为大角咽部。两束肌纤维向后向内围绕咽后壁呈肩状分布，其中上部纤维斜行向上覆盖咽上缩肌的下部，中部纤维呈水平位横行向后，下部纤维在咽下缩肌深面下行至咽的下端。以上各部纤维均在咽后壁中线处与对侧同名肌汇合止于咽正中缝。

咽下缩肌　三对咽缩肌中最厚的一对。根据此肌起点，可将其分为两部分，起自环状软骨后外侧缘的部分称为环咽部；起始于甲状软骨斜线及线后部的软骨面、甲状软骨后缘及其下角的部分称为甲咽部。环咽肌位于咽与食管相连接处，其纤维几乎呈水平位或稍向下的弓形，与食管的环形纤维相连；甲咽肌的纤维斜行向上遮盖大部分咽中缩肌，行至后方中线处与对侧交叉止于咽正中缝。3 对咽缩肌自下而上依次呈叠瓦状排列，即咽下缩肌覆盖咽中缩肌下部，咽中缩肌又覆盖咽上缩肌下部。3 对咽缩肌收缩时，缩小咽腔。吞咽食物时，

咽缩肌自上而下依次收缩，压挤食团经咽进入食管。咽上缩肌的上份在腭咽闭合过程中起一定的作用。

茎突咽肌　为细长形肌，上部呈圆柱状，下部扁平。此肌起自茎突基部内侧，沿咽侧壁经咽上缩肌和咽中缩肌之间下行，分散止于咽中缩肌上缘和咽后壁。其中部分肌纤维随着腭咽肌，经扁桃体窝的外侧壁下降，止于甲状软骨后缘；另一部分肌纤维经梨状隐窝上缘的咽会厌襞内，行至会厌前面。茎突咽肌主要作用为上提咽，并缩短咽腔。由于茎突咽肌收缩时将咽壁向外上方牵引，故缩短咽腔同时可扩大咽腔。

腭咽肌　位于茎突咽肌的内侧，起自软腭，经腭咽弓止于咽侧壁及甲状软骨后缘（见腭部肌）。

咽鼓管咽肌　起于咽鼓管咽口周围的咽鼓管软骨的下部，行向下与腭咽肌纤维混合，止于咽壁。部分人缺如此肌，其被认为是腭咽肌终止于咽鼓管软骨的部分纤维。咽鼓管咽肌收缩，可上提茎突咽肌附着以上部位的咽侧壁。纵行的咽提肌主要位于咽缩肌内面，各肌束贴近咽纤维膜下行，下端分散止于由咽缩肌形成的咽壁。各组咽提肌收缩，除向上提咽，协调吞咽动作，还可上提喉以封闭喉口。

腭肌和咽肌协同收缩控制腭咽闭合，配合完成言语、吞咽及呼吸等重要功能活动。腭咽闭合是指鼻咽部的咽腔缩小，与向后运动的软腭形成广泛而密切的接触，从而分隔鼻咽腔和口咽腔。完好的腭咽闭合可保证清晰的发音，避免吞咽初期食物进入鼻腔，有助于控制咽鼓管咽口的开放与关闭。

（刘　静）

shéjī jiěpōu
舌肌解剖（anatomy of linguales）

舌肌是构成舌实质的肌群，具有运动舌的功能。分为舌内肌和舌外肌两组。凡肌纤维起、止均在舌内者称舌内肌；起自舌体以外某些部位，止于舌内者称舌外肌。全部舌肌在舌内被舌中隔分为左、右对称的两部分，故舌肌在舌内呈左右对称的同形肌群。借助各种舌肌舒缩的相互协同作用，不仅可以不断变换舌的位置，而且也可使舌体呈现多种形状。舌内、外肌共同作用使舌的运动复杂而灵活，使其在咀嚼搅拌、发音、吮吸、吞咽中起到非常重要的作用。

舌内肌　主要由纵向、横向及垂直向 3 种不同方向的肌束，在舌内相互交织而成。包括上纵肌、下纵肌、舌横肌和舌垂直肌（图 1）。

上纵肌　位于舌背黏膜下方，由许多细小的纵行和斜行的肌纤维束构成。此肌起于舌根部黏膜下的纤维层和舌中隔，向前抵达舌尖的边缘，沿途有部分纤维止于舌黏膜。

下纵肌　位于舌下面黏膜深处，颏舌肌和舌骨舌肌之间，为细长带状肌。此肌起自舌根向前延伸至舌尖，部分纤维附着于舌骨体，肌束前端与茎突舌肌纤维混合交织，抵止于舌尖部的舌黏膜。此肌是唯一能用解剖方法分离出的舌内肌。

舌横肌　位于上、下纵肌之间，由许多横行的小肌束组成。起于舌中隔，向外侧横行，与舌垂直肌纤维相交错，止于舌背、舌侧缘的黏膜下纤维组织。因舌尖部舌中隔不完整，此肌部分肌纤维可穿过舌中隔与对侧纤维交叉。近舌根部，此肌部分纤维进

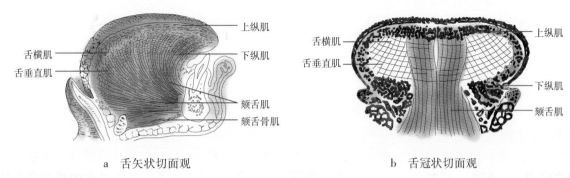

a　舌矢状切面观　　　　　　　　　　b　舌冠状切面观

图 1　舌内肌示意

入腭舌弓并入腭舌肌。

舌垂直肌　舌内肌中最薄弱的肌束，但舌侧缘及舌尖附近较发达。肌束起自舌背腱膜，直贯舌质，达舌下面黏膜。此肌纤维与舌横肌和上、下纵肌纤维相互垂直交错，并与颏舌肌和舌骨舌肌纤维混合交织。

舌内肌收缩可改变舌的形态。上、下纵肌同时收缩，可使舌体缩短；上纵肌单独收缩，使舌尖及其两侧缘上卷，舌背凹陷；下纵肌单独收缩时，则舌尖向下，舌背隆起。舌横肌收缩时，使舌横径变短，舌体变厚，舌侧缘上卷。舌垂直肌收缩，可使舌体变薄、变宽。在行使咀嚼和言语功能时，单条肌肉或成对肌肉的多向联合收缩可使舌的运动灵活而精细。

舌外肌　包括颏舌肌、舌骨舌肌、小角舌肌、茎突舌肌和腭舌肌（图 2）。

颏舌肌　位于中线附近且与中线平行的三角形肌，以短腱起自下颌骨联合内面的上颏棘及邻近部位，肌纤维向后、向上做扇形延伸，其下部纤维以一层薄的腱膜附着于舌骨体上部，并有少量纤维经舌骨舌肌与小角舌肌之间加入咽中缩肌；中部纤维向后止于舌根部；上部纤维则向上、向前进入舌腹，从舌根一直延续

到舌尖，与舌内肌混合交织。两侧的颏舌肌在舌后部完全被舌中隔分隔，而在舌前部有部分纤维与对侧纤维互相交错排列。两侧颏舌肌同时收缩，可牵拉舌向前，使舌尖伸出口腔，同时舌体向下，舌背凹陷；单侧收缩使舌尖伸向对侧。由于颏舌肌起点位置靠近舌的前方，故借助肌张力可阻止舌向后下下降，防止造成呼吸道梗阻。

舌骨舌肌　四边形薄肌，起自舌骨体侧部的前面和舌骨大角全长，行向前上方，经茎突舌肌的内侧与下纵肌的外侧之间进入舌的侧部。舌骨舌肌收缩可牵拉舌向后下。

小角舌肌　常被认为是舌骨舌肌的一部分，由走向咽侧壁的

颏舌肌部分纤维将其与舌骨舌肌分开。此肌起于舌骨小角基底部的内侧面及其附近的部分舌骨体，经舌骨舌肌与颏舌肌之间上行并入舌内肌。偶尔还有起于甲状舌骨韧带中的麦粒软骨的少量肌纤维与舌骨舌肌后部纤维一起加入舌内。小角舌肌的主要作用是协助舌骨舌肌牵拉舌下降。

茎突舌肌　起自茎突的 3 块肌肉中最小最短的一块。此肌起于茎突的前及外侧面、茎突尖和茎突下颌韧带的上端，行向下前方，肌末段的纤维分纵行和斜行两部分，前者沿舌侧缘下面向前，在舌骨舌肌的前方加入下纵肌；后者与舌骨舌肌纤维交叉汇合入此肌。茎突舌肌的作用是牵拉舌向后上方。

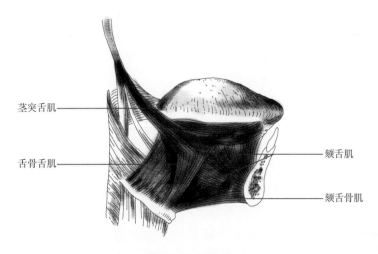

图 2　舌外肌示意

腭舌肌 并非真性舌外肌，肌束很小，自软腭下行至舌背的后外侧，同表面的黏膜皱襞一起构成腭舌弓（见腭部肌）。

（刘 静）

lúhémiàn jiěpōu

颅颌面解剖（craniomaxillofacial anatomy）

颅、颌、面诸部位的正常形态结构、功能活动规律。其研究目的在于阐明颅、颌、面的层次和器官形态，辨识其结构特点及毗邻关系，掌握其功能活动原理、发生条件及其影响因素，紧密地联系临床实践，从而为口腔临床医学课程奠定必要的基础。研究范围为自颅顶至下颌骨下，自颅面的前部向后至枕部的区域。所涉及的系统解剖内容包括颅颌面区域的颅骨和颌骨，颅颌部的神经、肌群及血管和淋巴系统、颞颌关节、大小唾液腺；涉及区域解剖内容主要包括：面部分区、面部表面解剖标志、面部比例关系、面部皮肤皱纹线、腮腺咬肌区、面侧深区、面颈部疏松结缔组织间隙等。

（马 秦）

miànbù fēnqū

面部分区（facial zone）

根据颌面部形态和解剖特点，将面部分为不同的区域（图）。①额面区：上界为发际，下界为眶上缘，两侧为上颞线。②颞面区：后界为发际，下界为颧弓上缘，前上界为上颞线。③眶区：四周以眶缘为界。④鼻区：上界为鼻根点，下界为鼻底，两侧界为内眦与鼻翼点的连线。⑤唇区：上界为鼻底，两侧界为唇面沟，下以颏唇沟与颏区分界。⑥颊区：前界为唇区和颏区，后界为咬肌前缘，上邻眶下区和颧区，下界为下颌下缘。⑦眶下区：上界为眶下缘，内邻鼻区，外侧界为上颌骨颧突根部的垂线，下界为唇面沟中点至上颌骨颧突根下缘的连线。⑧颧区：上界为颧弓上缘，下界为颧骨下缘，前界为上颌骨颧突根部，后界为颧弓后端。⑨颏区：上界为颏唇沟，两侧界为口角的垂线，下界为下颌下缘。⑩腮腺咬肌区：上界为颧弓及外耳道下缘，前界为咬肌前缘，后界为胸锁乳突肌、乳突、二腹肌后腹的前缘，下以下颌下缘为界。⑪面侧深区：位于颧弓和下颌支的深面，前界为上颌骨的后面，后界为腮腺深叶，内为翼外板，外以下颌支为界。此区也是颞下间隙及翼颌间隙的范围。

（马 秦）

miànbù biǎomiàn jiěpōu biāozhì

面部表面解剖标志（facial surface landmarks）

面部表面某些部分形成的隆起或凹陷，可看到或摸到的表面标志。自睑裂向下包括睑裂、睑内侧联合和睑外侧联合、内眦和外眦、鼻根、鼻尖和鼻背、鼻底和鼻孔、鼻小柱与鼻下点、鼻唇沟、口裂、口角、唇红、人中、人中嵴、耳屏等结构，此外还包括面部常用测量点及体表投影的内容。

表面解剖标志 包括以下结构。①睑裂：上睑和下睑之间的裂隙。正常睑裂宽度约为3.5cm，高度为1.0～1.2cm。睑裂的宽度常作为面部垂直比例的参考长度。②睑内侧联合和睑外侧联合：上下眼睑在内侧和外侧的结合处。③内眦和外眦：睑内侧联合和睑外侧联合所成的角点。外眦较内眦高3～4mm。④鼻根、鼻尖和鼻背：外鼻上端连于额部处称为鼻根；前下端隆起处称鼻尖；鼻根与鼻尖之间称为鼻背。⑤鼻底和鼻孔：锥形外鼻之底称鼻底。鼻底上有左、右卵圆形孔，称为鼻孔，又称鼻前孔。⑥鼻小柱和鼻翼：两侧鼻前孔之间的隆嵴称为鼻小柱，鼻孔外侧的隆起称鼻翼。⑦鼻唇沟：鼻面沟和唇面沟的总称。鼻面沟是鼻外侧的长形凹陷，唇面沟为上唇与颊部之间的斜行凹陷。沿鼻面沟、唇面沟做手术切口，愈合后瘢痕不明显。⑧口裂：上唇与下唇之间的横向裂隙。⑨口角：口裂两端为口角，其正常位置约相当于尖牙与第一前磨牙之间。唇红为上、下唇皮肤与

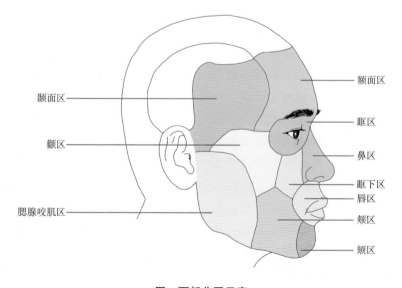

颞面区
颧区
腮腺咬肌区
额面区
眶区
鼻区
眶下区
唇区
颊区
颏区

图 面部分区示意

黏膜的移行区。⑩唇红缘：唇红与皮肤之交界处。⑪人中：上唇皮肤表面正中，由鼻小柱向下至唇红缘的纵行浅沟。⑫人中嵴：人中的两侧各有一条与其并行的皮肤嵴，自鼻孔底内下方伸延至唇峰。⑬颏唇沟：下唇与颏部之间的横向凹陷。⑭耳屏：外耳道前方之结节状突起，临床常在其前方，颧弓根部之下，检查下颌骨髁突的活动情况。

常用测量点及体表投影 主要包括以下标志。①眉间点：左右眉头间的正中点。②鼻根点：额鼻缝（额骨与鼻骨相交之处）与正中矢状面的交点，位于鼻根最凹处的稍上方。③鼻尖点：鼻尖部的最突点。④鼻下点：鼻小柱与上唇的连接点。⑤鼻翼点：鼻翼外缘的最突点。⑥颏上点：颏唇沟与正中矢状面之交点。⑦颏前点：颏部正中的最前点。⑧颏下点：颏部的最低点，常用于面部距离的测量。⑨腮腺导管：耳垂至鼻翼与口角间中点连线的中 1/3 段。⑩眶上孔（眶上切迹）：眶上缘中、内 1/3 交界点，距正中线约 2.5cm，眶上神经、血管由此孔通过。⑪眶下孔：位于眼眶下缘中点下方 0.5～1cm 处，眶下神经、血管由此孔通过。⑫颏孔：位于第一、二前磨牙之间的下方，下颌体上、下缘之间中点微上方，距正中线 2～3cm，颏神经、血管由此孔通过。⑬面神经出茎乳孔的位置：成人位于乳突前缘中点或乳突尖端上方约 1cm 处，距皮肤 2～3cm。

（马 秦）

miànbù bǐlì guānxì

面部比例关系 （facial proportions） 面部不同部分之间存在不同比例关系，从而达到面部总体平衡协调的结果，包括面部水平比例与面部垂直比例。这些比例关系，对于矫正面部畸形的手术治疗有重要的参考意义。

水平比例 面部长度的比例，即"三停"，又可分为"大三停"、"小三停"。大三停：即眉间点、鼻下点做横线，可将面部分为水平三等分。小三停：鼻下点至口裂点、口裂点至颏上点、颏上点至颏下点又将面下 1/3 分为 3 个基本相等的部分。

垂直比例 面部正面宽度的比例。沿两眼内外眦做垂线，可将面部在眼裂水平分为五等分。黄金比，又称黄金分割，指当短段与长段相比，比值为 0.618 时最美。头面部各器官和部位间也存在这种关系。额至眼外眦距比额至发际距、额至口裂距比额至鼻翼间距、眼外眦距与面宽度间距比、口裂宽度与眼外眦间距比、鼻底宽与口裂宽度比等都存在黄金比例的关系。面部对称是以面部中线为准，面部左右两部分在形态、大小为一一对称的关系。以面部中线为轴的左右对称是面部美的重要标志之一。具有上述的水平和垂直比例关系的面形，被认为是协调的和符合美学的。

（马 秦）

miànbù pífū zhòuwénxiàn

面部皮肤皱纹线 （facial skin crease） 面部皮肤表面的细纹或深沟。根据形成原因可以分为动力性皱纹线和重力性皱纹线两类。

动力性皱纹线 面部表情肌收缩时其浅表皮肤未能相应收缩的结果。表情肌属于皮肌，起于骨面或筋膜，止于皮肤，收缩时肌纤维缩短，牵引皮肤形成与肌纤维长轴相垂直的皮肤皱纹线。此线形成后，即使此部表情肌不收缩，皱纹线亦不会完全消失。动力性皱纹线为老化的征象。面部主要的动力性皱纹线：①额纹：俗称抬头纹，位于眉与前额发际之间，横向排列，与额肌纤维方向垂直，为额肌收缩所致。②眉间纹：位于两眉之间，垂直走向，下部皱纹常向两侧略呈"八"字形展开，与眉间肌纤维方向垂直，为此肌收缩所致。③鼻根纹：位于鼻根部，横向排列，为纵行降眉间肌收缩所致。④眼睑纹：上睑纹中部垂直，内、外侧部分别向内、外上方辐射；下睑纹垂直方向或稍斜向外下，为环形眼轮匝肌收缩所致。⑤鱼尾纹：位于外眦附近，皱纹粗细不等，呈放射状排列，为环形眼轮匝肌收缩所致。⑥颊纹：位于颊部，鼻唇沟纹外侧，略与鼻唇沟纹平行，为颊肌收缩所致。⑦唇纹：位于上、下唇皮肤表面，唇中部者呈垂直状，两侧者上、下唇皱纹分别向外上或外下斜行，在口角附近呈放射状排列。唇纹为环形口轮匝肌收缩所致。⑧颏纹：位于颏部，横向排列，为降下唇肌收缩所致。⑨鼻唇沟纹：构成鼻唇沟外侧缘，此纹系上唇外上方呈放射状排列的表情肌收缩所致。

重力性皱纹线 皮下脂肪减少、肌肉松弛、骨萎缩和皮肤弹性减弱松弛下垂所致。①上睑部：皮肤下垂形成"肿眼泡"。②下睑部：眶隔萎缩，眶内脂肪疝出，致皮肤臃肿下垂，形成"眼袋"。③纹理线：皮肤中还有另一种天然存在的纹理线，即兰格（Langer）皮肤裂线，它的排列方向与皮肤真皮内胶原纤维的排列方向一致。皱纹线与兰格线形成的原因虽不同，但在面部的大部分范围内，两者的走向基本是相似的。认为面部皮肤皱纹线明显时，则首选其为切口方向；不明显时，则按兰格线做切口。

（马 秦）

sāixiàn yǎojīqū

腮腺咬肌区（parotideomasseteric region）

面部腮腺和咬肌及其浅面的软组织所在的局部解剖区域，面部两侧各有一个。

边界　前界为咬肌前缘，后界为胸锁乳突肌、乳突和二腹肌后腹前缘，上界为颧弓和外耳道，下界为下颌骨下缘，内侧为咽旁间隙，外侧以皮肤覆盖。

层次　由浅至深依次为：①皮肤。②皮下组织：内含颈阔肌上部，在腮腺区有耳前淋巴结及耳大神经，在咬肌区有面神经部分分支及腮腺管。③腮腺咬肌筋膜：腮腺咬肌筋膜来自颈深筋膜浅层，筋膜在腮腺后缘分为浅、深两层，包被腮腺，形成腮腺鞘。④腮腺：常以面神经主干和分支平面为界，将腮腺分为浅、深两叶，分别位于面神经主干和分支的浅面和深面。腮腺管由腮腺浅叶前缘发出，在颧弓下约1.5cm处穿出腮腺鞘，向前走行于腮腺咬肌筋膜浅面，与颧弓平行，在咬肌前缘穿入颊肌，开口于上颌第二磨牙牙冠颊面相对应的颊黏膜上。在颧弓与腮腺管之间或有形态大小不同的孤立小腺体，为副腮腺，其腺管汇入腮腺管。⑤穿经腮腺的主要神经、血管：面神经从腮腺后内面进入腮腺，由后向前越过上、下行走的下颌后静脉及颈外动脉浅面。在下颌支的后方，分为颞面干与颈面干。颞面干较粗，行向前上；颈面干较细，沿下颌支后缘并行向下，由两干发出9~12条神经，形成5组分支，即颞支、颧支、颊支、下颌缘支和颈支。颞浅静脉自腮腺前内面穿入腮腺，与上颌静脉合成下颌后静脉。此静脉在腮腺

内分前后两支，前支与面静脉合成面总静脉，后支与耳后静脉合成颈外静脉。颈外动脉自甲状软骨上缘平面从颈总动脉分出，上行达下颌后窝，初居腺之深面，继在下颌支中、下1/3交界处进入腮腺（有时经过腮腺深面），分为上颌动脉及颞浅动脉两个终支。⑥腮腺深叶深面的血管、神经：茎突诸肌及围以疏松结缔组织的深部血管、神经，包括颈内动脉、颈内静脉、舌咽神经、迷走神经、副神经和舌下神经，茎突诸肌及颈内静脉紧邻腮腺深叶的深面，更深层则为颈内动脉和第9~12对脑神经。⑦咬肌：咬肌后上部为腮腺浅叶所覆盖，前下部覆以咬肌筋膜，筋膜浅面自上而下有面横动脉、面神经上颊支、腮腺管、面神经下颊支和面神经下颌缘支穿过。

（马 秦）

miàncè shēnqū

面侧深区（lateral facial deep region）

腮腺咬肌区前部深面的解剖区域。面部左右各有一个。

边界　前界为上颌骨的后面，后界为腮腺鞘，外侧为下颌骨升支，内侧为翼外板，上方为蝶骨大翼的颞下面。

层次　此区内含有翼内肌、翼外肌、颌内动脉及其分支、三叉神经下颌支及其分支、翼丛及疏松结缔组织，这些组织交错排列，大致分层如下。

翼丛　下颌骨升支内侧是翼丛，紧贴升支内侧骨膜，交错的网状静脉丛向后汇入颌内静脉，在前方通过面深静脉与面前静脉交通。翼丛深面为动脉和神经的分支。

颌内动脉及其分支　颌内动脉在翼外肌的表面自后向前，通过翼外肌上下头之间进入翼腭窝，

沿途发出很多分支。其中脑膜中动脉经棘孔进入颅腔供应硬脑膜。下牙槽动脉与同名神经进入下颌管，其主干及分支供应下颌骨、下颌牙、牙槽突、牙周膜及牙龈。上牙槽后动脉通过上颌骨牙槽孔及颊侧牙龈，供应上颌磨牙、前磨牙及其牙槽骨、颊侧黏膜和牙龈及上颌窦。眶下动脉经眶下裂入眼眶，再经眶下沟入眶下管，出眶下孔至面部，沿途供应颊的前部、上唇根部、唇侧牙龈、上颌前牙、牙周组织及上颌窦等。腭降动脉下行于翼腭管，供应硬腭、软腭和腭扁桃体等。蝶腭动脉通过同名孔进入鼻腔，供应鼻腔外侧壁、鼻窦及鼻中隔等。下颌骨髁突颈部骨折时，亦可能伤及内侧的上颌动脉。

翼外肌与下颌神经　下颌神经及其分支与翼外肌关系密切。此神经出卵圆孔后即位于翼外肌深面，几乎立即分支：颞深前后神经和咬肌神经从翼外肌上缘穿出，分布于颞肌和咬肌；颊神经从翼外肌两头之间穿出，行于舌神经的前方，分布于颊部皮肤、黏膜及颊侧牙龈；舌神经位于翼内肌表面，恰在下牙槽神经的前方和稍内侧，鼓索在离卵圆孔附近进入舌神经；下牙槽神经通过翼外肌下缘进入翼颌间隙，伴行同名动脉和静脉，沿翼内肌外侧进入下颌孔。下牙槽神经在进入下颌孔之前发出下颌舌骨肌神经，支配二腹肌前腹和下颌舌骨肌；耳颞神经向后经翼外肌及髁突颈部的深面，至其后方进入腮腺。

（马 秦）

miàn-jǐngbù shūsōngjiédìzǔzhī jiānxì

面颈部疏松结缔组织间隙（faciocervical areolar tissue space）

位于颅底，上、下颌骨，颈部及其周围的筋膜间、筋

膜与肌肉间、肌肉与肌肉间、肌肉与骨膜间，以及骨膜与骨膜之间的潜在疏松结缔组织间隙。面颈部各间隙均为疏松结缔组织所充满，并有血管、神经等穿行。疏松结缔组织伴随血管、神经束，从一个间隙进入另一个间隙，使面颈部相邻的间隙彼此通连。发生感染时，容易向相邻的间隙扩散。根据解剖结构和部位可以分为不同间隙，如眶下间隙、颊间隙、颞间隙、咬肌间隙、翼下颌间隙、舌下间隙、咽旁间隙、下颌下间隙、颏下间隙等。

眶下间隙　位于眼眶下方、上颌骨前壁与面部表情肌之间。其上界为眶下缘，下界为上颌骨牙槽突，内界为鼻侧缘，外界为颧骨。间隙中有从眶下孔穿出之眶下神经、血管以及眶下淋巴结，还有行走于肌间的内眦动脉、面前静脉及其与眼静脉、眶下静脉、面深静脉的交通支。

颊间隙　位于颊部皮肤与颊黏膜之间颊肌周围的间隙。其上界为颧骨下缘，下界为下颌骨下缘，前界从颧骨下缘至鼻唇沟经口角至下颌骨下缘的连线，后界浅面相当于咬肌前缘，深面为翼下颌韧带。间隙内除含疏松结缔组织、脂肪组织及颊脂垫外，尚有面神经分支、腮腺导管、面动脉、面前静脉通过，颊淋巴结、颌上淋巴结等位于其中。

颞间隙　位于颧弓上方的颞区，借颞肌分为颞浅与颞深两间隙；借脂肪结缔组织与颞下间隙、咬肌间隙、翼下颌间隙、颊间隙相通。

咬肌间隙　位于咬肌与下颌支外侧骨壁之间。前界为咬肌前缘，后界为下颌支后缘，上平颧弓下缘，下以咬肌在下颌支附着为界。由于咬肌在下颌支及下颌

角附着宽广紧密，故潜在性咬肌间隙存在于下颌支上段的外侧部位，借颊脂垫、咬肌神经和血管与颊间隙、翼下颌间隙、颞间隙、颞下间隙等相通。

翼下颌间隙　位于下颌支内侧骨壁与翼内肌外侧面之间。前界为颞肌及颊肌；后界为腮腺鞘；上界为翼外肌的下缘；下界为翼内肌附着于下颌支处。呈底在上、尖在下的三角形。此间隙中有从颅底卵圆孔出颅之下颌神经分支及下牙槽动、静脉穿过，借疏松结缔组织与相邻的颞下间隙、颞间隙、颊间隙、下颌下间隙、舌下间隙、咽旁间隙、咬肌间隙等相通；经颅底血管、神经还可通入颅内。

舌下间隙　位于舌和口底黏膜之下，下颌舌骨肌及舌骨舌肌之上。前界及两侧为下颌体的内侧面；后部止于舌根。由颏舌肌及颏舌骨肌又可将舌下间隙分为左右两部分，二者在舌下肉阜深面相连通。舌下间隙后上与咽旁间隙、翼下颌间隙相通，后下通入下颌下间隙。

咽旁间隙　位于咽腔侧方的咽上缩肌与翼内肌和腮腺深叶之间。前界为翼下颌韧带及下颌腺上缘；后界为椎前筋膜。间隙呈倒立锥体形，底在上为颅底的颞骨和蝶骨，尖向下止于舌骨。由茎突及附着于其上的诸肌将此间隙分为前后两部分，前部称咽旁前间隙，后部为咽旁后间隙。前间隙小，其中有咽深动、静脉及淋巴、疏松结缔组织；后间隙大，有出入颅底的颈内动、静脉，第9~12对脑神经及颈深上淋巴结等。咽旁间隙与翼下颌间隙、颞下间隙、舌下间隙、下颌下间隙及咽后诸间隙相通。

下颌下间隙　位于下颌下三

角内，周界与下颌下三角相同。间隙内包含有下颌下腺和下颌下淋巴结，并有面动脉、面前静脉、舌神经、舌下神经通过。此间隙向上经下颌舌骨肌后缘与舌下间隙相续；向后内毗邻翼下颌间隙、咽旁间隙；向前通颏下间隙；向下借疏松结缔组织与颈动脉三角和颈前间隙相连。

颏下间隙　位于舌骨上区，为以颏下三角为界的单一间隙。间隙内有少量脂肪组织及淋巴结，此间隙借下颌舌骨肌、颏舌骨肌与舌下间隙相隔。

（马　秦）

lúhémiàngǔ jiěpōu

颅颌面骨解剖（anatomy of craniomaxillofacial bone）　颅颌面骨是位于颅脑的前下方，与脑颅连接，构成面部框架，参与围成眶腔、鼻腔和口腔的骨。由15块形态各异的骨组成。其中成对的有上颌骨、颧骨、鼻骨、泪骨、腭骨和下鼻甲，单一的骨有下颌骨、犁骨和舌骨。除下颌骨和舌骨外，所有颅颌面骨均由骨缝紧密相连，不能移动，骨面上有肌肉附着与覆盖。

上颌骨　位于颜面中部，左右各一，相互对称。与颧骨、额骨、蝶骨、鼻骨、犁骨、泪骨、腭骨等邻骨连接，参与眶底、口腔顶部、鼻腔底部和侧壁、颞下窝和翼腭窝、翼上颌裂及眶下裂的构成。外形不规则，可分为一体和四突，即上颌体、额突、颧突、腭突、牙槽突。上颌骨与咀嚼功能关系密切，在承受咀嚼压力明显的部位，骨质比较厚，形成三对支柱，均下起于上颌骨牙槽突，上达颅底。其中尖牙支柱（鼻额支柱）主要承受尖牙区的咀嚼压力，起于上颌尖牙区的牙槽突，上行经眶内缘至额骨；颧突

支柱主要承受第一磨牙区的咀嚼压力，起于上颌第一磨牙区的牙槽突，沿颧牙槽嵴上行达颧骨后分为两支：一支经眶外缘至额骨，另一支经颧弓至颅底；翼突支柱主要承受磨牙区的咀嚼压力，由蝶骨翼突构成，翼突与上颌骨牙槽突的后端连接，将咀嚼压力传导至颅底。

下颌骨　颌面部骨中唯一能活动的骨，位于面部下1/3。下颌骨分为水平部和垂直部。水平部称为下颌体，垂直部称为下颌支，下颌体下缘与下颌支后缘相连接的转角处称为下颌角。下颌体呈弓形，分内外两面、上下两缘。下颌体外侧面中线处有正中联合，胚胎时期左右两侧下颌骨借纤维软骨融合，在出生后一年左右形成骨性联合。下颌支又称下颌升支，其上端有喙突和髁突（关节突），喙突上有颞肌和咬肌附着，髁突颈部下方有翼外肌下头附着，两突之间有下颌切迹（乙状切迹）。下颌骨是颌面诸骨中体积最大、面积最广、位置最突出者，在结构上存在易发生骨折的薄弱部位，分别是正中联合、颏孔区、下颌角和髁突颈部。

颧骨　位于眶的外下方，左右各一，近似菱形。为上颌骨与脑颅骨之间的主要支架，并参与构成颧弓，对构成面部外形起重要作用。由体部和3个突起构成。体部坚硬有颊面、颞面和眶面。3个突起：上颌突向内下方，与上颌骨的颧突相连接；额蝶突向上，邻接额骨颧突和蝶骨大翼；颞突向后，与颞骨颧突相接构成颧弓，其连接处有颧颞缝。

腭骨　成对的"L"形骨板，位于鼻腔后部，上颌骨与蝶骨翼突之间，参与构成鼻腔底和侧壁、腭、眶底、翼腭窝、翼窝和眶下裂。腭骨分为水平与垂直两部分。水平部构成鼻腔底的后部、硬腭的后1/4，其前缘与上颌骨腭突连接；垂直部构成鼻腔的后外侧壁，其外侧面有翼腭沟与上颌体内面和蝶骨翼突前面的沟，共同形成翼腭管；在水平部与垂直部的连接处有锥突，锥突后面的中部构成翼突窝底，为翼内肌的起始处。

鼻骨　形态为不规则的长方形，位于颜面中央。左右鼻骨并列于上颌骨额突之间构成鼻背。每个鼻骨有两面和四缘。上缘窄而厚，与额骨鼻部连接；下缘宽而薄，构成梨状孔的上缘，并与鼻侧软骨连接；外侧缘邻近上颌骨额突；内侧缘上部厚，与对侧共同形成向后突出的垂直嵴和一小部分鼻中隔，从上而下与额骨鼻棘、筛骨垂直板和鼻中隔软骨连接。外面向下成凹凸面，横向凸，中央有一小的静脉孔；内面横向凹，有筛前神经纵沟。

泪骨　薄而不规则，仅如指甲大小，是颅骨中最小、最易碎的骨，位于眶内侧壁的前份，有两面和四缘。外侧面有隆起的泪后嵴；内侧面前下区是中鼻道的一部分，后上与筛骨连接，形成筛前小房；前缘与上颌骨额突连接；后缘与筛骨眶板连接；上缘与额骨连接；下缘与上颌骨眶面连接。

下鼻甲　骨质薄而弯曲，附着于上颌骨体的鼻面，分两面、两缘和两端。内侧面凸，有许多孔和纵行的血管沟；外侧面凹，形成下鼻道的一部分。上缘不规则，分3区：前与上颌骨鼻甲嵴连接，后与腭骨鼻甲嵴连接，中部有形态不一的3个突起，即泪突、上颌突、筛突，分别构成鼻泪管、上颌窦内侧壁及筛骨钩突；下缘厚，呈海绵状，两下鼻甲两端逐渐变细。

梨骨　薄而扁平，为斜方形的骨板，位于鼻腔正中，组成鼻中隔的后下部，分为外侧面和四缘。两外侧面上有斜向前下的鼻腭神经血管沟。上缘接蝶骨；下缘与上颌骨和腭骨鼻棘连接；前缘与筛骨垂直板相连；后缘游离，为鼻后孔的内侧界。

舌骨　呈"U"形，借茎突舌骨韧带悬吊于双侧茎突尖上，位于甲状软骨上方、下颌骨后下方，为颈部的重要骨性标志。舌骨中间部为舌骨体，左右成对的长突称为大角，短突为小角。舌骨体为舌骨中部近似椭圆形的扁骨板，可在颈前皮下扪及，与下颌角处于同一水平。舌骨体上部有颏舌骨肌附着，前面下部有下颌舌骨肌，下内侧有胸骨舌骨肌，外侧有肩胛舌骨肌附着；舌骨体后面借甲状舌骨膜与会厌分开。舌骨大角自舌骨体的外侧端突向后上方，渐细，终止于一结节，其上缘一般与舌动脉起始部在同一水平，为舌骨舌肌的起始处。舌骨小角起于舌骨体和大角的连接处，为小的圆锥状突起，有茎突舌骨韧带附着。

（郭　莲）

nièxiàhéguānjié jiěpōu

颞下颌关节解剖（anatomy of temporomandibular joint）　颞下颌关节是颞骨前方的关节结节和后方的下颌关节窝与下颌骨髁突间的可动关节。又称颞颌关节、下颌关节、颌关节或颅下颌关节。

颞下颌关节组成　颞下颌关节由颞骨的关节窝及关节结节（两者合称颞骨关节面）、下颌骨的髁突、居于两者之间的关节盘以及外侧包绕的关节囊和关节侧附韧带等构成（图1）。

颞骨关节面　包括关节窝与关节结节。关节窝位于颞骨鳞部下表面，大致呈三角形，其底在前，为关节结节的嵴；其内后边为鼓鳞裂及岩鳞裂。岩部和鼓部交界处形成岩鼓裂。关节窝的外侧边为颧弓的后续部分，其前方最突点为关节粗隆，内外两边相交于后方三角形关节窝的顶点，呈一锥形骨性突起，称为关节后结节。前方的关节结节侧面观略呈圆丘形，可大致分为前、后两斜面，前斜面斜度较小，后斜面成后上向前下的倾斜走形，构成关节窝的前壁，其与𬌗平面的夹角称为结节后斜面斜度（图2）。

髁突　呈梭形，其前后径较短，8~10mm；内外径较长，可达15~30mm（图3）。髁突内、外两侧的突起分别被称为内极和外极。内极较外极更突，开口运动时，在耳屏前可触及髁突外极。在髁突顶有一内外向走行的骨性隆起，称为横嵴，横嵴有时并不明显。横嵴将髁突关节面分为前、后两部分，称为髁突前斜面和髁突后斜面。髁突前斜面呈窄长形，为主要的负重部位，与关节结节后斜面构成一对负重区。髁突后斜面呈圆三角形。两侧髁突头长轴延长线常有一定的夹角（图4）。

颞下颌关节盘　与其他关节的关节盘一样，颞下颌关节盘具有吸收震荡、缓解关节内压的作用。从外形上看，关节盘略呈椭圆形，内外径长于前后径。其上表面（图5）与颞骨关节面形态相适应，后方突起，与较深的关节窝匹配；前方略凹，与较平缓的关节结节相一致，与关节结节顶相对应的地方有一个反折，因而断面呈"S"形。关节盘下表面与髁突外形契合，从下向上观呈凹形（图6）。矢状方向上可根据

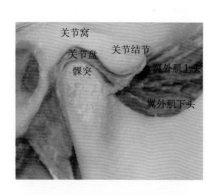

图1　颞下颌关节矢状剖面图

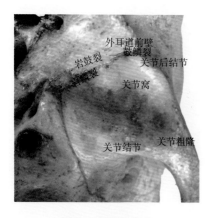

图2　颞骨关节面

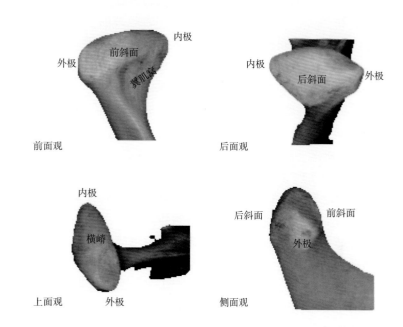

图3　下颌髁突

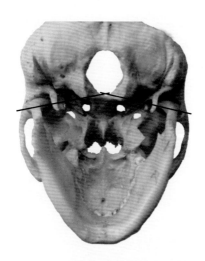

图4　两侧髁突头长轴延线夹角

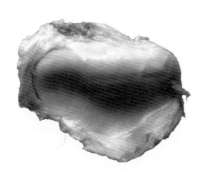

图5　关节盘上表面

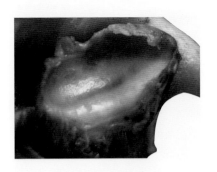

图6 关节盘下表面

厚度将关节盘分为前、中、后3带（图7），其厚度依次约为2mm、1mm和3mm，主要成分为胶原纤维，其中前带和后带的胶原纤维呈多向排列，而中带的胶原纤维以前后向走行为主。正常情况下关节盘中带与髁突前斜面、关节结节后斜面相对，为关节盘主要的功能负重区。冠状方向上，关节盘呈凹向下的"C"形，内侧较厚，外侧较薄（图8）。

关节盘与周边组织的关系在矢状方向上较为疏松，称为关节盘附着，在冠状方向上者较为致密，称为关节盘韧带。关节盘附着包括附着于关节结节前斜面前缘处的颞前附着、附着于髁突前斜面前缘髁突颈部的下颌前附着、附着于关节窝后缘鼓鳞裂和岩鳞裂附近的颞后附着以及附着于髁突后斜面下缘髁突颈部的下颌后附着（图7），通常把包括颞后附

着、下颌后附着及二者之间神经、血管等疏松组织结构在内的区域称为双板区，此区域是关节营养、润滑的重要结构基础。关节盘内、外侧韧带（简称为盘侧韧带）将关节盘的内、外缘与髁突的内、外极紧密联系在一起，使得关节盘与髁突紧密连接成一个功能整体，即盘-髁复合体。

颞下颌关节关节囊 由韧性较强的纤维性结缔组织构成，呈袖套状，上前方附着于关节结节前斜面的前缘，上后方附着于鼓鳞裂及岩鳞裂的前方，内外侧附着于关节窝的边缘。关节囊连于关节盘的周缘后，向下附着于髁突颈部。关节囊内表面衬以结缔组织组成的滑膜，滑膜可分泌滑液，具有营养、润滑和减少摩擦的作用。

颞下颌关节关节腔 颞下颌关节盘四周均与骨关节面周围的骨组织有附着关系，把关节腔分割为上、下完全不相通的上腔和下腔两部分，两腔均为潜在性腔隙。①关节上腔由关节盘上表面、颞骨关节面以及关节囊构成，相对宽大。由关节盘上表面与颞骨关节面可以构成一个完整的关节结构，称为盘-颞关节，以滑动运动为主，故又称为滑动关节。②关节下腔由关节盘下表面、髁突关节面以及关节囊构成，相对

窄小。由关节盘下表面与髁突关节面可以构成一个完整的关节结构，称为盘-髁关节，主要做前后向的转动运动，故盘-髁关节也称为铰链关节。

颞下颌关节韧带 包括以下韧带。

颞下颌关节侧副韧带 又称囊外韧带。主要功能为悬吊下颌，并限制下颌在正常范围内进行运动。颞下颌关节的囊外韧带每侧各有3条（图9），单侧颞下颌关节没有以限制向内侧运动为主要功能的韧带结构，但是双侧髁突通过下颌骨建立联系，正常情况下一侧髁突向内运动，必然伴随对侧髁突的相应运动（向外），此时对侧髁突的外侧韧带在一定程度上起着限制髁突向内侧过度运动的作用。

颞下颌韧带 位于关节囊的外侧，又称外侧韧带。实际上它是关节囊外壁增厚的部分。组成韧带的纤维均起于颞骨关节结节的外侧面，分为浅、深两层，浅层斜向后下，附着于髁突颈的外侧面；深层水平向后，附着于髁突外极和关节盘的后部（图9，图10）。由于颞下颌韧带系关节囊外侧增厚的部分，可防止髁突向外侧脱位，并与下颌后退运动关系密切，对悬吊下颌的作用并不明显，大开口时呈松弛状态。

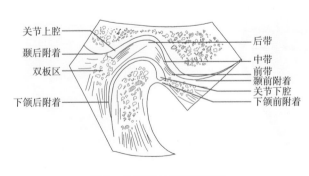

图7 关节盘矢状断面示意

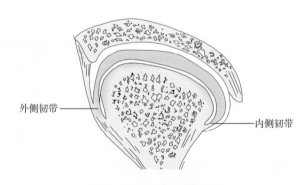

图8 关节盘冠状断面示意

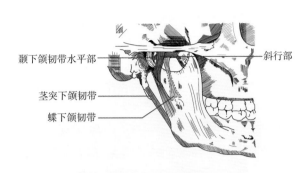

图 9　颞下颌关节侧副韧带示意

颞下颌韧带水平部
斜行部
茎突下颌韧带
蝶下颌韧带

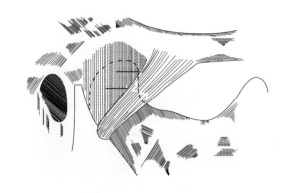

图 10　关节外侧韧带斜行部、水平部及其与关节囊的关系示意

蝶下颌韧带　位于下颌升支的内侧。又称为内侧韧带。起于蝶骨角棘，止于下颌升支的下颌小舌和下颌孔下缘（图 9）。此韧带实际为一薄层结缔组织，对进入下颌孔的血管、神经起一定的保护作用。迅速大张口时具有悬吊下颌、防止张口过大的作用。

茎突下颌韧带　位于下颌升支后方，又称后韧带。起于茎突，向前下止于下颌角和下颌支后缘，部分与翼内肌的筋膜相连续，与颈深筋膜相融合（图 9）。张口时此韧带松弛，前伸时被牵拉，所以可限制下颌过度前伸。

（王美青）

lúhémiànjī jiěpōu

颅颌面肌解剖（anatomy of crani-omaxillofacial muscles）　颅颌面肌是位于颅颌面部发挥咀嚼和表情等功能的肌群。包括浅部的颅面肌和深部的咀嚼肌。

颅颌面肌的主要作用是完成头面部的诸多运动，如咀嚼、吞咽、言语、表情、呼吸以及眼、耳、鼻的运动等。

（刘　静）

lúmiànjī jiěpōu

颅面肌解剖（anatomy of cranio-facial muscles）　颅面肌是分布在颅面部、主要发挥表情功能的肌群。又称表情肌。主要分布于眶周、眼睑、外鼻、鼻孔、唇、颊、口、耳郭、头皮和颈部皮肤等部位（图 1）。属于皮肌，肌束薄而细小，多位于面部浅筋膜内，起自骨面或筋膜，止于皮下；以环状和放射状方式排列在面部孔裂周围，可开大和缩小孔裂，完成张闭口及睁闭眼等动作；肌的纤维走向多与皮肤的皱纹相垂直，收缩时使面部皮肤形成不同的皱纹和凹陷，以表达喜怒哀乐等多种表情。人类由于语言的关系，口周围肌群在分布、排列及功能上出现了高度分化。颅面肌的运动由面神经支配，支配各肌的神经分支多数都是靠近此肌的后缘，自深面进入肌内。

根据组成颅面肌的各肌群的位置和功能，颅面肌可划分为颅顶、眼周、耳周、鼻部及唇颊部肌 5 组肌群。具体分群如下：

颅顶肌群　位于颅顶部皮下，包括枕额肌、颞顶肌（图 2）。颅顶肌群与颅部的皮肤和皮下组织共同组成头皮，而头皮与颅顶的骨膜借疏松组织相隔，故颅顶肌收缩时，头皮可前后移动。

枕额肌　一层宽阔的肌，肌纤维后起上项线，前至眉弓，覆

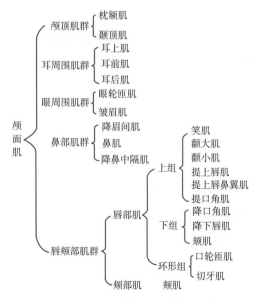

图 1　颅面肌肌群示意

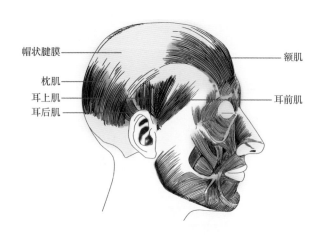

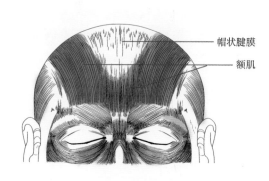

a 枕额肌及耳周围肌群　　　　　　　　b 额肌

图2 颅顶肌群示意

盖颅顶部。其肌腹分为前后两部，分别称额腹和枕腹，二肌腹之间连以帽状腱膜。额腹又称额肌，起于帽状腱膜，肌纤维行向前下方止于眉弓处的浅筋膜。此肌没有骨性附着点，其内侧部、中部及外侧部纤维分别与降眉间肌、皱眉肌及眼轮匝肌纤维相延续。枕腹也称枕肌，起于枕骨上项线的外2/3及颞骨乳突基部，止于帽状腱膜。

额肌向上收缩，可上提眉眼及鼻根部皮肤，如仰视或做惊讶、恐惧等表情时；向下收缩，可使头皮前移，并使额部皮肤产生横纹。枕肌向后方牵引帽状腱膜使头皮后移，与额肌协调收缩可使整个头皮向前或向后运动。

颞顶肌 位于枕额肌的额腹与耳前肌和耳上肌之间，为一块发育不恒定的薄肌片。此肌起自耳上肌附近，止于帽状腱膜。

耳周围肌群 位于耳郭周围，包括耳上肌、耳前肌及耳后肌（图2a）。在人类属于退化肌。

耳上肌 又称耳提肌，呈三角形，起自帽状腱膜止于耳郭软骨。其作用为上提耳郭。

耳前肌 常缺如，起于帽状腱膜止于耳郭软骨的前部。其作用为牵引耳郭向前。

耳后肌 起于乳突外面止于耳郭软骨的后面。其作用为牵引耳郭向后。

眼周围肌群 包括眼轮匝肌和皱眉肌（图3）。

眼轮匝肌 围绕眼眶周围，位于眼睑和眼眶部皮下，为宽扁而椭圆的环状肌，分眶部、睑部及泪部3部分。①眶部：眼轮匝肌最外围、面积最大的部分。肌纤维起自额骨鼻部、上颌骨额突及睑内侧韧带，肌束呈弧形向外侧，组成一个完整的椭圆体。此肌上部肌纤维与邻近的枕额肌额腹和皱眉肌融合；下部肌纤维不同程度地与提上唇鼻翼肌、提上唇肌及颧小肌融合；内上缘肌纤维可行至降眉间肌的上外侧部，内下缘肌纤维可与颊肌相延续；上、下部肌纤维于外眦处相互交错，止于皮肤。②睑部：位于眼睑部皮下，与眶部相比，此部肌束薄弱，起自睑内侧韧带及其邻近的骨面，肌纤维呈弓行向外侧，在睑外侧处，上、下睑的肌束相互交织，止于睑外侧韧带。另有一小束纤细的肌纤维紧靠眼睑边缘处睫毛的深面，被称为睫状束。③泪部：位于泪囊后方，睑部的深面，起自泪骨的泪后嵴和泪囊的深面和浅面，向外侧弓形越过泪囊后方，其肌纤维分上、下两

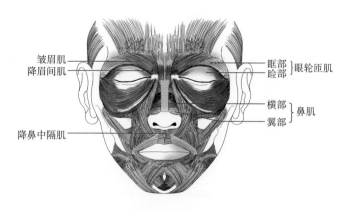

图3 眼周围肌群和鼻部肌群示意

束，在睑外侧韧带处相互交织止于此。

眼轮匝肌的主要作用是保护眼球。眶部使眶周围皮肤产生皱纹，牵拉眉下降，上提颊部皮肤，使眼睑闭合；睑部使眼睑闭合，并能舒张额部皮肤；泪囊部使眼睑紧贴于眼球，防止外来异物侵入，同时扩张泪囊使囊内产生负压以促进泪液的流通。

皱眉肌 位于两侧眉弓之间，眼轮匝肌眶部及枕额肌额腹的深面，起自额骨鼻部，肌纤维向上外斜行止于眉部皮肤。皱眉肌收缩牵拉眉向内下，使鼻根部皮肤皱缩，出现皱眉的表情。

鼻部肌群 包括降眉间肌、鼻肌及降鼻中隔肌（图3）。

降眉间肌 紧邻枕额肌额腹内侧的锥形小肌束，起自鼻骨下部的筋膜和鼻外侧软骨的上部，其大部分肌纤维上行止于前额下部两眉间的皮肤，少部纤维向下与鼻肌横部融合，偶尔还有少量肌束延伸到鼻翼甚至上唇。降眉间肌收缩可下拉眉内侧角，并产生鼻背皮肤横纹，参与皱眉和双眉集中动作。

鼻肌 包括横部及翼部两部分，两部在其起止处相互延续。①横部：位于外鼻下部的两侧皮下，在提上唇肌深面，起自上颌骨鼻切迹外侧，肌纤维先斜向上外方，然后绕过鼻翼扩展成薄的腱膜，转向内方，于鼻背与对侧鼻横肌借腱膜相连。②翼部：又称鼻孔开大肌。肌纤维较短小，在鼻肌横部的下内侧起自上颌骨，行向上止于鼻翼软骨的外侧面。鼻肌横部收缩，可于鼻前庭和鼻腔交界处使鼻孔缩小；翼部收缩，可牵引鼻翼向下外方扇动，使鼻孔扩大。

降鼻中隔肌 被认为是鼻孔开大肌的一部分。此肌分深浅两部，浅部起自口轮匝肌，深部起自上颌骨中切牙处的牙槽嵴。两部纤维行向上，紧贴上唇黏膜的深面共同止于鼻中隔软骨。降鼻中隔肌的作用为牵引鼻中隔下降，与鼻肌翼部一起开大鼻孔。

唇颊部肌群 三维立体汇聚于口周围、控制口及唇颊形状与动作的复杂肌群（图4）。由于人类语言功能极其复杂，这组肌群在结构上高度分化，排列上相互交错、重叠。此组肌群可分为唇部肌和颊部肌。唇部肌较庞大，根据分布部位可进一步分为上组、下组和环形组。颊部肌仅指颊肌。

唇部肌上组 包括笑肌、颧大肌、颧小肌、提上唇肌、提上唇鼻翼肌及提口角肌。

笑肌 薄而细窄，肌纤维分别起自腮腺咬肌筋膜、鼻唇沟附近的皮肤，另有部分肌束和颈阔肌后部肌束相连，肌束行向前下止于口角和唇部的皮下，并与降口角肌融合，汇成浅筋膜。笑肌的主要作用是牵拉口角向后外上，展现微笑面容。

颧大肌 呈带状，起自颧骨的颧颞缝前方，肌束斜向内下方，终于口角的皮肤和颊黏膜。此处，部分肌纤维与口轮匝肌、提口角肌融合。颧大肌的主要作用是在大笑时牵拉口角向外上，使面部表现笑容。

颧小肌 起自颧骨的颧颞缝后方，肌纤维与颧大肌并行走向内下方，止于口角内侧和上唇外侧的皮下。此肌上部与提上唇肌以狭窄的三角形间隙相隔，但下部与提上唇肌融合。颧小肌收缩可上提上唇以暴露上颌牙，并参与上提和加深鼻唇沟。

提上唇肌 又称上唇方肌，近似长方形，肌束上部被眼轮匝肌遮盖。此肌起点分两部：内侧部起自上颌骨额突的下部，平梨状孔上缘附近；外侧部较宽，起自眶下缘至眶下孔之间的部分。两部肌纤维下行，与口轮匝肌交

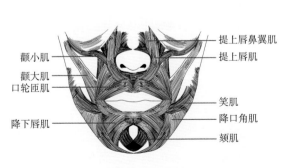

a 唇颊部肌群正面观

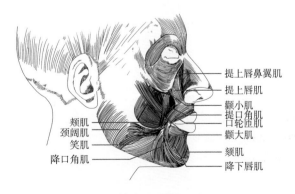

b 唇颊部肌群侧面观

图4 唇颊部肌群示意

织止于上唇、鼻翼及鼻唇沟附近的皮肤。提上唇肌可上提上唇，牵引鼻翼向上使鼻孔开大，同时加深鼻唇沟。

提上唇鼻翼肌　起自上颌骨额突和眶下缘，分为内、外两束行向外下。内侧束止于鼻大翼软骨和周围的皮下，外侧束延伸至上唇外侧部，并与提上唇肌、口轮匝肌融合共同参与口轮匝肌的构成。提上唇鼻翼肌的主要作用是牵拉鼻翼向上。其中，外侧部可使上唇上提并外翻，使鼻唇沟顶部上升、加深，并增加其弧度；内侧部使鼻孔扩大，环状沟外移。

提口角肌　又称尖牙肌，位于提上唇肌的深面。肌纤维起自上颌骨的尖牙窝，向下止于口角的皮下，并在此处与颧大肌、降口角肌融合，参与口轮匝肌的构成。提口角肌的主要作用是牵拉口角向上，在微笑时显露牙，并改变鼻唇沟的形状和深度。

唇部肌下组　由 3 块肌组成，由浅入深分别为降口角肌、降下唇肌和颏肌。

降口角肌　又称三角肌，位于口角下部的皮下，为三角形的扁肌。肌纤维起自下颌骨的外斜线，行向内上，逐渐集中于口角，部分肌纤维终止于口角皮肤，另有部分肌纤维移行于提口角肌，还有部分肌纤维行至上唇移行于口轮匝肌。有些肌纤维可越过中线与对侧降口角肌纤维相交织，组成颏横肌。降口角肌在起点处与颈阔肌和颈部筋膜相延续。降口角肌收缩可使口角下垂，表达悲伤、难过、不满及愤怒的表情。

降下唇肌　又称下唇方肌，位于下唇下方两侧皮下，为四边形的扁肌，外侧部分被降口角肌遮盖。肌纤维起自下颌骨颏孔至颏结节之间的外斜线，行向上内，

与对侧同名肌和口轮匝肌融合，终于下唇和颏部的皮肤与黏膜。降下唇肌的下部和外侧与颈阔肌相延续。在咀嚼活动中，降下唇肌收缩能使下唇下降，并轻度外翻；在表情的表达上，此肌收缩可表达讽刺、悲痛、忧郁、惊讶等表情。

颏肌　又称颏提肌，位于降下唇肌的深面，呈锥形肌束。肌纤维起自下颌骨侧切牙及中切牙根尖处的牙槽突骨面，行向内下方逐渐增宽，靠近对侧颏肌，止于颏部皮下。颏肌收缩可上提下唇、颏部皮肤及颏唇沟，可使颏部皮肤产生皱纹；使下唇前伸并外翻表达怀疑、轻蔑等表情。

唇部肌环形组　包括口轮匝肌及切牙肌。这组肌呈环状围绕口裂周围，起括约肌的功能。故又称复合括约肌。

口轮匝肌　位于口裂周围的口唇内，为椭圆形的环形扁肌，肌纤维部分起自下颌骨及下颌骨的切牙窝，部分起自口角附近的黏膜及皮肤内，部分肌纤维与颊肌、切牙肌、颏肌及降口角肌的肌纤维相延续。口轮匝肌可分较大的唇周部和较小的唇缘部，两部的对合线，在体表相当于皮肤与唇红的交界线。唇周部和唇缘部分别有相对独立的上、下、左、右 4 部分，故口轮匝肌由 8 部分组成。口轮匝肌的每一部分构成一个扇形，其外侧干附着于口角处皮下。口轮匝肌的唇周部是开放的，而唇缘部几乎是闭合的。口轮匝肌的主要作用是闭唇，封闭口腔，并可做努嘴、吹口哨等动作；参与吮吸、进食、咀嚼与发音。不同部位的肌纤维收缩可以使唇运动的姿态有所不同。

切牙肌　位于口轮匝肌的深面，是口轮匝肌复合体的一块附

属肌，分为上切牙肌和下切牙肌（图 5）。上切牙肌起自上颌侧切牙牙槽突上方的切牙窝，先位于口轮匝肌上唇周部的深面，肌束行向外侧止于口角处皮肤及黏膜；下切牙肌居颏肌外侧，起自下颌侧切牙牙槽突下方的切牙窝，肌束行向外上止于止于口角处皮肤及黏膜。切牙肌收缩时，可牵引口角向内侧。此肌有时缺如。

颊肌　位于上、下颌骨之间的颊部，大部分唇周围肌的深面，内面紧邻口腔黏膜，为一长方形的扁肌。此肌起自上、下颌骨第三磨牙牙槽突的外面和翼突下颌缝，各起点的肌纤维肌向口角汇集，止于口角、上下唇和颊部的皮下（图 5）。在口角处，来自翼下颌缝的纤维相互交织，来自上部和下部的纤维分别向下和向上交叉参与口轮匝肌的组成，但最上方和最下方的肌纤维无交叉。

颊肌的主要作用是牵拉口角向后，使颊部紧贴牙及牙龈，有助于咀嚼和吮吸。与舌共同协作，使食物在上、下牙列之间磨碎；与口轮匝肌协同作用，能做吸吮、吹奏等动作。当颊部鼓起口腔充满气体时，颊肌收缩形成吹气动作，可将气体驱除于口外（图 6）。在表情动作中可使口裂向两侧张大，拉口角向外侧，表现大哭大笑等表情。

（刘　静）

jǔjuéjī jiěpōu

咀嚼肌解剖（anatomy of masticatory muscle）咀嚼肌是位于颌面颈部与咀嚼运动密切相关的一组肌群。狭义的咀嚼肌仅指咬肌、颞肌、翼内肌和翼外肌，广义的咀嚼肌尚包括与下颌骨运动相关的舌骨上肌群。它们的解剖与功能特点：位于颌骨周围，起于颅骨和上颌骨止于下颌骨；肌

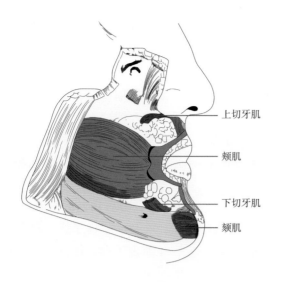

图 5　切牙肌和颊肌示意

上切牙肌
颊肌
下切牙肌
颏肌

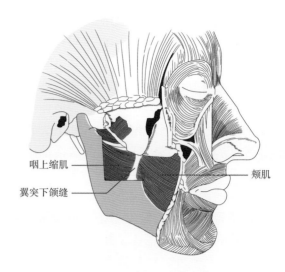

图 6　颊肌和咽上缩肌示意

咽上缩肌
翼突下颌缝
颊肌

束的排列与走行与颞下颌关节的运动特点相适应，颞肌、咬肌及翼内肌附着于下颌的起点高于其止点，故收缩时可上提下颌产生闭颌运动，翼外肌位于水平方向，主要参与前伸和开颌运动；在发生与演化上，4 对肌肉均起源于第 1 对鳃弓（颌弓），其运动神经均由三叉神经下颌支支配。舌骨上肌群位于下颌骨与舌骨之间，其功能特点是当舌骨固定时，舌骨下肌群收缩可下降下颌骨，产生开颌运动；当下颌骨固定时，舌骨上肌群收缩产生使舌骨向上的运动。

颞肌　位于颞窝部皮下、颞深筋膜的深面，为扇形的扁肌（图 1）。肌纤维起自整个颞窝及颞深筋膜的深面。前部肌纤维垂直向下，后部大部分纤维几乎水平向前，中部纤维向前下，三部纤维逐渐集中向下聚拢穿过颧弓深面，移行为强大的肌腱止于喙突的内侧面、尖部、前缘和后缘，以及下颌支的前缘，直至第三磨牙远中部位。

颞肌的主要作用是上提下颌骨，产生咬合力，维持下颌姿势。

双侧收缩使下颌做对称性运动，一侧收缩使下颌向收缩侧运动。与产生咬合力比较，颞肌更多的作用是运动下颌骨。不同部位肌束收缩所产生的下颌运动略有不同，如前部肌束收缩主要使下颌向上运动，中、后部肌束收缩主要使下颌向后运动。在咬合运动中，既需要前部肌束向上牵拉，又需要后部肌束向后牵拉以完成上下牙的咬合接触。

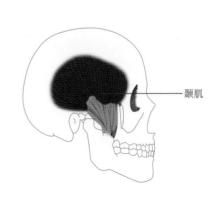

图 1　颞肌示意

颞肌

咬肌　位于下颌支外侧，呈四边形，可分为 3 层，但在前部 3 层相互融合（图 2）。浅层最大，以一厚腱膜起于颧骨的上颌突和颧弓下缘的前 2/3，其纤维行向后下方，止于下颌角咬肌粗隆和下颌支外侧面的下后部；中层起于颧弓前 2/3 的内侧面和后 1/3 的下缘，止于下颌支中部；深层起于颧弓深面，止于下颌支上部和喙突。中层和深层肌束间无明显界限，此两层合称咬肌深部。浅、深两层肌束形成"十"字形交叉。

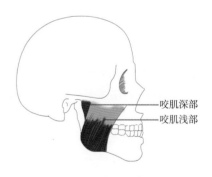

图 2　咬肌示意

咬肌深部
咬肌浅部

双侧咬肌收缩可使下颌向前上运动，单侧收缩可使下颌向收缩侧方向运动。与咬肌的闭颌作用相比，其在产生咬合力方面更为重要，尤其是在磨牙区。因咬肌浅部收缩所产生的向前上的力与施佩（Spee）曲线上升走向的磨牙区段呈正交角度，因此可产生与牙体长轴方向接近的、有利于牙周组织健康的最大咬合力。咬肌深部走行向下、略向前，在下颌处于前伸位时，深部收缩可使下颌向上、向前，有助于将下颌从前伸位拉向后上。

翼内肌 位于颞下窝和下颌支的内侧面，位置较深，呈四边形，有深浅两个头（图3）。深头起自翼外板的内面和腭骨锥突，浅头起自腭骨锥突和上颌结节。深、浅两头环抱翼外肌下头，其肌束行向下、后、外，以一强劲的腱板止于下颌角内面的翼肌粗隆。翼内肌与咬肌类似，其主要作用是上提下颌骨，并辅助下颌前伸和侧方运动。

翼外肌 位于颞下窝，主要位居翼内肌上方，呈三角形，有上、下两头（图3）。上头较小，起自蝶骨大翼的颞下面和颞下嵴；下头较大，起自翼外板的外侧面。翼外肌肌束几乎呈水平方向从前内向后外走行，两头肌纤维于止点处汇聚。上头小部分肌纤维止于颞下颌关节的关节囊前内面和关节盘前缘，大部分肌纤维与下头大部或全部肌纤维一并止于髁突颈部的关节翼肌窝。

翼外肌的主要作用是牵引髁突和关节盘向前下，因此双侧收缩可使下颌向前、向下运动，单侧收缩可使下颌向对侧运动。翼外肌另一重要功能是在开、闭颌过程中，稳定和协调盘-髁突复合体之间的关系。研究证实，翼外肌上下头存在功能差异，如在下颌前伸和向对侧运动中，以翼外肌下头收缩为主，而在正中紧咬等活动中，翼外肌上头有较翼外肌下头更明显的电活动，当翼外肌上、下两头不能协调收缩时，可致关节盘和髁突运动不协调，成为颞下颌关节某些疾病（如关节弹响）的原因。

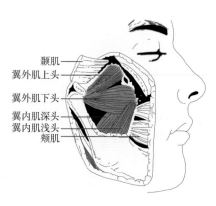

图3 翼内肌和翼外肌示意

（颞肌、翼外肌上头、翼外肌下头、翼内肌深头、翼内肌浅头、颊肌）

舌骨上肌群 由二腹肌、下颌舌骨肌、颏舌骨肌、茎突舌骨肌组成（图4）。

二腹肌 位于下颌骨下方，具有前后两腹及中间腱。后腹起自颞骨乳突切迹，向前下外止于中间腱。前腹起自下颌骨二腹肌窝，向后下止于中间腱。中间腱由腱膜样结缔组织包裹，附着于舌骨体与舌骨大角的交界处。当下颌骨被固定时，二腹肌可上提舌骨；舌骨被固定时，可向下牵拉下颌骨，协助咀嚼。

下颌舌骨肌 位于下颌骨与舌骨之间，为三角形的扁肌。此肌起于下颌骨内面的内斜线全程，肌纤维行向后内下方，最后部的肌纤维止于舌骨体的前面，两侧前部和中部肌纤维在正中纤维缝处汇合，构成肌性与功能性口底。在吞咽的第一阶段，下颌舌骨肌收缩可上提口底，将食物推入咽腔。此肌还具有上提舌骨和下降下颌骨的作用。

颏舌骨肌 位于中线两侧，舌的下方和下颌舌骨肌的上方，为长柱状强有力的小肌，两侧同名肌中间仅借薄层疏松结缔组织相隔。此肌以短腱起自下颌骨的颏棘，肌腹向后逐渐增宽，止于舌骨体前面。当下颌骨被固定时，颏舌骨肌牵引舌骨向前上；舌骨被固定时，可牵引下颌骨向下。

茎突舌骨肌 位于二腹肌后腹的上方并与其平行，为细小的梭状肌。在二腹肌后腹的深侧，肌束起自颞骨茎突，肌纤维斜向前下方，移行于肌腱，止于舌骨

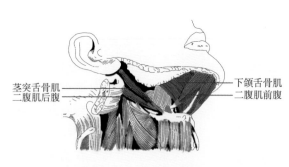

a 二腹肌、下颌舌骨肌及茎突舌骨肌

（茎突舌骨肌、二腹肌后腹、下颌舌骨肌、二腹肌前腹）

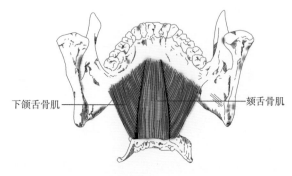

b 下颌舌骨肌和颏舌骨肌

（下颌舌骨肌、颏舌骨肌）

图4 舌骨上肌群示意

大角与体的结合处。在接近止点处，二腹肌中间腱穿过此肌。茎突舌骨肌的主要功能是牵引舌骨向后上方，是颏舌骨肌的拮抗肌。

（刘 静）

màozhuàng jiànmó jiěpōu

帽状腱膜解剖（anatomy of galea aponeurotica）

帽状腱膜是覆盖颅顶中部的坚韧的纤维组织筋膜（图1，图2）。又名颅顶腱膜。其前连额肌，后接枕肌，且向后延伸至两侧枕肌之间，附着于枕骨的枕外粗隆和上项线，两侧至颞区逐渐变薄延续为颞浅筋膜，附于颞上线。帽状腱膜以纤维性浅筋膜与头部皮肤紧密结合，但与颅骨外膜之间的连接较疏松，故使帽状腱膜和与其相连的皮肤可较自由地在颅骨外膜上方移动。

头皮包括5层，即皮肤、皮下组织、颅顶肌与帽状腱膜、腱膜下疏松结缔组织及颅骨外膜（图2）。前3层结合紧密，不易分离，宛如一层，当外伤头皮撕脱或开颅术翻转皮瓣时均成一片，临床上所言的头皮，即指此三层。鉴于头皮的解剖特征，头皮裂伤如未伤及帽状腱膜，伤口并不裂开；若伤口裂开，说明裂伤至少深达帽状腱膜，尤其是横向裂伤，由于额、枕肌的收缩，将使裂口

更大。帽状腱膜能抵抗较大的张力，故此层对修复广泛性头皮裂伤具有重要意义。

（刘 静）

tuòyèxiàn jiěpōu

唾液腺解剖（anatomy of salivary gland）

唾液腺是口腔周围及口腔壁内分泌唾液的腺体。由3对大唾液腺和许多散在分布于口腔和口咽等部位黏膜下的小唾液腺组成。大唾液腺包括腮腺、下颌下腺以及舌下腺，其分泌的唾液通过各自的导管系统排入口腔，小唾液腺通过口腔黏膜将唾液泌入口腔。根据唾液腺的组织学特点和分泌液的性质，可将唾液腺分为浆液性腺、黏液性腺和混合性腺。腮腺属于浆液性腺，下颌下腺是以浆液性腺为主的混合性腺，舌下腺是以黏液性腺为主的混合性腺，小唾液腺多数为黏液性腺。

（韩正学）

sāixiàn jiěpōu

腮腺解剖（anatomy of parotid gland）

腮腺是位于耳屏前、分泌浆液性唾液的最大的唾液腺。人体分泌唾液最大的一对腺体器官。质地较软，重20～30g，大小因个体有差异，左右两侧腮腺基本对称一致。

结构 腮腺位于颜面两侧皮下，颧弓下方，外耳道前下方，下颌支后外方，大部分腺体位于下颌后窝内，呈底向外侧，尖向内侧的不规则锥体形。在腮腺的前缘，腮腺导管的上方，约35%的人存在副腮腺。它位于咬肌浅面，颧弓和腮腺导管之间，形态大小不一，是与腮腺不连续且独立存在的小腺体，其排泄管直接汇入腮腺主导管。在组织学方面，副腮腺与腮腺结构相同。

腮腺鞘 包绕腮腺，腮腺鞘是颈深筋膜浅层的延续。腮腺鞘浅层筋膜向上附着于颧弓，向下至下颌角，向前与咬肌筋膜相连，向后附着于乳突并与胸锁乳突肌筋膜相延续。腮腺鞘浅层筋膜比较致密，与腮腺连接紧密，并且向腮腺实质内延伸，形成纤维间隔，将腺体分为许多小叶。腮腺鞘深层筋膜薄弱且不完整，在茎突与翼内肌之间有一裂隙，腮腺深叶借此与咽旁间隙相通。腮腺鞘上部与外耳道相连处，可见有小动脉、小静脉以及神经纤维通入外耳道前下壁软骨部的垂直裂隙（Santorni裂隙）中。茎突和下颌角之间的部分筋膜纤维增厚，形成茎突下颌韧带。

腮腺管 管壁较厚，有一定

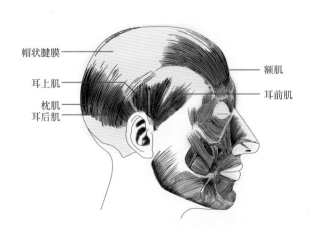

图1 颅顶肌与帽状腱膜示意

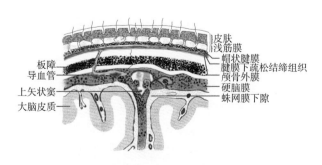

图2 颅顶及部分脑冠状切面观示意

的韧性，长 5～7cm，管径 0.3~0.5cm。腮腺腺泡细胞分泌的唾液，经闰管、分泌管、小叶间导管汇合入腮腺管而排入口腔。腮腺管单干型约占 70%，其他有双干型和三干型，双干型及三干型腮腺管从腺体前缘穿出后即汇成总导管。腮腺管在颧弓下缘 1.5cm 处从腺体前缘穿出向前行走，与颧弓基本平行，越过咬肌表面，在其前缘处近直角向内，穿过颊脂垫和颊肌，开口于上颌第二磨牙牙冠颊面相对应的颊黏膜处，开口处的黏膜略有隆起，称为腮腺管乳头。腮腺管的体表投影：耳垂下缘至鼻翼下缘与口角间中点连线的中 1/3 段。临床检查挤压正常的腮腺时，能见到清亮的液体从腮腺管开口处流出。

毗邻 腮腺的上面与外耳道紧邻，前份有一嵴，嵌于外耳道与颞下颌关节囊之间。腮腺上缘的重要神经、血管，从后往前分别是颞浅静脉、耳颞神经（有时在颞浅静脉后）、颞浅动脉、面神经颞支及颧支。腮腺的前内侧面包绕翼内肌、下颌支以及咬肌后缘，深面通过茎突下颌韧带与下颌下腺分隔，腮腺前缘的重要结构由上往下分别是面横动脉及静脉、面神经颧支、面神经上颊支、腮腺管、面神经下颊支及下颌缘支。腮腺后内侧由外向内分别为乳突前缘和胸锁乳突肌前缘、二腹肌后腹、茎突以及附着于茎突的肌肉。面神经干从乳突压迹和茎突压迹之间进入腮腺。腮腺的浅面由外至内分别为皮肤、浅筋膜、颈阔肌和腮腺鞘浅层。有数个淋巴结分布于腮腺浅面，耳大神经从胸锁乳突肌浅面穿过腮腺浅层筋膜，支配耳部感觉。腮腺下端嵌入下颌角与胸锁乳突肌之

间的窄隙内称为腮腺下极。腮腺下极的神经、血管结构，从前往后分别是面神经下颌缘支（有时位置改变）、面神经颈支、下颌后静脉。腮腺的前内侧面与后内侧面相交的内侧缘伸向咽侧壁，与咽上缩肌紧邻。

血液及神经 腮腺的血液供应来自颈外动脉分支，主要由颞浅动脉和耳后动脉供应。静脉主要由面后静脉回流至颈外静脉。腮腺的感觉神经来自耳大神经的分支和耳颞神经腮腺支中的感觉神经纤维。支配腮腺分泌的神经为交感神经及副交感神经，交感神经纤维来自交感干颈上节，其纤维围绕颈外动脉及其分支形成颈外动脉神经丛、颌内动脉丛和脑膜中动脉丛，由脑膜中动脉丛发出纤维穿经耳神经节并汇入耳颞神经，分布于腮腺及耳颞神经分布区的皮肤、汗腺和立毛肌。支配腮腺分泌的副交感神经节前纤维来自延髓的下泌涎核，其纤维随舌咽神经的鼓室神经、岩浅小神经达耳神经节，交换神经元后，节后纤维伴随耳颞神经分布于腮腺。

淋巴 腮腺区淋巴结一般约 20 个，分为腮腺浅淋巴结和腮腺深淋巴结。腮腺浅淋巴结位于腮腺筋膜浅面或筋膜与腺体之间。腮腺浅淋巴结接纳额、颞、耳郭、外耳道、上下睑外侧及鼻根部的淋巴，有时上唇、颧部淋巴亦流至此。输出管流入腮腺深淋巴结和颈深上淋巴结。腮腺深淋巴结 5~10 个，位于腮腺内，主要分布于面后静脉和面神经周围，有时深达腮腺与咽壁之间，接纳腮腺浅淋巴结，腮腺以及附近皮肤、睑外侧部、结膜、外耳道、咽鼓管、鼓室黏膜、颊部、软腭及鼻腔后的淋巴，其输出管流入颈深

淋巴结、锁骨上淋巴结。

（韩正学）

xiàhéxiàxiàn jiěpōu

下颌下腺解剖（anatomy of submandibular gland） 下颌下腺是位于颌下三角内，少部位于下颌舌骨肌游离缘的后上方的、分泌以浆液为主的唾液的唾液腺。人体 3 对分泌唾液的腺器官之一，重 10~20g。

结构 呈扁椭圆形，左右各一，位于以下颌骨下缘、二腹肌前腹和后腹共同围成的下颌下三角内，向前达二腹肌前腹，向后借茎突下颌韧带与腮腺分隔，向上至下颌骨体的内侧面，向下覆盖于二腹肌中间腱。

下颌下腺鞘 颈深筋膜浅层在下颌下区分为深、浅两层，包绕下颌下腺形成下颌下腺鞘。鞘的浅层筋膜较为致密，附着于下颌骨下缘。鞘的深层筋膜较为疏松，附着于下颌骨内侧面的下颌舌骨线。下颌下腺鞘与腺体的连接较为疏松，因此，在行下颌下腺摘除术时，可以很容易将下颌下腺腺体自腺鞘内剥离出来。

下颌下腺管 长约5cm，直径2~4mm，管壁较腮腺管薄。导管起自下颌下腺浅部的深面，沿腺体的深部在下颌舌骨肌与舌骨舌肌之间前行，再经过舌下腺的内侧、颏舌肌的外侧行向前内方，途中有舌下腺管汇入，最后开口于舌系带两侧的舌下肉阜。由于下颌下腺管行程较长而弯曲，且斜向前上方走行，唾液在管内运行较慢，导管开口较大、位置低，口腔内的牙垢和异物容易进入管内成为钙盐沉积的核心，进而产生结石，这就是唾液腺结石容易发生在下颌下腺管的原因。在舌骨舌肌处，导管位于舌神经与舌下神经之间，至此肌前缘，舌神

经向下前方走行位于导管的外侧，继而绕过导管的下方经其内侧转向上方向舌侧行进。舌神经与下颌下腺管交叉部位多位于下颌第二磨牙舌侧的下方。

毗邻　下颌下腺分为浅部和深部，两部在下颌舌骨肌处相互延续。浅部分为3个面即外侧面、下面和内侧面。深部又称延长部，是位于下颌舌骨肌后缘延伸至其上面的部分，在下颌舌骨肌与舌骨舌肌之间突入舌下间隙。浅部的外侧面紧邻下颌骨内侧面的下颌下腺窝，后缘与翼内肌前缘的下部相邻。在腺体的外侧面有面动脉从腺体上部穿出。下颌下腺浅部的下面有颈阔肌和颈深筋膜覆盖，表面有面静脉和面神经下颌缘支走行。下颌下腺淋巴结常位于腺体表面或者腺体与下颌骨之间。下颌下腺浅部的内侧面前份与下颌舌骨肌相邻，两者之间有下颌舌骨神经、血管以及颏下血管的分布走行；中份与舌骨舌肌相邻，两者之间自上而下有舌神经、下颌下神经节、舌下神经及其伴行的静脉；后份有茎突舌骨肌、茎突舌骨韧带以及舌咽神经与咽侧壁相隔。内侧面的下方与茎突舌骨肌和二腹肌后腹相邻。

血液及神经　下颌下腺的动脉血供来源于面动脉及舌动脉的分支。面动脉在茎突舌骨肌和二腹肌后腹上方穿入下颌下腺鞘，沿下颌下腺深面和腺体的动脉沟中走行，沿途发出腺支供应下颌下腺。下颌下腺的静脉则与动脉伴行，经面前静脉和舌静脉回流汇入颈内静脉。支配下颌下腺的神经分为两类：感觉神经及分泌神经，感觉神经来自三叉神经的舌神经分支。分泌神经又可分为副交感神经与交感神经两种，副交感神经的节后纤维来自下颌下

神经节。下颌下神经节位于下颌舌骨肌后缘后方的舌骨舌肌浅面、舌神经的下方。节前纤维起自脑桥内的上泌涎核，经面神经的鼓索支，随舌神经进入下颌下神经节。交感神经的节后纤维发自颈上神经节的颈外动脉神经，其分支围绕颈外动脉而形成颈外动脉丛，颈外动脉丛发出分支伴随面动脉的分支进入腺体。

淋巴　下颌下腺的淋巴回流主要经下颌下淋巴结至颈深上淋巴结群。下颌下淋巴结有3~6个，主要位于下颌骨下缘与下颌下腺之间，在腺体表面的前份、后份分布，常沿面静脉和面动脉排列。

（韩正学）

shéxiàxiàn jiěpōu
舌下腺解剖（anatomy of sublingual gland）　舌下腺是位于口底黏膜下和下颌舌骨肌之间、分泌黏液性为主的唾液的唾液腺。人体3对分泌唾液的腺器官中最小的一对，重3~4g。

结构　呈细长扁平状，位于舌下区，在口底黏膜舌下襞的深面、口底黏膜与下颌舌骨肌之间，腺体表面仅有口底黏膜覆盖。舌下腺管有两种，即舌下腺大管和舌下腺小管。舌下腺的大部分（腺体的外下部）分泌物汇入舌下腺大管，此管单独开口于舌下肉阜，或与下颌下腺管汇合再共同开口于舌下肉阜。舌下腺小管有8~20条，短而细，多数各自开口于口腔，部分小管汇入下颌下腺管。舌下腺管细小，容易因炎症、结石、损伤等因素而引起狭窄、阻塞、分泌物外渗，形成舌下腺囊肿。

毗邻　舌下腺分为内、外侧两面和前、后两端。外侧面与下颌体的舌下腺凹相贴；内侧面与颏舌肌相邻，在此肌与舌下腺之

间有舌神经和下颌下腺导管经过；前端在中线处与对侧舌下腺紧邻；后端与下颌下腺深部相接。

血液及神经　舌下腺主要由舌动脉的分支舌下动脉和面动脉的分支颏下动脉供血。静脉血由面静脉或者舌静脉汇入颈内静脉。舌下腺的感觉纤维来自三叉神经的舌神经。支配腺体分泌的交感神经节后纤维起自交感干颈上神经节，形成动脉神经丛，随颈外动脉血管分支分布于舌下腺。副交感节前纤维起自上泌涎核，经面神经鼓索支，随舌神经走行，进入下颌下神经节，更换神经元，副交感节后纤维随舌神经分布于舌下腺。

淋巴　舌下腺的淋巴回流经颏下及下颌下淋巴结汇入颈深上淋巴结群，或直接回流至颈深上淋巴结群。

（韩正学）

xiǎotuòyèxiàn jiěpōu
小唾液腺解剖（anatomy of minor salivary gland）　小唾液腺是散在分布于口腔及口咽部黏膜下层的分泌唾液的腺器官。小唾液腺腺体总数在450~750个之间，多数为黏液性腺体。小唾液腺与大唾液腺不仅体积有所不同，而且解剖结构也不相同。小唾液腺无包膜，腺泡数量不多，每个小腺体均有一腺管直接开口于口腔黏膜。其中下唇、口底、舌腹等部位的小唾液腺易受损伤引起腺管破裂或阻塞，发生黏液腺囊肿。根据小唾液腺所在部位，分别称为唇腺、颊腺、腭腺、舌腺和磨牙后腺等。

（韩正学）

miànbù dòngmài jiěpōu
面部动脉解剖（anatomy of facial artery）　面部动脉是供应面部血液的动脉血管。面部的血运

非常丰富且有广泛吻合。面部动脉供应主要来源于颈外动脉，另有颈内动脉供应眶内结构及额部等处。在眼内侧角处颈内动脉的眼动脉与颈外动脉的内眦动脉分支相吻合。颈外动脉供应面部的主要动脉及分支（图）。

面动脉　又称颌外动脉。通常于舌骨大角的稍上方、二腹肌后腹下缘处，起于颈外动脉的前壁。面动脉的主要分支供应上下唇、鼻背与鼻翼、舌下腺、软腭、腭扁桃体、额部各肌肉与皮肤。

上颌动脉　又称颌内动脉。位于面侧深区，系颈外动脉终支之一，于下颌骨髁突颈部的内后方起于颈外动脉。上颌动脉为供应口腔颌面部的主要动脉，分支较多，位置较深，且彼此相互吻合，血供丰富。除一支脑膜中动脉进入颅腔外，大部分分支供应上、下颌骨，牙、腭、鼻窦、咀嚼肌和鼻腔等处。

舌动脉　于平舌骨大角尖处，自颈外动脉前壁发出。主要分支供应舌、舌肌、舌下腺、下颌下腺和口底黏膜。

颞浅动脉　系颈外动脉另一终支，在下颌骨髁突颈平面发出，主要分支供应腮腺、颞下颌关节、咬肌和邻近皮肤及额部和颅顶部软组织。

咽升动脉　自颈外动脉起始部内侧壁分出，沿咽侧壁上行达颅底，主要分支供应咽、软腭、腭扁桃体和颈深肌群等。

（李晓菁　胡　静）

miànbù jìngmài jiěpōu

面部静脉解剖 （anatomy of facial vein）

面部静脉是收集面部血液回流入心脏的静脉血管。口腔颌面部的静脉分浅静脉和深静脉两类。浅静脉接受口腔颌面部之浅层组织的血液，汇入深静脉。

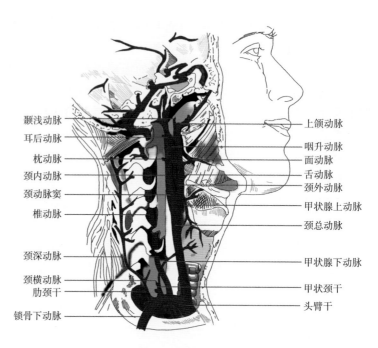

图　头颈部动脉示意

静脉血主要通过颈内静脉和颈外静脉向心脏回流。静脉的行径、分布大多与动脉一致，但分支多而细，变异较多，吻合更丰富，常呈现网状分布。面部的浅静脉有面静脉和颞浅静脉，深静脉有翼静脉丛、上颌静脉、下颌后静脉和面总静脉（图）。

面静脉　起始于内眦静脉，在行程中接纳相当于面动脉分布的内眦、鼻背、眶下区、上下唇及颏下区域的静脉血，还通过面深静脉引流由翼丛而来的面深部的静脉血。

颞浅静脉　起始于头皮内的静脉网，沿途接纳来自腮腺、颞下颌关节及耳郭的小静脉。

翼静脉丛　又称翼丛。位于

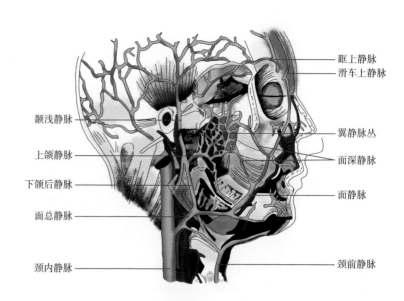

图　口腔颌面部浅、深静脉示意

颞下窝内，分布于颞肌及翼内、外肌之间，凡与上颌动脉分支伴行的静脉均参与此静脉丛的构成。此静脉丛向后汇集成上颌静脉。

上颌静脉 又称颌内静脉。位于颞下窝内，起始于翼丛的后端，短而粗，于下颌支后缘附近处汇入下颌后静脉。

下颌后静脉 又称面后静脉。由颞浅静脉和上颌静脉在腮腺内于下颌骨髁突颈部后方合成，在下颌角处，下颌后静脉分为前后两支，前支行向前下，在下颌角的后下方，与面静脉汇合成面总静脉；后支向后下与耳后静脉汇合而成颈外静脉。

面总静脉 由面静脉和下颌后静脉的前支汇合而成，约平于舌骨大角，胸锁乳突肌深面汇入颈内静脉。

（李晓箐 胡 静）

miàn-jǐngbù línbājié yǔ línbāguǎn jiěpōu

面颈部淋巴结与淋巴管解剖

（anatomy of faciocervical lymph nodes and vessels） 面颈部淋巴结与淋巴管十分丰富，一同构成区域性的淋巴回流通路，是全身淋巴系统的组成部分，也是面颈部的重要防御系统之一。

面颈部组织内的毛细淋巴管分布非常密集并相互吻合成网，经过浅层淋巴管网后发出的淋巴管又可吻合形成深层的淋巴管丛，经淋巴管丛汇集后再发出集合淋巴管，向下汇入淋巴结。淋巴管主要有输送淋巴液的作用，并能让组织液中大分子量的物质进入淋巴管，淋巴液经过向心性流动，最终通过胸导管和右淋巴导管分别注入左、右静脉角。

淋巴结的主要生理功能是过滤淋巴液、产生淋巴细胞并参与机体全身或局部的免疫反应。正常生理状态下组织内的淋巴结形体较小，包裹于脂肪组织和纤维结缔组织之中，多沿血管、淋巴管或神经走行的方向分布。

枕淋巴结 位于斜方肌在枕骨骨面附着起点的浅表面、枕部皮下和头夹肌的深部。在枕部皮肤下面的是枕浅淋巴结，有1～3个；在头夹肌深部的是枕深淋巴结，有1～2个。枕区、颈部上方皮肤以及颈部深层肌肉的淋巴液流入枕淋巴结。枕淋巴结发出一条小管，连接到颈浅淋巴结和副神经淋巴结。当枕淋巴结肿大时，可压迫枕神经，使此神经所在的部位产生疼痛的感觉。

耳后淋巴结 又称乳突淋巴结。有2～3个。位于乳突部与耳郭后面之间的深筋膜深面及胸锁乳突肌止点前缘，耳后肌的深侧，沿着耳后动脉排列。顶区、颞区、乳突区、鼓膜、耳郭的后面和外耳道后壁的淋巴液流入这个淋巴结，它的输出管向前流入耳下淋巴结，再流到颈浅淋巴结，或者经过胸锁乳突肌前、后缘流到此块肌肉深部的颈深上淋巴结和副神经淋巴结。

在小儿，耳后淋巴结非常多见，在老年人耳后淋巴结就比较少见了。此范围的淋巴可直接流向耳下淋巴结和颈深上淋巴结。

腮腺淋巴结 面部较大的淋巴结群，一般有20个左右。根据淋巴结和腮腺的位置关系，又可以分为腮腺浅淋巴结和腮腺深淋巴结。

腮腺浅淋巴结 位于腮腺表面和腮腺咬肌筋膜的表面，3～8个，一般有3～5个。根据它们位置的不同又分为耳前淋巴结和耳下淋巴结。①耳前淋巴结：位于耳屏前，腮腺咬肌筋膜表面以及腮腺咬肌筋膜与腮腺之间，经常沿颞浅动、静脉排列，有1～4个，大约2/3的人有此淋巴结。②耳下淋巴结：在腮腺下边的表面，位于胸锁乳突肌前缘及下颌后静脉离开腮腺的地方，有1～4个，沿下颌后静脉分布。耳下淋巴结也可以沿着腮腺后边伸展到耳垂后方。此种淋巴结常被胸锁乳突肌前面伸出来的筋膜包绕着，形成一个淋巴结的保护膜，这层筋膜就像是淋巴结鞘，把耳下淋巴结和颈浅淋巴结分开。颞区、额区的淋巴以及耳郭、外耳道、上下眼睑的外侧部和鼻根部的淋巴流入到耳下淋巴结。有时颊部、上唇和颧部的淋巴也流入这个淋巴结。它的输出管汇入腮腺深淋巴结和颈深上淋巴结。

腮腺深淋巴结 有5～10个，在腮腺腺体的里面，聚集在下颌后静脉和面神经的周围，位置深的可以到达腮腺与咽侧壁之间。与腮腺相应的面部皮肤、腮腺、眼睑外侧的结合膜、外耳道、咽鼓管和鼓室黏膜的淋巴液流入此淋巴结。腮腺浅淋巴结的输出管也流入到此淋巴结。位置比较表浅的腮腺深淋巴结输出管沿着胸锁乳突肌前、后缘往下走，在前面的一支常直接进入颈深上淋巴结；后面的一支和下颌后静脉一起注入颈浅淋巴结或者与耳大神经一起向下，沿胸锁乳突肌后缘流入锁骨上淋巴结。位置比较深的腮腺深淋巴结输出管沿颈外动脉进入颈深上淋巴结的颈二腹肌淋巴结。

面淋巴结 较小并且位置不固定，一般在面部皮肤下疏松结缔组织内。表情肌的表面，沿面动脉和面静脉分布。当面部有炎症或肿瘤时，面淋巴结会有反应，并且增大，或可被发现。面淋巴结可分为4组：

颌上淋巴结　最常见的面淋巴结，位于咬肌前边、面动脉的前后。

颊淋巴结　位于颊肌的表面、腮腺导管下约1cm处、面静脉的前后。

眶下淋巴结　又称鼻唇淋巴结。比较少见，位于眶下孔附近。

颧淋巴结　较罕见。位于眼外眦的下方、颧部表情肌的浅面。

颏下淋巴结　有1~4个，分布在两侧二腹肌前腹和舌骨之间的颏下三角疏松结缔组织中，在下颌舌骨肌的浅表面，颈阔肌的深面。这些位置比较浅的淋巴结，一般把它分为前上和后下两组。前上组靠近颏部正中的下面（下巴），后下组在舌骨体的前方。

下唇中部、颏部、口底前部、下颌切牙以及舌尖等处的淋巴液流入到颏下淋巴结。它的淋巴输出管沿颏下动脉走行，注入同侧或对侧的下颌下淋巴结，或者沿舌下神经直接流入颈深上淋巴结的颈二腹肌淋巴结或者颈肩胛舌骨肌淋巴结。

下颌下淋巴结　有3~10个，位于下颌下三角内，在下颌骨下缘与下颌下腺之间。根据它们位置的不同分为以下4组：

下颌下前淋巴结　有1~5个。位于下颌下三角的前角内，上内方是下颌舌骨肌，下外方是二腹肌前腹和颈阔肌。此淋巴结在下颌下腺前方，沿颏下静脉排列，位置隐蔽且比较固定。

下颌下中淋巴结　有1~4个。位于下颌下腺的表面，沿面静脉及面动脉附近排列，靠近下颌骨下边。

下颌下后淋巴结　多为1个。位于下颌下三角的后角内，有时在面静脉与下颌后静脉前支相交叉的地方，紧靠下颌下腺的后面。

1/3的人没有此淋巴结。

下颌下腺囊内淋巴结　比较小，只有1个或者没有，在下颌下腺囊里或腺体里面。口腔颌面部的大部分淋巴液输送到下颌下淋巴结，此淋巴结不但接收颏下淋巴结和面淋巴结的输出管，而且还接收下颌下腺、舌下腺、上唇、下唇的外侧、颊部、鼻、牙龈、上下颌牙（下颌切牙除外）、眼睑内侧部、软腭和舌前2/3等处的淋巴。下颌下淋巴结的输出管和面静脉和面动脉一起流入颈深上淋巴结的颈二腹肌淋巴结，或者直接向后外方沿肩胛舌骨肌向下走，注入颈深上淋巴结的颈肩胛舌骨肌淋巴结。

咽后淋巴结　位于咽后壁与椎前筋膜之间的咽后间隙内，从靠近头颅底部到接近胸廓上口，都可有咽后淋巴结的存在。主要集中在咽上部的后方，也就是舌骨大角以上的水平，咽下部的后方也可能存在此组淋巴结。一般将其分为外侧咽后淋巴结、内侧咽后上淋巴结和内侧咽后下淋巴结。

外侧咽后淋巴结　位于软腭和腭扁桃体以上的咽后间隙之中，平着寰椎侧块的前方、咽缩肌的后方以及颈内动脉和交感神经颈上节的内侧。婴儿期经常两边都有，每侧有1~3个；而成人可能只有一侧有，另一侧没有。

内侧咽后淋巴结　在外侧咽后淋巴结的内侧及咽后壁的中缝处，又称内侧咽后上淋巴结；还有一部分淋巴结位于环状软骨后方以及咽下部与食管颈段的交界处，又称内侧咽后下淋巴结。鼻腔后部、蝶窦、后筛窦、硬腭、软腭、中耳、咽鼓管、鼻咽部及咽后壁的淋巴液流入咽后淋巴结，颈部椎前区和食管颈段的淋巴液也流入到此组淋巴结。内侧咽后

上淋巴结的输出管注入外侧咽后淋巴结和气管前淋巴结，而外侧咽后淋巴结的输出管向外，和颈内动脉、交感神经颈上节以及舌下神经一起走行，注入颈深上淋巴结。内侧咽后下淋巴结的输出管向下外注入气管旁淋巴结，最后注入颈深下淋巴结。

颈前淋巴结　分布在颈前静脉周围，在胸骨舌骨肌和胸骨甲状肌的浅表面。此组淋巴结有1~2个，细小且位置不固定。颈部前面的皮肤和肌肉的淋巴液流入此组淋巴结，它的输出管和颈前静脉一起向下外走行，在胸锁乳突肌靠近胸骨这一端注入颈深下淋巴结或锁骨上淋巴结。

喉前淋巴结　位于喉的前方，按照位置不同可分为甲状舌骨淋巴结和环甲淋巴结。

甲状舌骨淋巴结　又称舌骨下淋巴结。1个或缺如。位于舌骨下方，甲状舌骨膜的前面。

环甲淋巴结　位置比较恒定，数目常只有1个。如果有甲状腺锥状叶存在，数目可以多达3个，通常位于环甲膜附近。

甲状腺两侧叶、会厌、梨状隐窝及杓会厌皱襞的淋巴液注入喉前淋巴结。如果甲状腺锥状叶存在，锥状叶的淋巴液也流入这个淋巴结。它的输出管向下注入气管前淋巴结和气管旁淋巴结，或向下外流入颈深下淋巴结。

甲状腺淋巴结　多为1个或缺失，位于甲状腺峡部的前面，或沿甲状腺上静脉排列，紧贴此条静脉。甲状腺癌肿时常转移到此淋巴结。甲状腺峡部、锥状叶及侧叶前内侧部的淋巴管汇入甲状腺淋巴结，它的输出管向下注入气管前淋巴结和气管旁淋巴结，或者向后外汇入颈深淋巴结。

气管前淋巴结　位于气管颈

段的前外侧面，包括从甲状腺峡部以下到左头臂静脉之间区域的气管前方中线两侧的淋巴结。此组淋巴结和胸部上纵隔的气管前淋巴结相连续，而且与胸腺相接触，有2~12个，一般为6~8个。

喉前淋巴结的输出管，全部甲状腺和气管颈段的淋巴皆流入气管前淋巴结。它的输出管注入气管旁淋巴结及颈深淋巴结，并沿左、右头臂静脉向下走行与胸部的气管前淋巴结相交通。

气管旁淋巴结 又称喉返神经淋巴结。有4~12个，位于气管颈段的后外侧，围绕喉返神经周围排列，或排列在甲状旁腺与喉返神经之间。①左、右喉返神经的走行位置不同，因此两侧的气管旁淋巴结与喉返神经的位置关系也不相同。如在甲状腺下缘水平，左侧气管旁淋巴结多在喉返神经的前面，而右侧气管旁淋巴结则多在喉返神经的后面。甲状腺侧叶、甲状旁腺、会厌下部、气管和食管颈段的淋巴液流入气管旁淋巴结，甲状腺淋巴结、气管前淋巴结和咽后淋巴结的输出管也注入气管旁淋巴结。②气管旁淋巴结的输出管注入颈深下淋巴结，也可以直接汇入到静脉角处的颈淋巴干、右淋巴导管或胸导管，也有注入到头臂静脉淋巴结的。

颈浅淋巴结 常有1~2个，但有的人没有，有的人可多达4个。颈浅淋巴结上方的淋巴结在胸锁乳突肌前边与腮腺后边之间，紧靠腮腺淋巴结，因此有时与耳下淋巴结难以区分；它下方的淋巴结在胸锁乳突肌浅表面，沿着颈外静脉走行的方向分布。枕淋巴结的输出管，腮腺、耳后等处的部分淋巴结的输出管流入颈前淋巴结。它的输出管越过胸锁乳突肌，终止在胸锁乳突肌深面的颈深淋巴结。

颈深淋巴结 颈部最大的淋巴结群，上到颅底下到颈根部，有15~30个淋巴结，沿颈内静脉、副神经和颈横动、静脉排列，呈三角形。按照位置可以分为以下4组：

副神经淋巴结 颈深淋巴结向外扩展的部分，因为沿副神经排列，所以称为副神经淋巴结，也称脊副淋巴结。副神经淋巴结的上部与颈深上淋巴结的上端以及枕淋巴结相接连。部分淋巴结被胸锁乳突肌所覆盖，部分淋巴结沿着副神经到达颈后三角，斜方肌的深面。副神经淋巴结的数目变化比较大，在颈淋巴结清扫术中，较多时有20个，较少时仅有3个。枕、耳后、肩胛上淋巴结的输出管及颈外侧部的淋巴注入副神经淋巴结。副神经淋巴结在颈部下方外侧与锁骨上淋巴结相邻接。它的输出管注入颈深下淋巴结、右淋巴导管或者胸导管。

锁骨上淋巴结 又称颈横淋巴结。是颈深淋巴结的下群向后外方延伸的部分，排列在颈横动、静脉的浅表面，数目变化较大。副神经淋巴结及锁骨下淋巴结的输出管注入锁骨上淋巴结，它的输出管注入颈深下淋巴结。临床上对单个肿大的锁骨上淋巴结称为魏尔啸淋巴结（Virchow's node），通常指左侧锁骨上肿大的淋巴结。腹部恶性肿瘤尤其是胃癌患者，肿瘤细胞可经胸导管、左颈淋巴干反流到左锁骨上淋巴结。因此，发生在左锁骨上淋巴结转移的包块，常为早期就诊的症状之一。

颈深上淋巴结 上起于颅底，下到达肩胛舌骨肌下腹与颈内静脉交叉处的上方，沿颈内静脉周围排列，有10~16个，经常可见颈二腹肌淋巴结和颈肩胛舌骨肌淋巴结。①颈二腹肌淋巴结：又称角淋巴结或扁桃体淋巴结。位于二腹肌后腹的下方到面总静脉注入颈内静脉的三角形区域内，与舌下神经和颈内动脉紧密相邻。有1~5个，多数情况下有1~2个，在婴儿和青年人数目较多。其中有一个淋巴结较大，在二腹肌后腹与颈内静脉所成的交角内，紧贴颈内静脉的前面。舌后部、鼻咽部、腭扁桃体及鼻根部的淋巴结注入颈二腹肌淋巴结，此淋巴结在临床上十分重要，当它的收集区域内有炎症存在或发生癌肿转移时，此淋巴结往往首先受到累及。②颈肩胛舌骨肌淋巴结：位于肩胛舌骨肌下腹上方，在肩胛舌骨肌和颈内静脉交叉的地方。当头颈部鳞癌转移时，可累及此淋巴结。枕淋巴结、耳后淋巴结、腮腺淋巴结、下颌下淋巴结的输出管注入颈深上淋巴结，它的输出管至颈深下淋巴结或颈淋巴干。

颈深下淋巴结 肩胛舌骨肌下腹以下的颈深淋巴结，有10~20个，位于下颈部深面的结缔组织内，常与颈内静脉、甲状颈干和膈神经紧密相邻。此组淋巴结的输入管来自颈深上淋巴结，或直接来自颈前淋巴结、锁骨上淋巴结、副神经淋巴结、下颌下淋巴结、颏下淋巴结、腮腺淋巴结、耳后淋巴结、枕淋巴结及咽后淋巴结等；此外，外耳、中耳、咽鼓管、鼻腔、舌、硬腭、软腭、腭扁桃体、咽部、喉、大唾液腺、甲状腺及甲状旁腺等处的淋巴管也可直接注入颈深下淋巴结。左、右颈深下淋巴结的输出管形成左、右颈淋巴干。

颈淋巴干 由颈深下淋巴结的输出管形成的。左、右颈淋巴干分别注入胸导管或右淋巴导管，有时淋巴液可直接流入静脉角、锁骨下静脉或颈内静脉。

右淋巴导管 由右颈淋巴干、右锁骨下淋巴干以及右支气管纵隔淋巴干汇合组成，注入右静脉角。有时此3个淋巴干分别直接注入右静脉角，或直接注入右锁骨下静脉或右颈内静脉。

胸导管 经后纵隔往上到达颈根部的左边，到食管和左锁骨下动脉起始部之间，然后穿过左颈鞘的深面疏松结缔组织，在此处经常与颈深下淋巴结的最下淋巴结紧密接触。大约在第7颈椎水平的地方转向外侧和前方，并向下形成胸导管弓。胸导管弓绕过锁骨下动脉第一段及胸膜顶，经膈神经及前斜角肌的浅面，在前斜角肌的内侧进入左静脉角。胸导管在最后的部分有两片瓣膜，可以防止静脉血反流，有时只有一个瓣。因此，当胸膜腔内压增高或胸导管末端膨大时，可以出现少量静脉血进入胸导管的现象。

颈部淋巴结简化分区 由于文献报道关于颈淋巴结的划分十分复杂，总结出一种简化的颈部淋巴结分组法（表），这种方法的优点是命名简洁方便，便于理解记忆，有利于CT对头颈部淋巴结的定位；不足之处是没有包括咽后淋巴结，也不能表明淋巴结的收集范围以及淋巴液流向。

（何三纲）

nǎoshénjīng jiěpōu

脑神经解剖（anatomy of cranial nerve） 脑神经是从脑发出左右成对的、负责将脑与头颈及胸腹部器官的感受器和效应器相联系的周围神经。共12对（图）。

嗅神经 特殊内脏感觉性脑神经。由上鼻甲以上及鼻中隔上部黏膜内的嗅细胞中枢突聚集形成约二十多条嗅丝，穿过筛孔进入颅前窝，止于嗅球，传导嗅觉。颅前窝骨折累及筛板时可撕脱嗅丝和脑膜，造成嗅觉障碍，甚至脑脊液鼻漏。

视神经 由特殊躯体感觉纤维组成，始于视网膜的节细胞，其轴突于视神经盘处汇集，穿过巩膜筛板后构成视神经，经视神经管入颅中窝，于垂体前方连于视交叉，传导视觉冲动。视神经外面包有3层由脑膜延续而来的被膜，故在颅内压增高时，常出现视神经盘水肿。

动眼神经 含有一般躯体运动和一般内脏运动两种纤维，经眶上裂入眶后立即分为上、下两支。上支细小，支配上直肌和上睑提肌；下支粗大，支配下直肌、内直肌和下斜肌。动眼神经中的内脏运动纤维由下斜肌支单独以小支分出，分布于睫状肌和瞳孔括约肌，参与瞳孔对光反射和视物调节反射。

滑车神经 仅含一般躯体运动纤维，为运动性神经。是最细的脑神经，经眶上裂入眶，越过上直肌和上睑提肌向前内侧行走，进入并支配上斜肌。滑车神经损伤，眼球向下外方活动受限，下视时出现复视。

三叉神经 最粗大的混合性脑神经，含一般躯体感觉和特殊内脏运动两种纤维，有眼神经、上颌神经和下颌神经3大分支。

眼神经 含躯体感觉纤维，为三叉神经中最细小者，起自三叉神经节的前内侧，穿行于海绵窦外侧壁，经眶上裂入眶分为泪腺神经、额神经及鼻睫神经3个终末支，而后向前经眶上裂入眶，布于眶内、眼球、结膜、泪腺、硬脑膜、上睑、睑裂以上前额及顶部皮肤、鼻的大部分皮肤以及部分鼻黏膜。

上颌神经 含一般躯体感觉纤维，自三叉神经节发出后经圆孔出颅，进入翼腭窝经眶下裂入眶眶延续为眶下神经出眶下孔分散为终末支。上颌神经的沿途分支主要有脑膜中神经、颧神经、翼腭神经、上牙槽后神经、上牙槽中神经、上牙槽前神经及眶下神经终末支。分支分布于上颌牙牙髓、牙周膜、黏骨膜及上颌窦黏膜，硬脑膜，睑裂与口裂之间的皮肤，硬腭及鼻腔、黏膜，软腭及扁桃体。

下颌神经 以感觉神经为主的混合性神经，含一般躯体感觉纤维和特殊内脏运动纤维，是三叉神经中最大的分支。自三叉神经节发出，穿卵圆孔出颅，于腭帆张肌与翼外肌之间发出脑膜支和翼内肌神经后分成前、后二干。前干较细，除大部分为运动纤维，

表 颈部淋巴结简化分组表

水平分区	包含内容	分布范围
I区	下颌下、颏下组	下颌下、颏下三角
II区	颈深上组	颈内静脉链从颅底至颈动脉分叉水平（平舌骨）
III区	颈深中组	颈内静脉链从颈动脉分叉水平至肩胛舌骨肌跨越颈内静脉处（约平环状软骨）
IV区	颈深下组	颈内静脉链肩胛舌骨肌下部（环状软骨水平以下）
V区	副神经组	颈后三角区
VI区	甲状腺组	甲状腺周围与甲状腺有关的淋巴结
VII区	气管食管沟组	气管食管沟内淋巴结和部分上纵隔淋巴结

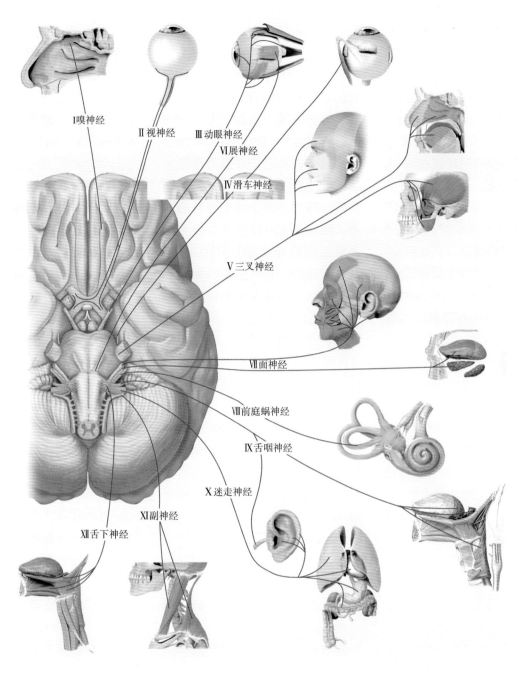

I 嗅神经
II 视神经
III 动眼神经
VI 展神经
IV 滑车神经
V 三叉神经
VII 面神经
VIII 前庭蜗神经
IX 舌咽神经
X 迷走神经
XI 副神经
XII 舌下神经

图 脑神经示意

分布于颞肌、咬肌和翼外肌外，感觉纤维形成颊神经，分布于下颌磨牙及第二前磨牙的颊侧牙龈及颊部的黏膜和皮肤；后干较粗，主要分为耳颞神经、舌神经和下牙槽神经，前二者为感觉神经，下牙槽神经为混合性神经。①耳颞神经：与颞浅血管伴行穿出腮腺分布于颞区皮肤、腮腺。②舌神经：沿下颌骨内侧行走分布于下颌舌侧牙龈、舌前 2/3 黏膜、口底黏膜和舌下腺。③下牙槽神经：为下颌神经分支中之最大者，穿经下颌孔入下颌管，沿途分支于下颌牙之牙髓及其牙周膜和牙槽骨，其终末支出颏孔为颏神经，分布于下颌前牙及第一前磨牙的唇颊侧牙龈、下唇黏膜及皮肤和颏部皮肤。

展神经 由一般躯体运动纤维组成，经眶上裂入眼眶，支配外直肌。展神经受损可引起外直肌瘫痪，产生内斜视。

面神经 混合性神经，由两个根组成，一是较大的运动根，含特殊内脏运动纤维，其纤维支配面部表情肌、颈阔肌、镫骨肌、二腹肌后腹和茎突舌骨肌。另一个是较小的混合根，由副交感纤维、味觉纤维和一般躯体感觉纤维合并形成。前二者分别支配舌下腺、下颌下腺、泪腺、腭及鼻腔黏膜的腺体和舌前 2/3 的味蕾，感觉纤维则主要传导外耳道、外耳门周围及小部分耳后皮肤的痛、温、触觉冲动。面神经出脑进入内耳道，于面神经管内形成膨大的膝神经节后出茎乳孔，在腮腺内形成神经丛，以终末支分布于面部表情肌。面神经管段的分支有岩大神经、镫骨肌神经和鼓索，分别分布于泪腺、鼻和腭黏膜的腺体、镫骨肌、下颌下腺和舌下腺以及舌前2/3的味蕾。面神经颅外段除了耳后神经、二腹肌支、茎突舌骨肌支，分别支配耳后肌、枕肌、二腹肌后腹、茎突舌骨肌外，主要是面神经在腮腺深浅两叶之间分出的颞支、颧支、上下颊支、下颌缘支及颈支。

前庭蜗神经 又称位听神经。含特殊躯体感觉纤维，由传导平衡觉的前庭神经和传导听觉的蜗神经两部分组成。前庭蜗神经损伤后表现为伤侧耳聋和平衡功能障碍，并伴恶心、呕吐等症状。

舌咽神经 为含5种纤维成分的混合性神经。自颈静脉孔出颅。主要分支有鼓室神经、颈动脉窦支、咽支、茎突咽肌支、扁桃体支和舌支，分别负责腮腺分泌、调节心率、血压和呼吸、支配茎突咽肌。另有分支分布于鼓室、乳突小房和咽鼓管黏膜、咽黏膜、腭扁桃体、软腭和咽峡及舌后1/3的黏膜及味蕾。

迷走神经 行程最长、分布最广的脑神经，为含4种纤维成分的混合性神经。自颈静脉孔出颅，于颈鞘内垂直下行经胸廓上口进入胸腔，再穿膈的食管裂孔进入腹腔。迷走神经与口腔临床关系密切的分支如下：①咽支：与舌咽神经、交感神经的咽支共同组成咽丛，分支支配咽肌及软腭肌。②喉上神经：分布于会厌、声门裂以上的喉黏膜、部分舌根及环甲肌。③喉返神经：分布于除环甲肌以外的喉肌及声门裂以下的喉黏膜。

副神经 含特殊内脏运动纤维和一般躯体运动纤维。经颈静脉孔出颅后分为内、外两支。内侧支并入迷走神经。外侧支称脊副神经，支配胸锁乳突肌和斜方肌，行颈淋巴结清扫手术时易受损伤。

舌下神经 含一般躯体运动纤维，支配除腭舌肌以外的全部舌内、外肌。舌下神经降支与来自第2、3颈神经的降支结合，形成舌下神经襻，又称颈襻，发出分支支配肩胛舌骨肌、胸骨甲状肌和胸骨舌骨肌。一侧舌下神经完全损伤时，患侧半舌肌瘫痪，伸舌时舌尖偏向患侧。

（阎 英）

jǐngbù jiěpōu

颈部解剖 （anatomy of neck）

颈部的正常结构、功能活动规律。包括颈部层次和器官形态、结构特点及毗邻关系以及功能活动特点、发生条件及其影响因素。颈部位于头部与胸部和上肢之间，有复杂的肌群、重要的神经、血管、淋巴与脏器，有筋膜包裹和分隔。颈部结构关系复杂，颈部筋膜层次较多，有颈浅筋膜、颈深筋膜浅层、颈深筋膜中层、颈脏器筋膜以及椎前筋膜。

（李春芳）

jǐngbù fēnqū

颈部分区 （subdivision of neck）

颈部分为固有颈部和项部。即以斜方肌前缘为界，将颈部分为前、后两部（图），前部称为狭义

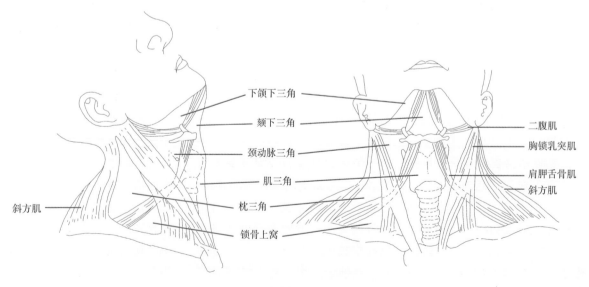

图 颈部分区示意

的颈部（固有颈部），与口腔临床关系密切；后部称为项部。固有颈部又以胸锁乳突肌的前、后缘为界，将每侧分为 3 部，由前向后依次为颈前（颈内侧）三角、胸锁乳突肌区和颈后（颈外侧）三角。两侧颈前三角合称颈前区，胸锁乳突肌区及颈后三角合称颈侧区。

颈前三角以舌骨为界，将颈前区分为舌骨上区和舌骨下区。舌骨上区包括颏下三角和左、右下颌下三角；舌骨下区包括左、右颈动脉三角和左、右肌三角。

胸锁乳突肌区相当于胸锁乳突肌及其浅面和覆盖的部位。

颈后三角介于胸锁乳突肌、斜方肌与锁骨中 1/3 之间。此三角又被肩胛舌骨肌下腹分为枕三角和锁骨上三角。

（李春芳）

jīngbù tǐbiǎo biāozhì

颈部体表标志 （surface landmarks of the neck）

在颈部表面，可看到或触及的隆起或凹陷。体表标志有助于确定深部器官的位置，判断血管和神经走向，指导针灸取穴和穿刺定位等。循颈部正中自上而下触及舌骨、甲状软骨、环状软骨、气管颈段和胸骨上窝，两侧可触及锁骨上窝及胸锁乳突肌等解剖标志。

舌骨 位于颈前区的软组织内、颏隆突的后下方，其高度约相当于第 3、4 颈椎椎间盘平面。循舌骨体向两侧可扪到舌骨大角，舌骨大角是寻找或结扎舌动脉的重要标志。约在此高度，甲状腺上动脉与舌动脉之间，也是进行颈外动脉结扎的常用部位。

甲状软骨 位于舌骨的下方，甲状软骨上缘约平第 4 颈椎高度、甲状软骨的前上部，在成年男性左、右甲状软骨板融合处的上端

向前突出，形成明显的喉结。在喉结上缘有甲状软骨切迹。颈总动脉分叉处约平甲状软骨上缘。

环状软骨 位于甲状软骨的下方，其位置约相当于第 6 颈椎横突平面。是喉与气管、咽与食管的分界标志，也是气管环计数的标志，更是作为抢救窒息患者时所选择的重要标志之一。甲状软骨下缘与环状软骨之间有环甲膜相连，在某些紧急的喉性呼吸困难（如喉阻塞），而又来不及行气管切开术时，可用粗针头自环甲膜刺入，或横行切开环甲膜插管进入声门下区。

气管颈段 可在环状软骨下缘至胸骨颈静脉切迹之间触及气管颈段，其正常位置居正中。

胸骨上窝 位于胸骨颈静脉切迹上方的凹陷，在此部可触及气管颈段。

胸锁乳突肌 胸锁乳突肌的前、后缘既是颈部分区的境界，又是某些手术的切口标志（如显露颈外动脉、颈内动脉、颈内静脉等常在此肌前缘做切口，显露副神经等常在此肌后缘做切口）。胸锁乳突肌为颈侧区重要的肌性标志，当头向对侧旋转时，此肌更加明显。胸锁乳突肌的浅面有颈外静脉越过，内面有支配其运动的副神经分支穿入，胸锁乳突肌内侧深面主要有颈总动脉、颈内静脉和迷走神经通行。胸锁乳突肌的后缘中点处为扶突穴的针刺点，亦为颈神经丛皮支的浅出点（或称神经点），行颈神经丛皮支阻滞麻醉即由此点刺入。

锁骨上窝 位于锁骨中 1/3 的上方。在此窝的锁骨上缘处，可扪及锁骨下动脉的搏动、臂丛和第一肋。

颈总动脉及颈外动脉 其投影于下颌角与乳突尖连线的中点

至右侧胸锁关节的连线，或至左侧胸锁乳突肌两脚间的连线。此线被通过甲状软骨上缘的水平线分为上、下两段，上段为颈外动脉的投影，下段为颈总动脉的投影。头面部紧急出血情况下，可以将颈总动脉压向颈椎横突止血。

（李春芳）

jīngbùjī jiěpōu

颈部肌解剖 （anatomy of cervical muscles）

颈部肌（cervical muscles）是位于下颌骨下缘至乳突连线与胸骨、锁骨及肩胛骨水平之间的肌群。其主要作用是运动头颈和维持头颈的姿势与位置。按肌的排列位置，颈部肌分为颈浅肌群、舌骨上、下肌群及颈深肌群。具体分类如图 1 所示。

颈浅肌群 包括颈前外侧浅部的颈阔肌和颈外侧浅部的胸锁乳突肌。位于颈后方浅部的斜方肌归为肩胛肌群中。

颈阔肌 位于颈前外侧部皮下，呈一菲薄宽阔的长方形肌，与皮肤密切结合，属于皮肌（图 2）。颈阔肌下缘起自胸大肌和三角肌筋膜，肌纤维斜向上内方，越过锁骨和下颌骨至面部。前部纤维在颏正中联合下方与对侧同名肌纤维交织，向上止于下颌骨下缘；中部纤维附着于下颌骨的下缘或越过下颌骨下缘于降口角肌深面向内上行，止于下唇外侧半；后部纤维越过下颌骨及咬肌后下部，附着于面下部皮肤和皮下组织，并与口角轴处的表情肌纤维融合。颈阔肌大小变异较大，甚至可一侧或双侧缺如。颈阔肌的主要作用是协助降下颌，并使颈部皮肤出现斜形皱纹；通过其与下唇和口角轴处的附着结构可牵引口角和下唇向下，协助做出惊吓与惊讶的表情。

胸锁乳突肌 位于颈部两侧

皮下，颈阔肌的深面，为一粗壮有力的肌肉（图3）。其中部厚而窄，两端宽而扁。下端起始部有两头，即内侧的胸骨头和外侧的锁骨头。胸骨头起自胸骨柄前面的上部，锁骨头起自锁骨的胸骨端。二头于起点上方，向上汇合为一个肌腹（胸骨头肌纤维居浅面），行向上后方，源于锁骨部的肌纤维以一强韧肌腱止于颞骨乳突外侧面，来自胸骨部的肌纤维则以一薄的腱膜止于枕骨上项线的外侧部。胸锁乳突肌的主要作用是维持头的姿势。一侧收缩，使头向同侧倾斜，脸向对侧旋仰；两侧同时收缩，使头后仰。下端固定，双侧同时收缩可牵引头向前以协助屈颈。头部固定，可上提胸廓以助深呼吸。同时胸锁乳突肌又是重要的颈部体表标志，见颈部体表标志。

舌骨上、下肌群　位于胸骨、肩胛骨与下颌骨、颅底之间，两组肌藉舌骨相延续。

舌骨上肌群　位于舌骨与下颌骨、颅底之间，包括二腹肌、下颌舌骨肌、颏舌骨肌、茎突舌骨肌（图4）。上述各肌的主要作

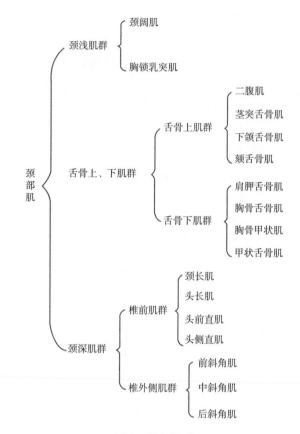

图1　颈部肌群

用：当舌骨固定时，除茎突舌骨肌，其他三块肌均能向后下方牵拉下颌骨而开颌；当下颌骨固定时，舌骨上肌群收缩可上提舌骨、口底和舌。①二腹肌：位于下颌

骨下方，具有前后两腹及中间腱。后腹起自颞骨乳突切迹，向前下外止于中间腱。前腹起自下颌骨二腹肌窝，向后下止于中间腱。中间腱由腱膜样结缔组织包裹，附

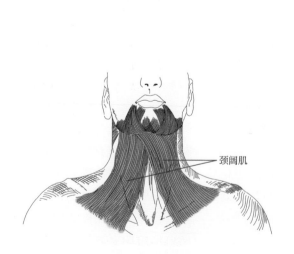

图2　颈阔肌示意

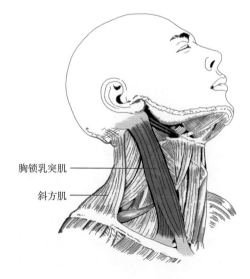

图3　胸锁乳突肌示意

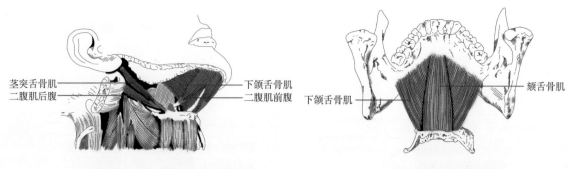

a 二腹肌、下颌舌骨肌及茎突舌骨肌　　　b 下颌舌骨肌和颏舌骨肌

图4 舌骨上肌群示意

着于舌骨体与舌骨大角的交界处。当下颌骨被固定时，二腹肌可上提舌骨；舌骨被固定时，可向下牵拉下颌骨，协助咀嚼。②下颌舌骨肌：位于下颌骨与舌骨之间，为三角形的扁肌。此肌起于下颌骨内面的内斜线全程，肌纤维行向后内下方，最后部的肌纤维止于舌骨体的前面，两侧前部和中部肌纤维在正中纤维缝处汇合，构成肌性与功能性口底。在吞咽的第一阶段，下颌舌骨肌收缩可上提口底，将食物推入咽腔。此肌还具有上提舌骨和下降下颌骨的作用。③颏舌骨肌：位于中线两侧，舌的下方和下颌舌骨肌的上方，为长柱状强有力的小肌，两侧同名肌中间仅借薄层疏松结缔组织相隔。此肌以短腱起自下颌骨的下颏棘，肌腹向后逐渐增宽，止于舌骨体前面。当下颌骨被固定时，颏舌骨肌牵引舌骨向前上；舌骨被固定时，可牵引下颌骨向下。④茎突舌骨肌：位于二腹肌后腹的上方并与其平行，为细小的梭状肌。在二腹肌后腹的深侧，肌束起自颞骨茎突，肌纤维斜向前下方，移行于肌腱，止于舌骨大角与体的结合处。在接近止点处，二腹肌中间腱穿过此肌。茎突舌骨肌的主要功能是牵引舌骨向后上方，是颏舌骨肌

的拮抗肌。

舌骨下肌群 位于舌骨下方颈正中线的两侧，居喉、气管、甲状腺的浅面（图5）。分为浅、深两层，浅层自外向内为肩胛舌骨肌和胸骨舌骨肌，深层自下而上为胸骨甲状肌和甲状舌骨肌。此组肌群的共同作用是下降舌骨和喉。甲状舌骨肌在吞咽时可提喉使之靠近舌骨。舌骨上、下肌群共同收缩，能固定舌骨有助于附着舌骨的诸肌活动。①肩胛舌骨肌：位于颈阔肌的深面、胸锁乳突肌的外侧，为细长的带状肌，分为上腹和下腹。下腹起自肩胛骨上缘和肩胛横韧带，肌纤维斜向内上方，于胸锁乳突肌的深侧，在环状软骨平面以下移行于中间腱。上腹自中间腱斜向内上方，并列于胸骨舌骨肌外侧，止于舌骨体外侧部的下缘。中间腱借颈深筋膜中层向下连于锁骨。在吞咽、咀嚼和言语过程中，此肌可下降已抬高的舌骨；与舌骨上肌群共同收缩，具有固定舌骨的作用。②胸骨舌骨肌：位于颈前正中线的两侧，肩胛舌骨肌的内侧，为窄的带状肌。肌束起自胸骨柄和锁骨胸骨端的后面，肌纤维在颈正中线两侧垂直上行，止于舌骨体内侧部的下缘。与肩胛舌骨肌相似，胸骨舌骨肌的作用是下

降和固定舌骨。③胸骨甲状肌：位于胸骨舌骨肌的深侧被其遮盖，紧贴于甲状腺的浅面，为长带状肌，上狭下宽，较胸骨舌骨肌短而宽。下端起自胸骨柄的后面及第一肋软骨，肌纤维斜向上外，止于甲状软骨斜线。在吞咽和发音时，此肌可向下牵拉已上抬的喉头。④甲状舌骨肌：位于胸骨舌骨肌的深侧，为短小的长方肌，是胸骨甲状肌向上的延续部分。起自甲状软骨斜线，肌纤维斜向外上方，止于舌骨体外侧部及舌骨大角。主要作用是下降舌骨；当舌骨被固定时，甲状舌骨肌可向上牵拉喉头。

颈深肌群 位于脊柱颈段的前外侧和前方，分为椎外侧肌群（外侧群）和椎前肌群（内侧群）（图6）。

椎外侧肌群 位于颈段的两侧，包括前、中、后斜角肌。这些肌肉可认为是肋间肌在颈区的延续部分，它们共同形成一个不完整的圆锥面，遮盖着胸廓上口的外侧部。此组肌群的主要作用为上提第1、2肋骨，参与呼吸运动；若胸廓固定，单侧收缩使颈向同侧屈，双侧收缩使颈前屈。①前斜角肌：位于胸锁乳突肌深面。起自第3～6颈椎横突前结节，向外下止于第1肋骨的斜角

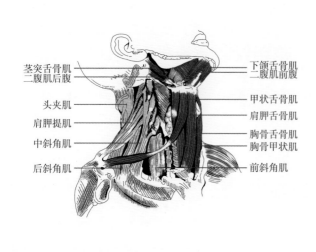

图 5　舌骨上、下肌群示意

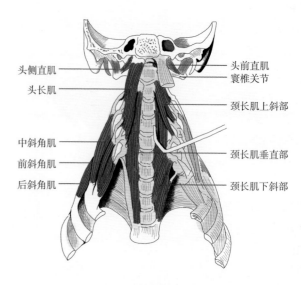

图 6　颈深肌群示意

肌结节。当胸廓被固定时，单侧收缩可使颈屈向同侧并向对侧旋转，双侧收缩使颈前屈；颈椎被固定时，此肌收缩可通过上提第 1 肋参与呼吸运动。前斜角肌与许多重要的解剖结构相毗邻，为颈根部的重要解剖标志。其表面有径直走行的膈神经，内后方有胸膜顶和胸导管。前、中斜角肌与第 1 肋所构成的间隙（斜角肌间隙）内有锁骨下动脉及臂丛通过。当前斜角肌肥厚或病理性痉挛导致斜角肌间隙变小时，可压迫穿行于其中的锁骨下动脉和臂丛，出现臂丛神经血管受压的相应症状，称斜角肌综合征。其症状主要包括肩下垂、疼痛、感觉异常甚至感觉丧失以及同侧上肢血供减少。②中斜角肌：位于前斜角肌的后方，肌束比前斜角肌长。起自第 2~6 颈椎横突后结节，肌纤维斜向外下方，止于第 1 肋骨上面。臂丛位于其前方。与前斜角肌相同，中斜角肌主要与呼吸有关，即使是在直立姿势的平静吸气时也发挥作用。③后斜角肌：居中斜角肌的后方，紧邻中斜角肌的深面和侧面，是最小的

一块斜角肌，可认为是中斜角肌的一部分。起自第 5~7 颈椎横突后结节，肌纤维斜向外下方，止于第 2 肋骨外侧面中部的粗隆。当胸廓被固定时，此肌收缩使脊柱颈段下部向同侧屈；颈椎被固定时，此肌收缩可协助上提第 2 肋。

椎前肌群　位于脊柱前面，颈正中线两侧。包括颈长肌、头长肌、头前直肌及头侧直肌。其主要作用是屈头、屈颈。①颈长肌：位于寰椎和第 3 胸椎之间，贴附在脊柱前面，被咽和食管所遮盖。可分为 3 部分：下斜部、上斜部及垂直部。下斜部最小，起自第 1~3 胸椎体的前面，向上外行止于第 5、6 横突前结节；上斜部起自第 3~5 颈椎横突前结节，行向上内止于寰椎前结节；垂直部起自上 3 个胸椎体及下 3 个颈椎体的前面，行向上止于第 2~4 颈椎体的前面颈长肌的主要作用是屈曲和旋转颈部。此肌双侧收缩时，使颈前屈；单侧收缩时，使颈向同侧屈并向对侧旋转。②头长肌：居颈长肌的上方，遮盖颈长肌的上部。起自第 3~6 颈

椎横突的前结节，肌纤维斜向内上方，止于枕骨基底部的下面。头长肌两侧同时收缩时，使头前屈；单侧收缩时，使头向同侧屈。③头前直肌：位于寰枕关节的前方，为一短扁肌，其内侧部分被头长肌所掩盖。起自寰椎横突根部，肌纤维斜向上方，在头长肌止点后方，止于枕骨基部下面近枕骨髁的前方。主要作用是通过屈寰枕关节屈头。④头侧直肌：位于头前直肌的外侧，也是短肌，起自寰椎横突，止于枕骨外侧部的下面。主要作用是使头向同侧偏屈。

（刘　静）

jǐngbù dòngmài jiěpōu

颈部动脉解剖（anatomy of cervical artery）　颈部动脉是供应颈部血液的动脉血管。颈部的动脉来源于颈总动脉和锁骨下动脉。颈总动脉在颈部分支为颈内动脉及颈外动脉，颈前部由颈外动脉分支供应。颈部下份深面结构由锁骨下动脉分支供应。颈部还有很多重要的血管走行。

颈总动脉　分左右两侧，左侧颈总动脉较长，起自主动脉弓；

右侧颈总动脉较短，起于头臂干。颈总动脉在经胸锁乳突肌上部前方时，位置表浅，仅有皮肤、浅筋膜及颈阔肌被覆，可在此处触及此动脉的搏动，临床上常作为摸脉、暂时性压迫止血的部位。颈总动脉约在甲状软骨上缘水平，分为颈内动脉和颈外动脉。

颈内动脉 通常颈内动脉颈部无分支，沿咽侧壁向上达颅底，穿颞骨岩部颈动脉管进入颅腔。颈内动脉系营养脑、眶内结构及额鼻部的动脉主干。

颈外动脉 颈外动脉自颈总动脉起始后，在颈部分出 8 个分支即咽升动脉、甲状腺上动脉、舌动脉、面动脉（颌外动脉）、枕动脉、耳后动脉及上颌动脉（颌内动脉）和颞浅动脉两终末支。其中甲状腺上动脉在舌骨大角稍下方，发自颈外动脉起始部的前内侧壁，达甲状腺上极，分支进入甲状腺。途中还发出分支分布于喉黏膜、喉内肌、舌骨下肌群及其附近的皮肤。

锁骨下动脉 左侧锁骨下动脉直接起自主动脉弓，右侧者起自头臂干（或称无名动脉）。锁骨下动脉的甲状颈干和肋颈干的分支供应颈部下份深面结构。

（李晓菁 胡 静）

jǐngbù jìngmài jiěpōu

颈部静脉解剖（anatomy of cervical vein）

颈部静脉是收集颈部血液回流入心脏的静脉血管。颈部的静脉分浅静脉和深静脉两类。浅静脉接受颈部之浅层组织的血液，汇入深静脉，静脉血主要通过颈内静脉和颈外静脉向心脏回流。静脉的行径、分布大多与动脉一致。颈部浅静脉有颈外静脉和颈前静脉，颈部深静脉有颈内静脉和锁骨下静脉（图）。

颈外静脉 颈部较大的浅静脉，位置表浅，此静脉由前后两支合成，前支是下颌后静脉的后支，后支由枕静脉与耳后静脉合成，汇入锁骨下静脉。颈外静脉收集枕部和颈外侧部的皮肤和肌肉的静脉血。

颈前静脉 起于颏下部的浅静脉，注入颈外静脉终末部。颈前静脉汇集颈前部皮肤的静脉血。

颈内静脉 头颈部粗大的静脉干，为头面颈部血管回流的主要静脉。上端起于颅底颈静脉孔处的乙状窦，起始处膨大称颈静脉上球。与锁骨下静脉汇合成头臂静脉。颈内静脉下端亦膨大形成颈静脉下球，膨大腔内上方有 1 对瓣膜，有时下方亦有，这些瓣膜可防止血液反流。颈内静脉的颅外属支有面总静脉、舌静脉、咽静脉以及甲状腺上、中静脉等，这些属支多在舌骨大角附近汇入颈内静脉。

锁骨下静脉 位于颈根部，与颈内静脉汇合形成头臂静脉。两静脉形成的夹角称颈静脉角，左侧静脉角有胸导管注入，右侧有右淋巴导管注入。锁骨下静脉的主要属支有颈外静脉、肩胛上静脉。

（李晓菁 胡 静）

jǐngshénjīng jiěpōu

颈神经解剖（anatomy of cervical nerves）

颈神经是自颈部椎间孔穿出的脊神经。共 8 对。负责联系脊髓与头颈、肩、胸部的皮肤、肌、腺体及心血管等处的感受器和效应器。其重要分支有颈丛（图）及其分支、颈丛交通支和臂丛。

枕小神经 纤维来自颈丛皮支。沿胸锁乳突肌后缘向上，与枕大神经、耳大神经及面神经的耳后支相交通，分布于耳郭后面及枕部皮肤。

耳大神经 纤维来自颈丛皮支，至腮腺下方分为两支。前支分布于腮腺区皮肤；后支分布于耳郭后面及乳突部皮肤。耳大神经位置浅表、易于寻找，临床上可作为面神经移植的供体。

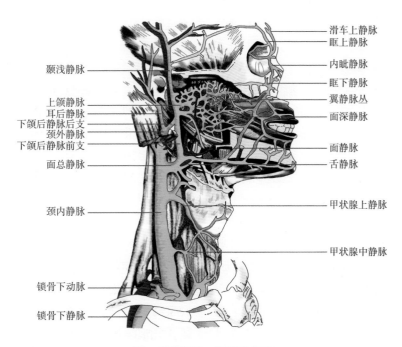

滑车上静脉
眶上静脉
内眦静脉
眶下静脉
翼静脉丛
面深静脉
面静脉
舌静脉
甲状腺上静脉
甲状腺中静脉

颞浅静脉
上颌静脉
耳后静脉
下颌后静脉后支
颈外静脉
下颌后静脉前支
面总静脉
颈内静脉
锁骨下动脉
锁骨下静脉

图 头颈部浅、深静脉示意

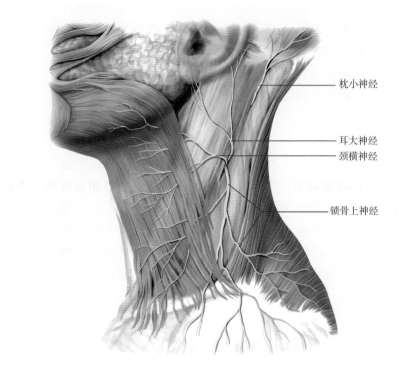

图　颈神经示意

感觉（如味觉），并参与呕吐、呼吸、下颌与头颈姿势的维持以及下颌运动等。

简史　关于口腔生理学的研究可以追溯到 18 世纪，而且无不与研究技术的进步联系在一起。1921 年美国加州大学口腔医学专家麦克拉姆（McCollum）采用下颌运动描记仪，从三维方向研究下颌的运动，确立了"正中关系"等基本概念；1957 年，瑞典口腔医学专家鲍塞尔特（Posselt）描绘下颌在三维方向上的运动轨迹，即后来的下颌边缘运动轨迹图形。20 世纪 70 年代以后陆续出现了以磁电转换原理研制的下颌运动轨迹描记仪等电子装置，精确描记下颌运动轨迹。同一时期，肌电图被用于颌面部肌功能研究。粭力是反映口腔生理功能的一个重要指标，从 20 世纪 50 年代起许多学者致力于上下牙之间接触力传感器的研发。一些咬合力以及咬合接触记录装置，如 T-scan 咬合描记系统相继问世。为咀嚼生理的研究创造了条件。

与此同时，吞咽、感觉等口腔功能的研究也不断深入。由于异常吞咽可能会导致口、粭、颌、面部的发育畸形，因此口腔医学尤其关注吞咽与口、粭、颌、面生长发育的关系。藉荧光电影照相、X 线活动电影、肌电图、压力计及临床检查、试验等方法，文献中报道了大量的吞咽时咬合接触情况、肌肉参与情况以及异常吞咽与错粭关系等研究结果。味觉是口腔内一种独特的感觉，人们以组织化学研究等方法证实了味觉产生的假说，即味觉区酶的作用引起相应生化反应的抑制或加速，是味觉冲动的来源。研究报道指出，基本味觉包括以下 5 种类型：甜、鲜、苦、咸、酸，

颈横神经　又称颈皮神经。纤维来自颈丛皮支。在颈阔肌深面分为升、降两支。升支分布于颈前上部皮肤，有分支与面神经的颈支连接成襻；降支分布于颈前外侧部皮肤。

锁骨上神经　纤维来自颈丛皮支。分别在锁骨稍上方穿出颈阔肌，分布于颈下部、胸上部及肩部皮肤。

膈神经　纤维来自颈丛深支。起初在前斜角肌上端的外侧下行，继而沿此肌前面下降至其内侧，在锁骨下动、静脉之间经胸廓上口进入胸腔与心包隔血管伴行下达膈肌。膈神经的运动纤维支配膈肌的运动，感觉纤维分布于胸膜、心包以及膈下面的部分腹膜。在椎前筋膜浅面清扫淋巴结时要牢记膈神经位于椎前筋膜之深面，以避免其损伤。

颈襻　又称舌下神经襻。是颈丛与舌下神经的交通支。第 1 颈神经的部分纤维加入到舌下神经下行构成舌下神经降支，与第 2、3 颈神经组成的颈神经降支结合形成颈襻，并发出分支支配舌骨下肌群。

颈交感干　位于颈鞘后方、颈椎横突前方，上端起于颅底，下与胸部交感干相延续。由颈上、颈中、颈下 3 个交感神经节和节间支相互串联而成。其节后纤维部分随 8 对颈神经分布于头颈和上肢的血管、汗腺、竖毛肌，另一部分构成神经节的咽支、心支及到邻近大动脉的分支，分布于颅面颈部的平滑肌、腺体。颈丛麻醉或颈淋巴结清扫术中损伤颈交感干，均可导致颈交感神经功能障碍，临床上称之为霍纳（Horner）征。

（阎　英）

kǒuqiāng shēnglǐxué

口腔生理学（oral physiology）

以口腔颌面部各组织、器官为研究对象，以其正常功能活动规律及其临床意义为主要研究内容的学科。口腔颌面部主要功能活动包括咀嚼、吞咽、言语、表情、

其中甜、鲜、苦由 G-蛋白偶联受体介导，而咸和酸则由通道型受体介导。

虽然口腔生理学以咀嚼、吞咽、表情、言语、感觉以及唾液分泌等口腔功能为主体内容，但口腔生理学研究内容比较广泛，并没有明确的界定。如味觉受体的研究（分子层面）、疼痛的研究（疾病层面）等内容都属于口腔生理学研究的范畴，体现出口腔生理学与其他许多学科研究内容的广泛交叉甚至部分重叠的特征。1959 年，欧洲学者在丹麦召开的以口腔解剖学、生理学、口腔功能障碍为主题的研讨会上建议成立一个机构，由于此专题研讨会在丹麦斯托雷克鲁（Store Kro）酒店召开，因此此机构以后便被称作 Store Kro 俱乐部。这就是口腔生理学会的前身。之后口腔生理学会每 2 年召开一次研讨会。口腔修复学杂志（J Oral Rehabil）常规报道学会重要新闻。

研究内容 包括咀嚼、唾液分泌、吞咽、表情、口腔感觉（包括味觉等），口腔诸器官在辅助发音、呼吸及呕吐活动中的作用，以及上述各项功能活动中的中枢调控与神经反馈活动。其中咀嚼功能的研究较为丰富，包括牙的萌出、咬合接触、增龄变化、咀嚼肌生理，颞下颌关节运动、受力及改建，咀嚼相关的神经支配、神经反馈，咀嚼中枢等。一些口腔颌面部疾病，如唇裂、腭裂，可影响吞咽、发音等功能；口腔结构异常可能与睡眠呼吸暂停综合征等危及生命的功能性疾病关系密切；上下牙咬合可以产生独特的生物力现象，若这一生物力异常可能导致包括牙周病、颞下颌关节紊乱病等在内的功能异常，因此与这些疾病相关的功

能异常及其机制、疾病进展与转归中的功能特点等，也是口腔生理学研究的重要内容。另外，口腔颌面部疼痛也是口腔生理学研究的热点内容之一。

研究方法 口腔生理学以口腔功能活动为研究主体，以行使这些功能活动的口腔颌面部器官、结构为具体研究对象，关注其正常与异常的功能表现。因此在相关研究中，体现了形态与功能相结合、正常与疾病相联系的特点。在研究手段方面，不仅包括传统的以人为对象进行的功能检测，如咀嚼肌肌电等电生理检测、下颌运动轨迹描记、𬌗力测定、咀嚼效率评价、语音识别等专科性较强的口腔功能检测等内容，而且包括以动物、细胞、分子等为对象进行的动物实验、细胞学及分子生物学等现代医学研究，从微观、超微观层面，揭示口腔功能活动的规律。由于口腔颌面部演化特点非常明显，牙、颌骨表现出非常独特的演化特征，因此也有大量学者采用演化论的研究方法研究口腔功能。由于咀嚼、咬合是重要的口腔功能，因此相关生物力学及其研究方法也备受关注。

与邻近学科的关系 口腔生理学几乎与所有的口腔基础医学学科有着密切的联系。首先，与口腔解剖学关系密切，各器官、结构的解剖特点在很大程度上决定着其功能活动，而其功能又需要相应的形态来支持，并在长期的演化过程中形成了一定的形态特征，如切牙从邻面观呈楔形，满足其切割食物的功能需要，而磨牙有宽大的𬌗面，满足其研磨食物的功能需要。因此口腔解剖学和生理学常常连在一起，如中国高等医学院校的口腔医学专业

必修课之一为口腔解剖生理学，英文专著常有牙解剖生理学的内容。许多传统上归为解剖学的内容也借助光学或电子显微镜进行研究，如颞下颌关节的盘锤韧带，便是借助显微镜观察明确了关节盘与听小骨（锤骨）之间的韧带联系。现代口腔生理学所关注的研究热点——口颌面疼痛，更是借助包括生理学、病理学、免疫学、生物化学、分子生物学等在内的多学科研究手段进行研究。

口腔生理学与许多口腔临床医学关系密切，如与口腔修复学、口腔正畸学中治疗前后功能评价密切相关的咬合、颌位、下颌运动、咀嚼效率、𬌗力等内容；与口腔颌面外科中唇、腭裂术后功能恢复密切关联的表情、吞咽、发音等内容；与睡眠呼吸暂停综合征等呼吸功能及其功能障碍有关的口咽部功能特点；与牙周病、颞下颌关节紊乱病等有关的咬合接触和咬合力传导等。20 世纪 60 年代，由口腔解剖学、口腔生理学、口腔修复学、口腔正畸学、牙周病学以及口腔颌面外科学等相关学科融合，派生出了一门新的学科——𬌗学。另外，由于人体的组织、器官、结构和功能是一个有机联系的整体，口腔颌面组织结构的生理活动与人体其他组织器官的功能关系愈来愈受到重视，如唾液成分在代谢性疾病诊断中的作用，咬合与颈肩功能的关系等。

（王美青）

yágōngnéng yǐngxiǎng yīnsù

牙功能影响因素（influencing factors of tooth function） 牙功能主要是咀嚼食物、辅助发音和面部美观。牙的功能与其外形关系密切。前牙侧面观呈楔形，有利于其切割食物；尖牙有宽大的

牙尖，有利于其穿透、撕裂食物；后牙有宽大的咬合面，并呈多尖、多窝形，有丰富的沟、窝、嵴，有利于其容纳并捣碎、磨细食物。

外形特征 主要包括如下几方面。

牙轴面形态 牙冠轴面具有一定的弧度，弧形邻面使排列在牙列中的牙相互之间以最突部位相接触，通常称之为邻接点。在邻接点的四周则形成楔形空隙，依据其解剖方位分别称为唇、颊、舌、𬌗、龈侧外展隙，其中龈侧外展隙又称邻间隙（图1）。外展隙增添了牙列𬌗面的凹形结构，因而扩展了牙列𬌗面的表面积，有利于提高容纳、嚼细食物的能力；唇、颊、舌侧外展隙为食物被嚼细后的溢出提供通道；邻间隙容纳牙龈乳头。前牙唇面较平，沟窝结构不明显，最突部位主要位于龈1/3区域，对防止咬切时食物在顺唇面下滑过程中擦伤牙龈有一定作用；后牙牙冠的颊、舌面突度不一，其中支持尖（下颌后牙颊尖和上颌后牙舌尖）较圆钝，因而最突点更接近龈侧；

引导尖（上颌后牙颊尖和下颌后牙舌尖）较高陡，至牙尖区域才适当内收（向𬌗侧倾斜），有利于支撑颊、舌区域的黏膜，以防咬伤。同时，支持尖中1/3和引导尖𬌗1/3处外形轻度凸起（图2），有利于排溢的食物在顺着正常牙冠突度滑至口腔的过程中，擦过牙龈表面，对牙龈起按摩作用，促进其血液循环，增进其健康。若牙冠突度过小，食物对牙龈的冲击力将偏大，容易造成牙龈损伤，但若牙冠突度过大，食物不易按摩到牙龈，可能会导致牙龈的失用性萎缩。

牙根形态 经过长期的演化，功能强大的牙的牙根往往变得比较粗大、分叉多，以利于牙的稳固进而发挥强大的咬合功能。如磨牙在承担咬合力方面发挥着主要的功能，其牙根数量多、分叉大、形态各异；尖牙在撕裂韧性、纤维性食物的功能活动中发挥主要功能，其牙根粗壮且长，牙稳固性好。

磨耗 随着年龄的增长，与其他牙有直接接触的牙体硬组织

会有耗损，称为生理性磨耗，常见于𬌗面和邻面。磨耗区域可形成小的磨耗面，称为磨耗小面，其形态、大小依据相邻牙接触形式不同而有各种不同表现，如当磨耗发生在牙尖顶或边缘嵴顶时可出现牙尖或边缘嵴低平；发生在牙尖斜面时，可使较圆钝的牙尖变得较为锐直；发生在边缘嵴附近时，可形成较陡的壁；发生在牙邻面时，可使相邻两牙的接触范围不断扩大，邻接点变成形态、大小各不相同的邻接面。生理性磨耗在建𬌗初期，有利于形成上下牙咬合面各结构相互吻合的接触关系。但随着年龄的增长，𬌗面不均匀的磨耗可能会成为咬合干扰，影响正常咀嚼功能；邻面磨耗过度，可导致邻接不紧密，造成食物嵌塞。过度磨耗还可能导致垂直距离降低，出现过度闭口等相关问题。广泛的、稳定的、以支持尖牙尖斜面为主要接触形式的咬合接触，有利于分散咬合力，减少不均匀磨耗。牙髓是牙的主要营养来源之一，与牙体硬组织的代谢活动密切相关。随着

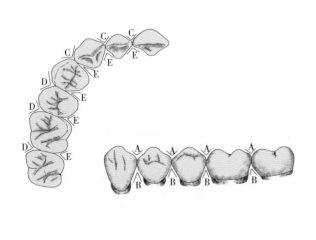

图1 楔状隙示意

注：A. 𬌗侧外展隙；B. 邻间隙；C. 唇侧外展隙；

D. 颊侧外展隙；E. 舌侧外展隙

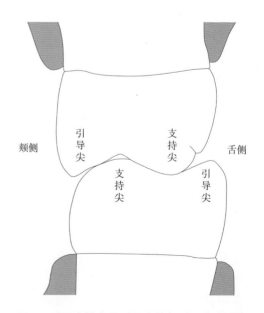

图2 后牙支持尖及引导尖的颊舌面突度示意

牙体外表面生理性磨耗的增加，牙体内表面（髓腔面）会有一定程度的牙本质沉积，在一定程度上弥补了生理性磨耗所造成的髓腔壁变薄，但同时容纳牙髓的牙髓腔变小，髓角变低，根管口和根尖孔变得窄小，使得年轻时较大的髓腔，老年时变得较小。

（王美青）

yáliè

牙列（dentition）

牙按照一定的顺序、方向和位置排列成的弓形。或称牙弓（dental arch）。上颌者称为上牙列（弓），下颌者称为下牙列（弓）。由乳牙构成的牙列称为乳牙列（图1），由恒牙构成的牙列称为恒牙列（图2），由乳牙和恒牙共同构成的牙列称为混合牙列。根据牙列排成的弓形形态，可大致分为尖圆型、方圆型和椭圆型等类型。通常将左、右侧中切牙唇侧最突点连线与牙列左右侧最后一颗牙远中最突点连线之间的距离称为牙列长度，把左右侧同名牙颊侧的同名解剖标志之间的距离称为牙列宽度（图3），并常以同颌牙列宽度与长度比值的百分数——Terra牙列指数作为描述牙列外形的一个指标。正常牙列外形规则、整齐，每个牙在牙槽骨内有其特定的位置，牙与牙之间紧密邻接，因而在咀嚼运动中不仅可以互相支持、有利于牙的稳固，而且有助于分散咀嚼压力、提高咀嚼效能。同时，牙排列成弓形，舌侧便于舌的运动，唇、颊侧可以衬托唇、颊，使面形丰满。如果牙列异常，则可能对面部美观、咀嚼、发音等功能产生不同程度的影响。

牙的倾斜 牙并不是垂直地排列在牙槽骨中，而是有一定的倾斜度。正常情况下，牙的倾斜方向与咀嚼时所产生的力的方向相适应，从而使咀嚼力能够主要沿牙体长轴的方向传导。通常习惯以牙冠的倾斜方向表示牙长轴倾斜方向，以牙长轴与垂线的交角，表示牙倾斜的程度。正常情况下，从唇、颊面观察，上颌中切牙较正或稍向近中倾斜，上颌尖牙略向近中倾斜，上颌侧切牙是上前牙中向近中倾斜程度最大者；下颌切牙和尖牙的近、远中倾斜程度均比较小；上、下颌前磨牙及第一磨牙在近、远中方向上的倾斜度均相对较小，牙长轴较正；上、下颌第二、第三磨牙向近中倾斜的程度依次增大。从近远中面观察，上、下颌切牙均向唇侧倾斜，与颌骨前端牙槽突的倾斜方向一致，下颌切牙向唇侧的倾斜度较上颌切牙略小；上、下颌的尖牙、上颌前磨牙以及上、下颌的第一磨牙相对较正；下颌前磨牙向舌侧倾斜明显；上颌第二、第三磨牙向颊侧倾斜，下颌第二、第三磨牙向舌侧倾斜。

牙列的标志平面与标志线 为方便描述上、下颌牙在垂直方向上的排列情况，通常先假设一个参考平面，然后描述各牙相对于此参考平面的垂直向位置关系。

𬌗平面 从上颌中切牙的近中切角到双侧第一磨牙的近中颊尖顶所构成的假想平面，此平面与鼻翼耳屏线平行，基本上平分颌间距离，并与上唇缘有一定的位置关系。文献中也可见有人采用双侧第二磨牙的近中舌尖顶或远中颊尖顶作为定位点来定义𬌗平面（图4）。

解剖学𬌗平面 解剖学研究中，为了准确记录与上、下颌牙

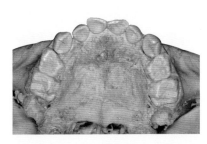

a 上乳牙列

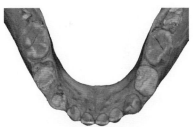

b 下乳牙列

图1 乳牙列

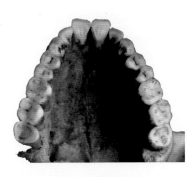

a 上牙列

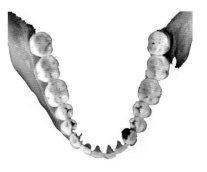

b 下牙列

图2 恒牙列

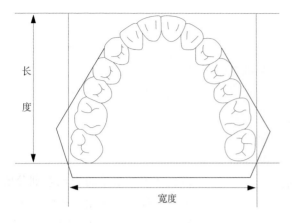

图3 牙列的长度与宽度示意

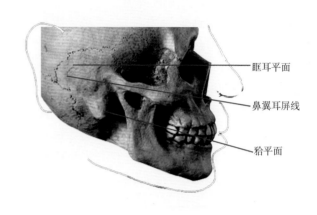

睚耳平面

鼻翼耳屏线

𬌗平面

图4 𬌗平面

咬合有关的下颌运动以及下颌骨或下牙列相对于上颌骨或上牙列的位置关系，常以下颌牙列为基准定义𬌗平面，即从下颌中切牙的近中邻接点到双侧最后一个磨牙远中颊尖顶所构成的假想平面。

上颌𬌗平面 以上颌牙列为基准的𬌗平面作为参考平面，各牙与此平面的位置关系是上颌中切牙、尖牙、前磨牙颊尖与此平面接触，依据不同的上颌𬌗平面定义，上颌第一磨牙的近颊尖、近舌尖或上颌第二磨牙颊尖，与此平面接触；侧切牙与该平面不接触，磨牙的牙尖距此平面的距离，从前向后依次增大。

当牙列缺失后常常需要借助牙与𬌗平面的这种位置关系来确定牙列中各牙的垂直向位置关系。也可通过鼻翼耳屏线来确定𬌗平面，该线是指从一侧鼻翼中点到同侧耳屏中点的假想连线，此线与𬌗平面平行，与睚耳平面（图4）的交角约15°。

牙列𬌗面形态 牙列𬌗面形态对牙功能影响较大。在弓形牙列中，尖牙和第一前磨牙位于牙弓的转弯处，无论是上颌还是下颌的第一前磨牙，颊面均明显宽于舌面，下颌第一前磨牙舌尖很小，宽大的颊尖与窄小的舌尖代

偿着弯度较大的牙弓部位内、外半径的差异。下颌磨牙呈长圆形或方圆形，远中尖的存在使得其近远中径明显大于上颌同名磨牙。上颌磨牙最多见的形态为斜方形，牙冠的近中颊舌径大于牙冠的远中颊舌径，近颊𬌗角明显偏向近中，远舌𬌗角则略凸向远中。上颌磨牙的"斜"的外形特征及其在牙弓上颊尖偏近中、舌尖偏远中的斜行排列特点，一方面代偿着上、下磨牙近远中径的差异，以及上、下牙列的长度差异，另一方面，有助于建立上、下磨牙之间良好的尖窝对应接触关系。

𬌗曲线 上、下牙列的牙尖高度并不一致，解剖学上常用𬌗曲线来描述这一牙列𬌗面形态特征，其中矢状方向上有纵𬌗曲线，冠状方向上有横𬌗曲线。下颌牙列的纵𬌗曲线为连接下颌切牙的切缘、尖牙的牙尖、前磨牙的颊尖以及磨牙的近、远中颊尖的连线，此曲线从前向后是一条凹向上的曲线，又称施佩（Spee）曲线（图5），其切牙段较平直，从尖牙向后经前磨牙至第一磨牙的远颊尖逐渐降低，然后第二、第三磨牙的颊尖又逐渐升高。上颌牙列的纵𬌗曲线为连接上颌切牙的切缘、尖牙的牙尖、前磨牙的颊尖以及磨牙的近远中颊尖的连线，此连线从前向后是一条凸向下的曲线。由切牙至第一磨牙近

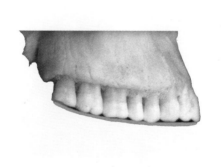
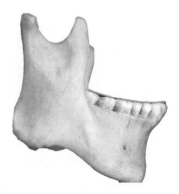

a 补偿曲线　　　　　b Spee 曲线

图5 纵𬌗曲线

颊尖段较平直，从第一磨牙的近颊尖至最后磨牙的远颊尖段则逐渐向上弯曲，此弯曲段曲线亦称为补偿曲线（图5）。横𬌗曲线又称威尔逊（Wilson）曲线（图6），系连接左右同名牙的颊尖、舌尖所形成的曲线。由于上颌磨牙向颊侧倾斜，其舌尖的位置略低于颊尖，因此连接双侧同名上颌磨牙颊尖、舌尖形成的上颌横𬌗曲线凸向下；同样由于下颌磨牙向舌侧倾斜，颊尖比舌尖略高，连接下颌双侧同名牙颊尖、舌尖所形成的下颌的横𬌗曲线凹向上。正常情况下，上、下颌的横𬌗曲线凸凹相匹配，使得上、下颌牙在咀嚼运动过程中能够保持密切的接触关系，并与下颌运动的方式相协调。但当下颌磨牙颊尖逐渐被磨耗后，下颌的横𬌗曲线常常不再表现为凹向上的特征，甚至可以呈现为凸向上的曲线，可能会影响正常的咬合功能。

牙列与上、下颌骨之间结构比例关系　牙列与上、下颌骨之间有着一定的结构比例关系，用来描述这种比例关系的指标有：①鲍克威尔（Balkwill）角（图7）：髁突中心至下颌中切牙近中邻接点的连线与𬌗平面所构成的交角，正常平均约为26°。②邦威尔（Bonwill）三角（图8）：根据邦威尔的研究，下颌骨双侧髁突中心与下颌中切牙近中邻接点相连，恰构成一个等边三角形，其边长为4英吋（10.16cm）。但后人的研究表明，此三角形更接近于等腰三角形。③蒙森（Monson）球面（图9）：在邦威尔三角学说的基础之上，蒙森又提出，如以眉间点为中心，以4英吋（10.16cm）为半径做一球面，下颌牙列的𬌗面与此球面相吻合，而且上颌牙列的补偿曲线也是这球面上的一部分。

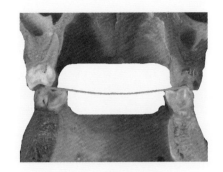

图6　横𬌗曲线

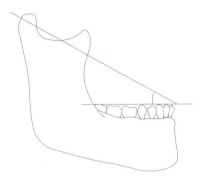

图7　Balkwill 角示意

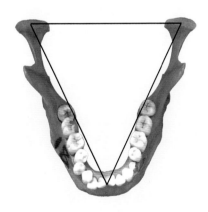

图8　Bonwill 三角

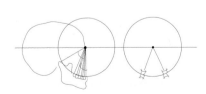

图9　Monson 球面示意

（王美青）

牙尖交错𬌗（intercuspal occlusion，ICO）　上、下颌牙牙尖交错，达到最广泛、最紧密接触时的咬合关系。曾称正中𬌗，但因"正中"一词不如"牙尖交错"准确，故现多以"牙尖交错𬌗"称谓。咬合类型（即𬌗型）便是依据牙尖交错𬌗的表现来划分的。大体上分为正常𬌗和错𬌗两大类，错𬌗可表现为牙列异常、咬合关系异常、上下颌骨外形或发育异常等。错𬌗还可以根据不同标准进行分类，如：安氏分类、前牙𬌗型、后牙𬌗型等。

理想𬌗　人群中牙尖交错𬌗的形态差异非常大，正常牙尖交错𬌗的基本特征通常可采用"理想𬌗"为标准进行近远中向、唇（颊）舌向以及垂直向的描述。理想的牙尖交错𬌗上、下牙列中线对正，一般正对着上唇系带；除下颌中切牙和上颌最后一个磨牙外，其他牙均为一颗牙对应于对颌两颗牙，上、下牙前后交错排列。临床上常以尖牙接触关系和第一磨牙接触关系来描述上、下颌牙列的接触关系，并作为个体间比较的重要指标。一般来说，尖牙接触关系大体上反映前牙区的近、远中向接触特征，正常情况下上颌尖牙的牙尖顶对应着下颌尖牙的远中唇斜面，下颌尖牙的牙尖顶对应着上颌尖牙的近中舌斜面；第一磨牙关系大体上反映了后牙区的近、远中向接触特征，正常情况下上颌第一磨牙的近颊尖对着下颌第一磨牙的颊面沟（图1，图2），上、下第一磨牙的这种接触关系也称为中性关系。

覆𬌗与覆盖　正常情况下，上牙列略大于下牙列，上牙列盖在下牙列唇、颊侧，下牙列盖在上牙列舌侧，通常用覆𬌗、覆盖描述这一解剖关系。覆𬌗指牙尖交错𬌗时上颌牙盖过下颌牙唇、颊面的垂直向距离，对于前牙，它是指上颌切牙切缘与下切牙切缘之间的垂直向距离，正常时为2~4mm；对于后牙，它是指上后牙颊尖顶与下后牙颊尖顶之间的垂直向距离（图3，图4）。覆盖指牙尖交错𬌗时，上颌牙盖过下颌牙的水平向距离，对于前牙，它是指上切牙切缘与下切牙切缘之间水平向距离，正常为2~4mm。对于后牙，它是指上后牙颊尖盖至下后牙颊尖的颊侧，两颊尖顶之间的水平向距离。由于切牙大小有一定的差异，绝对数值有时不能客观反映前牙覆𬌗、覆盖的实际情况，临床上常用浅覆𬌗、浅覆盖作为前牙的正常覆𬌗、覆盖，即下切牙咬在上切牙切1/3以内为浅覆盖，上切牙遮盖下切牙切1/3以内为浅覆𬌗。临床上所用的覆𬌗、覆盖，若没有特别说明，一般是指前牙的覆𬌗、覆盖（图5）。正常的覆𬌗、覆盖可以使上、下颌牙密切接触，并引导咀嚼运动，从而提高咀嚼食物的效能。上牙列的切缘与颊尖盖着下牙列的切缘与颊尖，撑起唇、颊部软组织，以免咀嚼时被咬伤；同样下后牙的舌尖盖在上后牙的舌侧，保护舌缘不被咬伤。

前牙覆𬌗、覆盖关系分型 根据覆𬌗、覆盖关系，前牙咬合可分为以下几种类型（图5）：①正常覆𬌗、覆盖。②对刃𬌗：指牙尖交错𬌗时，上、下切牙切缘相对，覆𬌗、覆盖均为零的前牙咬合关系。此种𬌗型对切割功能及面形均有一定程度的影响。③深覆𬌗：指牙尖交错𬌗时，上、下切牙切缘之间垂直距离大于4mm（或大于下切牙切1/3）的

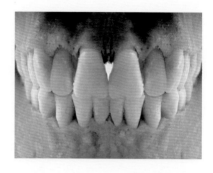

图1 正常牙尖交错𬌗正面观

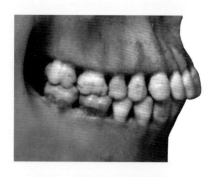

图2 正常牙尖交错𬌗侧面观

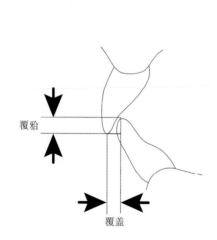

图3 前牙的覆𬌗、覆盖关系示意

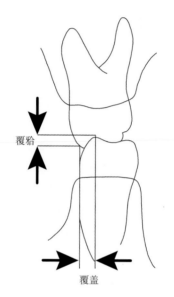

图4 后牙的覆𬌗、覆盖关系示意

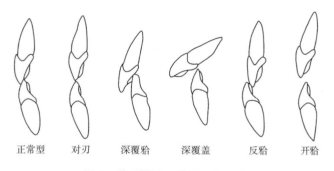

图5 前牙覆𬌗、覆盖分类示意

情况。上切牙盖在下切牙切2/3以上，甚至上切牙咬在下切牙唇侧黏膜上（重度深覆𬌗）。此𬌗型由于下切牙大部分被上切牙包盖，切割食物时下颌沿上切牙舌侧滑行的距离较大，上切牙对下切牙

的限定作用时间较长，因此对颞下颌关节的功能可能会产生一定的影响。④深覆盖：指牙尖交错𬌗时，上下切牙切缘之间水平距离大于4mm（或下切牙咬在上切牙切1/3以上部位）的情况。若

下切牙咬在上切牙切 2/3 以上，甚至咬在腭侧黏膜上（重度深覆盖）。深覆盖者常伴有上颌前突的面型，对美观有一定的影响，对唇齿音的发音也会有影响。深覆盖可以伴有、也可以不伴有深覆𬌗，如有些上切牙向唇侧倾斜的程度较大者，其覆盖较深；但上、下切牙切缘之间垂直向的距离可以比较小，其覆𬌗比较浅。⑤反𬌗：牙尖交错𬌗时，下前牙咬在上前牙的唇侧，覆盖为负值。此𬌗型对切割功能影响较大，对面型、唇齿音的发音等口腔功能也都有较大的影响。⑥开𬌗：牙尖交错𬌗时，上、下牙列部分前牙甚至前磨牙均不接触，在垂直方向上有空隙。开𬌗与上颌前突（深覆盖）前牙无咬合接触的区别是，开𬌗者无覆𬌗，而上颌前突者，尽管上、下切牙在水平方向上距离较大，互相不接触，但在垂直方向上仍有覆𬌗关系存在，因此，不能简单地将上、下颌前牙不接触称为开𬌗，而需根据垂直方向上是否有空隙来定。开𬌗者切割功能完全丧失，对发音和面型的影响也较大。

后牙覆𬌗、覆盖关系分型（图6） 可分为：①后牙正常覆𬌗、覆盖：指牙尖交错𬌗时，上颌后牙舌侧牙尖主要与下颌后牙牙窝相对，而下颌后牙颊侧牙尖主要与上颌后牙牙窝相对，上、下颌牙在颊舌方向上尖窝吻合。②后牙反𬌗：表现为牙尖交错𬌗时下后牙的颊尖咬在上后牙颊尖的颊侧。③锁𬌗：表现为牙尖交错𬌗时上后牙的舌尖咬在下后牙颊尖的颊侧。④反锁𬌗：表现为牙尖交错𬌗时下后牙的舌尖咬在上后牙颊尖的颊侧。

后牙在咀嚼食物过程中起着重要的作用，而且颊尖和舌尖具有不同的功能，当后牙的覆𬌗、覆盖关系发生变化时，上、下颌后牙牙尖的咬合对应接触关系将发生明显变化，影响咀嚼运动。

咬合接触特征 牙尖交错𬌗时，上、下颌牙的𬌗面接触关系可以有尖与窝、尖与沟、尖与𬌗面外展隙以及牙尖斜面与牙尖斜面等结构之间的多种并存的咬合接触形式。切牙接触部位是下颌切牙切缘的唇侧和上颌切牙舌面；下颌尖牙较为斜行的远中牙尖嵴唇面与上颌尖牙近中牙尖嵴舌面接触，而其较为平直的近中牙尖嵴唇面与上颌侧切牙舌面远中相应部位接触；上颌尖牙远中牙尖嵴舌面与有"小尖牙"之称的下颌第一前磨牙近中颊尖嵴的颊面接触；后牙主要接触部位在𬌗面，后牙𬌗面由发育沟、牙窝等凹形结构和牙尖、边缘嵴、横嵴、斜嵴等凸形结构组成，后牙的咬合接触以这些凸凹不平结构为主体，其主要的接触特征是：①上颌后牙颊尖的近中舌斜面和远中舌斜面，分别对着下颌同名牙同名颊尖的远中颊斜面和此同名颊尖远中相邻牙尖的近中颊斜面。②下颌后牙舌尖的远中颊斜面和近中颊斜面，分别对着上颌同名牙同名舌尖近中舌斜面和此同名舌尖近中相邻牙尖的远中舌斜面。③上颌后牙舌尖可与下颌同名牙的远中边缘嵴附近以及其远中邻牙的近中边缘嵴附近相接触。④下颌后牙颊尖可与上颌同名牙的近中边缘嵴附近以及其近中邻牙的远中边缘嵴附近相接触。相邻两个后牙形成的𬌗侧外展隙也相当于一个牙窝，与对颌牙尖接触，构成一对凸凹接触关系。通常根据后牙牙尖的主要功能作用，可将牙尖分为支持尖和引导尖两种类型。上颌后牙舌尖和下颌后牙颊尖对于咬合高度具有决定意义，通常被称为支持尖；而上颌后牙颊尖和下颌后牙舌尖的主要作用，一般被认为是在咀嚼过程中起引导下颌运动的作用，因此被称为引导尖。

多个且分布广泛而均匀的咬合接触，不仅有利于升颌肌的正常收缩活动，有利于下颌骨相对于颅底位置关系的稳定，而且还能使双侧颞下颌关节受力均衡、运动光滑无障碍。而分布不广泛、不均匀、过于集中在某一区域的咬合接触，则有可能导致咀嚼肌收缩活动不协调以及颞下颌关节受力不均衡。

止接触 根据后牙牙尖对垂直向的运动以及从牙尖交错𬌗开始的下颌向前、向后、向侧方运动的限制作用，可将上、下颌牙的不同咬合接触部位分别命名为正中止接触、前止接触、后止接触、颊止接触和舌止接触，这些咬合接触对牙尖交错𬌗的稳定具有重要意义。①正中止接触（图7）：指对咬合高度有决定意义的接触，正中止接触稳定有利于有效分散𬌗力，减小因咬合力集中而对牙体、牙周组织产生的创伤作用。②前止接触（图8）：多位于上颌后牙牙尖的远中斜面和下颌后牙牙尖的近中斜面，起限制前伸咬合运动的作用。③后止接触（图8）：多位于上颌后牙牙尖的近中斜面和下颌后牙牙尖的远中斜面，起限制后退咬合运动的作用。④颊止接触（图8）：多位于上颌后牙颊尖或舌尖的舌斜面和下颌后牙颊尖或舌尖的颊斜面，起限制下颌向颊侧运动的作用。⑤舌止接触（图8）：多位于上颌后牙舌尖的颊斜面和下颌后牙颊尖的舌斜面，起限制下颌向舌侧运动的作用。

（王美青）

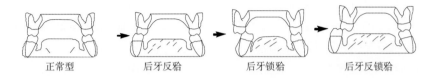

正常型 后牙反𬌗 后牙锁𬌗 后牙反锁𬌗

图6 后牙覆𬌗、覆盖分类示意

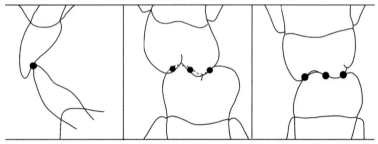

前牙正中止接触（矢状面观） 后牙正中止接触（矢状面观） 后牙正中止接触（冠状面观）

图7 正中止接触示意

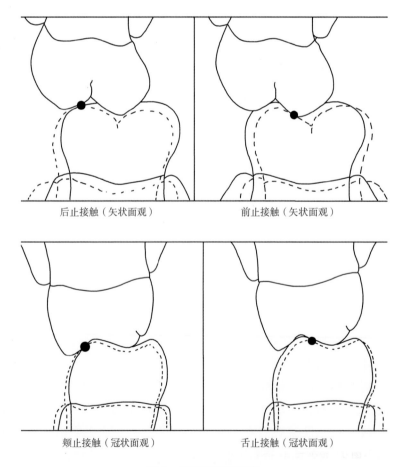

后止接触（矢状面观） 前止接触（矢状面观）

颊止接触（冠状面观） 舌止接触（冠状面观）

图8 后牙止接触示意

nièxiàhéguānjié jiěpōu shēnglǐ

颞下颌关节解剖生理（anatomy and physiology of temporomandibular joint） 颞下颌关节是颞骨前方的关节结节和后方的下颌关节窝与下颌骨髁突间的可动关节。又称颞颌关节、下颌关节、颌关节或颅下颌关节。左右侧颞下颌关节的运动有联动关系，属于联动关节。其功能主要是支持张口、闭口和咀嚼运动。

颞下颌关节组成 见颞下颌关节解剖。

颞下颌关节功能 颞下颌关节是颌面部唯一的活动关节。颞下颌关节虽然有左、右之分，但下颌骨将左、右侧髁突连为一体，因此颞下颌关节左右联动，支持咀嚼、吞咽、言语以及部分表情等功能活动。在咀嚼时，颞下颌关节需承受来自升颌肌收缩所产生的负荷，而在言语和表情等活动中，又表现出极为灵活的运动形式。

颞下颌关节运动 构成颞下颌关节的主要结构之一髁突，位于下颌骨的左右升支上端，下颌骨将双侧颞下颌关节连成一体，因此左右侧颞下颌关节可以对称地或不对称地联动，以支持下颌在矢状、冠状和水平等方向灵活多样的功能运动。其中转动运动可以分别围绕垂直轴、左右向水平轴和前后向水平轴进行，滑动运动则主要发生在前后方向及向外后向内前的方向上。颞骨关节面和髁突大小相差较大，关节囊宽松，允许髁突有较大的运动范围，以满足各种复杂的下颌运动的需要。

向下、向前、向后等双侧髁突的对称性运动，可产生开口运动、前伸运动、后退运动等下颌的对称性运动。其中髁突可在关节盘下做矢状方向的单纯转动运动，又称铰链运动。如从最大后退接触位开始的张口运动，下颌表现为向后、向下的运动，髁突在关节窝内保持这一单纯转动运动形式直到开口度达 18～25mm 时，因此此运动范围称为铰链开口度；当张口度继续增大时，髁突便开始向关节结节下、前方运动，运动形式由单纯转动变为转动兼滑动，直至关节韧带、关节囊等解剖结构所限定的最前位置，在此位置上髁突尚可进行单纯的转动运动，髁顶向前下方转动，髁突后斜面逐渐与关节盘中带相对，直至最大张口位。盘-髁复合体可在颞骨关节面下做向前下方的滑动运动，双侧颞下颌关节盘-髁复合体的单纯滑动运动，产生下颌的前伸运动。如果双侧髁突在做对称性转动的同时兼做对称性盘-髁复合体的滑动运动，则可产生张闭口运动，如从牙尖交错位开始的开口运动。

不对称性髁突运动，如一侧髁突向后、外方转动，另一侧髁突向前、内、下方滑动，可产生侧向运动（非对称性下颌运动）。由于颞下颌关节基本上没有纯粹的侧向运动，下颌的侧向运动以双侧髁突非对称性运动来支持完成。髁突长轴以内外走向为主，双侧呈一定夹角，对下颌侧向运动中左右侧髁突的运动起到一定的制约和稳定作用。

颞下颌关节复杂的运动形式，使各支持结构之间的协调性显得尤为重要。通常将髁突-关节盘-颞骨关节面三者之间的位置关系称为关节结构关系。正常自然闭口状态下，髁突前斜面、关节盘中带、关节结节后斜面三者之间紧密接触，关节盘后带的后缘位于髁突横嵴上方或其稍后方，

此为关节正常的结构关系。由于在颞下颌关节矢状影像片上髁突顶常位于正上方的位置，因此常将关节盘后带后缘对着髁突顶的现象称为盘突 12 点位置关系（图 1）。张口时，髁突在关节盘下做单纯的转动运动，盘-髁复合体在颞骨关节面下做滑动运动，结果相对于关节盘，髁突向前的运动速度较快，当盘-髁复合体运动至关节结节顶处时，髁突顶（而不是闭口位时的髁突前斜面）与关节盘中带相对；而当盘-髁复合体运动至关节结节前界时，关节盘不再随髁突前移而作明显的向前运动，随着髁突在关节盘下继续做转动运动，髁突后斜面可以对着关节盘中、后带区域（图 2）。

翼外肌附着于颞下颌关节的内前方，与颞下颌关节的运动关系密切。其中翼外肌上头在关节盘和髁突前方均有附着，在开口运动中可牵拉关节盘和髁突向前下运动，闭口运动时翼外肌上头的收缩有利于稳定关节盘和髁突之间协调的位置关系，以免因闭口时关节盘后方弹性结构的回缩力过大或过小造成关节盘后退过

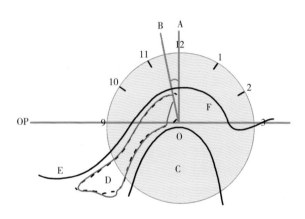

图 1 盘突 12 点位置关系示意

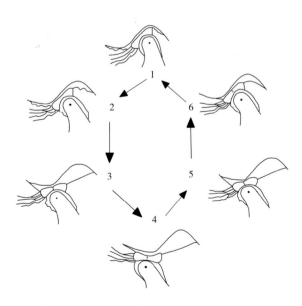

图 2 正常开闭口运动中颞下颌关节各结构之间的位置变化示意

注：1~4. 开口运动过程；4~1. 闭口运动过程

快或过慢,以使关节盘后移速度、幅度与髁突在升颌肌作用下向后上的运动相协调。所以无论是开口运动还是闭口运动,凡出现需要维持关节盘与髁突之间稳定关系的情况,翼外肌上头都会收缩,发挥其稳定盘髁关系的作用。

颞下颌关节负重与改建 颞下颌关节的负重主要与升颌肌在咬合或咀嚼功能活动中的收缩活动有关。其主要负重部位是髁突前斜面、关节结节后斜面以及隔于其间的关节盘中带。与其他关节的关节盘一样,颞下颌关节盘具有吸收震荡、缓解关节内压的作用。同时,由于髁突与颞骨关节面的形态、大小都有较大的差异,这不利于其功能运动的稳定性,而位于这两个骨关节面之间的纤维性关节盘,具有较好的形态可塑性,对于调节二者之间形态、大小的不均衡,保证关节在不同运动状态下稳定的接触关系、进而有效分解所承载的负荷,具有重要作用。正常情况下牙尖交错位是最适于承受较大咬合负荷的位置,该功能位的咬合关系及颞下颌关节内各结构关系最稳固,不易产生创伤。此时颞下颌关节最大受力部位位于髁突前斜面、关节盘中带和关节结节后斜面区域,这些区域骨关节面表面的软骨最厚,关节盘最薄,最适合于承受压负荷。咀嚼食物时咀嚼肌的收缩力远未达到其所能达到的最大收缩强度,颞下颌关节所承受的负荷也远小于在最大紧咬时所承受的负荷。然而咬合对咀嚼运动有重要的引导作用,咬合接触的主要部位——牙尖斜面,可以分散咬合力、进而调节牙周区域的力感受信息,这些牙周力感受信息反馈调节着咀嚼肌的收缩力,进而调节着颞下颌关节所承受的负荷。

咬合对颞下颌关节负荷具有间接调节作用。颞下颌关节对于负荷变化的反应是组织学改建,如局部组织增生或吸收,改建明显的部位可表现出解剖形态的变化。由于正中紧咬是颞下颌关节的主要负重状态,而咬合面形态可以影响咬合力的传导,并可反馈调节咀嚼肌的收缩,因此咬合面形态可以反馈调节颞下颌关节在正中紧咬时的负荷,使得颞下颌关节发生相应改建。这就是为什么颞下颌关节是所有动关节中个体间外形差异最大的关节,甚至在同一个体中双侧颞下颌关节都可以有明显的形态差异。颞下颌关节这一形态特点在临床上诊断单侧症状的关节问题时应当予以充分重视。

由于咬合接触可以通过分布在牙周的神经感受器(见口腔感觉)反馈调节咀嚼肌的收缩力,而咀嚼肌收缩也是颞下颌关节所承受负荷的来源,因而咬合可以影响颞下颌关节所承受的负荷,进而影响颞下颌关节的改建。

(王美青)

jǔjuéjī jiěpōu shēnglǐ

咀嚼肌解剖生理 (anatomy and physiology of masticatory muscle)

咀嚼肌是位于颌面颈部与咀嚼运动密切相关的一组肌肉。狭义的咀嚼肌仅指咬肌、颞肌、翼内肌和翼外肌,广义的咀嚼肌尚包括与下颌骨运动相关的舌骨上肌群。它们附着于颌骨及颞下颌关节周围,可随人的意志而收缩产生相应的下颌运动。咀嚼肌在结构与生理特征上属于运动系统的骨骼肌,即每一块咀嚼肌都有特定的形态、结构,占有特定的位置,具有特定的辅助结构,并有丰富的血管,受相应的神经支配,执行一定的功能。

肌的结构单位是肌纤维,肌的功能单位则是运动单位。咀嚼肌的功能特点以其肌纤维结构特征为基础,通过运动单位的功能活动而体现。肌纤维内部的肌原纤维是肌纤维收缩和舒张的单元。肌原纤维由更细微的蛋白丝构成,其中肌球蛋白丝的分子成分决定肌原纤维的收缩特性。不同肌纤维的肌球蛋白分子结构以及肌纤维获取能量的方式有所差别,据此可将肌纤维分成不同的类型。整肌的收缩速度、幅度和产生张力的强度不仅取决于肌纤维本身的结构与生理特征,也取决于整肌中肌纤维的排列方式、附着及神经支配等因素,它们与单根肌纤维的收缩性能共同决定了肌肉的运动能力。

咀嚼肌肌纤维与支配其的神经共同构成一个功能体,只有在神经传出冲动到达时,肌才能进行收缩。整肌的收缩功能是其内部所有被动员的肌纤维在神经系统的支配下共同收缩的结果。中枢神经系统对所有运动的调控是以运动单位的形式进行的,而不是单根肌纤维。支配咀嚼肌的神经元除发动咀嚼肌随意收缩外,还可在运动过程中根据运动的性质及肌肉所承载的负荷、咬合力强弱,随时调整其放电频率。此种即刻调节依赖于源自肌肉、颞下颌关节、牙周、口腔黏膜等部位的外周感受器向中枢神经系统传递反馈信息而产生的反射活动。

通常完成一个动作需多肌参加,而且各起不同的作用。下颌姿势的维持与稳定以及下颌运动的完成有赖各咀嚼肌间相互协同、拮抗以及精细配合。此外,咀嚼肌的功能状态也是颅、颌、殆生长发育的重要因素。

咀嚼肌解剖生理涵盖咀嚼肌

肌纤维结构与生理特征、肌纤维类型、肌纤维在整肌中的排列与附着及神经分布等生物学特征，还包括咀嚼肌运动单位的结构与生理特点、咀嚼肌的收缩特性与生理功能以及由咀嚼肌感受器信息反馈产生的反射活动。咀嚼肌各肌、各肌群间在功能上互相依赖、相互制约、密切关联。

（刘　静）

jǔjuéjī yùndòng dānwèi

咀嚼肌运动单位（motor unit of masticatory muscle）　支配咀嚼肌收缩的一个运动神经元及其支配的咀嚼肌肌纤维所组成的最基本的收缩单位（图）。运动神经元的单次发放冲动可以引起其轴突所支配的全部肌纤维的同步收缩。因此，运动单位是机体对运动响应最基本的功能单位，即所有运动都是通过中枢神经以运动单位的形式进行调控的，而不是单根肌纤维。

单块肌中运动单位的数量、大小及其空间结构均可影响肌的收缩速度和收缩力。运动单位的大小是指单个运动神经元轴突分支所支配的肌纤维数量，可用神经支配率表示。运动单位的空间

结构反映一个运动单位中肌纤维在肌腹内的分布情况，也代表运动单位的范围。运动单位支配范围越集中，支配率越小，运动神经系统对肌的调控越精细；支配范围越宽泛，支配率越大，其调控的精细度越低，但能产生较大的收缩力。如从事精细活动的眼外肌、骨间肌和喉外肌，一个运动神经元仅支配大约10根肌纤维；而四肢肌，一个运动神经元所支配的肌纤维数则超过1000条。

根据运动神经元的放电性质和肌纤维的反应特性，运动单位可分为3类：①慢缩抗疲劳型（S型）：为小型运动神经元，传导速度慢，具有相当长的不应期，支配的肌纤维多为Ⅰ型肌纤维。此型运动单位收缩张力小，收缩时间长于50ms，不易疲劳。②快缩易疲劳型（FF型）：为大型的位相性运动神经元，传导速度快，支配ⅡB型肌纤维。运动单位的特点是收缩速度快，平均收缩时间为25ms，收缩张力大，但极易疲劳。③快缩抗疲劳型（FR型）：是介于前两者的大型运动神经元，传导速度快，支配ⅡA型肌纤维。这种运动单位的收缩张力较大，

收缩较快，且不易疲劳。

每一个运动神经元所支配的肌纤维属于同一个类型，其组化性能与生理性能是一致的。

肌收缩时产生张力的大小与兴奋的运动单位数目有关，同时也与运动神经元传到肌纤维的冲动频率有关。参与活动的运动单位数目与兴奋频率的集合，称为运动单位募集，也称运动单位动员。不同运动单位的募集遵循"大小原则"，即从最小、慢缩抗疲劳型向最大、快缩易疲劳型的顺序募集。运动单位的这种有序募集和大小原则的生理意义在于能够更完善、更精确地控制肌肉收缩时的各种变化，保证肌肉从弱到强收缩时产生的肌张力按梯度逐渐地增加。

数量和大小　与四肢近端肌和躯体肌相比，咀嚼肌运动单位的神经支配率相对较低，且运动单位的支配范围较局限，在运动的控制上有更集中的结构，对精细运动有较好的调控能力。

不同咀嚼肌的运动单位数量和大小也不同。据测算，咬肌和颞肌的运动单位数分别为1452个和1331个，每一运动单位中肌纤维的数量分别是640条和936条。颞肌运动单位平均生理横切面积为0.29mm²，咬肌为0.22mm²，故颞肌运动单位神经支配率高于咬肌。按咀嚼肌特异张力为30N/cm²计算，颞肌运动单位的收缩张力为81mN，咬肌为66mN。

构成特征　①与肢体和躯体肌不同，咀嚼肌一个运动单位所包含的肌纤维并非只属于同一类型的肌纤维，即可以由具有不同生理、生化特性的肌纤维类型构成。②咀嚼肌运动单位中包含大量混合型纤维和多种肌纤维亚型，故不能简单地将运动单位分为慢

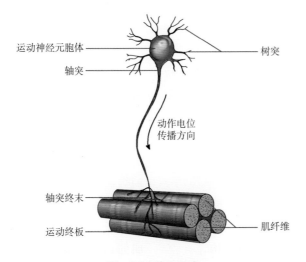

运动神经元胞体
轴突
动作电位传播方向
轴突终末
运动终板
肌纤维
树突

图　运动单位示意

收缩抗疲劳型、快收缩抗疲劳型及快收缩易疲劳型 3 种类型。

生理特性 咀嚼肌的功能取决于其运动单位的生理特性，包括力量输出、易疲劳性及收缩速度。咀嚼肌的深部和前部以慢缩型运动单位居多，且运动单位范围较局限；肌的浅部和后部以快缩型运动单位多见，运动单位范围相对较大。相对于含快缩型运动单位较多的肌区而言，富含慢缩型运动单位的肌区在精细调节肌力和抗疲劳方面起主导作用。咀嚼肌运动单位的局部区域化特征使其可精确调节各个肌区的活动，从而使咀嚼肌具备产生多样化力学作用的能力。

咀嚼肌运动单位在构成上包含不同混合型纤维，其特性与单纯性纤维有所不同。大量混合型纤维的存在提供了产生力量和运动的非常细小的等级机制，这些纤维随收缩速率不同而产生不同的力量，使咀嚼肌在收缩速率变化较大的范围内能精确地控制收缩的力量。在维持肌张力或下颌运动为低速的状态下，以慢缩、抗疲劳型运动单位的活动为主；当咀嚼速度和咬合力增加时，快缩、抗疲劳型运动单位以及部分快缩、易疲劳型运动单位被募集以提高肌收缩力；在速度和咬合力需达高水平时，快缩型运动单位加入并发挥突出的作用，可使肌达到高张力和高速度的要求。

咀嚼肌运动单位的特征使其具有作用依赖性。不同的运动单位亚群可以被独立支配，即不同的激活方式可以促成一定范围的肌纤维活动，引起相对应的下颌运动。咀嚼肌内不同运动单位的非同步性收缩是保持肌张力持久而不易疲劳的另一原因。为适应完成不同的任务，咀嚼肌可通过激动不同的运动单位来渐次分配不同肌纤维的活动，使肌内部按功能需要产生各种取向的力及不同级别的收缩速度。

（刘 静）

jǔjuéjī shōusuō tèxìng

咀嚼肌收缩特性 （contractile properties of masticatory muscle） 咀嚼肌受到刺激时表现出的长度和（或）张力变化的特性。主要包括等长收缩和等张收缩两种形式。收缩形式取决于外加刺激的条件和收缩时所遇到的负荷大小，以及肌肉本身的功能状态。

等长收缩与等张收缩 肌肉收缩时仅有张力的增加而长度不变的收缩形式称为等长收缩，又称为静力性收缩。肌肉等长收缩时由于长度不变，因而不能克服阻力做机械功。在肌张力小于最大张力而不为零的情况下，肌收缩时既产生张力，又出现短缩，且每次收缩一开始，肌张力便不再增加，这类收缩形式称为等张收缩，也称为动力性收缩或时相性收缩。在完成工作或对抗地心引力对身体的作用时，上述两种收缩形式往往同时或按顺序发生。等长收缩出现在所有等张收缩的起始静态期，此时肌产生的张力大小等于将要克服的负荷大小。

肌收缩与负荷 肌在体内或实验条件下可能遇到的负荷主要有两种：一种是在肌收缩之前就加上的负荷，称为前负荷。前负荷使肌在收缩前即处于某种被拉长状态，使其在有一定的初长度的情况下开始收缩。另一种是在肌收缩后才遇到的负荷或阻力，称为后负荷。后负荷不能增加肌收缩前的初长度，但能阻碍肌收缩时的短缩。

当前负荷固定不变时，使肌在有后负荷的条件下开始收缩，开始时由于肌遇到负荷阻力而不能缩短其长度，只表现张力的增加，直到肌张力大小发展到与负荷大小相等的程度时，肌才开始以一定的速度缩短。肌做功的大小或功率输出受后负荷大小的影响。后负荷过大时虽然肌张力可增大，但缩短幅度和速度将降低或变为零，不利于做功；而后负荷过小，缩短幅度和速度增大但张力减小，也不利于做功。因此，在其他因素不变时，肌在中等程度的后负荷时所能完成的功率输出最多。与维持身体固定姿势和对抗重力有关的肌如比目鱼肌、颈后肌群等，收缩时以产生张力为主，近于等长收缩；而一些与肢体运动和屈曲有关的肌如肱二头肌、腓长肌等，则随负荷的不同而表现为不同程度的等张收缩。

肌在不同前负荷即不同的初长度的情况下收缩，其产生的张力和速度也不同。从张力-速度关系曲线上可找出一个最适前负荷，肌在这一前负荷条件下工作时，可以产生最佳的收缩效果和最大的张力。最适前负荷的存在说明肌有一个最适初长度。骨骼肌在体内所处的自然长度，大致相当于它们的最适初长度，正好与肌小节在静止状态下的肌长度（$2.0 \sim 2.2 \mu m$）吻合。此时组成肌节的粗、细肌丝处于最理想的重叠状态，使肌收缩时每一个横桥附近都存在与之起作用的细肌丝，因而呈现最佳的收缩效果。

收缩特性与下颌功能运动 下颌运动中，加载于咀嚼肌上的前负荷可以认为是下颌骨的重量。咀嚼肌通过肌纤维的收缩既改变了长度，又增加了张力。在开口、前伸、侧方以及从开颌到闭颌的运动中，其相应咀嚼肌的活动以长度缩短为主，张力变化不大，即以等张收缩为主；在牙尖交错位紧咬牙时，闭颌肌张力增加，长度并没有明显改变，属于等长收缩。

由于开、闭颌肌在结构和生理特性上的差异，使其具有不同的收缩特性。下颌运动中，开颌肌在肌节长度、收缩速度及张力产生上几乎是同步的，它们能够在相当小的开口位产生最大的等长收缩张力，但在大开口位时其张力有所降低。相反，闭颌肌的活动有明显的不同。在闭颌运动开始之初，闭颌肌的缩短速度明显快于闭颌运动即将结束时的收缩速度，这与整个闭颌运动的速度变化相一致。闭颌过程中，咬肌和翼内肌始终维持一定的肌张力，但在闭口末期其纤维内部存在着短暂的离心收缩，同时伴随闭颌肌收缩张力的下降。这可认为是一个由肌系统所赋予下颌在接近咬合位时的天然减速机制，以避免咬合撞击。在闭颌期间，开颌肌被动产生的张力微不足道；然而在开颌期间，闭颌肌被动产生的张力对于限制开颌运动却有着重要的意义，此被动张力可以使开颌运动在开口末期减速，它对最大开口度有决定性作用。

在口腔无功能活动时，咀嚼肌内部存在被动张力，它取决于肌节的瞬时长度。当肌节处于最佳初长度时，其张力可以忽略不计。但当肌纤维被拉长，肌张力则以指数的方式成倍增加。除张力增加外，肌纤维的被动伸长可增加肌梭的感觉传入，引起此肌的反射性收缩，以对抗肌肉长度的变化和张力的增加。下颌张口可以改变咀嚼肌肌纤维的最适初长度，如下颌张口度处于 14mm 时，咬肌牵张反射强度达最大值，之后随着开口度的增加，咬肌牵

张反射活动减弱。颞肌则在张口度为 34mm 时，仍维持较高的反射性肌张力。开口度对咬肌和颞肌牵张反射的不同影响与它们的肌纤维长度、走向和排列以及在咬合运动中的功能有关。

（刘　静）

jǔjuéjī gǎnshòuqì jíqí fǎnshè huódòng
咀嚼肌感受器及其反射活动
（receptors of masticatory muscle and their reflexes）　咀嚼肌内部存在着特殊分化的感受器，如肌梭和腱器官等。来源于这些感受器的信息对脊髓运动环路具有局部影响，使骨骼肌产生并形成特定的反射活动。骨骼肌反射活动是机体运动协调的最基本的表现形式。

咀嚼肌感受器　咀嚼肌内部感受并传递反馈信息的特殊分化装置，一般可分为 4 类：肌梭、腱器官、环层小体及游离神经末梢。来源于这些感受器的信息对脊髓运动环路具有局部影响，使骨骼肌产生并形成特定的反射活动。肌梭与腱器官是骨骼肌反射活动的主要感受结构。

肌梭　位于骨骼肌内，呈细长状，与梭外肌平行，表面为一结缔组织被囊，囊内由 4～16 根梭内肌纤维组成（图 1）。梭内肌纤维一般分为两类。一类纤维较粗，其细胞核集中在膨大的赤道处形成核袋区，称核袋纤维。根据其组织化学、超微结构和机械特性的不同，又可区分为核袋 1 纤维（动力性核袋纤维）和核袋 2 纤维（静力性核袋纤维）；另一类纤维较细，细胞核在其中心部分排列成一纵列，称核链纤维。梭内肌纤维同时接受感觉和运动神经纤维的双重支配。初级感受末梢为较粗的 I A 类纤维，传导速度大于 90m/s，末梢呈螺旋形环绕在核袋纤维的中央有核区，并有分支到核链纤维上。次级感受末梢为较细的 II 类纤维，传导速度小于 90m/s，末梢呈花枝样，主要分布在核链纤维上，仅有少数分支到核袋纤维的肌管区。梭内肌的运动神经来自 γ 运动神经纤维，它们可分为两类。其中一类纤维较粗，以终板的形式分布于核袋纤维具有横纹的收缩部分，离核袋区较远，为动力性 γ 纤维；另一类纤维稍细，以终末连结网的形式分布于核链纤维和核袋纤维的近赤道部，为静力性 γ 纤维。

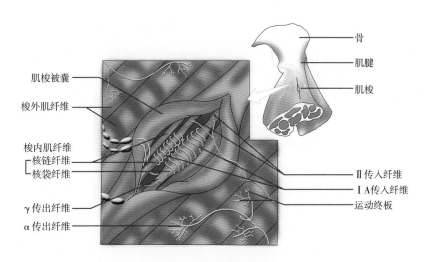

肌梭被囊
梭外肌纤维
梭内肌纤维
核链纤维
核袋纤维
γ 传出纤维
α 传出纤维

骨
肌腱
肌梭
II 传入纤维
I A 传入纤维
运动终板

图 1　肌梭结构示意

核袋 1 纤维接受动力性 γ 纤维的支配，核袋 2 纤维和核链纤维接受静力性 γ 纤维的支配，大多数静力性 γ 纤维同时支配核袋 2 纤维和核链纤维。

作为牵张感受器，肌梭初级感受末梢的功能是检测肌的长度和长度变化的速率，次级感受末梢主要检测肌的长度。肌梭与梭外肌纤维呈并联关系。当梭内肌纤维的长度与整个肌肉的静息长度相匹配时，感觉神经元缓慢发出动作电位；当肌受到外力牵拉时，梭外肌纤维和梭内肌纤维都被动伸长，分布于梭内肌纤维赤道部的螺旋样末梢捕获到此牵张信号，致使动作电位发放频率显著升高。这些冲动通过ⅠA，经背根进入脊髓灰质后，直达前角与脊髓内支配同一肌的 α 运动神经元发生突触联系，使之兴奋，从而导致相应运动单位梭外肌纤维的收缩，使此肌朝着与外力牵拉方向相反的方向收缩形成牵张反射。与此同时，ⅠA 神经类纤维的冲动经此纤维侧支兴奋同侧脊髓的中间神经元，通过中间神经元兴奋支配同一关节协同肌的运动神经元，抑制支配此关节拮抗肌的运动神经元，从而产生协调的运动。

当梭外肌收缩、长度变短时，平行于梭外肌纤维分布的肌梭长度也缩短，使梭内肌纤维所受的牵拉刺激减弱或消失，肌梭的传入冲动也随之减弱或消失。但在生理情况下，由于有 γ 运动纤维的作用可使梭内肌保持兴奋，梭内肌收缩时趋向两极，牵拉感觉末梢分布的中心区域，致使感受终末的放电增加，以防止因梭外肌收缩所造成的梭内肌纤维失负荷，从而保障肌梭不断地向中枢传入冲动。

中枢神经系统可以通过 γ 运动神经元来调节梭内肌纤维的负荷，使肌梭感受终末在肌收缩时对肌的长度变化仍然有较高的敏感性。静力性 γ 纤维的放电在肌缩短时平稳地增强，而动力性 γ 纤维的放电在肌开始缩短时骤然由零增加到最大值，一直持续到肌开始伸长。不论整块肌处于何种长度，中枢神经系统都可通过调节 γ 运动纤维的冲动频率而调节肌梭的状态，从而调节 ⅠA 类和Ⅱ类纤维的传入冲动。γ 传出活动增加可以增加肌牵张反射的敏感性，而 γ 传出活动减少可以降低反射的敏感性。肌梭因中枢兴奋性增强或外周敏感性增强，都会导致肌紧张加强、牵张反射亢进以至于出现痉挛状态。

咀嚼肌肌梭的分布、结构特点　咀嚼肌肌梭分布呈现明显的不均质性。闭颌肌如咬肌、颞肌和翼内肌有较多的肌梭分布，而在翼外肌和二腹肌等开颌肌中几乎没有或罕见肌梭。同一咀嚼肌的不同部位，肌梭分部也存在较大的差异。如咬肌深部、颞肌前、中部的肌梭分布密度明显大于其他部位。咬肌肌梭 74% 位于深层且成簇分布，且肌梭体积较大，含有较多的梭内肌纤维；两个以上的肌梭常以并联和串联等联合体形式存在（图 2）。咬肌深部约 15% 的肌梭以联合体形式存在，在越接近肌腱和颞下颌关节的部位，肌梭分布越密集。颞肌前部肌梭密度约为后部的两倍，越近颞肌前份纤维下端的内侧深层，肌梭分布密度越高。说明这些部位存在着较强的牵张刺激感受器，并借此反射性地调节和控制整肌的协同运动和维持肌紧张。

咀嚼肌肌梭的功能　来源于咬肌肌梭的ⅠA 类传入冲动主要

投射到三叉神经运动核中较大的 α 运动神经元，以此发动快速的闭口反射运动；颞肌肌梭的Ⅱ类传入纤维则与三叉神经运动核中较小的神经元发生突触联系，主要维持肌张力。在闭颌反射中往返肌的信号用最少的时间完成中枢与肌间的传递。肌紧张的维持更多地依赖于下行通路的 α-γ 共兴奋，保证肌梭本体感受器的敏感性，不致因梭外肌的收缩而受影响。肌梭以联合体形式存在可以增强因复杂运动而形成的对多种传入冲动的综合感受能力，显示其对与咀嚼、言语有关的下颌运动的精细调节。

下颌运动中咀嚼肌肌梭的作用不仅仅是通过神经反射维持下颌的姿势，更主要的是作为咀嚼时的负荷补偿，即咀嚼肌在负荷增加的情况下，可以通过肌梭的神经反射使梭外肌纤维同步收缩，以使下颌产生协调、稳定、高效的运动。

腱器官　为一包囊状结构，主要分布在咀嚼肌肌纤维与肌腱的交接处，内有胶原纤维构成网状结构（图 3）。又称高尔基腱器官。腱器官与梭外肌纤维呈串联关系。进入腱器官的感觉传入纤维发出许多分支，缠绕在网状胶原纤维之间。此传入纤维属于 I 类快速传导纤维，其传导动作电位的速度略慢于肌梭感受器的ⅠA 传入末梢，故称为ⅠB 类纤维。

腱器官主要感受和传递肌肉张力变成的信息，其对被动牵拉不敏感。肌肉被动牵张时，腱器官感受器的放电速度几乎没有变化，因为在被动牵张过程中，腱器官中的胶原网变形不明显，缠绕其中的感觉末梢不会被激活。当肌肉主动收缩时，其收缩力可通过肌腱牵拉腱器官，使腱器官

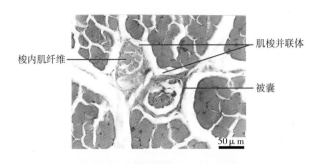

图2 人咬肌深部肌梭 （HE 染色）

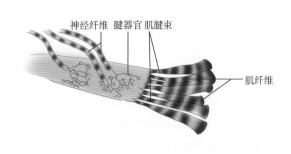

图3 腱器官示意

中的胶原网扭曲，挤压 Ⅰ B 类纤维的末梢，提高其放电的频率，致使腱器官感觉神经元发放动作电位的频率增加。

环层小体 分布于皮下肌腱、骨膜、韧带等处（图4）。小体外周由几十层结缔组织形成同心板层的被囊，类似于洋葱样的层状结构，中心是含 Aβ 神经末梢的中轴。它是快适应的机械感受器，能感受小而迅速的形变，在骨骼肌的收缩和舒张中只发挥较小的作用。

图4 环层小体示意

游离神经末梢 骨骼肌中数量最多、结构最简单的感受器，分布于肌的所有结构，通过最细的有髓神经纤维Ⅲ型和无髓神经纤维Ⅳ型传导信号，主要感受各种伤害性刺激。此外，某些低阈值的游离神经末梢可以感受骨骼肌代谢状态，包括氧张力、K^+、H^+以及其他信号的变化。

咀嚼肌反射活动 咀嚼肌在中枢神经系统的参与下，对来源于其内部的刺激所做出的规律性应答反应。咀嚼肌的运动神经元不仅在合适的时刻发放冲动，使咀嚼肌做出随意活动，且在咀嚼运动过程中，根据咀嚼运动的性质及肌肉所承载的负荷随时调整其放电频率，从而调控肌张力和收缩速度。这种即刻调节有赖于咀嚼肌、颞下颌关节、牙周膜及口腔皮肤黏膜等部位不断地向中枢神经系统发出的反馈信息。

牵张反射 受神经支配的骨骼肌受到外力的牵拉而伸长时，引起受牵拉肌产生收缩的反射活动。又称肌伸张反射。牵张反射有两种类型，即动态牵张反射和静态牵张反射。动态牵张反射由肌梭 Ⅰ A 类神经终末传递的强力动态信号诱导，传导速度大于90m/s，引起受牵拉肌产生即刻的非常强的肌纤维收缩。动态牵张反射的功能意义在于拮抗肌长度的突然改变。静态牵张反射由肌梭的 Ⅰ A 和 Ⅱ 类神经终末梢共同传递连续的静态牵拉信号，此信号较弱但持续时间较长。静态牵张反射的反射收缩力并不大，只是抵抗肌纤维被牵拉，因此不表现出明显的动作。静态牵张反射的意义在于，只要肌仍处于过度伸长的状态，此反射就会处于使肌缩短的功能状态，以与引起肌过度牵张的力相对抗。如果突然解除此牵张力，将会使肌缩短，引起负性（抑制性）牵张反射。

咀嚼肌牵张反射的表现形式主要有两种。①在下颌处于姿势位时，向下叩击颏部或切牙，闭颌肌受到突然的牵张刺激而触发的快速闭口的现象。又称为闭颌反射。因与膝跳反射相似，又称颌跳反射。一般认为闭颌反射为单突触反射，潜伏期短，感受器是闭颌肌肌梭，传入神经的胞体位于脑干的三叉神经中脑核，经这些传入神经元轴突与三叉神经运动核的 α 运动神经元之间的一次突触中转，使 α 运动神经元兴奋从而产生被牵张的闭颌肌收缩。这种短潜伏期的下颌闭口反射活动也可以通过刺激牙周膜的感受器引发，传入纤维的胞体也位于三叉神经中脑核。②通过肌紧张的形式维持下颌姿势与位置，这种肌紧张也称作咀嚼肌的静态牵张反射。

腱反射 咀嚼肌腱器官可有效地感受肌纤维收缩产生的张力增加，当肌张力突然增加时，如咬硬物，腱器官感觉传入纤维发放冲动的频率将急速增加，通过腱反射使强烈收缩的咀嚼肌松弛，以避免咀嚼肌因张力过大而造成损伤。可以说，腱反射是牵张反射的负反馈机制。当咀嚼肌处于静息张力水平，腱器官的放电速率也处于低水平的稳定发放。咀嚼肌牵张反射与腱反射共同维持着一定程度的肌紧张，使下颌保持一定的姿势和位置。

（刘　静）

jǔjuéjī jīdiàn huódòng

咀嚼肌肌电活动 （myoelectric activity in masticatory muscle）

咀嚼肌兴奋时产生的生物电，可由于肌纤维动作电位的传导和扩布而发生电位的变化。肌电活动不仅反映肌本身的兴奋状态，同时也反映支配此肌的下位运动神经元的活动及上位神经元对肌活动的调节与控制。

检测方法　运用肌电图仪记录法可记录肌肉静息、随意收缩及周围神经受刺激时的电活动。肌电活动通过电极导入肌电图仪，经过电信号放大并显示于示波屏或描记在记录纸上的图像，称为肌电图。

常用的描记方法有两种：①表面导出法：即把表面电极贴附在皮肤上导出综合电位的方法。它所记录到的是由肌的多个运动单位活动所产生的综合电信号，不能做运动单位电位的分析，不能导出深部肌肉的电位，对小肌肉电位引导亦较困难。②针电极法：即把针电极刺入肌肉导出局部电位的方法。常用的针电极有单极同心针电极、双板同心针电极及多导同心针电极。单极同心针电极可接触1～10条肌纤维，出于容积导电可引导出数十条肌纤维的动作电位。双板同心针电极内含二根相互绝缘的铂金丝电极，一般极间距为100μm，此电极引导范围小，适合于单个运动单位电位的引导。多导同心针电极的同心针管内含有数根相互绝缘的铂金丝，适合于运动单位范围及同步电位的研究。颞肌、咬肌、二腹肌前腹可根据检测内容选用表面电极或针电极；翼外肌、翼内肌由于位置较深需用针电极。

检测内容　包括咀嚼肌肌松弛状态、咀嚼肌轻度收缩及用力收缩状态以及被动牵张时的肌电图。具体检查项目：①肌松弛时针电极插入，引起插入电位及诱发电位。②肌松弛时的静息电位。③轻度收缩时单个运动单位电位的波型、波幅、时程的分析。④最大收缩时所募集运动单位的电位密度及波形、时程等特征的观察。⑤被动牵张时运动单位电位出现的数量及波形特征的观察。

特征　咀嚼肌肌电活动与咀嚼肌运动单位的结构及其在不同功能活动中所起的作用有关。由于正常生理情况下肌电信号较强代表参与肌收缩的肌纤维数较多、肌收缩强度较大，因此通过检测肌电幅值的大小，可以推断不同咀嚼肌参与下颌运动及咬合运动的情况。但是通常咬肌和颞肌的肌电活动多采用表面电极进行记录，而翼内肌则采用针电极记录，因此不宜将针电极所记录的翼内肌肌电活动与表面电极所记录的咬肌或颞肌的肌电活动进行比较。其次，因多数舌骨上肌群的肌电活动是以表面电极记录的，因此很难区分二腹肌前腹与其他舌骨上肌产生的肌电信号，研究者通常笼统地将这些肌电信号归为舌骨上肌群肌电信号。另外，由于在各项研究报道中所用仪器设备也多不相同，不宜进行研究报道之间的比较。总体上，研究结果比较一致的规律是：正中紧咬时咬肌、颞肌、翼内肌的肌电活动较强，翼外肌上头也有一定的肌电活动；前伸紧咬时，咬肌和翼内肌肌电活动较强；后退紧咬时双侧颞肌后束以及咬肌、舌骨上肌群的肌电活动较强；侧向紧咬时，双侧同名肌相比，同侧的颞肌前束肌电活动较强，对侧的咬肌肌电活动较强；侧向运动时，对侧翼外肌、翼内肌的肌电活动较强；前伸运动时，双侧翼外肌和翼内肌肌电活动较强；张口时翼外肌上、下头以及舌骨上肌群都有一定强度的肌电活动；咀嚼运动时，咀嚼侧咬肌的肌电活动和颞肌前束的肌电活动规律基本一样，都高于对侧同名肌。

（刘　静）

jǔjuéjī jīxiānwéi lèixíng

咀嚼肌肌纤维类型 （fiber types in the masticatory muscles）

肌纤维的分类是由其组织学和生理学的特点所决定的。其中重要的因素包括：肌纤维收缩时获得能量的方式、肌纤维的收缩速度和抗疲劳特性及肌纤维本身的分子结构特征。

根据肌纤维收缩时获得能量的方式可将骨骼肌肌纤维分为3种类型：氧化纤维（Ⅰ型纤维）、糖酵解纤维（ⅡB型纤维）及氧化糖酵解纤维（ⅡA型纤维）。3种肌纤维由于肌红蛋白含量的高低呈现出色泽的差异，故分别被称为红纤维、白纤维及中间型纤维。利用肌球蛋白ATP酶染色法可以明显地区分这3种肌纤维。在pH10.4预孵条件下，Ⅱ型纤维呈强阳性，染色深；Ⅰ型纤维呈弱阳性，染色浅。在pH4.4预孵条件下，Ⅰ型纤维染色深，Ⅱ型纤维可进一步区分为中等染色的ⅡB型纤维和浅染色浅的ⅡA型纤维（图1）。Ⅰ型纤维以有氧代谢为主要获能方式，ⅡB型纤维主要以无氧糖酵解提供能量，ⅡA型纤维既可通过有氧代谢又能利用糖酵解提供能量。

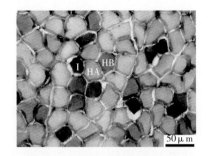

图 1　大鼠咬肌肌纤维型
（ATP 酶染色）

根据肌纤维收缩速度和抗疲劳特性，可分为慢缩纤维、快缩抗疲劳纤维及快缩易疲劳纤维。慢缩纤维即 I 型纤维，其特点是收缩速度慢、兴奋阈低、容易发动而最不易疲劳，主要参与耐力运动和维持肢体姿势；快缩抗疲劳纤维即 IIA 型纤维，其特点是快缩而不易疲劳，但产生的张力较低，适合于持久的快速运动；快缩易疲劳纤维即 IIB 型纤维，其特点是容易疲劳，适合于爆发性的短时、高张力的快速运动。

根据肌纤维本身的分子结构特征，应用细胞与分子生物学方法检测肌纤维关键收缩蛋白，即肌球蛋白重链（myosin heavy chain，MyHC）的分子成分，可对肌纤维进行再分类，并以此明确其收缩性能。因为含不同类型 MyHC 异构型的肌纤维在收缩力量、收缩速度和抗疲劳方面有明显的差异，故 MyHC 异构型已成为区分肌纤维型和研究肌纤维组成特征的分子标识。哺乳动物骨骼肌肌纤维的 MyHC 异构型如下：MyHC-I （慢缩 I 型）、MyHC-IIa（快缩 IIa 型）、MyHC-IIb（快缩 IIb 型）、MyHC-IIc（快缩 IIc 型）、MyHC-IIx（快缩 IIx型）、MyHC-cardiac α（α-心肌

型）、MyHC-ton（慢紧张型）、MyHC-eo（眼外型）、MyHC-neo（新生型）、MyHC-emb（胚胎型）、MyHC-IIm（咀嚼型）等 11 型。其中 MyHC-I 、MyHC-IIa、MyHC-IIx、MyHC-IIb 广泛分布于各种骨骼肌中，而其他的 My-HC 异构型只在特定的骨骼肌或某一发育阶段中表达。

不同的 MyHC 异构型转变 ATP 为能量的速度不同，该速度决定肌球蛋白和肌动蛋白的脱离速度，因此 MyHC 异构型和肌纤维的最大收缩速度有密切关系。比较不同肌纤维收缩速度显示：MyHC-eo > MyHC-II m > MyHC-IIb > MyHC-IIx > MyHC-IIa > MyHC-cardiacα > MyHC-I ，而抗疲劳性则依次递增。构成肌球蛋白分子结构的轻链异构型可调节肌球蛋白 ATP 酶的 Ca^{2+} 敏感性，影响肌纤维收缩的最大速度。

形态特征　咀嚼肌肌纤维较肢体肌和躯干肌的肌纤维细小，且 II 型肌纤维比 I 型肌纤维横断面积小，而肢体肌和躯干肌则相反。含同一 MyHC 成分的肌纤维在不同咀嚼肌中也存在大小差异，如颞肌 MyHC-I 型纤维直径最大，咬肌 MyHC-II 型纤维直径最小（图 2，图 3）。咀嚼肌 I 型肌纤维的收缩速度比四肢肌和躯干肌更慢，且收缩变异性更大。

构成特征　与肢体肌和躯干肌比较，咀嚼肌肌纤维除表达 MyHC-I 、MyHC-IIa、MyHC-IIx、MyHC-IIb 外，其他如 MyHC-cardiacα、MyHC-eo、MyHC-neo 和 MyHC-emb 在成熟的咀嚼肌纤维中也有表达，而上述异构型并不在成熟的肢体和躯干肌中表达。所有灵长类动物包括人类的咀嚼肌肌纤维中含有特殊的"超高速"肌球蛋白异构型，这种纤维在四

肢肌中不常见。显然，咀嚼肌肌纤维类型的特殊性是专为下颌快速捕获食物而设计的。

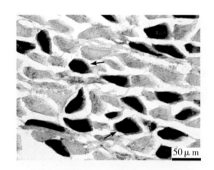

图 2　人颞肌中部 MyHC- I 型纤维　（ABC 法）

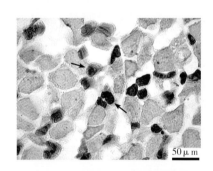

图 3　人咬肌浅部 MyHC-II型肌纤维表达　（ABC 法）

咀嚼肌肌纤维在结构成分上与四肢和躯干肌最大的区别莫过于含有大量混合型纤维。混合型纤维即指单根肌纤维表达两种或两种以上的 MyHC 异构体者。咀嚼肌的这类混合型纤维主要为 MyHC-I 型和 MyHC-IIa 型肌纤维联合表达 MyHC -cardiac α，My-HC-IIx 共存于 MyHC-I 型或 My-HC-IIa 型纤维中。此种结构特点意味着混合型肌纤维的收缩特性介于肌纤维所表达的两种 MyHC 异构型之间，能够提供产生极细微级别张力和速度的能力。咀嚼肌可藉之在连续范围内精细调整其收缩力量和速度，以满足其在行使不同任务的功能需求。

分布特征 各型肌纤维在不同咀嚼肌中的构成比有所不同。Ⅰ型纤维在人类闭颌肌中的比率约占 70%，在开颌肌中为 40%~45%；ⅡA 型纤维在闭颌肌和开颌肌中的比率分别约为 30% 和 50%。开、闭颌肌纤维构成的差异反映了二者生理功能的不同。闭颌肌似乎更适合于从事缓慢的张力性运动，并产生平稳的、按梯度量递增的张力。相反，开颌肌则更倾向于产生快速的时相运动。开、闭颌肌的肌纤维构成差异与下颌运动过程中纤维伸长程度有关。与开颌肌肌纤维长度比较，闭颌肌肌纤维较短，故在下颌运动中，闭颌肌的伸长程度明显大于开颌肌。

肌纤维型分布在同一咀嚼肌内也存在异质性，即使是在肌的主体部分的不同区域，肌纤维类型的分布也存在微细的差别，尤其是闭颌肌。闭颌肌的肌纤维构成和排列较开颌肌更复杂。一般而言，同一肌的深部和前部比后部和表浅部含有更多的Ⅰ型肌纤维，如颞肌前部含有较多的Ⅰ型肌纤维，后部则以Ⅱ型纤维居多。肌纤维型的这种分布差异可能与遗传、肌的活动量、张力和结构等有关。

（刘 静）

jǔjuéjī jīxiānwéi lèixíng shìyìngxìng zhuǎnhuà

咀嚼肌肌纤维类型适应性转化（adaptive transformation of masticatory muscle fiber types）

在个体的不同阶段以及外界因素干预下，哺乳动物和人具有高度可塑性，除遗传和发育因素外，年龄、激素、神经支配、神经肌肉活动、肌肉负荷或去负荷等因素均可影响骨骼肌的纤维类型。肌纤维类型的适应性转化体现了肌组织对不同功能要求的适应。肌纤维发生适应性转化的结构基础是不同肌纤维、甚至一条肌纤维内实际含有的多种肌球蛋白的异构蛋白，称为多基因族，当受到不同的外界刺激时，激活不同的基因，表达相应的肌球蛋白异构体，以适应功能的需要。但必须指出，长期训练所致的氧化酶和线粒体含量的增加，以及肌纤维的增粗等变化只是生理适应的表现，不能看作是肌纤维类型的转化。

年龄因素的影响 年龄对骨骼肌肌纤维类型有显著的影响。尽管人在出生时肌肉的组织结构已经成熟，但肌纤维类型的分化还远没有完成。成熟肌内少部分纤维存在肌球蛋白异构型构成比的明显转变。随着年龄增长，中、老年人咀嚼肌的ⅡB 和ⅡX 型肌纤维比率减少，ⅡA 型纤维的比率有所增加。老年人Ⅰ型肌纤维比率变化在咀嚼肌与肢体肌之间有所不同，老年人咀嚼肌中Ⅰ型肌比率和纤维横切面积减少，但在肢体肌中的比率会有所增加或无明显变化。咀嚼肌Ⅰ型纤维变化的原因可能类似于肌失用的机制，如由于骨质疏松和牙列缺损等原因造成咬合力降低，肌纤维随功能需要而发生转化。肌纤维类型在一定程度上的转化可持续终生。

伴随老龄化，肌纤维出现减少、萎缩，肌的生理横切面积随之减小，其收缩幅度及张力均降低。50 岁以后，骨骼肌收缩产生的最大张力可下降 10%~20%。

老龄化的骨骼肌依旧保持着较好的适应能力，其功能衰退主要由于运动减少所致，通过规律的负荷训练和阻抗训练后，肌纤维的某些退行性改变可被逆转，肌纤维类型的分布也可发生改变。对老龄化的咀嚼肌而言，健全的牙列和良好的咬合关系是延缓咀嚼肌功能退化的重要因素。

性别与激素的影响 甲状腺激素、生长激素、胰岛素样生长因子及雄激素等与骨骼肌肌纤维的发生和发育有密切关系。所有激素中，甲状腺激素对骨骼肌肌纤维类型的影响最大。低甲状腺激素水平可在肌发育过程中抑制或延迟快肌纤维的出现，引起成熟骨骼肌肌纤维类型由快型向慢型的转化，而甲状腺激素水平升高可导致骨骼肌肌纤维由慢型向快型转化。性激素对咀嚼肌肌纤维型有较大的影响。男性咀嚼肌含有大量的Ⅱ型纤维，而女性则存在较多的Ⅰ型和中间型纤维。睾酮水平降低可引起肌纤维由快型向慢型转化。生长激素水平升高可使肌纤维类型由快型向慢型转化。

颅颌面形态的影响 下颌垂直距离、矢状关系的改变均可引起与下颌位置相关的咀嚼肌肌纤维类型发生适应性转化。增高下颌垂直距离，可使咬肌肌纤维的 ATP 酶活性下降，收缩速度减慢。向前牵引下颌骨，可使翼外肌Ⅰ型纤维和咬肌浅部ⅡA 型纤维的比率增加，两肌的生理特性更趋于慢肌。正颌手术使下颌前突和下颌后缩患者的下颌位置改变后，咬肌肌纤维类型由Ⅰ型向ⅡA 型转变且大大提高患者最大咬合力和咀嚼功能。提示颅颌面形态可影响咀嚼肌结构与功能。

下颌运动量及其他因素的影响 咀嚼活动、耐力训练、电针刺激等也可影响咀嚼肌肌纤维类型的转化。长期食用软食、牙列缺失可使下颌日运动量减少导致咀嚼肌的生理横截面积减小，肌梭结构退化，肌纤维类型发生由慢型向快型的转化。长期低频电刺激使肌纤维有氧代谢增强，肌纤维类型由快型向慢型转化，抗疲劳性增强。耐力训练、神经交叉移植、神经受体阻滞剂等皆可影响咀嚼肌的肌纤维类型，使其发生适应性的转化。

根据骨骼肌肌纤维结构与功能具有可塑性的特点，临床针对骨骼肌老龄化、失用以及失神经支配等原因引起的肌萎缩和功能障碍，可通过选择性的负荷训练、拉伸训练和神经再支配等方法来恢复和改善肌肉的强度和耐力。相反，化学去神经的方法，如肌内局部注射肉毒杆菌毒素减少Ⅱ型肌纤维，尤其是ⅡB型肌纤维的直径和面积，局部肌萎缩和张力减弱，以此治疗眼肌痉挛、肌痉挛性或高张力性功能障碍、疼痛、多汗症、面部动力性皱纹及咬肌、腓肠肌等良性肥大等。

（刘　静）

jǔjuéjī jīgòuzhù

咀嚼肌肌构筑（masticatory muscle architecture）

肌在身体内的配布、肌纤维在肌内配布，以及肌节在肌纤维的配布。包括构成整肌内部的肌纤维数量、长度、排列方式、肌纤维与肌腱之间所形成的夹角（羽状角），以及由肌纤维总量所决定的肌生理横截面积大小等组织结构。肌节的长短、数量，肌纤维的长短、数量、排列，以及肌腱和腱膜在肌内的配布，都与骨骼肌的功能密切相关。

骨骼肌构筑学包含3方面内容，即骨骼肌在身体内的配布、肌纤维在肌内的配布，以及肌节在肌纤维内的配布。无论是肌节的长短、数量，肌纤维的长短、数量、排列，还是肌腱和腱膜在肌内的配布，都与骨骼肌的功能密切相关。

指数　体现骨骼肌构筑特征的方法是测定肌的各项肌构筑指数。肌构筑指数包括：①肌质量：肌的重量。②肌长：肌束起点最近端至止点最远端的距离。③羽状角：肌纤维与肌腱之间的夹角。④肌纤维长：单根肌纤维的长度。⑤肌节数：单根肌纤维的肌节总数。⑥生理横截面积：肌的所有肌纤维的横截面积之和。按下式计算：生理横截面积 = ［肌质量（g）×羽状角余弦值］/［肌纤维长（cm）×肌密度（g/cm³）］。肌密度为假定值（1.056g/cm³）。⑦最大收缩张力：肌在最适初长度下做等长收缩时产生的最大收缩力。最大收缩张力 = 生理横截面积×特异张力。不同哺乳动物骨骼肌的特异张力在 15.7～29.4N/cm²，按标准肌节长度 2.2μm 校正肌纤维，其特异性张力平均为 22.5N/cm²。

设计的功能意义　骨骼肌收缩的速度和强度不仅取决于肌纤维的结构及生理生化属性，即肌球蛋白重链异构体的组成与肌纤维类型，也取决于肌的构筑特征。如有着相同肌纤维类型比例的猫的内收肌上部和下部，由于其长度分别为 3.3cm 和 9.1cm，后者缩短的速度也是前者的 3 倍。对各项肌构筑指数进行量化分析和比较，可判断肌的张力、速度以及缩短幅度等生物力学特性。

肌的生理横截面积　可决定其产生最大张力的潜能；肌的长度或肌纤维的长度直接影响此肌收缩时可能产生的最大速度和动幅；肌纤维内连续排列的肌节数和平均长度，反映了整条肌纤维在长度-张力曲线范围内的功能活动。若肌纤维短，肌的生理横截面积与肌质量的比值大，肌纤维长度与肌质量的比值小，则此肌的生理设计是力量型的设计。相反，长的肌纤维，则表明其可以有较大的运动幅度和运动速度，为速度型的设计。

肌的羽状结构　影响肌收缩速度、收缩幅度及收缩力的另一重要因素。如带状肌和梭状肌，其肌纤维平行于肌腹纵轴，羽状角为 0°，故单肌纤维的缩短可直接变成肌的缩短。这种肌产生肌张力很小，但收缩幅度很大。若需较大的张力，则必须增大肌的生理横截面积，肌纤维排列呈羽状是实现此目的的途径之一。图 1 展示了一个理想化的双羽状肌的作用原理。

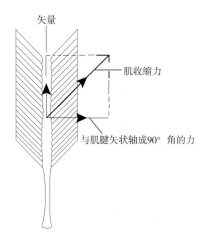

矢量

肌收缩力

与肌腱矢状轴成90°角的力

图1　理想化的双羽状肌肌力矢量示意

羽状肌与同等体积的带状肌或梭状肌相比，其收缩范围较小。因为此种情况下肌纤维较短，沿肌腱方向的缩短仅是肌纤维缩短的一部分。羽状肌收缩产生的斜拉力可分解成两个互相垂直的分力，一个沿肌腱方向（其大小是肌纤维与肌腱夹角的余弦值），另一个与肌腱成90°角。当肌纤维对称排列时，肌腱两侧的横向分力互相抵消，只有沿腱轴方向的力才有功能意义。实际上，这种损失并不大，羽状角通常小于30°，因而沿腱轴方向的分力可以是肌束拉力的90%或更多（余弦30°=0.87）。肌纤维角度的这种负面影响，远不如羽状结构所带来的优势大。羽状结构扩大了腱膜的附着面，供更多的肌纤维附着，使肌的生理横截面积增大，从而增加收缩力。羽状肌的效应在于，如果需要做等长收缩，则羽状肌可包装更多的肌纤维，更有力量；如果需要速度，羽状肌尚可通过羽状角的变化来增加中央腱的整体动幅，弥补因肌节减少所致的缩短幅度的减小。

特征 主要体现在以下几个方面。

不同咀嚼肌的肌纤维排列、羽状角及附着腱板不同 与躯干和四肢肌比较，咀嚼肌肌纤维排列及附着腱板更为复杂和多向。咬肌、颞肌、翼内肌均属多羽状肌，肌的内部均存在多层次腱板，尤以咬肌浅部最为复杂。咬肌浅部可见3~5层腱板由浅至深与肌表面平行排列，肌纤维以这些腱板由浅至深排列成羽，纤维排列方向从近乎垂直到稍水平，羽状角波动在9°~15°范围内（图2）。这种多层次腱板不仅为肌纤维附着提供了广泛的场所，同时也使肌纤维的排列更具多向性。翼外肌上下两头均为带状短肌，即单根肌纤维，可以走行肌全长，肌纤维排列与肌腱方向一致，羽状角为0°。

不同咀嚼肌的肌构筑指数不同 相对于开颌肌而言，闭颌肌有较大的生理横截面积。有资料显示，咬肌、颞肌及翼内肌的生理横截面积分别约为10.31cm²、13.25 cm²、6.00 cm²，翼外肌为

3.78cm²，二腹肌前、后腹均为1.16cm²。闭颌肌在肌节长度上明显短于开颌肌，如闭颌肌的肌节长度平均为2.31~2.45μm，开颌肌为2.65~2.89μm；此外，与开颌肌相比较，闭颌肌存在较大的羽状角和相对较短的肌纤维以及较短的力臂。

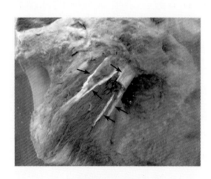

图2 人咬肌内部解剖示多层腱板

同一咀嚼肌各部的肌构筑指数不同 颞肌前部与后部、咬肌深部与浅部、翼内肌深头与浅头、翼外肌上头与下头分别在构筑特征上各具差异。各部比较显示：生理横截面积以咬肌浅部最大，其他依次为颞肌后部与前部、咬肌深部、翼内肌深部、翼外肌下头、翼内肌浅部和翼外肌上头。生理横截面积与肌质量的比值则以翼内肌深、浅部最高，其次为咬肌深部和翼外肌上头，最低者为颞肌后部。颞肌后部肌纤维最长（3.76cm），翼内肌深部肌纤维最短（1.34cm）。

不同咀嚼肌由于肌构筑特征的差异使其具有不同的生物力学特性。 闭颌肌的构筑特征更适合产生力量，而开颌肌的构筑设计则更有利于产生速度和位移。翼内肌深、浅部，翼外肌上头以及咬肌深部属力量型肌；咬肌浅部、颞肌前部及翼外肌下头兼备力量

和速度，是力量-速度结合型，而颞肌后部相对倾向于速度型肌。因此，咬肌深部、颞肌前部及翼外肌上头在维持下颌位置和平衡中起重要作用。翼内肌深、浅部及咬肌浅部和颞肌后部在产生咬合力和快速移位下颌中发挥主要作用。

咀嚼肌肌内结构的异质性，从生物力学角度充分体现了"肌力节省"原则。此原则认为，骨骼肌在完成某一运动的过程中，可选择性地使不同方向排列的肌束按顺序收缩，以适应各部位的不同运动或独立运动，从而获得最佳的工作效率。

（刘　静）

kǒuhé xìtǒng jīliàn

口颌系统肌链（muscular chain of stomatognathic system）

存在于口腔颌面颈部肌肉中，与口颌系统功能相关的各组肌及肌群以链的方式彼此相连所构成的肌系统。各肌之间和各肌链之间在功能上既相互制约又互相依存，在神经系统支配下，彼此协调使动作准确有序。肌链内部任何一组肌肉的活动都会直接或间接地牵动另一组肌肉的活动，影响其张力和功能。头颈部肌系统中与口颌系统功能相关的肌链有以下3条。①水平肌链：由一组水平向排列的肌呈环状连接所构成。此肌链的前端为口轮匝肌，两侧相续为颊肌，咽上缩肌封闭后内方。其构成和功能特点可充当口周括约肌，它与舌肌组成一对互相对抗而又平衡的肌组，影响着整个牙弓和𬌗的形成。②垂直肌链：由一组垂直向排列的肌从上向下几乎呈纵行连接所构成。此链的上半部分由腭帆张肌、腭帆提肌及腭垂肌组成，下半部分由腭咽肌和腭舌肌构成。垂直肌链的上

半部分肌收缩可上提软腭，下半部分肌收缩则下降软腭。软腭的这种功能活动犹如咽腔中的一个活瓣，协助发音和吞咽功能。③姿态肌链：由连接头颈部的多组肌群构成。此肌链起于颈后部斜方肌等，通过帽状腱膜向上与枕额肌相连并绕过头顶，向头部两侧连接颞肌、咬肌，向前下藉下颌骨、舌骨与舌骨上、下肌群相连。此肌链与位于颈外侧部的胸锁乳突肌等共同支持头的垂直位置。整个肌链组成中，下颌骨、舌体为游离的骨骼结构，随着两端相连的肌张力的变化，它们的空间位置也可发生改变，故被视为肌链的弹性部分。

头直立时，如各肌作用于下颌骨的肌拉力的合力（包括软组织形成的黏弹性力）与重力相同而方向相反，即净外力为零，下颌处于静态平衡状态。此时若肌合力方向与中线一致，下颌的这个位置即是姿势位。改变头的位置，肌链中各肌群间原有的平衡关系也随之变化，建立新的平衡。如当头前倾时，组成姿态肌链的颈后部肌群做离心收缩，以抵抗重力作用；颈前部肌群收缩维持头前倾位，此时肌张力明显大于头直立位。由于这组肌群张力的变化，改变了肌链原有的平衡状态，在这一动作的驱使下，机体重新分配和调整各肌的张力以达到新的平衡。此时作用于下颌骨的各肌拉力的合力也随之前移，使下颌骨位于姿势位的前方。头后仰时，则发生与上述情况相反的变化。

姿态肌链对头颈的位置起支持与稳定作用，且参与下颌运动。如闭颌运动主要由咬肌、颞肌、翼内肌等升颌肌收缩完成，而开颌运动中主要是舌骨上肌群收缩。

但在闭颌过程中也伴有开颌肌群的轻度收缩，使下颌运动在闭口末期减速，以避免咬合撞击。开颌过程中，闭颌肌群被动收缩产生的张力可使开口末期减速并限制最大开口度。下颌运动中，胸锁乳突肌和斜方肌也有收缩，为其提供稳定的头颈姿势。下颌骨的位置以及下颌运动是相应肌链内或肌链间各肌相互作用的结果。组成肌链上的各肌不只是相对排列的拮抗肌和相向排列的协同肌，还包含斜向排列的肌群，所有这些肌群协同作用使肌链构筑成立体的肌网。下颌骨置于其中，受到各方向肌力的相互作用，维持自身的功能状态。肌网中任何一块肌的功能异常，皆有可能影响下颌的正常功能。

（刘 静）

héwèi

颌位（mandibular position） 下颌骨相对于上颌骨或颅骨的位置关系。上颌骨和颅骨是相对固定的，而下颌骨则是可以活动的，故下颌骨相对于上颌骨可以有很多位置关系，如前伸位置关系、后退位置关系、侧向位置关系和不同程度的开口位置关系等。下颌骨位于不同位置所发挥的作用有所不同，以描述不同颌位的特点来阐述下颌的功能活动规律，是口腔医学常用的方法。基本的、可以重复的、对于临床治疗有重要参考意义的并且相对稳定的下颌位置只有3个，即牙尖交错位、最大后退接触位、下颌姿势位，其中后退接触位位于牙尖交错位后下约1mm的位置，下颌姿势位则位于牙尖交错位下方1~3mm（也有报道称2~4mm）处。此外，临床上还常用到前伸颌位、侧向颌位等概念。从一定意义上讲，下颌颌位有无数个，

这些下颌颌位的连续变化，即为下颌运动。

前伸颌位 下颌前伸时下颌骨相对于上颌骨的位置，常用的有对刃颌位和最大前伸咬合位。对刃颌位（指下颌运动到上、下前牙切缘相对时颌位，又称对刃位）。正常情况下对刃位时前牙有接触，后牙无接触。最大前伸咬合位（指下颌前伸至最大限度的且有咬合接触位置，又称最大前伸位）。此时下颌前牙多位于上颌前牙的前方，切牙多已无接触，后牙则出现了咬合接触，但尖窝不吻合。

后退颌位 下颌后退过程中下颌骨相对于上颌骨的位置，其中最大后退接触位是重复性较好的颌位。正常情况下当下颌从最大后退接触位向牙尖交错位移动时，双侧后牙均匀对称接触，下颌无偏斜或偏斜小于0.5mm（见下颌运动）。

侧向颌位 下颌做侧向运动时下颌骨相对于上颌骨的位置，常用的有侧向同名尖相对的位置（简称尖对尖位）以及最大侧向咬合位。下颌向一侧运动时，通常将下颌移向侧称为工作侧，对侧称为非工作侧，对于全口义齿则称平衡侧。如下颌向右侧运动，右侧被称为工作侧，左侧被称为非工作侧。正常情况下，尖对尖位时工作侧的咬合接触可以有以下两种表现：一种是工作侧仅尖牙接触，后牙不接触，称为尖牙保护𬌗，简称尖牙𬌗；另一种是工作侧有2对以上后牙接触，或1对后牙（通常为第一前磨牙）以及尖牙有咬合接触，工作侧其他后牙可以有、也可以没有明显的咬合接触，称为组牙功能𬌗，简称组牙𬌗。

（王美青）

yájiān jiāocuòwèi

牙尖交错位 （intercuspal position，ICP）

牙尖交错𬌗时下颌骨相对于上颌骨或颅骨的位置。又称牙位，曾称正中𬌗位。牙尖交错位以牙尖交错𬌗为决定条件，牙尖交错𬌗有异常变化，如某些错𬌗、多个牙缺失、𬌗面重度磨损等，均可使牙尖交错位发生改变。也就是说牙尖交错位随牙尖交错𬌗的存在而存在，随牙尖交错𬌗的变化而变化，随牙尖交错𬌗的丧失而丧失。

由于牙尖交错位由牙尖交错𬌗所决定，因此牙尖交错𬌗的正常与否对牙尖交错位的影响很大。正常牙尖交错位首先需要有正常的咬合垂直高度。在正常垂直高度状态下，上、下牙牙尖交错，接触广泛而紧密，在前伸、后退、侧向咬合运动中具有正常的牙尖斜面引导作用。当下颌自然闭口至上、下牙接触时，由于牙周膜本体感受器的反馈调节作用，咀嚼肌将在牙周反馈调节作用下做相应的收缩，使下颌稳定地进入牙尖交错位。在此过程中，闭口后双侧髁突在关节窝中基本都处于中央位置。从正中矢状影像片上观察，闭口位时关节的前、后、上间隙大致相等，髁突前斜面、关节盘中带、关节结节后斜面，三者之间密切接触。

牙尖交错位是下颌的主要功能位，咀嚼、言语、吞咽等功能活动均与牙尖交错位关系密切；牙尖交错位也是最易重复的下颌位置，是临床上许多检查、诊断和治疗的基准位。

（王美青）

zuìdà hòutuì jiēchùwèi

最大后退接触位 （terminal retruded contact position，RCP）

从牙尖交错位开始，下颌在保持上下牙咬合接触的前提下向后下移动约 1mm 的位置。此时后牙牙尖斜面部分接触，前牙不接触。从此位置开始，下颌可以做侧向运动，这是下颌的生理性最后位，此时髁突可能位于关节窝中最后的位置。但也有人认为下颌后退运动是一个转动运动，由于转动轴心可能在髁颈附近，因此在下颌处于最大后退接触位时，髁突可能位于关节窝的最上、最前位。

下颌之所以能从牙尖交错位退至后退接触位，主要是由以下诸因素决定的。①髁突后方关节窝内为软组织结构，具有一定的缓冲空间，使得髁突向后移动具有可能性。②颞下颌关节韧带（如外侧韧带的水平部）具有一定的可让性，它对髁突向后的运动有一定的限定作用，同时也具有一定的缓冲范围，故有人将下颌的后退接触位称为韧带位。③肌收缩是各种运动所必不可少的，下颌从牙尖交错位向后下运动至后退接触位的过程中，以及在此位置的维持过程中，主要由颞肌后束和二腹肌前腹、下颌舌骨肌、颏舌骨肌等舌骨上肌收缩而实现。

由于后退接触位属于韧带确定的位置，重复性较好，当全口牙或大多数牙丧失后，以牙尖交错𬌗为前提的牙尖交错位也就丧失，或失去了其明确的标志，但此时后退接触位（韧带位）仍然存在，故临床上常以韧带位作为重建牙尖交错位的参考位。另外，后退接触位是吞咽时下颌经常到达的位置，有报道证实，咀嚼硬物时下颌常到达此位。因此，后退接触位也是下颌的功能位之一。另外有人指出，颞下颌关节紊乱病没有后退接触位（或称后退接

触位与牙尖交错位合并为一个位置，即：一位）的比例增高，而且对于有后退接触位者，后退时单侧后牙接触的比例增高，因此检查后退接触位存在或正常与否，对于颞下颌关节紊乱病的检查、诊断与制订相应治疗方案，具有重要的价值。

（王美青）

xiàhé zīshìwèi

下颌姿势位 （mandibular postural position，MPP）

当人直立或端坐，两眼平视前方，不咀嚼、不吞咽、不说话，下颌处于休息状态，上下牙不接触时，下颌所处的位置。处于下颌姿势位时，上、下牙无接触，上、下牙之间从前向后有一个楔形间隙，前端大而后端小，称之为𬌗间隙或息止𬌗间隙，𬌗间隙前端上、下切牙切缘之间的垂直向距离为 1~3mm，也有人报道为 2~4mm 或 2~5mm。下颌姿势位时，双侧髁突位于关节窝的中央略向前下的位置。过去以为此位时升颌肌是彻底放松的，故称此位为休息位或息止颌位，但采用先进的肌电检查设备检测后发现，此位时双侧颞肌、咬肌、翼外肌上头均有电位活动，其中颞肌的电位活动最为明显，其主要原因是下颌骨因其本身的重量而下垂，使升颌肌的肌纤维被拉长，刺激了升颌肌中的牵张感受器肌梭，通过神经系统的反馈调节，使升颌肌轻度收缩，以对抗下颌骨上的重力作用。因而现在已不再用休息位一词来描述下颌姿势位。此外，牙周组织、颞下颌关节囊与关节韧带中的本体感受器对升颌肌的神经反馈调节、软组织的弹性与黏滞性，对下颌姿势位的形成和维持也起着一定的作用。

影响因素 下颌姿势位并不

恒定，头位的改变、下颌骨重量的改变（如缺牙、牙磨损、戴义齿等）、口颌肌的功能状态、精神心理因素对神经系统活动的调节等，均可对下颌姿势位产生影响。但是，在正常条件下，在相当长的一段时间内，下颌姿势位又是相对稳定的，而且并不以上、下牙的咬合为存在条件。因此，在全口牙缺失行总义齿修复确定颌位时，下颌姿势位常作为恢复牙尖交错位的重要参考颌位。

临床意义 处于下颌姿势位时上、下牙不接触，避免了非咀嚼性磨损，牙周及颞下颌关节组织基本不承受负荷，口颌肌比较放松，这是维持口颌系统健康所必需的。若不咀嚼时上、下牙持续紧咬数分钟，会令人感到疲劳不适，咀嚼肌酸胀甚至疼痛。实际上正常人在 24 小时内，上、下牙接触的时间总共才十几分钟。紧咬牙或磨牙症患者在非咀嚼情况下，如在夜间睡眠状态下，上、下牙也发生密切接触，这不仅可造成牙的严重磨损，且增加了牙周组织、咀嚼肌及颞下颌关节的负荷，可对口颌系统有关组织结构造成不同程度的损害。

由于临床上面下 1/3 距离比较容易测量，因此人们习惯以下颌姿势位时鼻底到颏下点的距离来表示面下 1/3 的高度，称为垂直距离（图）。但有人将牙尖交错位时的面下 1/3 高度称为垂直距离。一般来说，在垂直距离正常的情况下，颌面部诸肌的张力适度，表情自然，从该位闭合紧咬，咀嚼肌能有效行使咀嚼功能。

（王美青）

xiàhé yùndòng

下颌运动 （mandibular movement）

下颌骨相对于上颌骨或颅骨的位置变化过程。下颌运动

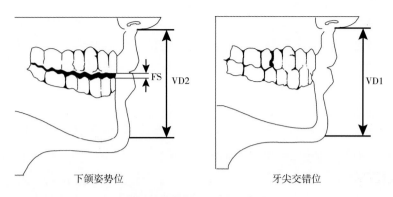

图 垂直距离与𬌗间隙示意

包括前后向、左右向和垂直向等方向的位置变化。下颌运动受中枢神经系统的控制和外周反馈调节（见咀嚼中枢模式发生器及下颌反射）。

下颌边缘运动 下颌最大限度的运动（图1）。下颌所有的运动都在这个极限运动范围内，其中牙尖交错位是下颌在垂直方向上的最上位。从牙尖交错位开始，向前有最大前伸咬合运动，向后有最大后退咬合运动，侧向有最大侧向咬合运动，向下为最大张口运动。下颌边缘运动的轨迹主要由解剖结构限定，如上缘为咬合所限定，最大前伸位、最大后退位、最大侧向咬合位以及最大张口位等均由相关的咬合、韧带、关节骨性结构等解剖因素所决定。下颌边缘运动轨迹图呈一由上而下逐渐减小并逐渐后移

的近似棱锥体，最大张口位是其锥顶，所有有咬合接触的位置构成其锥底。因此无论是前后向还是左右向的运动，随着张口度的增加，其水平向运动的幅度会减小，直至最大张口位时汇聚为一点。咀嚼运动位于边缘运动范围内，并以牙尖交错位为核心（见咀嚼运动）。

前伸咬合运动 下颌从牙尖交错位在上前牙舌面的引导下向前运动至上下切牙切缘相对，即对刃位，然后越过上前牙切缘直至最大前伸位的运动。其中从牙尖交错位至对刃位的运动轨迹与水平面的夹角称为切道斜度（图2），主要受覆𬌗、覆盖程度的影响，覆𬌗深、覆盖浅时切道斜度较大，反之较小。相应地，下颌在从牙尖交错位开始的前伸咬合运动过程中，髁突运动轨迹与水

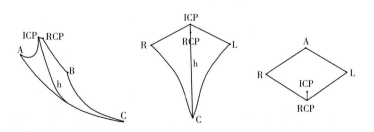

图 1 下颌边缘运动示意

注：ICP. 最大牙尖交错位；RCP. 最大后退接触位；h. 自然闭口轨迹；A. 最大前伸位；R. 最大右侧咬合位；L. 最大左侧咬合位；C. 最大张口位

平面的夹角称为髁道斜度。由于前伸咬合运动开始是由后上顺上前牙舌面而向前下运动，之后越过对刃位向前并略向上运动，运动方向常有变化，因而其运动轨迹并非直线，所以此运动过程中髁突的运动轨迹与水平面的夹角（髁道斜度）将不断变化，并非一个恒定值（图2）。

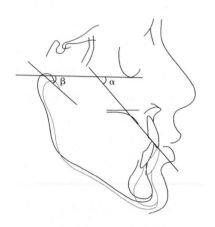

图2 切道斜度（α）和髁道斜度（β）

侧向咬合运动 下颌从牙尖交错位沿一侧尖牙或后牙颊尖舌斜面向该侧运动至同名尖相对的位置（尖对尖位），然后越过尖牙牙尖顶或后牙颊尖顶至最大侧向咬合位的运动。在此下颌运动中双侧髁突的运动是不对称的，与运动方向同侧的髁突（同侧髁突）主要进行向外、向后方的旋转运动，称为班尼特（Bennett）运动，而对侧髁突则主要进行向内、前、下方的运动，其运动轨迹与矢状面的夹角称为班尼特角（图3）。

后退咬合运动 从牙尖交错位开始下颌在上颌后牙牙尖斜面引导下向后下方向的运动。正常情况下此运动左右对称，轻微向下，主要为向后运动，运动幅度约1mm，称为长正中。但通常生物体的左右向并非严格对称，在后退咬合运动中如果左右向的偏斜小于0.5mm，仍被认为属于正常范围，此时的后退运动范围称为正中自由域。

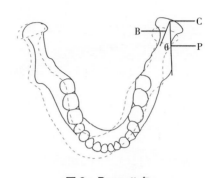

图3 Bennett角

注：侧向运动中非工作侧髁突运动轨迹与矢状面的交角θ

自然张口、闭口运动 下颌由牙尖交错位开始向后下方做张口运动，至最大开口位。髁突在自然张口运动中通常做滑动兼有转动运动。正常情况下，下颌姿势位位于自然张闭口运动轨迹上。

（王美青）

jǔjué

咀嚼（mastication） 中枢神经系统调控颅颌面有关肌肉协调地有节律地收缩，使下颌做相对于上颌的运动，并在运动中切割、捣碎、磨细食物直至形成食团准备下咽的生理活动。咀嚼是人体的一项重要功能，在咀嚼过程中食物被上、下牙列切割、捣碎、磨细，与唾液混合，进而经吞咽进入消化道被分解，其营养成分被吸收，这是身体生长发育和维持正常功能的重要保证。咀嚼不仅是机体从外界摄取和消化食物的重要环节，也对人的精神、心理活动产生影响。咀嚼是位于脑干的咀嚼中枢模式发生器受高级中枢调控和周围感觉反馈作用的结果。中枢神经系统对于咀嚼的控制有多重机制，皮层的高级中枢活动能发动咀嚼运动，并且调节咀嚼运动的协调性。咀嚼的基本节律运动型由位于脑干的中枢模式发生器产生，除了常态的节律性模式以外，反射性和随意控制机制往往同时参与，以适应食物性状或进食环境的变化。如意外咬到坚硬物体能迅速中断咀嚼循环。一般认为这种反射是对于疼痛刺激的快速反射性张口反应。研究表明，在这种情况下闭口肌活动被中断，但反射性张口并没有发生。许多感受器参与对咀嚼模式发生器的反馈调节，包括牙周机械感受器，口内广泛分布的痛、温、触觉感受器，腱器官和肌梭。咀嚼压力的另一个生理意义是作用于神经末梢（分布在牙周膜和口腔黏膜）产生向中枢传入的冲动，从而反馈地控制咀嚼进程。因此，随着进入口内食物的大小、类型和质地以及在口内位置的变化，咀嚼活动受到精细的调节，进而引发不同的咀嚼型。这种控制需要大量的感觉信息传送到咀嚼中枢模式发生器，来调节肌肉的收缩力大小和方向，以获得较高的咀嚼效率。可见，正常咀嚼活动时，不仅有高级脑中枢的输入，还有来自周围的感觉传入以实时调节模式发生器的基本活动，最终产生所见到的咀嚼运动类型。

咀嚼运动有其一定的程序和重复性，张口时，降颌肌活动明显，闭口时，升颌肌的活动明显。咀嚼食物时，前牙切咬的食物由舌、颊、唇运送到后牙，被反复捣碎和磨细，直至形成食团经吞咽入胃，然后又开始下一次切咬和多次的捣碎、磨细过程。咀嚼运动能够单侧、双侧或双侧交替进行。除了牙以外，舌、唇、颊、牙槽嵴和硬腭等口腔组成部分也在不同程度上参与咀嚼。在牙缺损、缺失时，各种人工制作的口腔修复体可在不同程度上恢复咀嚼功能。

咀嚼的发育与神经控制 在上、下颌牙列对食物进行切割、挤压、捣碎、磨细的过程中，必然形成对牙及其周围软、硬组织的压力，在一定范围内这种压力不仅是粉碎食物所必需的，而且对于机体是有益的生理性刺激，它保障了口腔乃至头颅颌面部的正常发育。下颌与舌的运动在胎儿期就存在，但协调的咀嚼运动出生后才出现。虽然大多数哺乳类动物能在早期进行咀嚼活动，但多数新生的哺乳动物靠吮吸进食。随着牙的萌出，吮吸活动型逐渐转变为咀嚼运动型。其控制转变的机制还不清楚，有两种理论：一种理论认为咀嚼是吮吸的改进和扩展，另一种则认为咀嚼的发育独立于吮吸。新生儿从出生时已具备了进行吮吸活动所必需的神经肌肉活动机制，吮吸是他们最初的进食体验。吮吸功能涉及节律性下颌运动，与舌、面部运动相协调。吮吸扩展理论的支持者认为，中枢模式发生器提供了幼儿下颌、舌的定时活动，以后随着牙的萌出和感觉反馈的出现，咀嚼功能得以发育。由此来看，牙的萌出和咬合的建立，是咀嚼发育的必需条件。然而，先天无牙的儿童也能学会咀嚼，说明牙不是绝对必需的。其他的理论认为，咀嚼与吮吸是根本不同的行为，咀嚼的发育独立于吮吸。婴儿学会咀嚼后，仍保持吮吸功能，成人也保持吮吸功能，提示咀嚼与吮吸是两个相关但又独立的行为。

早期研究咀嚼的生理学家认为咀嚼的控制机制是以反射为基础的。反射理论的主要依据是去脑的动物实验所展示的口内刺激引起张口反射现象。下颌张口反射与闭口反射一起维持着咀嚼运动。在去大脑的动物模型上，当食团刺激牙周、牙龈和硬腭等处的感受器时，引起张口反射。开颌运动牵拉提颌肌，刺激其肌梭而引起闭口反射，使上、下牙列咬合，咀嚼食团。咬合力及食物接触再次给予牙周及口腔力刺激，引起开口反射。开口反射与闭口反射交替发生、重复进行，产生周期性咀嚼运动。有研究表明，皮层的电刺激能引发咀嚼活动，切除动物皮层咀嚼区虽然会导致严重的进食困难，但通过细心照顾，它们最终可以恢复进食能力，这说明皮层咀嚼区的作用是发动咀嚼。但由于切除这一区域的动物最终能恢复随意咀嚼运动的能力，说明皮层不是发动咀嚼活动的基本结构。靠近皮层咀嚼区的电刺激可以引起舌和其他口面运动，由于在咀嚼过程中舌和下颌运动必须协调，提示除发动咀嚼外，皮层咀嚼区可协调咀嚼功能过程中不同肌肉系统的活动，并可根据口面部感觉信号反馈调整它们的活动。

咀嚼运动的生物力 咀嚼运动是咀嚼肌群依次收缩所形成的复杂的反射性活动。咀嚼系统行使功能时，有很大的作用力加于牙周支持组织、颅颌骨骼和颞下颌关节。在一些情况下，这种作用力对咀嚼系统有生理性刺激作用，促进此系统的生长发育和生理性改建。而在另一些情况下，这种作用力却能对咀嚼系统构成病理性的创伤破坏作用。不同的作用效果一方面取决于个体的解剖学及组织学特点，另一方面取决于个体咀嚼方式、咀嚼力大小等功能特点。应用物理学中的力学基本原理，结合生物学特点，对咀嚼系统中形态学因素与功能因素之间的平衡等问题进行分析，有助于口腔医师进行临床处置。

咀嚼运动中生物杠杆作用 在切割运动中，以前牙切咬的食物为重点，颞下颌关节为支点，升颌肌群以咬肌和颞肌为主要动力点，其动力点位于重点和支点之间，因此形成的是第Ⅲ类杠杆，阻力臂长于动力臂，机械效能较低，但前牙所承受的咀嚼力较小，有利于维护单根前牙及其牙周组织的健康。在后牙咀嚼运动中非工作侧髁突虽向工作侧移动，但仍受翼外肌、颞肌、舌骨上下肌群的约束，作为运动支点，而工作侧的升颌肌群以咬肌与翼内肌附着处为动力点，研磨食物处为重点，构成第Ⅱ类杠杆。此时动力臂长于阻力臂，可使机械效能增加。

咀嚼运动中的肌肉活动 咀嚼运动表现为下颌节律性运动，是下颌3个基本运动（张闭口运动、前伸后退运动、侧方运动）的综合性运动。参与活动的肌肉有颞肌、咬肌、翼内肌、翼外肌、二腹肌等。在不同咀嚼时相，有不同的肌肉发挥作用。

咀嚼的生理作用 ①咀嚼的消化作用。咀嚼食物是消化过程的第一步。食物进入口腔，经过上、下牙的机械加工，将食物粉碎。粉碎的食物表面积增加，使消化酶有效地发挥作用，并且使食物中的物质易溶解到唾液中刺激味觉感受器。食物的刺激能反射性地促使唾液分泌，唾液不但能滑润食物，便于咀嚼，而且唾液中的酶，特别是淀粉酶，能对食物进行部分消化。食物对口腔的刺激还能使胃肠道消化腺的分泌及蠕动增强，为接纳食物做好准备。②咀嚼食物对牙和牙龈起摩擦和按摩作用。食物被咬碎后，从牙冠表面滑过，随后与牙龈接触，这一过程可清洁牙和按摩牙龈。③咀嚼时牙有轻微的生理性动度，能调节进出牙槽骨和牙髓的血液循环。④咀嚼过程产生的生物力，可促进和维持口腔、颌面的正常生长发育，其作用大致如下：咀嚼肌的功能性收缩，对牙列、颌、面、颅底的组织产生功能性刺激，促进其血液循环和淋巴回流，增强代谢，促进和维持颌面的正常生长发育。对原始人的颌面观察发现，他们的颌骨粗大，牙排列整齐，错𬌗与龋病少，分析认为与原始人的食物粗糙、硬韧，咀嚼功能强大有关。现代人，由于食物加工精细，无需较大的咬合力，使咀嚼能力逐渐减弱，出现颌骨退化。但是，牙的退化较颌骨退化慢，导致出现牙量与骨量不调，错𬌗及龋病增加。习惯单侧咀嚼的人，其惯用侧一般发育较另一侧好。这些都说明咀嚼刺激在颌面的生长发育中起着重要作用。因此，若要增强咀嚼功能，刺激颌面的正常发育，婴幼儿乳牙萌出后便应给予富有纤维的、粗糙和耐嚼的食物咀嚼；儿童时期，也予以粗糙食物为好。

(王克伦)

jǔjué zhōngshū móshì fāshēngqì

咀嚼中枢模式发生器 (central pattern generator of mastication, CPG)

位于脑干内、控制肌肉节律性活动（如呼吸、行走和咀嚼等）的一群神经元。位于延髓内侧网状结构中的三叉神经运动神经根和下橄榄核之间，可以产生周期性咀嚼节律。不同食物所诱发产生的咀嚼运动模式不同，

咀嚼的不同阶段，如开始或结束时，咀嚼运动模式也不同。不同的咀嚼运动模式由不同的神经元产生，CPG负责准确控制相互拮抗的两群肌肉的活动时间，从而产生特定的节律性功能活动。如在咀嚼过程中，升颌肌休息时，CPG启动降颌肌的活动，从而张口接受食物；然后CPG启动升颌肌的活动，同时降颌肌放松，从而咬、切食物。下颌以一定的节律重复这个过程，直到食物能够被吞咽为止。动物脑干横切实验证明，将脑干与高级中枢分离后，咀嚼与吞咽仍能进行；在无任何口腔感觉（如来自肌肉、关节、牙周或黏膜的感觉）传入的情况下，咀嚼的基本节律运动仍存在。除控制开、闭口肌外，CPG还能轮流驱动颅面部的其他运动神经核团，如支配舌骨、舌和面颊的神经核团，从而产生咀嚼过程中的不同活动。CPG还参与呼吸和行走等反射活动的调控，通常也发生在潜意识水平，并可以被意识所控制。

高级中枢以及外周刺激对CPG的影响，和许多其他生理活动一样，由CPG控制的下意识的咀嚼活动，随时可以被意识活动所控制，而外周刺激同样也可以影响CPG调节下的咀嚼活动，这些外周刺激可以来自咀嚼肌腱器官和肌梭、牙周力学感受器、口内广泛分布的痛、温、触觉感受器等，这些感受器兴奋，可以持续地将信息传导到CPG，对其节律性的活动进行反馈调节。因此，咀嚼运动可因进入口内食物的大小、类型、质地以及在口内位置的变化，而受到精细的反馈调节，进而形成习惯性咀嚼运动方式，即咀嚼型。当有效的、组织伤害最小的咀嚼模式建立后，它会被

认知并重复，这种被认知的模式称为肌肉记忆痕迹。这就是外周疼痛可以导致咀嚼时间增加、运动的幅度和速度降低的原因。总之，咀嚼的基本节律运动型由CPG产生，而CPG不仅能被高级中枢下行的冲动驱动，也可由周围感觉传入冲动激活。正常咀嚼活动时，高级脑中枢的输入和外周的感觉传入，都可实时调节CPG的基本活动，最终产生所见到的咀嚼运动类型。

(王美青 刘晓东)

jǔjué yùndòng

咀嚼运动 (chewing movement)

咀嚼食物时，咀嚼肌在神经系统的支配下收缩，下颌骨产生节律性运动，使上、下牙能够在唇、颊、舌等软组织的参与和协助下，将口腔内的食物切割、捣碎、磨细，并与唾液混合形成食团以便吞咽的一系列动作。咀嚼运动受咀嚼中枢模式发生器的调控，升颌肌和降颌肌交错收缩，在切割运动中双侧颞下颌关节可以有对称性运动，但多数情况下，颞下颌关节在咀嚼时主要做不对称运动，受被咀嚼食物性质的影响，咀嚼时下颌的垂直向最大运动幅度约为20mm。咀嚼时食物多位于一侧，食物所在侧为咀嚼侧，另一侧为咀嚼对侧。正常咀嚼运动对牙周组织具有生理性刺激作用，在咀嚼过程中食物可将牙面上的附着物带走，即咀嚼可以促进牙的自洁作用。因此左右侧咀嚼交替进行，有利于牙和牙周组织的健康。只能用一侧咀嚼的情况称为偏侧咀嚼，常见于另一侧牙、牙周、黏膜或咬合关系有异常的情况，也可见于咀嚼肌、颞下颌关节及颌骨等咀嚼系统组织器官功能异常的情况。全口义齿患者由于义齿固位与稳定的需要，常

常双侧同时咀嚼。

咀嚼运动中的咬合引导 咬合对咀嚼运动的引导作用主要出现在有咬合接触时。如在切割食物时，下切牙切缘顺上切牙舌面从切端向颈端滑行，在滑行中穿透、切断食物。一般认为，下颌从对刃位滑行到牙尖交错位过程，是发挥切割功能的主要阶段。习惯上常以牙尖交错位作为咀嚼运动的起点，首先开口，经过前伸、对刃、滑回牙尖交错位为止，下颌的这一运动称为切割运动。切割运动幅度和运动角度受前牙覆𬌗、覆盖的影响，正常情况下水平运动范围为 1~2mm，垂直运动范围则与被切割食物的大小有关。再如后牙研磨食物时，下颌从牙尖交错位开始向一侧开口，逐渐转向食物所在侧并开始向上、下后牙颊尖相对的尖对尖位闭口，咬住食物，然后，下后牙颊尖顺上后牙颊尖舌斜面的引导向牙尖交错位滑行，直至进入牙尖交错位，在此过程中碾压食物。通常需要反复重复这个动作才能最终嚼细食物，后牙的这一咀嚼运动过程又称为后牙的𬌗运循环。采用下颌运动轨迹描记仪记录的切牙处的咀嚼运动轨迹，典型形状似水滴，其中牙尖交错位为开口轨迹和闭口轨迹所汇聚的位置（图）。通常将咀嚼运动分为开口相、闭口相和咬合相，其中咬合相即为从上、下后牙颊尖相对到上、下牙分开的有效咀嚼区间，从咬合相向咀嚼对侧的运动区间称为开口相，从开口转为闭口到出现咬合接触（上下牙的直接接触或通过食物的接触）的区间称为闭口相。咀嚼运动轨迹图形受𬌗型的影响较大，但具体个体的咀嚼运动轨迹图形相对一致。咀嚼运动轨迹图形受食物的性质、食团的形状大小、个体的健康状态、饥饿情况与咀嚼习惯等因素的影响。一般咀嚼速度为 70~80 次/分。后牙咬合面形态对咀嚼运动的咬合相起着关键的引导作用，并可通过条件反射等机制影响咀嚼运动的开口相和闭口相形态。

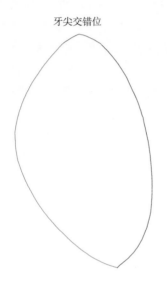

牙尖交错位

图 切牙处咀嚼运动轨迹

咀嚼周期 咀嚼运动是复杂的综合性运动，但下颌运动有其一定的程序和重复性，通常以牙尖交错位作为描述咀嚼运动的起点，从牙尖交错位开口到闭口至牙尖交错位的一个咀嚼循环所用的时间称为咀嚼周期，即：一个完整的开口相、闭口相、咬合相所占用的时间，平均约为 0.875 秒，其中有咬合接触的时间（咬合相）平均约为 0.2 秒。

（王美青）

yǎohélì

咬合力（bite force） 咀嚼时，咀嚼肌收缩力超过牙周膜的耐受阈时可产生痛觉而通过反射活动来减小升颌肌群收缩力，肌仅发挥部分的收缩力，此时牙所承受的实际力。又称咀嚼压力。它与咀嚼肌系统、牙周组织及全身健康状态密切相关。一般日常食物所需要的咀嚼压力为 3~30kg。牙周组织所能耐受的最大力称为最大咬合力，参与咬合的肌（升颌肌）所能发挥的最大力量称为咀嚼肌力。将压力传感器放置于上、下牙之间让受试者用最大的力量咬合，测到的数值远低于咀嚼肌力的理论预测值。

正常各牙最大咬合力 理论上人的横纹肌在生理状态下每平方厘米横截面积约产生 10kg 的收缩力，成年人颞肌的横截面积约 13.25cm^2，咬肌约 10.31cm^2，翼内肌约 6cm^2，考虑到肌纤维附着部位与其方向的不同，它们所形成的力理论上可达 180kg 以上，而正常人的最大咬合力平均为 22.4~68.3kg。当对受测牙施以麻醉后，测值会有所升高。这表明咀嚼肌收缩的力量会受到负反馈反射的调节，测到的最大咬合力以牙周膜不会受到创伤、出现疼痛为限。另外，最大咬合力还受许多因素的影响，如牙位（牙根表面积大的后牙高于牙根表面积小的前牙）、性别（男性高于女性）、牙周支持组织健康状况、咀嚼习惯等，因此最大咬合力与咬合力之间相差很大，说明牙周支持组织尚有相当大的"储备"，最大咬合力与咬合力之间的差值称为牙周潜力，在口腔修复治疗时，可以合理利用牙周潜力，由基牙发挥主要支持作用，从而恢复或改善咀嚼功能。

咬合力的大小因人而异，同一人也依其年龄、健康情况及牙周膜的耐受阈大小而有所不同。咬合力的情况是反映咀嚼系统及全身健康状态的一个有力指征，因此，对口颌系统某些疾患的诊断、治疗和矫治效果的判断，可通过咬合力的增减而有所了解。

影响咬合力因素 ①性别：一般男性咬合力较女性大。②年龄：最大咬合力随年龄增大而增加，直到青春期。③咀嚼习惯：对咬合力有很大影响。咀嚼侧较非咀嚼侧的咬合力大。吃韧性食物时，咀嚼明显发生在第一磨牙和第二前磨牙区。④咬合力的方向：牙所能承受的轴向咬合力较侧向咬合力为大，因为轴向力可使全部牙周膜纤维都参与承担力量，侧向力则集中作用于局限区域的牙周膜纤维，故所承受的咬合力小。⑤张口的距离：最大咬合力发生在上、下牙相距 18～20mm 处。颌间距离过大、过小，皆可影响咬合力，使之减小。在行全口义齿修复时，恢复面部下 1/3 的适当高度非常重要。这不仅有助于恢复面容，而且有利于咬合力的发挥。

(韩科)

yámóhào

牙磨耗（tooth wear）咀嚼过程中由于牙面与牙面之间，或牙面与食物之间的摩擦，使牙硬组织缓慢地、渐进性消耗的生理现象。牙的磨耗随年龄的增长而逐渐明显，多发生在咬合面、切嵴及邻面。由于侧方咬合时上颌磨牙的舌尖及下颌磨牙的颊尖，无论在工作侧或非工作侧均有接触，所以上述牙尖磨耗较多。前伸咬合时，上下颌前牙对刃后，下颌前牙切嵴即沿上颌前牙舌面向后上滑行至牙尖交错位，故下颌前牙切嵴磨耗较多。咀嚼时，各牙均有生理动度，相邻牙的接触点因相互摩擦产生邻面磨耗。磨损与磨耗不同，磨损一般指牙表面与外物机械性摩擦而产生的牙体组织损耗。如刷牙引起的前后牙唇、颊面的非生理性损耗；嗑瓜子造

成的上下中切牙切缘的楔状缺损。

生理磨耗均衡、渐进性生理磨耗的意义。①在上、下颌牙建立咬合的初期，尚未形成平衡的全面接触，可出现早接触点。这种早接触点通过磨耗而消除，有利于建立广泛的咬合接触。②牙周组织对外力的抵抗力随着年龄的增长而逐渐减弱。磨耗使牙尖高度降低、咬合面的嵴磨平，咬合力线与牙体长轴趋向平行，可减少咀嚼时牙周组织所受的侧向压力，使牙尖形态与牙周组织功能相适应。这有利于牙周组织发挥最大抗力，避免其负担过重。咬合面的尖、嵴因磨耗而有不同程度的变平，咀嚼效能随之减低，咀嚼力必然有代偿性的加强。③高龄者的牙周组织发生老年性退缩，甚至牙根部分暴露，临床牙冠增长。这等于加长了牙在牙槽外的杠杆力臂，使咬合力的力矩增加，因而加重了牙周组织的负担，有可能造成创伤。牙冠磨耗可减少临床牙冠的长度，保持根冠比例协调，从而避免因过大的杠杆作用而使牙周组织负担过重。④全牙列邻面持续地磨耗，可代偿牙弓连续地向前移动，使前牙不至于因后牙的推动而拥挤。

异常磨耗当牙体过快、过多或不均匀地磨耗时，不仅使牙体形态改变，影响牙的美观，而且可影响咬合关系，以至形成各种病理状态。牙的磨耗程度与食物的性质、牙体组织结构、咀嚼习惯和咀嚼力的强弱等因素有关。

(韩科)

kǒuqiāng gǎnjué

口腔感觉（oral sensation）位于口腔的人体感受器接受外界或体内器官、组织的刺激或信息，经传入神经到中枢神经系统而产

生的感觉。

口腔感觉包括痛觉、温度觉、触觉、压觉、本体感觉和味觉，由不同感受器感受，并经相应传导通路传到中枢神经系统。口腔出现异常感觉如疼痛、麻木和异常的味觉等往往是口腔颌面乃至全身病变的重要症状，需要通过进一步检查判明其性质。通过各种治疗手段消除、控制疼痛等感觉是临床治疗的重要目标之一，同时治疗时也应尽量避免妨碍正常的口腔感觉（如外科手术中避免伤害神经，修复体尽量减少异物感），以便保障患者的生活质量。牙体本身由于有釉质的保护，对功能状态下的机械、温度及化学刺激都不敏感，所以生理状态下牙体不对任何刺激产生反应。但在一些病理情况下，如牙龈萎缩、牙根暴露，牙体严重磨损、腐蚀，牙本质暴露的情况下，牙体会对机械及温度刺激敏感，称为牙本质过敏。这种情况需要临床治疗，修补缺损的牙体。

口腔颌面部痛觉、温度觉、触压觉传导通路由三级神经元组成。①第一级神经元：位于三叉神经节、舌咽神经上神经节、迷走神经上神经节、膝神经节，其周围突经相应的脑神经分支，分布于头面部皮肤、口腔黏膜、鼻腔黏膜以及眶内结构的相应感受器，经三叉神经根、舌咽神经、迷走神经、面神经上行入脑干。三叉神经中传导痛觉、温度觉的纤维入脑后下行，更名为三叉神经脊束，连同舌咽神经、迷走神经、面神经的纤维共同止于三叉神经脊束核；三叉神经中传导触压觉的纤维止于三叉神经脑桥核。三叉神经各支的痛觉纤维形成三叉神经脊束，终止于三叉神经脊束核，有一定的局部定位关系：

来自眼神经的纤维终止于核的尾侧部（亚核部），来自上颌神经的纤维终止于核的中部（极间亚核），来自下颌神经的纤维终止于核的颅侧部（吻侧亚核）。②第二级神经元：胞体位于三叉神经脊束核和三叉神经脑桥核内，由此发出第二级神经元的纤维，越至对侧组成三叉丘系，伴随脊髓丘脑束上行，止于背侧丘脑的腹后内侧核。③第三级神经元：胞体位于背侧丘脑腹后内侧核，发出纤维入丘脑皮质束，经内囊后脚投射到中央后回的下部，产生定位和性质均明确的感觉。

此通路若在三叉丘系以上受损伤，则出现对侧头面部痛觉、温度觉、触压觉等感觉障碍；若损伤在三叉丘脑束以下，则感觉障碍发生在同侧。

在延髓平面切断三叉神经脊束可治疗顽固性三叉神经痛，术后三叉神经分布区痛觉消失，而触觉与角膜反射不受影响。

（王克伦）

yázhōu běntǐ gǎnjué

牙周本体感觉 （periodontal pro-prioceptive sensation） 牙周膜及其他牙周组织在不同状态（运动或静止）时产生的感觉。

感受器 梭形末梢分布于牙周膜内，感受牙体受力的方向、大小等，是牙周本体感觉的主要感受器；游离神经末梢既感受疼痛刺激，也参与本体感觉等；鲁菲尼（Ruffini）小体末梢分布在根尖周围，属于力感受器，参与本体感觉；此外还有环状末梢，分布在牙周膜中央区，功能尚不清楚。口腔及牙周组织对本体觉的敏感度与此处本体感受器分布的密度成正比，前牙牙周膜本体感受器分布的密度较后牙为密，牙位置觉的识别能力前牙最强，

前磨牙次之，磨牙最弱。其感受阈可因炎症、疲劳等因素而有所变化。在撕裂、咀嚼食物的过程中，牙受到复杂的不同方向的力，会在牙槽窝内发生轻微的移动。这种移动使牙周膜产生应力及应变，使夹在胶原纤维之间的神经末梢受压，形成感受器去极电位和动作电位。每个牙周感受器所发出的信号取决于感受器的敏感性以及导致神经末梢产生应变的有效的牙移位程度。通常只有当刺激超过一定阈值时才形成可感知的意识，警告机体出现风险和避免伤害。牙周膜中含有密集的低阈值机械感受器，这些感受器提供了牙的受力和位置变化的信息，传递到中枢产生本体感觉，为机体在功能运动中能良好地控制颌位关系、下颌运动和咬合接触发挥关键作用。很多因素会影响牙受力时的移位，如牙根的大小及形状、咬合接触发生的位置分布、牙长轴方向以及与邻牙接触的情况等。这些因素对感受器感受特性的影响效果取决于神经末梢在牙根周围的精确位置、感受器相对周围胶原纤维的方位以及牙周膜的黏弹性。同一颗牙不同力感受器对牙冠所受不同方向力的敏感性并不相同。研究表明，一个牙周力感受器对牙受力的应答具有广泛方向性，因此单个牙周感受器所提供的牙受力方向的信息是模糊不清的，通常需要从若干牙周力感受器的应答下才能得到精确可靠的受力方向信息。研究还表明，尽管牙的体积和牙周膜的面积总体上是沿牙弓向远中递增，但牙周感受器的数目却是沿牙弓向远中递减，这一研究结果进一步说明前牙良好的力感觉神经支配对反馈调节下颌功能运动非常重要。

传导通路 三叉神经节传入纤维分布在从牙龈缘至根尖的全部牙周膜内，根中部分布密度最高，而中脑核传入纤维则集中分布在根尖部。这两种传入纤维终止于脑干的不同部位，这表明它们传入的信号发挥着不同的作用。不同的下颌运动所产生的牙受力程度、方向以及持续时间有所不同，因此可能以不同方式刺激着这两种传入纤维。

（王克伦）

kǒuqiāng niánmó chùjué yǔ yājué

口腔黏膜触觉与压觉 （tactile sensation and pressure sensation of oral mucosa） 物体接触到口腔黏膜而未引起口腔黏膜变形的感觉为口腔黏膜触觉，其特点是适应快，与感觉刺激的有无关系密切。物体接触口腔黏膜后引起黏膜或黏膜下深部组织变形的感觉为口腔黏膜压觉。人们每天无数次地进行咀嚼、言语以及面部表情活动，这需要数十乃至数百块肌肉的协调运动，神经中枢需要精确地获取和加工处理这些来自肌肉、韧带和舌、唇、颊黏膜的信息，这些信息很大部分产生于触压觉感受器，被归入力感受器。力感受器主要有 4 种。①游离神经末梢：既感受疼痛刺激，也参与接受触觉和本体感觉等。②牙周膜本体感受器：分布于牙周膜内，感受牙体受力的方向、大小等感觉。③麦克尔（Meckel）环形小体：主要分布在口腔黏膜及唇部。④迈斯纳（Meissner）触觉小体：主要分布在舌尖及唇部等。

口腔对触压觉的感知可与灵敏的手指尖相媲美。咀嚼时，触压觉感受器提供的口腔内食物状态信息，对咀嚼过程中食团碎裂、成形和转移必不可少。口腔内的

力感受器分布密度很高，使口腔内的组织多有很高的空间分辨力，能辨别在质地和物理特性方面差别很小的不同食物，形成丰富的触觉体验，如"松脆""细滑""柔韧"等。牙咬合面能感知到很细小的粒度差别，甚至高于手指的分辨能力。在敏感的指尖处需要两点相距 2~3mm 时可被分辨出，在舌尖是 1~1.7mm，软腭是 2.6mm，上唇是 5.5mm，颊部为 7.0mm。牙周膜的触压感觉和精细触觉（能辨别物体形状和性质，以及两点之间距离的感觉等）极为敏感，能迅速地感觉牙冠上微小的力量变化（如力的强度、方向），食块的大小、粗细程度及食物中的异物颗粒，进而迅速做出相应反应，如调节咀嚼压力、协调咀嚼肌及颞下颌关节的运动等。即使在死髓牙上，仍有此反应。口腔黏膜表面对触觉的敏感度自切牙区、尖牙区、前磨牙区到磨牙区依次降低；在每颗牙的周围，沿龈乳头、龈缘、龈与颊黏膜移行区的方向依次降低；随着年龄增长黏膜角化加深，敏感度也逐渐减退。牙触压觉敏感性还与牙周膜面积有关，前牙多为单根牙，牙周膜面积小，而后牙以多根牙为主，牙周膜面积大，因此在同样大小的力的作用下，前牙牙周膜单位面积受力必然大于后牙，受力越易引起感受器的兴奋。刺激的长期作用可以增强牙周力感受器的耐受性，感觉阈值也随之增高，敏感性相应降低。

（王克伦）

kǒuqiāng niánmó wēndùjué

口腔黏膜温度觉（thermal sensation of oral mucosa）

口腔黏膜对外来温度刺激的感觉。口腔温度觉感受器主要分布于口腔黏膜。口腔黏膜的温度觉有热觉与冷觉，分别感受不同的温度范围，产生冷和热的感觉。从生活经验得知，口腔温度感觉对进食的愉悦感起了很大的作用，如喝热咖啡时感受到浓香，吃冰激凌时其冷刺激带来额外快感。口腔内的温度觉感受器感受食物温度的一个重要意义是产生伤害刺激信息传入中枢，这些信息可引起相应的防御性反射活动，以避免过冷或过热食物损伤黏膜和被吞咽。通常认为热觉感受器为鲁菲尼（Ruffini）小体，冷觉感受器为克劳斯（Krause）终球。

敏感性分布 口腔对冷热刺激的敏感度不同，冷敏感点较热敏感点多，因而口腔对冷的感觉比热更敏感。口腔前部的冷敏感点多于口腔后部，舌尖、舌边缘、牙龈、硬腭、唇颊等黏膜处冷敏感点较多。硬腭前部仅有冷敏感点而无热敏感点，热敏感点主要分布于上、下颌前牙周围，口内黏膜大部区域，舌尖对冷、热最敏感。

耐受力 口唇黏膜对冷、热的耐受能力各处不一，上唇黏膜皮肤移行部为 55~60℃，而固有口腔黏膜的热耐受阈为 60~65℃。此差别与感受器的密度和深度、组织的厚度和成分有关。此外，口腔黏膜对温度耐受力较强的现象还可以解释为：①口腔黏膜经常与温度较高的食物接触，因而提高了对温度的耐受力与适应性。②唾液能缓冲过冷、过热食物对口腔黏膜的刺激。③口腔黏膜痛觉阈较高，具有更高的耐受冷、热的能力。大量感觉定量测试实验结果显示，口腔黏膜对机械刺激敏感，而对温度刺激耐受力较强。一般在 0~55℃ 之间不会引发痛感。但在一些病理情况下，比如患有灼口综合征的口腔黏膜，对温度刺激会变得敏感。

（王克伦）

wèijué

味觉（taste）

舌与液体或者溶解于液体中的物质接触时所产生的口腔独有的特殊感觉。人类进食时，良性的味觉刺激唾液分泌以促进食欲，恶性的味觉引起不悦等警告信号，以避免摄取有害物质。

感受器 分布在舌、腭、咽、会厌和喉，味觉乳头中包含形态数量不等的味蕾，它们感受化学刺激即产生味觉。味蕾大部分分布在舌表面的乳头状突起中，尤其是舌黏膜皱褶处最为密集。味蕾一般含有 40~150 个味觉细胞，10~14 天更新一轮。味觉细胞表面有许多味觉感受分子，刺激首先作用于细胞表面或细胞内味觉受体蛋白，化学物质与受体结合使细胞膜的离子平衡发生变化，引起细胞去极化反应和受体细胞释放神经递质，从而引起味觉神经元产生神经冲动。味觉受体细胞并不只是对一种味觉刺激产生反应，而是对多种味觉刺激产生反应但感受性有所不同，从而使得传入味觉中枢的信号能被认知为不同的味道。传统的"味"被分类为酸、甜、苦、咸 4 种基本类型。另有研究认为鲜觉也是味觉。人类常依赖味觉来评估食物性质，防止有毒物质的摄入。甜味觉可帮助鉴定营养成分，咸味觉能帮助确保适当的电解质平衡，鲜味觉可识别氨基酸的含量，而酸味觉、苦味觉可警惕潜在的有害或有毒物质的摄入。不同的味觉由不同的味觉细胞识别和传递。在人们日常经验中常说到的"辣"味是各种化学成分强刺激口腔黏膜、鼻腔黏膜、皮肤和三叉神经而引起的痛觉，另一种常说的

"涩"味则是各种化学成分使口腔组织中蛋白质凝固而产生的收敛感觉。游离神经末梢受到强刺激时也可产生类似感觉，因此它们均不具特异性。

敏感性分布 有些味道的味觉受体亚型显著集中于舌的特定区域，使舌的不同部位对几种基本味觉的感受敏感性不同（图）。一般来说，舌尖对甜味物质最敏感；舌侧面对酸味物质敏感；舌根对苦味物质敏感；舌的各部分对咸味物质均有敏感性，尤以舌尖最为敏感。腭、咽、会厌等部位也参与味觉感受，腭部主要感受酸、苦味，软、硬腭交界处对酸、苦味甚至比舌更为敏感。在4种基本味觉中，人对咸味的感觉最快，对苦味的感觉最慢。但就人对味觉的敏感性来讲，苦味感觉比其他味觉都敏感，更容易被觉察。

影响味觉的因素 可来自被感受物质和人体双方。在人体方面，有证据表明遗传可决定个体味蕾的数量，因此个体味觉辨别能力有差异。年龄也是影响味觉的一个因素，成年后随年龄增长味觉有钝化的趋势。嗜食辛辣食物的生活习惯、某些全身系统病变或功能紊乱（如妇女处于妊娠期或更年期、胃肠道消化功能发生病理性变化等）、精神异常或情绪激烈变化时，味觉均可能受到显著影响。物质必须溶于唾液并达到一定浓度阈值才能被感觉。当唾液分泌不足时，对食物的溶解作用减弱。口腔干燥综合征、全身疾病导致发热、糖尿病、阿尔茨海默病、甲状腺功能减退症、头颈部手术、放疗和化疗等使得唾液腺功能减退，进而对味觉刺激的反应能力下降。口腔局部组织病损（黏膜急慢性炎症如复发性溃疡、天疱疮，类天疱疮，扁平苔藓舌和黏膜烧烫伤等）及味蕾或舌的菌丛改变，可引起暂时性味觉改变甚至丧失。一些药物的使用（如漱口液或麻醉剂等）对味觉有可逆性或不可逆性的影响。此外，不良口腔修复体可能对味蕾造成机械损伤，如覆盖味蕾，或释放异常气味，这些均可能对味觉产生干扰。

（王克伦）

kǒuhémiàn téngtòng

口颌面疼痛（orofacial pain）

涉及头、面、颈或口腔内软、硬组织的疼痛。可以是一正常的生理反应，以感知外周伤害性刺激，及时做出保护性反应避免受到进一步的伤害，也可以是病理性的临床症状或体征。口颌面疼痛很常见，最常见的口颌面疼痛是牙痛，颞下颌关节疼痛也是最常见的慢性口颌面疼痛。口颌面疼痛遵循机体的疼痛生理和病理机制，但因其部位和器官（如牙等）的特殊性，口颌面疼痛有其自身的特点。

口颌面部伤害性信号的神经传递 口颌面部的初级感觉神经元胞体位于三叉神经节，它的外周神经纤维中分布于组织器官的游离神经末梢，称为伤害感受器。外周伤害性刺激兴奋伤害感受器，引起局部电活动（去极化）产生神经冲动（动作电位），沿着三叉神经传递到脑干的三叉神经脊索核，称为伤害感受。

伤害感受器 可分为温度敏感伤害感受器、力敏感伤害感受器和多觉型伤害感受器。温度刺激（>45 ℃ 或者<5 ℃）和力刺激引起的痛觉由细的有髓 A δ 纤维传导，强烈的力刺激、化学性刺激或温度刺激均可兴奋多觉型伤害感受器，产生的动作电位由无髓 C 纤维传导到中枢。A δ 纤维直径 6~8μm，传导速度快（5~

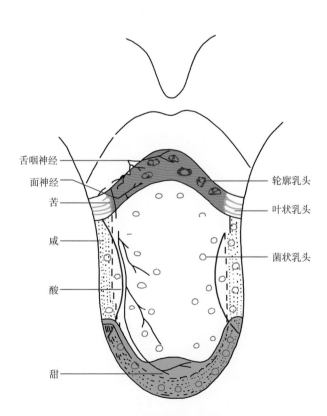

图 舌对基本味觉感受敏感性的分布规律

（图中标注：舌咽神经、面神经、苦、咸、酸、甜、轮廓乳头、叶状乳头、菌状乳头）

30m/s），感受到的痛觉尖锐，定位明确。C 纤维无髓鞘，直径 2~4μm，传导速度慢（<1m/s），感受到的疼痛常被描述为钝痛、烧灼样或弥散性疼痛。

颌面部疼痛信号传递 通过初级传入神经纤维经三叉神经节进入脑干部三叉神经感觉核团。三叉神经核团上连脑桥，下接颈髓，可分为三叉神经感觉主核和三叉神经脊索核。根据细胞构筑把三叉神经脊索核从上到下分成吻侧部、极间部和尾侧部（图1）。其中尾侧部是颌面部伤害性信号投射的主要部位，所以也被称作延髓背角。二者有诸多相似之处，但仍有一些有别于脊髓背角的特征。如脑干三叉神经核复合体中来自外周组织的神经投射区相对广泛，而脊髓背角则更具严格的节段性（如颈髓 C_1、C_2、C_3）。支配牙髓的感觉神经终末端可止于三叉神经尾侧亚核、极间亚核和吻侧亚核。这可以部分地解释临床上患有牙髓炎的患者不能定位患牙的现象。三叉神经脊索核尾侧部的解剖和功能与脊髓背角 Ⅰ、Ⅱ 层类似（图2）。此部位的二级神经元和脊髓背角一样可以分成 3 类：特异性伤害感受神经元、宽活动范围神经元及低阈值力感受神经元。特异性伤害感受神经元广泛应答外周有害刺激，接受 Aδ纤维和 C 纤维传入的信号，宽活动范围神经元可以被外周有害刺激激活，也可以被无害刺激激活，如触摸。因此，宽活动范围神经元还可以接受粗的有髓 A 神经纤维的传入信号。来自口面部皮肤、黏膜、牙髓、颞下颌关节、咀嚼肌、颈部及硬脑膜血管的传入信号可投射到三叉神经脊索核尾侧部同一特异性伤害感受神经元和宽活动范围神经

元，这可能是临床上经常遇到的头面部牵涉痛的原因。

口颌面部伤害性信号在延髓背角的处理 在延髓背角进行的对伤害性传入信号加工处理的过程是高度复杂的，其中涉及大量的神经元和其他相关结构的参与，其结果是引起这种外周传入信号的放大或者缩小。参与这一过程的关键组成部分包括初级传入神经中枢端、投射神经元、中间神经元、下行神经元及胶质细胞。

当伤害性刺激激活三叉神经外周感受器时，引起动作电位沿神经纤维向中枢传递，最终引起初级神经元中枢端神经末梢释放神经递质，包括兴奋性氨基酸如谷氨酸和一些神经肽类物质如 P

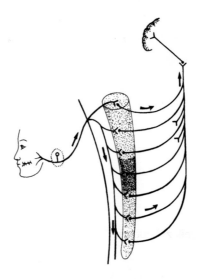

图1　脑干三叉神经脊索核分布

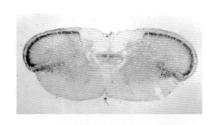

图2　含 P 物质的初级传入神经终末在脑干三叉神经脊索核尾侧部的分布（横截面）

物质等。谷氨酸的不同受体亚型（N-methyl-D-aspartate，NMDA）和非 NMDA 受体，在脊髓痛觉信息传递中均发挥重要作用，但功能各不相同。短时程反应的兴奋性氨基酸系统，由非 NMDA 受体介导。P 物质与兴奋性氨基酸共存的长时程反应系统，由 P 物质受体（NK-1）和 NMDA 受体共同介导。通过这两个系统的相互作用，触发和传递不同性质、不同时程的疼痛。

延髓背角中间神经元联系周围不同神经元，取决于其表达的神经递质的不同，这些中间神经元可起到抑制或易化伤害感受传递的作用。如三叉神经脊索核区和脊髓背角含 P 物质的初级传入神经终末附近存在一种小的中间神经元，这些中间神经元含有一种内源性阿片物质脑啡肽。当释放的脑啡肽与初级传入神经轴突终末上的受体结合，可以阻断 P 物质释放所必需的钙离子内流，因此诱发镇痛（图3）。特异性的阿片受体已被证实存在于脊髓的初级传入纤维（Aδ，C）终末和脊髓背角神经元以及延髓网状核、内侧丘脑核、杏仁核等。阿片类镇痛作用涉及突触前和突触后两种机制，其作用强度取决于和受体的亲和力。在某种意义上可以认为，某种疼痛的中枢效应取决于脑内的脑啡肽浓度。神经系统特定区域内此物质的缺乏可解释持续性疼痛或过度疼痛。临床上使用针灸和经皮神经电刺激被认为是激发了脊髓背角内源性阿片物质的释放，阻断了疼痛上行传递通路。

延髓背角的一个重要组分就是下行神经元的末端。这些神经元来自大脑更高的水平，如导水管周围灰质和延髓头端腹内侧，它

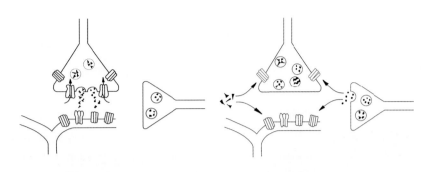

图3 脊髓背角中间神经元释放脑啡肽，与初级传入神经轴突终末上的受体结合，可以阻断P物质释放所必需的钙离子内流，诱发镇痛

们下行调制投射神经元水平的伤害感受信号。下行纤维终末含有5-羟色胺（5-HT）或去甲肾上腺素，分别与延髓背角的含脑啡肽的中间神经元构成突触。释放的5-HT和去甲肾上腺素刺激这些中间神经元释放脑啡肽，最终抑制初级传入神经终末P物质的释放。疼痛或紧张可以激活下行疼痛抑制通路。

在延髓背角中，对伤害性传入信号加工处理的非神经元组分就是胶质细胞。胶质细胞包括小胶质细胞和星形胶质细胞，曾经我们只认识到它们对神经元细胞起支持的作用。现代研究表明，胶质细胞可以表达一些疼痛相关的神经递质受体，并且激活的胶质细胞可以释放一些细胞因子和前列腺素，进而激活或者敏化邻近的神经元细胞。

最后一个组成部分就是延髓背角的投射神经元，它的活动性取决于上述的几大组成部分的调控。在加工处理外周神经元的输入信号后，这些神经元又将信息通过三叉神经丘脑束投射至丘脑。痛觉可分为感觉分辨成分和情绪反应成分。丘脑外侧核群神经元的反应具有躯体定位投射关系，这些神经元将外周刺激的部位、范围、强度和时间等属性进行编码，再传递到大脑皮层，司痛觉

分辨功能。而丘脑髓板内核群神经元对外周刺激缺乏明确的躯体投射关系，感受野大，反应阈值高，这些神经元的轴突广泛投射到大脑皮层，包括与情感有关的额皮层，也接受与边缘系统、下丘脑有密切联系的网状结构的传入。因此，它们可能主要行使痛觉情绪反应功能。

疼痛信号经初级传入神经元不仅激活了上行传导通路起始区脊髓背角的二级神经元，而且也激活了传出的有交感神经和运动神经参与的脊髓反射弧。激活脊髓反射弧可以导致效应部位血管收缩、肌肉痉挛，并可进一步加重疼痛症状。

（傅开元）

yáběnzhì guòmǐn

牙本质过敏（dentin hypersensitivity）

牙上暴露的牙本质部分受到机械、化学或温度刺激时，产生特殊的酸、软、疼痛的症状。牙本质过敏不是独立的疾病，而是多种牙体疾病共有的症状。各种不同的刺激引起牙本质小管内液体的流动从而产生机械力激活A神经纤维，这是导致牙本质过敏的原因。通常情况下牙髓被完整的牙釉质和牙骨质保护而减轻外来因素对它的刺激。但是，当存在龋病、修复渗漏或牙釉质磨耗时，牙本质小管就会暴露出来。

这种受保护的牙本质小管暴露后，小管内或邻近的牙髓组织中的A神经纤维就会被多种刺激所激活，如水流、气流、机械搔刮、骤冷或者高渗溶液（一般是甜食）等。以上这些刺激可引起人体短暂的、尖锐的疼痛，这些刺激施加到实验动物的牙上可引起A神经纤维的激活。牙本质小管的开放是流体动力学因素激活A神经纤维的关键，用树脂封闭开放的牙本质小管可以阻止流体动力刺激引起的A神经纤维激活。

当牙髓-牙本质复合体受到刺激时，引起的最主要的感觉就是疼痛，这提示牙髓中有许多伤害感受性神经纤维。感觉神经纤维在牙髓中的走向是以神经束的形式经过牙髓的根尖部和根中部，然后向冠髓广泛分支（图）。其神经末梢或在牙髓中终止（多为无髓C神经纤维）或穿越成牙本质细胞层一段距离（150～200μm）后在牙本质小管中终止（多为Aδ或者Aβ神经纤维）。这些神经分支在成牙本质细胞层下方形成一层错综复杂的结构，称为拉什科夫（Rashkow）神经丛。在髓角的部位神经末梢尤其致密且复杂。在牙冠部的牙髓牙本质交界区神经支配非常密集，到了牙颈部则逐渐变得稀疏。有研究显示，在牙尖区大约50%的牙本质小管内有神经末梢，而牙颈部牙本质小管内的神经末梢数量大大减少。

牙髓神经纤维的髓鞘穿过根尖孔时消失了，这使得牙髓组织学图像中的神经纤维非常不清晰，但解剖和电生理研究可以清楚显示牙髓中含有Aδ纤维、C纤维和Aβ纤维。这些神经纤维的解剖结构与它们的功能是一致的。如小直径的有髓神经纤维（如Aδ纤维）一般终止在牙本质层、前牙

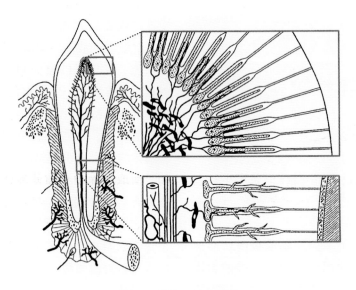

图　牙的神经支配示意

本质层以及牙髓成牙本质细胞区。牙髓电生理记录显示，流体动力刺激，如用气枪吹暴露牙本质、钻磨牙体组织以及快速的温度变化可兴奋 Aδ 纤维。在受试者牙上施加流体动力性刺激可以引起快速、尖锐、定位明确的疼痛，这与 Aδ 纤维激活时的感觉特点一致。Aδ 纤维一般位置表浅，而 C 纤维则一般分布在牙髓深部的血管周围。电生理研究显示，C 纤维更容易被炎症介质如缓激肽、前列腺素和组胺激活。C 纤维还对强烈的冷热刺激有反应，据推测，牙髓反应延迟的原因主要是牙髓组织被硬组织紧密包绕，C 纤维感觉到温度变化需要一定时间。

解剖学和电生理的研究都证实牙髓中也存在 Aβ 纤维，而且还对伤害性刺激有反应。牙髓中的 Aβ 纤维在功能上和 Aδ 纤维有一定的区别，对流体流动刺激有反应。它们大多终止于牙本质牙髓交界处，分布于牙本质小管中，特别是在髓角处尤为密集。牙髓中其他类型的神经包括节后交感神经纤维，当其受刺激被激活的时可引起血管收缩。对牙髓中的副交感神经支配还知之甚少。研究显示成牙本质细胞可以产生动作电位，还表达称之为辣椒素受体的瞬时感受器电位 V1 和钠离子通道。但成牙本质细胞是否参与牙髓的感觉功能存在争议。超微结构研究显示，虽然成牙本质细胞与牙髓神经元有着密切的联系，但是它们之间并不存在经典的突触连接，因此成牙本质细胞并不直接参与牙髓神经元的激活。

（傅开元）

xiàhé fǎnshè

下颌反射（jaw reflex）

下颌对外界刺激所做出的规律性的应答。有机体的反射是神经活动的最基本方式。虽然信息传递到高级中枢，但是应答反应可以与意识无关，也可不受皮质或者脑干的影响。反射活动可以是单突触的或多突触的，当传导传入信号的神经元直接刺激介导传出纤维的神经元时，为单突触反射；当传入信号刺激中枢神经系统中一个或多个中间神经元，然后再刺激传出纤维的神经元时，便为多突触反射。下颌反射主要包括闭口反射（牵张反射）、开口反射和下颌卸载反射。

闭口反射　咀嚼肌的反射活动，即牵张反射。

开口反射　咀嚼中突然咬到硬物时所出现的闭口活动突然中止、牙快速离开产生伤害性刺激的物体的反射。开口反射是由伤害性或者非伤害性刺激引起的下颌保护性反射。当刺激口内的力感受器或者伤害性感受器时，可以引起开口反射。开口反射是多突触反射，其中枢位于三叉神经脊束核和孤束核的中间神经元，传出纤维由 α 运动神经元组成，支配二腹肌、翼外肌下头等开颌肌。初级传入神经末梢兴奋、信号上传后可抑制中间神经元，进而抑制升颌肌的 α 运动神经元，减少升颌肌的活动，同时还可活化其他中间神经元，从而兴奋降颌肌的运动神经元，产生降颌作用。因此，在开口反射活动中，升颌肌活动被抑制，阻止进一步闭口运动，降颌肌被激活，上、下颌牙分开，避免伤害。当口颌面部皮肤、黏膜、牙髓、牙周、颞下颌关节等处的感受器等受到伤害性刺激时，都可产生开口反射。由于开口反射中枢在脑干，因此常被用来检查脑干的功能状态。开口反射活动的强弱也常用来评估口颌面部疼痛症状的强弱，因为疼痛较重时，对伤害性刺激较敏感，较小的刺激即可以引起较大幅度的开口反射活动。

下颌卸载反射　上、下牙咬碎硬物的那一瞬间所产生的升颌肌活动突然减少和降颌肌活动增多，以防止上、下牙发生撞击的保护性反射。其反射活动与开口反射相似，其主要过程是牙周、咀嚼肌及颞下颌关节等组织中的感受器兴奋，经传入神经、三叉神经脊束核和孤束核的中间神经元等环节，将信号送到三叉神经运动核，发生兴奋和抑制两种反应，即升颌肌的活动迅速受到抑制，以防止继续闭口；降颌肌收缩，使上、下牙快速分开，以避免潜在的伤害。

（王美青 刘晓东）

biǎoqíngjī
表情肌（expressive muscles）

分布在头面部的表达喜怒哀乐等多种表情的横纹肌。表情肌起自颅面骨的骨面或筋膜，止于皮下，多位于面部浅筋膜内；其走向或与皮肤的皱纹相垂直，或以环状或放射状方式排列在孔裂周围。收缩时使皮肤形成不同的皱纹和凹陷从而形成不同的表情，开大或缩小裂孔并参与咀嚼、吮吸、吞咽、呕吐、言语、呼吸等生理活动。表情肌的运动由面神经支配，血液供应来自面动脉。表情肌按部位可分为唇、鼻、眼、耳和颅顶肌群。

唇周围肌群 包括口周围肌（唇周围肌上组、唇周围肌下组和口轮匝肌）和颊肌。

唇周围肌上组 包括笑肌、颧大肌、颧小肌、提上唇肌、提上唇鼻翼肌和提口角肌。功能为拉口角向上、向外，提上唇以及牵拉鼻翼向上。

唇周围肌下组 由浅入深分为降口角肌、降下唇肌和颏肌。功能为下降口角、下降下唇以及上提颏部皮肤、前伸下唇。

口轮匝肌 围绕口腔的开口呈扁环形排列。浅层由固有肌纤维构成；中层由唇周围肌的上、下组的肌纤维交织而成；深层在口角处由颊肌和唇周围肌的部分纤维构成。

颊肌 呈四边形，大部分位于口周围肌的深面、口腔黏膜的浅面。起自上、下颌骨第三磨牙根尖、牙槽突的外面和翼突下颌缝（又名咽颊肌缝），止于口角和上、下唇及颊部的皮下。主要功能为拉口角向后，有助于咀嚼、吮吸。

鼻部肌群 鼻部肌肉包括鼻肌、降鼻中隔肌和鼻根肌。鼻肌和降鼻中隔肌的主要作用是开大或缩小鼻孔；而鼻根肌可牵拉眉间部的皮肤向下，使鼻根部的皮肤产生横纹。

眼周围肌群 眼周围肌包括眼轮匝肌和皱眉肌。眼轮匝肌围绕眼裂，位于眼睑、眼眶部皮下，为宽扁呈椭圆形的环状肌，由眶部、睑部和泪囊部3部分组成。主要作用是保护眼球，此外眶部肌牵拉眉及颊部皮肤；睑部肌使眼睑闭合；泪囊部肌使泪囊扩张。

耳周围肌群 耳周围肌包括耳前肌、耳上肌和耳后肌，分别牵拉耳郭向前上、向上和向后。在人类耳周围肌群已基本退化。

颅顶肌群 颅顶肌包括额肌、枕肌和帽状腱膜。其中帽状腱膜是额肌和枕肌的腱膜。帽状腱膜的两侧逐渐变薄延续为颞浅筋膜，附于上颞线。

面神经损伤可导致面瘫，根据损伤的部位不同分为核上瘫和核下瘫。不同分支的损伤其面瘫或面肌运动减弱的部位不同。如：同侧额纹消失说明支配额肌的神经颞支受损；眼睑不能闭合说明支配眼轮匝肌的颧支受损；鼻唇沟变浅、消失，鼓腮无力以及上唇运动力减弱说明支配颊肌及唇周围上肌群的颊支受损；而口角下垂及流涎则是支配唇周围下肌群的下颌缘支受损。

（马 莲）

xīshǔn
吸吮（suck） 通过口腔内形成负压从外部汲取液体的过程。是口腔重要的生理功能之一。人类及其他哺乳动物在能够进食固体食物之前，依赖这一过程进食液体食物。在形成口腔内部分负压的过程中，舌发挥了重要的作用。吸吮动作开始时，舌体收缩至口腔后部并阻塞口咽部，与腭部、颊部形成密封圈，前部靠双唇封闭，留取小面积孔隙使液体从前部进入口腔。当液体接近充满口腔时，舌放松，向前下方伸展，使液体沿舌背向后进入口咽部完成吞咽。吸吮的过程可与呼吸同时进行，而吞咽的过程需暂停呼吸，因此吸吮与吞咽交替进行时，呼吸可间断进行。

当新生儿口唇触及乳头时，便张口且出现口唇、舌的吸吮动作称为吸吮反射。这是哺乳动物及人类婴儿先天具有的反射之一。在胎儿期这一反射便已形成，刺激第18周的胎儿，便可以观察到唇部的吸吮动作。婴儿的吸吮过程是首先将乳头含至口腔直到硬软腭交界处，依靠口轮匝肌固定乳头，唇封闭乳头周围以防止空气进入口腔，舌背压向硬腭，舌根压向软腭，舌尖压住下颌前部牙槽突位置或下前牙颈部，舌充满整个口腔，口腔内形成0.26~0.53kPa的负压。然后，口底肌群将舌向后方降低，舌中央部平展，口腔内进一步形成负压，此时口腔内形成2.6~4.0kPa的负压，此过程中婴儿提升下颌和舌，向腭部挤压，伸张和缩短乳头，吸出乳汁。

新生儿的吞咽是吞咽液体并且与吸吮有关，牙萌出前，无咀嚼运动。新生儿喉、咽的解剖结构与成人不同，新生儿的软腭占据了咽腔上部的大部分空间，会厌及喉在软腭后方接近软腭，呼吸时保持在这一位置。这一特有的解剖结构使新生儿在吸吮及吞咽的过程中可连续呼吸。而出生后随着生长发育，会厌的位置会下降，婴儿会学习成人的吞咽方式以适应日后进食固体食物的功能需要。

出生后婴儿吸吮反射便很明显，并延续 4 个月，此后这一反射逐渐被主动的吸吮动作所替代。但在睡眠和其他一些场合，婴儿仍会在一段时期内表现出自发的吸吮动作。吸吮反射是判断新生儿脑部是否正常发育的重要指标，如果这种最原始的反射在婴儿刚出生的时候没有出现，婴儿将会在进食等方面发生困难，因此可能要怀疑婴儿是否有缺氧、缺血或脑病变等脑部损伤。不过，必须经过详细检查、评估之后才能做出诊断。

婴儿喂养困难或吸吮困难主要的原因有两方面，一方面为口腔压力不足，常见于先天性腭裂或腭隐裂；另一方面为舌后坠或无舌及小舌畸形。中枢性原因常见于脑瘫的患儿。

(马 莲)

kǒuhūxī

口呼吸（oral respiration） 口腔作为气体的出入口完成气体交换的过程。有生命活动的机体与环境之间的气体交换，从环境中摄取氧和排出体内二氧化碳的过程称为呼吸。气流通过口腔吸入并经过口咽及喉咽入喉，通过气管、支气管到达肺部，交换后的气体以相反方向经口呼出。

生理状态下，鼻呼吸为主要的呼吸方式，此时气体可由口、鼻同时或交替进出。当鼻腔及鼻咽部出现异常，阻塞气流经鼻进出时，会导致反射性舌位置下降，下颌呈半开口至开口位，直接进行口呼吸。常见的阻塞鼻及鼻咽通气道的原因包括鼻中隔偏曲、鼻甲肥大、鼻息肉、腺样体肥大等。呼吸道感染或炎症导致鼻腔分泌物过多，以及鼻和鼻咽部肿瘤等也可导致经鼻通气道阻塞。口呼吸对发育完成的成人可能没有直接影响，但是它可能与口呼吸患者出现的口腔疾病有关系。口腔呼吸时气流会带走大量水分，造成口腔黏膜干燥，牙龈组织脱水，牙失去唾液冲刷，自洁作用下降，导致龋病、牙龈炎、牙龈增生等口腔疾病。儿童长期口呼吸会引起头颅、下颌姿势的适应性改变，造成头颈部肌肉功能发生变化，最终影响颅面部生长发育。长期口呼吸的患儿呈垂直生长型，常见全面高及下面高增大、下颌后缩、下颌长度小、下颌角增大、腭盖高拱、上颌牙弓狭窄等。研究认为口呼吸引起儿童下颌长期处于开口位，下颌骨下降，舌位下降，内侧缺乏舌对上颌牙弓的作用，外侧颊部肌作用较强，上颌内侧缺乏横向肌张力，上颌牙弓内外力量不平衡，引起上颌牙弓宽度发育不足。同时口呼吸儿童上颌前段牙弓长度增加，可能由于开口型导致上唇部肌肉张力减低，致使上牙弓发育过度，上前牙唇倾；同时开口型也导致下颌骨对上颌骨刺激不足，使上颌过度向下生长，造成开唇露齿。发现儿童口呼吸，应及时就诊，去除导致鼻呼吸道阻塞的因素，并酌情矫治口腔颌面部畸形。

(马 莲)

kǒuqiāng yǔyīn qìguān

口腔语音器官（oral articulators） 有意识地赋予声音可辨别的意义，使声音成为语音进而进行口语交流工具的器官。口语交流是人类特有的思想交流方式，语音是口语交流的基本工具。人体的语音器官可以分为呼吸部分、振动部分、共鸣部分和发音部分。发音的过程主要在口腔完成，故口腔语音器官包括唇、牙、腭（软腭和硬腭）及舌（图）。

唇 双唇形成口腔的主要出口，在唇和齿之间，形成一个小小的共振腔，就是唇腔。双唇是可动发音器官，可以完全闭塞成为堵住气流的闸门，也可以形成狭缝让气流摩擦通过；还可以努起拢圆，使唇腔延长，改变共振作用。双唇的这些活动都使语音清晰度和音质发生明显的变化。

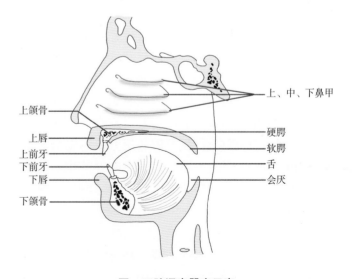

图 口腔语音器官示意

在协助表达言语信息和说话人的感情方面，双唇还具有其他发音器官起不到的作用，因为脸部的表情有时可以通过发音时双唇的动作表达出来。唇分为上唇及下唇，组织结构从外向内分为皮肤、皮下、肌层、黏膜下层及黏膜层。唇通过其形态的改变参与部分元音的成形，如：扁口元音/i/、撮口元音/ü/。通过开闭或同其他发音器官协同形成辅音的发音部位，如双唇爆破辅音/b/、双唇爆破送气辅音/p/、双唇鼻辅音/m/以及上齿下唇辅音/f/等。唇的发音功能主要由口轮匝肌及颊肌完成，相关肌肉的神经支配为面神经。任何原因导致的唇运动障碍均可影响相关元音及辅音的清晰辨别，如先天性唇裂、上下唇的瘢痕、相关肌肉的面神经受损以及上下唇肿瘤切除等。

牙　牙作为固定的发音器官分别位于上颌牙槽嵴及下颌牙槽嵴，分为前牙（中切牙、侧切牙和尖牙）以及后牙（前磨牙和磨牙）。其中前牙在发音中起到协同形成辅音的发音部位的作用。如：辅音/f/的形成是气流通过上前牙同下唇的接触后形成的狭小缝隙。牙的缺失（特别是上前牙的缺失）、牙弓的狭窄、个别牙的错位以及𬌗关系的异常，可以使语音的质量有所下降，但不足以影响语音清晰度。

腭　腭分为硬腭（包括牙槽嵴）和软腭（包括腭垂）。硬腭为固定的发音器官，软腭是口腔中可活动的部分，为可动的发音器官。硬腭由上颌骨腭突及腭骨水平板构成骨性支架，表面覆以软组织，在发音过程中同舌的不同部位协同形成大部分辅音的发音部位。在发音过程中舌的相应位置同腭的相应位置接触或接近

形成不同性质的辅音。例如/d/为舌尖同上腭前部的牙槽嵴接触后突然开启形成的舌尖前爆破音；/k/则为舌根前部同硬腭后部接触后突然开启形成的舌根爆破音；/x/的产生需要舌背前部同硬腭前中两侧接触，气流在舌腭之间形成的狭小的缝隙中通过。软腭为可运动的肌肉膜样隔，最末端终止于腭垂。主要由黏膜、黏膜下层、腭腱膜及腭肌组成。腭腱膜位于软腭的前1/3，腭肌位于软腭的后2/3，前继腭腱膜，共5对：腭帆张肌、腭帆提肌、腭舌肌、腭咽肌和腭垂肌。软腭的运动主要由副神经的颅根经迷走神经咽支支配，腭帆张肌由三叉神经的运动分支支配。软腭主要作用是同咽部肌一起改变发音过程中声道气流的通路和共振腔的形状。在呼吸时软腭和腭垂是下垂的，鼻腔和咽腔相通，气流自由从鼻腔进出。发音时软腭和小舌有两种活动方式：一种是软腭和腭垂向后上升，抵住咽后壁，挡住通往鼻腔的通路，到达咽腔的声音能量只能在口腔形成共振；另一种是软腭和腭垂下垂，气流通过口腔和鼻腔两条通路出去，在咽腔和口腔形成共振。如果在发音时口腔某一个部位闭塞起来，气流只能从鼻腔出去，形成鼻辅音，如/m/、/n/和/ng/，当鼻腔异常参与声能量的共振时将产生过高鼻音。如果在发音过程中口腔和鼻腔的通路都开放，形成腭咽闭合不全，影响声音的质量和语音清晰度。

舌　舌是口腔内最重要的可动的发音器官，同时在协调咀嚼、吞咽、吸吮、感受味觉和一般感觉等功能活动中也起到重要作用。舌的组织层次自上而下为舌背黏膜层、舌肌、舌腹黏膜下层以及

舌腹黏膜层。舌完全以肌肉为主体，舌肌为横纹肌，分为舌内肌和舌外肌两部分：舌内肌的起止均在舌内，由4部分组成，包括舌上纵肌、舌下纵肌、舌横肌和舌垂直肌。舌内肌的肌纤维纵横交织，收缩时改变舌的形态，同腭部共同形成大部分辅音的发音位置（除/m/，/b/，/p/外）；舌外肌主要起于下颌骨、舌骨、茎突和软腭而止于舌，分别称为颏舌肌、舌骨舌肌、茎突舌肌和腭舌肌，收缩时改变舌的位置，对不同元音的形成起到重要作用。舌肌（除腭舌肌外）全部由舌下神经支配。迷走神经的咽支支配腭舌肌。任何原因引起的舌运动障碍、舌形态异常都可以影响语音清晰度。

与语音（言语）活动有关的大脑皮质中枢　包括语音（言语）运动性言语中枢、视运动性语音（言语）中枢、视觉性语音（言语）中枢和听觉性言语中枢。运动性言语中枢位于额下回1/3处，称布罗卡（Broca）回，此区域的兴奋波与相关运动神经核相连，并产生神经纤维冲动下传至相关肌肉；视运动性言语中枢位于额中回后部，主管非口语语言功能，如书写、绘画等；听觉感知性言语中枢位于颞上回后部，对由听觉神经传入的语音信号进行解码；视觉性言语中枢位于顶下小叶的角回，对由视觉神经传入的阅读文字符号进行解码。与语音（言语）有关的神经为：三叉神经、面神经、迷走神经和舌下神经。控制声带运动的神经由迷走神经的分支喉返神经进行，咽腔肌由迷走神经的分支咽支支配，软腭的绝大部分肌肉由迷走神经的分支支配，舌运动由舌下神经支配，下颌运动由三叉神经

分支支配。

(马莲)

tuòyè shēnglǐ
唾液生理 (physiology of saliva)

涉及唾液分泌、唾液成分及其生物学作用和唾液功能等系列活动。

唾液是人和动物口腔内唾液腺分泌的无色且稀薄的液体。俗称口水,在古代被称为"金津玉液"。人唾液的主要生理作用包括:①湿润口腔和食物,便于说话和吞咽。②溶解食物并不断移走味蕾上的食物微粒,从而使味蕾能不断尝到食物的味道。③清洁和保护口腔。④抗菌作用。⑤消化作用。

唾液生理的内容涉及唾液分泌、唾液成分及唾液诊断作用等。

(段小红)

tuòyè fēnmì
唾液分泌 (secretion of saliva)

唾液腺的腺泡细胞产生唾液,经由收集管、唾液腺导管而流入口腔的过程。也是人和其他哺乳动物基本的生理活动之一,通常3对大唾液腺(腮腺、下颌下腺和舌下腺)和许多小唾液腺共同参与唾液的分泌。腺泡最初分泌的唾液富含钾、碳酸氢根、钠和氯,类似于组织液,与口腔内最终存在的唾液不同。一个健康成年人每日唾液分泌量差异较大,平均值接近700ml,也有的报道为1000~1500ml。

唾液的分泌受大脑皮层的控制,也会受饮食、环境、年龄以及情绪或唾液腺病变等影响。成年人的唾液分泌包括非条件反射和条件反射两种。人在进食时,食物的形状、颜色、气味,以及进食的环境,都能形成条件反射,引起唾液分泌,"望梅止渴"就是日常生活中条件反射性唾液分泌的一个例子。引起非条件反射性唾液分泌的刺激指食物对口腔机械的、化学的和温度的刺激。

神经反射调控 在非条件反射刺激的影响下,口腔黏膜和舌的神经末梢(感受器)发生兴奋,冲动沿传入神经纤维(在舌神经、鼓索神经支、舌咽神经和迷走神经中)到达中枢,再由传出神经到唾液腺,引起唾液分泌。

唾液分泌的初级中枢在延髓,其高级中枢分布于下丘脑和大脑皮层等处。支配唾液腺的传出神经以副交感神经为主,如第9对脑神经到腮腺,第7对脑神经的鼓索支到下颌下腺。副交感神经兴奋时,还可使唾液腺的血管舒张,进一步促进唾液的分泌。支配唾液腺的交感神经是肽能神经纤维,在颈上神经节换神经元后,发出节后纤维分布在唾液腺的血管和分泌细胞上。刺激这些神经引起血管收缩,也可引起唾液分泌,但其分泌作用随不同的唾液腺而有不同,如刺激人的颈交感神经,只引起下颌下腺分泌,却不引起腮腺分泌。

唾液腺的外分泌功能 体现在每日分泌大量的唾液。在几组唾液腺中,分泌量最大的是下颌下腺,占总唾液分泌量的60%左右,其次是腮腺,占20%~25%,舌下腺占7%~8%,小唾液腺分泌量不超过7%~8%。人唾液分泌分为静态分泌和刺激分泌,每天绝大部分时间唾液腺处于静态分泌之中,混合唾液静态分泌流率为0.1~0.4ml/min,由于时间长,静态分泌维持口腔的功能有非常重要作用。混合唾液刺激分泌流率在1~4ml/min时,主要与进食、吞咽、消化等有关。

唾液腺的内分泌功能 唾液腺的内分泌功能体现在唾液腺合成并分泌入血的肽类物质达30种以上,如激素类物质或调节肽:腮腺激素、表皮生长因子、神经生长因子、促胃液素、血管舒缓素和肾素等。这些多肽大多在下颌下腺内纹管细胞合成并分泌。人类唾液腺内分泌功能尚有待进一步研究。

唾液过少 在一些生理病理状态下,口腔内唾液分泌减少。唾液过少可导致局部环境的变化;牙体由于缺乏自洁作用,以及唾液本身具有的抗菌效能下降,而容易造成猖獗龋或牙周病;还可引起口腔黏膜干燥、萎缩,舌质红绛,舌苔减少,舌背出现沟纹,有烧灼感。

引起唾液分泌减少的原因有多种。①各类疾病:如唾液腺病变(纤维化、结石等)、舍格伦综合征、某些糖尿病或兰伯特-伊顿综合征等。②外在因素:情绪焦虑、服用某些药物(如大麻、安非他明、抗组胺药和一些抗抑郁药物)、饮用含酒精的饮料、物理损伤唾液腺的管道或神经、脱水过度、口呼吸、放射治疗等;还有一些不明原因的唾液分泌减少。

(段小红)

tuòyè chéngfèn
唾液成分 (components of saliva)

唾液中存在的水、各种有机成分、无机成分、气体等。正常唾液无色、无味、近于中性(pH6.6~7.1)。主要成分是水,约占99%,其余1%包括无机成分如一些离子、缓冲体系及一些有机成分。

唾液有机成分 唾液中存在的各种蛋白、酶、脂类和糖成分。成分不同、其生物学作用各异(图1)。

唾液抗菌成分 口腔是一天然开放系统,为口腔中微生物的持续生长提供了相对恒定的条件。一方面因频繁地摄入食物，唾液包含有食物及唾液自身所含的营养，可提供微生物所需要的重要养分；另一方面微生物所产生的可溶性产物可持续地被唾液所溶解，并被吞咽到胃肠道，使这些产物在口腔内的浓度保持在较低的水平。

口腔菌群是决定口腔健康的主要因素之一，唾液在调节口腔菌群的生态平衡方面起关键作用。唾液既可抑制微生物生长，也可为其生长提供营养。一方面唾液有抑制微生物生长的因子如溶菌酶、乳铁蛋白、过氧化物酶、黏蛋白、免疫球蛋白、富组蛋白、富半胱蛋白、淀粉酶等，还有杀菌的化学物质包括硫氰酸盐、过氧化物、碘化物、硝酸盐、氯化物、氟化物；另一方面唾液中有促进细菌聚集的因子，如黏蛋白MG I 和 MG II。

唾液淀粉酶　唾液淀粉酶是唾液中最丰富的蛋白质之一，主要来自腮腺。根据淀粉酶分解产物的旋光性分两大类，一类是α-淀粉酶，一类是β-淀粉酶。人体唾液淀粉酶属α-淀粉酶，β-淀粉酶多存在于植物中。α-淀粉酶是水解酶，在淀粉的消化中起重要作用，参与釉质获得性薄膜的形成并具有吸附细菌的作用，这种吸附作用可促进牙菌斑形成。另外，由于淀粉类食物可被淀粉酶分解而导致 pH 值降低和牙的脱矿，所以认为可能会诱发龋病的发生。

唾液无机成分　主要包括无机磷酸盐、碳酸氢盐、硝酸盐等，另外还有微量电解质。原始唾液自腺泡细胞分泌后，经导管系统进行离子交换，在导管系统中，钾离子由导管上皮分泌到唾液，钠和氯离子则被导管上皮主动吸收（图2）。

钙、磷　唾液中的钙浓度为 $0.55 \sim 2.825$ mmol/L，平均 1.45 mmol/L，分泌速率低时，唾液中钙、磷含量相对较高。唾液中钙以 3 种形式存在：Ca^{2+}、无机复合物如钙磷酸盐等以及与有机物的结合物。唾液中钙通过辅助唾液糖蛋白黏附到羟基磷灰石晶体上，减少细菌表面的负电荷，减弱对细菌的排斥力，活化细菌细胞表面的葡聚糖受体等，从而促进口腔细菌的定植。唾液中 10% 的磷来自有机物组成，如磷酸化糖类；10% 以上为焦磷酸盐，后者是磷酸盐沉淀抑制物；另有 $6\% \sim 24\%$ 的磷以复合物状态存在。唾液中的主要磷酸盐是双水磷酸二钙、磷酸钙及羟基磷灰石。唾液中最常见的钙磷酸盐是磷酸氢钙、磷酸八钙、磷酸钙、羟基磷灰石等。这些钙磷酸盐大多处于过饱和状态，对牙表面的再矿化提供有利条件，并促进早期釉质龋的再矿化，对维持牙组织的完整性起着十分重要的作用。

氢离子和二氧化碳　与唾液的 pH 值密切相关，唾液的氢离子浓度变异较大，因年龄、个体、食物种类、进食时间不同而不同。非刺激状态下唾液中二氧化碳含

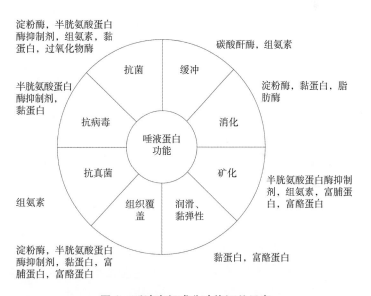

图1　唾液有机成分功能汇总示意

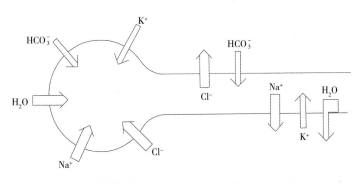

图2　唾液腺上皮细胞和导管细胞离子交换示意

量为 10% ~ 20%，刺激状态时可达 50%，收集唾液时由于二氧化碳丢失，唾液的 pH 值升高。非刺激性腮腺唾液平均 pH 值为 5.50±0.01，刺激性腮腺唾液平均 pH 值为 7.4±0.5。非刺激性下颌下腺唾液平均 pH 值为 6.4±0.6，而刺激性下颌下腺唾液平均 pH 值为 7.1±0.3。由此可知，唾液 pH 值对唾液流速极敏感，低流速时 pH 值下降，高流速时 pH 值升高。唾液中二氧化碳含量对钙存在形式有一定影响。当二氧化碳含量高时，钙呈溶解状态；当二氧化碳减少时，钙盐则沉淀。这些变化过程与牙石形成和牙再矿化过程密切相关。唾液中二氧化碳还可以通过改变细胞通透性、缓冲能力而影响细菌生长。另外，口腔细菌也可以产生二氧化碳。

唾液缓冲体系 唾液为维持口腔和菌斑中 pH 值稳定的重要因素，这一功能主要由碳酸盐缓冲系统实现，部分由磷酸盐缓冲系统及其他缓冲体系提供。其中碳酸盐缓冲系统是唾液中最重要的缓冲系统，主要来自腮腺和下颌下腺，其浓度随唾液分泌流率的增加而增加，是口腔环境最重要的缓冲系统。碳酸盐缓冲系统主要在唾液流速高时发挥作用，浓度可达 60mmol/L，足以中和口腔与菌斑中的酸性产物。磷酸盐缓冲系统主要在唾液流速低时起作用，在未刺激状态下分泌的唾液中其浓度峰值在 10mmol/L 左右，主要维持唾液中钙、磷离子的饱和，但在刺激状态下分泌的唾液中，其缓冲能力不大。此外，唾液中所含尿素的浓度与血液相似，菌斑中许多细菌均具有尿素酶活性，可将尿素转化成氨，从而使菌斑的酸度得到中和。整体来讲，唾液的这种缓冲体系，可以使因外界环境改变所引起的 pH 值的变化在较短时间内恢复到正常水平（图 3）。

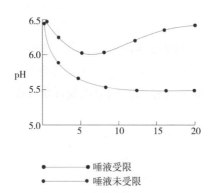

图 3　唾液缓冲体系对口腔 pH 值的调控

在唾液分泌未受限时（蓝色曲线），用蔗糖水漱口后 5 分钟，口腔内的 pH 值下降至 6.0，但由于缓冲体系的存在，20 分钟后恢复至正常，但当唾液分泌受阻时（红色曲线），口腔内的 pH 值不能在相应的时间内恢复。

(段小红)

tuòyè zhěnduàn zuòyòng

唾液诊断作用（diagnostic function of saliva）　根据唾液中存在的蛋白质、DNA、RNA、脂肪酸以及各种微生物等的数量和种类进行疾病诊断的过程。

唾液诊断疾病的优点在于取样简便、无痛、无损伤，缺点在于影响唾液成分的因素太多，包括微生物、血液、食物残渣等，其中受个人口腔卫生影响较严重，其次体内有些物质经唾液腺细胞代谢后可发生明显改变。但整体来讲，唾液在一定程度上能反映身体内物质合成和代谢水平、治疗使用的药物水平、进入体内毒物水平、机体免疫状况、机体营养状况及激素水平。

口腔疾病辅助诊断　①唾液腺炎症：慢性复发性腮腺炎可有唾液 SIgA 升高，慢性阻塞性腮腺炎可有 Na^+ 和 Cl^- 显著下降。②龋病：检验唾液乳酸杆菌或变异链球菌可能对龋病易感性等有辅助诊断意义；测定唾液缓冲能力有预测龋病发生的意义。

全身性疾病辅助诊断　①舍格伦综合征：唾液成分浓度显著性增高，而单位时间总量显著性下降是此病的特征性改变。②糖尿病：唾液葡萄糖水平大多增高，但含量仍较低，不易测定，且变异较大，与血糖的相互关系尚未确定。③传染性疾病。④其他作用：可检测唾液中的酒精、咖啡因、苯丙胺类药物、鸦片类药品等；检测唾液中的激素成分如类固醇激素，包括睾酮、雄烷二酮、雌激素和孕激素等；检测唾液中汞、铅、铬等毒物含量。

传染性疾病辅助诊断　①乙型肝炎：测定唾液中的乙型肝炎表面抗原可作为常规筛选，但其灵敏度及特异性均较血清低。②甲型肝炎：可测定唾液中甲型肝炎病毒抗体，与测定血清的抗体效果相当。③获得性免疫缺陷综合征（艾滋病）：收集口腔黏膜渗出液检测 HIV-1 抗体精确度可达 97%，有些国家已广泛使用唾液来监测 HIV。

(段小红)

héxué

𬌗学（occlusion）　以咬合为核心，研究咬合接触的形态特征及其与功能活动的关系，以及咬合接触异常对相关功能影响的应用基础类学科。咬合功能的维持与治疗，常常是通过建立一定形式的咬合接触等措施来实现的，因此𬌗学内容包括了咬合接触正常的形态学标志及其对功能活动的影响规律，咬合接触的诊断技术、评价方法、异常表现及其相关疾病的临床特点等。

简史 𬌗学作为一门独立的学科始于 20 世纪 60 年代，但是早在 19 世纪就有关于𬌗的许多研究报道，对𬌗的认识无不与自然科学的发展及其向口腔医学的渗透紧密联系在一起。受"日心说"取代"地心说"的物理学发展的鼓舞，物理世界轨道概念、对称性原理激发着口腔科医生。许多口腔医学学者认为，在人体上也存在着轨道和对称现象。1890 年德国著名的解剖学家施佩（Spee FG）经过对颅骨的仔细观察，首次描述了咬合曲线特征，被后人称为 Spee 曲线，这是第一次将咬合与颞下颌关节的功能联系在一起的研究报道。同一时期还出现了邦威尔（Bonwill）三角学说和蒙森（Monson）球面学说，并根据这些学说的观点不断改进𬌗架。此领域的代表性人物是美国加州大学的麦克拉姆（McCollam），他领导的研究小组将"铰链轴理论"系统化，于 1939 年成立了加州颌学研究会，发明了用以转移颌位关系的面弓，在此基础上一些新型𬌗架问世。采用这两种装置，学者们在体外成功地再现了下颌运动，确定了正中关系的存在。1961 年挪威牙周病学家（Ramfjord SP）将"正中关系位"与正中𬌗位不协调，以及侧向咬合时平衡侧较重的咬合接触称为𬌗干扰，并指出𬌗干扰可以反射性引起颌骨肌异常收缩，是颞下颌关节紊乱病及磨牙症的重要病因。以此为出发点，1966 年他与学者合著了《𬌗学》，这标志着𬌗学作为一门独立学科的诞生。此后约10 年再版一次，直至 2003 年出版了第五版。

与此同时，出现了尖牙保护𬌗和组牙功能𬌗的概念，强调自然牙列与修复义齿的区别，表现出大面积活动义齿修复与天然牙列的𬌗关系评价及其治疗标准方面的冲突。对天然牙咬合的描述，1899 年美国学者安格尔（Edward Hartley Angle）提出以第一磨牙关系为"关键"的咬合形态正常与异常（错𬌗）的分类及评价标准。然而由于咬合具有鲜明的个体特征，不仅在动态咬合上具有上述所涉及的平衡𬌗、尖牙保护𬌗、组牙功能𬌗等特点，而且在静态咬合上除上述缺牙𬌗、错𬌗等特征外，还包括磨耗等。这些关于动、静态咬合形态学特点的描述与咬合功能正常或异常并无一一对应关系。研究表明无论是缺牙𬌗、错𬌗，还是尖牙保护𬌗、组牙功能𬌗、平衡𬌗，从整体上讲都未见其与咀嚼系统功能健康状态存在相关关系。无牙𬌗患者或严重错𬌗患者，其患口颌系统功能紊乱疾病的比例并不一定高于其他咬合类型者，文献中也并没有足够证据证明磨耗与口颌系统功能紊乱性疾病有相关关系。因此许多学者开始从咬合接触的角度来研究咬合功能，包括咬合接触部位、数量、类型及其范围等，但是由于所采用的研究手段不同（咬合纸、咬合蜡片、印模材料以及一些特制的压敏传感器等），受试者体位或姿势不同（端坐、后仰、前倾等），咬合用力大小不同（轻咬、重咬等），测试时间不同（白天、晚上），加上较大的个体差异，研究结果相差很大。

随着下颌位置的不同可产生多种𬌗接触状态，如前伸𬌗、侧𬌗，咀嚼运动过程中𬌗的接触呈现动态变化的特征。文献中习惯将牙尖交错𬌗作为咀嚼运动的起点和终点来描述。咬合在人的一生中历经牙萌出、建𬌗、磨耗等自然生理过程，以及病损、脱落、治疗等疾病和人为干预过程。咬合不是孤立的。行驶咬合的牙生长在牙槽骨中，上、下牙之间的咬合运动依赖于咀嚼肌的收缩以及颞下颌关节的支持，因而咬合不仅与牙本身有关，而且与牙周组织、咀嚼肌、颞下颌关节甚至与肩颈肌等组织结构有关。咬合治疗应与这些组织结构的功能相协调，当咬合与咀嚼肌及颈部肌、颞下颌关节之间的协调关系被破坏时，就可能出现相应的疾病，最常见的有隐裂、折断、楔形缺损、重度磨损等牙体病，创伤性牙周病以及颞下颌关节紊乱病、磨牙症、颈椎功能紊乱等功能异常性疾病。

什么样的𬌗才属于正常，对这个问题的认识有一个历史发展的过程。首先是关于错𬌗的观点，即从咬合的形态表现出发，认为上、下牙要达到一定的对应关系才属于正常。如根据安氏错𬌗分类，正常𬌗应牙列整齐，第一磨牙和尖牙均应是中性关系，上、下牙呈一牙对二牙的关系，覆𬌗、覆盖正常。按此标准，现代人错𬌗的发生率可高达 90% 左右。可见这一概念上的正常过于理想化，故称理想𬌗。另一种关于正常𬌗的观点与平衡𬌗有关，曾有学派提出，只有达到前伸平衡𬌗和侧向平衡𬌗者才是正常𬌗，但后来研究指出，这种平衡𬌗只是适用于全口义齿，对天然牙并不适用。现在人们逐渐将咬合与颞下颌关节及咀嚼肌乃至中枢神经系统联系起来，从咀嚼系统的整体性、协调性出发来评价咬合，认为正常𬌗应是对咀嚼系统功能无妨害，并能促进发挥良好生理功能的咬合。因此，正常𬌗并非简单地具有某种形态特征，而是与功能相适应、与咀嚼系统整体结构相协调，并满足一定审美需求的上、下牙列之间的接触关系。

在研究咬合、颌位的解剖特征和生理活动规律的同时，一些学者开始关心𬌗异常与颞下颌关节紊乱病的病因关系。影响最为广泛的有两方面研究，一是关于多数后牙缺失后过度闭口引起相应症状的论述，另一是关于𬌗干扰导致牙周受力异常形成牙周组织𬌗创伤的研究。牙的主要功能是咀嚼，在咀嚼运动中牙不仅嚼细食物，而且与颞下颌关节、咀嚼肌等组织结构有密切的生物力学关系。有效嚼细食物且不造成咀嚼系统组织结构损伤是对咬合功能评价的重要内容。由于咀嚼运动的目标是嚼细食物，因而牙𬌗面尖窝不平的形态结构对咀嚼效率起着重要作用，也就是说𬌗对咀嚼能力乃至咀嚼运动具有主导意义，所以𬌗对咀嚼肌以及颞下颌关节的影响很大。𬌗异常将干扰咀嚼肌正常的收缩程序和强度，可诱导颞下颌关节异常改建。因此𬌗的病理学研究与颞下颌关节紊乱病、磨牙症、颈椎功能紊乱病以及创伤性牙周病（牙周组织𬌗创伤）、牙折裂等口腔疾病密切相关，其中关于颞下颌关节紊乱病的研究最为丰富。𬌗与颞下颌关节紊乱病关系的研究体现了𬌗的重要功能特征。

现代𬌗学研究正是以咬合接触为核心，强调咬合的功能意义，认为在各种咬合运动过程中，局部接触应当与整体运动特性相协调。如前伸咬合运动应主要受切道的引导，后牙接触很少、很弱或者根本不接触，侧向咬合运动应主要受工作侧引导尖的引导，非工作侧的接触很少、很弱或根

本不接触，而正中咬合时咬合力分布应当广泛、均衡，且后牙接触强度大于前牙，从而保证嚼细食物的力不会对牙体、牙周组织以及颞下颌关节等结构造成伤害性刺激。机体通过精细的神经反馈调节机制，调整不同肌纤维的收缩类型对咬合接触的强度分布做补充性调节。由于这一反馈调节机制的存在，咬合的形态变化可能会导致颞下颌关节生物力学环境变化，从而诱发颞下颌关节软骨发生相应的生理性或病理性改建，表现出颞下颌关节复杂多样的形态特征，而所谓盘移位可能是这种形态变化的表现之一。建立广泛、稳定的咬合接触，使之静态咬合时各咬合接触点能够广泛、均匀、稳定，动态咬合时能够有协调一致的咬合引导，是口颌功能正常的重要保障。

早在 20 世纪 50 年代，中国的𬌗学研究就与国际研究趋势相似，开始对咬合形态、颞下颌关节形态、咀嚼肌功能特点等内容进行了广泛探讨。20 世纪 80 年代初期，王惠芸首先综述了国外𬌗学研究状况，之后北京医科大学（现北京大学）王毓英（1985年）、第四军医大学王惠芸（1990年）、华西医科大学（现四川大学）徐樱华（1990 年、2011 年）以及第四军医大学王美青（2006年）、北京大学韩科（2008 年）等先后出版了𬌗学方面的专著，全面、系统地阐述𬌗学的基本理论和技术方法。2002 年中华口腔医学会颞下颌关节病学及𬌗学专业委员会正式成立，标志着中国的𬌗学研究进入了新的历史时期。

研究内容　现代𬌗学研究主要包括以下几个方面。

咬合接触的生理病理特征　包括正常及异常牙尖交错𬌗的𬌗

接触特征，各种咬合运动中的𬌗接触特征以及这些𬌗接触特征与咬合功能正常或异常之间的关系。其中咬合接触部位、方向和强度等方面差异对咬合功能的影响，是其研究的重点内容之一，它包括牙周力感受特点、牙周-咀嚼肌反馈活动、颞下颌关节改建等内容。

咬合诊断、评价指标、治疗原则与治疗方法　咬合形态表现基本正常不代表其功能正常，如何进行功能诊断、提炼有效的评价指标或研制实用的技术手段，并建立相应的咬合治疗原则和专科治疗方法，如调𬌗方法等是𬌗学研究的重点内容之一。

咬合接触异常所致疾病　咬合接触异常可导致局部咬合力的传导异常，这种异常受力的信息可通过牙周力感受器-上行传导路-下行传导路的反馈机制，调节包括咀嚼肌乃至颈部肌、肩部肌等在内的骨骼肌的收缩活动，因而可表现出咀嚼功能异常乃至颈椎功能异常及肩、肘等部位的感觉或功能活动异常等，出现酸困、疼痛等症状。局部咬合长期受力异常，还可出现异常磨耗、牙隐裂、牙周损伤、颞下颌关节异常改建等器质性病变。而改正异常咬合接触则有利于改善上述疾病的症状。常用的改正咬合接触的治疗方法包括调𬌗，咬合重建等。𬌗学重点研究这些由咬合异常所导致的疾病的发病规律、临床表现以及预防和治疗措施。

研究方法　𬌗学是一门实践性很强的综合性应用基础学科，一方面在临床实践中发现有关咬合功能活动的规律，并设计缜密、科学的基础实验和临床试验加以论证，另一方面需要探寻预防、诊断和治疗咬合功能障碍的技术方法。因此𬌗研究融汇了许多医

学研究的技术与方法，包括解剖学、组织学、生理学、病理学、生物化学、分子生物学、生物力学等一系列医学基础学科的理论和技术，以及口腔临床医学各个学科的有关咀嚼器官和咀嚼功能的检查、诊断和治疗方法，而且与生物传感器、影像诊断及图像处理技术等现代科技的关系甚为密切。因此，应特别重视𬌗学与各个学科之间的交叉渗透问题，重视从临床到基础再到临床的转化医学研究方略。

与邻近学科的关系 𬌗是牙医学研究的中心内容之一，恢复和维持正常的功能是牙医学重要的治疗目标，因此𬌗学与各口腔临床学科有着非常密切的关系。𬌗学与口腔医学中两个研究领域的关系最为密切，一是有关𬌗的记录、重建与评价，一是口颌面颈部功能障碍性疾病。前者体现了对𬌗生理特性的探索，并以其研究成果作为临床有关𬌗治疗的原则和标准，如修复、正畸、正颌治疗等；后者反映了对𬌗病理规律的认识，并以此作为对颅颌系统功能紊乱性疾病、牙折裂等牙体病、牙周组织𬌗创伤等有关疾病进行病因治疗的基本原理之一。其中颅颌系统功能紊乱性疾病主要包括颞下颌关节紊乱病、磨牙症、颈椎功能紊乱症等。涉及牙列、咬合的治疗，如牙体充填术、牙周病的调𬌗治疗、正畸治疗、修复治疗、正颌治疗等，均须遵循相应的𬌗学原则，可见𬌗学对于口腔临床学科具有非常重要的指导意义。而口腔各学科的进展，也在不同程度地丰富着𬌗学的研究内容，如种植体、烤瓷修复材料、现代口腔正畸等技术和方法。这些学科所研究问题的深入和广泛，将为𬌗学研究拓展出更加丰富的临床应用课题。

（王美青）

yǎohé
咬合（dental occlusion）
上、下颌牙的接触关系。曾习惯于将上、下颌牙的静态接触关系称为𬌗，动态接触关系称为咬合，但现已混用。咬合也指上、下颌牙从没有接触到咬在一起或咬紧时的动作过程。

咬合动作是咀嚼食物的基本动作，在咬合过程中食物被碾碎、磨细。上、下颌牙在咀嚼食物的过程中也承受一定的咀嚼压力，牙的咬合面形态对于分解这种咬合压力起关键作用，也就是说上、下颌牙的咬合面形态决定了上、下颌牙咬合接触的具体部位或接触关系，进而决定了牙所承受咀嚼压力的部位和对咀嚼压力分解、传递的特性。因此咬合作为名词使用率很高，强调在各种情况下的上、下颌牙接触部位、某一运动过程中的接触时间顺序关系、接触强度等特征。

（王美青）

yǎohé yǐndǎo
咬合引导（occlusal guidance）
在有咬合接触的下颌运动中，对下颌运动具有可重复引导作用的咬合接触。临床上最早引用的咬合引导即为具有一定斜度的切道。可将前伸咬合运动中的咬合引导称为前导，后退咬合运动中的咬合引导称为后导，侧向咬合运动中的咬合引导称为侧导（图1）。在咀嚼运动中，咬合引导可出现在开口期和闭口期，分别称为开口相咬合引导和闭口相咬合引导（图2）。

咬合引导在咬合运动中具有重要的功能意义。正常的咬合引导，有助于协调各咀嚼器官之间的功能活动，为咬合运动的稳定提供良好的结构基础，从而将额外的肌收缩活动降到最低。咬合引导异常，一方面可表现为发挥引导作用的牙面形态异常，如侧切牙的畸形舌侧结节，影响其发挥引导的切割运动；另一方面可以是发挥咬合引导作用的多个引导结构之间相互不协调，如后牙咬合正常时咀嚼运动轨迹呈泪滴型（图3），而后牙反𬌗时则呈"8"字型（图4）。那么个别后牙反𬌗者，正𬌗部位的咬合引导与反𬌗部位的咬合引导方向不一致，此侧牙列中不同牙之间对相应咬合运动的引导不协调，结果反馈性引起额外的肌收缩活动，以期避免咬合运动中可能产生的创伤性接触，成为出现肌疲劳等病理变化的潜在诱因。

（王美青）

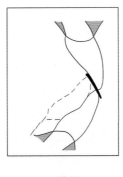 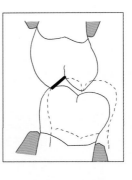 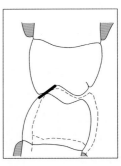

a 前导　　　　　b 后导　　　　　c 侧导

图1 咬合引导示意

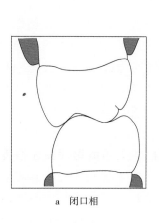
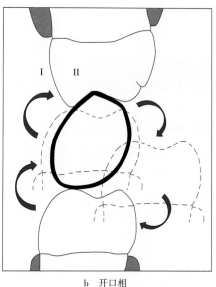

a 闭口相

b 开口相

图2 咀嚼运动中的闭口相与开口相，以及闭口相咬合引导（b：Ⅰ）和开口相咬合引导（b：Ⅱ）示意

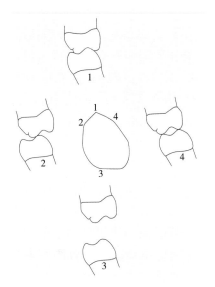

图3 后牙咬合正常时的咀嚼运动轨迹示意

注：呈泪滴型

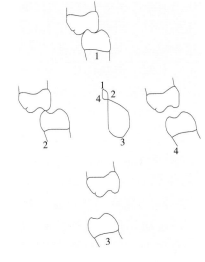

图4 后牙反𬌗时的咀嚼运动轨迹示意

注：呈"8"字型

hégānrǎo

𬌗干扰（occlusal interferences）

影响正常下颌运动的咬合接触。其中干扰自然闭口运动的咬合接触称为早接触，干扰前伸、后退及侧向运动的咬合接触依次称为前伸𬌗干扰、后退𬌗干扰和侧向𬌗干扰。

当下颌从牙尖交错位（inter-

cuspal position，ICP）开始做前伸咬合运动时，应当以前牙接触为主，随着前伸幅度的增加，后牙应逐渐不接触，通常将对刃位时仍存在的后牙咬合接触称为前伸𬌗干扰。在全口义齿的咬合关系中，由于义齿固位的需要，多制作成前伸咬合运动中前、后牙均有接触的咬合类型，此时这种咬

合接触关系称为前伸平衡𬌗。

当下颌从牙尖交错位开始做后退咬合运动时，前牙便不再接触，后牙应双侧均衡接触，如果仅单侧后牙接触，或在某些咬合接触的引导下下颌有较大的左右偏斜，则称这些咬合接触为后退𬌗干扰，因后退运动的止点是最大后退接触位（terminal retruded contact position，RCP），因此又将后退𬌗干扰称为ICP-RCP𬌗干扰。

当下颌从牙尖交错位开始做侧向咬合运动时，通常应该是工作侧有咬合接触，非工作侧逐渐不再有咬合接触，如果有咬合接触，则称之为侧向𬌗干扰。也有学者仅将非工作侧有咬合接触，工作侧反而没有咬合接触的现象称为侧向𬌗干扰，认为工作侧和非工作侧都有咬合接触的情况，尤其是非工作侧接触较轻时，产生的病理意义不明显。在全口义齿的咬合关系中，通常认为工作侧和非工作侧均有接触的咬合类型有利于义齿的固位，并将这种工作侧和非工作侧均接触的关系称为侧向平衡𬌗，其非工作侧也相应地被称为平衡侧。

（王美青）

chuāngshānghé

创伤𬌗（traumatic occlusion）

能够反馈性引起咀嚼肌异常收缩，进而改变局部咬合力的传导方向或应力分布，导致咀嚼系统组织结构损伤的咬合关系。

咀嚼系统是一个典型的生物力学系统，上、下颌牙之间的食物以及实施咬合功能的牙是此系统中生物力的主要承载者，并通过神经反馈机制对所承载的生物力进行方向、大小的调整，当通过这一神经反馈机制不能有效调整咬合面上的咬合力时，便可产生局部应力集中等异常，造成咬

合创伤。可见，能够引起咬合创伤的异常力不仅与咀嚼肌收缩力的大小、方向、分布有关，而且受咬合接触等因素反馈调节。创伤𬌗所引起的咀嚼系统组织结构的创伤，可以表现为牙体组织损伤，其中最常见的是牙隐裂以及牙纵折。由于牙局部应力集中，久之可引起牙体组织疲劳，产生硬组织的微断裂，最终产生裂隙，直至纵行折断。常见的容易导致牙体组织损伤的异常咬合表现是高尖陡壁，在咬合运动中由于这些高尖陡壁部位容易受到侧向咬合力的反复作用，从而导致牙体组织出现疲劳、断裂。

导致牙周组织𬌗创伤的咬合是最早被关注的创伤𬌗。有学者曾经提出，牙周病最常见的𬌗创伤源自磨牙症者的异常咬合力。对于这种创伤力的损伤刺激，机体缺少良好的自限机制，因此易损伤自身组织。除牙周组织𬌗创伤外，咬合异常可以引起头痛、头晕、恶心等神经系统功能紊乱，以及咀嚼肌及颞下颌关节功能紊乱。

（王美青）

héfēnlèi

𬌗分类 （ occlusion classification）

关于𬌗的分类方法有许多，现介绍如下几种。

根据构成𬌗的牙的类别分类

包括乳牙𬌗、混合牙列𬌗和恒牙𬌗。

乳牙𬌗　由乳牙构成的咬合关系。出生后第一年，上、下颌间没有稳定的咬合接触关系，下颌以由前后向的吮吸运动为主，侧方运动较少。2岁左右，上、下乳磨牙开始建立咬合接触关系，逐渐形成稳定的乳牙𬌗。因此完整的乳牙𬌗存在于2岁半至6岁左右第一颗恒牙萌出之前。乳牙在口腔内存留的时期，正是儿童生长发育非常旺盛的时期。一方面，摄取、粉碎食物，满足生长发育的营养需要；另一方面，咀嚼力刺激着颌骨的生长发育。因此虽然乳牙终将被恒牙替代，但保护乳牙、保持乳牙𬌗健康，对于儿童生长以及颌面部的健康发育非常重要。乳牙𬌗在4岁前后略有差别。4岁前系上、下乳牙萌出完毕的初期，下牙弓相对于上牙弓可能处于远中位置，使得上、下乳磨牙基本上是同名牙尖相对，乳牙在颌骨上的位置较垂直，没有明显的近远中向或颊舌向倾斜，也没有明显的𬌗曲线，覆𬌗较深，覆盖较小；上、下第二乳磨牙的远中面常彼此相齐，成一垂直平面，称为齐平末端。但4岁以后颌骨发育速度明显加快，牙槽骨迅速增大，由于乳牙大小仍保持原样，因此牙量会显得不足，在乳牙弓内会出现牙间隙，在上颌尖牙近中和下颌尖牙远中尤为明显，称为灵长类间隙。因恒牙大小、数量均大于或多于乳牙，乳牙弓内出现自然间隙有利于恒牙萌出形成正常恒牙列。乳牙𬌗后期，牙的切缘及𬌗面可产生一定的磨耗；上、下第二乳磨牙的远中面可以不在同一个平面，下颌第二乳磨牙移至上颌第二乳磨牙的近中。随着下颌支的发育，乳牙𬌗初期的深覆𬌗程度可有所减小。

混合牙列𬌗　由乳牙和恒牙共同构成的咬合关系。约在6岁时，第一恒磨牙开始萌出，乳牙逐渐被相应恒牙替换，约至12岁时替换完成，因此6~12岁期间属混合牙列𬌗时期。第一恒磨牙的萌出，不仅使牙列的𬌗面面积增加，而且对维持混合牙列𬌗的颌间高度、建立稳定的咬合关系起着支柱作用。混合牙列𬌗期间，常有暂时性的错𬌗表现，由于许多错𬌗在发育过程中，常可自行调整为正常𬌗，因此无需矫正。这些暂时性错𬌗主要表现：①上颌中切牙间隙：上颌的左右中切牙牙冠偏向远中，在两者之间形成一明显的间隙。这多是因为尚未萌出的上颌侧切牙在牙槽骨内挤压了中切牙的牙根，迫使牙冠向远中倾斜所造成的。待侧切牙萌出后，一方面其对中切牙牙根的挤压作用减弱或消失；另一方面侧切牙萌出过程中对中切牙的牙冠产生挤压作用，迫使之向近中移动，这样左右上中切牙间隙便会逐渐消失，中切牙位置转为正常。②暂时性远中𬌗：指上、下颌第一恒磨牙在建𬌗初期偏远中关系，可能系乳、恒牙牙冠近远中径大小差异所致。由于下颌乳切牙、乳尖牙的近远中径总和小于下颌恒切牙、恒尖牙的近远中径总和，而其差数较上颌乳切牙、乳尖牙与上颌恒切牙、恒尖牙的差数小，因此，在替牙期间，下颌第一恒磨牙向近中移动的距离较上颌第一恒磨牙多，这样建𬌗后经过一段时间的调整，下颌磨牙向近中移动到位后便可建立上、下颌第一恒磨牙的中性关系。③暂时性拥挤：恒切牙初萌时牙列可能呈一定的拥挤状态，随着颌骨的发育，骨量逐渐与牙量相匹配，拥挤情况可以缓解；同时前磨牙近远中径小于乳磨牙，允许乳磨牙脱落后恒尖牙略向远中移动，以供前牙调整位置之用。④暂时性深覆𬌗：有时上颌恒切牙较先萌出，与下颌恒切牙形成深覆𬌗关系。这种现象可能是暂时性的，待后牙咬合关系逐渐建立和改善后，切牙的深覆𬌗现象可能会自行消失。⑤上唇系带附着过低；恒牙初萌时，上唇系带常位于两个中切牙之间，这是暂时现象，随着恒牙的萌出、颌骨的发育、牙根的生长。绝大多数青少年在替牙期结束后，上唇系带可退至正常位置。因此，替牙期的上唇系带位置低可能是暂时的。混合牙列殆的变化较大，需细心观察，慎重诊断，对于能够自行调整的暂时性错殆，应以观察为主；但有些错殆不仅不可能自行消失，而且会影响颌骨的发育。如反殆，常常会导致上颌骨发育受限、下颌骨发育过度，出现下颌前突等面型，因而需及时矫正；上颌中切牙之间有多生牙，需要尽早拔除，若在混合牙列殆期，应密切观察间隙关闭情况，替牙期结束后若仍有拔牙间隙，则需要采用矫治方法治疗。

恒牙殆　由恒牙构成的咬合关系。根据牙尖交错殆的形态特征可分为正常殆和错殆。所谓正常殆是相对于是否存在错殆而定义的。

根据牙尖交错殆形态特征分类　分为正常殆和错殆，其中正常殆为相对于错殆的形态正常殆。

狭义的错殆畸形概念包括个别牙错位、牙列异常、咬合关系异常等，广义的错殆畸形概念还包括了颅面关系不调引起的畸形，与之相对应的正常殆则是指没有相应错殆表现的咬合关系。形态正常殆常与解剖学所阐述的理想殆混用，其特点包括中线对正，一牙对二牙，尖牙关系和第一磨牙关系正常，覆殆、覆盖关系正常等，而实际上这种理想的咬合关系在人群中非常少见。形态正常与异常还存在一定的主观性，如下前牙拥挤属于错殆，但是轻度拥挤则常被认为是个别正常殆，意为某一个群体中相对正常的咬合；又如下颌或上颌前突，在一些区域属于主流相貌特征，不应归为异常。因此错殆不仅是解剖学的概念，还具有鲜明的文化特征和地域特征，对于美观意义上的所谓正常殆常常是相对而言，一般是指在一个区域内比较普遍存在的一类咬合。应用最广泛的错殆分类方法是安氏分类方法。

由安格尔（Edward Hartley Angle）提出的根据第一磨牙咬合关系而进行的错殆分类方法（图），可分为以下3类。①安氏I类错殆：上、下颌第一磨牙为中性关系，而其余牙的殆关系有异常表现。它与正常殆不同之处在于，正常殆者，上、下第一磨牙为中性关系，同时其他牙的咬合关系也正常。安氏I类错殆者面型多正常。②安氏II类错殆：上、下颌第一磨牙为远中关系，即上颌第一磨牙的近颊尖位于下颌第一磨牙颊面沟近中至少半个牙尖宽度的位置，下牙列相对于上牙列偏向远中，可伴有不同程度的其他咬合异常表现。此类错殆患者面型可表现为下颌后缩。根据前牙覆殆覆盖特点，安氏II类错殆又可分为：①II类1分类：双侧第一磨牙为远中关系，上颌切牙唇向倾斜。②II类2分类：双侧第一磨牙为远中关系，上颌切牙舌向倾斜。另外，安氏II类错殆1分类或2分类的亚类是指一侧第一磨牙为远中关系，另一侧为中性关系。③安氏III类错殆：上、下颌第一磨牙为近中关系，即上颌第一磨牙的近颊尖位于下颌第一磨牙颊面沟远中至少约半个牙宽度的位置，下牙列相对于上牙列偏向近中，可伴有不同程度的其他咬合异常表现。此类错殆患者面型可表现为下颌前突。安氏III类错殆亚类：指一侧第一磨牙为近中关系，另一侧为中性关系时的III类错殆。

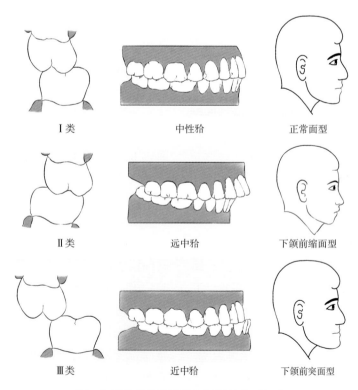

I类	中性殆	正常面型
II类	远中殆	下颌前缩面型
III类	近中殆	下颌前突面型

图　安氏错殆分类及其与面型的关系示意

根据𬌗功能特点分类 分为生理𬌗与病理𬌗。形态正常的咬合，其功能不一定正常，而错𬌗的功能并不一定都异常，因此需要从功能角度对咬合进行分类。然而与形态学分类相类似，𬌗的功能分类也是首先定义病理𬌗，然后以排除法定义生理𬌗，因此其关键是对于病理𬌗的认识问题。关于病理𬌗的定义仍局限于理论方面，常常指那些具有病理性𬌗因素的咬合，没有病理性𬌗因素的咬合即为生理𬌗。但限于关于病理性𬌗因素的认识水平，尚没有公认的评价咬合功能的方法。

按照是否有临床症状分类 适应𬌗与不适应𬌗。临床上常见许多具有病理性𬌗因素的个体并没有出现咀嚼系统功能紊乱性疾病，因此临床上常根据个体对咬合的适应能力，将咬合分为适应𬌗与不适应𬌗。适应𬌗是指功能正常的咬合，这类咬合可以有病理性𬌗因素的存在，但是并没有表现出任何临床症状和体征，或者说机体对于所存在的病理性𬌗因素具有较好的适应或代偿能力，不表现出任何临床症状。不适应𬌗不仅有病理性𬌗因素的存在，而且机体不能适应，临床上表现出明显的功能紊乱症状或体征。而去除相应的病理性𬌗因素，症状和体征可以得到明显缓解。

（王美青）

hé shēnglǐ gōngnéng jiǎnchá

𬌗生理功能检查（functional examination of occlusion） 用以评价咬合功能的临床和实验室检查。临床检查主要包括对咬合、颞下颌关节、咀嚼肌等的常规临床检查，采用面弓进行颌位关系转移、上𬌗架分析咬合关系等；实验室检查主要包括咀嚼效率测定、𬌗力检测以及一些借助仪器而进行

的相关检查，这些仪器设备主要有：髁突运动轨迹描记仪、下颌运动轨迹描记仪、颌骨肌肌电仪、颞下颌关节振动检测仪、T-scan 咬合分析系统、肌监控仪等，其中肌监控仪由于可以通过施加电刺激使相关肌纤维同步收缩、同步舒张，进而使紧张、痉挛的肌肉放松，因而既可以用来缓解肌张力，又可以在记录颌位关系前用来松弛肌肉。在咬合重建等咬合治疗前后，常进行口腔生理功能检查，以评价治疗前口腔功能的受累情况以及治疗后口腔功能的恢复情况。

（王美青）

yǎohé jiǎnchá

咬合检查（examination of occlusion） 对上、下颌牙接触关系进行的各种检查。

项目 包括静态和动态两个方面，主要内容有以下方面。①𬌗型：指咬合类型，主要针对咬合的形态学特征进行的分类，首先分为正常𬌗和错𬌗两大类。如果是错𬌗，应记录错𬌗情况，如前牙的深覆𬌗、深覆盖、对刃𬌗、反𬌗、开𬌗等，后牙的反𬌗、锁𬌗、对刃𬌗等。②𬌗的对称性：左右侧咬合的接触部位是否对称具有很重要的生物力学意义，应注意检查、记录由错𬌗以及缺牙、修复等原因所导致的咬合对称性特点。③缺牙及修复情况。④磨耗情况：关于磨耗的分级有许多方法，比较简便易行的分级方法：釉质上没有可见的磨耗小面，𬌗面及切端形态完好记为 0 度；釉质上出现明显的磨耗小面，记为 1 度；磨耗累及牙本质，记为 2 度；牙本质暴露区超过 $2mm^2$，基本失去正常𬌗面或切端形态，牙冠高度降低，记为 3 度；继发性牙本质暴露，记为 4 度。⑤𬌗干扰：

包括前伸𬌗干扰，即下颌前伸至对刃位时后牙的接触；侧向𬌗干扰，即下颌向一侧运动至此侧（工作侧）后牙同名牙尖相对的位置（尖对尖咬合位）时，对侧（非工作侧）后牙的接触；后退𬌗干扰，即下颌后退至最大后退接触位时仅存在于一侧的后牙接触，或下颌从最大后退接触位向牙尖交错位滑动时，引起下颌不对称运动的咬合接触。⑥𬌗接触部位：如静态（牙尖交错𬌗时）接触部位，侧向咬合、前伸咬合、后退咬合等动态咬合接触部位。

方法 包括临床检查和专用仪器检查两方面。

临床问诊 人可以感觉出小至 0.02mm 的咬合高度变化，现任何咬合检测手段都不能达到这一精度，因此认真询问患者的咬合感受对准确评价咬合接触是否均衡非常重要。

咬合纸检查 用棉球将牙面拭干，置咬合纸于𬌗面上，嘱受试者进行目标项目的咬合运动，如开闭口运动、侧向咬合运动、前伸咬合运动等，利用咬合纸在受到较大咬合力时可将色彩染到牙相应咬合部位的特点，观察牙面着色部位、范围，根据着色程度差别判断咬合的强度、位置。这是应用最普遍的咬合接触检查方法，此方法的特点是简单、易行，能在椅旁进行，被检出的咬合接触点直接显现在牙相应部位，能够为临床医生提供直接的咬合接触信息。但是咬合纸在被唾液浸湿后色彩常散布于牙面上，影响对真正咬合接触点的辨识，而且咬合纸的厚度、本身染色程度以及在受到力的挤压时涂染牙面的能力等因素，都对检测结果产生重要影响；患者咬合时的力度也可影响检测结果，有时因局部

咬合力过大可致咬合纸被咬破，咬破部位因牙面直接与对颌的牙面接触而染色很淡，但其周围却形成着色晕。可采用以下方法提高检测准确性：①反复检测，提取重复性较好的信息。②严格隔湿。③标准化操作，包括使用咬合纸的种类、厚度等，提高检测结果的可比性。④详细讲解咬合动作要领，提高患者配合度。

咬合蜡片　将与牙列𬌗面大小相当的咬合蜡片置于牙列𬌗面上，这是间接的咬合检查方法，通过检查蜡片被咬区域的透光程度，推测咬合接触部位和接触程度。此方法在牙面上不留痕迹，在天然牙的检查中运用较少。

咬合线　又称牙线。将专用牙线以闭环形式置于被检牙的周围，嘱受试者咬紧所检牙（注意不能咬住牙线），牵住牙线两端将牙线向唇侧或颊侧拉动，观察是否能将牙线环拉出，若能拉出，则表明被检牙没有咬合接触，若不能被拉出，则牙线受阻部位即为有咬合接触的部位。此方法常用来检查平衡𬌗接触。

研究模　采用印模材料通过在口内获取牙列阴模（取模）、在口外翻制牙列阳模（通常以石膏翻制）的方法所获得的咬合模型（图）。研究模便于从多个角度（如舌侧）观察咬合接触情况，并能以实物形式保存咬合关系，有利于进行长程研究。如进行治疗前后的对照研究，必要时还可以进行一些测量分析，如牙尖高度、宽度、磨耗程度等咬合指标的测量等。但是虽然有关材料（如印模料、石膏等）的性能已有不断改善，研究模的咬合仿真性能也在不断提高，研究模精度仍然受到模型制备过程中诸多因素的影响，而且研究模无法提供在体咬合过程中具体的咬合接触信息。

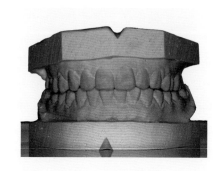

图　研究模

T-Scan 咬合分析系统　20世纪90年代才逐渐被广泛应用的电子检查设备，具体内容参 T-Scan 咬合分析系统。

咬合膜片检查　20世纪后叶出现的以一种特殊材料制作的膜片（厚约90μm）置于牙列𬌗面上进行咬合检查的方法。在压力作用下，膜片内的微胶囊破裂，释放出染色物质，使膜片局部着色层材料的颜色显示出来，这样在咬合接触不同的区域可显示出不同的色彩深浅度或范围，以间接显示咬合接触特征。

光咬合分析　20世纪后叶出现的以一种光学原理制成的测试材料和装置进行咬合检查的方法。此测试材料被制备成薄膜状，受咬合力后会发生一定的变形，致使其透光性质发生改变，在偏振光镜下观察时，可以看到因材料形变导致折光率差异所产生的颜色差异，根据一定的换算关系可以推算出不同颜色区域所承受咬合力的大小。

计算机咬合印记图像分析　将硅橡胶印模置于牙列咬合面上嘱受试者咬合，凝固后取出，置于特制光学环境下观察，采集图像进行软件分析。咬合较重的部位材料较薄，透光性较好，反之材料较厚，透光性较差。根据透光程度可辅助判定咬合接触部位、范围、程度等。

咬合音图仪　根据叩齿音特征分析咬合接触情况的电子设备，其特点是通过两个拾音装置，将受试者用力叩齿时在双侧颞突处接收的声音（咬合音）进行后期分析，包括音波的幅度、频率、时程、双侧对称性等特征，以此间接描述咬合接触情况。

（王美青）

héwèi zhuǎnyí
颌位转移（jaw position transfer）　为确定上下颌模型在𬌗架上与铰链轴的空间位置关系，将下颌转动运动中心与牙列咬合的位置关系转移至𬌗架的过程。

颌位转移的过程，先要利用面弓将上颌与髁突铰链轴的位置关系转移至𬌗架上，然后记录正中关系。也可做非正中颌位的记录，如前伸、侧方和治疗性颌位，从而将人体的上下颌位关系及下颌运动特征转移到𬌗架上，利用𬌗架体外模拟下颌运动，根据下颌运动的个体特征设计制作修复体。同时，在体外分析患者的咬合关系，对口颌系统病变进行一定的分析诊断及治疗效果评价。

转移铰链轴位置具有重要的临床意义。只有将个体的铰链轴对于上颌的位置转移到𬌗上架，𬌗架的开闭弧才与个体下颌开闭弧相吻合。在此条件下，才允许通过𬌗架的开闭调节垂直高度。通过𬌗架开闭调节垂直高度的情况并不少见，由于咬合记录（无论采用何种材料）必然占据一定厚度空间，撤除后垂直高度就变了。在𬌗架的开闭弧与个体下颌开闭弧相吻合的条件下，这一改变不至于对咬合关系产生影响。制作𬌗垫用以治疗颞下颌关系紊乱，或是在可摘局部义齿上用部分殆垫覆盖真牙以升高垂直高度时，常以牙尖嵌合位上殆架，再通过殆架的张开取得制作殆垫或修复体的空间。

正中关系记录是一切颌位关系和运动轨迹特征记录的基本点。临床医生常用双手操作法和各种前牙去程序化装置等，来确定下颌正中关系位（髁突的最上、最前位）。对于缺失牙过多，甚至无牙颌的患者，确定下颌正中关系的常用方法有哥特式弓描记法和殆托咬合法。

非正中颌位关系记录包括利用克里斯坦森（Christensen）现象记录前伸和侧方髁道斜度以及治疗性的颌位（如关节盘可复性前移位时的弹响消失位），以便在殆架上制作咬合板或修复体，建立治疗性的尖窝嵌合接触关系。

（李晓箐）

jǔjué xiàolǜ jiǎncè
咀嚼效率检测 （masticatory efficiency test）

咀嚼效率是指咀嚼运动在一定时间内，对定量食物嚼细的程度。是咀嚼作用的实际效果，用来反映个体咀嚼能力，是客观定量地评价咀嚼功能状况的一个重要生理指标，实际上是咀嚼过程中各种因素作用的综合体现。咀嚼效率的高低不仅代表咀嚼功能的大小，可用以评估口腔、颌面部某些疾病对口腔功能的影响程度，而且可用来评定许多口腔治疗的效果。咀嚼效率检测常用称重法和比色法。

称重法 经典的测定咀嚼效率技术是筛分称重法，此法是将一定重量的物品让受测者咀嚼一定时间后吐出在一定目数的筛子里，流水冲洗。小于筛孔的食物颗粒被冲走，收集剩下大于筛孔的食物颗粒烘干称重，重量越轻表明咀嚼效率越高。计算咀嚼效

率数值的公式为：

$$咀嚼效率 = \frac{试物总量 - 试物余量}{试物总量} \times 100\%$$

咀嚼的试物应采用吸水量小、有一定的硬度的食物或可咀嚼的无毒副作用的物品，如明胶。常用的试物有烤到微脱水的花生米或杏仁。

吸光度测定法 以咀嚼花生米为例，将咀嚼后的食物尽数吐入烧杯，然后用清水稀释到一定容积，充分搅匀、静置，取烧杯中液体的上 1/3 悬液，置于分光光度计测试器皿中测试。其原理是分光光度计光源射出的一定波长的单色光，在穿过被测样品照射到光电管上时，其照射光的能量将发生变化，发生变化的程度与所照射液体的浑浊程度（浓度）相关，这样通过比较穿过被测试物前后的光的能量变化，即吸光度数值，即可推算出悬浊液的浓度信息。咀嚼能力越强，食物被嚼细的程度越大，悬浊液的浓度越高，吸光度值越大，由此评价咀嚼能力的强弱。

影响咀嚼效率的因素 ①缺牙与修复：前牙缺失对咀嚼效率的影响小于后牙缺失。戴用活动义齿的咀嚼效率低于戴用固定义齿者。一般情况，戴义齿的患者需要一定时间适应用义齿咀嚼。②牙的功能性接触面积：在咀嚼系统功能正常的情况下，上、下颌牙的功能性接触面特征可以代表咀嚼食物的潜在能力。咬合面解剖的完整性（尖、凹、沟、嵴等）被破坏、牙体缺损、牙缺失等均可减少接触面积，导致咀嚼效率降低。牙的大小、形状、数目、排列等不正常，咬合关系异常，也可导致咀嚼效率降低。咀

嚼效率随着牙缺失而降低，一般使用全口义齿的个体咀嚼效率较低。当咬合接触面积降低时，患者并不是通过增加咀嚼时间来补偿，而经常是吞咽较大块的食物。③牙周组织：牙周组织受损可导致其耐受力下降，从而使咀嚼效率降低。④颞下颌关节功能紊乱：由于该病影响了咀嚼运动，导致咀嚼功能不能充分发挥，使咀嚼效率降低。⑤口腔内软组织缺损、炎症、外伤后遗症可影响咀嚼效率。⑥全身健康状态：全身性疾患或老年体弱者，可引起肌肉的退行性改变，从而影响咀嚼效率。⑦其他因素：过度疲劳、精神紧张和不良咀嚼习惯等，也可影响咀嚼效率。

（韩 科）

yǎohélìjì
咬合力计 （occlusal force-meter）

用以测定咬合力大小的仪器。又称殆力计。现代殆力计多为应变电阻式，根据受咬部位咬合力传感器机械变形导致应变电阻值变化的原理而设计。应变电阻式殆力计由力传感器、放大器和显示器或微型打印机组成。悬臂梁式殆力计传感器设计有左右两个支撑脚（悬臂）和中间一个咬头（传感器感应部位），测试时将两个支撑脚支在对颌牙上，咬头对应于将要测试的牙，咬合时，与咬头相接触的牙的咬合力信息被传感器接收，进而转换为电信号，经放大器放大后进行后续信号处理、输出。测试时多进行最大咬合力检测，所以常嘱受试者用最大力咬合。可以对全口牙依次测试，也可以用某些牙作为代表牙进行测试，常用的代表牙是第一磨牙。临床上常用来测试、比较目标牙治疗前、后的咬合力水平。咬合力水平高在一定程度

上代表了此牙功能状况较好，牙周健康程度较高。

（王美青）

kētū yùndòng guǐjì miáojìyí

髁突运动轨迹描记仪（condyle process kinesiograph）

用于研究髁突（髁点）运动轨迹的设备。又称运动面弓（kinematic face bow）。

原理 髁突铰链轴是一条假想的穿过两侧髁突的横向轴线，是在做铰链张口运动时下颌骨的转动中心，常被作为髁突的运动轨迹观测点。将面弓固定于下颌使其与下颌同步运动时，面弓上代表下颌铰链轴位置的描记针也随下颌运动，从而将髁突的运动轨迹描画在固定于外耳孔前方的描记板上。通过所描记运动轨迹分析前后、上下、左右3个维度上的特征（图），可以推测出髁突三维运动的情况。

电子式髁突运动轨迹描记是通过髁突运动轨迹描记装置将髁突运动转变成相关电信号，此电信号传递给信号转换器，信号转换器将电信号转换成电脑的数字信号，传入电脑，通过专门的髁突运动轨迹分析软件，可以对相应信号进行分析、判断、比较，并给出相应的分析结果。

结构 电子式髁突运功轨迹描记仪由动态面弓和𬌗架、下颌运动描计装置、信号转换器、电脑、髁突运动轨迹分析软件、打印机等部分组成。

操作 不同厂家以及不同型号的髁突运动轨迹描记仪操作内容各有差异，通常需要按照说明书具体要领进行操作。电子式髁突运动轨迹描记关键环节包括个性的𬌗叉制作和固定、安装上颌头戴面弓部分、安装下颌面弓部分、定位运动铰链轴、记录下颌各项边缘运功、运动面弓的数据转移、在设置好的𬌗架上模拟患者口内运动等。

应用 髁突运动轨迹描记仪可比较精确地记录下颌在做各种运功时，髁突的运动轨迹，并对此进行分析。此描记及分析技术可用于记录髁突的运动特征，为𬌗架分析提供髁突的运动信息，有利于修复体与颞下颌关节间的协调；也可以用来判断髁突运动是否正常，而颞下颌关节功能的正常与否是能否进行许多口腔临床治疗的前提，因此它对于口腔临床、科研和教学都有意义。

注意事项 髁突外侧覆盖着一层软组织，无法直接地观测其运动，也不能把标志物直接固定到髁突上，因此描针画出的髁道记录有一定的误差。颞下颌关节的软组织有可让性，测量时用力的大小、运动幅度的大小，都会影响测试结果。另外，机械式髁突运动轨迹描记仪操作技术比较复杂，测量结果易受到使用者熟练程度的影响，并且复杂的机械式运动面弓会对咀嚼系统形成负担和干扰，降低了轨迹记录的准确度。

（李晓箐）

héjià

𬌗架（articulator）

模拟人体咀嚼器官的结构和功能的机械装置。根据结构不同，𬌗架可分为以下几类：

简单𬌗架 只能满足重现正中关系位的单项要求。简单𬌗架又分为单向运动式与多向运动式两种。

单向运动式𬌗架 由上、下颌体架环和一个铰链转动轴组成，能模拟下颌的开闭运动。

多向运动式𬌗架 又称平均值𬌗架。是按正常人群的平均值设置固定的髁道和切道斜度，可在一定程度模拟下颌前伸和侧方运动。

半可调𬌗架 可以按照个体参数设置前伸、侧方髁道斜度和切道斜度；配有面弓，能将实际测量中得到的或按经验平均值定位的患者铰链轴位置转移到𬌗架上，从而使牙列模型在𬌗架上的开闭弧与患者的铰链开闭口弧相吻合。

全可调𬌗架 髁间距可调，以模拟个体的颅颌宽度特征；其双侧髁道结构可相互独立地进行调整，以表现个体工作侧髁突运动的特征；并且具备形成曲线髁道的可能性，以准确模拟机体的髁道特征。当使用配套的运动面

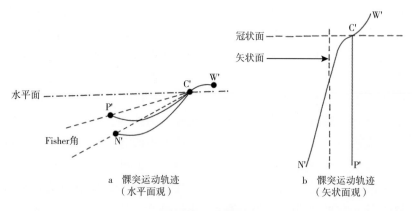

a 髁突运动轨迹（水平面观）　　b 髁突运动轨迹（矢状面观）

图 髁突运动轨迹

注：CP'. 前伸髁道；CN'. 非工作侧髁道；CW'. 工作侧髁道

弓记录患者的下颌三维运动特征并转移到𬩽架上时，全可调𬩽架可以较准确地模拟上、下颌的各种位置和相对运动关系。有些全可调𬩽架，增加了侧移角的设置，而双侧髁突间距则设计为固定不可调。

（李晓箐）

T-scan yǎohé fēnxī xìtǒng

T-scan 咬合分析系统 （T-scan occlusal analysis system）

专用于记录和分析咬合接触特征的电子设备。可以动态记录咬合接触过程。与颌骨肌肌电信号同步记录，可以对咬合接触过程中咀嚼肌时域、频域变化进行相关分析。

结构 包括传感器薄膜、控制器连接柄、电缆、计算机和相应分析软件。

原理 将马蹄形的传感器薄膜置于牙列咬合面上咬合时，传感器感应区内纵横交错排列的具有一定导电特性的物质，因咬合接触压力作用的不同将产生不同强度的电流。此电流信号经控制器传入计算机，通过特制的软件加以分析，将不同咬合接触时的电流信号换算成咬合接触部位、范围、强度、时间顺序等参数。

操作 检查时首先向受试者详细讲解所需做的咬合动作，待受试者明白动作要领后，请受试者端坐、放松，双脚平放在地板上，双眼平视前方，使其眶耳平面与地平面平行。选择合适大小的传感器膜片置入口内，贴近上颌牙列𬩽面，按照仪器操作说明确定咬合敏感度，然后让受试者做所需要检测的咬合动作。

应用 通过对动态记录的咬合接触部位、时间顺序、接触强度等信息进行分析，研究咬合动静态变化规律，为咬合治疗提供相关信息。

注意事项 检测时应注意防止受试者唾液倒流入测试手柄中。一般情况下传感膜片不宜多次使用，因为膜片经咬合后出现皱褶，影响下一次检测的精度。

（王美青 张渊）

hégǔjī jīdiànyí

颌骨肌肌电仪 （jaw muscles electromyograph，EMG）

肌电仪是根据神经、骨骼肌电生理活动原理，通过记录肌电信号以评价肌功能活动状态，或根据临床具体情况间接推测神经或神经-肌接头功能状态的电生理学检测设备。

结构 主要包括电极、生物电信号转换器、放大设备以及数据分析软件等。其中电极主要分为表面电极和针电极两大类。在口腔医学领域表面电极应用较为广泛，主要用于评价咬肌、颞肌、及颌骨下肌等口颌面部肌肉的功能活动情况。

原理 肌肉兴奋时的生物电活动，通过黏附于皮肤表面的电极或插入肌束中的针电极接收，再经转换器将电信号放大并转为数字信号，通过计算机软件计算、显示出相应的参数值。

操作 采用表面电极检测时需要先用95%酒精给相应皮肤部位脱脂，电极应置于肌收缩时肌肉隆起最明显处，并与被检肌的走行方向一致。参考电极一般贴于脱脂后的颈后第7颈椎表面的皮肤上。记录时金属电极面上应放适量导电胶，以利于记录部位的皮肤密切接触，减少阻抗。翼外肌和翼内肌因部位较深，须以针电极检测。采用针电极检测时通常不需要麻醉，但需采用碘伏、75%酒精对局部皮肤消毒，将消毒好的针电极刺入受检肌的肌腹，做相应肌收缩活动时常可见针电极外露部分的相应摆动。

应用 常用于功能评价，包括对颞下颌关节紊乱病及口颌面痛患者肌功能的检查与评价，以及咬合等口腔治疗后口颌功能恢复评价。也可用于间接推测神经或神经-肌接头功能状态。由于颈部肌与咀嚼肌关系密切，因此口腔医学研究中也常以表面电极记录不同咬合状态下胸锁乳突肌、斜方肌等颈部肌的肌电图。

注意事项 采用表面电极检测时应保证电极贴服、粘贴良好，没有脱落。测试过程中应避免触碰受试肌肉或牵拉电极导线，防止造成肌电噪声。采用针电极检测时应注意避开重要的神经、血管，以免损伤。检测完毕拔出针电极后注意压迫止血。

（王美青 张渊）

nièxiàhéguānjié zhèndòng jiǎncèyí

颞下颌关节振动检测仪 （temporomandibular joint vibrator）

为对颞下颌关节振动的非侵入式记录装置。

结构 主要包括探测耳塞、信号转换器、软件分析系统等。

原理 利用探测耳塞紧贴颞下颌关节区域皮肤，检测髁突在运动过程中撞击关节盘、关节窝而产生的振动压力，此振动信号经仪器采集转变为电信号，并将信号传递给信号转换器，再将电信号转为数字信号传递给计算机，分析软件可显示出关节运动中振动的幅度、频率、时程及其与下颌所处位置的关系等信息。关节盘、关节窝以及髁突本身的病变，关节盘的移位，关节内各结构运动是否协调等，都可能与关节振动有关，尤其是在颞下颌关节弹响时，关节振动信息会有所变化，所以关节振动仪可以对关节内损伤、功能紊乱以及退化状况进行辅助诊断和分析，并可用于预后评判。

操作 请受试者端坐于靠椅，双脚平放在地板上，双眼平视前方。正面观受试者瞳孔连线与地面平行，侧面观眶耳平面与地平面平行。首先测量受试者最大开口度及张闭口下颌偏斜程度，输入测试软件，自动生成对应参数张闭口运动的动画人像。向受试者详细讲解所需做张闭口运动的过程，如张口时，从牙尖交错位始做最大幅度的张口运动，闭口回到牙尖交错位时需发出叩齿音，以标记闭口时间点。将关节振动仪探测耳塞置于两侧关节表面皮肤区域，嘱受试者注视显示屏幕，使其熟悉动画人像的张、闭口节奏，并练习张、闭口与屏幕动画人像节奏保持一致。

应用 通过对运动中的关节振动幅度、频率、时程等信息的分析，来辅助诊断关节功能以及功能障碍状况，可用于预后分析及疗效评价。

注意事项 拾音器应与皮肤尽可能紧密地接触，注意运动时拾音器与皮肤之间的噪声控制。对所检测的弹响时程和弹响性质的分析应结合临床相应检查结果综合判断。

(王美青 张 渊)

xiàhé yùndòng guǐjì miáojìyí

下颌运动轨迹描记仪 （mandibular kinesiograph，MKG）

用于描记下颌运动轨迹的设备。20世纪70年代出现，描计点一般为下颌切牙的唇面，可从冠状面、矢状面和水平面3个维度描记下颌运动轨迹。现有磁钢式、光电传感式和超声波式的下颌运动轨迹描计仪。

结构 MKG主要由3部分组成。①描记点：粘贴于下颌中切牙唇侧，用于提供稳定的磁、光或超声源。②传感器：固定在头面部，传感器的位置需要保证在整个下颌运动过程中的描记点都处于感应范围内。③信号分析和显示部分：当下颌运动时，描记点作为信号源，随下颌运动，产生磁、光或超声场扰动变化，经传感器将其变化信号转化为弱电信号，通过信号分析软件的处理，以图形形式显示在屏幕上，即下颌运动轨迹，并提供下颌运动时切点部位运动幅度、方向、速度等信息。可用于评定边缘运动、咀嚼运动、张闭口运动等运动幅度、方向、速率等特征。

原理 利用固定在下颌（通常是下切牙）的信号源（磁、光、超声等）在固定于头颅的相应信号场下做运动时，磁、光或超声等信号的三维变化活动被相应信号场传感器拾取、转换，产生微电流信号，通过对此微电流信号的分析、重建，可再现下颌运动轨迹，提供下颌运动方向、幅度和速度等信息。

操作 记录时受试者端坐于靠椅，保持背部直立放松状态，双眼平视前方，正面观受试者瞳孔连线与地面平行，侧面观眶耳平面与地面平行，擦干下前牙唇面及下方牙龈黏膜，将磁块黏附于下前牙唇侧及牙龈黏膜处，并确保下颌运动过程中磁块在记录仪的磁场范围内，然后嘱受试者执行目的下颌运动。①最大最快速张闭口运动：从牙尖交错位始以最快的速度张至最大张口位，然后再闭合至牙尖交错位。②前伸、后退及左右侧𬌗运动：从牙尖交错位始前伸到最大前伸咬合位、最大后退接触位或最大侧向咬合位。③咀嚼运动：以咀嚼口香糖为例，先将口香糖放到舌部中间，从牙尖交错位始，以最大的咀嚼运动幅度分别用左侧或用右侧牙咀嚼口香糖，咀嚼时应保证上、下牙充分接触，通常每侧需要记录5个咀嚼环。

应用 通过记录和分析所检测下颌运动的幅度、方向、速率等特征，评价下颌运动功能，可用于评价口颌系统功能和功能紊乱状况。

注意事项 记录前应注意检查受试者的覆𬌗、覆盖关系，以防止因前牙覆𬌗过大而闭口咬合时将磁钢咬掉。

(王美青 张 渊)

jī jiānkòngyí

肌监控仪 （myo-monitor）

以所产生的超低频电脉冲来治疗口颌系统肌功能紊乱的仪器。

结构 主要包括主机、连接线和电极3部分。

原理 以规则的脉冲信号，使由第Ⅴ及第Ⅶ脑神经的运动神经分支支配的肌肉随着刺激频率同步收缩、同步舒张，从而打破因咀嚼肌不规则收缩而导致肌紧张的恶性循环，恢复肌肉规则的收缩节律，达到解痉镇痛的目的。

操作 将需治疗肌肉对应的部位（常用耳前三叉神经根处）以95%酒精脱脂，凉干后贴表面电极片，参考电极贴于颈后第7颈椎体表投影处，打开主机开关，调整双侧电刺激大小及平衡，使得下颌向上做小范围振动（1mm左右）且无牙接触发生，双侧治疗肌肉区感觉一致无疼痛。常见的J3肌监控仪脉冲宽度为500ms，电流0~25mA连续可调。

应用 在临床上常用于治疗口颌系统肌功能紊乱引起的局部疼痛、张口受限以及磨牙症引起的肌肉紧张，也可用于咬合检查及确定颌位关系（通过松弛咀嚼肌来消除其影响），如无牙颌患者以及咬合重建患者的检查前预处理等。最新肌监控仪治疗范围可扩展到颈部和上肩部的肌肉。

（王美青 张 渊）

kǒuhémiàn-jǐngbù gōngnéng wěnluàn

口颌面颈部功能紊乱 （orofacial-cervical dysfunction）

由于咬合异常影响咀嚼运动以及头、颈、肩、背运动功能的疾病。颞下颌关节紊乱病、磨牙症和颈椎功能紊乱病是口颌面颈部功能紊乱的主要病症。常见的症状是疼痛和运动功能障碍。其重要原因之一是咬合异常，其解剖生理学基础之一是在脑干内，三叉神经系统和颈神经系统的神经核团之间有着密切的交互联系，咬合接触的信息通过牙周力感受器、三叉神经传入中枢，在脑干内通过一系列神经核团之间的信号转换，反射性调整颌面颈部肌的收缩，影响相应肌肉所关联的下颌、头、颈姿势及其运动。如果异常咬合接触持续存在，则可通过这些神经反射机制不断引起相应肌肉的异常收缩，进而产生疲劳、疼痛和功能障碍的症状。发育期持续的肌肉异常收缩，可影响相应骨骼的发育，严重时可导致外形变化；成年后持续的肌异常收缩，可引起相应骨的异常改建，严重时可出现退行性变。

（王美青）

nièxiàhéguānjié wěnluànbìng

颞下颌关节紊乱病 （temporomandibular joint disorders，TMD）

以颞下颌关节弹响、颌面部疼痛、下颌运动障碍为主要临床表现的非骨折、非感染、非肿瘤性的疾病。为口腔颌面部的第4大常见病。

病因 关于此症的病因，观点不一，主要有以下几类：①咬合异常：异常咬合作为异常生物力刺激，通过牙周-神经-肌的反馈作用，导致颌面部肌异常收缩，颞下颌关节受力异常，超出机体耐受能力时便出现相应的症状。②心理因素：由于性格、心理方面的原因，导致部分患者在某种环境下产生焦虑、烦躁的情绪，颌骨肌异常收缩，进而出现颌面部疼痛的症状，称为颌面肌疼痛功能紊乱病。③微小创伤刺激：一些微小创伤可能导致颞下颌关节受损。如乘车时急刹车过程中的头颈晃动、运动中头颈部不慎被碰撞等，由于这种损伤较小，不易被检出，但时间久后容易积累致颞下颌关节的退行性改变而表现出相应症状。④磨牙症：患有磨牙症（以夜磨牙多见）者强大的升颌肌收缩力导致颞下颌关节负荷过大而引起相应症状。⑤先天发育异常：一些患者颞下颌关节的发育有缺陷，从而易感颞下颌关节紊乱病。但是尚没有哪种病因学理论被广泛接受，有学者提倡综合因素致病学说，认为单个因素通常不足以导致颞下颌关节紊乱病，而当多个病因因素同时存在时，更容易诱发此症。

发病机制 关于此症的发病机制尚没有一致的观点，仍是对症状的一些解释，其中影响最为广泛的是关于弹响和张口受限的假说——关节盘移位学说，由于发生在关节腔内，故又称为关节内紊乱，其主要内容：关节盘由于某种原因出现了前移位（或其他方向的移位），妨碍了开口过程中髁突向前的运动，髁突与位于其前方的关节盘相碰撞，产生杂音即临床所见的关节弹响。如果髁突能越过关节盘的阻挡（出现开口弹响），则髁突能够继续向前下运动，张口可以不受限，这种在开口运动中能够恢复正常盘突位置关系的关节盘移位称为可复性盘前移位；若髁突不能越过关节盘的阻挡（不出现开口弹响），则髁突的运动受阻，表现为张口受限，这种在开口运动中盘突关系仍不能恢复正常的关节盘移位称为不可复性盘前移位；在日常开口运动中髁突反复冲击前移位的关节盘可导致关节盘被推向更前方的位置，关节盘后方的双板区被拉到髁突顶部，承受闭口时髁突的冲击力，久之易破损，即为关节盘穿孔（图1）。

关节盘穿孔后髁突与关节窝的骨性关节面直接接触，进而易被磨损，出现相应的骨质变化，若软骨剥脱或因其他原因，可形成小的游离软骨，称关节鼠。关节鼠可单个出现，也可数十个甚至更多，积于关节腔内，称为滑膜软骨瘤病。关节腔内关节鼠的出现，会造成关节运动不光滑，出现关节运动时的杂音、疼痛，并加剧关节面的病损。关节盘穿孔和骨质增生、磨损以及滑膜软骨瘤病等均属于关节的器质性改变。造成关节盘前移位的始动因素并无一致的看法，有人认为是肌肉收缩不协调，也有人认为是外伤。肌肉收缩不协调被认为是早期疼痛的主要原因之一。

分类与分型 由于对此症的病因认识尚不清楚，其分类、诊断与治疗的针对性尚存在较大不确定性，现仍然是以临床表现作为诊断、分类和治疗的主要依据。其中影响较为广泛的是以下分类，因与上述病理机制的分期有类似之处，也称为分期。①肌功能紊乱：此类别患者以疼痛为主要临床表现，可伴有轻度弹响以及一过性张口受限，关节盘若有移位也较轻，没有明显的关节器质性改变。②关节内紊乱：如上所述，

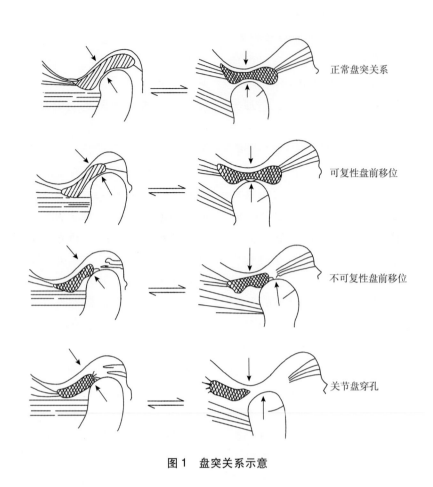

图1 盘突关系示意

图中标注（自上而下）：正常盘突关系、可复性盘前移位、不可复性盘前移位、关节盘穿孔

主要为关节盘与髁突的位置关系不正常，导致髁突运动过程中出现关节杂音，其中最常见的即为可复性和不可复性盘前移位，不可复性盘前移位伴有张口受限，而可复性关节盘移位者张口基本不受限。此类患者可伴有或不伴有颌面部疼痛。③关节器质性病变：主要包括关节盘穿孔和髁突、关节窝或关节结节的骨质增生、磨损、囊性变等改变。④其他：有些患者可有关节囊松弛，表现为习惯性关节脱臼等；也有些患者呈咀嚼肌痉挛，常见为咬肌痉挛，痉挛发生时肉眼可观察到肌肉抖动样收缩，伴有明显的局部疼痛和张口受限。通常痉挛可持续数十秒到数分钟不等。

临床表现 主要症状是颞下颌关节弹响、颌面部疼痛和下颌运动障碍，可以伴有耳鸣、咽部不适、头痛、肩颈部疼痛等症状，颞下颌关节可出现绞锁，可有张口偏斜或摆动，可有前伸或侧向运动障碍。①弹响：是下颌运动过程中关节运动不光滑、出现异常声音的统称，主要有咔哒音、摩擦音、撕裂音或爆破音等。咔哒音可以是单音或复合音，清脆的单音可以时程很短、声音很大，甚至旁人可以清晰听见；摩擦音或撕裂音则多为连续的杂音。弹响可出现在张口、闭口、侧向运动或前伸运动过程中。多数情况下不需要用听诊器听诊弹响，而是通过触诊"感受"弹响时关节的动度而做出诊断。②颌面部疼痛：以钝痛为主，以视觉模拟评分法评价的疼痛程度多为中度，咬合痛和运动痛较常见，但静止痛并非罕见；压痛部位可以是咬肌、颞肌、髁突外侧或后方（触

压外耳道前壁）、乳突附近（胸锁乳突肌乳突头）、下颌升支后方等。检查运动痛时可嘱患者做目标下颌运动，如前伸运动、侧向运动、张闭口运动、咬合运动等，询问各运动过程中疼痛发生的情况，如部位、程度等；静止痛需要询问疼痛发生的时间，如饭前、饭后、睡眠时、早上醒来时或整个白天等。③下颌运动障碍：也称张口度。主要表现为张口受限，正常成人最大张口时上、下切牙切缘之间的距离，在40mm以上；而颞下颌关节紊乱病患者张口受限时多小于35mm，有的仅有20mm左右。张口偏斜情况反映了双侧髁突运动是否对称，因此受到广泛关注。一般不可复性盘前移位和疼痛时，张口多偏向患侧；前伸运动和侧向运动的距离，正常成人差异较大，但多在8～12mm范围内，临床上常需要结合患者自己的感受以及双侧对称情况进行综合判断。④关节绞锁：可分为张口绞锁和闭口绞锁。张口绞锁主要表现为张口过程受到阻碍，被迫停下来稍加调整才能继续完成张口动作；同样闭口绞锁是闭口过程中受到阻碍、被迫停下来调整下颌后才能继续完成闭口动作。绞锁发生时可伴有疼痛。绞锁与关节脱臼的区别在于，绞锁发生时，患者可以通过自行调整下颌而完成张口或闭口过程，无需医生帮助，而且反复发作后患者对如何避免绞锁发生有其独特的经验，从而能够有效控制绞锁发生的时间、频次。⑤其他症状：颞下颌关节紊乱病的耳鸣多呈持续性，耳科检测未见明显异常；头痛呈放射性，可涉及颞部、顶部、枕部、颈部以及额部、眼眶周围等，可以是单侧，也可以是双侧；肩颈部疼痛也非罕见，

疼痛类似落枕时的症状，可涉及颈后部、肩部、臂部，有时疼痛可致抬臂困难，但骨科检查并未见明显异常。

诊断 主要依据临床表现做出诊断，但是结合影像学检查，可以对疾病的分类、分期做出明确诊断，并与肿瘤等疾病进行鉴别诊断。颞下颌关节的影像检查方法主要有CT、MRI，过去曾用经颅侧位片、关节造影等影像检查方法。

鉴别诊断 ①肿瘤：这是最常见的需要鉴别诊断的疾病，多见于颅内或鼻咽部的肿瘤。因部位隐匿，常以张口受限或轻度下颌运动痛为主诉前来就诊，有些病程较长者可能会伴有低热。但多数情况需要结合颌面部影像检查方可确诊。②类风湿关节炎：多伴有其他关节的类风湿病变，可有血沉、类风湿因子等检查项目的阳性结果。③痛风性关节炎：痛风多累及小关节，颞下颌关节也可能受累，但通常伴有其他小关节的症状，如趾关节，并有明显的红、肿、热、痛的表现，通过询问病史多可鉴别。④轻度破伤风：有些不典型的破伤风，仅表现为张口受限，局部压痛不明显，没有弹响，张口时有不典型的苦笑面容，有明确的皮肤破损外伤史，应很容易鉴别。⑤第三磨牙冠周炎：有时第三磨牙冠周炎伴有明显的张口受限，疼痛呈弥散性，放散到颌面部，张口受限比较明显，常常仅能张数毫米，因此通过详细询问病史，仔细检查口腔内情况，应当很容易鉴别。⑥局部解剖变异：如茎突过长，可能会有大开口时下颌升支后方区域乃至髁突颈部区域的疼痛。通过影像检查可以明确茎突过长的诊断。

治疗 对因治疗主要是针对咬合病因进行的，如拔除伸长的第三磨牙、矫正个别牙反𬌗或锁𬌗、修复缺牙等。对于明显的咬合干扰、𬌗曲线不调以及不均匀磨耗形成的高尖陡壁等，可通过调𬌗改善咬合接触；对于重度磨耗造成的咬合过低、咬合接触较差等，应考虑予以咬合重建。对于病因并不十分明确者，或暂时不做咬合治疗者，可以考虑对症治疗。如采用激光治疗，以缓解局部疼痛；采用肌监控仪治疗，以缓解肌紧张；采用局部封闭治疗，以缓解局部疼痛，可采用2%利多卡因或1%~2%的普鲁卡因，加维生素B_{12}进行痛点注射；对于有明显创伤因素者，可加激素（如地塞米松）；对于有张口受限者，可嘱其做张口功能锻炼，即分别用示指和拇指抵住下前牙和上前牙，用力撑开上、下牙列（图2）；对于关节腔内有少量积液或轻度粘连者，可采用关节腔灌洗方法进行清理；对于有明确心理问题的患者，可考虑请心理医师进行相应的心理诊断与治疗；对于关节腔内一些良性增生病变，如滑膜软骨瘤病，可考虑采取关

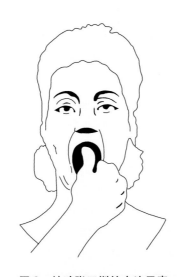

图2 被动张口训练方法示意

节镜手术等关节外科手术方法进行治疗。

（王美青）

móyázhèng
磨牙症（bruxism） 除了进行咀嚼运动之外的不自主的、节律性的、间歇性的非功能性磨牙或紧咬牙的白天或夜间的功能紊乱运动的症状。常有牙的异常性磨耗，可能会导致𬌗创伤。夜间睡眠时出现者可称为夜磨牙，白天出现者可称为日磨牙。不同文献中磨牙症的定义并不一致，上述定义源自《口腔修复学专业术语词典》，为许多口腔科医生采用，但其存在着一些不足之处，如未区分睡眠-觉醒状态。第二版睡眠障碍国际分类将夜磨牙症列入睡眠相关的运动障碍分类中，其定义为睡眠时以磨牙或紧咬牙为特点的口腔功能紊乱，常伴有过度（激烈）的睡眠觉醒活动。此定义常被睡眠医学临床医师应用于试验研究中，如多导睡眠监测（便携的或是只能在睡眠实验室中进行的，包括音频、视频信号）等。因定义存在差异，分类与诊断方法不一，关于磨牙症患病率的报道差异很大，从6%至91%不等。

病因 关于磨牙症的致病因素研究的重点多在外周性因素，即解剖和𬌗等形态学因素；另外精神紧张、抑郁、焦虑及某些人格特质等社会心理因素，酗酒、大量吸烟、使用某种药物或毒品、患有某种疾病等因素以及遗传因素等均被提出可能与磨牙症有关。

危害 主要危害是牙体硬组织的磨损，它与牙的生理性磨耗不同，是牙体硬组织过度的、非均衡的丢失。其结果一方面可能导致出现与年龄不相符的牙体硬组织减少、牙本质过敏、咬合减低、形成高尖陡壁等不良咬合形

态；另一方面可能因咀嚼肌的过度收缩而出现咀嚼肌肥厚、颌骨过度发育，呈现国字脸等容貌，并可能因咀嚼肌过度收缩产生疲劳，还可能因牙磨损不均衡产生咬合干扰，最终诱发颞下颌关节紊乱病、牙周病等其他疾病；有些夜磨牙患者磨牙声音极大，影响同寝室人员休息。

诊断 诊断磨牙症有很多方法，如问卷调查、主诉、临床检查、功能检测以及使用其他辅助工具进行检查等。问卷调查可以用来收集磨牙症可能的病因及可能导致的症状等信息。临床检查则包括观察颌骨肌是否肥厚，口腔黏膜是否有角化过度（如颊黏膜上的白线和舌、唇部的牙印痕），牙是否有异常磨损、折裂等，颌面部是否有酸困不适的感觉。另外，肌电或多导睡眠监测仪可用以辅助诊断磨牙症，多导睡眠监测可以记录患者睡眠时每小时磨牙症发作的次数，而肌电图可提供每小时下颌肌活动次数。

治疗 儿童时期的磨牙症，多由家长发现而带来就诊，成人后多由同寝室人员告知，或出现了某种症状时才来就诊。尚缺乏安全有效的、针对性较强的治疗磨牙症的方法。因此多提倡心理治疗结合稳定型咬合板治疗，偶尔可以配合使用药物治疗。由于咬合与磨牙症的关系尚存在较大争议，是否可以通过治疗咬合达到治疗磨牙症的目的，仍在研究中。

(王美青)

jǐngzhuī gōngnéng wěnluànbìng

颈椎功能紊乱病（cervical spine disorder，CSD）

主要包括颈椎周围软组织疼痛、颈部活动受限或亢进及头颈肩姿势异常等的综合征。颈椎功能紊乱的概念最早可追溯到1843年关于颈椎功能紊乱与面部疼痛的相关性研究，之后颈痛与颅面痛的相互关系逐渐被重视。

病因 可能的病因如下。

颈椎结构或功能异常 包括颈椎的骨性结构、椎间盘及韧带等组织。颈椎病是因颈椎间盘退变及继发性改变刺激或压迫邻近组织并引起各种症状和体征的疾病。颈椎功能紊乱是颈椎病的前期表现。

颈项部肌组织功能异常 颈椎周围肌群紧张、痉挛，影响头颈位置，出现疼痛及运动障碍。

颞下颌关节、牙及咀嚼肌群异常 颈椎功能紊乱病与口腔功能异常有密切的关系，特别与颞下颌关节紊乱病有较高的相关性。一方面，颞下颌关节紊乱病患者常有颈椎周围软组织疼痛不适的症状。另一方面，颈椎功能紊乱病者常伴有颞下颌关节紊乱病等口颌系统异常。

发病机制 双侧下颌骨下缘、乳突、上项线及枕外隆突的连线与胸骨颈静脉切迹、锁骨、肩峰和第7颈椎棘突的连线区域内，所有肌肉、骨骼、血管和神经等构成的与颈部运动和感觉有关的结构系统称为颈部感觉运动系。研究证明三叉神经系（也称口颌系统）与颈部感觉运动系统在神经生理、神经解剖及生物力学方面有密切关系。这种密切关系为研究颞下颌区及面部疾患累及颈肩区的机制提供了依据。口颌系统异常导致颈椎功能紊乱的可能机制有以下几个方面。

肌肉功能异常 脊柱的稳定靠其韧带、椎间盘等内稳定因素和躯干两侧肌肉等外稳定因素共同维持，双侧肌肉活动的相互平衡与协调，在维持脊椎稳定和躯干形态正常方面具有重要意义。

颈椎运动幅度相对较大，运动较灵活，颈肩部肌纵横交错、深浅重叠，在活动中要始终伸缩有序、相互协调，这是维持颈椎生理弧度的重要保证。咬合异常、偏颌畸形等患者，为维持正常的咀嚼活动，颌面部肌群收缩不平衡，并通过三叉神经-颈反射，影响功能性的颌运动，颈部肌也失去动态或静态的平衡，出现头颈姿势异常。因头部频繁的旋转、点头等活动，位于枕骨、枢椎之间的各组肌群更易出现疲劳、活动不协调。而头颅和颈部的正确姿势对控制全身姿势，保持头颈部活动平衡十分重要。直接联系颈项部和肩胛骨及脊柱的肌群如受波及，则将导致双肩不等高、两侧肩胛骨不对称、颈椎侧凸或生理性弯曲度异常等。躯干上位姿势不平衡向下影响胸、腰段脊柱，使骨盆倾斜，腰部姿势不平衡。一些脊柱旁左右肌群功能不对称造成的肌神经性脊柱侧凸及后凸，可通过牵引下颌而得到改善。研究表明，偏颌畸形患者在做下颌运动及颈肩部运动时，患侧与对侧的咀嚼肌、胸锁乳突肌、斜方肌的肌电、时域、频域参数有明显差异，而且咀嚼运动时患侧斜方肌肌电幅度比张闭口运动时增强，无论用哪侧咀嚼，患侧二腹肌前腹的电位活动强于对侧。胸锁乳突肌是连接头颈与口颌系统的重要肌束，两侧胸锁乳突肌肌张力的平衡也是颈椎在冠状面内姿势恢复正常的重要因素。依据触诊及肌电测试判定的偏颌患者下颌偏向侧的胸锁乳突肌肌张力明显比对侧高，斜方肌肌电活动也较正常颌者高，但对偏颌做矫正治疗后，双侧肌电活动的差异减小。上述研究结果从动力学角度说明，胸锁乳突肌等颈部肌肉对下颌骨位置及头、颈姿势的保持都有重要的作用。咬合异常、偏颌畸形，破坏了咀嚼肌的平衡，也使颈部肌张力平衡失调，这是偏颌畸形患者颈椎曲度、颈椎位置异常的力学原因。部分肌肉肌张力增高，致使肌组织长期处于疲劳状态而出现无菌性炎症、肌痉挛、肌疼痛、颈椎生理性前弯曲异常或出现侧凸等变形以及运动障碍，这使走行于横突孔、枕骨大孔的椎动脉、神经受压，椎动脉供血不足，进而出现一系列相关症状。

身体平衡障碍 颈髓中的前庭脊髓束、网状脊髓束与脊髓前角的运动神经元有突触联系，通过各种反射活动产生对姿势平衡的控制。根据"功能性的颌运动"理论，咀嚼肌功能不平衡可以影响颈部肌肉活动，从而影响躯体姿势。身体平衡功能受损同样也可导致姿势的倾斜。

三叉神经与脊神经相互交叉对功能的影响 有学者认为三叉神经支配区域的疾病能够引起颈椎疾病的发生，而且上颌疾病常影响到第 2 颈椎区域，下颌疾病常影响到第 3 颈椎区域。三叉颈核是联系三叉神经系与颈部感觉运动系统的重要结构，来自咬合异常的伤害性信息可通过三叉颈核影响颈部的肌功能。咬合异常可以刺激牙髓、牙周组织中的伤害感受器和力感受器鲁菲尼（Ruffini）末梢，力感受器对伤害性刺激有反应。异常的咬合力同时兴奋伤害性感受器的 C 纤维和力感受器的 Aδ 及 Aβ 纤维。咬合异常的伤害性刺激可使 P 物质及降钙素基因相关肽能神经末梢形态改变，神经生长因子受体 TrkA、P 物质前体 PPTA 及 CGRP 在三叉神经节及背根神经节小细胞内表达水平升高，P 物质、降钙素基因相关肽在三叉神经脊束核内释放增多，通过增加谷氨酸、N-甲基-D-天冬氨酸受体的活性而使中枢发生敏化。

临床表现 典型表现是颈项部软组织疼痛、颈部活动受限及头颈肩姿势异常。严重时可出现颅面、肩及背部肌肉酸痛甚至肌强直等症状，脊椎侧凸也是常见的颈椎功能紊乱的病症。

伴随椎体间隙变窄和骨质增生出现颈部僵硬、头晕的颈椎功能紊乱患者，常可出现眶上下缘压痛、颧弓区发麻及严重的咬合痛、张口困难、颞下颌关节疼痛和弹响等症状。

实验室和辅助检查 包括如下方面。

X 线检查 临床上常用的针对颈椎功能紊乱的 X 线检查，包括颈椎正、侧位片和头颅定位正位片。

冠状面检测指标 在颈椎正位片或头颅定位正位片上，连接第 3～6 颈椎棘突的颈椎轴线与颅面中线（眉间嵴到前鼻嵴点的连线）的交角（图中红色与蓝色线交角），此角度的大小反映了颈椎在冠状面内偏离中线的程度（图 1）。

矢状面检测指标 标准颈椎侧位片上颈椎生理曲度（简称颈曲）是反映颈椎功能紊乱的重要 X 线征象。各种类型的颈椎形态结构异常在 X 线片上的表现不同，但颈椎曲度异常是其共同特征，它是反映颈椎内外平衡的重要指标，也反映了颈椎椎体与椎旁软组织间的关系及颈椎退变情况。博博尔（Bobor）法及改进 Bobor 法是颈椎曲度测量的经典方法。Bobor 测量法：颈椎侧位片上自第 2 颈椎齿状突顶点到第 7 颈椎椎体后下缘做直线 a，连接各椎体后缘成弧线 c，测量弧线最凸点到 a 线的垂直距离 D，为颈椎前凸度（图 2）。正常成年人此值为 10.21 ± 3.98。颈椎功能紊乱时颈椎 X 线片矢状面可见颈椎生理弯曲度减小、曲度变直，但椎体等尚无明显的骨质增生、破坏等表现。

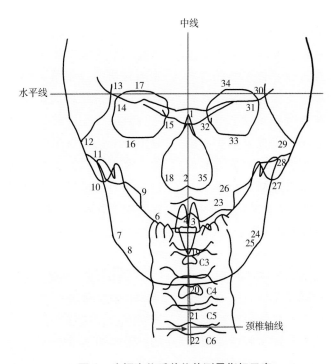

图 1 头颅定位后前位片测量指标示意

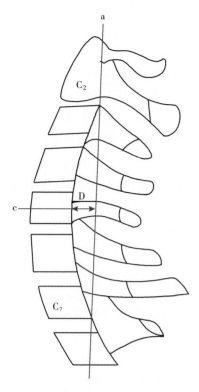

**图2 颈椎曲度测量指标
(Bobor法)示意**

颈椎正常活动范围检查　颈椎正常活动范围可前屈35°~45°、后伸35°~45°、侧屈45°、旋转60°~80°。颈椎前屈后伸运动发生在下段颈椎，侧屈运动发生在中段颈椎。颈椎功能紊乱时，将引起相应运动的障碍。

诊断与鉴别诊断　临床表现为颈项部软组织疼痛、颈部活动受限或亢进及头颈肩姿势异常者可基本诊断为颈椎功能紊乱，颈椎侧位片显示颈椎曲度消失，椎体无骨质增生、破坏等骨关节病表现，即可做出诊断。临床上主要需与有明确病因导致的颈椎病，如外伤、肿瘤等做鉴别。

治疗　因颈椎间盘退变及继发性改变刺激或压迫邻近组织而引起颈椎功能紊乱者，采取颈椎病治疗方法。由口颌系统功能异常引起者，需要调整咬合、缓解咀嚼肌紧张或痉挛、进行颞下颌关节病的相关治疗。

预防　应注意保持正确的颈部姿势，长期伏案工作者应经常做颈部体操，注意养成双侧咀嚼习惯。如果不能进行双侧咀嚼，应及时查找原因，若因一侧牙有龋病等疾病，应尽早进行治疗；对容易诱发颞下颌关节病的咬合问题如内倾型深覆𬌗、反𬌗、早接触等，应进行早期干预。

(董　研)

gōngnéngxìng yǎohé zhìliáo

功能性咬合治疗（treatment of functional occlusion）

以恢复口颌面颈部功能为目的的咬合治疗。由于咬合异常可以导致一系列功能紊乱性疾病，如颞下颌关节紊乱病、颈椎功能紊乱病、磨牙症等，因此临床上常常在明确诊断的前提下，采取相应的方法进行咬合治疗，这些咬合治疗方法包括正畸、修复、调𬌗以及咬合重建等。临床上在尚未检测出明确异常咬合因素的情况下，可以咬合板治疗作为过渡性咬合治疗。有时由于患者自身原因，如严重张口受限等，也常采用咬合板治疗作为暂时性治疗。功能性咬合治疗与常规咬合治疗明显的不同之处，主要在于强调恢复口颌面颈部的功能，兼顾美观。常因患者要求缩短疗程的原因，功能性咬合治疗后咬合美观指标可能不理想，但是如果患者没有进一步的治疗需求，临床上可根据功能性主诉的治愈情况不再对咬合美观问题采取进一步的治疗措施。

(王美青)

yǎohébǎn zhìliáo

咬合板治疗（treatment of occlusal appliance）

用可摘式口腔修复体治疗功能紊乱性疾病的方法。咬合板也称咬合垫或𬌗板、𬌗垫。

咬合板分型　咬合板根据戴用部位的不同可分为上颌咬合板和下颌咬合板两种。采用聚乙烯复合树脂材料制作的上颌咬合板，因固位需要，常需制作卡环、唇弓等装置。由于咀嚼时不佩戴咬合板，因此下颌咬合板通常可通过牙的自然倒凹固位，不需要配置卡环，且其体积较小，更易被患者接受。采用压膜技术制作的咬合板，无论上颌者或下颌者，均可以不加卡环等固位装置。另外，可按照咬合板覆盖牙列的范围，将其分为全牙列接触式咬合板和部分牙列接触式（多为前牙接触式）咬合板；按照材质分为软质咬合板和硬质咬合板。按照治疗目的，咬合板可以分为以下几种类型。

稳定型咬合板　单纯加高咬合，不改变下颌的前后、左右位置关系的全牙列接触式咬合板。见稳定型咬合板。

再定位咬合板　依靠咬合板咬合面上咬合印记的限制作用，将下颌引导到某一个咬合位上（如弹响消失的位置上）的咬合板，最常见的是前导型咬合板，即将下颌引导到前伸咬合位上。这类咬合板一般为全牙列接触式，开始戴用时，当摘下咬合板后，下颌便自动回到原咬合位置上，并且有暂时的咬合不适感觉，经过数分钟至数十分钟的适应，咬合不适感会消失，同时被再定位的颌位关系也消失；而戴用一段时间后，咬合可能会出现既不能达到广泛而紧密的牙尖交错接触状态，又不能准确、可重复地咬在被再定位的位置关系上，而是处于不稳定的咬合接触状态。如果不及时予以正确的后续治疗，如咬合重建，或不采取措施将下颌逐渐引导恢复到正确的咬合位置关系上，则可能出现医源性咬合干扰，加重病情。

前牙接触式咬合板　由于具有咬合接触的部位很少（仅前牙接触），固位能力较弱，因此，无论上颌或下颌咬合板多需要增加卡环、唇弓等固位装置。由于后牙被隔离，减少了上、下牙的接触机会，故多用于夜磨牙症阻断牙接触、磨动的治疗。但使用久后容易出现后牙伸长、下前牙被压低的咬合变化，此时应尽快停戴咬合板，停戴一般多可以恢复原有咬合接触，否则需要行咬合重建。

枢轴式咬合板　辅助治疗用咬合板，用于治疗急性张口受限（病程 1 个月左右）。具体方法：在咬合板的个别牙位上（一般是第一磨牙处）制作一个高出咬合板咬合面约 2mm 的咬合支撑，大小和范围约为 1 个磨牙的殆面面积，此咬合支撑将作为一个支点，使得咬合板其余部分均呈悬空不接触状态，术者以并拢的四指在此支点前方下颌骨（如颏部）上施加一个向上旋转的外力（手法复位力），使下颌颏部以此支点为枢轴向上旋转，带动下颌升支以及髁突向下移动，关节腔垂直方向上的空间增大，形成负压环境，移位的关节盘在负压作用下，借助自身弹性力回到髁突顶部位置，在复位过程中常能听到咔哒声。复位后需要以绷带将下颌固定在此位，同时戴用此枢轴咬合板 3~5 天，以巩固治疗效果。但是这种治疗方法临床应用报道较少。

流体静力咬合板　类似于"水床"，利用咬合板内液体的流动特性，"弥补"上、下牙之间不吻合的咬合接触关系，以期消除殆干扰或早接触的影响。戴入此咬合板正中咬合时，上下前牙之间的厚度一般为 1~2mm。

疗效　咬合板治疗属于保守治疗。用于缓解颞下颌关节紊乱病症状时，对急性期疼痛效果较好，对于慢性期（病程超过 3 个月）的患者，仅戴用咬合板而完全治愈的病例较少；用于磨牙症，主要起隔离上、下牙、防止牙磨损过快的作用，多数情况下并不能治愈磨牙症。

（王美青）

wěndìngxíng yǎohébǎn

稳定型咬合板（stable occlusal appliance）　单纯加高咬合，不改变下颌的前后、左右位置关系的全牙列接触式咬合板。属暂时性治疗体，且咀嚼时不戴用，因此用普通的自凝塑料制作即可（图）。

治疗机制　多认为是与放松升颌肌、降低关节内压、消除殆干扰的影响有关。

适应证　比较广泛，可用于颞下颌关节紊乱病各期患者和磨牙症患者的治疗。张口受限者可能因取模困难而限制了其使用。许多单纯弹响的患者，仅戴用此类咬合板疗效不明显。

制作方法　以下颌稳定型咬合板为例。①模型制备：取下颌模型，稍填倒凹。②咬合板框架制备：在自凝塑料丝状后期、面团前期，制作咬合板雏形。舌侧边缘以满足固位要求为限，唇、颊侧只需盖过切缘或颊尖顶即可。此时咬合面可暂时做成平面式。塑形完成后置温水中待其结固。③试戴：将制备好的咬合板框架戴入口内，就位准确无误后取出，以磨石打磨咬合板的殆面，至其最薄。由于牙列殆面的尖窝形态高低不一，打磨过程中可能出现咬合板面局部破损不连续，这不影响后续操作。④殆面重垫：重新调制少许自凝塑料，在其丝状后期或面团前期，将之铺垫于打磨过的咬合板的殆面上，置温水中 20~30 秒后取出，此时殆面上新垫的自凝材料尚未结固，迅速将之置于口内，嘱患者轻轻咬合于自然闭口位，待基本结固后取出，置于温水中使之完全结固。稳定型咬合板咬合加高的幅度，应在材料强度允许范围内尽可能薄，一般用游标卡尺测量，在第一磨牙最薄处的厚度约 0.5mm。⑤殆面修形：这是关系到咬合板治疗效果的最关键的一步，无论是唇（颊）舌方向，还是近远中方向，咬合印记均应被修整成为凸凹自然过渡的光滑形态，凸起部位应呈缓和状，不应有台阶样或棱样结构出现。应使受试者戴入后感到咬合平稳，久戴取下时，没有咬合不吻合的感觉。⑥抛光。

使用方法　用于颞下颌关节

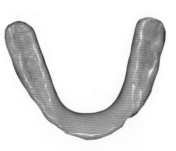
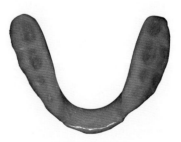

a　合格的咬合面形态　　　　b　未完成的殆面形态

图　稳定型咬合板

紊乱病治疗的咬合板，原则上全天24小时非咀嚼情况下均应戴用。特殊职业的患者（如教师等），根据工作需要白天可适当减少戴用时间，但夜间睡眠时应坚持戴用。用于治疗夜磨牙症的咬合板只需夜间戴用即可。

影响咬合板治疗效果的主要因素 ①医师方面因素：主要是咬合面的修形问题，在咬合板上调磨到上、下牙广泛、密切而稳定的咬合接触状态，没有任何台阶式接触，是取得良好疗效的关键。由于患者病情、配合程度等原因，咬合面重垫一次往往不能到位，需要反复多次，因此需要向患者反复讲解，取得合作，找出真正的稳定位。②患者方面因素：不能坚持戴用或对治疗理解不够，不能及时报告咬合是否到位。

另外，非稳定型咬合板长期戴用后，易出现继发性咬合变化，成为医源性殆干扰，也是影响治疗效果的重要因素。

治疗周期 因为咀嚼时不能戴用咬合板，一般半年内不见效时，即可认为是无效，应停止戴用；如果有效，则也应开始进行下一步治疗，而不是停留在咬合板治疗阶段。

咬合板维护 咬合板的维护方法同其他树脂类治疗体，需要经常用牙刷、牙膏清洗；不戴时应浸泡在凉水中。常见的问题是患者戴用时，尚未就位时就作咬合动作造成咬合板折断；将咬合板放在衣袋内被挤压折断；不戴时未放在凉水中致使干燥、变形；放入热水中致使变形等。

（王美青）

yǎohé chóngjiàn

咬合重建（occlusion reconstruction） 采用修复手段在正确的颌位关系下恢复正常咬合接触的治疗方法。包括确定正常颌位关系和建立正常咬合接触两大部分的内容，确定正常颌位关系是基础，建立正常的咬合接触关系、从而恢复正常咬合功能是目的。笼统地讲，所有改变现有不正常咬合接触关系以恢复功能性正常殆的治疗方法都可以称为咬合重建，因此采用正畸、修复、调殆等技术手段改善现有咬合关系、建立新的功能正常殆的治疗方法都可以纳入咬合重建的范畴。咬合重建所依托的颌位关系指牙尖交错位，牙尖交错位因上、下牙咬合关系的存在而存在，因上、下牙咬合关系的丧失而丧失。全口牙缺失时牙尖交错位丧失，全口义齿修复属于特殊的咬合重建，需要首先确定颌位关系，然后恢复咬合接触关系。经典的咬合重建主要指多数天然牙存在，但牙尖交错位异常或咬合接触关系异常，需要确定新的牙尖交错位进而通过修复技术建立新的、稳定的咬合接触关系。由于天然牙的牙周本体感受器可以感受咬合接触，并通过神经反馈机制调节升颌肌收缩，基牙保留了完整的天然牙本体感受机制，各咬合接触的部位及其强度、面积、分布和出现接触的时间与空间顺序等特征，都会通过天然牙的牙周本体感受器对升颌肌的收缩活动进行反馈调节，修复材料的硬度、耐磨性等特性也会影响咬合时的感觉以及牙周本体感受器对升颌肌的反馈调节作用，因此咬合重建对口腔修复治疗理论、技术乃至修复材料都有更高的要求。

适应证 咬合不稳定是最常见的需要接受咬合重建的临床表现之一，虽然口腔内存留了大部分天然牙，但是其咬合关系不正常和（或）牙尖交错位不稳定。患者不能稳定地咬在上、下牙最广泛、最紧密接触的状态，每当闭口咬合于牙尖交错位附近时，下颌便会发生垂直向抖动或水平向摆动，无法维持牙尖交错位时的咬合接触。牙列重度磨耗也常以咬合重建方法进行治疗，虽然多数重度磨耗者并不伴有牙尖交错位不稳定，而主要是咬合高度降低，但因多采用修复方法恢复咬合高度，治疗中涉及确定颌位关系、建立咬合接触关系的环节，因此也属于咬合重建范畴。但当咬合异常仅影响正常的前伸或侧向咬合运动时，一般不以咬合重建作为首选治疗方案。一些学者基于咬合病因学理论提倡用咬合重建方法治疗颞下颌关节紊乱病。在明确咬合不稳定、重度磨耗等需要咬合重建的咬合因素是引起颞下颌关节紊乱病症状的原因时，可以考虑采用咬合重建，并建议以丙烯酸树脂等质地较软、耐磨性能较差的材料进行修复。

关键步骤 ①牙体预备、取模。②记录和转移颌位关系。③暂时性修复体。④修复体的制作。⑤完成修复（戴牙）及调殆。但是采用以上步骤进行咬合重建治疗后，患者经常会因各种不同程度的不适感而复诊，现医疗技术水平很难达到一次即令患者满意的程度。一些有经验的临床医生通常首先进行暂时性修复（如临时冠）或戴用殆板进行预治疗（即过渡性治疗），待患者确认没有不适后再分区段、分批次完成整个咬合重建的修复治疗。临床上还常见患者戴用暂时性修复体或殆板时功能活动正常，没有不适症状，而每当戴用固定修复体时便感到明显不适。其中原因尚不明了。材料特性以及与其相关的技术加工问题可能是其潜在的部分原因。

（王美青）

tiáohé

调𬌗（occlusion adjustment）

通过磨改牙体外形，其中主要是𬌗面形态，使其与对颌牙的咬合接触乃至与邻牙的相互接触更加符合生理需要的不可逆性治疗方法。又称咬合磨改。许多疾病需要进行调𬌗治疗，如颞下颌关节紊乱病、磨牙症、牙周病、咬合病等，牙体充填术后、正畸治疗及修复治疗后，也常常需要进行适当地调𬌗建立更加吻合的咬合接触关系。因此调𬌗是口腔医学最常采用的治疗内容之一，其目的是消除咬合干扰，建立稳定的咬合接触关系。以下以颞下颌关节紊乱病调𬌗治疗为例介绍调𬌗治疗的基本方法。

调𬌗目标 首先是建立稳定的牙尖交错𬌗接触关系，应使咬合的接触部位主要分布在支持尖的牙尖斜面上，并减缓引导尖在牙尖交错𬌗时的接触；其次是建立前伸、侧向咬合运动的引导接触，并使多牙引导的咬合接触相互协调一致，避免不一致的引导接触；通过分析咬合纸检测或者通过 T-Scan 咬合分析系统等咬合接触检测设备，检测咬合接触异常部位，并给予适当调磨，以使各咬合接触部位的咬合力均匀分布，主要接触部位的咬合力能够沿牙长轴方向传导。因此调𬌗治疗重在确定被调磨的对象，一旦明确了被调磨的对象，便可使用快速手机、金刚砂磨头（建议使用梨形或球形钻）进行磨改。

适应证 对于明确存在的咬合干扰，均可通过调𬌗的方法消除，以改善局部咬合受力环境。另外进行修复治疗时，可通过调𬌗辅助进行基牙预备，戴牙后通过调𬌗达到最佳咬合接触状态；正畸治疗结束时，可考虑通过调𬌗，建立稳定和持久的咬合接触关系。

禁忌证 深覆𬌗、开𬌗等错𬌗，通过调𬌗不可能改善局部咬合接触，因而不适于调𬌗治疗，而需要借助正畸等技术手段进行治疗。

疗效 通过上述治疗，许多颞下颌关节紊乱病症状可以得到改善。①疼痛患者（主要是咬合痛、大张口痛），尤其是病程较短者（3 个月以内），可以得到非常明显的缓解，症状较轻者可以即刻消失。②对于因疼痛等原因引起的保护性张口受限，可以得到显著改善，张口度达到正常范围；但对于张口受限病程较长者，即刻效果可能不明显，需要配合后续张口功能锻炼。③弹响可能会有一定改善。④对关节绞锁的疗效较好，但如果患者的咬合关系不是能够通过简单调𬌗就能改善者，如深覆𬌗的情况，则需要首先选择相应的其他治疗方法，而不是调𬌗治疗。

调磨步骤 可分为粗调和细调两步。粗调的主要目的是建立协调的𬌗曲线以及覆𬌗、覆盖关系，这一步主要靠医生对患者牙列、咬合的观察，以及对局部受力特点的分析与判断而完成，调改内容主要是明显的咬合紊乱部位。①缺牙后久未修复造成的邻牙倾斜、对颌牙伸长的部位。②暂时因高血压等其他原因不适合拔除的伸长牙（如第三磨牙等）的与对颌邻牙邻面接触的区域。③不均匀的磨耗小面。④前牙舌面切道上，影响切道运动光滑性或产生非前后方向引导作用的结构。⑤没有做𬌗面刻形的充填物或修复体。⑥因年龄等因素不适于做正畸治疗者的个别牙反𬌗、锁𬌗以及覆𬌗、覆盖关系较差的部位。对于无法通过调磨方法建立良好咬合接触的情况，同时患者症状明显，且不适合于做修复、正畸等治疗者，可以采用局部降𬌗的方法消除不良咬合接触的影响。细调的主要目的是建立尖窝之间密切的接触关系。这一步需要患者的配合来完成，因为人的牙可以感觉出 0.02mm 的咬合高度变化，现尚没有哪种手段，能够检测出这么微小的咬合差别，因此应首先向患者讲明，正常咬合须是双侧后牙均匀接触，不应当有个别高点接触，从而取得患者的配合，使之能够指出哪个部位存在特别明显的不同于其他部位的咬合接触，以配合医生通过咬合纸等临床上常用的咬合检查方法，检查、分析、明确异常所在，予以调改。

注意事项 调𬌗治疗属于不可逆性治疗，因此首先应做到心中有数，不能造成医源性损害。有些调𬌗目标被调改后的效果可以维持，如个别釉质微小突起形成的咬合高点等；而有些调𬌗目标只能暂时缓解，如过长的第三磨牙，调𬌗降低干扰部位的高度后，若没有及时拔除，久之第三磨牙还会过度萌出而伸长，因而再次成为咬合干扰。应当注意咬合接触的动态变化，尽量避免反复出现咬合干扰。

（王美青）

kǒuqiāng wēishēngtàixì

口腔微生态系（oral microeco-system）

由口腔组织器官本身及存在于口腔中的微生物群落组成的系统。口腔组织器官包括形态功能各异的牙、牙周组织、舌、口腔黏膜以及唾液等；口腔中的微生物群落包括细菌、真菌、螺旋体、病毒等。微生物在口腔的不同部位共栖、竞争和拮抗，并对宿主的再生、拮抗、消化、营养、免疫等生理过程产生影响，而宿主也对微生物群产生影响，二者在动态中维护平衡，调节着口腔局部以及全身的生态平衡。

口腔生态平衡是口腔生态系在一定时间内结构与功能的相对稳定状态，是口腔微生物和宿主（口腔）生理功能高度统一的平衡状态。健康和疾病状态下口腔临床检查和口腔微生物数量、组成及口腔各种生态因子的检测结果提示，健康口腔是口腔生态平衡的重要表现形式。在健康口腔中，其结构和功能以及微生物的组成分布均处于相对稳定的状态并沿着正常的生理演替秩序进行着动态变化。影响口腔生态平衡的因素来自宿主、微生物及外环境，这些因素被称为生态因子，它们可以是独立起作用，也可以是协同起作用，而更多的是综合起作用，即相互联系又相互影响。

由于口腔解剖结构复杂多样，微生物种类繁多和多变，口腔微生态系的结构和组成非常复杂，包含众多大小不一、结构不一、功能特异的小口腔生态区。生态区是生态系统的空间层次，是生物体生存的环境区。对宿主机体而言，生态区指解剖结构及理化性质不同的系统、器官，如消化系统、呼吸系统、泌尿生殖系统和皮肤均为独立的生态区。生态区是一个相对的概念，可分为大生态区和小生态区或更小的生态区，人体消化系统是一个大生态区，其中包括的口腔、食管、胃、肠又是独立的生态区。口腔生态区又可划分为唾液、牙、舌、腭、唇等更小的生态区。

生态区作为一个生态空间层次，还包括一些次空间层次（或亚结构），生态学家将其称为生境。生境是生态区的亚结构或次空间。生境的亚结构或次空间称为生态点，而生态位则是生态点内更小的亚结构或空间层次，在生态学中又称其为小生境或生态灶、生态龛。这些空间层次的划分是区域和解剖部位划分的相对概念，是为了更直接、更真实地反映这些空间层次的生态学特点，更有利于揭示生物体与空间层次关系的本质。在小的生态空间中如生态位中，微生物相互之间以及与生态空间中各种理化因素的关系得以最充分地体现。了解口腔生态区的组成及特性是认识和了解口腔微生物生态学的基础。

（周学东）

kǒuqiāng zìrán shēngtàiqū

口腔自然生态区 （oral natural ecoregion）

由唇、舌、颊、腭、牙龈、牙槽骨、牙及唾液组成的口腔生态区。对不同个体而言，口腔自然生态区还包括修复体（活动或固定义齿、种植牙）及矫治器等。口腔自然生态区的不同组成部分可视为各种小生态区，这些小生态区可按其结构特点及所处位置划分为不同的生境、生态点和生态位。以牙为例，牙冠和牙根是不同的生境，而牙冠又包括牙面和窝沟，牙面又可分为唇（颊）侧面、舌侧面和邻面。这些不同牙面上和窝沟上又可分为多个生态点和生态位。

口腔自然生态区因其特殊的解剖位置及组织学特点而存在与机体其他自然生态区明显不同的特点：①口腔是机体内环境与外环境直接联系的门户，受外环境影响，可称为机体生态系的窗口和过滤器。②口腔中不断分泌和流动的唾液维持了口腔自然生态区的湿度和 pH 值；全身体温的调节维持了口腔自然生态区温度的恒定（36~37℃）。③口腔除了组织表面上皮细胞的代谢、死亡脱落更新外，还存在咀嚼、吞咽、刷牙、含漱和唾液、龈沟液的流动洗刷作用，这些使口腔微生物脱落的脱离力是影响口腔自然生态区微生物定植数量的重要因素之一。④口腔中存在许多容易贮留食物和细菌的滞留区，包括龈沟、牙邻面间隙、殆面的窝沟、义齿卡环和基托与牙面或牙龈、颊黏膜的接触区等。在滞留区，唾液的冲洗作用较弱，口腔卫生措施也不易到达或不够完善，致使食物容易滞留，其微生物脱离力明显小于非滞留区。此外在滞留区，氧化还原电势（Eh）较低有益于厌氧菌的生长繁殖。由于滞留区给微生物的定植及生长繁殖提供了很好的保护作用，故滞留区又称为保护区。⑤口腔自然生态区内存在明显的 Eh 差异和变化，这也是口腔微生物种类复杂、数量多的重要原因之一。唾液的 Eh 较高，可达+309mV 左右，龈沟的 Eh 在+100mV 左右，而深牙周袋（袋深在 6~7mm）的 Eh 可低至-300mV。不同牙面的 Eh 也存在差异，通常牙邻面的 Eh 低于舌侧、唇（颊）侧面。口腔不同部位的 Eh 差异是宿主和微生物交互作用的结果。低 Eh 有益于厌氧菌的生长，使牙菌斑中厌氧菌的比例增多。Eh 变化也与牙菌斑年龄有关，发育中的牙菌斑 Eh 在 4 天中可以由开始的+200mV 降至-112mV，在 7 天中可降至-142mV。⑥自然生态区内存在丰富的营养源，包括宿主摄入的食物碎屑、口腔内的唾液、龈沟液、脱落上皮及各种微生物代谢产物。

（周学东）

yá shēngtàiqū

牙生态区 （dental ecoregion）

由牙冠各表面所构成的口腔自然生态区。牙冠光滑面属于口腔的自洁区，容易受到唾液、食物摩擦和口腔卫生措施（含漱、刷牙等）的清洁作用，凡能在光滑面上定植的微生物群必须具有较强的黏附力。牙冠咬合面有形态各异的隆凸和凹陷区，隆凸区如牙嵴、舌面隆突、牙尖，凹陷区如点隙沟裂。牙冠的这些部位属口腔的非自洁区，各种生理的或机械的自洁作用均不易达到，这一特殊的生态条件，为细菌定植提供了良好环境，成为口腔细菌的集聚点。

（周学东）

yázhōu shēngtàiqū

牙周生态区 （periodontal ecoregion）

由牙周组织所构成的口腔自然生态区。牙周组织包括牙周围的牙周膜、牙槽骨和牙龈。正常情况下，牙龈封闭良好，微生物不易侵入。牙龈与牙颈部间的空隙为龈沟，正常龈沟不超过2mm。龈沟液多来自血清，含丰富的营养成分，是口腔菌群的天然生态区。牙周膜位于牙槽骨和牙根之间，起到调节、缓冲咀嚼压力的作用。一旦出现牙周疾患，龈沟出现病理性加深，深度大于3mm，即成为牙周袋。牙周袋形成使牙周生境发生较大的变化，牙周的氧化还原电势由 −100mV 降低至 −300mV，成为专性厌氧菌数量最多的生态区。由于龈下菌斑与宿主牙周组织的紧邻关系，牙菌斑持续刺激着宿主的固有免疫系统。在牙周健康的部位，这种持续的刺激有利于宿主的固有免疫抵御外来病原微生物的定植；

在发生疾病的部位，牙菌斑生物膜对牙周组织的刺激将导致宿主固有免疫的失衡，导致牙周炎症的发生。

（周学东）

kǒuqiāng niánmó shēngtàiqū

口腔黏膜生态区 （oral mucosal ecoregion）

由黏膜组织所组成的口腔自然生态区。口腔黏膜上皮具有持续脱落、再生的特性，这种快速新陈代谢使在黏膜表面定植的微生物不断经历"吸附−再吸附"的定植过程。同时，由于口腔黏膜组织接触唾液，易于清洁，因此氧化还原电势较高，决定了其表面细菌多为需氧或兼性厌氧菌。口腔黏膜在正常情况下连续覆盖于整个口腔表面，既能够保护其深层组织器官，又能接受和传递外界刺激。一旦黏膜的完整性受到破坏，即可发生感染；黏膜固有层毛细血管中渗出的IgA，在口腔中可引起溶菌反应、菌体凝集、吞噬作用，同时延缓异物向组织内侵入，从而发挥体液性保护作用。另外，上皮内的各种细胞在微生物入侵时发生反应，发挥免疫功能。机体产生的抗体也可降低黏膜的通透性，从而阻止微生物等的入侵，这一切使口腔黏膜成为口腔防御的天然屏障。

（周学东）

tuòyè shēngtàiqū

唾液生态区 （saliva ecoregion）

由唾液所组成的口腔自然生态区。唾液由下颌下腺、舌下腺、腮腺以及无数个小唾液腺共同分泌。唾液进入口腔，脱落黏膜上皮细胞、白细胞、细菌和食物残渣混入其中，使唾液成为口腔微生物群定植的重要生态区。作为牙的外环境，唾液的有机成分、无机成分、缓冲能力以及流速流

量的改变与龋病风险性有着密切关系。

唾液无机成分与龋病风险性的关系 唾液中钙、磷、镁浓度越高，抗龋性越强，低钙、低磷、缺氟会增加龋病易感性。因此，唾液中电解质浓度改变可作为评估龋病风险性的指标。

唾液有机成分与龋病风险性的关系 唾液的有机成分包括黏蛋白、糖蛋白、球蛋白、氨基酸、少量脂肪和痕量碳水化合物等。唾液黏蛋白，包括高分子量黏蛋白和低分子量黏蛋白是人体唾液中具有重要意义的糖蛋白，它参与了牙面获得性薄膜的形成，保持牙面完整性，抵抗牙釉质脱矿，在预防龋病方面具有重要作用。唾液中富组蛋白是口腔非特异性免疫系统的重要组成部分，具有参与获得性膜的形成、抑制羟基磷灰石晶体的沉积、维持牙釉质表面的完整性、抗微生物作用等多种抗龋生物学功能。唾液内的免疫球蛋白主要有 IgA、IgM 和 IgG，其中 SIgA 与龋病的发生关系最为密切，可通过结合病原微生物表面分子阻止病原菌黏附定植。唾液中氨基酸对于龋病的发生有一定影响。无龋者精氨酸和脯氨酸含量高于龋易感者，唾液中精氨酸和脯氨酸缺乏，将增加龋病风险性。

唾液缓冲能力与龋病风险性的关系 唾液缓冲能力是维持宿主唾液 pH 值的重要保证，较高pH 值（8.09 ~ 8.58）有利于再矿化，可提高抗龋能力。正常情况下，由于唾液中存在重碳酸盐、磷酸盐等缓冲体系，缓冲能力强，唾液的 pH 值维持在中性，患龋率低。如果唾液缓冲力减弱，则容易患龋。重碳酸盐是使唾液具有缓冲功能的最重要成分，缓冲能

力占唾液总缓冲能力的 64% ~ 90%，咀嚼和进食时唾液的缓冲能力主要依靠重碳酸盐缓冲系统。

唾液流速、流量与龋病风险性的关系　正常情况下，唾液日均分泌量为 1000 ~ 1500ml。唾液的流速、流量与龋易感性呈负相关，唾液流量减少可引起口腔防御功能下降，导致龋病的发生。因此，唾液分泌率的降低被视为诱发龋病的重要因素。

（周学东）

yájūnbān shēngtàixì

牙菌斑生态系 （dental plaque ecosystem）

由附着于牙表面的牙菌斑生物膜与其环境所构成的具有一定功能的生态系统。牙、获得性膜、牙菌斑细菌及其基质、唾液因子和外源性食物是此系统主要的生态因子。牙菌斑生物膜形成是发生在牙面上十分复杂的生态学过程，大致上可以分成 3 个阶段：获得性膜的形成、细菌的黏附和聚集、牙菌斑生物膜的成熟。在这个过程中通过细菌、唾液、食物等生态因子的相互作用，最终在牙面上形成一个有形态、有结构、有代谢活动的独立的微生态系。牙菌斑生态系生态学特点贯穿于获得性膜的形成，细菌的黏附和聚集以及牙菌斑生物膜的成熟过程。

获得性膜的形成　获得性膜是唾液糖蛋白选择性黏附在牙表面的一薄层无细胞、无结构的有机膜，厚度 1 ~ 10μm。获得性膜来源于唾液，其主要成分包括碳水化合物、蛋白质、氨基酸、脂类物质等。获得性膜一经形成，就改变了牙表面的生态环境，并行使其生物学功能：确定首先定植在牙面上的细菌种类，影响细菌对牙面的黏附；为细菌提供营养来源；在牙面形成离子保护库；保护牙釉质表面。

细菌的黏附和聚集　细菌的黏附，主要是指获得性膜形成后，细菌在其表面的附着，也包括少数细菌直接附着在裸露的牙釉质表面；细菌的聚集，是指一种细菌附着于另一种细菌表面的现象。细菌的聚集主要有 3 种形式：①细菌间通过自身合成的细胞外聚合物而相互黏附，如菌斑中变异链球菌之间的黏附就与变异链球菌合成的细胞外葡聚糖有关。②不同种细菌直接黏附在一起，这种黏附形成了牙菌斑中细菌的"谷穗"样集聚，球菌、杆菌直接黏附在丝状菌菌体表面。③细菌与宿主的聚合物相互作用，使细菌容易集聚在菌斑中。如血链球菌和轻型链球菌与唾液中的糖蛋白、类黏蛋白、清蛋白等聚合物相互作用，促进了细菌在菌斑中集聚。黏附和聚集是重要的生态决定因子，细菌黏附和聚集是菌斑微生态系的重要部分。

牙菌斑生物膜的成熟　是一个动态变化过程，在这个过程中，细菌的组成和比例，菌斑的结构都在不断地变化，以适应生态环境的改变，最终发育成为成熟的牙菌斑微生态系。早期菌斑中需氧菌数目较多，随着菌斑年龄增加，厌氧菌数目增加，早期菌斑菌的相对比例下降。刚形成的牙菌斑结构比较疏松，随着菌斑逐渐成熟，细菌逐渐排列紧密，其基质形成一致密的蛋白多糖网，菌斑的厚度和密度增加，渗透性下降，牙菌斑生态条件随之改变，菌斑结构重组，形成成熟菌斑的特征性栅栏状结构：丝状菌彼此平行并与牙面呈垂直排列，形成栅栏，球菌和杆菌分散其间。栅栏状结构的形成有利于牙菌斑深层细菌获得营养和氧，同时增大了细菌的黏附面积。

（周学东）

kǒuqiāng shēngtài dònglìxué

口腔生态动力学 （oral ecologic dynamics）

研究口腔微生物、宿主与环境相互作用和持续发展的动力学基础与途径的理论。口腔生态系中存在的能量流动、物质循环和信息联系是口腔生态动力学的基础，是联系生态系各组分成为统一整体和生命存在的前提，不仅影响生态系中微生物的数量、成活率、行为及群落演替，且具有维持生态系稳定性的作用。

能量流　生态系统的动力基础，一切生命活动都依赖于生物与环境之间的能量流动和转换，没有能量流就没有生命过程，也就不存在生态系统。根据微生物的能量来源可将微生物分为直接利用光的光能营养微生物和氧化有机物或无机物作为能源的化能营养微生物；又可根据碳源的性质将化能营养微生物划分为化能无机营养微生物和化能有机营养微生物。口腔生态系中大多细菌属于有机化能营养型，以氧化有机化合物作为主要能源。在口腔牙菌斑中糖的分解代谢产生 ATP 作为细菌生长繁殖和代谢活动的能源。此外，在牙菌斑中也存在以糖作为底物，经无氧酵解产生有机酸并释放能量的其他形式。

物质流　各种物质沿着特定的途径进行交换和循环的趋势。物质流应包含生态系内部的物质流动和生态系外部即生态系之间的物质流动。不同物质流动的速率在空间和时间上都存在差异，在生态学中使用流通率这一概念来表示物质在单位时间、单位面积（或体积）的物质转移量。其影响因素包括元素的性质、微生物对养分的吸收和生长速率以及生态空间的条件、微生物利用代谢产物的相互关系等。

信息流 生态系中存在的信息和联络。信息传递和联络包括营养信息、化学信息和遗传信息。食物链被认为是生态系统中最具说服力的营养信息传递系统的典范，而生态系统中各种代谢物质如酶、维生素、代谢酸、生长素等则是化学信息传递的物质。化学信息的传递与生态系统中微生物的相互关系、共生和促进、制约和排斥有着密切的关系。遗传信息的传递被称为基因流，揭示了生态系统中各种群间相互关系、行为、致病机制及生命存在的本质，包括细菌遗传物质转移的机制、耐药质粒的传递、毒性和非毒性克隆株表达、调控及基因突变等。

（周学东）

kǒuqiāng jíbìng shēngtài fángzhì

口腔疾病生态防治 （ecologic prevention and treatment of oral diseases） 用生态学方法、措施和途径，从群体防治的角度研究口腔疾病的整体预防与治疗。口腔生态防治的理论基础在于生态平衡和生态失调是可相互转换的。生态防治的目的就是设法维护口腔生态平衡，防止生态失调的发生和（或）调节生态失调为生态平衡，防治疾病的发生。口腔中常见病如龋病、牙周病等均属生态失调性疾病，故可以通过生态防治的途径进行疾病的综合防治。

基本原则 生态防治的目的是恢复口腔生态的平衡，消除引起失调的内、外环境因素。基本原则：①去除引起或保持生态失调的病理状态。生态失调可引起病理状态或疾病，而病理状态或

疾病又可引起或保持生态失调。在调整生态失调时，应注意排除这些疾病的作用。②去除异常的解剖结构。包括生理和病理性异常解剖结构。异常解剖结构包括牙列不整齐，牙发育不良如畸形舌侧窝等。③提高宿主的适应性，提高对正常菌群不利因素的抵抗力，包括免疫、营养锻炼及一切保健措施。

主要措施 保护宏观生态环境，改善微生态环境；提高宿主免疫力，增强宿主的适应性；营养调整；合理使用抗生素；根据种群的缺失及时使用微生态制剂进行生物替代治疗。生物替代治疗的基本思想是利用拮抗菌（效应菌）占据病源菌的生态空间，恢复口腔的生态平衡，达到生态治疗的目的。替代疗法中的效应菌必须满足以下条件：具有与口腔固有细菌竞争的能力；对牙面有亲和力，能在有蔗糖存在的情况下黏附于牙面上；能在口腔中迅速生长；能适应其所处的口腔环境，尤其是能适应 pH 值的迅速变化；能适应所处微生态环境，抵御菌斑基质的攻击。替代治疗主要有两种形式：预空定植，即在病原菌定植之前，用效应菌占据牙菌斑中的生态位点，建立微生态系，从而排除病原菌；竞争替代，即用竞争力更强的菌株将病原菌从牙菌斑中排除。

（周学东）

kǒuqiāng wēishēngwùxué

口腔微生物学 （oral microbiology） 研究口腔内各种不同微生物生存、繁殖、新陈代谢、生物学行为、特征及其与口腔疾病关系的学科。口腔中寄居着数以亿计的多种微生物，构成了复杂的微生物生态系。口腔内复杂多样的软硬组织结构，如牙、牙龈、

舌、黏膜等结构以及唾液、龈沟液、食物碎屑及合适的温度、湿度为这些微生物寄居提供了不同的环境，维持着口腔的正常生态。

简史 微生物的发现得益于显微镜的发明，1676 年荷兰细菌学家安东尼·范·列文虎克（Antony Van Leeuwenhoek）发明了简单的显微镜，看到了肉眼观察不到的微生物体，开始了微生物学的研究。他用自制的显微镜首先在唾液和牙周围堆积物中看到了微生物，并称这些微小的生物为微动物，而称牙周堆积的物质为"白色物质"。1880 年，美国化学家兼牙医米勒（W. D. Miller）于 1880～1896 年在实验室内将细菌学的技术引用到口腔内细菌的研究中，证明了口腔细菌作用于糖产酸，导致牙釉质脱矿而引起龋病，并于 1889 年在其《人类口腔微生物》一书中提出龋病病因学说——化学细菌学说，他从唾液和龋坏的牙本质中分离出三十多种细菌，提出了著名的龋病化学细菌学说，认为细菌发酵碳水化合物使之产酸，使牙釉质脱矿而致龋。在这之前没有人将酸和细菌学说结合起来解释龋病，这成为现代龋病病因学的基础。1883 年米勒又发现引起急性牙周炎的细菌存在于正常人和脓毒血症患者的口腔内，并且提出了牙周病可能是多因素的内源性感染。1891 年米勒发表了"人类口腔是个感染灶"的文章，首先提出了口腔菌丛可能是机体其他部位或器官感染的病灶的观点。普兰特（Plant）和文森特（Vincent）在 1896～1905 年也相继发现杆菌和螺旋体与急性牙周炎有关，同时又发现了链球菌与牙周炎的关系，但未发现其中特异的细菌。

由于条件、设备以及当时科

技水平的限制，虽然认识到口腔微生物与口腔疾病有关，但其作用及机制一直不清。直到20世纪50年代，随着相关医学学科技术的发展，推动口腔微生物的研究进入到细胞和分子水平。特别是基于DNA序列分析的遗传学研究技术的进步，人们获得了越来越多的口腔微生物的DNA序列信息，并充实和丰富了口腔微生态学方面的认识。

1973年中国开始对变异链球菌这一致龋菌开展研究，随后又开展了牙菌斑结构发育和致龋性等方面的研究。1980年起，口腔微生物学在部分高等院校作为一门学科。中国第一本口腔微生物学专著于1995年出版，随着相关专著的不断出版，体现了中国口腔微生物学研究从无到有、逐渐发展进步的历程。在中国大多数高校，口腔微生物学作为口腔生物学的重要组成部分，开设了面向本科生的教育课程，并培养了大量从事口腔微生物学研究的研究生。

研究对象 人类与许多细菌保持着永久和亲密的联系，在人体内部的表面寄居者数以亿万计的细菌，这些寄居在人体各特殊部位或表面的生物膜被称为正常菌丛或固有菌丛。正常菌丛中的成员，可称为常居菌或固有菌。这些常居菌中的大多数寄居在口腔、肠道中，口腔正常菌丛之间及它们与宿主之间的相互作用称为口腔生态系，这是口腔微生物学研究的主要对象之一。

口腔生态系根据固有菌丛的分布和生理学以及形态学的不同可分为：颊黏膜上皮生态系、舌背生态系、龈上菌斑生态系、龈下菌斑生态系。每个生态系各具备特殊的生态系影响因素，这些因素决定了不同的菌丛居于其中。而决定不同微生物能在不同的口腔生态系中生存的因素称为口腔生态系决定因素，包括物理化学因素、宿主因素、细菌因素、宿主可控因素。口腔菌丛是人体各种菌丛最为复杂的一种。研究发现口腔中有1000多种细菌，但多为暂居菌，常居菌或固有的菌群约含20多种。这些细菌的生物学特性和致病性等均是口腔微生物学研究的主要对象。

许多正常菌丛和其宿主之间呈动力的平衡状态。当在一定环境中处于平衡状态时，正常菌丛对宿主起着有益的作用；但当环境中的某些因素干扰了这个平衡状态时，如放射线照射、过量激素的应用、抗生素的长期使用等导致菌群失调，原来无致病性或毒力很弱的细菌，遂成为机会致病菌而引起内源性感染疾病。龋病、牙体牙髓病、牙周组织和口腔黏膜感染性疾病以及口腔颌面部感染性疾病的病原微生物学研究是口腔微生物研究的重要领域。

研究方法 随着现代微生物学和分子生物学技术的发展，口腔微生物学的研究方法越来越丰富。分离细菌是口腔微生物学研究的基础，而牙菌斑的采集是分离鉴定细菌的首要步骤，由于口腔不同部位或表面上的菌斑组成各不相同，因此龈上菌斑和龈下菌斑的采集和处理也截然不同。

龈沟液标本采集 目的多为研究龈沟液内炎症因子，各种来自宿主和细菌的酶活性以及细胞成分。常用的采集方法为滤纸吸着法。初用的滤纸既宽又长，以后改良为1~2mm细长的滤纸片。此法又分为沟内和沟外两种采集方式。

收集的菌斑标本 要进行分散和稀释，以保证取得单个菌落。稀释的方法多为10倍连续稀释法。标本一经稀释后应立即进行接种和培养，在接种前根据标本的种类和培养目的选择适当的培养基。标本的接种有表面划线、玻璃棒涂布、斜面接种、穿刺接种等方法，应根据培养的目的来选择。

鉴定口腔细菌常规方法 有菌落形态的观察、菌细胞的染色性和菌体形态观察、生化特性检验、代谢产物分析等。随着分子生物学技术的应用，聚合酶链式反应获得16SrRNA基因片段、变性梯度凝胶电泳、宏基因组学技术及各种标记核酸探针杂交技术等均已广泛应用于口腔微生物学的研究。

与邻近学科的关系 涉及以下两个学科。

口腔生物化学 主要研究牙及周围组织化学组成、唾液及龈沟液的生物化学、牙菌斑的生物化学等。牙菌斑中最活跃的代谢活动是糖的分解代谢，其与口腔中的微生态息息相关。在菌斑表层，有氧存在，主要为有氧分解代谢，通过需氧菌的作用，丙酮酸经过氧化脱羧作用彻底氧化生成二氧化碳和水。在菌斑深层呈缺氧状态，主要是无氧酵解。酵解类型随着微生物的种类不同而异，它主要取决于细菌的酶系统和环境条件。细菌的种类不同，发酵的终末产物也不同。即使同一种细菌，在不同的环境中代谢产物也不同。而且菌斑与牙釉质之间的矿物质会进行转换，此转换与菌斑的矿物质浓度和pH值密切相关。

口腔免疫学 包括口腔非特异性免疫系统和口腔特异性免疫系统。在口腔范围内，非特异性免疫功能由口腔黏膜、淋巴组织、唾液、龈沟液等承担，能阻止细菌、病毒等微生物对机体的侵袭，而口腔内正常菌群也可通过降低pH值、降低氧化还原电势竞争养分，占据空间位置以及产生抗菌物质等多种机制对外袭细菌发挥拮抗作用。因受微生物感染或接种免疫疫苗而获得的免疫能力称为获得性免疫。口腔内细菌种类繁多，正常情况下它们不会引起疾病，当机体状况发生变化或生态系发生变化时，这些细菌就可成为机会致病菌，引起疾病。口腔许多疾病如龋病、牙髓病、根尖周病、牙周炎、冠周炎、颌骨骨髓炎等，都是细菌引起的感染性疾病。这些疾病的发生、发展过程中，机体的免疫系统发挥着重要功能。

（梁景平）

kǒuqiāng gǎnrǎnxìng jíbìng

口腔感染性疾病（oral infectious diseases） 当微生物和宿主之间的平衡被打破，一些无致病性或毒力很弱的细菌会成为机会致病菌而引起内源性感染，或一些外源性微生物可能入侵定植于宿主口腔而导致感染的疾病。口腔正常菌丛之间以及它们与宿主之间相互依存共同构成了口腔生态系。口腔生态系中的正常菌丛与宿主之间呈动态平衡，有利于宿主保持健康状态。导致感染性疾病的口腔微生物包括细菌、真菌、病毒和螺旋体等。

常见的口腔感染性疾病包括龋病、牙髓和根尖组织的感染、牙周组织感染、口腔颌面部化脓性感染、病毒感染性疾病、念珠菌感染、梅毒、结核和获得性免疫缺陷综合征等。其中，病毒感染、梅毒、结核和获得性免疫缺陷综合征可表现为口腔以外及口腔内器官同时或单独受累。

（梁景平）

kǒuqiāng bìngzào xuéshuō

口腔病灶学说（oral lesion theory） 口腔中的微生物及其毒性产物可以引起其他部位感染及非感染性疾病的理论。此理论由英国内科医师亨特（Hunter）于1900年提出。

1891年，美国化学家兼牙医师米勒（W. D. Miller）提出"人类口腔是个感染灶"这一观点，口腔细菌及代谢产物进入远隔器官，可导致许多疾病，如败血症、骨髓炎、脑炎和消化道紊乱等，并可产生转移性脓肿。提出口腔病灶学说后，亨特进一步主张拔除感染的牙，以预防或治疗各种慢性疾病。1911年比林斯（Billings）提出病灶感染的概念，即"病灶是指一个局限而具有致病微生物感染的组织，其本身可以表现或不表现症状。当病灶内的微生物或其毒性产物向远隔器官或组织转移，引起远隔器官的疾病或症状时，称为病灶感染。"这些理论带动了通过拔除口腔中的患牙预防流产、乳腺炎、肾炎、脓毒血症、虹膜睫状体炎等各种疾病的临床实践和报道。1925年美国学者在美国医学协会杂志发表相关研究论文，进一步带动了此理论的推广。20世纪30年代，根管治疗甚至一度从美国的牙科教育中消失，而一些牙医认为，对患牙进行根管治疗予以保留应以犯罪论处。同时，微生物学研究也发现一些常可由口腔中分离出来的链球菌，也可从关节炎炎性病灶中分离。因此当时有关口腔病灶的理论曾经非常流行，以致大量拔除患根尖病及牙周炎的牙。但除去病灶后，仅有一小部分患者的全身性疾病得到治愈，

加上当时的资料来源仅限于临床个案观察，缺乏科学的临床分析和验证。同时，X线技术的发明，提高了人们对牙髓、根尖周感染以及牙周感染的认识，促进了一些牙科医生对口腔感染病灶学说的质疑。1938年学者报道了200个样本量的临床研究，否定了拔除牙和切除扁桃体对类风湿关节炎的治疗作用，他们指出"病灶学说是种典型的似是而非的医学理论，这一学说正被它许许多多热心的支持者们包装成一个广被接受的现实，而这是相当危险的"。1939年学者将有增生能力的细菌移植到豚鼠的腭部，结果有4个炎症反应区域形成，并发现中性粒细胞可把细菌局限在感染区域局部，而在感染区域外只有炎症细胞而没有细菌的存在，在其外周区域存在组织细胞和破骨细胞等。只要把感染细菌去除后就可以控制感染的扩散，这一理论也成为根管治疗的理论基础。随之20世纪40年代，更多的对于口腔病灶学说的临床研究和批判性评价得以发表，直到20世纪50年代以后逐渐达成共识，口腔病灶学说被冷落和否定。而多数口腔医师主张以保存性治疗取代拔除患牙，通过治疗消除口腔感染，这一主张进一步推动了现代牙髓治疗和牙周病理论与诊疗技术的发展。

20世纪80年代以来，尤其进入90年代后，重新引起人们对口腔疾病与全身疾病关系的关切。学者们进行了大规模的流行病学观察或病例对照研究，并用科学的统计分析手段，发现两者之间确实有一定的关系。已有大量研究表明，既不能无根据地把所有病因不明的疾病都归之于口腔病灶，也不能完全否定口腔病灶在

一些全身疾病中的影响和作用。经过完善治疗的牙髓和根尖周疾病等口腔病灶，可以充分愈合，这些就不能再定性为口腔病灶。在牙周病学领域，发现牙周病和某些全身性疾病之间确实存在一定的关系，并提出了牙周医学的概念，推动了有关病因机制的研究，同时也促进了能够分析识别两者间关系的诊断方法和治疗策略的研究。研究表明，牙周感染可能是心脑血管疾病（动脉粥样硬化、心肌梗死和脑卒中等）、糖尿病、妊娠并发症、呼吸道感染和类风湿关节炎等疾病的危险因素，但现有的研究结果并不能充分证明牙周感染与这些疾病的因果关系。口腔感染特别是牙髓、根尖周以及牙周微生物感染可能通过 3 种途径影响全身疾病：①通过呼吸道、消化道、筋膜层和骨髓腔等直接扩散。②细菌进入血液循环扩散。③牙髓、根尖周以及牙周微生物及其产物引起机体的免疫反应和炎症。但值得一提的是不明原因的全身性疾病，特别是长期原因不明的低热、关节炎等与口腔感染病灶有关的疾病，在全身检查排除相关致病因素时才可考虑口腔病灶感染的存在，同时积极治疗口腔感染病灶如牙周病、根尖周病也是必须的。

口腔病灶感染的机制一般分为两类：①由微生物的感染病灶如根尖周病或牙周病的病灶中释出，经过血液或淋巴扩散而转移。②由细菌感染或其代谢产物经过血液或淋巴液途径感染远隔部位，如心脏、肾脏，产生免疫反应。

（梁景平）

kǒuqiāng wēishēngwù

口腔微生物 （oral microorganisms）

栖居在口腔环境内的微生物菌群。正常情况下，口腔微生物寄居在口腔环境中，与宿主形成共生关系，称为正常菌丛或固有菌丛，其中的微生物成员称为常居菌或固有菌。常居菌之间以及它们与宿主之间相互依存，形成动态平衡的相互关系，构成了口腔生态系。正常菌丛对外来细菌的侵入起到拮抗作用，从而构成了人体非特异性免疫的生物学屏障。已从口腔中分离出 1000 多种不同的微生物。

来源与类型 母体中无菌的婴儿从母亲产道即可获得外源性细菌，出生后 6 小时后，口腔中的细菌种类和数量迅速增多。随着与外界环境的接触以及口腔中环境由无牙到乳牙列乃至混合牙列以及恒牙列的变化，口腔中微生物的种类以及正常菌丛的构成也在不断发生变化。同时，宿主的饮食习惯、牙结构和唾液功能等均可能影响口腔正常菌丛的组成。已获分离培养并从生物学和遗传学特征以及致病性等方面有不同程度认识的口腔常居菌包括放线菌门的放线菌属、棒杆菌属、罗氏菌属和丙酸杆菌属，厚壁菌门的葡萄球菌属、肠球菌属、乳杆菌属、链球菌属、梭菌属、真杆菌属、消化链球菌属、新月形单胞菌属和韦荣菌属，拟杆菌门的拟杆菌属、卟啉单胞菌属、普雷沃菌属和二氧化碳噬纤维菌属，梭杆菌门的梭杆菌属和纤毛菌属，变形菌门的奈瑟菌属、弯曲菌属、沃廉菌属、放线杆菌属、聚集杆菌属、嗜血杆菌属和莫拉菌属，螺旋体门的密螺旋体属，及柔膜菌门的支原体属。此外，一些病毒和真菌也可寄居于口腔环境中。

分布和影响因素 根据口腔正常菌丛的部位、生理学和形态学的差异，可将其分为颊黏膜上皮生态系、舌背生态系、龈上菌斑生态系和龈下菌斑生态系。每个生态系均存在其特定的影响因素，从而导致其菌丛中细菌组成的差异。如舌背部较颊黏膜上皮处寄居更多的革兰阳性纤毛菌，而后者表面寄居更多的革兰阳性链球菌；龈下菌斑生态系较龈上菌斑生态系中存在更多的厌氧菌和短杆菌。影响各菌丛生态系的因素包括物理化学因素、宿主固有因素、微生物自身因素和宿主行为等 4 方面的因素。

口腔中存在具有不同特征的各种表面，如舌、牙龈上皮、龈沟上皮、颊上皮和腭上皮等不同类型的黏膜上皮表面，以及牙釉质、牙本质、牙骨质和各种牙体牙列修复材料等不同类型的硬组织表面，这些局部表面的解剖形态、组织结构和化学特性为口腔微生物提供了不同的温度、氧张力、pH 值和营养条件等物理化学条件。口腔微生物多属嗜温微生物（适宜生长温度为 25~37℃），并能够耐受 5~55℃ 的瞬时温度变化；口腔微生物主要为微需氧菌、兼性厌氧菌和厌氧菌，由于口腔各部位氧的浓度差别很大，这些细菌的分布具有明显的部位差异；依赖于唾液菌斑基质的缓冲系统，以及细菌通过产生尿素酶，转化尿素为氨而中和酸性物质等方式，口腔微生物获得相对稳定的 pH（5~8）环境，而一些具有产酸耐酸能力的微生物则可在致龋菌斑中生长繁殖，导致牙脱矿；依部位不同，口腔菌丛的营养物质可能来源于唾液、龈沟液以及宿主组织的分解产物，这些营养条件的差异同样成为口腔各部位微生物成分差异的影响因素之一。

宿主唾液和龈沟液中的抗体成分、溶菌酶、乳铁蛋白等非特异性抑菌成分，唾液黏蛋白、非免疫性凝集素、唾液素等固有蛋白成分构成体现了宿主个体差异，以及同一个体不同发育阶段的宿主固有因素，影响其口腔微生物的构成。

口腔微生物自身通过钙桥、脂磷壁酸－葡聚糖和特异性受体-配体识别等机制黏附于口腔黏膜和硬组织表面，并通过细菌间识别发生聚集与共聚集，以及各种共生与拮抗机制建立并动态维持局部正常菌丛的稳定。

宿主的饮食习惯，特别是摄取糖的频率、总量和方式显著影响口腔特别是龈上菌斑的生态环境，进而影响微生物的种类；口腔卫生习惯的不同同样显著干扰口腔微生物的数量和定植。上述饮食习惯和口腔卫生习惯构成了宿主可控制的影响口腔微生物的行为因素。

主要研究技术 口腔微生物的研究主要通过形态观察、细菌构成成分分析、生化反应分析、代谢产物分析以及核酸分析等方法从核酸水平、微生物代谢、形态等角度进行。随着技术的进步，微生物的分类系统在不断变迁，基于核酸等微生物遗传物质的分类鉴定逐渐代替形态学和生化学鉴定，成为主要依据。

（梁景平）

biànyì liànqiújūn
变异链球菌（*Streptococcus mutans*） 在含有葡萄糖的培养基中菌体变长的一群表型近似而遗传型各异、发酵山梨醇和甘露醇的链球菌科（Streptococcaceae）链球菌属（Streptococcus）的兼性厌氧菌、革兰阳性链球菌。常居于牙菌斑和唾液中。由于变异链球菌的致龋力较其他口腔链球菌强，所以自 20 世纪 60 年代后期起，人们把龋病细菌学研究集中到变异链球菌族上，对变异链球菌的生理、生化、免疫、分类及与龋病的关系做了大量的研究。早在1924 年有学者从一个心脏病患者的心脏以及口腔中分离出了变异链球菌，但当时并未注意到其与龋病的关系。直到 1960 年有学者在仓鼠实验性龋中证实了某些链球菌有致龋作用，且能在动物之间传播，称此菌为诱龋链球菌（*Caries-inducing Streptococcus*）。以后，有学者于 1965 年、1966 年从人龋中也分离出了几株链球菌。直到 1967 年才正式称之为变异链球菌。

变异链球菌族为一组具有相似表型特征，而血清型和遗传型不同的异源性细菌。变异链球菌族分为 7 种遗传型，虽然遗传 I 型变异链球菌在人类口腔中检出率最高，大约为 90%，是优势菌，但遗传 III 型远缘链球菌在人类的检出率逐渐增高，在人类口腔中的检出率为 10%～60%，并且发现其产酸、耐酸能力以及致龋力均较变异链球菌高。而其余各型在人类的分离率很低，多参与动物龋或实验性龋的发生，与人类龋病关系不大。

生物学特性 包括以下几个方面。

形态与染色 变异链球菌在不同培养基中生长时形态可发生变异。革兰染色阳性，菌体呈球形，直径为 0.5～0.75μm，在偏酸性的肉汤培养基中生长，菌细胞呈短杆状或球杆状。成对或链状排列，链长中等或短，不活动。在轻唾琼脂平板上生长，形成的菌落大多数呈粗糙型，高凸、坚硬、嵌于琼脂内，边缘不整齐，色淡蓝或灰蓝，直径 1mm 左右，表面呈毛玻璃样，顶端有圆形透明的细胞外多糖水珠，久放后，菌落周围有多糖外溢。少数菌落呈光滑型或黏液型。在血琼脂平板上菌落呈圆形，乳白色，稍凸起，表面光滑，直径为 0.5～1mm，周围有窄的 α（绿色）或 β（无色）溶血圈，偶尔产生 γ 溶血圈。

培养特性 变异链球菌是兼性厌氧菌，在含 5% CO_2，95% N_2 的大气条件下生长良好。生长最适 pH 值为 7，与其他链球菌相比变异链球菌更耐酸，在 pH 值为4.3 的环境中也可生长。耐盐试验发现只能在 4.5% NaCl 中生长，6.5% NaCl 中不能生长。变异链球菌是化能异养菌，生长的营养要求较高，通过分解碳水化合物获得主要的能源。另外需要特殊生长因子——对氨基苯甲酸。

生化反应 变异链球菌能发酵葡萄糖、乳糖、麦芽糖、蔗糖、菊糖、山梨醇和甘露醇，而其他口腔链球菌不发酵山梨醇和甘露醇，可通过此特点来鉴别变异链球菌和其他口腔链球菌。变异链球菌能将蔗糖合成较多的葡聚糖和少量果聚糖，多数菌株能合成和利用细胞内多糖。

血清型 血清学上，根据变异链球菌菌族细胞壁碳水化合物抗原成分的不同，学者们将变异链球菌菌族分成 8 种血清型（a~h）。血清型 c、e、f 的变异链球菌细胞壁多糖由葡萄糖和鼠李糖组成，血清型 a、d、g、h 由葡萄糖、鼠李糖和半乳糖组成，血清型 b 则由半乳糖和鼠李糖组成。各血清型具有特异的免疫反应，其中一些血清型可发生交叉免疫反应。

基因组 2002 年公布变异链球菌 UA159 菌株的全基因组序列完成图，基因组全长 2.03Mb，鸟嘌呤（G）+胞嘧啶（C）含量为

36.8%，共有 2042 个基因。

致病作用 早在 20 世纪 60 年代有学者首先论证龋病是感染性的可传播的疾病。变异链球菌被认为是人类最重要的龋病病原菌之一，致龋能力较其他产酸菌强，这与其糖代谢的特点和对牙面的黏附有关。

产酸力和耐酸性 变异链球菌能发酵多种碳水化合物产酸，主要的发酵产物是乳酸，占 90%以上。变异链球菌菌落表面的 pH 值较其他口腔链球菌低。这种产酸能力直接与细菌对牙面的破坏有关，在临界 pH 值以下则引起牙面脱矿。变异链球菌利用糖产酸的速度较其他口腔细菌快。其不仅产酸力强、产酸迅速，且耐酸。耐酸性是指细菌能在低 pH 值环境中生长和代谢的性能，耐酸性使细菌能在牙面生物膜的酸性环境中生存，发挥其致龋作用。一种耐酸菌应有一种有效的释放 H^+ 的系统，以缩短胞内处于酸性 pH 的时间，使酶和细胞壁的损害能恢复。变异链球菌的酶系统在酸性环境中能正常运转，这样才能使变异链球菌在较低 pH 值时仍能生长，且发酵产酸，从而致龋。

胞外多糖的合成 变异链球菌的致龋能力与其合成胞外多糖的能力密切相关。变异链球菌能产生两种胞外糖基转移酶，即葡糖基转移酶和果糖基转移酶。它们在变异链球菌细胞内合成，然后分泌到细胞外，或存在于细胞表面，能利用环境中的蔗糖合成细胞外多糖。

细胞内多糖的合成 细胞内多糖在菌细胞内作为能源物质储存，当外源性糖供应不足时，细胞内多糖很容易被降解产酸，不仅使变异链球菌产酸时间延长，而且为变异链球菌的代谢提供了能量。

变异链球菌对牙面的黏附对牙面的选择性黏附与其致龋性密切相关。对牙面的黏附使其具有特有的致光滑面龋的能力，其他细菌很少致光滑面龋。

变异链球菌的致龋作用复杂，据现有研究可得出如下结论：变异链球菌与龋病的发生和发展密切相关，但不是唯一的致龋菌。

（梁景平）

yuǎnyuán liànqiújūn

远缘链球菌（*Streptococcus sobrinus*） 细胞表面有一层绒毛套、不发酵蜜二糖和棉籽糖的链球菌科（Streptococcaceae）链球菌属（Streptococcus）的兼性厌氧菌、革兰阳性链球菌。从遗传学上来看，与变异链球菌之间为远亲关系，也称为表兄链球菌。电镜观察发现，远缘链球菌的一些菌株的细胞表面有一层绒毛套，而在其他变异链球菌菌株中毛状外膜不明显，据此有学者将其命名为茸毛链球菌。

生物学特性 包括以下几个方面。

形态与染色 革兰染色阳性，菌体呈球形，呈链状排列，链长中等，不活动。

培养特性 远缘链球菌是兼性厌氧菌，在含 5%CO_2，95%N_2 的大气条件下生长良好。生长最适 pH 值是 7。

生化反应 远缘链球菌能发酵葡萄糖、乳糖、麦芽糖、蔗糖、菊糖、山梨醇和甘露醇。生化反应与其他变形链球菌不同的是，此菌种不发酵蜜二糖和棉籽糖，一些血清型 d 的菌株不发酵山梨醇，能产生 H_2O_2（变异链球菌族中唯一能产生 H_2O_2 的菌种）；不能合成和代谢细胞内多糖。此菌种产生的葡糖基转移酶中，合成

水不溶性葡聚糖的葡糖基转移酶较其他变异链球菌多，合成水不溶性葡聚糖的能力强，这与其致龋性密切相关。

血清型 远缘链球菌的血清型包含 d、g 两种，由葡萄糖、鼠李糖和半乳糖组成。各血清型具有特异的免疫反应，其中一些血清型可发生交叉免疫反应。

基因组 2011 年公布远缘链球菌 TCI-9 菌株的全基因组序列完成图，基因组全长 2.10Mb，鸟嘌呤（G）+胞嘧啶（C）含量为 43.4%，共有 2175 个基因。

致病作用 远缘链球菌作为变异链球菌族中的一种，具有较强的产酸性和耐酸性，其菌落表面的 pH 值较其他口腔链球菌低，这种产酸力直接与细菌对牙面的破坏有关，在临界 pH 值以下，则引起牙面脱矿。此外，远缘链球菌的适应性耐酸能力（指长期生长的细菌在亚致死性的低 pH 值环境中生长后，可抵抗致死性酸化的杀伤，产生适应性耐酸的能力）较强，从而具有较强致龋性。研究表明，远缘链球菌对牙面的黏附不受唾液的影响，而被原位葡聚糖所促进。

（梁景平）

tuòyè liànqiújūn

唾液链球菌（*Streptococcus salivarius*） 在蔗糖琼脂表面形成较大的饭团样黏性大菌落的链球菌科（Streptococcaceae）链球菌属（Streptococcus）的兼性厌氧菌、革兰阳性链球菌。唾液链球菌主要从人和动物的口腔中检出，是舌面和唾液的正常菌群成分之一，还可从患者的血液中分离获得。

唾液链球菌于 1906 年被命名并沿用至今。随后的研究发现，此菌主要定植于口腔中舌背部，并存在于唾液、口腔黏膜、鼻咽

部及咽部。利用唾液链球菌制成疫苗，用于预防由化脓性链球菌引起的咽炎及扁桃体炎。

生物学特性 包括以下几个方面。

形态与染色 革兰阳性链球菌，菌体成球形或椭圆形，链状排列。

培养特性 兼性厌氧生长。大多唾液链球菌菌株可产生可溶性果聚糖，在蔗糖琼脂表面形成较大的有鉴定特征的饭团样黏性大菌落。因合成的细胞外多糖成分不同，菌落形态有所差异，以粗糙型菌落多见。多数菌株在血平板上不产生溶血环。其表面具有菌毛结构，参与菌斑形成过程中细菌的共聚过程。

生化反应 此菌可发酵甘露糖、木糖、阿拉伯糖、山梨醇、乳糖、葡萄糖、蔗糖、麦芽糖、棉籽糖、海藻糖、菊粉、水杨苷，不水解七叶灵，不能从精氨酸产氨。一些菌株具有产生透明质酸和尿素酶能力。

基因组 2011 年公布唾液链球菌 CCHSS3 菌株的全基因组序列完成图，基因组全长 2.22Mb，鸟嘌呤（G）+胞嘧啶（C）含量为 39.9%，共有 2118 个基因。

致病作用 唾液链球菌是最早定居于口腔的链球菌，是新生儿口腔的优势菌，可发现于出生后 24～48 小时的新生儿口腔中。唾液链球菌可产生葡糖基转移酶，合成葡聚糖，形成菌斑的基质成分；还可产生尿素酶水解尿素，从而调节其所在环境的 pH 值；此外，此菌可使唾液糖蛋白脱糖基化，从而暴露糖蛋白的蛋白成分供一些微生物水解，因而与口臭的形成有关。一些唾液链球菌菌株在动物实验中表现出致龋性。此菌可进入血液，与细菌性心内膜炎的发生有关。

（梁景平）

zhōngjiān liànqiújūn

中间链球菌（*Streptococcus intermedius*）

可产生特殊的毒力因子 Intermedilysin 的链球菌科（Streptococcaceae）链球菌属（Streptococcus）的厌氧或者兼性厌氧菌、革兰阳性链球菌。可于口腔、上呼吸道和下生殖道检出。

中间链球菌于 1925 年被分离命名，根据其生化特性的研究，1987 年将此菌与咽峡炎链球菌（*Streptococcus anginosus*）、星座链球菌（*Streptococcus constellatus*）以及米勒链球菌（*Streptococcus milleri*）共同归属于咽峡炎链球菌菌群。然而，随后的 DNA 杂交实验以及全菌蛋白电泳提示，上述细菌具有高度异源性，因而保留其原有菌种名称。此菌作为深部化脓性感染的机会病原菌引起更多重视，研究发现了此菌独有的毒力因子 Intermedilysin。

生物学特性 包括以下几个方面。

形态与染色 革兰阳性链球菌，菌体成球形或椭圆形，链状排列。

培养特性 在脑心浸液平板上，形成白色光滑菌落，部分菌株在血平板上可产生 β-溶血环，这是由于此菌可产生特殊的毒力因子 Intermedilysin。Intermedilysin 为胆固醇依赖的细胞毒素，与人靶细胞膜受体 CD59 识别，并可最终导致靶细胞细胞膜形成微孔而被破坏。

生化反应 此菌可水解七叶苷，发酵海藻糖，但不发酵甘露醇和山梨醇。因细菌体表面不含葡萄糖基转移酶，故不能利用蔗糖产生胞外多糖，也不产生过氧化氢。具有产生透明质酸酶的能力，因此可溶解组织间质中的透明质酸使组织破坏而发生脓肿。

基因组 2013 年公布中间链球菌 B196 菌株的全基因组序列完成图，基因组全长 2Mb，鸟嘌呤（G）+胞嘧啶（C）含量为 37.6%，共有 1904 个基因。

致病作用 在口腔环境中，中间链球菌为常居菌，也是引起人化脓性感染的重要机会病原菌。中间链球菌可从牙菌斑中检出，学者观察到的龈下细菌 6 个主要微生物复合体中，被列为黄色复合体。除与慢性牙周炎的化脓性炎症表现有关外，中间链球菌还与肝脓肿、肺脓肿和脑脓肿等深部脏器的化脓性感染有关，也可成为菌血症、骨关节炎和心内膜炎的病原菌。根据其主要毒力因子 Intermedilysin 的产生能力不同，可将中间链球菌分为 Intermedilysin 高产生株和低产生株，前者可通过 Intermedilysin 的作用，逃避吞噬细胞的细胞内杀菌并通过血液循环进入深部脏器，定植于局部组织，形成脓肿。

（梁景平）

géshì liànqiújūn

革氏链球菌（*Streptococcus gordonii*）

可酵解苦杏仁苷、具有碱性磷酸酶和氨基葡萄糖苷酶活性、缺乏 IgA1 蛋白酶活性、较低碱基含量的链球菌科（Streptococcaceae）链球菌属（Streptococcus）的革兰阳性链球菌。革氏链球菌是以英国细菌学家默文·革登（Mervyn H Gordon）的名字命名。

1989 年发现一些以往归为血链球菌（*Streptococcus sanguinis*）、口腔链球菌（*Streptococcus oralis*）和轻链球菌（*Streptococcus mitis*）中的口腔链球菌，具有与上述细菌不同的特征，因而提议将具有上述特征的口腔链球菌命名为 *Streptococcus gordonii*。

生物学特性 包括以下几个方面。

形态与染色 革兰阳性链球菌，菌体成球形或矛尖状，无芽胞、无动力，链状排列。

培养特性 其培养特性与血链球菌类似。菌株在血平板上呈α型溶血。能产生过氧化氢，在需要和其他细菌共同培养时可以阻止过氧化物产生。

生化反应 此菌能水解七叶苷，发酵菊糖，但不能发酵甘露醇、山梨醇；能产生过氧化氢，能利用蔗糖合成胞外多糖；能代谢精氨酸产氨，但不会合成神经氨酸苷酶。与其他口腔链球菌相同，此菌具有磷酸转移酶系统跨膜转运碳水化合物，并通过细胞内的糖分解代谢获得能量。

基因组 2010年公布革氏链球菌 Challis 菌株的全基因组序列完成图，基因组全长 2.2 Mb，鸟嘌呤（G）+胞嘧啶（C）含量为 40.5%，共有2150个基因。

致病作用 革氏链球菌是口腔中的常居菌，为口腔内的非致病菌。革氏链球菌是清洁牙面上菌斑生物膜形成中较早定植的细菌，可通过糖蛋白受体与牙面获得性膜上的唾液凝集素结合形成生物膜的早期结构，可为包括牙龈卟啉单胞菌、福赛斯坦纳菌、伴放线聚集杆菌等牙周致病菌在内的细菌共聚提供条件。此菌可能与细菌性心内膜炎的发生有关。革氏链球菌可识别血小板膜上的唾液酸糖蛋白糖基磷脂酰肌醇-α，从而沉积于血小板表面，随血液循环沉积于受损的心脏瓣膜或心内膜表面，导致心脏瓣膜功能障碍。上述特性促使此菌有望成为口腔黏膜免疫的活菌疫苗载体。

（梁景平）

血链球菌（*Streptococcus sanguinis*）

最早从亚急性细菌性心内膜炎患者血培养物中分离获得的链球菌科（Streptococcaceae）链球菌属（Streptococcus）的革兰阳性链球菌。主要分布于牙表面，是牙菌斑生物膜的初始定植菌之一。

1946年从心内膜炎患者血液中分离出血链球菌，命名为 *Streptococcus sanguis*，1997年根据国际细菌命名规范，更名为 *Streptococcus sanguinis* 并沿用至今。

生物学形状 包括以下几个方面。

形态与染色 革兰阳性链球菌，直径为 0.8~1.2 μm 的球形或者椭圆形，呈长链状排列。

培养特性 兼性厌氧，在血平板上形光滑或粗糙的菌落，并呈α溶血生长，大部分菌株在含蔗糖平板上，可形成细胞外多糖而使菌落嵌入平板。

生化反应 肽聚糖和磷壁酸构成了其细胞壁的主要成分，此菌能代谢精氨酸产氨，并发酵多种糖类，包括葡萄糖、蔗糖、麦芽糖、水杨苷、乳糖和海藻糖，不发酵阿拉伯糖、木糖醇、甘油山梨醇和甘露醇。同时此菌具有较其他链球菌更为丰富的糖异生途径，将氨基酸转化为细胞壁肽聚糖前体果糖-6-磷酸，进而通过磷酸戊糖途径合成肽聚糖。

基因组 2010年公布血链球菌 SK36 菌株的全基因组序列完成图，基因组全长 2.39Mb，鸟嘌呤（G）+胞嘧啶（C）含量为 43.4%，共有2348个基因。

致病作用 血链球菌与牙表面获得性膜具有很高的亲和力，二者间通过多种分子结合，是最早定植在牙表面的细菌之一。血链球菌本身为非致龋菌，且可通过产生过氧化氢等机制抑制牙周可疑致病菌的生长，因而富含血链球菌的菌斑致病性较低。然而血链球菌可产生对氨基苯甲酸，是变异链球菌定植生长的助生菌。血链球菌的定植可促进变异链球菌、内氏放线菌和黏性放线菌等致龋微生物的生长。此外，在大鼠动物实验中，血链球菌表现出一定的致龋性。

（梁景平）

奈瑟菌属（*Neisseria*）

不形成内生芽胞、无鞭毛但可有纤毛、不运动的奈瑟球菌科（Neisseriaceae）的革兰阴性需氧球菌。虽从口腔中大部分部位可分离到此菌，但数量较少。口腔奈瑟菌分3组：不酵解糖亦不产生多糖类，如乳奈瑟菌；不酵解糖但产生多糖类，如黄色奈瑟菌；酵解糖且产生多糖类，如咽奈瑟菌。口腔中以第一组和第三组较多。出生1周的婴儿口腔内一般没有奈瑟菌，但到8个月后，几乎所有婴儿口腔中均能检测到奈瑟菌；7~12岁儿童中80%唾液内可检测到奈瑟菌。有学者对健康儿童口腔正常菌群的研究中发现，无论在唾液、窝沟菌斑、龈上菌斑和龈下菌斑中奈瑟菌的检出率均为100%。奈瑟菌在成人口腔中也占较大比例，大多数人的牙龈黏膜存在奈瑟菌，青年和老年人牙菌斑中奈瑟菌的检出率为100%。

生物学特性 包括以下几个方面。

形态与染色 直径为 0.6~1.0μm，单个排列或成对排列。两球菌相对的一面扁平，不形成内生芽胞。

培养特性 口腔常见的奈瑟菌包括 3 种：干燥奈瑟菌、微黄奈瑟菌和黏液奈瑟菌。这 3 种奈瑟菌均需要需氧培养，在琼脂平板上的形态及颜色均有所不同：干燥奈瑟菌在平板上形成干燥、不规则的圆形凸起，呈不透明黄色或者灰白色，初分离呈光滑性菌落，传代后呈粗糙型；微黄奈瑟菌呈圆而光滑的凸起，透明或者不透明，淡黄、黄色或者黄绿色，黏附于培养基上；而黏液奈瑟菌呈黏液性凸起，不透明，无色素，黏附于培养基上。口腔 3 个奈瑟菌种的鉴别，主要靠次代纯培养后琼脂平板上菌落形态、颜色、亚硝酸盐还原、硝酸盐还原和糖发酵实验。

生化反应 口腔奈瑟菌均能利用蔗糖合成胞外多糖，能酵解果糖、蔗糖、葡萄糖和麦芽糖，具有亚硝酸盐还原能力，但只有黏液奈瑟菌具有硝酸盐还原能力。干燥奈瑟菌的糖酵解能力是最强的。

基因组 Neisseria meningitides MC58 菌株的全基因组序列完成图于 2000 年公布，基因组全长 2.27Mb，鸟嘌呤（G）＋胞嘧啶（C）含量为 51.5%，共有 2114 个基因。

致病作用 虽然奈瑟菌对牙面黏附能力较弱，但它却是最早定植于牙面的细菌之一，主要存在于菌斑外层和早期菌斑中，菌斑成熟后数量减少。因在少糖或无糖时，奈瑟菌可降解菌斑中产酸菌所产生的乳酸成为弱酸和挥发性酸，减少变异链球菌族等产酸菌的降低牙面生物膜 pH 值的作用，以此推测其可能具有减少菌斑致龋性的能力。

在牙周炎和正常人牙龈均可发现奈瑟菌，但其与牙龈炎和牙周炎的关系尚未明了。在感染根管和无髓根管中也可检测到少量奈瑟菌，化脓性冠周炎的脓液中存在大量奈瑟菌，拔牙后的血液中也可检测到少量奈瑟菌。其具体致病性尚需进一步研究。

（梁景平）

wéiróngjūnshǔ

韦荣菌属（*Veillonella*） 缺乏葡萄糖激酶和果糖激酶，不代谢糖而利用有机酸作为能源的韦荣球菌科（Veillonellaceae）的革兰阴性绝对厌氧球菌。共有 9 个种。人类标本中以小韦荣球菌和产碱韦荣球菌最常见，不典型韦荣球菌、殊异韦荣球菌和蒙彼利埃韦荣球菌也偶有报道。当牙面有革兰阳性菌定植后，韦荣菌随之植入，故称其为基础牙菌斑微生物群落的成员。

韦荣菌因最早由法国细菌学家韦荣首次分离出而得名。其在牙面生物膜中占 2% 以上，随着生物膜的成熟，生物膜内厌氧程度增高以及其他微生物代谢变化，韦荣菌的比例可高达 6%。

生物学特性 包括以下几个方面。

形态与染色 韦荣菌直径为 0.3~0.5μm，呈双球状排列，也可呈短链或成堆排列。无荚膜、无鞭毛。

培养特性 绝对厌氧。在含万古霉素的乳酸盐琼脂平板上的菌落呈灰白或奶油状，直径 1~3mm，不透明，光滑，边缘整齐，形状有菱形、心形等。

生化反应 因缺乏葡萄糖激酶和果糖激酶，故不能代谢糖。生化反应不活泼，溶血、氧化酶、吲哚、尿素、明胶等试验均为阴性，产生 H_2S，硝酸盐还原阳性。

血清型 根据胞壁脂多糖分为 I ~ Ⅷ 个血清型。

基因组 2013 年公布 Veillonellasp HPA0037 菌株的全基因组序列完成图，基因组全长 2.07Mb，鸟嘌呤（G）＋胞嘧啶（C）含量为 39%，共有 2893 个基因。

致病作用 由于韦荣菌缺乏葡萄糖激酶和果糖激酶，因此不能代谢碳水化合物和多元醇，但其可以利用碳水化合物代谢的中间产物作为能源。韦荣菌能够将乳酸转变成较弱的乙酸和丙酸，使生物膜 pH 值上升，从而减轻菌斑的酸性，减少菌斑的致龋性。韦荣菌与变异链球菌、血链球菌、唾液链球菌分别或混合培养，可使这些致龋菌培养液内的乳酸含量大大减少，在牙面生物膜生态系和龋病的发生中起重要作用。

在牙周炎的非活动区韦荣菌的检出率高于炎症活动区，表明此菌可能与牙周炎的静止相关。

（梁景平）

rǔgǎnjūnshǔ

乳杆菌属（*Lactobacillus*） 发酵葡萄糖的主要终产物是乳酸、不发酵乳酸盐的乳杆菌科（Lactobacteriaceae）的革兰阳性杆菌。在 1974 年伯杰（Bergey）鉴定细菌学手册（第八版）中，乳杆菌属共有 27 种，到了 1986 年，Bergey 系统细菌学手册第二卷中，已增加到 44 种，连同亚种共 51 种。

早在 1915 年，有学者就曾报道在龋损部位的乳杆菌较非龋损部位多。20 世纪 20 年代后期对乳杆菌在龋病中的作用进行了广泛的研究。

生物学特性 包括以下几个方面。

形态与染色 乳杆菌无荚膜，无鞭毛，排列成单、双、短链或栅栏状，有些菌种呈多形性。有些菌株两端染色较深。

培养特性 专性厌氧、兼性厌氧或微需氧菌，在 5% ~ 10% CO_2 的环境中能生长，但在厌氧环境中生长更好。生长最适温度为 30~40°C，嗜酸，生长最适 pH 值为 5.5~6.2，但在 pH 值为 3.5 时仍可生长。菌落大小从小如针尖到直径 2mm，表面粗糙，边缘不整齐。一般不产生色素。

生化反应 能发酵糖，主要产生乳酸，不分解蛋白质，故触酶试验、液化明胶、硝酸盐还原及产生吲哚试验均呈阴性。

人类口腔中的乳杆菌种类较多，根据发酵葡萄糖的反应，可以分为纯发酵型和异发酵型两种。纯发酵型乳杆菌主要有干酪乳杆菌、嗜酸乳杆菌、唾液乳杆菌、胚牙乳杆菌等。异发酵型乳杆菌有发酵乳杆菌、短乳杆菌、布赫内氏乳杆菌等。

口腔常见乳杆菌的生化反应要点见下表。

基因组 2013 年公布 Lactobacillus N1115 菌株的全基因组序列完成图，基因组全长 3.025Mb，鸟嘌呤（G）+ 胞嘧啶（C）含量为 46.3%，共有 2890 个基因。

致病作用 它是口腔正常菌群，作为口腔的早期定植菌，可能是出生时从母亲阴道获取，或出生后接触乳制品所致。它可定植于口腔的各个部位，但数量很少，仅占口腔细菌的 1%。它的数量受到食物成分的影响，随着碳水化合物摄入增加，唾液中此菌的数量也相应增加。但即使如此，乳杆菌在口腔菌丛中的数量和检出率还是比较低的。

不少人认为乳杆菌是人类致龋菌的一种，主要有以下依据：乳杆菌的产酸及耐酸能力均较强；一些乳杆菌能诱发无菌动物产生点隙裂沟龋；唾液中乳杆菌数目与龋损数成平行关系；在龋损害的各个时期均可发现乳杆菌；摄取糖增加，乳杆菌也增加。有学者曾指出，几乎所有的抗龋者口腔中都找不到嗜酸乳杆菌，而在龋活跃者口腔中却常找到。因此，一些学者对乳杆菌作为龋病的致病原始因素提出了质疑。多数学者认为，乳杆菌不是龋病发生的致病菌，但参与了龋病的发展，主要涉及牙本质龋。

（梁景平）

niánxìng fàngxiànjūn

黏性放线菌 （Actinomyces viscosus）

菌落有黏性的、过氧化氢酶实验呈阳性的放线菌属（Actinomyces）的微需氧的革兰阳性杆菌。占口腔放线菌的比例随年龄增长而递增，在成年人的牙面生态膜中占优势。

放线菌是口腔中最常见的革兰阳性丝状菌，也是口腔正常菌群的主要成员之一。主要定植在牙面，其次是龈沟和舌背，而唾液和其他口腔黏膜表面则较少。口腔内定植的放线菌种类随宿主的年龄和定植部位的不同而异。

生物学特性 包括以下几个方面。

形态与染色 多为杆状，长短不等，有分枝。排列成 "X"、"Y"、"V" 形，不形成硫磺颗粒。无鞭毛和芽胞。培养 48 小时后，菌落直径可大于 4mm，圆形，凸起，不透明，灰白色，菌落有黏性。透射电镜下观察，黏性放线菌有 I 型和 II 型两种类型的菌毛，与其黏附性能密切相关。

培养特性 兼性厌氧菌，为化能异养菌和嗜碳酸菌种，生长需要有机氮、可发酵的碳水化合物、维生素和其他生长因子。培养基中加入血清可明显促进其生长，补充 CO_2 亦可促进其生长。在液体培养基中，形成散在的、大小不等的致密团块，或呈颗粒状沉淀，或黏附在管壁上。

生化反应 可发酵葡萄糖、蔗糖、麦芽糖和果糖，产生乳酸、乙酸、琥珀酸和甲酸，不产生丙酸，不水解蛋白质。对其他碳水化合物如甘露醇、海藻糖等的发酵类型，及是否产生还原硝酸盐、水解尿素等生化反应在鉴别为何种放线菌种上有一定意义。黏性放线菌可合成细胞外多糖和细胞内多糖，血清 I 型不发酵核糖，血清 II 型发酵核糖产酸。

常见放线菌的生化鉴别特征见下表。

血清型 本菌有两个血清型，其生化反应和抗原结构都不同。

基因组 2010 年公布 Actinomyces Viscosus C505 菌株的全基因

表 口腔常见乳杆菌的生化鉴定

菌名	葡萄糖	木糖	水杨酸	七叶酸	麦芽糖	甘露醇	蔗糖
嗜酸乳杆菌	+	−	+	+	+	−	+
短乳杆菌	+	v	−	d	+w	−	d
格氏乳杆菌	+	−	+	+	d	−	+
乳酪乳杆菌	+	−	+	+	+	+	+
植物乳杆菌	+	d	+	+	+	+	+
发酵乳杆菌	+	−	−	−	+w	−	+

注："+" 示≥90%阳性；"−" 示≥90%阴性；"v" 示不定或不同菌株间有不同反应；"d" 示迟缓反应；"+w" 示弱反应。

表　常见放线菌的生化鉴定

菌名	葡萄糖	甘露醇	阿拉伯糖	木糖	棉籽糖	七叶酸
衣氏放线菌	+	+	+	+	+	+
内氏放线菌	+	-	d	+	+	+
溶齿放线菌	+	-	+	d	-	d
黏性放线菌	+	-	-	+	-	d
化脓放线菌	+	-	+	d	-	-
麦氏放线菌	+	-	+	+	-	-

注："+"示≥90%阳性；"-"示≥90%阴性；"d"示迟缓反应

组序列完成图，基因组全长 3.1345 Mb，鸟嘌呤（G）+胞嘧啶（C）含量为 68.6%，共有 2672 个基因。

致病作用　对牙面有很高的亲和力，对组成牙本质和牙骨质基质的胶原也有很强的亲和力，促进了细菌在根面的黏附，与其在根面龋中的作用密切相关。此外，牙面获得性膜中的一些成分也可明显促进其黏附。口腔放线菌可发酵糖类产酸，使牙面生物膜 pH 值下降，主要定植在牙面，特别是牙根面，动物实验表明，黏性放线菌能诱发鼠发生根面龋和点隙裂沟龋。对根面龋的研究发现，在根面龋中黏性放线菌的数目增加。

（梁景平）

nèishì fàngxiànjūn
内氏放线菌（*Actinomyces naeslundii*）

菌落可见硫磺样颗粒、过氧化氢酶实验呈阴性的放线菌属（Actinomyces）的微需氧和兼性厌氧的革兰阳性菌。为人类口咽部的正常菌群，在 5%～10%CO$_2$ 环境中生长最好。曾在许多病理标本，如血、脓、胆囊积液中发现。亦与眼、胸腹部、牙周感染等有关。对小鼠有毒性，腹腔注射可发生肝、脾脓肿。

生物学形状　包括以下几个方面。

形态与染色　细胞壁主要由肽聚糖和各种糖类组成。肽聚糖的氨基酸包括：赖氨酸、丙氨酸、谷氨酸、天门科氨酸和鸟氨酸等。糖类主要是葡萄糖、半乳糖、鼠李糖、果糖和甘露醇等。不含阿拉伯糖和木糖。菌体中等长度，有许多短的分枝。菌落有光滑型和粗糙型两种，光滑型菌落直径 2～3mm，圆形，凸起，灰白色。粗糙型菌落表面粗糙，凸起，不透明，不易形成硫磺颗粒。

培养特性　见黏性放线菌。

生化反应　与黏性放线菌在生长和生化特性方面十分相似，仅过氧化氢酶实验呈阴性与黏性放线菌相鉴别。透射电镜下观察，内氏放线菌只有 II 型菌毛。抗原成分主要来自细胞壁成分，包括两类：一类是多糖抗原，由细胞壁的碳水化合物或多糖组成，具热溶性，耐受蛋白酶，能释放到培养基中，具有种和血清型的抗原性；另一类由多肽或含多肽的化合物组成，对链霉蛋白酶敏感，能抵抗胰蛋白酶消化，具有种的特异性。

血清型　根据细胞壁抗原成分的不同，可分为不同的血清型，内氏放线菌有 3 个血清型（表1）。

基因组　2012 年公布内氏放线菌 Str. Howell279 菌株的全基因组序列完成图，基因组全长 3.11Mb，鸟嘌呤（G）+胞嘧啶（C）含量为 67.9%，共有 2989 个基因。

致病作用　内氏放线菌为人类口腔和龈上、龈下菌斑中的常居菌。在颊和舌部较多，在幼儿口腔中占优势。此菌与牙龈炎相关，随着龈炎的进展，检出率增多。

常见放线菌耐氧性及 DNA 鸟嘌呤（G）+胞嘧啶（C）值见表1；常见放线菌在进行性与非进行性龋损中的分离率见表2。

（梁景平）

表 1　常见放线菌耐氧性及 DNA（G+C）值

菌名	厌氧	微需氧兼性厌氧	DNAG+C 值
衣氏放线菌	+	+	57～65（Tm）
内氏放线菌		+	63～68.5（Tm）
溶齿放线菌	+	+	62（Tm）
黏性放线菌		+	59～69.9（Tm）
化脓放线菌	+		56～58（Tm）
麦氏放线菌	+		67（Tm）

表 2　常见放线菌在进行性与非进行龋损中的分离率

细菌种类	进行性龋损		非进行性龋损	
	占总菌量（%）	分离频率	占总菌量（%）	分离频率
内氏放线菌	0.3	50	4.5	50
黏性放线菌	28.9	100	32.8	100
龋病放线菌	0.8	50	0	0

yáyín bǔlíndānbāojūn

牙龈卟啉单胞菌 （Porphyromonas gingivalis）

无动性、绝对厌氧，在含冻溶血的培养基中生长时可呈黑色菌落的杆菌门（Bacteroidetes）卟啉单胞菌科（Porphyromonadaceae）卟啉单胞菌属（Porphyromonas）的革兰阴性球杆菌。是慢性牙周炎病变区及活动部位最主要的优势菌，是牙周微生物领域重点研究的厌氧菌之一。

根据对拟杆菌属产黑拟杆菌不解糖亚种（Bacteroides melaninogenicus subsp. asaccharolyticus）在糖酵解、黑色菌落形成、DNA 鸟嘌呤（G）+ 胞嘧啶（C）含量等特性的研究，1977 年，学者将此亚种的细菌重新命名，包括多分离于鼻部的高 DNAG + C 含量（52%~54%）的不解糖拟杆菌（Bacteroides asaccharolyticus）以及多分离于牙周组织的低 DNAG+C 含量（46%~48%）的牙龈拟杆菌（Bacteroides gingivalis）。随后，并将分离于感染根管的 DNAG+C 含量（50%~51%）的牙髓拟杆菌（Bacteroides endodontalis）也归为拟杆菌属。然而，上述 3 种细菌在 G+C 含量、糖代谢、脂肪酸代谢以及氨基酸代谢等方面与拟杆菌的代表菌脆弱拟杆菌（Bacteroides fragilis）存在较大差别。1988 年，学者们将这 3 种细菌从拟杆菌属中分划出来为独立卟啉单胞菌属（Porphyromonas）。

生物学特性 包括以下几个方面。

形态与染色 革兰阴性球杆菌，无芽胞、无动力或周生鞭毛运动、表面具有菌毛结构。

培养特性 专性厌氧，最适生长温度是 35~37℃，在血琼脂上可吸收血红蛋白和凝集血红素而形成黑色菌落。

生化反应 无铁载体，须以外源性血红素为载体，并利用 ABC 转运蛋白将血红素-铁离子复合物转运到细胞内。可产生多种蛋白水解酶，降解蛋白质以获得细菌生长所需要的碳、氮等营养。不酵解糖。

血清型 大部分表面具有非胞质来源、耐热，能抵抗 DNA 酶、RNA 酶以及蛋白水解酶 K 的抗原结构，被命名为 K 抗原。K 抗原为牙龈卟啉单胞菌荚膜糖类，根据 K 抗原的抗原性，分为 6 个血清型，即 K1~K6 血清型。

基因组 2005 年公布牙龈卟啉单胞菌 W83 菌株的全基因组序列完成图，基因组全长 2.34Mb，DNA 鸟嘌呤（G）+胞嘧啶（C）的含量为 48.3%，共有 2015 个基因。

致病作用 可产生多种毒力因子参与牙周组织的炎症破坏。主要毒力因子包括脂多糖、菌毛、牙龈素等。

脂多糖 革兰阴性细菌细胞壁外膜的主要成分，在细菌死亡菌体崩解时释放，具有高度的致病活性。可穿过牙龈上皮，进入结缔组织，直接损伤宿主细胞或通过激发宿主细胞的免疫反应，使后者释放免疫炎症介质，间接破坏牙周组织。

菌毛 有两种主要的成分，为长菌毛 FimA 和短菌毛 Mfa1，又称主要菌毛和次要菌毛。不同菌株间菌毛亚单位的氨基酸序列、相对分子量和抗原性存在差异。菌毛与其黏附、入侵和定植于宿主细胞和组织密切相关。菌毛识别宿主细胞 $\alpha 5\beta 1$ 整合素，通过激活 CD14/TLR2/PI3K 信号系统，介导牙龈卟啉单胞菌进入细胞内。此外，菌毛还能介导牙龈卟啉单胞菌与其他龈下微生物的识别和共聚。

牙龈素 曾称胰酶样蛋白酶或卟啉素，是存在于此菌外膜、膜泡或胞外的一组蛋白酶。包括精氨酸牙龈素和赖氨酸牙龈素两类。牙龈素能降解蛋白质和多肽，从而导致宿主胶原的破坏，局部缓激肽浓度升高，血管通透性提高；局部免疫效应分子受到破坏；宿主细胞表面 CD14 等参与免疫反应的受体分子破坏；局部短肽链增多，利于多种细菌的生长。此外，牙龈素对纤维蛋白有较强的亲和力，有助于牙龈卟啉单胞菌在牙周组织的定植；牙龈卟啉单胞菌还可产生胶原酶、纤溶酶、磷脂酶 A、成纤维细胞抑制因子等多种分子，并具有荚膜、细菌外膜和膜泡等结构，参与此菌的定植及牙周破坏过程。

（梁景平）

bànfàngxiàn jùjígǎnjūn

伴放线聚集杆菌 （Aggregatibacter actinomycetemcomitans）

菌落底部呈星状或交叉的雪茄烟状的聚集杆菌属（Aggregatibacter）的革兰阴性、微需氧的短杆菌。曾称伴放线放线杆菌（Actinobacillus actinomycetemcomitans）。是在牙周炎的细菌病因学研究中，讨论得最多和研究较深入的细菌之一，公认其与牙周炎，特别是侵袭性牙周炎关系密切。

生物学特性 包括以下几个方面。

形态与染色 革兰阴性短杆菌，有的略弯曲，无芽胞、无动力，成单、成双或小堆状排列，多次传代后，菌体可较大。

培养特性 微需氧菌，但在无氧或 5%~10% CO_2 环境下均可生长，最适生长温度是 37℃，在血清琼脂或血琼脂上可形成圆凸、边缘不规则、半透明、湿润、底部有星状或交叉的雪茄烟状的菌落，黏着于琼脂不易剥离。在肉汤培养液中管底生长物呈颗粒状，并牢固地黏附于管壁，多次传代后可呈均匀浑浊生长。

生化反应 生化特性不十分一致，根据对糊精、麦芽糖、甘露醇、半乳糖和木糖等的发酵能力不一样，可分为10个生物型。

血清型 根据血清学试验结果可分为a、b、c、d、e、f等6个血清型。国外文献报道血清型b型为侵袭性牙周炎龈下菌斑中最常见的血清型，毒力最强，d型和e型较少见。但在中国人群中分离出的以c型为主，b型较少。

基因组 2012年公布伴放线聚集杆菌 D7S-1 菌株的全基因组序列完成图，基因组全长2.309Mb，鸟嘌呤（G）+胞嘧啶（C）含量为44.3%，共有2227个基因。

致病作用 可产生很多毒力因子：①白细胞毒素：可损伤牙龈内和外周血中的多形核白细胞、单核细胞和淋巴细胞的细胞膜，导致白细胞死亡，释放溶菌酶，进一步造成牙周组织的破坏。白细胞毒素是对高温和蛋白敏感的蛋白质，相对分子质量为115kD。其末端为一系列富糖基的重复序列，参与阳离子结合，研究证实高浓度的白细胞毒素可在短时间内杀死人的多形核白细胞、单核细胞和淋巴细胞。白细胞毒素是孔形成毒素，可使靶细胞膜形成微孔，导致水进入胞内，使细胞溶解死亡，而在低浓度条件下可导致细胞凋亡。②脂多糖：革兰阴性细菌细胞壁外膜中的内毒素。脂多糖是革兰阴性菌所独有的致病物质，对牙周组织具有很高的毒性和抗原性，能够刺激宿主细胞产生炎症因子

并诱导骨吸收。此菌产生的脂多糖是牙周疾病起始和进展过程中一个重要的致病因子。对细胞凋亡的作用因不同的细胞和细胞系而不同。已有报道称脂多糖能够阻断人中性粒细胞、人外周血单核细胞的凋亡，也能促进B淋巴细胞、CD4⁺、胸腺细胞、淋巴器官、内皮细胞及血管内皮细胞的凋亡。脂多糖诱导人血管内皮细胞凋亡是通过肿瘤抑制基因p53、炎症前因子Bax、天冬氨酸特异性半胱氨酸蛋白酶-1、Caspase-1和Caspase-3实现的。③细胞致死膨胀毒素：一种热不稳定蛋白，由不同亚单位构成的三聚体，不同菌株间的细胞致死膨胀毒素氨基酸序列具有高度同源性。细胞致死膨胀毒素能使正常的活化淋巴细胞死亡率显著增加，而对未激活的淋巴细胞没有明显的杀细胞效应，故学者们推测细胞致死膨胀毒素可能是通过杀灭活化的淋巴细胞而发挥免疫抑制作用的。此外，伴放线素集杆菌的毒力因子还有多形核白细胞趋化抑制因子、淋巴细胞抑制因子、杀上皮毒素、热休克蛋白等。这些毒力因子的主要致病作用包括以下3个方面。

降低宿主抵抗力 通过各种毒力因子，阻止白细胞向炎症部位集中，降低牙龈局部的防御力。

骨吸收作用 此菌产生的破骨细胞激活因子等骨吸收因子，可通过膜泡释放到细菌外，造成牙槽骨破坏。

组织破坏作用 此菌产生的成纤维细胞抑制因子，能抑制牙周组织内成纤维细胞合成胶原。胶原酶能降解牙周组织中的胶原和结缔组织，促使附着丧失，形成牙周袋。

（肖丽英 李雨庆 王素苇）

zhōngjiān pǔshìjūn
中间普氏菌（ *Prevotella intermedia* ）
产黑色素、产生脂酶的普雷沃菌科（Prevotellaceae）普雷沃菌属（Prevotella）的革兰阴性无芽胞的专性厌氧杆菌。又称中间普雷沃菌。普雷沃菌属是以法国微生物学家普雷沃（A. R. Prevol）的名字命名的一个菌属。此属细菌原属拟杆菌属，包括拟杆菌属中对胆盐敏感的菌种和产黑色素的菌种。普雷沃菌是人龈沟中的优势菌，也是牙周炎的可疑病原菌。在口腔中的普雷沃菌属主要菌种分为两大类：一是产黑色素的普雷沃菌，包括中间普雷沃菌（ *P. intermedia* ）、产黑色素普雷沃菌（ *P. melaninogenica* ）、洛氏普雷沃菌（ *P. loescheii* ）、变黑普雷沃菌（ *P. nigrescens* ）、栖牙普雷沃菌（ *P. denticola* ）和人体普雷沃菌（ *P. corporis* ）等；二是不产黑色素的普雷沃菌，包括口腔普雷沃菌（ *P. oralis* ）、口普雷沃菌（ *P. oris* ）、龈炎普雷沃菌（ *P. oulorum* ）、口颊普雷沃菌（ *P. buccalis* ）、真口腔普雷沃菌（ *P. veroralis* ）、动胶普雷沃菌（ *P. zoogleoformans* ）、两路普雷沃菌（ *P. bivia* ）和糖解陈普雷沃菌（ *P. disiens* ）等。

生物学形状 包括以下几个方面。

形态与染色 革兰阴性的专性厌氧杆菌，无动性。细胞以短杆状多见，偶见长杆状，无芽胞、无动力。在肉汤培养基上细菌细胞为（0.3～0.4）μm×（1～2）μm大小，一些细菌细胞可长达6～10μm。在血琼脂平板上的菌落中央黑而周边呈灰或者浅棕色。在含羊血、少量马血或者无马血的琼脂平板上其色素加重，在含兔血的平板上可见溶血现象。

培养特性 中间普雷沃菌的模式株在 25~45℃ 环境下均生长良好。6.5% 的 NaCl 可抑制此菌生长。大多数菌种生长要求补充氯化血红素和维生素 K。在血琼脂平板表面，产生黑色素的普雷沃菌形成黑色菌落。在 PYG 液体培养基中产生的乙酸、琥珀酸为主要终末酸产物。发酵葡萄糖、水解明胶，对胆盐敏感可区别于耐受胆盐的拟杆菌属细菌。在血琼脂表面形成直径 0.5~2.0mm、圆形、低凸、半透明、表面光滑和溶血的菌落，老龄或大的菌落可能是不透明的。在厌氧条件下孵育 48 小时后，菌落可能呈灰色、黄褐色或黑色。在溶血琼脂上菌落色素的产生较全血琼脂快；在兔溶血琼脂上，有 1/3 的菌株在 2 天内就能产生暗褐色到黑色的菌落，其他的菌株则可能在 7~14 天才产生黑色素。几乎所有菌株经 2~4 天孵育后，菌落在长波紫外线下可见红砖色样荧光。此菌的葡萄糖肉汤培养物呈混浊状，伴有光滑的沉淀，有时为黏稠或轻度黏稠的沉淀，其最终 pH 值为 4.9~5.4。

生化反应 能够产生吲哚，水解明胶，不水解七叶苷，发酵葡萄糖和蔗糖，不发酵阿拉伯糖、落叶松糖、纤维二糖、鼠李糖、乳糖和水杨素，可产生超氧化物歧化酶，但不水解葡聚糖。

基因组 2012 年公布中间普雷沃菌 17 菌株的全基因组序列完成图，基因组全长 2.7Mb，鸟嘌呤（G）+胞嘧啶（C）含量为 43.47%，共有 2279 个基因。

致病作用 中间普雷沃菌通过直接侵袭口腔组织细胞、促进炎性因子的释放、干扰宿主免疫反应及抑制骨形成、促进骨吸收等作用而参与牙周炎的发生发展。

在牙周病原菌研究中发现，此菌在妊娠期龈炎中有较高的检出率，是妊娠期龈炎的主要病原菌，原因可能与此菌可利用雌二醇和孕激素有关。此外，中间普雷沃菌在急性坏死性溃疡性龈炎中也被发现其检出率及检出量增多，并在其他类型的牙周炎、龈炎及口腔多种混合菌感染中分离到，如冠周炎、牙髓根尖周感染、拔牙后干槽症等，也可从头、颈和胸膜感染标本中分离到，偶尔分离自血液、腹部和盆腔等部位的标本中。

（肖丽英 李雨庆 张文玲）

biànhēi pǔshìjūn

变黑普氏菌（*Prevotella nigres-cens*）

产黑色素、不产生脂酶的普雷沃菌科（Prevotellaceae）普雷沃菌属（Prevotella）革兰阴性无芽胞的专性厌氧杆菌。又名变黑普雷沃菌。

变黑普氏菌 1992 年从中间普氏菌（*Prevotella intermedia*）独立出来。1983 年研究发现中间普氏菌具有种内异源性，分为基因型 I 型和 II 型。1992 年用多位点酶电泳法和 DNA-DNA 同源性比较证实了这种异源性，遂将中间普氏菌基因型 II 型从中间普氏菌中独立出来成为新种，命名为变黑普氏菌。

变黑普氏菌以前被归类为产黑色素拟杆菌属，由于生物学特性与拟杆菌属有差异，故划归为新的普氏菌属。因不产生脂酶而区别于中间普雷沃菌。

生物学特性 包括以下几个方面。

形态与染色 革兰阴性无芽胞的杆菌。在肉汤培养基上细菌细胞为 $(0.3~0.4)\mu m \times (1~2)\mu m$ 大小，一些细菌细胞可长达 6~10μm。在马血琼脂平板上生长 72 小时形成的菌落直径为 0.5~2mm、圆形、边缘整齐、低凸、表面光滑、褐色或黑色，菌落周边通常为黑色，中间为奶油色到暗褐色。

培养特性 专性厌氧。大多数菌株产生较弱的溶血反应，少数菌株产生 α-溶血环。氯化血红素、维生素 K 能促进其生长，冻溶血或兔血可加快黑色的形成。应用 366nm 紫外光照射新鲜菌落可见砖红色荧光，还可产生 β-半乳糖。

生化反应 大多数变黑普氏菌菌株发酵葡萄糖、麦芽糖、蔗糖和糊精产酸，产生吲哚、水解淀粉、液化明胶，在含葡萄糖液体培养基中产生醋酸、琥珀酸、异丁酸和异戊酸。

基因组 2011 年公布变黑普氏菌 ATCC 33563 菌株的全基因组序列完成图，基因组全长 2.67Mb，鸟嘌呤（G）+胞嘧啶（C）含量为 42.7%，共有 2157 个基因。

致病作用 为牙周可疑致病菌，也是感染根管可疑致病菌，但具体机制尚待研究。其有可能与动脉粥样硬化斑块的形成有关。

与牙周炎的关系 由于早期对变黑普氏菌和中间普氏菌的研究没有鉴别性的方法可采用，以往研究将变黑普氏菌及中间普氏菌混在一起，加上常规的表型生化方法难以区分二者，所以对变黑普氏菌和中间普氏菌的生态学以及二者在牙周病中的作用的实验结果常有矛盾之处。它们在牙周正常部位、病变部位或活动部位检出率不一致。大多数观点认为中间普氏菌与牙周病相关，而变黑普氏菌是人口腔中的正常菌群，它作为慢性牙周炎的可疑致病菌的证据尚不充分。变黑普氏菌是否还存在致病力不同的亚型仍待深入研究，有必要对变黑普氏菌做基因型分析，以进一步阐明变黑普氏菌与牙周炎的关系。

与感染根管的关系　牙龈卟啉单胞菌、牙髓卟啉单胞菌、中间普氏菌和变黑普氏菌原来均属于类杆菌属，在 20 世纪 90 年代才将原来的类杆菌属又分为类杆菌属、普氏菌属和卟啉菌属。牙龈卟啉单胞菌、牙髓卟啉单胞菌属于卟啉菌属，而中间普氏菌和变黑普氏菌则属于普氏菌属。根管内的感染是以厌氧菌为主的混合感染。产黑色素类杆菌在感染根管内的总检出率较高，是感染根管内的优势菌群之一。变黑普氏菌及其他几种产色素菌被认为是感染根管可疑致病菌。

与系统疾病的关系　牙周致病菌与许多系统疾病有联系。变黑普氏菌是牙周可疑致病菌，其与系统疾病关系的研究较少。

（肖丽英　李雨庆　王艳）

fúsàisītǎnnàjūn

福赛斯坦纳菌（*Tannerella forsythia*）
革兰阴性专性厌氧梭形杆菌。是牙周病重要的致病菌。此菌与牙周病的发生发展密切相关，是附着丧失的高危险信号。

最初由美国福赛斯牙科中心的坦纳（Tanner）等于 1979 年从活动性重度牙周炎患者口腔中分离出来的新菌种，以其名字命名。1986 年被命名为福赛斯拟杆菌（*Bacteroides forsythus*），此后通过 Tanner 等深入研究，于 2003 年将此菌从拟杆菌属中划出而归入另一新属，并改名为福赛斯坦纳菌（*Tannerella forsythia*），但也有文献仍然使用 *Tannerella forsythensis* 的名称。

生物学特性　包括以下几个方面。

形态与染色　革兰阴性梭形球杆菌，不可动、不产黑色素、非芽胞型、高度多形杆状，常为纺锤状；有一个宽 0.3～0.5μm，长 1～5μm 球拍状的末端，整个丝状菌长约 30μm。

培养特性　专性厌氧。生长缓慢，营养要求很高，不解糖。最初分离培养时经常像是牙龈卟啉单胞菌或具核梭杆菌的卫星菌群，在培养基中加入 N-乙酰-胞壁酸或冻溶血，培养 7～10 天后，才形成直径 1～2mm 粉红色或黑色的斑点状菌落。福赛斯坦纳菌在液体培养基中生长较差，仅在补充乙酸钠、硫酸钠、琥珀酸钠和氯化血红素后生长良好。

血清型　仅有一种血清型，无血清变型。

基因组　2011 年公布福赛斯坦纳菌 92A2 菌株的全基因组序列完成图，基因组全长 3.41Mb，鸟嘌呤（G）+胞嘧啶（C）含量为 47.0%，共有 2786 个基因。

致病作用　毒力因子包括表面蛋白（S-Layer 和 BspA 蛋白）、脂蛋白、脂多糖等多种毒素和多种酶类。①表面蛋白：大多数细菌都有一层独特的表面结构称为 S-Layer，含有丰富的细胞蛋白。S-Layer 为细菌提供了一个保护层，相当于分子筛和离子陷阱，能促进细胞附着和表面识别。福赛斯坦纳菌的 S-Layer 由锯齿状糖蛋白亚单位组成，宽为 10nm，高为 10nm。一方面 S-Layer 具有凝集素活性，介导福赛斯坦纳菌对细胞的黏附及入侵，福赛斯坦纳菌对人口腔表皮样癌细胞的入侵活性可能依赖于受体介导的胞吞作用；另一方面 S-Layer 具有免疫活性，可诱导快速进展性牙周炎患者的体液免疫，介导脓肿的形成。但并不是所有的菌株都会引

起患者强烈的免疫反应，这种免疫反应性的降低并不表明福赛斯坦纳菌具有弱的免疫原性，有学者认为其原因可能是福赛斯坦纳菌在特殊的宿主环境中能调节抗原表达。福赛斯坦纳菌还存在一种表面分子，称 BspA 蛋白，与福赛斯坦纳菌黏附于口腔组织、激发宿主免疫反应有关。BspA 蛋白可能介导福赛斯坦纳菌黏附于细胞外基质，同时诱导宿主免疫应答，引起肿瘤坏死因子-α 和白细胞介素-1β 前炎症细胞因子的产生，此过程可能依赖于 Toll-like 受体 2（TLR2）的信号传导。②毒素：福赛斯坦纳菌细胞表面的脂蛋白能激活人单核细胞株 GFh 和 THP-1、人牙龈成纤维细胞和单核细胞中的转录因子 NF-κB，刺激细胞产生 IL-6 和 TNF，这一过程通过细胞表面的 TLR2 受体介导。福赛斯坦纳菌的脂蛋白还可以活化口腔上皮细胞、单核细胞 GFh、单核-巨噬细胞中的 Caspaes-8，从而导致细胞凋亡。福赛斯坦纳菌的脂多糖能刺激人单核细胞产生 IL-8，也可刺激内皮细胞弱表达 E-选择素，并可以拮抗其他细菌脂多糖的作用。③酶类：福赛斯坦纳菌能分泌唾液酸酶，是快速鉴别福赛斯坦纳菌的标准之一。此菌能产生一种类胰蛋白酶，参与一些小分子肽的分解，具有溶血活性，可能参与了人类生物活性肽的肽溶解过程。福赛斯坦纳菌这种溶血活性可能提高血红蛋白的释放，增加牙周环境中血红素，而利于致病菌生长。除此以外，福赛斯坦纳菌至少还能表达 8 种糖苷酶，包括唾液糖苷酶、α-葡糖苷酶、β-葡糖苷酶、岩藻糖苷酶、阿拉伯糖苷酶、葡糖酰胺酶、半乳糖苷酶和纤维二糖苷酶。

福赛斯坦纳菌的致病性与以上毒力因子密切相关，大量的研究表明福赛斯坦纳菌是牙周炎最重要的微生物危险因素之一，与牙周附着丧失明显相关。福赛斯坦纳菌常在重度牙周炎的附着丧失处的龈下菌斑中检出，常与牙龈卟啉单胞菌、齿垢密螺旋体或具核梭杆菌同时检出，吸烟者的检出率明显升高。

人群中存在福赛斯坦纳菌基因型的多态性。有学者发现其中Ⅰ型和Ⅲ型主要在慢性牙周炎患者中检出，而Ⅱ型和Ⅳ型主要从侵袭性牙周炎患者中检出，且绝大多数人只感染一种基因型的福赛斯坦纳菌。提示福赛斯坦纳菌感染的不同基因型与不同类型的牙周炎有关。福赛斯坦纳菌还具有宿主多样性。

(肖丽英 李雨庆 邓晓洪)

jùhésuōgǎnjūn

具核梭杆菌

(*Fusobacterium nucleatum*) 梭杆菌科（Fusobacteriaceae）梭杆菌属（Fusobacterium）的革兰阴性无芽胞的专性厌氧杆菌。在口腔乃至全身感染性疾病中检出率极高，与临床厌氧菌感染的关系十分密切。具核梭杆菌主要分离自口腔的龈缘和龈沟，是口腔正常菌群成员，也可从上呼吸道和胸腔感染灶中分离到，偶尔从伤口和其他类型的感染灶中检出。有关此菌与牙周炎和根管感染细菌病因学关系的研究表明，具核梭杆菌作为口腔感染性疾病的条件致病菌是可以肯定的，特别是在牙周炎和牙髓感染样本中有较高的检出率。

具核梭杆菌有 5 个亚种，分别是具核梭杆菌动物亚种（*F. nucleatum* subsp. animalis）、梭形亚种（*F. nucleatum* subsp. fusiforme）、具核亚种（*F. nucleatum* subsp. nucleatum）、多形亚种（*F. nucleatum* subsp. polymorphum）和文氏亚种（*F. nucleatum* subsp. vincentii）。

生物学特性 包括以下几个方面。

形态与染色 葡萄糖肉汤培养细胞为 $(0.4 \sim 0.7)\ \mu m \times (3 \sim 10)$ μm、末端呈梭形或尖状，常在细胞中见到中央肿胀并呈革兰阳性的胞内颗粒。细胞长度一般与生长情况相关。无菌毛和鞭毛。细胞壁肽聚糖的主要成分是羊毛硫氨酸，不含赖氨酸、二氨基庚二酸和鸟氨酸，其脂多糖成分包括庚糖和 2-酮基-3-脱氧辛酸。在氧的体积分数超过 6% 时也可能生长，在空气中暴露 100 分钟后仍可存活。在血琼脂表面形成直径 1~2mm、圆形或略不规则、凸起、垫状、半透明并带有恶臭味的菌落，通过斜射光线观察时常见菌落带有斑点，故常称为"面包屑样"菌落。

培养特性 在马血和兔血琼脂上一般不产生溶血反应，但将血琼脂放到空气中后，可能产生浅绿色的变色反应，或在融合生长菌落的区域产生轻微的溶血反应。葡萄糖肉汤培养物可见絮状或颗粒样沉淀，不一定产生浑浊，可闻到一股恶臭味，最终 pH 值是 5.6~6.2。

生化反应 具核梭杆菌的生化反应不活跃，不转化乳酸盐成丙酸盐，可产生吲哚和 DNase，但未检出磷酸酶。大多数菌株产生 H_2S。此菌对人和动物的红细胞有凝聚作用。所有试验株均对氨苄西林、林可霉素（<0.8mg/L）、头孢菌素、四环素、米诺环素、克林霉素（<1mg/L）、氯霉素和甲硝唑（4mg/L）敏感。在一些文献报道中亦有对青霉素（2U/ml）

和红霉素（1mg/L）敏感的菌株。

基因组 2002 年公布具核梭杆菌 subsp. nucleatum ATCC 25586 菌株的全基因组序列完成图，基因组全长 2.17Mb，鸟嘌呤（G）+胞嘧啶（C）含量为 27.2%，共有 2062 个基因。

致病作用 包括以下几方面。

代谢产物与致病性 具核梭杆菌是能利用氨基酸分解代谢产物获得能量的无芽胞厌氧菌。葡萄糖有助于它在口腔环境中生存和牙周疾病中的存在，但并不是必需的。丁酸是具核梭杆菌的主要代谢产物，它可抑制人类牙龈成纤维细胞的增生，并可渗入牙龈上皮细胞，在牙菌斑中不断积聚，可通过诱导 T 淋巴细胞凋亡来调整牙周组织中免疫调节细胞群体数量。

黏附特性与致病性 ①黏附：具核梭杆菌具有很强的黏附能力，对上皮细胞的黏附与半乳糖限制性凝集素有关联。它的这种特性可以被用来识别对细胞的黏附作用。②侵袭：侵袭是普遍存在的，且在牙周疾病患者中的纺锤形细菌，更易侵入到深层组织。侵袭不仅需要大量的宿主成分，包括肌动蛋白、微管等，同时也需要具核梭杆菌的蛋白质合成。③共聚：具核梭杆菌可与卟啉单胞菌属、血链球菌、幽门螺杆菌等发生共聚，也有助于后者存活于牙周袋中。幽门螺杆菌仅与具核梭杆菌发生共聚现象，共聚反应可被半乳糖部分或完全抑制。具核梭杆菌的 4 个亚型均能发生强烈的共聚反应，且都是人体的牙菌斑病原菌。经加热处理，具核梭杆菌即不再具有共聚能力，但加热幽门螺杆菌不能阻断共聚反应，说明具核梭杆菌具有黏附分子，相应受体存在于幽门螺杆菌。幽门螺杆菌在口腔中特异黏附具核梭杆菌，使得此菌在口腔中增生，是幽门螺杆菌再感染的一个途径。

诱导细胞凋亡与致病性　具核梭杆菌能诱导外周血单个核细胞和外周血多形核细胞的凋亡，通过用热处理或蛋白变性的方法观察发现位于此菌表面的蛋白可能是凋亡的诱导剂。NF-κB 和 HL-1β 转化酶是具核梭杆菌介导细胞凋亡的重要调节因子。具核梭杆菌诱导细胞凋亡是为了逃避免疫杀伤细胞，通过清除对免疫防御至关重要的免疫细胞从而有助于其他病原菌的再生，进而导致牙周疾病的发生。此菌诱导细胞凋亡的详细机制仍不清楚，但导致的免疫功能抑制可能在牙周疾病和其他疾病的形成和发展中扮演着重要角色。

细胞因子及其他生物活性因子与致病性　牙周感染的重要特点是炎症反应，是中性粒细胞浸润到感染部位的结果。炎症介质 IL-8 的不断产生对牙周感染的发生和发展至关重要。有学者通过检测口腔细菌感染后口腔上皮细胞分泌的 IL-8 的水平，结果显示所有的细菌均可诱导产生 IL-8，但具核梭杆菌刺激产生 IL-8 的水平最高，故具核梭杆菌可能是 IL-8 的强烈刺激因子。另有学者对具核梭杆菌诱导产生 NO，IFN-γ 的能力进行了研究，发现 NO 有助于具核梭杆菌感染牙周组织的炎症反应。

内毒素与致病性　内毒素存在于革兰阴性菌细胞壁外膜中，对于维持细菌外膜的稳定性和通透性，以及在革兰阴性菌的致病机制中发挥重要作用。学者研究具核梭杆菌的内毒素对人牙髓细胞增生、分化的影响，发现适度浓度的脂多糖在牙髓对龋病的防

御反应过程中起调节作用。

所致疾病　此菌是人口咽部的正常寄生菌，可引发软组织感染。其引发的口腔疾病有牙龈炎、牙髓炎、牙槽脓肿、龋病等，以及身体其他部位的感染性疾病。具有潜在的毒力机制。此菌与其他细菌混合感染引起严重疾病的具体致病机制，仍需进一步研究。

（肖丽英　李雨庆　程兴群）

chǐgòumìluóxuántǐ

齿垢密螺旋体（*Treponema denticola*）

细长、弯曲呈螺旋形的运动活泼的螺旋体科（Spirochaetaceae）、密螺旋体属（Treponema）的革兰染色不易着色、专性厌氧原核单细胞生物。属解糖密螺旋体，是口腔常居菌丛之一。

生物学特性　包括以下几个方面。

形态与染色　细胞长 6~16μm，直径 1~0.25μm，最适生长温度为 37℃，最适 pH 值为 7.0。其位于两端的轴丝结构使其运动活泼。

培养特性　口腔中的螺旋体多为绝对厌氧并且其生长需要很低的氧化还原电势（约 -185mV 以下），也需要一些促生长的物质如动物血清和腹腔积液，多数菌株以氨基酸为主要能源。在固体培养基中难以形成菌落，故分离极为困难。由于不易被普通染色剂着色，故可采用镀银或吉姆萨染色。

生化反应　不活泼，不发酵糖产酸，能水解七叶苷、淀粉、明胶、糊精和糖原。能代谢氨基酸产氨，磷酸酶试验阳性，可产生硫化氢，利用丙酮酸盐，能使含 1% 黏蛋白培养基变黑。

基因组　2002 年公布齿垢密螺旋体 ATCC 35405 菌株全基因组序列完成图，基因组全长

2.84Mb，鸟嘌呤（G）+ 胞嘧啶（C）含量为 37.9%，共有 2838 个基因。

致病作用　包括以下几方面。

特征蛋白　齿垢密螺旋体外膜表面具有 48kD、52kD、53kD、72kD 等一系列抗原，其中 53kD 蛋白具有种特异性。齿垢密螺旋体分泌和表达的这些蛋白质在其黏附定居、组织破坏和抗体产生中起着重要作用。

特征酶类　研究的有关酶为类糜蛋白酶、半胱氨酸脱硫水化酶、中性磷酸酶、谷氨酰转移酶、脯氨酸亚氨基肽酶甲氨酰转移酶。这些酶类水解破坏牙周组织细胞和细胞间质后，使齿垢密螺旋体在炎症组织的生长繁殖和扩散，导致牙周病呈持续慢性病程。

黏附素　将螺旋体加入至成纤维细胞，可观察到螺旋体黏附、穿入并在成纤维细胞胞质内生存。

细胞毒性因子　细胞毒性作用主要表现为细胞抑制，造成组织细胞破坏、死亡，从而使上皮组织的完整性遭到破坏，骨组织发生吸收。这加重了牙周病和根尖周病的发生发展。

宿主免疫反应　在触发和促进炎症暴发中有一定作用，可能与牙周炎活动性相关。

免疫抑制反应　能引起机体的免疫反应并能减弱免疫细胞的防御功能。

致病作用　研究发现革兰阴性的口腔螺旋体与人类牙周疾病的发病率和严重程度密切相关。

（肖丽英　李明云　李成龙）

jiǎsījiàomǔjūn

假丝酵母菌（*Saccharomyces*）

可见出芽的芽生孢子及分隔的假菌丝的隐球酵母科（Cryptacoccaceae）的革兰染色阳性的真菌。曾称念珠菌。是正常人口腔、胃

肠道、呼吸道及阴道黏膜的常见共生菌。部分假丝酵母菌在机体免疫功能低下或定植部位微生态环境失调的情况下可感染宿主，具有条件致病性。属于真菌门、半知菌亚门、隐球酵母菌科。其中，白假丝酵母菌最常见、毒力最强。

假丝酵母菌已经发现了200多种，但只有少数几种具有致病性。人类口腔中最主要致病念珠菌为白假丝酵母菌（Candida albicans），其他致病假丝酵母菌有光滑假丝酵母菌（Candida glabrata）、热带假丝酵母菌（Candida tropicalis）、克柔假丝酵母菌（Candida krusei）、乳酒假丝酵母菌（Candida kefyr）、近平滑假丝酵母菌（Candida parapsilosis）、季也蒙假丝酵母菌（Candida guilliermondii），以及1995年在患有念珠菌病的HIV感染者的口腔中分离出的都柏林假丝酵母菌（Candida dubliniensis）等。

生物学特性 包括以下几个方面。

形态与染色 菌体为圆形或卵圆形，直径3~6μm。革兰染色多为阳性。假丝酵母菌出芽繁殖，芽管长成时若不与母体分离，即形成假菌丝。

培养特性 白色假丝酵母菌生长需氧，适宜生长温度是30~37℃。常规分离培养基为沙保培养基，孵育24~48小时后，形成奶白色、光滑的酵母样菌落，并可闻到酵母香味。鉴别培养基为玉米粉琼脂培养基，孵育后可见假菌丝及厚膜孢子。

致病作用 包括以下几方面。

毒力因素 口腔中正常的假丝酵母菌在特定环境的改变下可能表达一系列毒力因子转化为致病菌，一方面促进假丝酵母菌对组织细胞的黏附和破坏，另一方面帮助假丝酵母菌躲避机体吞噬细胞的杀伤和药物的作用。

黏附能力 黏附能力是假丝酵母菌属致病的关键毒力因素之一，可以使假丝酵母菌免于被唾液冲击或者吞咽功能清除。假丝酵母菌可通过特异性或非特异性作用黏附于口腔黏膜以及义齿等生物材料上。非特异性黏附主要包括物理性黏附以及疏水作用。特异性黏附主要依靠假丝酵母菌表面的黏结素与宿主细胞的受体结合来完成。假丝酵母菌的黏结素种类很多，如与宿主海藻糖受体结合的甘露糖蛋白和纤维黏结素，与补体受体结合的蛋白等。假丝酵母菌的黏附作用是与宿主以及念珠菌均相关的复杂多因素影响的过程。

形态的变化 假丝酵母菌为双相菌，即假丝酵母菌在不同环境下具有不同的形态特征，以菌丝相或酵母相存在。菌丝相的形成可促进假丝酵母菌入侵宿主组织，并帮其抵抗吞噬细胞的杀伤。另外，芽管还可促进假丝酵母菌细胞之间的聚集。

菌落转化现象 在体外不同的培养条件下，白假丝酵母菌的菌落形态可发生变化。如将光滑型菌落的菌株接种到特殊的培养基中可产生部分粗糙菌落；白色光滑菌落可转化为灰色菌落，称为白色-不透明转化现象。这种转化可影响假丝酵母菌的表面抗原、黏附能力、药物敏感性以及抗吞噬细胞杀伤的能力，从而造成假丝酵母菌毒力的改变。

水解酶 假丝酵母菌可释放水解酶破坏宿主细胞。作为细胞膜的组成成分，蛋白和磷脂是酶的作用底物。白假丝酵母菌分泌的酶主要有天门冬氨酸蛋白酶和磷脂酶。天门冬氨酸蛋白酶是酸性蛋白酶，其蛋白溶解活性可能与组织侵入有关，但其作用机制尚不清。磷脂酶是可以水解甘油磷脂酯键功能的酶，能够通过破坏宿主细胞膜促进组织细胞溶解和受体暴露以促进黏附。

致病作用 口腔假丝酵母菌感染可引起一系列口腔黏膜损害，由于此类黏膜损伤由假丝酵母菌的毒力以及机体的免疫功能共同作用，故可将其分为原发性和继发性两种。原发性口腔假丝酵母菌感染是局限于口腔及口周的假丝酵母菌感染，继发性口腔假丝酵母菌感染则是系统性假丝酵母菌感染的口腔表现。

另外，根据口腔假丝酵母菌感染的临床表现，大致可以将其分为4类：假膜性、急性红斑性、慢性增生性、慢性红斑性。此外，义齿性口炎、口角炎、正中菱形舌炎是口腔假丝酵母菌在特定部位的感染。

检查方法 主要有以下几种。

涂片法 取少量假膜、脱落上皮、鳞屑等标本置于载玻片上，滴加10%的氢氧化钾，盖上盖玻片，稍微加热后于光镜下观察。若发现假菌丝或芽生孢子，则为真菌感染。此法简单易行，但检出率低，且不能确定真菌种类及是否致病。

组织切片染色 将活体组织切片后用过碘酸-希夫染色，于光镜下观察可见菌丝穿过角化层。

分离培养鉴定法 用含漱法或拭子法采集标本，接种于沙保培养基中，孵育3~4天，形成乳白色菌落。通过革兰染色、芽管实验等进行鉴定是否为白假丝酵母菌。

分子生物学方法 采用白假丝酵母菌特异性的核酸探针、核酸杂交、PCR 等方法进行特异性检测。

免疫学检测 采用免疫荧光等免疫组化方法检测抗白假丝酵母菌。

（肖丽英 李明云 刘向红）

gǔjūn

古菌（Archaea）

在进化途径上很早就与真细菌和真核生物相互独立的，具有独特基因结构和系统发育生物大分子序列的单细胞原核微生物类群。又称古生菌、古细菌、古核细胞或"第三生物"，与真核生物、细菌并列构成三域系统。

古菌在细胞结构和代谢方面具有与原核生物相似的某些特征，其基因转录翻译过程又非常近似于真核生物，同时也具有皆不同于两者的特征，这使古菌的分类在长期以来处于争议的状态中。1977 年有学者以 16S rRNA 发生系统为基础提出了三域分类系统，把自然界生物分为三大领域，即细菌域、古菌域和真核域。

生存环境 古菌是现今最古老的生物群，为地球原始大气缺氧时代生存下来的活化石。古菌在地球上分布十分广泛，大多数古菌都是严格厌氧的，生存在极端环境中，如火山口、盐湖等高热、高盐度、高低酸碱度环境中。最初普遍认为古菌是一类极端微生物，但进一步研究发现，古菌不仅存在于恶劣环境中，有些古菌是嗜中性的，广泛分布于沼泽、油田和土壤等普通环境中。随后进一步研究发现古菌也生存在动物的消化道中，如反刍动物、白蚁，甚至在人体中也存在古菌，它们多数为产甲烷古菌，定植在人体回肠、阴道及口腔环境中。利用 16S rRNA 序列研究检测方法，在健康人群的龈袋中，牙周

病患者的牙周袋和牙髓病患者的根尖周炎性组织中都发现了古菌。

形态 细胞形态不一，有球形、杆状、螺旋形、耳垂形、盘状、不规则形状等，一些古菌很薄、扁平，一些显现出精确的方角和垂直的边构成直角几何形态。古菌有的以单个细胞存在，有的呈丝状体或团聚体。其直径大小一般在 0.1 ~ 15μm，丝状体长度有 200μm。

分类 古菌域划分为 5 个门，分别是泉古菌门（Crenarchaeota）、广古菌门（Euryarchaeota）、初古菌门（Korarchaeota）、纳古菌门（Nanoarchaeota）和奇古菌门（Thaumarchaeota）。其中在人类口腔内检测到的古菌大多数为产甲烷古菌，隶属于广古菌门。随着新种类的发现，古菌的分类在不断改变与完善中，只有几百种古菌被科学家描述过，大量的古菌还有待发现研究。

古菌与真核生物、细菌的关系 在细胞结构和代谢上，古菌在很多方面接近细菌，但同时又表现出很多差异，如代谢反应中不同的酶体系，古菌的细胞壁结构以及其独特的鞭毛成分与细菌存在本质上的差异等。在遗传信息的储存、复制、转录和表达等过程中，它们并不明显表现出细菌的特征，反而非常接近真核生物，如古菌染色体具有内含子，转录翻译过程中需要跟真核生物相同的启动和延伸因子。同时古菌又具有与真核生物与细菌皆不相同的特征，如绝大多数细菌和真核生物的细胞膜中的脂类主要由甘油酯组成，而古菌的膜脂由甘油醚构成。因此，古菌的生物学特性不能简单地描述为偏细菌性或者偏真核性。关于古菌与真核生物、细菌在系统发育进化中

的关系以及相互之间的亲属关系仍在研究争议中。

口腔中的古菌 关于古菌营养需求及耐药情况方面信息相对缺乏，古菌分离培养缺乏选择性培养基且耗时长，条件严苛，因此对于人体内古菌的检测，大多数用的是间接的非培养的分子生物学方法，如 PCR、宏基因组分析等。人体中用传统方法分离培养出的古菌仅有 4 株，皆为产甲烷古菌，分别是 *Methanobrevibacter smithii*，*Methanosphaera stadtmanae*，*Methanobrevibacter oralis* 和 *Methanomassiliicoccus luminyensis*。其中 *Methanobrevibacter oralis* 为口腔所特有，于 1994 年首次从人类龈下菌斑中分离培养出来，DNAG +C 摩尔分数为 28%，直径为 0.7 ~ 1.2μm，外观呈卵圆形或短杆状，常成对或短链状排列，不能运动，其最适生存温度为 36 ~ 38℃，最适 pH 值为 6.9 ~ 7.4，最适 NaCl 浓度为 0.01 ~ 0.1g/L，可利用 H_2 与 CO_2 产生 CH_4。

古菌在牙周病患者龈下菌斑中检出率较健康人群高，古菌所占比例与牙周病严重程度相关且经牙周治疗后，古菌检出率降低。除此之外，也有研究报道古菌与根管感染及其临床症状有一定相关性。但是古菌是否为致病菌以及其可能的致病机制尚不清楚。

（肖丽英 李雨庆 王浩浩）

Kēsàqíbìngdú

柯萨奇病毒（Coxsackie virus）

经呼吸道和消化道感染人体的小 RNA 病毒科（Picornaviridae）肠道病毒属（Enterovirus）的正链小 RNA 病毒。1948 年，在纽约州柯萨奇村的一次脊髓灰质炎流行时，有学者将标本接种鼠脑内分离到一种病毒，命名为柯萨奇病毒。根据其衣壳上的特异性抗原

差异，最初将埃可病毒分为 34 个亚型，后来发现 1 型和 8 型抗原相同，10 型归入呼肠孤病毒，28 型归入鼻病毒，34 型是 CoxA24 型的变种，因此将埃可病毒从原来的 34 个血清型重新分为 30 个血清型，各型之间存在着交叉免疫反应。根据其病变不同分为 A 和 B 两组。迄今 A 组病毒已发现 24 个血清型，B 组发现 6 个血清型。已知可以引起手足口病的埃可病毒主要是埃可病毒 11 型，此型病毒具有凝集人类 O 型红细胞的能力。

基本结构 为球形，直径 20～30nm。病毒为单股正链小 RNA 病毒，基因长度 7.4kb，其中碱基含量约为 47%。两端为保守的非编码区，中间为编码区。5′端共价结合一小分子蛋白质 Vpg（约 7kD），与病毒 RNA 合成和基因组装配有关；3′端带有 polyA 尾。编码区编码的病毒结构蛋白 VP1～VP4 同 EV71、CoxV 一样，VP1、VP2 和 VP3 均暴露在病毒衣壳的表面，有中和抗原位点；VP4 位于衣壳内部，一旦病毒 VP1 与受体结合后，VP4 即被释出，衣壳松动，病毒基因组脱壳穿入。5′非编码区没有多聚嘧啶区和多聚 C 区。各型特点构成衣壳的每个壳微粒都有 4 种壳蛋白，即 VP1～VP4，均有抗原活性。

分类 包括以下两类。

柯萨奇 A 组病毒 柯萨奇 A 组病毒感染多见于 5 岁以下儿童，成人感染较少。柯萨奇 A 组病毒可引起手足口病、脑膜炎、疱疹性咽峡炎、热性皮疹、急性淋巴性咽炎等多种疾病。柯萨奇 A 组病毒多数型别的毒株不能在培养的细胞中生长。但研究报道，A 组的一些病毒可以在横纹肌瘤细胞上生长。

在口咽部疱疹和皮疹的急性发热性疾病中，79% 为柯萨奇 A 组病毒所致。柯萨奇 A16 病毒是引起手足口病的主要病原体，其他柯萨奇组病毒如 CoxA4、CoxA5、CoxA9 和 CoxA10 及 CoxB5 也可以引起手足口病。

柯萨奇 B 组病毒 柯萨奇 B 组病毒感染可引起流行性胸壁痛。可合并心肌炎、脑膜炎、溶血性贫血、肝炎和肺炎等。

致病作用 包括以下几方面。

手足口病 由 CoxA4、CoxA5、CoxA9、CoxA10、CoxB2 以及 CoxB5 引起。于手掌、足底及口腔可见疱疹或溃疡。

急性淋巴性咽炎 由 CoxA10 引起。在悬雍垂、扁桃体隐窝前部及后咽部出现白色或黄色病灶，周围有红色斑点。

疱疹性咽峡炎 由 CoxA1～CoxA6、CoxA8、CoxA10、CoxA16、CoxA22 引起。表现为突然发热、咽痛。在软腭及扁桃体上见有灰白色小脓疱。此病多见于小儿，可自愈。

中枢神经系统综合征 CoxA7、CoxA9、CoxB1～CoxB6 可引起无菌性脑膜炎。主要临床表现为发热、头痛。脑脊液中单核细胞增加到 $(10～100) \times 10^6/L$。葡萄糖和蛋白含量正常。CoxA2、CoxA7、CoxA9、CoxB3～5 还可引起脊髓灰质炎的肌松弛性瘫痪症。

流行性胸壁痛 由柯萨奇 B 组病毒和 CoxA7、CoxA9 所引起。此病特点是突发性剧烈胸、腹痛，并伴有发热、头痛等症状。胸壁痛时，可听到胸壁摩擦音。胸部 X 线透视正常。流行时很多人表现为患呼吸道及其他综合征。

热性皮疹 由 CoxA2、CoxA4、CoxA9、CoxA16、CoxA23 及 CoxB1～B5 引起。夏秋季常发生，

表现为急性发热，病程较短，患儿的脸、颈、胸部出现皮疹。

心肌炎 由柯萨奇 B 组病毒引起。新生儿病情较重，常可致死。在大龄儿童及成人中常引起散发性心肌炎和心包炎。

由柯萨奇病毒引起的疾病，尚无有效的治疗手段。

（肖丽英 李明云 彭 显）

dānchúnpàozhěnbìngdú

单纯疱疹病毒 （Herpes simplex virus） 能在感觉神经节建立潜伏感染的疱疹病毒科（Herpesviridae）α 病毒亚科的双链 DNA 病毒。其可能具有可变的宿主范围，生产循环较快，培养中扩散快，能有效摧毁感染细胞。

结构 病毒为 DNA 病毒，呈球形，由核心、核衣壳和包膜组成。核心为双链线性的 DNA，由长短两个片段通过共价键相连，长片段占 82%，短片段占 18%。核衣壳是一个由 162 个壳微粒组成的立体对称的 20 面体，每个衣壳微粒为 9.5nm×12.5nm 大小，中间有 4nm 的孔。外周有脂蛋白包膜，其外周直径为 120～130nm，包膜表面有 10～11 种糖蛋白。

分型 有两种血清型：单纯疱疹病毒-1（HSV-1）和单纯疱疹病毒-2（HSV-2）。两者有型间共同抗原和型特异性抗原。HSV 包膜的 gC 抗原为 HSV-1 型特异性抗原，gG 为 HSV-2 型特异抗原。可用型特异性单克隆抗体通过酶联免疫吸附（ELISA）、DNA 限制性酶切图谱分析及 DNA 杂交试验等方法区分型别。

致病作用 单纯疱疹病毒在全球广泛分布，人群中感染也极为普遍，潜伏和复发感染者较多。患者和病毒携带者是此病的传染源。病毒可通过飞沫或接触了含 HSV 的唾液、患者的疱疹液传播，

胎儿还可经产道感染。能引起人类多种疾病，如龈口炎、角膜结膜炎、脑炎以及生殖系统感染和新生儿的感染。

病毒原发性感染多发于无 HSV 特异抗体的婴幼儿和学龄前儿童，其中大多数为隐性感染。HSV-1 的原发感染常局限在口咽部，尤以龈口炎最为多见。临床表现为牙龈和咽颊部有成群的疱疹、发热、咽喉痛，破溃后形成溃疡。此外还可引起脑炎、皮肤疱疹性湿疹。成人可引起咽炎和扁桃体炎，病毒潜伏在三叉神经节。HSV-2 的原发感染主要引起生殖器疱疹，男性表现为阴茎的水疱性溃疡损伤，女性为宫颈、外阴、阴道的水疱性溃疡损伤，并发症包括生殖器外损伤和无菌性脑膜炎。

免疫性 HSV 原发感染后 1 周左右，血中可以出现相应的特异性抗体，如中和抗体或补体结合抗体。中和抗体主要作用于病毒包膜表面的蛋白多糖，补体结合抗体能与整个病毒颗粒起反应。宿主的 NK 细胞不受主要组织相容性抗原复合物限制，在抑制 HSV 复制中起到重要作用。NK 细胞和受损伤的上皮细胞均可产生大量的干扰素，使邻近的上皮细胞免受损伤，并杀灭病毒使感染局限。上皮中的免疫活性细胞朗格汉斯细胞与 HSV 感染和复发关系密切。朗格汉斯细胞数量下降时，感染范围扩大，复发频率增高。原发感染以 6 个月至 3 岁的婴幼儿为最高易感期，到成年后 70%～90% 的人有 HSV-1 的抗体。HSV-2 的抗体随性成熟逐渐增多。严重的原发感染或经常性复发感染，抗体水平有所增高。这些抗体不能阻止重复感染或潜伏病毒的复发，但可以减轻疾病的严重程度。

（肖丽英 李明云 孙宇）

kǒuqiāng shēngwùhuàxué

口腔生物化学（oral biochemistry）

运用现代生物化学理论和实验技术研究口腔组织器官的化学组成、组织结构、代谢活动，以及口腔疾病发生发展的生化机制，揭示口腔组织器官生化本质的口腔医学基础学科。口腔生物化学是生物化学的重要分支，基本内容包括口腔软组织生物学化学、颌面骨组织生物化学和唾液生物化学。生物化学是研究生命物质化学组成、结构以及生命活动过程中各种化学变化的学科，在分子水平利用化学原理和语言解释生命过程。通过控制生物化学信号产生的信息流和新陈代谢产生的能量流，生物化学过程造就了生命的复杂性。生物化学理论与技术迅猛发展，极大地促进了口腔生物化学的研究。相关从业人员利用生物化学技术深入研究了黏膜组织、骨、牙、牙周的化学组成和代谢特点以及重要口腔疾病的生化机制，促进了口腔医学理论和疾病防治水平的提高。在此基础上，口腔生物化学成为独立的口腔医学基础学科。

简史 口腔生物化学是随着生物化学与口腔医学的发展而发展的。20 世纪 40～50 年代，人们开始关注研究牙的天然有机成分。虽然在当时看来这些有机成分占相对的小部分，尤其是在釉质中，但人们已经意识到，这些有机成分在牙的形成，甚至很可能在龋病的发病中扮演了重要角色。1949 年，英国生理学家安德森（D. J. Anderson）证实成人釉质中蛋白含量为 0.083 ±0.021%。同年，美国生物化学家洛西（F. L. Losee）和赫斯（W. C. Hess）发现冠部有深凹陷或沟槽的牙体，其釉质的蛋白总含量为 0.49%，而冠部凹陷沟槽数目较少的牙冠，其釉质蛋白总含量为 0.30%。1965 年，美国口腔专家尼克福鲁克（G. Nikiforuk）等证明，发育中牛釉质中的釉质蛋白在 4℃ 低温条件下溶解性好，35℃ 以上浑浊并产生沉淀，如回到低温复溶解透明。1966 年，英国口腔专家伊斯特（J. E. Eastoe）等将其命名为釉原蛋白，随后学者们相继对其分离纯化、化学结构、理化性质、基因表达调控、生物学功能和病理学意义进行了详细研究。1967 年美国生物化学家维斯（A. Veis）最先报道了牙本质磷蛋白，而 1981 年美国生物化学家巴特勒（W. T. Butler）报道了牙本质涎蛋白。1997 年，美国口腔专家麦克杜格尔（M. MacDougall）证明这两种蛋白的转录来源于同一基因，并将该基因命名为牙本质涎磷蛋白，且进一步研究证明，这两种蛋白在牙本质中表达，其在牙本质的形成和矿化中起重要作用。有赖于放射性核素技术的发展，人们开始关注牙对放射性微量元素的敏感性。1949 年，美国生物与核科学专家温莱特（W. W. Wainwright）研究表明 ^{233}U、^{239}Pu、^{241}Am 可能存在于牙体组织。1951 年，美国生物物理与药学专家德门特（J. De Ment）研究表明，牙固有的放射性大多源于 ^{40}K，其浓度为 4%～10%，同时也发现有微量的铀、钍、镭和 ^{14}C。对于唾液的生化研究，唾液中所含的蛋白质大部分并非独有，仅有少数几种蛋白质是只存在于唾液中的。1971 年，美国生物化学家奥本海姆（F. G. Oppenheim）分离和部分纯化了一种唾液独有蛋白——富脯氨酸蛋白，该蛋白分为 3 类：

酸性、碱性和糖基化蛋白，其中酸性富脯氨酸蛋白是唾液独有的。1988 年，F. G. Oppenheim 再次报道了另一种唾液独有蛋白——组胺素，这是一种中性和偏碱性的富含组氨酸的蛋白家族，大部分存在于腮腺分泌的唾液中，少部分存在于下颌下腺分泌的唾液中。口腔生物化学研究的进展，促进了相关著作的问世。最初的口腔生物化学知识包含于《口腔生物学》教材中，直到 1949 年美国生理学家莱斯特（H. M. Leicester）总结了前人在牙生物化学方面的成果，编写了《牙齿生物化学》，这可能是最早的口腔生物化学方面的著作。其后学者们陆续出版相关专著。1998 年樊明文教授主编了中国首部《口腔生物学》教材，其中包含口腔生物化学内容，2002 年周学东教授主编《口腔生物化学》。

研究对象　包括口腔颌面部（图）各类物质的化学组成、结构、功能、作用过程和机制，以及一些口腔疾病的发病机制等。包括：口腔软组织生物化学、颌面骨组织生物化学和牙体组织生物化学等。

研究方法　主要有赖于生物化学技术的进展。①蛋白质、脂类和核酸等生物大分子的分离纯化和一级结构测定的技术主要包括高效液相色谱在内的各种色谱分析技术和电泳技术，电泳技术可以对所研究的蛋白质和核酸进行初步定性分析。②蛋白质的分离纯化以及蛋白质分子中抗原决定因子的研究可以用单克隆抗体和杂交瘤技术。③X 射线衍射技术、磁共振、电子显微镜和原子力显微镜用于研究蛋白质和核酸的三维结构。④高分辨二维磁共振技术用于对溶液中的生物大分子进行构象分析。⑤聚合酶链式反应用于体外扩增 DNA。⑥酶促等方法可用于 DNA 序列的测定。⑦有关代谢的研究和化学结构的分析则主要采用放射性核素示踪技术。由于各学科的相互交叉，促进了生物化学研究方法的革新，如计算机技术用于对蛋白质结构进行模拟与改造。

与邻近学科的关系　与口腔解剖生理学、口腔组织病理学等关系密切；同时口腔越来越多地借鉴其他学科的技术与思路，如分子生物学、遗传学和生物物理学，使得学科间的界限越来越模糊。口腔生物化学和邻近各学科之间相互交叉、相互促进，通过各学科知识之间的相互整合，更有利于为临床和科研服务。

（孙宏晨　包崇云）

口腔软组织生物化学（oral soft tissue biochemistry）　口腔软组织的化学组成、结构、功能及在生命过程中的代谢活动。口腔颌面部的上皮组织、结缔组织、基底膜属于口腔软组织。口腔上皮组织主要属于复层鳞状上皮，分为角化和非角化两种，主要起保护功能。而绝大多数口腔软组织由结缔组织形成，不仅具有支持功能，而且还调控水、电解质的平衡和进行细胞代谢产物的运输。此外，在机体防御中亦起重要作用。

上皮组织　口腔角化鳞状上皮由基底层、棘层、颗粒层和角化层构成；口腔非角化鳞状上皮由基底层、棘层、中间层和表层构成。上皮细胞细胞间由桥粒结构相连接。上皮组织的化学成分主要为非胶原蛋白、蛋白聚糖和脂类等。①角蛋白是上皮组织的主要非胶原蛋白，由复层鳞状上皮角质形成细胞产生，是构成细胞骨架的主要成分，对承受外力、维持细胞形状和活力起关键作用。②蛋白聚糖主要分布在基底膜附近，对细胞与基底膜、细胞与细胞的连接起重要作用。③细胞外脂类与胞内角蛋白相连，形成细胞膜套，参与角化作用，具有上皮保护屏障的功能。

结缔组织　以富含细胞外基质为特征。细胞外基质分为纤维成分、蛋白聚糖、细胞黏附蛋白。①胶原作为纤维成分之一，主要形成细胞外基质的基本骨架。它通过与蛋白聚糖和细胞黏附蛋白结合，形成高级复合物调控细胞的增生和分化。弹性蛋白作为弹性纤维的主要成分，主要存在于大动脉和韧带。②蛋白聚糖是葡萄糖胺聚糖的链结合于核心蛋白所形成的，在皮肤和黏膜等组织

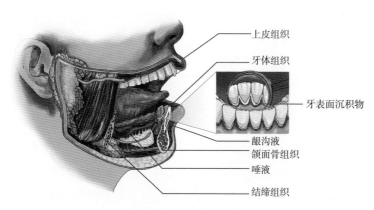

图　口腔生物化学研究对象示意

（图中标注：上皮组织、牙体组织、牙表面沉积物、龈沟液、颌面骨组织、唾液、结缔组织）

含量丰富。③以纤维连接蛋白和层粘连蛋白为代表的细胞黏附蛋白，通过其结构域与整合素等细胞表面受体结合以及同其他细胞外基质成分相互作用而形成组织。细胞外基质成分的量和构成成分决定了不同组织的生物学和物理学性质。

构成细胞外基质的多数分子在结缔组织中的细胞合成和分泌后，通过位于各自分子内的键合作用形成以胶原为中心的不溶性高分子复合物即细胞外基质。细胞外基质通过位于细胞表面的整合素受体和盘状结构域受体的介导与细胞结合，调控细胞的增生、生存、形态和分化，进行细胞之间的信息交流。由于细胞外基质是不溶性的，同细胞结合的位置不同而赋予细胞以位置信息。形成的复合物如果出现成分或受体异常，还可引起表现型异常，如临床上的先天性结缔组织发育不全综合征、表皮溶解水疱症。

（孙宏晨 布文奂）

shàngpízǔzhī shēngwùhuàxué

上皮组织生物化学（epithelial tissue biochemistry）

口腔上皮组织的化学组成、结构、功能及在生命过程中的代谢活动。

化学组成 主要为有机物质，包括多种蛋白质、蛋白聚糖、脂类和其他有机物。

蛋白质 包括以下几种蛋白。

角蛋白 将要发生角化的上皮，其棘细胞层向扁平的颗粒层移行，此颗粒层的细胞质中出现透明角质颗粒。分化的最终阶段是角质层即角蛋白层的形成，此层完全角化，含萎缩的扁平细胞，与其紧邻的颗粒层之间呈明显的线。角蛋白作为多数保护性上皮的最终产物，具有致密、相对非通透性特点，容易受物理、化学因素侵袭，但对微生物和各种溶液起保护作用。角蛋白是位于细胞内的结构蛋白，而结缔组织蛋白是位于细胞外的结构蛋白。角化所见到的主要变化是在活细胞中通过水化位于细胞内的蛋白，使其转变为强韧、高度不溶解的蛋白质，这种角化常伴有细胞溶解，即角化常见于水解酶最丰富的部位。①角蛋白家族：人类上皮有 21 种不同种类的角蛋白，这些角蛋白通常称为软角蛋白，以 K5、K14 等数字表示以示区别。如皮肤的基底细胞表达 K5 和 K14 的 mRNA，棘细胞表达 K1 和 K10 的 mRNA。而就蛋白质水平而言，棘细胞内含有基底细胞合成的 K5 和 K14 以及此后合成的 K1 和 K10。所有复层鳞状上皮的基底细胞均表达 K5 和 K14，棘细胞层表达的角蛋白类型因组织而异，在口腔黏膜表达 K4、K13、K15、K6 和 K16；发生炎症后则细胞代谢活跃，K6 和 K16 在几乎所有的鳞状上皮中表达。与细胞内角蛋白比，细胞膜蛋白机械强度低，对蛋白分解酶敏感性高。但是，细胞膜蛋白对 SH 还原剂反而有强的抵抗性，而角蛋白对这种 SH 还原剂敏感。在具有这种特异性抵抗的细胞膜中，通过包入具有强大机械强度的角蛋白，两者相互协调，既能抵抗机械外伤，又能抵抗细菌侵袭作用。②角蛋白的结构：角蛋白由 450~500 个氨基酸残基构成，根据其氨基酸排列顺序，角蛋白又分为分子量为 40~63kD 的Ⅰ型（酸性）角蛋白和分子量为 44~67kD 的Ⅱ型（中性/碱性）角蛋白。角蛋白分子的长度为 46nm，由呈 α 螺旋结构的 1A、1B、2A 和 2B 的棒状区域和与此相连的非螺旋结构连接区域构成。1A、2B 的两端分别由 20 个氨基酸残基构成，这些氨基酸序列 90% 以上在所有角蛋白分子都相同，此区域分别称为螺旋起始基序（helix initiation motif, HIM）和螺旋终止基序（helix termination motif, HTM），一般认为这种结构是便于纤维结构形成的最重要的区域（图1）。Ⅰ型和Ⅱ型角蛋白分子平行排列，α 螺旋部分互相缠绕形成异源二聚体，两个异源二聚体向相反方向平行排列，形成异源四聚体，只有这样才能使所形成的结构呈稳定的最小单位，构筑角蛋白中间丝。同源二聚体不能形成丝。已经证明，存在少量结合于角蛋白中间丝的结合蛋白，一般认为有网蛋白、BP230、桥粒斑蛋白、包斑蛋白、丝聚合蛋白、兜甲蛋白等作为交联蛋白，参与角蛋白中间丝的交联。上述角蛋白分子上的螺旋起始基序和螺旋终止基序如果发生点突变，则发生单纯性（先天性）表皮水疱症和水疱型先天鳞癣样红皮症等角蛋白病。

桥粒蛋白 桥粒是所有上皮细胞间相互连接黏附蛋白的蛋白质复合物，此结构由桥粒斑蛋白、桥粒斑珠蛋白、桥粒芯蛋白与桥粒胶蛋白组成（图2）。胞膜内表

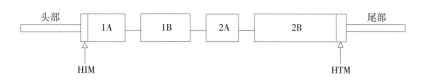

图1 角蛋白分子结构示意

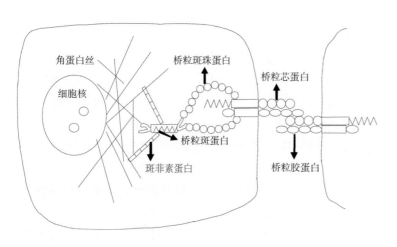

图2 桥粒结构示意

面的桥粒斑主要是由桥粒斑蛋白、桥粒斑珠蛋白、桥粒斑蛋白和包斑蛋白等构成，其功能是将角蛋白中间丝连接到桥粒中，分别与细胞跨膜蛋白与桥粒斑蛋白结合形成桥粒连接。桥粒芯蛋白、桥粒胶蛋白是一组跨膜蛋白，是钙依赖性细胞黏附蛋白因子，二者相互作用介导细胞间黏附蛋白，统称桥粒钙黏素。桥粒结构对维持上皮的完整性、细胞功能及结构的稳定性起重要作用。

纤维聚集蛋白 在角化层细胞中大量表达，相对分子量较大，并高度磷酸化，在颗粒层细胞中合成，为透明角质颗粒的主要成分。其前体是纤维聚集蛋白原，在上皮细胞从颗粒层到角化层的分化过程中，纤维聚集蛋白原可去磷酸化并裂解释放出多个纤维聚集蛋白单位，能使角蛋白多肽链间形成二硫键，其分解为游离氨基酸能结合水。此蛋白的作用不仅能使角蛋白细胞骨架在细胞分化中保持稳定，而且在保持口腔上皮的湿润和弹性中起重要作用。

毛透明蛋白 在复层鳞状上皮的角化层细胞中高表达。开始在人舌丝状角化层细胞胞质内的颗粒中聚集，然后随细胞分化可

能成为细胞基质蛋白或角蛋白微丝的结合蛋白，酶作用下发生交联，使细胞具有较强的化学稳定性，机械强度增大。

角化细胞膜套蛋白 是角化层细胞在终末分化阶段，上皮表面数层细胞细胞膜、细胞核消失，胞内角蛋白等多种蛋白与胞膜外脂类交联形成膜套，约15mm厚。它包括多种蛋白质，主要是角蛋白，其次有富含赖氨酸和谷氨酰胺的蛋白质，如兜甲蛋白、小富脯蛋白、总苞蛋白，还有桥粒斑蛋白和膜联蛋白等。以上这些成分在上皮基底层以上各层均有表达，但呈前体或非活性状态。在细胞从颗粒层迁移至角化层时，这些蛋白成分与细胞膜外脂类物质有序地交联在一起形成此膜套结构，它使角化层上皮具有高度抗溶解性和屏蔽作用。

纤连蛋白和层粘连蛋白 龈上皮细胞合成的糖蛋白，主要分布在龈上皮的基底膜区。纤连蛋白主要分布于细胞间，其分子肽链上具有与细胞表面受体和基底膜成分的受体相结合的功能片段，介导细胞间、细胞与基底膜的结合，维持上皮细胞外微环境的稳定。层粘连蛋白分布于基底膜的透明板和致密板，可与基底膜胶

原、蛋白聚糖等成分结合，促进上皮细胞的附着和增生，对维持基底膜的结构和功能有重要作用。

蛋白聚糖 上皮组织中重要的胞外基质，由上皮下结缔组织纤维细胞合成后，结合到基底膜区或渗入上皮组织。其中糖胺聚糖主要为硫酸软骨素、硫酸皮肤素、透明质酸和少量硫酸肝素，这些蛋白聚糖对细胞黏附蛋白基底膜起重要作用。

脂类 上皮组织脂类含量不高，主要为胆固醇和游离脂肪酸及少量磷脂。其中粒细胞层磷脂含量相对较高，向角化层迁入过程中细胞含脂减少，主要是胆固醇、磷脂、脂肪酸含量减少。在细胞分化迁移中，当细胞从颗粒层迁入角化层时，胞内磷脂随着细胞器溶解被释放并分解。上皮脂类物质代谢可提供能量，上皮细胞内磷脂还参与颗粒层透明角质颗粒的形成，细胞外层脂类与胞内角蛋白相连，形成细胞膜套，参与角化作用，具有上皮保护屏障的功能。

组织结构 上皮组织是体表性组织，主要来自于外胚层，根据其功能又进一步区分为保护性上皮、分泌性上皮和吸收性上皮3类。含有爪、毛发、羽毛等组织器官的皮肤表皮是典型的保护性上皮，在口腔颌域，类似的保护性上皮主要有口腔黏膜上皮或牙龈上皮，属于复层鳞状上皮细胞。保护性上皮又分为有角化的上皮和无角化的上皮两种，参与咀嚼功能的牙龈上皮为有角化的上皮，表面有角质层覆盖，由基底层、棘层、颗粒层和角化层构成；而邻接的龈沟上皮和牙槽黏膜则无角化，由基底层、棘层、中间层和表层构成。上皮的深部为结缔组织，由基底膜将上皮和结缔组

织相隔。因上皮本身不具有血管，其营养供给和废物排出主要通过邻近的结缔组织进行。接触基底膜的上皮细胞称为基底细胞，通过分裂增生不断补充脱落的最外层的角化细胞。这些细胞还发生分化，随着分化，向远离基底膜的方向移动，其扁平形态同移动方向垂直。基底细胞分裂速度与细胞自表面脱落速度相协调。

研究现状 由于口腔软组织处在不断更新之中，其更新速度快、周期短，因而其代谢较为活跃。与其他组织一样，口腔软组织的主要能量物质仍为葡萄糖或脂肪，不同的是，口腔软组织，特别是上皮组织糖酵解供能方式特别活跃，这主要与上皮组织中缺乏血管、含氧量相对较低，角化型上皮在颗粒层以上，有氧氧化场所——线粒体结构逐渐退化等因素密切相关。黏膜上皮代谢的特点还反映在上皮组织中酶量的差异。已在口腔黏膜组织中发现了几乎全部糖酵解途径及三羧酸循环的酶类，如琥珀酸脱氢酶、乳酸脱氢酶及细胞色素氧化酶等。口腔上皮组织代谢异常与口腔多种疾病存在密切相关。

上皮角蛋白代谢异常与口腔黏膜疾病 ①口腔黏膜白斑：口腔科临床上较常见的疾病，表现为口腔黏膜上擦不掉的白色斑块，属于癌前病变。吸烟和咀嚼槟榔或过烫、过辣等刺激性食物，或不良修复物、错位牙、残根残冠的锐利边缘对局部黏膜的机械刺激导致口腔黏膜上皮过度的代偿性防御反应，角蛋白合成异常增多，降解减少，发生过度角化，出现异常角化的白色角化斑块。②白色海绵状斑痣、单纯大疱性表皮松解症：角蛋白 K4 和 K13 基因突变，导致上皮棘细胞层内

角蛋白中间丝断裂，并在细胞核内聚集，张力纤维形成或分布异常，透明角质颗粒形成和释放异常，胞质空泡形成，使口腔黏膜上皮增生，棘层显著增厚，有明显局限性上皮细胞水肿，表现为角化过度及角化不全。③口腔癌：口腔黏膜上皮角蛋白表达的调节复杂，涉及其转录机制。在口腔黏膜上皮中 CK18 无蛋白表达，但存在 mRNA，而在口腔黏膜癌中其蛋白表达却异常升高。培养的口腔鳞癌和皮肤癌癌细胞中 CK 的早期变化为 CK19 的高水平表达，而培养的正常口腔上皮细胞和皮肤表皮细胞则不表达 CK19。在上皮单纯增生的基底上层发现 CK19 的表达，而上皮单纯增生伴过度角化时，尽管也存在单纯增生，但 CK19 不表达于基底上层，提示过度角化可抑制 CK19 的表达。但是，随异常增生程度加重，即使有过度角化存在，CK19 表达于基底层的频率和表达于基底上层的强度增加。

桥粒蛋白异常与口腔黏膜疾病 桥粒蛋白代谢异常主要表现为细胞间黏附力下降，棘层松解，角蛋白微丝与桥粒连接缺失。在患者血清中通常可检测到抗桥粒芯蛋白的抗体。抗体水平往往与病损相关，表现出自身免疫性疾病的特征。如在天疱疮患者血清中抗桥粒芯蛋白（desmoglein，Dsg）1 和抗 Dsg3 抗体水平与患者皮肤损害严重程度亦有显著相关性，抗 Dsg3 抗体水平与口腔黏膜损害严重程度有显著相关性。天疱疮患者血清间接免疫荧光法滴度与抗 Dsg1 抗体水平相关。寻常型天疱疮患者间接免疫荧光法滴度与抗 Dsg1 和抗 Dsg3 抗体水平均有相关性，给予皮质类固醇的控制剂量与抗 Dsg1 抗体水平和

间接免疫荧光法滴度显著相关。检测天疱疮患者抗 Dsg1 和抗 Dsg3 抗体对天疱疮的临床诊断、分型、衡量口腔黏膜和皮肤损害严重程度具有一定意义。通过基因敲除试验证实在疾病发生过程中桥粒蛋白合成发生了突变，机体产生自身抗体。所以在直接免疫荧光检查下，有时能在基底膜区出现由免疫复合物沉积所产生的荧光。对口腔黏膜白斑及口腔鳞癌患者桥粒蛋白表达的研究显示：在口腔黏膜白斑中 Dsg1 表达显著低于正常口腔黏膜组；口腔黏膜白斑不典型增生组 Dsg1 表达显著低于口腔黏膜白斑单纯增生组；OSCC 组 Dsg1 表达显著低于口腔黏膜白斑组与正常口腔黏膜组；口腔鳞癌组不同分级之间存在显著性差异，提示 Dsg1 参与了口腔黏膜癌变的发生发展过程。

（孙宏晨　布文奂）

jiédìzǔzhī shēngwùhuàxué

结缔组织生物化学（biochemistry of connective tissue） 口腔结缔组织的化学组成、结构、功能及在生命过程中的代谢活动。

化学组成 口腔结缔组织与机体其他部位结缔组织的成分基本相似，其基本细胞成分是成纤维细胞，可合成胶原纤维、弹性纤维和其他多种细胞外基质（extracellular matrix，ECM），此外还有未分化间充质细胞等。

胶原蛋白 是结缔组织纤维性蛋白的主要成分，哺乳动物体内含量最多的蛋白质，占体内蛋白质总量的 25%~30%。它不仅是皮肤、黏膜、骨、软骨、肌腱和牙的主要纤维成分，还分布于肝和肺等器官。已知有二十多种胶原蛋白。胶原蛋白单独或与 ECM 共同作用，形成超分子细纤维、细丝或网状结构，对维持 ECM

结构的完整及细胞在 ECM 上的锚定具有重要作用。胶原蛋白也是由氨基酸构成，构成胶原蛋白的这些氨基酸中，甘氨酸几乎占据了总含量的 1/3，而胱氨酸和色氨酸却很少；另外，胶原蛋白中还含有相对较多的羟赖氨酸、脯氨酸和羟脯氨酸。与其他蛋白质相比，胶原蛋白中的氮含量相对较高。发现的不同类型的胶原蛋白分子大多是由 3 条 α 肽链构成（图 1）。其中有的由 3 条相同的 α 链如 [α1]₃ 组成均相三聚体，也有的由 3 条不同的 α 链如 [α1]₂ α₂ 或 α1α₂α₃ 组成异相三聚体。3 条 α 链绞合形成特有的三螺旋结构，形似棒状。其中每条胶原链都是左手螺旋构型，3 条左手螺旋链又相互缠绕成右手螺旋结构，即超螺旋结构。在大多数蛋白质

的同一条多肽链中，氨基酸一般不会有周期性的重复序列，但胶原蛋白的胶原域中却有"甘氨酰-脯氨酰-羟脯氨酸"或"甘氨酰-脯氨酰-X"和"甘氨酰-X-Y"（X、Y 代表除甘氨酰和脯氨酸以外的其他任何氨基酸残基）这样一些三肽的重复序列存在。这种三肽重复序列对胶原蛋白的结构起着重要作用。

合成　构成胶原蛋白分子的 α 链的合成过程与一般蛋白的生物合成基本相同。在内质网膜的多核糖体上合成的 α 链称为前 α 链，分子量约为 120kD。3 条前 α 链构成 1 个前胶原蛋白分子。而后内质网中的前胶原蛋白被来自高尔基复合体的膜包被，形成分泌颗粒，以外分泌方式释放到细胞外。随后前 α 链的 C 末端前肽

链之间形成二硫键，使 3 条 α 链的相互位置关系被确定，由此形成三螺旋结构。而后，其 N- 和 C- 末端前肽被蛋白酶水解，生成胶原蛋白（图 2）。胶原蛋白在 ECM 中自行聚合形成胶原纤维。胶原纤维形成时，相邻的胶原蛋白分子之间错位约 1/4 长度的距离，此间隙在骨和牙等矿化过程中具有重要作用。

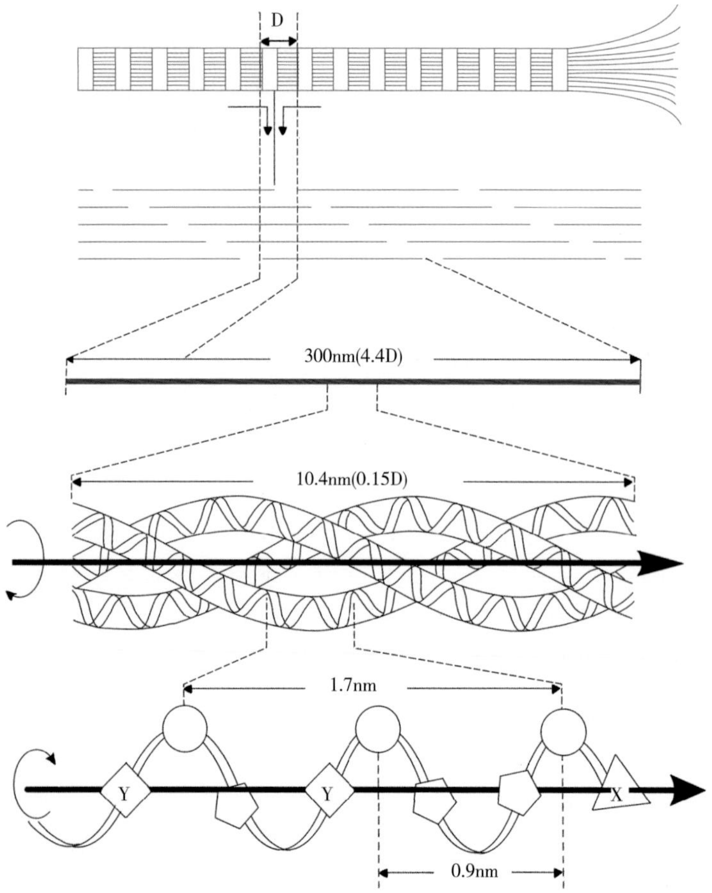

种类　Ⅰ型、Ⅱ型和Ⅲ型胶原蛋白也称为经典的纤维性胶原蛋白，占体内总胶原蛋白的 80%~90%。在细胞内，这 3 种胶原蛋白由前体形式的前胶原蛋白构成，形成交叉的纹状原纤维。所有的胶原蛋白共同拥有 1 个三螺旋区，这个区的每条链大约含有 1000 个氨基酸，其长度大约是 300nm。结构中形成三螺旋的序列是连续分布的，两端都是非螺旋结构位点，即多肽前体区。Ⅰ型胶原蛋白主要分布于骨、角膜、皮肤、肌腱和肿瘤中，Ⅱ型胶原蛋白主要存在于透明软骨和玻璃体中，而Ⅲ型胶原蛋白主要存在于皮肤、肺、动脉等部位。另外，按照结构序列的同源性，Ⅴ型和Ⅵ型胶原蛋白也被划分为成纤维蛋白，其中Ⅴ型胶原蛋白分布于结缔组织中，并在血管化组织和角膜基质中大量存在。而Ⅵ型胶原蛋白主要存在于除基底膜外的结缔组织中。间断性三螺旋原纤维缔合性胶原，具有较多的胶原蛋白结构域。它们或结合于纤维性胶原的表面，调控细纤维的生长，或与其他 ECM 结合发生相互作用。至少有 5 种胶原蛋白，即Ⅸ型、Ⅻ型、ⅩⅣ型、ⅩⅥ型和ⅩⅨ型胶原蛋白属于间断性旋原纤维缔合性胶原蛋白，它们的胶原蛋白结构域被非胶原蛋白结构域分隔成 2~3 个甚至更多较短的

图 1　胶原蛋白分子结构示意

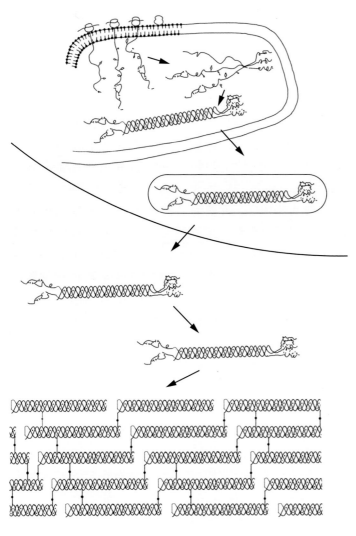

图 2　胶原分子生物合成示意

结构域。XII 型胶原蛋白通过核心蛋白聚糖结合于 I 型胶原蛋白细纤维的表面，其主要分布于皮肤和牙周膜中。XIV 型胶原蛋白主要分布于胎儿皮肤和肌腱中。IV 型胶原蛋白为基底膜的主要成分，与层粘连蛋白、副层连蛋白、硫酸乙酰肝素蛋白聚糖相互作用，形成基底膜的网状结构。IV 型胶原蛋白的分子形态以 $[\alpha_1(IV)]_2\alpha_2(IV)$ 为主，分布于多种组织的基底膜。IV 型胶原分子有 3 个结构域，即位于 N 末端富含半胱氨酸（沉降系数为 7S）的结构域、分子中间的胶原蛋白结构域以及 C 末端的非胶原蛋白结构域，其中

7S 结构域之间端-端形成 S-S 键，非胶原蛋白结构域之间端-端结合形成网状结构。癌细胞在浸润过程中，需要基质金属蛋白酶分解基底膜胶原。除上述介绍的胶原蛋白外，还有短链胶原蛋白、X 型与 XVIII 型胶原蛋白、间断性三螺旋膜结合胶原蛋白及不属于任何类型的 VI 型胶原蛋白和 VII 型胶原蛋白等。VI 型胶原蛋白是细胞、神经、血管、胶原蛋白细纤维附近呈串珠状微原纤维的主要成分，而 VII 型胶原蛋白是复层鳞状上皮产生的固定原纤维的主要成分，为胶原蛋白超家族中最长的分子。

弹性蛋白　弹性蛋白是纤维性蛋白，它与胶原蛋白及蛋白聚糖共同分布于所有的结缔组织，与组织的反复伸缩功能有关。它在血管壁尤其大动脉和韧带中含量丰富，而皮肤和肌腱中含量较少。成熟的弹性纤维其弹性率（表示物质弹性的指标）约比胶原纤维大千倍。不溶性弹性蛋白的氨基酸组成特征为甘氨酸占 30%，富含脯氨酸，含有较多的交联键，这与胶原蛋白相同，而不同的是羟脯氨酸少，无羟赖氨酸，丙氨酸、缬氨酸、亮氨酸和异亮氨酸等非极性氨基酸较多，天冬氨酸、谷氨酸、赖氨酸、精氨酸含量极少，不含甲硫氨酸和半胱氨酸。弹性蛋白的特征是锁链赖氨素和异锁链赖氨素由 4 个赖氨酸侧链构成。原弹性蛋白的氨基酸组成与不溶性弹性蛋白相同，其赖氨酸含量高，但不含锁链素和异锁链赖氨素等交联氨基酸。人类的原弹性蛋白由 786 个氨基酸残基构成，因为基因转录过程中选择性剪接，所以含大小稍不同的原弹性蛋白，相对分子质量在 65～70 kD。原弹性蛋白分子中富含缬氨酸、甘氨酸和脯氨酸的疏水性结构域与富含丙氨酸、具有 2～3 个赖氨酸残基的交联结构域，这些结构域反复交替出现 14～16 次。在疏水性结构域中，常重复出现由 3 个、5 个或 6 个氨基酸残基构成的特异性序列，这些重复序列对特异性 β-螺旋结构形成不可缺少，而特异性 β-螺旋结构又赋予弹性纤维以弹性性质。

蛋白聚糖　皮肤、软骨、骨和韧带等结缔组织中富含蛋白聚糖，动脉壁、脐带、眼玻璃体液、关节滑液中的含量也较丰富。蛋白聚糖含有 1 条起骨架作用的多肽链称核心蛋白，它与分子量为 2

万或 2 万以上、约由 100 个单糖单位构成的糖胺聚糖共价结合。糖链由两种重复的单糖构成，其中之一为己糖胺，即葡糖胺或半乳糖胺中的一个，均被 N-乙酰化，而另一个为不含氮的糖醛酸。只有硫酸角质素含半乳糖，它代替了糖醛酸。由于糖胺聚糖含羧基和硫酸基，故带大量负电荷。绝大多数糖胺聚糖的分子量为 10~50kD，而透明质酸糖链的分子量达数百万，其结构同其他糖胺聚糖相似。其他糖胺聚糖同核心蛋白结合形成蛋白聚糖，而透明质酸高分子量的糖链原本在组织内就存在。硫酸软骨素是体内最丰富的糖胺聚糖，广泛分布于机体硬组织和软组织两种结缔组织中。

种类 ①多聚蛋白聚糖：是软骨中大型特征性的硫酸软骨素蛋白聚糖，约占软骨干重的 50%。通过 N 末端的透明质酸结合结构域和接头蛋白与透明质酸结合，形成巨大的聚合物；它还通过 C 末端的凝集素样结构域与多种分子的糖残基结合。属于多聚蛋白聚糖同一基因家族的多功能蛋白聚糖也是大型的硫酸软骨素蛋白聚糖，在多种组织形成和细胞分化过程中短暂表达，而在成熟的血管平滑肌层呈持续表达。多功能蛋白聚糖可同纤维连接蛋白、Ⅰ型胶原蛋白、Ⅱ型胶原蛋白、Ⅲ型胶原蛋白、Ⅴ型胶原蛋白和腱蛋白牢固结合，抑制细胞同纤维连接蛋白等多种黏附分子的黏附。②核心蛋白聚糖：是皮肤和角膜的胶原纤维中，根据胶原纤维的 D 周期围绕纤维分布的小型蛋白聚糖，这些蛋白聚糖分别同硫酸软骨素、硫酸皮肤素或硫酸角质素结合，又称核心蛋白聚糖家族，其核心蛋白 N 末端和 C 末端均具有半胱氨酸残基，中间为富含酪氨酸的重复序列，可直接同Ⅰ型、Ⅱ型及Ⅳ型胶原蛋白结合，而通过糖胺聚糖链与相邻的糖胺聚糖链互相连接，使邻接的胶原纤维既互相连接，又保持一定间距。胶原纤维组织致密则其糖胺聚糖链短，组织稀疏则糖胺聚糖链长。③多配体蛋白聚糖：核心蛋白聚糖的一部分，由 25 个疏水性氨基酸残基构成，并具有膜贯通结构域的蛋白聚糖，家族成员有多配体蛋白聚糖-1、多配体蛋白聚糖-2、多配体蛋白聚糖-3 及多配体蛋白聚糖-4，其基本结构由细胞外结构域、膜贯通结构域及约由 30 个氨基酸残基组成的胞质结构域构成。胞外结构域占据分子 N 末端的大部分，核心蛋白结合有糖胺聚糖。胞质结构域含 3 个酪氨酸残基。多配体蛋白聚糖具有将 ECM 信息向细胞内传递、抑制生长因子作用以及调控牙等多种器官的形成和细胞分化。④基底膜聚糖：为构成基底膜的大型硫酸乙酰肝素蛋白聚糖，它含有约 400kD 的核心蛋白，N 末端的 HS 结构域结合有 3 条 35~40kD（100nm 长）的硫酸乙酰肝素链。核心蛋白又分为 5 个结构域，电镜下球状结构域呈串珠样形态。基底膜聚糖在自行聚合的同时，其硫酸乙酰肝素链还同层粘连蛋白和Ⅳ型胶原蛋白结合。通过与重要分子之间的聚合参与基底膜的形成。⑤磷脂酰肌醇蛋白聚糖：又称带有葡萄糖基磷脂酰肌醇锚的蛋白聚糖，为磷脂酶 C 处理后自胞膜游离出的硫酸乙酰肝素蛋白聚糖，其核心蛋白为 64kD 大小，由 558 个氨基酸残基构成。C 末端与普通的带有葡萄糖基磷脂酰肌醇锚定蛋白具有相同的氨基酸序列。磷脂酰肌醇蛋白聚糖的功能尚不清楚，很可能通过与硫酸乙酰肝素相结合参与生长因子的代谢。

生理功能 蛋白聚糖分子内的羟基多，结合大量的水而呈黏稠的凝胶状，这种含水的蛋白聚糖类似弹簧垫，具有缓冲作用，可保护组织中的纤维及细胞成分，赋予组织弹性。蛋白聚糖含较多的羧基（-COO-）和硫酸基（$-SO_3-$），通过吸引阳离子参与盐类代谢调节。蛋白聚糖还具有其他生物学功能，如，凝血调节素分布于血管内皮细胞，促进凝血酶激活蛋白酶 C 从而发挥抗凝血作用；硫酸皮肤素、肝素和硫酸乙酰肝素通过促进肝素辅因子Ⅱ抑制凝血酶的活性而表现为抗凝血作用，肝素可提高抗凝血酶Ⅲ的抗凝血作用 1000 倍；多配体蛋白聚糖等通过其硫酸乙酰肝素链与碱性成纤维细胞生长因子结合，将碱性成纤维细胞生长因子浓缩于细胞表面免受蛋白酶的破坏；碱性成纤维细胞生长因子与其受体的结合需要同硫酸乙酰肝素的结合；硫酸乙酰肝素被摄入细胞内，通过与 Jun/Fos 结合而抑制某些基因的转录，调控细胞的生物学活性。

黏附蛋白 ECM 成分还包括纤维连接蛋白和层黏蛋白等糖蛋白，这些蛋白的结构内含同 ECM 成分和细胞相黏附的结构域，所以称为黏附蛋白或黏附糖蛋白、细胞黏附蛋白。黏附蛋白的基本结构包括同细胞表面整合素结合的细胞结合结构域，含 Arg-Gly-Asp（RGD）氨基酸序列；同胶原蛋白等 ECM 成分结合的胶原结合结构域及肝素/硫酸乙酰肝素结合结构域；还有黏附蛋白分子之间自行聚合的结构域，通过 S-S 键和非共价键自行聚合形成二聚体、三聚体及六聚体。纤维连接蛋白和层粘连蛋白由数个结构域构成，进一步通过这些结构域与细胞和 ECM 成分黏附。1984 年有学者证明纤维连接蛋白的细胞黏附结构域中含有 RGD 序列，这种由 3 个氨基酸构成的 RGD 序列直接参与细胞的黏附，后来研究发现 RGD 序列在其他多数黏附蛋白中也存在，是细胞黏附的共同结构。同黏附蛋白相互作用的细胞表面，有特异性糖蛋白细胞黏附受体。这些受体由 130～160kD 的 α 亚单位和 90～140kD 的 β 亚单位构成。这些 α 亚单位和 β 亚单位还含有亚型，已鉴定 α 亚单位有 17 种，β 亚单位有 8 种，总计形成 23 种异二聚体。各受体之间在氨基酸序列上具有相同性，称这些受体为整合素家族。整合素和配体（ECM 成分）的结合需要 2 价阳离子，整合素的立体结构因 2 价阳离子的种类和浓度而发生变化，从而调控它同配体结合的特异性和结合能力。细胞受刺激激活而引起整合素形态变化，便于同配体的结合，进一步通过胞浆结构域与踝蛋白、纽蛋白、α-肌动蛋白等细胞骨架结合。细胞通过整合素在 ECM 上黏附和伸展时，整合素聚集于肌动蛋白纤维的末端，形成 ECM-整合素-细胞骨架的连接点——局部接触或黏附斑。这种连接点不仅同细胞黏附有关，而且通过位于黏附点处的酪氨酸激酶等作用引起蛋白质的磷酸化，调控细胞生存、增生、形态、运动和分化。

组织结构 口腔结缔组织分为固有层和黏膜下层。固有层的结缔组织结构致密，在口腔各部位的厚度各不相同，覆盖黏膜下组织，或者直接贴附于骨膜上，包括伸入上皮的乳头层和下面的网状层。其主要的细胞成分是成纤维细胞，它可以合成、更新结缔组织内的纤维和基质，在维持组织完整性方面起着重要作用。在黏膜下层的结缔组织是厚度和密度都不相同的疏松结缔组织，支持和营养固有层，并将上皮与固有层固定于深部组织。此层内含有腺体、血管、淋巴管以及神经和脂肪组织等。口腔黏膜结缔组织含有大量的胶原纤维和弹性纤维。

研究现状 相对于上皮组织，上皮下结缔组织代谢要慢得多。因而其能量消耗要小些，且上皮下结缔组织的氧供应较上皮组织丰富，因此在此层组织中，有氧氧化供能方式所占比重较上皮层大。口腔结缔组织的代谢异常与多种疾病的发生发展密切相关。

口腔黏膜恶性肿瘤组织局部胶原酶活性与肿瘤侵袭转移关系密切。对金黄地鼠颊囊黏膜上皮癌变过程中上皮-结缔组织界面透射和扫描电镜观察，发现随病变发展，基底层细胞逐渐脱离邻近细胞和基底膜的束缚，形成具有酶解能力的细胞原浆，并突变向黏膜下的结缔组织层，水解破坏基底膜及胶原纤维，显示出逐渐增强的侵袭破坏能力。结缔组织则除受到来自上皮基底层细胞逐渐加重的溶解和破坏作用外，在癌前病变阶段，尚可见明显的成纤维细胞增生修复现象，并表现出胶原纤维限制病变细胞侵袭发展的现象。

口腔黏膜下纤维化是以黏膜下层胶原蛋白堆积为主的疾病。患者微血管内皮及平滑肌细胞中的缩血管物质内皮素-1 表达增强，舒血管物质一氧化氮减少，造成口腔黏膜下层的血管减少，组织中血液循环障碍，导致局部成纤维细胞增生和胶原纤维增多、水肿、变性、晚期胶原纤维玻璃样变，可伴发上皮异常增生。黏膜弹性降低，导致患者渐进性张口受限。

（孙宏晨 布文奂）

jīdǐmó shēngwùhuàxué

基底膜生物化学 （biochemistry of basement membrane） 口腔基底膜的化学组成、结构、功能及在生命过程中的代谢活动。

化学组成 基底膜是上皮的超分子衬里，由胶原蛋白和层粘连蛋白、巢蛋白、蛋白聚糖等糖蛋白构成。

胶原蛋白 基底膜主要有两种胶原蛋白，构成透明板和致密板的主要是 Ⅳ 型胶原蛋白，网板主要是 Ⅶ 型胶原蛋白。Ⅳ 型胶原蛋白也称基膜胶原蛋白，分子量 200～360kD，由两条 α1 链和一条 α2 肽链构成杆状三螺旋分子结构，氨基酸序列基本是 G-X-Y，但甘氨酸和糖化的赖氨酸，丙氨酸和精氨酸含量比间质胶原蛋白低。由于 Ⅳ 型胶原蛋白分子 N 端富含半胱氨酸，4 个分子的 N 端可以通过半胱氨酸形成二硫键结合；C 端则通过其球蛋白区彼此结合。Ⅳ 型胶原蛋白这种 N 端、C 端的交联聚合，使其结构更稳定，更易弯曲，适应基底膜功能的需要。Ⅶ 型胶原蛋白是网板的主要成分，形成环状锚纤维，固有层的胶原纤维穿过其中，连接致密板和下方结缔组织。Ⅶ 型胶原蛋白纤维通过层粘连蛋白附着于致密板。

层粘连蛋白 分布于基底膜的透明板和致密板，是基底膜的重要结构蛋白，分子量 900～1000kD。层粘连蛋白分子结构呈"十"字形，包含一条长臂和三条短臂。分子内有二硫键，不仅使自身相互连接，也可以通过自身不同结构区与基底膜支架结构紧密结合。

巢蛋白 是基底膜糖蛋白的成分之一，与基底膜的其他成分相互作用。结构上，巢蛋白连接了胶原蛋白和层粘连蛋白形成的网络，并且和层粘连蛋白相互作用，通过整合素家族受体与其他细胞外基质成分发挥特异性作用。

蛋白聚糖 是基底膜区胞外基质的主要成分之一，分布在致密板、透明板及基底细胞表面。其中糖胺聚糖主要是硫酸肝素，硫酸通过-O-和-N-连接于分子上，但含量较低，而 N-乙酰基含量较高，所以又称硫酸乙酰肝素。蛋白聚糖与基底膜其他成分如层粘连蛋白、胶原蛋白等相互作用，维持基底膜的正常结构。由于分子内多阴离子化合物，结合 Na^+、K^+，容易吸收和保留水分子，形成凝胶状，有保护作用。

组织结构 基底膜是由透明板、致密板和网板 3 部分构成（图）。透明板紧邻基底细胞，厚约 45nm，细胞通过半桥粒结构与基底膜附着。致密板厚约 50nm，通过网板与结缔组织相连，网板包括固定于致密板的半圆环形锚纤维及从环中穿过的胶原纤维，

网板来自结缔组织。因此，基底膜实际上并非一层膜，而是结缔组织胶原纤维与致密板、透明板形成的复合结构，因此也称之为基底膜复合物或基底膜区。

研究现状 基底膜区的某些蛋白质的变性和免疫反应与口腔黏膜疾病密切相关。在类天疱疮型扁平苔藓中，基底膜区半桥粒蛋白抗原 BP180 成为自身抗原，发生免疫反应形成上皮下疱。而在大疱性类天疱疮发病过程中，BP230 和 BP180 异常，与自身产生的抗基底膜抗体、抗核抗体等发生免疫反应，局部溶酶体酶增多，破坏基底膜，形成上皮下疱，使上皮与结缔组织分离。研究证明，层粘连蛋白、Ⅶ型胶原蛋白基因突变可导致非角蛋白性大疱性表皮松解症的疱性病变。而在癌前病变时，基底膜Ⅳ型胶原蛋白等成分发生变性，则有利于癌组织向结缔组织侵犯。

（孙宏晨 布文奂）

hémiàngǔzǔzhī shēngwùhuàxué

颌面骨组织生物化学 （biochemistry of maxillofacial bone）

颌面部骨组织的化学组成、结构、功能及在生命过程中的代谢活动。颌面骨组织是颌面骨的结构主体，是矿化的结缔组织。具有支持软

组织，构成关节参与下颌运动，以及保护脑组织等重要组织器官的作用。

化学组成 主要化学成分与一般的骨组织近似，主要是矿物质，占65%，有机物和水占35%。矿物质中以羟基磷灰石为主。

无机成分 颌面骨组织内的矿物质又称骨盐，占骨干重的65%～70%，其主要成分为磷酸钙，占84%，其他还有碳酸钙占10%、柠檬酸钙占2%、磷酸镁占1%、磷酸二氢钠占2%等。骨盐约有60%以结晶的羟基磷灰石形式存在，其余40%为无定形的磷酸氢钙。羟基磷灰石晶体是微细的结晶，亦称骨晶。每克骨盐含有约 1016 个结晶，总的表面积可达 100m^2，体液中其他离子如 Ca^{2+}、Mg^{2+}、Na^+、Cl^-、HCO_3^- 和柠檬酸根等可吸附在羟基磷灰石的晶格之间。骨晶性质稳定，不易解离，但在其表层进行离子交换的速度较快。

有机成分 颌面骨组织内有机物成分除细胞成分以外，骨基质中包含大量的骨胶原蛋白和少量的无定形基质。无定形基质呈凝胶状，主要由中性或弱酸性糖胺聚糖以及多种糖蛋白，如骨桥蛋白、骨粘连蛋白、骨钙蛋白、骨涎蛋白和钙结合蛋白等组成。①胶原蛋白：颌面骨组织的胶原蛋白成分主要是 Ⅰ 型胶原，占有机物总量的 90%，通过共价键横向交联，分子间孔隙较大，有利于矿物质沉积。参与胶原纤维构成，而后者为无机晶体的形成提供了支架作用，并赋予颌面骨组织一定的韧性，改善骨组织的机械性能。②骨钙蛋白：依赖维生素 K 的小分子酸性非胶原蛋白质，与骨矿化密切相关，分子量约 6kD，其谷氨酸残基在 γ 位羧化为

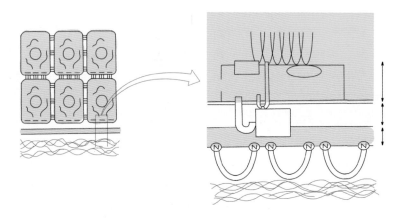

图 基底膜结构示意

γ-羧基谷氨酸，与羟基磷灰石、钙离子有很高的亲和力。在骨的非胶原蛋白中约占 10%，可由成骨细胞产生。③骨桥蛋白：骨基质中的主要磷酸化糖蛋白。骨桥蛋白具有 Arg-Gly-Asp（RGD）氨基酸序列，能辅助细胞进行黏附蛋白和伸展。骨桥蛋白通过 RGD 序列结合于细胞表面，通过富天冬氨酸序列结合于骨的羟基磷灰石基质，被称为细胞和羟基磷灰石之间的桥梁。④骨粘连蛋白：高度糖基化和硫酸化的磷蛋白，约含 300 个氨基酸，富含谷氨酸和天冬氨酸。它含有 RGD 序列，并具有细胞吸附特性。其在骨组织中的作用尚不十分清楚，但可能促进羟基磷灰石晶体的形成和生长。

组织结构　颌面骨组织的结构包括表层的密质骨与内部的松质骨，二者均由骨板排列而成。骨组织形成初期，因其中包含的胶原纤维粗大，排列较乱，呈编织状，故又称为编织骨。编织骨的骨盐含量较低，骨细胞较多。随着初级骨组织逐渐成熟形成次级骨组织，胶原变细，成层排列，且羟基磷灰石晶体与骨基质紧密结合，构成骨板。同一层骨板内纤维平行排列，相邻两层骨板纤维相互垂直。密质骨由骨板规律排列形成质地致密的骨组织。松质骨包含大量针状或片状的骨小梁，相互连接形成多孔网架结构。骨小梁亦由基层平行排列的骨板构成。

颌面骨组织无机晶体的形成是在生物调控下的钙磷晶体生长的过程，是整个生物体的代谢、细胞及基质共同参与的结果。钙是构成骨骼和牙的重要组成部分。骨组织内的钙盐以羟基磷灰石晶体为主，为骨组织提供了良好的机械强度，有利于保护重要脏器，支持软组织以及下颌运动。无机磷酸盐不仅是骨及牙的重要组成部分，还是构成体内缓冲体系的成分之一。同时，钙磷离子可参与全身多种生物反应过程，对维持相应生理功能具有重要作用。钙磷代谢过程是人体内代谢过程的一部分，同时，钙磷代谢也表现在口腔颌面骨与牙的生长发育中所发生的生物矿化过程中（图）。

在生理状态下，骨组织会受到内分泌以及力学因素刺激，引起成骨与破骨不同基因的表达，产生颌骨不同部位的吸收与矿化，宏观上表现为骨组织的改建。

研究现状　在病理状态下，基因突变或表达异常，以及外界环境刺激等因素的作用可导致腭裂以及颌骨发育畸形等先天性疾病的出现。因此，颌面骨组织生物化学既可以揭示颌面部骨组织各类生理活动的过程及其机制，也为各类颌骨发育性疾病在生物化学、分子生物学以及遗传学层面提供科学依据和理论支持，为相应疾病的治疗和预防提供证据。同时，相应骨组织工程材料也有助于解决大面积颌骨缺损修复等难题。

（包崇云　刘寅冬）

yátizǔzhī shēngwùhuàxué

牙体组织生物化学（biochemistry of dental tissue）　构成牙体的基本组织包括釉质、牙本质、牙骨质和牙髓的化学组成、结构、功能及在生命过程中的代谢活动。

化学组成　牙体组织是指构成牙的所有组织的总称，包括釉质、牙本质、牙骨质 3 种硬组织和一种软组织——牙髓。牙本质构成牙的主体，釉质覆盖在牙冠的表面，牙骨质则覆盖于牙根表面。牙本质中央的空腔称为髓腔，其内充满疏松的结缔组织即牙髓，其血管和神经通过狭窄的根尖孔与牙周组织相连。釉质和牙本质相交的面称釉质牙本质界，釉质和牙骨质相交的面称釉质牙骨质界，而牙本质和牙骨质相交的面称牙本质-牙骨质界。

牙的硬组织主要由有机物、无机物和水组成，其中，无机物占大多数。最主要的无机成分是钙和磷，大部分以羟基磷灰石 $[Ca_{10}(PO_4)_6(OH)_2]$ 晶体形式存在，其次还包括碳酸盐、钠、钾、氯及微量元素。而最主要的有机成分是蛋白，其次还有糖类、脂

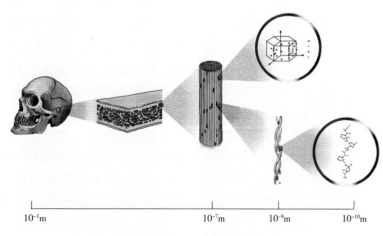

图　钙磷与胶原逐级形成颌面骨组织示意

10^{-1}m　　　　　　10^{-7}m　　　10^{-9}m　　　10^{-10}m

类和有机酸盐。但其相对比例在釉质、牙本质和牙骨质中有一定差异。釉质为哺乳动物体内最坚硬组织，其无机物约占 96%～97%，有机物和水占 3%～4%；而牙本质的无机物占 70%，有机物为 20%，水为 10%；牙骨质与骨组织的组成类似，硬度较骨和牙本质低，其无机物占 45%～50%，有机物和水占 50%～55%。牙体硬组织的无机物主要是由钙、磷离子形成的羟基磷灰石晶体构成，釉质中的羟基磷灰石晶体最大，牙本质和牙骨质的羟基磷灰石晶体相似，均较釉质的小。牙骨质中氟的含量较其他硬组织多，在其表面尤为显著。成熟釉质中的有机物主要由蛋白质和脂类构成，不含胶原蛋白，蛋白质主要来自成釉细胞，主要有釉原蛋白和非釉原蛋白。而牙本质中的有机物主要为胶原蛋白，占所有有机物的 85%～90%，主要为 I 型胶原，另有少量的 IV 型和 V 型胶原；非胶原蛋白占牙本质基质的 9%～10%，主要包括牙本质特异性蛋白、矿化组织特异性蛋白、非特异性蛋白、血清来源蛋白 4 大类。牙骨质中的有机物主要为胶原蛋白和非胶原蛋白，最主要的胶原蛋白为 I 型胶原蛋白。牙髓作为牙体组织中唯一的软组织，是疏松的结缔组织，其内主要包含细胞、纤维、神经、血管、淋巴管和其他细胞外基质。

研究现状　牙体硬组织中，釉质具有很高的硬度和耐磨性能，其除了起咬碎食物的作用外，也可以保护下层的牙本质，但釉质内部不具有神经和血管，因而破坏后不可再生。羟基磷灰石晶体是牙体硬组织无机盐基本的结构形式，因此，牙体组织的化学性质、机械性质、热传导性质和膨胀系数、相对密度等均和羟基磷灰石晶体近似。由于羟基磷灰石晶体的可吸收性和离子交换等性能，使得矿化组织中羟基磷灰石晶体成分总是处在不断变化中。同时，由于表层晶体的无釉柱结构和排列规律等，使得表层晶体具有一定的渗透性，同时具有较强的抗龋坏能力。牙本质是构成牙主体的硬组织，由成牙本质细胞分泌。牙本质较高的有机物含量及牙本质小管内的水分使得其有一定的弹性，给釉质提供了一定的缓冲环境。牙本质还可保护其内部的牙髓，由于牙本质和牙髓在胚胎发生和功能上密切相关，两者常称为牙髓-牙本质复合体。牙本质中胶原约占有机成分的 90%，胶原可能在牙本质矿化开始时起作用，同时提供牙本质结构的支架、强度和弹性。牙本质中的非胶原蛋白为一类带负电荷的酸性蛋白，在调控矿化过程中有重要作用，如牙本质磷蛋白，但其具体机制尚不清楚。牙骨质是覆盖在牙根表面的矿化组织，是维系牙和牙周组织联系的重要结构。牙骨质在牙周组织的发生、发育和再生中起着非常重要的作用，但仍是被认识得最少的矿化组织。牙骨质的非胶原蛋白中，牙骨质附着蛋白和牙骨质衍生生长因子是牙骨质中的特异因子。研究证实牙骨质附着蛋白能显著促进牙周膜细胞和牙龈成纤维细胞等对根面的附着。牙髓是位于髓腔和根管内、含有多种液体的疏松结缔组织，由细胞、细胞外基质、神经、血管和淋巴管组成。虽然牙髓与牙周结缔组织在组织学上关系密切，牙髓的神经、血管和淋巴管通过根尖孔与牙周组织相连，但是，由于牙髓特殊的发育过程，使其具有与牙周组织不同的组织结构和代谢特点。牙髓是来源于外胚间叶的疏松结缔组织，其主要功能是形成牙本质、营养、感觉、防御和修复。牙髓内含有成牙本质细胞，牙髓凭借成牙本质细胞突起和外界有密切的联系，任何作用到牙本质表面的刺激都会引起该部位牙髓的反应，此反应因刺激的强弱和持续时间的不同而不同。

牙萌出后，在牙的硬组织表面先后形成几种沉积物，构成了牙的外环境，即获得性膜、牙菌斑和牙石，它们可以被机械或化学方法去除，可以引起牙、牙周组织的病理变化，与口腔常见病如龋病、牙周病的发病有密切关系。获得性膜是唾液糖蛋白等成分选择性地沉积到牙表面形成的无细胞、无细菌的有机薄膜，具有双重作用，既对牙面有一定的保护作用，但又有助于细菌黏附蛋白，促进菌斑形成。牙菌斑是牙表面细菌性膜状物，是在获得性膜形成的基础上通过各种机制形成的。牙菌斑中进行着复杂的代谢活动，其中糖类物质的代谢尤为重要，胞外、胞内多糖的合成及糖酵解产酸，促进了菌斑的形成和牙的溶解过程；蛋白质、氨基酸的代谢，无机物的转化，对牙脱矿再矿化也有重要影响。牙菌斑与龋病和牙周病的发生发展有密切关系。牙石为牙表面矿化的获得性膜和菌斑，形成原因与唾液的成分和 pH 值有关，有促进牙龈炎和牙周病发生的作用。

(包崇云　吴珍珍)

yáyòuzhì shēngwùhuàxué

牙釉质生物化学（biochemistry of enamel）　釉质的化学组成、结构、功能及在生命过程中的代谢活动。

化学组成　包括以下几方面。

无机成分 ①钙、磷：是釉质内的主要无机物。其中90%是以羟基磷灰石$[Ca_{10}(PO_4)_6(OH)_2]$晶体的形式存在，其他还有碳酸钙以及少量的钠、钾等。釉质中，钙的质量分数为33.6%~39.4%，磷的质量分数为16.1%~18.0%。钙、磷浓度自釉质表面到釉质牙本质界呈下降趋势。②碳酸盐：占釉质质量分数的1.95%~3.66%。在釉质牙本质交界处，碳酸盐的浓度较高，而釉质表面较低。碳酸盐的分布特点与成釉细胞的代谢活动有密切关系，反映了成釉细胞在成釉过程中的活跃程度。③钠：占釉质质量分数的0.25%~0.90%，钠质量分数在釉质内层显著高于釉质表面，其原因可能是釉质内层水质量分数高，而钠容易与水结合。④镁：占无机物质量分数的0.25%~0.56%，分布与碳酸盐和钠相同。近釉质牙本质界镁是釉质表面的3倍。另外，釉质镁浓度不受口腔环境因素的影响；牙萌出前后，镁变化不大。⑤氯：占无机物质量分数的0.19%~0.3%，从釉质表面到釉质牙本质界呈梯度降低。牙萌出之前，氯的分布已确定，不受口腔环境因素的影响。⑥氟：釉质中氟占质量分数的0.005%~0.5%，其表面含氟量明显高于釉质牙本质界。在所有无机物中，氟浓度的变化最大，其原因在于釉质内氟浓度受多种因素影响，如釉质蛋白、组织液、外环境和生理性磨耗等。⑦微量元素：釉质含有40多种微量元素，一些附着在羟基磷灰石晶体表面，或在晶体内部取代钙或磷，或位于晶体的空隙之中。表层釉质含铁量较表层下釉质高，釉质含铁量随年龄增长呈增加趋势。锌分布在釉质各层，表层含量高

于内层。锡有向釉质表面堆积的趋势，釉质表层锡含量明显增加。

有机成分 成熟釉质中有机物占其质量分数的0.4%~0.8%，主要包括蛋白质、脂类、枸橼酸盐以及乳酸盐、碳水化合物。大部分有机物分布在釉质的带状结构内，如釉板、釉丛、釉柱间质和芮氏线。

蛋白质 新形成釉质内蛋白质的质量分数为25%~30%，以后随釉质成熟而减少，逐渐由磷灰石晶体取代。釉质蛋白质是细胞外基质蛋白。牙胚发育后期，由成釉细胞合成分泌进入釉基质。根据其极性和酸碱性的不同分为釉原蛋白和非釉原蛋白。①釉原蛋白：相对分子质量为5~26kD的疏水性蛋白质，含有较多非极性氨基酸。与羟基磷灰石晶体结合较为疏松。釉原蛋白主要存在于早期矿化的釉质基质中，占发育期釉基质内质量分数的90%，随着釉质的矿化、成熟而降解、消失。釉原蛋白在酸性或碱性条件下均比中性条件下溶解度高，较容易溶于氯仿、三氯甲烷、甲醇等有机溶剂。②非釉原蛋白：一类相对分子质量不等、亲水性的糖蛋白家族，占发育期釉质有机物成分的10%，并保留在成熟的釉质中。③釉丛蛋白：是一种低丰度的釉质基质蛋白，聚集于釉质牙本质界及从釉质牙本质界散射状分布于釉质层的釉丛中。④鞘蛋白：分子质量在13~17kD的一组低分子质量蛋白质。分布于柱鞘空隙，分离釉柱和柱间的釉质。⑤釉蛋白：亲水性糖蛋白，主要位于已矿化的釉质中，与羟基磷灰石晶体结合紧密，在釉质内分布不均匀，接近釉质牙本质界处分布最多。与釉原蛋白一样，随着釉质的发育，釉蛋白不断被

降解。⑥成釉蛋白：相对分子质量为62kD，有糖基化位点，无磷酸化位点。免疫组化证实成釉蛋白均匀分布于新形成的釉质表面，在深层组织中被降解成13~17kD的片段，并以聚集、不溶性形式出现。

脂质 占釉质质量分数的0.5%~0.6%。染色分析法研究发现龋病病变程度不同，着色显著不同。

枸橼酸 占釉质平均质量分数的0.02%~0.1%，釉质表层和釉质牙本质界枸橼酸含量较高。

水 占釉质体积分数的12%、质量分数的4%。一部分水与无机成分结合，另一部分与有机成分结合。在釉质内，水与羟磷灰石晶体结合构成晶体水合外壳，水合外壳的水呈游离状态，可以发生交换。

组织结构 主要是釉质晶体。①物理性质：釉质为长形羟基磷灰石晶体，晶体间存在有机成分和水，由于晶体组成了釉质的大部分，釉质的性质与羟基磷灰石相似。硬度在不同牙之间、不同牙面之间有一定差异。牙萌出后硬度逐渐增加，釉质密度表面最高，近釉质牙本质界处则最低。②基本构型：釉质内晶体最初以长、薄条状出现，排列无规律性。随着晶体的不断生长，薄条状晶体变为六角形，排列逐渐有序。晶体形态可分为偏平六角形、无规则六角形、柱状六角形，少数为长方形。偏平六角形晶体占多数，电镜下晶体有3种不同的表现：窄但密度高、宽但密度低、板状结构，观察时应加以注意。晶体的长度一致，而厚度和宽度不同说明晶体在核化过程中有融合现象。③化学性质：矿化组织中羟基磷灰石晶体成分总是处在

不断变化当中，这种变化同羟基磷灰石晶体的性质有关。当晶体中的离子直径较大或电位不适合时，其他离子可以被吸收，而不会影响晶体的构型；晶体中的离子可以同环境中的离子发生交换。④表面化学：釉质表层晶体排列疏松决定了表层釉质具有一定的渗透性，釉质不断地同口腔环境进行着物质交换。由于表层的存在，成熟釉质表面对酸的溶解性降低，对龋损破坏有着一定的抵抗力。

研究现状 由于釉质组织学结构的不均一性，成熟釉质中蛋白质含量极低，早期釉质蛋白质的研究一直遭遇很大的困难。大多数的研究致力于釉质晶体。其中，主要用 X 线衍射技术研究釉质的晶体结构；透射电镜、扫描电镜和原子力显微镜等用来观测釉质晶体的形貌；电子探针显微分析仪、原子光谱分析和电子能谱分析等主要用于釉质成分的分析。研究发现，一些釉基质蛋白不仅对釉质的有序生物矿化十分重要，而且在釉质发育过程中还存在多种蛋白之间的协同作用。大量证据表明，蛋白质相互作用和蛋白质矿化-相互作用都在釉质矿化形成的构建调节中起到决定性作用。因此明确釉质中多种蛋白的相互作用有利于对釉质基本结构以及发育特征的认识。

（包崇云　张杰魁）

yáběnzhì shēngwùhuàxué

牙本质生物化学 （biochemistry of dentin）

牙本质的化学组成、结构、功能及在生命过程中的代谢活动。牙本质是矿化的结缔组织，呈淡黄色，分布于牙冠和牙根部。硬度低于釉质，且具有弹性形变。

化学组成 牙本质化学组成相似于骨组织。主要化学成分是矿物质，占质量分数的 70%，有机物和水占 30%。矿物质中以羟基磷灰石为主，但其矿化程度低于釉质羟基磷灰石晶体。

无机成分 主要是羟基磷灰石，带有少量的纳、镁、氯以及铝、锑、银、锌、钴、铁、锶等微量元素。牙本质羟基磷灰石晶体的钙磷质量比为 2.13∶1。

有机成分 牙本质有机物的质量分数约为 20%，是成熟釉质的 40 倍，主要是胶原蛋白、非胶原蛋白，还有少量枸橼酸盐和脂质等成分。

蛋白质 ①胶原蛋白：约占牙本质有机成分质量分数的 80%，主要为 I 型胶原蛋白，另有少量的 V 型蛋白和 VI 型胶原蛋白。胶原是由成牙本质细胞合成，分泌后进入前牙本质，排列成纤维。胶原纤维网在接近成牙本质细胞处并不致密，但到达前牙本质、釉质牙本质界时则含量较高。胶原纤维构成一个细胞外基质骨架，随后才发生矿化形成牙本质。牙本质胶原纤维表面有一层硫酸糖胺聚糖，能吸引矿物盐到牙本质基质中，其确切机制尚不清楚，认为有磷酸钙或羟基磷灰石晶体的晶核沉淀在原纤维之间的黏合物质或原纤维上，随着沉积，晶核变大，小颗粒的晶核融合成球体，形成钙球而矿化。牙本质胶原的排列杂乱，一般需要放大数倍方可观察到单个纤维成分。在软组织胶原细胞内的纤维间隙为 0.3mm，而牙本质胶原细胞内的纤维隔为 0.6mm，使得直径约 0.4nm 磷离子可以渗入硬组织的分子间隙，因此牙本质内胶原纤维有足够的间隙容纳羟基磷灰石晶体。牙本质胶原比软组织胶原稳定，不易溶于酸和中性溶液。

这种稳定性是由于胶原的高度交联结构，即赖氨酸和正亮氨酸之间发生的共价交联，形成的残基是脱氢赖氨酰正亮氨酸。②非胶原蛋白：占牙本质基质质量分数的 9%～10%，是带负电荷、富酸性的蛋白。根据蛋白来源不同，将牙本质非胶原蛋白分为牙本质特异性蛋白、矿化组织特异性蛋白、非特异性蛋白、血清来源蛋白 4 大类。牙本质特异性蛋白是指只由成牙本质细胞合成和分泌，只在牙本质中存在和发现的蛋白。矿化组织特异性蛋白是指在牙本质、牙骨质和骨组织中存在和发现，由这 3 种矿化组织中的细胞合成、分泌的蛋白。非特异性蛋白是指既在牙本质中存在，又在其他组织包括软组织中存在，既有成牙本质细胞又由其他类型细胞合成、分泌的蛋白。血清来源蛋白是指由身体其他细胞（主要是肝细胞）合成并分泌进入血清的蛋白，这些蛋白虽不是由成牙本质细胞合成，但对牙本质有高度亲和力，可由血液循环进入牙本质中，又称牙本质亲和性蛋白。

其他 ①蛋白多糖：矿化牙本质中的蛋白多糖，分子质量约为 7.5kD，只有 1～2 个糖胺多糖侧链。牙本质中的蛋白多糖主要是 4-硫酸软骨素和 6-硫酸软骨素，前者占质量分数的 80%，后者占 14%，另还有少量的硫酸角质素。②脂质：约占牙本质质量分数的 0.33%，包括三酰甘油、磷脂 2 大类。③枸橼酸盐：广泛分布于矿化组织中的有机阴离子体，约占牙本质质量分数的 0.9%，常与钙离子形成复合物。

组织结构 主要是牙本质晶体。牙本质晶体的大部分与胶原纤维伴行，沉积在纤维内。部分晶体沉积在胶原纤维的周围，形成长管，将胶原纤维包在其中。还有部分晶体与纤维不发生关系，而是沉积在钙球内。

研究现状 牙本质的生物矿化过程与骨相似，机制较为复杂，包括两个连续过程即胶原网在前牙本质的形成以及随后的矿化前沿无机物的形成。牙本质的生物晶体最初形成阶段通常被形容为过饱和液中的异相成核现象，在此过程中，大量的胞外基质成分作为可能的核化位点存在。牙本质的生物矿化过程中，众多因素参与了生物矿化的调控，包括各种蛋白质、蛋白多糖和磷脂等。很多研究着眼于蛋白质对牙本质生物矿化的调控。传统的生物矿化作用机制的研究主要集中在蛋白分子的水平，很少涉及细胞、群落和组织。而生物细胞、个体、群落和组织才是生命表现的不同单位，其矿化作用具有相应的规律和特征。要解决上述一些关键问题，仅仅从蛋白质等大分子水平研究远远不够，必须开展生物体生命活动中矿化作用及其环境响应机制的研究。

（包崇云 李明政）

yáguǔzhì shēngwùhuàxué

牙骨质生物化学 （biochemistry of cementum） 牙骨质的化学组成、结构、功能及在生命过程中的代谢活动。

牙骨质是一薄层覆盖于牙根表面的钙化结缔组织，位于牙根部牙本质表面。色淡黄，硬度较骨和牙本质为低。

化学组成 牙骨质来自于间质细胞，其化学组成相似于骨组织，主要化学成分是矿物质，占质量分数的45%～50%，有机物和水占50%～55%。

无机成分 矿物质中以钙、磷离子为主，并主要以羟基磷灰石的形式存在。此外，还含有多种微量元素，氟的含量较其他矿化组织为多，并以表面为著，且随着年龄的增长而增高。

有机成分 含有致密的胶原纤维和相对稀疏的颗粒基质。绝大部分分为I型胶原蛋白（质量分数约95%），以及质量分数少于5%的III型胶原蛋白和少量的非胶原糖蛋白。像骨和牙本质一样，牙骨质的有机成分中大部分为不溶性胶原蛋白。

非胶原蛋白包括一些与矿化相关的基质蛋白，如骨涎蛋白、骨桥蛋白、玻璃粘连蛋白、骨钙素、骨粘连蛋白、γ-羧基谷氨酸、蛋白聚糖等。大部分牙骨质中的非胶原蛋白等是通过识别能够和整合素类受体相结合的短肽Arg-Gly-Asp（RGD）氨基酸序列与靶细胞表面的特异性受体相结合，经跨膜受体而发挥作用。

牙骨质至少含有两种特殊的活性蛋白，即牙骨质附着蛋白和牙骨质衍生生长因子，两者存在牙骨质基质中，具有促进牙周膜细胞合成、生长、黏附和移行以及调节成牙骨质细胞分化等功能。牙骨质附着蛋白：①分子生物特征：1992年有学者发现牙骨质非胶原蛋白中存在一种分子量为55kD的蛋白，只存在于牙骨质和成牙骨质细胞中，是牙骨质的特异性蛋白，并将其命名为牙骨质附着蛋白。牙骨质附着蛋白是公认的成牙骨质细胞区别于其他细胞的标志性分子，研究证实牙骨质附着蛋白能显著促进牙周膜细胞和牙龈成纤维细胞等对根面的附着。②生物学效应：牙骨质附着蛋白对体内成熟细胞至少具有双重生物学效应，一方面作为趋化剂和附着蛋白，选择性促进牙周膜中成牙骨质细胞的前体细胞向牙根表面的趋化、移行、黏附及生长；另一方面通过自分泌效应，推动这些早期前体细胞向成牙骨质细胞的分化。③趋化和附着作用：牙骨质附着蛋白能促进牙囊细胞的附着，在牙发育过程中可能发挥着促进牙骨质形成的作用。此外，牙骨质附着蛋白可以选择性地促进成纤维细胞、成骨细胞、平滑肌细胞、内皮细胞的黏附，但不能促进上皮细胞的黏附。牙骨质附着蛋白能选择性地促使牙周膜细胞富集在牙骨质表面并附着在牙骨质上。④生物活性作用机制：MEK/MAKP信号转导途径参与了牙骨质附着蛋白介导的成纤维细胞伸展过程，研究发现整合素的α5β1亚单位是牙骨质附着蛋白介导细胞附着的主要受体，牙骨质附着蛋白介导的细胞附着过程可引发与纤维连接蛋白等其他黏附分子类似的典型信号活动，从而在病理状态下选择性募集间充质细胞迁徙、附着并调节细胞的特异性生物功能的发挥。牙骨质附着蛋白也可通过影响细胞周期蛋白D1及E对细胞周期进行调节。牙骨质衍生生长因子：胰岛素样生长因子，分子质量为2.3kD。牙骨质衍生生长因子也被认为是牙骨质所特有的，但可单独或与其他因子如表皮生长因子交互作用于成牙骨质细胞及牙骨质周围的成纤维细胞、牙周膜细胞甚至成骨细胞。有学者认为牙骨质衍生生长因子是成牙骨质细胞的标志性分子，是牙骨质特有的具有有丝分裂原特性的蛋白。牙骨质衍生生长因子的有丝分裂原特性表现在牙骨质衍生生长因子可以把静息的人牙龈成纤维细胞作为靶细胞，促进细胞内钙离子的瞬时增加，伴随膜蛋白激酶C、髓磷脂碱性蛋白、S6

激酶、磷酸肌醇水平的活性增加并激活 c-fos 和 jun-B 的基因表达。牙骨质衍生生长因子的信号途径与其他生长因子不同，其主要作用在于调节牙骨质和周围结缔组织的发育和再生。

此外，牙骨质中还有一些促进生长和分化的生长因子，如成纤维细胞生长因子、表皮细胞生长因子、胰岛素样生长因子和骨形成蛋白等。

组织结构　主要是牙骨质晶体。牙骨质的组织结构与密质骨相似，由细胞和矿化的细胞间质组成。包括无细胞牙骨质和细胞牙骨质。

研究现状　牙周组织修复的最佳方式是建立牙周新附着，这是以牙周膜细胞在根面上的附着、生长、移行、分化为基础的组织再生。因此，如何提高牙周膜细胞在根面上的黏附及增生以形成新附着成为牙周组织工程的重点之一。对牙骨质结构及其所特有的一些蛋白和功能的研究将成为牙骨质研究的重点。尽管牙骨质基质中活性蛋白的组成十分复杂，但由于牙骨质活性蛋白能调节其周围结缔组织中成纤维细胞的活性，因此，发掘牙骨质的新蛋白和某些基质蛋白的新功能对促进牙龈及牙周组织的形成和再生将十分重要。

（包崇云　吴珍珍）

yásuǐ shēngwùhuàxué
牙髓生物化学　（biochemistry of endodontium）
牙髓的化学组成、结构、功能及在生命过程中的代谢活动。牙髓是位于髓腔和根管内，含有多量液体的疏松结缔组织，由细胞、细胞外基质、神经、血管和淋巴管组成。

化学组成　牙髓组织包含少量细胞成分和大量细胞外基质。

牙髓胞外基质由牙髓细胞合成并分泌到细胞外的纤维蛋白、糖蛋白、蛋白聚糖和水等构成，形成凝胶状。牙髓细胞外基质维持牙髓的形态，固定和连接着各种细胞，构成适宜细胞生存、增生、分化和代谢的外环境。

无机成分　牙髓胞外基质中含大量水和钙、磷、氟等无机成分，牙髓中水分随年龄增长而减少。钙和磷在牙髓中含量在出生后会迅速增加，牙髓中氟含量也高于其他软组织，而且随年龄增长而增加。另外，人牙髓细胞外基质中已经检测到有一定量的钾、钠、铁、铜、镁、氯等无机离子，某些离子（钙、磷、镁等）与细胞代谢和功能有密切关系。

有机成分　包括以下成分。

蛋白质　①胶原蛋白：结缔组织含量最多的蛋白质，在牙髓组织中含量亦最高，但比机体其他部位的结缔组织含量相对偏低。牙髓中的胶原主要为 I 型胶原蛋白和 III 型胶原蛋白，其比例为 60：40，保持稳定。牙髓比其他结缔组织含有相对多量的 III 型胶原蛋白。研究指出牙髓中还有少量 V、VI 型胶原蛋白，是由成牙本质细胞和牙髓成纤维细胞合成分泌后在胞外聚合成胶原纤维，它们相互交织形成纤维网，成为牙髓支架，不仅维持牙髓形态、结构和功能，而且前牙本质区的胶原蛋白对牙本质发育和继续形成以及矿化提供了重要条件。②糖蛋白：牙髓细胞外基质中除胶原外还有一组具有粘连作用的糖蛋白，如纤连蛋白、层粘连蛋白、细胞外粘连蛋白和骨粘连蛋白等，他们能与细胞和胞外基质其他成分结合，将细胞固定于胞外基质中。③弹性蛋白：由牙髓纤维细胞和内皮细胞合成，分子

量 87kD，氨基酸组成和胶原蛋白相同，但比例与胶原蛋白不同，为难溶性物质。表面有微纤维共同组成弹性纤维。弹性纤维具有弹性、伸缩性和可逆变形的能力，有助于维持牙髓和血管的弹性。④神经肽：牙髓神经分布区含有神经肽，它们是一类通过电荷变化和其他生化改变起传递信息作用的小分子多肽。⑤其他蛋白质：牙髓细胞外基质的液体成分称牙髓液，其中有从血清来的蛋白质，这些蛋白质在维持细胞代谢和免疫反应中起一定作用。

蛋白聚糖　牙髓基质中含有由核心蛋白和大量糖胺聚糖侧链共价结合的蛋白聚糖，其中的糖胺聚糖主要为硫酸软骨素、透明质酸和少量硫酸角质素。牙髓蛋白聚糖能维持牙髓特殊结构，使牙髓完成正常的代谢和生理功能。

糖类　牙髓组织含糖量比其他结缔组织相对高，总含糖量约 7.8%（干重），糖在成牙本质细胞内通过糖酵解作用提供能量，促进磷酸酯的形成，维持胞内高磷酸酯浓度，促进矿化。

脂类　牙髓的脂类主要存在于成牙本质细胞和牙髓纤维细胞内，主要包括三酰甘油（42.5%）和磷脂（57.4%）。牙髓细胞中磷脂是能量储存的形式，并促进矿化作用。

组织结构　牙髓细胞包括成牙本质细胞、成纤维细胞、未分化的间充质细胞、组织细胞和免疫细胞，在细胞之间分布有大量血管、神经和淋巴管。上述成分浸没于凝胶状的细胞外基质中，构成牙髓在组织学上的特殊结构：靠近牙本质层为成牙本质细胞层；紧接着成牙本质细胞层细胞相对较少为乏细胞层；乏细胞层内侧细胞密集，称多细胞层；牙髓中

央区细胞分布比较均匀，含丰富的血管和神经。

成牙本质细胞及其合成物位于牙髓周围的成牙本质细胞层，是胞核呈极性分布的终末分化细胞，其细胞突起伸入牙本质小管。成牙本质细胞能合成蛋白质、蛋白聚糖及各种酶等多种化学成分，其主要功能是形成牙本质。

成牙本质细胞合成多种蛋白质，合成后立即从细胞基底分泌出来进入前牙本质和牙髓基质中。这些蛋白质中有一些只有成牙本质细胞合成分泌的非胶原蛋白质被称为牙本质特异性蛋白质，如牙本质磷蛋白、牙本质涎蛋白、牙本质涎磷蛋白，它们只分布于前牙本质矿化前沿和成牙本质细胞内。它们均是由高度磷酸化、具有强阴离子特性的氨基酸组成的糖蛋白，在牙本质形成和矿化过程中起着诱导羟基磷灰石晶体形成、调节晶体生长的作用。

牙本质细胞产生多种酶。①磷酸酯酶：包括酸性磷酸酯酶和碱性磷酸酯酶，是由成牙本质细胞产生的两个具有水解磷酸酯酶活性的酶，在牙本质形成和矿化中发挥重要作用。②腺苷三磷酸酶（ATP酶）：水解ATP释放能量，提供牙本质矿化所需的磷酸根和能量，有利于钙离子通过基质囊泡运转到细胞外；在细胞膜上形成钙泵，可将钙离子从胞内转到胞外；并调节钙离子在细胞内转运。牙髓ATP酶的生化特点和分布说明它在牙本质形成和矿化过程中发挥重要作用。③焦磷酸酶：是磷酸钙形成的抑制剂，因此成牙本质细胞产生的焦磷酸酶对牙本质矿化过程有重要促进作用。④蛋白酶和肽酶：成牙本质细胞能分泌多种蛋白质分解酶如特异性分解胶原的胶原酶，它能进一步水解胶原降解产物及其他代谢产物、血红蛋白等，有利于氨基酸的转化，还能分泌促进牙髓物质代谢的蛋白水解酶、肽酶等。

研究现状 牙髓是结缔组织，有一定的修复再生能力。由于成牙本质细胞是终末细胞，一旦分化后就不再分裂，因此，普遍认为在成牙本质细胞遭受损伤后，牙髓内存在的未分化前体细胞可分化为成牙本质细胞，并分泌细胞基质。有学者培养发育早期的牙髓时，发现其可分化形成成牙本质细胞，在培养体系中加入甘油磷酸钠诱导分化后，牙髓细胞出现极化，其突起排列成一个方向，而且相互之间形成连接复合体，并分泌富含胶原的基质，而后出现矿化，X线显微分析表明有钙、磷的沉积，电子衍射证明矿化中存在羟基磷灰石晶体结构，证实牙髓中有能分化为成牙本质细胞的祖细胞。牙髓干细胞的研究仍面临许多问题，如其特异性标志是什么？在牙髓组织中的确切定位如何？如何定向诱导分化、体外培养难以大量扩增等，仍需进一步研究。

（包崇云 吴珍珍）

yábiǎomiàn chénjīwù shēngwùhuàxué
牙表面沉积物生物化学（biochemistry of deposition on natural tooth surface）
牙表面沉积物的化学组成、结构、功能及在生命过程中的代谢活动。牙表面沉积物包括未矿化的软性沉积物如获得性膜、牙菌斑及着色沉积物，牙面龈上、龈下牙石等。

化学组成 包括以下方面。

获得性膜 在牙彻底清洁排除牙表面可能存在的有机物后，牙表面再次接触到唾液，数分钟内唾液糖蛋白就可能黏附其上，形成一层无结构、无细胞的薄膜。

牙菌斑 寄居在牙表面的以细菌为主体的，有一定形态、结构和代谢活动的独立的微生物生态系统。用电子显微镜或光镜观察牙菌斑结构，在细菌与牙表面之间可以看到一薄层的非细胞结构层。化学组成中大部分是水，占其质量分数的70%~80%，体积分数的30%~50%。有机成分占菌斑质量分数的20%，主要成分是蛋白质，来自宿主的唾液和龈沟液，少量来自细菌，以及脂肪和碳水化合物无机成分则随菌斑钙化程度不同而有相当大的变化。无机成分中的一半在细胞外，来自唾液、食物及牙面，主要有钙、磷、钾、钠及少量的氟、镁、铜、铁、铅、锂及锶等，其中钙、磷、氟与釉质的溶解性和再矿化密切相关。菌斑中的钙、磷、氟多以非离子形式存在，并且菌斑中钙、磷、氟等浓度明显高于唾液。菌斑的化学组成受不同部位、不同个体、不同食物类型等因素的影响而处于动态变化当中。

着色沉积物 可以发生在天然牙的表面，也可以发生在义齿表面，嗜好红酒、茶、咖啡和烟者更容易产生吸附沉积。牙外源性着色产生机制可能与金属阳性离子竞争性吸附在获得性膜上，并与食物中的阴离子色素结合并形成着色沉积物，然后沉淀到天然牙及义齿表面有关。着色沉积物中除含有高度钙化的成分外，还含有碳、氧和氮等有机成分及以磷酸钙盐的形式存在的磷、钙和铁等微量元素。

牙石 含70%~80%无机盐，其余的为有机成分和水。龈上牙石和龈下牙石的化学成分类似，其无机成分与骨、牙本质和牙骨质相似。无机盐的主要成分为钙、磷，并有少量的钠、镁、碳酸盐和微量元素。无机盐以结晶形式存在；有机成分为蛋白质和碳水化合物，与菌斑相似。

组织结构 包括以下方面。

获得性膜 厚度通常为 $0.1 \sim 1.0\mu m$，在龈缘区较厚，牙尖区较薄，具选择性吸附细菌至牙面的作用，可促进早期菌黏附定植及细菌共聚，能决定细菌附着的顺序。

牙菌斑 牙菌斑的基本结构可分为 3 层：基底层、中间层和表层。基底层是指牙菌斑紧靠牙面的一层无细胞、无细菌的均质性结构。中间层是牙菌斑的主体部分，厚度较大，是由黏附在获得性膜上的丝状菌彼此平行排列，且与牙面垂直构成。表层是指牙菌斑靠近口腔的一层，结构较疏松，细胞组成复杂，球菌和丝状菌互相交织。此外，该层还含有食物残渣、上皮细胞。牙菌斑内的物质代谢活动主要是由细菌完成。牙菌斑内的细胞不断进行着新陈代谢。菌斑内的优势微生物与代谢底物有关，代谢底物来源于食物、唾液和龈沟液。牙菌斑是造成龋病、牙周病的始动因子，消除菌斑，是治疗和预防龋病和牙周病的关键。

着色沉积物 形成的初期可能与获得性膜有密切关系，而着色沉积物中存在的羟基磷灰石晶体，经历了氧化和晶体生长的过程。着色沉积物中的羟基磷灰石晶体发生氧化作用后，其晶体结构与龈上牙石相比更加致密，仅采用刷牙方式难以彻底清除牙表面或修复体表面的着色沉积物。

牙石 沉积在牙面或修复体上的已经钙化的或正在钙化的菌斑及沉积物，由唾液或龈沟液中的矿物盐逐渐沉积而成。形成包括 3 个基本步骤，即获得性薄膜形成、菌斑成熟和矿物化。最初小晶体开始沉积在菌斑基质中，然后基质完全钙化，细菌也钙化。早期的菌斑内有少量无机成分，在菌斑形成后 1~14 天内即开始矿化，逐渐形成牙石。牙石形成的速度因人而异，同一个体口腔内不同牙位的沉积速度也不同，这与机体代谢、唾液成分、龈沟液成分、菌斑量、食物性质、牙列不齐、牙面或修复体表面粗糙、口腔卫生差等有关。牙石的矿化机制可能与以下两个因素有关：①矿化的核心：矿化物质的沉积必须存在矿化的核心，菌斑中的细菌、上皮细胞和细胞间质可能为主要的核心物质。②矿物质沉积：唾液中的钙、磷等矿物盐呈过饱和状态，是龈上牙石中无机盐的主要来源，而龈下牙石则来自龈沟渗出液中的矿物盐。矿化过程的始动假说有 CO_2 理论。该理论认为，唾液在刚流出导管口时，CO_2 张力较高，其中钙、磷等矿物离子呈过饱和状态。进入口腔内后，CO_2 张力下降约一半，使唾液 pH 升高，钙、磷等离子从过饱和状态析出而沉淀于菌斑中；关于矿化过程的始动假说还有氨生成理论，它认为细菌代谢即蛋白质分解所产生的氨使唾液或龈沟液的 pH 升高，与蛋白溶解活性有关。由于菌斑下方的获得性薄膜的矿化，因此矿物晶体与釉质、牙骨质或牙本质密切接触，导致牙石紧密地附着于牙面。此外，龈下牙石所附着的牙骨质表面不规则，以及牙骨质表面还有残存的沙比（Sharpey）纤维，使龈下牙石附着相当牢固。牙石作为牙周病原始病因的可能性，其作用可能是继发的，即牙石为菌斑的进一步积聚和矿化提供理想的表面。牙石对牙周组织的主要危害来自其表面堆积的菌斑，引起组织的炎症反应。此外，牙石的多孔结构也容易吸收大量的细菌毒素，同时也妨碍口腔卫生措施的实施，因此牙石也是牙龈出血、牙周袋加深、牙槽骨吸收和牙周病发展的重要致病因素，去除牙石是牙周治疗和疗效维护的基本原则。

研究现状 牙菌斑生物膜作为龋病和牙周病的始动因子，是典型的细菌性生物膜。对牙菌斑生物膜的深入研究，将对临床控制龋病和牙周病提供重要的理论依据。牙石的表现形式和形成机制并不是很清楚。在对牙石与釉质和根面的超微结构的观察中发现，釉质羟基磷灰石晶体和牙石之间存在直接联系，在牙石-牙结合处直接的联系也存在于牙骨质或牙本质羟基磷灰石晶体之中。断裂发生在牙石内而不是牙石-牙界面，这提示在临床上不可能完全去除牙石。因此，对牙石形成的深入研究有助于更好地治疗牙周病。

（包崇云 张杰魁）

tuòyè shēngwùhuàxué

唾液生物化学（biochemistry of saliva） 唾液的化学组成、功能及在生命过程中的代谢活动。

化学组成 唾液由 3 对大唾液腺，如腮腺、下颌下腺、舌下腺以及舌腺、颊腺、唇腺、腭腺等小唾液腺分泌而成。由于腺体中浆液细胞和黏液细胞所占比例的不同，各腺体所分泌的唾液也不同。腮腺由浆液细胞组成，它分泌水性的液体，基本上不含黏液。黏液细胞主要存在于下颌下腺、舌下腺、唇腺、腭腺及舌腺，它们可分泌黏稠而有弹性的黏液。口腔中的液体不全是唾液，混合唾液、全唾液或口腔液体这些名词常被用来描述口腔内的混合液体。这种液体的主体是唾液，还包括龈沟液、血液、口腔组织细胞、微生物及食物残渣等，主要由水（99.5%）、蛋白质（0.3%）以及无机盐和微量元素（0.2%）组成。无机成分主要包括电解质，还有一些维持唾液为低渗液体的成分。蛋白质（1~2 mg/ml）主要由糖蛋白、酶、免疫球蛋白以及大量具有抗菌功能的肽类组成。混合唾液比重为1.002~1.008，pH值为5.6~7.6，平均6.8。

有机成分　唾液中的有机成分主要是蛋白质，唾液中总蛋白含量为150~250mg/100ml。唾液中含有多种蛋白质，大多数蛋白质由唾液腺腺泡所合成、分泌，少量唾液蛋白来自血清渗出，浓度很低。唾液的蛋白质主要为黏蛋白、富脯蛋白、糖蛋白、富组蛋白、唾液淀粉酶、溶菌酶等。唾液中的蛋白参与牙表面获得性薄膜的形成，对微生物在口腔组织表面黏附定居与清除、细菌间的共聚、调节口腔菌群平衡和牙的再矿化具有重要作用。

黏蛋白　唾液中的黏液主要是黏蛋白，是唾液有机物的主要成分，由下颌下腺、舌下腺及小唾液腺分泌。黏蛋白为蛋白多糖，含有许多丝氨酸和与多糖相连接的苏氨酸，可吸收大量的水分。按分子量的高低分为两种，即高分子量黏蛋白（MGⅠ）和低分子量黏蛋白（MGⅡ）。MGⅠ由5500多个氨基酸残基构成，相对分子质量大于1000kD，MGⅠ中糖类含量较高，占78%，约含290个寡糖链，其中约120个含有神经氨酸。MGⅡ氨基酸残基数不到MGⅠ的十分之一，由355个氨基酸残基构成，分子量为200~250kD。MGⅡ中糖含量较低，约占68%，约有170个寡糖链，其中70个含神经氨酸。MGⅠ和MGⅡ的组成、结构及生物学功能不同。MGⅠ具有大量的疏水结构，对羟基磷灰石晶体的选择性亲和力较大，是唾液薄膜的组成成分，参与其形成。唾液获得性膜中的MGⅠ可有效地保护釉质抵御有机酸对牙面的短暂脱矿作用。MGⅠ还可覆盖黏膜表面，保持黏膜湿润，减少咀嚼摩擦力，阻止外界有害物质入侵，保护口腔组织。MGⅡ含有大量的神经氨酸，可以与口腔中一些细菌发生特异性作用，还能与血链球菌、轻链球菌和铜绿假单胞菌结合，促进细菌凝集利于清除，调节口腔菌丛，维持口腔局部宿主和微生物之间的动态平衡，防止龋病和牙周病的发生和发展。

富脯蛋白　人类唾液中非黏蛋白中的最大一族蛋白，约占唾液总蛋白的70%，主要由腮腺分泌，下颌下腺也有少量分泌。富脯蛋白分3类，即酸性富脯蛋白（相对分子质量36kD）、碱性富脯蛋白（相对分子质量6~9 kD）和糖基化富脯蛋白（相对分子质量36kD）。酸性和碱性富脯蛋白的N末端结构域以带正电荷或带负电荷氨基酸为主，C末端结构域则含有许多脯氨酸。酸性富脯蛋白组成的特点是脯氨酸含量极高，其质量分数高达25%~40%，甘氨酸和二羟基氨基酸次之，这3种氨基酸总量占整个蛋白分子氨基酸组成的70%~88%，而N末端结构域富含天冬氨酸和谷氨酸。酸性富脯蛋白有两个基因编码，即PRH1和PRH2。碱性富脯蛋白的N末端结构域富含赖氨酸、精氨酸和组氨酸，其有PRB1、PRB2、PRB3和PRB44个基因编码。每个基因有几个大小不同的等位基因，其基因编码的产物多达20多种，因此出现不同个体间的差异。在富脯蛋白分泌时或分泌后，各种蛋白质由蛋白水解酶进行裂解，其中酸性富脯蛋白的裂解位点是arg-pro-pro-arg，碱性富脯蛋白的裂解位点是arg-ser-X-arg（X代表任何一种氨基酸）。糖基化富脯蛋白是指所有的碱性富脯蛋白，如果天冬酰胺部位被糖基化，即为糖基化富脯蛋白。不同类型的富脯蛋白具有不同的功能，了解最多的是酸性富脯蛋白，它仅在唾液中存在，有多种生物学功能。酸性富脯蛋白能结合钙离子，维持唾液中钙磷的稳定，可抑制唾液中磷酸钙盐的形成及其在牙面上羟基磷灰石晶体的沉积，使唾液中的钙处于过饱和状态，可维持唾液中游离钙离子浓度。因此，酸性的富脯蛋白生物学意义可能是维持唾液中的钙平衡以防止牙石形成。另外，酸性富脯蛋白抑制吸附在牙表面的阻断特异性矿化生长区的羟基磷灰石晶体沉积，维持唾液中游离的钙离子浓度，为釉质提供防御和修复的环境。酸性富脯蛋白的酸性区域与釉质和羟基磷灰石晶体有较高的亲和力，易吸附在牙面上，参与唾液薄膜的形成。糖基化的碱性富脯蛋白作为润滑剂，已证实与几种微生物相互作用。富脯蛋白也被看作具有防御通过沉淀形成的膳食鞣质类化合物，可以减少鞣质类化合物的有害影响。同时富脯蛋白被证实与苦味的味觉有关。而碱性富脯蛋白的功能尚不清楚。

富组蛋白　一组阳离子蛋白质，仅存在于人类和其他灵长类动物的唾液中，是腮腺分泌液中的主要阳离子蛋白，为唾液腺的特异性产物。从人类腮腺和下颌下腺中至少可以分离出 12 种富组蛋白。此类蛋白质氨基酸组成有很大的同源性，主要包括组氨酸、精氨酸和赖氨酸等。富组蛋白具有较强的抗真菌作用，可杀灭白念珠菌孢子，并抑制白念珠菌芽生孢子产生，阻止白念珠菌在口腔内定植。此外富组蛋白还具有抑制细菌的作用，可抑制变异链球菌的生长。富组蛋白与羟基磷灰石晶体有很强的亲和力，可吸附于釉质表面，参与获得性薄膜的形成。富组蛋白能中和细菌产生的酸，升高菌斑 pH 值，阻止龋病的发生。

富酪蛋白　富含酪氨酸和脯氨酸的磷蛋白，由腺泡细胞分泌，但从下颌下腺及舌下腺分泌液中已分离出 3 种富酪蛋白的变种。富酪蛋白相对分子质量为 5380D，由 43 个氨基酸组成，肽链中电荷不对称，有较强的极性。富酪蛋白在结构和生物学功能上与富组蛋白十分相似。参与获得性膜的形成，能竞争性抑制富脯蛋白在牙面上的吸附。能促进放线菌在牙面上的黏附，有良好的润滑作用，能抑制羟基磷灰石晶体的生长及磷酸钙沉积。

富半胱蛋白　唾液中的富半胱蛋白主要由腮腺及下颌下腺的浆细胞分泌。富半胱蛋白含有 120 个氨基酸残基，有多种亚型。主要功能是抑制蛋白分泌及半胱氨酸酶，减少不必要的蛋白分解。与羟基磷灰石晶体有很强的亲和力，参与获得性薄膜的形成，还可抑制磷酸钙结晶形成。

淀粉酶　唾液中含有的有催化活性的蛋白质，可以催化淀粉水解为麦芽糖，是唾液中最丰富的蛋白质之一，主要由腮腺产生。唾液淀粉酶属 α-淀粉酶，是水解酶，在淀粉消化中起重要作用。唾液淀粉酶能在 pH3.8~9.4 之间作用，发挥作用的最适 pH 值在中性范围内，唾液中的氯和硫氰酸盐对此酶有激活作用。经胃酸作用后的淀粉酶失去活性。唾液淀粉酶活性能反映腮腺的分泌功能。当腮腺因感染、恶性肿瘤等原因被破坏以及腺泡萎缩或发育不全而致功能缺损时，α-淀粉酶的合成和分泌减少，唾液淀粉酶活性减低。唾液淀粉酶还参与釉质获得性薄膜的形成及促进细菌的黏附作用，后者可促进牙菌斑形成。由于淀粉类食物可被淀粉酶分解而导致 pH 降低和牙的脱矿作用，被认为可能会促进龋病的发生。

溶菌酶　低分子量不耐热的碱性蛋白质，精氨酸含量较多，存在于唾液、乳汁、肠道、尿道以及支气管分泌液中，还存在于鸡蛋清及某些细菌中。唾液中溶菌酶活性远高于血清，主要来源于大唾液腺，下颌下腺及舌下腺分泌的唾液中溶菌酶的浓度高于腮腺液。人类溶菌酶分子量约 15kD，为含 130 个氨基酸的单链分子，由 4 个二硫键连接成的球状蛋白。溶菌酶对多种非致病的革兰阳性菌有溶菌作用，能破坏细菌细胞壁氨基多糖，使细菌细胞壁黏肽链发生水解，肽链断裂，细菌内容物逸出而溶菌。还可以与补体和 SIgA 共同作用于细菌，以增强溶菌作用。

过氧化物酶　唾液中含有强烈的抗菌系统即过氧化物酶系统。它主要由过氧化酶、过氧化氢和硫氰酸盐组成。该抗菌系统能够抑制多种细菌包括变异链球菌、乳杆菌、真菌和肠道细菌等的生长和产酸。其抗菌作用机制是过氧化物酶通过过氧化氢的酶反应，氧化氰酸根生成次氰酸盐，能有效抑制细菌的糖酵解酶，从而抑制细菌生长。

免疫球蛋白　唾液中含有多种免疫球蛋白，包括 IgA、SIgA、IgG 和 IgM，其中 SIgA 为主要的免疫球蛋白，在混合唾液中的浓度为 0.6~49mg/100ml，由大小唾液腺的浆细胞合成。其结构由 J 链连接的 IgA 二聚体和二硫键连接的分泌片组成。SIgA 在口腔局部发挥重要的免疫作用。通过结合病原微生物表面分子如黏附蛋白素，而阻止病原微生物黏附。SIgA 可与溶菌酶及补体共同作用引起细菌溶解，还可中和病毒和其他毒素。

乳铁蛋白　唾液中含有的与铁离子结合的蛋白质。除唾液外其他分泌液如乳汁、泪液、胆汁、胰液中也含有乳铁蛋白。铁离子是微生物重要的营养物质，由于乳铁蛋白对铁离子有很高的亲和力，通过螯合铁离子，干扰依赖铁离子进行代谢的微生物（念珠菌、变异链球菌、放线共生放线杆菌）生长，达到抗菌作用。

无机成分　唾液中的无机物主要有钠、钾、钙、氯化物、碳酸氢盐和无机磷酸盐等，其次为镁、硫酸盐、氰酸盐、碘化物和氟化物等。

钠、钾、氯　是唾液中主要的阳离子和阴离子。原始唾液自腺泡细胞分泌后，经导管系统进行离子交换，在导管系统中，钾离子由导管上皮分泌到唾液中，钠和氯离子被导管上皮主动吸收。

钙　唾液中钙浓度为 0.55~2.825mmol/L，平均 1.45mmol/L，分泌速率低时，唾液中钙、磷含量相对较高。唾液中钙以 3 种方式存在：Ca^{2+}、无机复合物如钙磷酸盐等、与有机物结合如蛋白质和糖类等。下颌下腺分泌的唾液钙浓度是腮腺的 2 倍，静态分泌的唾液中主要是离子钙，占总钙的 90% 以上。在未经刺激的下颌下腺唾液中，总钙浓度为 2.0~8.0mmol/L，高于未经刺激的腮腺唾液中钙浓度（0.2~2.5mmol/L），两者浓度均随刺激增加。下颌下腺唾液中所含磷酸钙盐较其他腺体来源的唾液更为饱和，受刺激时下颌下腺唾液中所含磷酸钙盐含量达到过饱和。因此临床上，下颌下腺导管结石较为常见，牙石最易在下颌舌侧下颌下腺导管开口处相应的牙面上形成。唾液中钙通过辅助唾液糖蛋白黏附到羟基磷灰石晶体上，减少细菌表面的负电荷，减弱对细菌的排斥力，活化细菌细胞表面的葡聚糖受体等作用促进口腔细菌的定植。唾液中的钙盐大多处于过饱和状态，为牙表面的再矿化提供有利条件，并促进早期釉质龋的再矿化，维持牙组织的完整性。

磷　唾液中 10% 的磷是由有机物组成，如磷酸化糖类；10% 以上是焦磷酸盐，是磷酸盐沉淀抑制物，可能影响牙石形成；另有 6%~24% 的磷以复合物状态存在。唾液中的主要磷酸盐是双水磷酸二钙、磷酸钙及羟基磷灰石。唾液中常见的钙及磷酸盐是磷酸氢钙、磷酸八钙、磷酸钙、羟基磷灰石等。钙和磷是预防牙脱矿的第一屏障。

氟　唾液中浓度为 0.01~0.05mmol/L，混合唾液中氟离子浓度大约是腮腺和下颌下腺分泌的唾液的 2 倍，食物中氟的浓度直接影响唾液中氟的浓度，与唾液流率无关。在唾液环境中氟化物具有明显的防龋作用。

重碳酸盐　唾液中的重碳酸盐主要来自腮腺和下颌下腺，其浓度随唾液分泌流率的增加而增加，是口腔环境中最重要的缓冲系统。

研究现状　唾液在口腔内的功能如辅助发音、润滑、消化食物以及维持口腔软硬组织健康等已为大家所熟知。但是它在疾病诊断和健康监控方面的巨大潜力是才为人们认识。唾液研究进展得益于包括代谢生物学、基因组学、蛋白组学以及生物信息学在内的新技术的运用，这些技术阐明了唾液的生物化学及生理特征。尤其是在发现了唾液的数百种组分后，科学工作者和临床医生着力于唾液的相关研究。人们期待这数百种成分能够用来检测系统性疾病或作为机体受有害物质侵袭的佐证，或提供机体健康状态或病理状态的生物标志物。然而，唾液作为检测材料，由于它复杂的生物化学等特征以及其内在的变异性及不稳定性，它的运用面临特殊的困难。

如果想把唾液检测最终应用到临床，首先就要了解正常人类唾液的蛋白组和转录组状况。2003 年开始美国国立卫生院资助了 3 个课题组进行人类唾液蛋白的鉴定和编列工作。已有 1000 多种蛋白被鉴定，并构建了一个唾液蛋白组库供大家使用。

通过比较人类唾液蛋白组和人类血浆蛋白组得到了许多有价值的发现。在人类唾液蛋白中主要是细胞外蛋白，而血浆蛋白则以膜蛋白为主。人类唾液蛋白具有明显的连接蛋白和结构蛋白的活性，而血浆蛋白则表现出核苷酸连接活性。血清中很大一部分蛋白质要参与细胞周期和信号传递活动，而唾液蛋白中有很大比重的蛋白是参与生理活动或应激反应过程的。

唾液的诊断价值不止体现在唾液蛋白组的复杂性和多样性上，唾液转录组提供了另外一种诊断资源。在正常人类唾液中可以检出大约 3000 种 mRNA，其中大约 180 种 mRNA 是不同个体所共有的，构成了人类唾液转录组的核心。有关唾液转录组的研究还较为少见，但已有的头颈癌患者与正常人唾液转录组的比较分析结果表明，其敏感性和特异性均为 91%。虽然这只是一个小样本、探索性的研究，但其结果令研究者备受鼓舞。唾液检查除了无创的优点外，其实最大的优势在于唾液中的 DNA、RNA、蛋白质以及细胞的本底浓度和复杂性远远低于血液，这一点对唾液转录组检测来说非常重要。

（孙宏晨　布文奂）

yíngōuyè shēngwùhuàxué

龈沟液生物化学（biochemistry of gingival crevice fluid）　龈沟液的化学组成、功能及在生命过程中的代谢活动。

化学组成　龈沟液的成分有 3 个来源：①来自宿主：血液中的分子、细胞或牙周组织来源的成分。其中最重要的就是炎症标志物，如酶、细胞因子、白介素等。②来自龈上或龈下菌斑：血管细胞、上皮细胞、矿化或未矿化的结缔组织，以及渗透到牙周组织的炎症或免疫细胞。③组织降解的产物。

无机成分　Na^+ 和 K^+ 浓度每天随时间而波动，Na^+ 浓度中午低于早晨，而 K^+ 浓度中午高于早晨。局部发生炎症时，Na^+ 浓度升高，而 K^+ 浓度则无显著差异。有研究报道称，Ca^{2+} 浓度在正常龈沟部位为 0.491 ± 0.192mmol/L，在炎症部位龈沟液中浓度为 0.595 ± 0.018mmol/L。铁离子在正常龈沟液中的浓度尚无数据，在龈炎部位龈沟液中浓度为 0.0543 ± 0.0115mmol/L，在牙周炎部位的浓度为 0.0928 ± 0.0113mmol/L。

有机成分 龈沟液中的蛋白质有 IgG、IgA、IgM、C3、C4，血浆蛋白（清蛋白、纤维蛋白等）。另外还含有葡萄糖、葡萄糖己糖胺和糖、醛、酸。龈沟液中葡萄糖水平高出血清的 3~4 倍，提示局部组织代谢活动及局部微生物代谢活动非常活跃。龈沟液内含有多种酶类、炎症介质等，这些都与牙周组织的病变相关。

研究现状 尽管龈沟液标志物有望作为诊断检查的项目，但是标志物检测应用于临床的局限性也是显而易见的。首先，标本收集方法局限，如取样往往需要从一个患者口腔提取多个样本。其次，准确选择疾病进展风险高的牙位和位点很困难。再者，检测手段还不能很好地满足临床的需要。虽然如此，关于龈沟液的研究还是取得了明显的进展。以前只能通过个别成分的检测分析个别的龈沟液成分，现在可以使用高通量的方法同时分析一个样本的多种炎症因子。质谱技术也被用于多肽和蛋白的鉴定。对龈沟液的分析有利于理解炎症反应在牙周炎中的作用，有助于理解宿主对牙周疾病的反应。龈沟液的检测已经可以用来分析系统性疾病或全身状况如糖尿病、脑血管疾病、心血管疾病和获得性免疫缺陷综合征等疾病以及吸烟对牙周疾病进展的影响。

（孙宏晨　布文奂）

kǒuqiāng fēnzǐshēngwùxué

口腔分子生物学（oral molecular biology） 关于应用分子生物学技术系统研究各种口腔疾病的病因、发病机制及应用于口腔疾病临床诊断和治疗的理论。主要内容涉及口腔分子生物学技术、颅颌面骨分子机制、牙发育分子机制、口腔颌面遗传病分子机制、口腔颌面部肿瘤分子机制、口腔疾病基因诊断及治疗、唾液分泌分子机制等内容。

（王松灵　陈谦明　范志朋）

kǒuqiāng fēnzǐshēngwùxué jìshù

口腔分子生物学技术（oral molecular biological techniques） 从分子水平上，研究各种口腔疾病的病因、发病机制及应用于口腔疾病临床诊断和治疗的技术。

常用技术 分子生物学技术在口腔疾病的临床应用，主要是在病理学和分子机制研究方面，如口腔癌的基因诊断和分子机制研究、遗传性疾病的诊断、口腔微生物耐药机制的研究等。常用技术主要包括聚合酶链式反应（polymerase chain reaction，PCR）、原位杂交技术、免疫组织化学技术和流式细胞技术。

聚合酶链式反应 体外快速扩增特定 DNA 序列最常用的方法。PCR 技术是利用双链 DNA 在 94℃ 下分离成两条单链，温度降低后，单链 DNA 分子与引物相结合，DNA 聚合酶以单链 DNA 分子为模板并用反应体系中的脱氧核糖核苷酸合成新生的 DNA 互补链。整个过程分为变性、退火、延伸 3 步，可不断重复多次。PCR 技术具有极高的敏感性，常用于口腔癌变、口腔病原微生物感染的检测。结合单链构象多态性分析技术或变性梯度凝胶电泳技术，对 PCR 产物进行分析，还可以检测样本中基因是否突变。在传统 PCR 技术上发展出的荧光实时定量 PCR 技术，可以检测整个过程中 DNA 的扩增速率，对样本进行定量分析。荧光实时定量 PCR 技术已广泛应用于基因分型、单核苷酸多态性、等位基因突变检测等方面。

原位杂交技术 利用带有标志物的核酸探针和目标核酸分子通过碱基配对形成杂交体，然后再应用与标志物相应的检测系统，在目标核酸原有的位置上，把目标核酸显示出来的分子技术。原位杂交技术的种类很多，最常用的是荧光原位杂交技术，即通过带有荧光标记的探针，显示出目标核酸的位置。可以根据不同的目的选择不同的探针，如基因组探针用于基因定位和检测外源基因的整合状态；染色体特异重复顺序探针常用于检测间期细胞非整倍和微小标志染色体。原位杂交技术在口腔疾病研究中主要用于口腔癌变和病毒感染的检测和诊断。

免疫组织化学技术 应用抗原与抗体特异性结合的原理，通过让抗体上的标志物显色，来对组织和细胞中的相应抗原，进行定位、定性及定量分析的技术，简称免疫组化。按照标志物的种类，可分为免疫荧光法、免疫酶法、免疫胶体金法、放射免疫自显影法。免疫组织化学技术能对目标抗原进行定位，直接准确，灵敏性高；在口腔临床病理诊断中，尤其是口腔癌变的诊断中，应用非常广泛，如标记淋巴造血组织中肿瘤的细胞来源和细胞分化程度、协助肿瘤良恶性的诊断、协助发现颈部淋巴结微小转移癌灶、癌组织耐药基因的检测、确定肿瘤组织的增生活性、评估癌症患者的预后；可以用于检测口腔病原微生物感染。

流式细胞技术 利用带有荧光标记的抗体或者其他荧光染料

对细胞进行标记，在高速流动的细胞悬液中，检测标志的荧光信号，逐一对细胞进行分析和分选。流式细胞技术用途很广：①可用于检测细胞的体积和形态复杂程度、细胞中的色素、细胞周期、细胞表面抗原、细胞膜流动性、细胞凋亡等。②可以将被特定标记的细胞分选出来，用于细胞培养或进一步的研究，如通过肿瘤干细胞的表面抗原对其进行标记，再经过流式细胞仪，将标记的肿瘤干细胞分选出来。③其准确性高、速度快，在临床医学检验中，常用于细胞生物检验、血液检验、肿瘤检验等。④常用于检测药物对细胞周期、细胞活力、细胞凋亡等的影响。

应用 分子生物学主要研究核酸、蛋白质等生物大分子及其相互关系。在传统病理学技术的基础上，通过各种分子生物学技术手段，可以更精细地反映组织、细胞、分子多方面多层次的信息。利用分子生物学技术，研究口腔疾病的病因、分子病理机制，明确口腔疾病发生、发展过程中的关键调控因子，对口腔疾病的临床诊断和治疗有重要意义。口腔分子生物学技术已广泛应用于口腔病理学和口腔疾病的临床诊断，随着分子生物学的不断发展，基因制药和分子靶向治疗将可能会为口腔疾病的治疗提供新的方向。

（王松灵 陈谦明 范志朋）

lúhémiàngǔ fēnzǐ jīzhì

颅颌面骨分子机制 （molecular mechanism of craniomaxillofacial bones）

利用分子生物学技术研究颅颌面骨的发生、发育、形成及改建等一系列过程的分子信号调控机制。脊椎动物头部由外胚层、中胚层、内胚层以及神经嵴发育而来。在胚胎发育过程中，发育成面部的间充质由中胚层和神经嵴细胞构成，而间充质受外胚层和内胚层信号的影响。神经嵴来源的间充质形成大部分颌面骨骼，因此神经嵴对口腔颌面的发育起重要作用，而口腔颌面异常通常追溯到神经嵴的改变。

颅颌面骨发生发育相关信号分子 通过胚胎可诱导能力的分析、分子标记和遗传学等实验方法，鉴定了一些控制面部结构向外生长和产生极性的特殊信号中心，这些重要的解剖区域表达Wnts等信号分子，这些分子在面部形态发生中最初的组织特异性、组织生长以及随后的组织分化和骨骼形成中起重要作用。

配体内皮素1 下颌的外胚间充质细胞成骨方向分化需要来自第1鳃弓的信号。研究表明内皮素（Edn1/ET1）可能在第1鳃弓来源的下颌的发育中起重要作用。Edn1/ET1表达于整个下颌弓的内胚层和中胚层，而其受体Ednra表达于神经嵴细胞。Edn1或Ednra缺失的小鼠表现出下颌向上颌结构的同源异型转化；相反，小鼠过表达Edn1足以诱导上颌前体形成下颌，且面部的Edn1活性具有进化保守性，在对鸡及斑马鱼的研究中，发现End1具有同样的作用。

Wnt/PCP Wnt/PCP信号对颌骨的形状具有十分重要的影响。在斑马鱼中阻断Wnt/PCP信号，可发育成下颌软骨但长度稍短，说明PCP信号控制了细胞的行为而不是模式发育。PCP效应因子fuzzy的突变也导致下颌骨变短，可能与麦克尔软骨的延伸缺陷有关。晚期面部的形成可能是由下颌始基中PCP信号控制软骨向外生长。

SOX及SHH 内胚层在决定颌骨发育的方向上具有至关重要的作用。同时，多种信号分子对内胚层的发育具有多方位的调控。在早期鸡胚中，切除内胚层导致面部结构发育障碍。在斑马鱼中，SOX32突变导致咽内胚层的缺失、神经嵴细胞凋亡、下颌骨发育障碍。移植内胚层可诱导受体胚胎异位结构的形成，这种异位结构与供体内胚层原始的头-尾方向相对应，支持内胚层在模式发育中的作用。SHH可能是内胚层的关键信号。在鸡胚中，将SHH药物置入第1对鳃弓能诱导FGF8和BMP4的表达以及下颌骨结构的形成；而将SHH药物置入第2对鳃弓或第1对鳃弓前部，则不能诱导异位骨或软骨的发育，提示组织对SHH的反应依赖于该应答组织的特性或依赖于发育过程中适当时间所接受的SHH信号。另一种解释是，SHH是整个面部始基神经嵴细胞生存所需要的，也是第1对鳃弓中模式发育所需要的。下颌和上颌始基来源于神经嵴细胞中的相同群，但却发育为不同的结构。相同信号分子在上下颌发育中所起的作用不同。SHH诱导了咽弓背侧和腹侧的不同反应，使其变成上颌和下颌始基。在下颌始基，SHH的过表达能诱导过表达细胞中FGF8的表达；在上颌突，异位SHH上调FGF8的表达，但只出现在表达SHH细胞附近的上皮细胞中。这种敏感性的差异提示咽弓背侧和腹侧在神经嵴到达之前的区域化，使其分别形成上颌和下颌始基。

应用小鼠、斑马鱼的组织特异性突变体研究口腔颌面发育和形态发生，通过比较分析和化学物质的作用，并结合经典的胚胎学技术，加深了对口腔颌面形态发生所必需的信号和分子相互作用的理解。然而多数研究都局限于组织的移动特性，而不是个体细胞的行为。

颅颌面骨改建相关信号分子

在脊椎动物中，骨组织不断地被破坏和重新形成，以此来保持骨量和体内钙的平衡。骨改建是指在时间和空间上紧密偶联的，由成骨细胞形成新骨和破骨细胞吸收陈旧骨这两个相反的代谢过程组成的活性状态。成骨细胞和破骨细胞是负责骨形成和吸收的特化细胞。颌骨的代谢过程具有全身其他骨组织改建的共性，同时，也有一些特性。如颌骨区域是全身特异性矿化组织最丰富的部分，存在牙周炎引起的骨吸收、正畸治疗中牙移动引发的骨吸收和新骨形成的并存、拔牙创面的愈合、牙种植后颌骨与材料的骨整合、牙槽骨吸收与全身疾病的关联等诸多问题。

骨改建由 3 个连续的过程组成：①吸收：破骨细胞吸收陈旧骨。②逆转：单核细胞出现在骨表面。③形成：成骨细胞形成新骨直到被吸收的骨组织被完全替代。影响骨改建的因素包括内分泌激素及局部因子等，认为激素对骨代谢的调控主要是通过影响细胞因子而发挥作用的。骨吸收与骨形成相互影响、相互协调，而细胞核因子 κB 受体活化因子配体-细胞核因子 κB 受体活化因子-护骨素（RANKL-RANK-OPG）调控系统将两者紧密联系在一起。骨重建周期是从成骨细胞的活化开始的。活化的成骨细胞分泌蛋白消化酶和 RANKL，后者与破骨细胞前体细胞表面的 RANK 相互作用，导致造血干细胞的激活、分化、融合等过程。RANKL 还通过抑制破骨细胞的凋亡而延长了其寿命。破骨细胞进行骨吸收之后，成骨细胞在吸收的部位形成新骨，保持总体骨量的稳定。骨形成和骨吸收的偶联机制非常复杂，尚不完全清楚。

在已知的调控因素中，RANKL-RANK-OPG 调控系统起着非常重要的作用。其中，OPG 由成骨细胞分泌，是 TNF 受体超家族的成员，它可以被分泌到细胞外并参与体内循环。有研究在小鼠体内表达重组的 OPG，结果强烈抑制了骨吸收，并导致了严重的骨硬化症；而在利用基因定向干扰技术建立的 OPG 缺陷的小鼠模型中，由于破骨细胞形成及其功能的增强，此类小鼠自出生起就表现为极为严重的骨质疏松。OPG 是调控破骨细胞骨吸收作用的重要的调节因子。RANKL 是 TNF 配体超家族的成员，RANKL 在破骨细胞的骨吸收作用以及正常的骨重建中是不可或缺的。RANKL 基因敲除的小鼠出现典型的骨硬化病，骨髓腔充满骨组织。但是，RANKL 基因敲除的小鼠体内存在破骨细胞的前体细胞，而且能够通过与自体正常的成骨细胞或骨髓基质细胞共同培养分化为有活性的破骨细胞，只是其骨组织中缺乏成熟的破骨细胞。将重组 RANKL 导入该类小鼠体内，则能诱导破骨细胞的形成和成熟，并能提高血浆中钙离子的水平。可见，RANKL 对破骨细胞的分化成熟是必不可少的。RANK 为由 616 个氨基酸残基组成的 I 型跨膜蛋白，TNF 受体超家族成员，是已知 RANKL 唯一的信号传导受体，它与 TNF 受体超家族其他成员有 40% 的同源性。RANK 介导破骨细胞分化成熟过程中所有的信号传导。RANK 基因敲除的小鼠产生严重的骨硬化病，这是由于破骨细胞完全不能进行骨吸收造成的。

RANKL-RANK-OPG 调控系统不仅对破骨细胞的骨吸收功能至关重要，还是连接骨形成和骨吸收的桥梁。RANKL 和 OPG 分别是破骨细胞分化成熟的正性和负性调节因子，这也决定了成骨细胞在骨重建中的中心地位。成骨细胞分泌的 OPG 与 RANKL 的比例在一定程度上调节骨吸收的程度。在骨重建的启动阶段，成骨细胞分泌的 RANKL 增加，诱导破骨细胞的分化成熟，从而开启骨吸收过程；在骨吸收晚期或骨形成早期，OPG 分泌增加，骨吸收逐渐停止，新骨形成过程开始。虽然骨形成和骨吸收之间的偶联有众多局部因子甚至力学因素的参与，但是 RANKL-RANK-OPG 调控系统在其中起着非常重要的作用，许多其他的调控因素都是直接或者间接通过这一调控系统起作用。

骨改建并非单纯的新旧骨质替换，它具有重要的生理意义。骨改建能够调整骨的显微结构，使之适应力学的作用；能够修复骨的显微损伤，避免陈旧骨的累积；骨改建还在保持血浆钙离子平衡方面起到重要作用。因此，深入了解骨改建的分子机制成为备受关注的重点和热点。

（王松灵 陈谦明 范志朋）

kǒuqiāng áiqián bìngbiàn fēnzǐ jīzhì

口腔癌前病变分子机制（molecular mechanism of oral precancerous lesions） 口腔黏膜癌前病变是指在临床和组织学不经过干预有癌变倾向，并可能发展为癌的一系列病损状态、疾病和综合征。

口腔黏膜癌前病变有不同的临床表现和病理特征，在临床上可表现为口腔黏膜白斑、口腔黏膜红斑、口腔扁平苔藓、口腔黏膜下纤维性变、黏膜良性淋巴组织增生等。口腔癌前病变分子生物学针对这些特征，对这些疾病在不同阶段下的生物学行为和分子标志物进行研究。针对口腔癌前病变的分子生物学研究主要集中在基因和蛋白水平，包括原癌基因、抑癌基因、炎症因子等。

原癌基因 Ras 家族包括 H-ras、K-ras、N-ras 等，是最早被发现的与细胞生长调节和细胞有丝分裂信号转导相关的原癌基因之一。同时它也是在肿瘤中发现变异最多的基因之一，在口腔黏膜癌变当中，H-ras 有着极高的变异率，在亚洲人群中发现其变异与咀嚼槟榔有关。与 Ras 有类似功能的，还有 Raf、Myc、ORAOV1 等基因，其变异都会影响细胞周期、细胞增生和分化与凋亡，导致癌症的发生。

抑癌基因 p53 是迄今发现与人类肿瘤发生相关性最高的抑癌基因，在细胞周期进程、细胞分化、DNA 修复、细胞凋亡等过程中发挥着重要的作用，其中 p53 发挥着维持基因组稳定和应对内源性和外源性压力的功能，如应对 DNA 损伤、氧化、癌基因激活。25%～69% 的口腔癌和口腔癌前病变中，发现 p53 突变和变异。在口腔黏膜白斑的研究中，用免疫组织化学技术证实 90% 口腔黏膜白斑存在 p53 的表达，而在正常口腔黏膜则无表达，且 p53 的表达量与癌变率密切相关。在口腔黏膜红斑、口腔扁平苔藓、口腔黏膜下纤维性变的病例中，也发现有 p53 基因变异，并且发现其突变与摄入酒精和使用烟草等一些化学物质相关。

细胞因子 主要包括如下几种因子。

VEGF/VEGFR 在口腔黏膜癌变和癌前病变的病灶中表达增高。VEGF 家族及其信号通路在血管生成、血管通透性改变和刺激内皮细胞生长及肿瘤浸润、转移方面有重要作用，并且发现 VEGF-C/VEGFR-3 在口腔黏膜癌变淋巴结转移中有重要作用。因其在肿瘤转移中有重要的意义，所以在肿瘤预后评价方面有重要提示意义。多种 VEGF 的表达均在炎症因子的刺激下进行，所以在口腔扁平苔藓、口腔黏膜下纤维性变、慢性迁延的溃疡等与慢性炎症和血管生成有关的疾病中研究 VEGF，对提示其恶变倾向有重要意义。

IL-6 重要的促炎细胞因子，通常在肿瘤中由肿瘤相关巨噬细胞 TAM 分泌，其作用是促进炎症反应，亦可促进肿瘤生长。IL-6 与 TGF-β 可诱导 T_H17 细胞分化，而 T_H17 细胞分泌的细胞因子可抑制 T_H1 细胞功能，同时抑制其产生的具有肿瘤抑制作用的 IFN-γ；同时 IL-6 通过激活 STAT3 信号通路可促进肿瘤细胞增生和抑制其凋亡。IL-6 亦可由上皮细胞和肿瘤细胞分泌，参与到肿瘤微环境的调节当中，且在口腔黏膜白斑和口腔扁平苔藓患者的血清中都发现有表达升高和基因表达上调。

IL-8 由白细胞、肿瘤细胞分泌的中性粒细胞和 T 淋巴细胞趋化因子。其受体 CXCR1 和 CXCR8 在癌前病损和肿瘤中高表达。IL-8 在肿瘤免疫逃逸、炎症和血管生成中有重要作用，尤其是在血管生成中，有研究发现在促进上皮细胞重建、增生、迁移等有重要作用。在口腔扁平苔藓和其他一些癌前病损的研究中，发现患者血清和唾液中有表达升高。

口腔癌前病变是一个多类型、多阶段的复杂过程，严重影响患者健康和生活质量，并伴有癌变的可能。通过高通量的基因测序、表达谱分析和 GWAS 等分子生物学研究方法，探索肿瘤发生的标志性生物学行为，同时研究正常口腔组织细胞经过癌前病变发展到口腔癌的过程，对口腔癌变的诊断、临床分期、预防和口腔癌的临床干预和治疗有重要作用。

（陈谦明 王松灵 范志朋）

kǒuqiāng áibiàn fēnzǐ jīzhì

口腔癌变分子机制 （molecular mechanism of oral cancer）

口腔癌是口腔黏膜上皮发生的恶性肿瘤。是严重威胁人类健康和生活质量的疾病之一，口腔癌在全身最常见的恶性肿瘤中排位第六，全球每年有 640 000 例新口腔癌病例出现。尽管外科手术、放疗及化疗技术上取得了一定进步，但口腔癌患者的 5 年存活率仍然仅在 50% 左右，其重要的原因之一是导致口腔癌变的机制尚未完全阐明。根据发病部位，口腔癌可分为牙龈癌、舌癌、软硬腭癌、颌骨癌、口底癌、口咽癌、唾液腺癌等。口腔癌变分子生物学主要是研究这些口腔癌变发生、发展的分子机制。根据研究目的可分为以下两点：探索导致口腔癌变的分子机制和筛选口腔癌的分子标志物。

诱发口腔癌变分子机制 主要包括微卫星不稳定、染色体变异、基因突变、端粒酶活化等。

微卫星不稳定 由于复制错误引起的重复单位长度的变异，其发生主要是参与配对错误修复的基因功能缺陷而产生一种缺陷蛋白质，因而不能正常的校正复制错误，从而引起微卫星 DNA 的改变，使其不能正常地发挥调控作用，导致细胞增生及分化异常，促发口腔癌变。微卫星分析作为一个敏感的遗传指标已经广泛应用于口腔黏膜癌前病变及口腔癌的研究。

染色体变异 分为染色体数目和结构的改变。染色体数目的改变表现为染色体数目不成倍数的增加或减少，称非整倍体。而染色体结构的改变包括染色体的缺失、重复、倒转、异位等。染色体变异所致的该染色体区域基因表达框架上的巨大变化，使口腔癌细胞更有效地改变其特性以更加适合其微环境，从而获得选择性的生长优势。染色体变异可以通过遗传或者后天环境影响形成，在口腔癌中经常丢失的染色体区域有 1p、3p、4q、5q21-22、8p21-23、9p21-22、11q13 等。

基因突变 分为原癌基因突变和抑癌基因突变。原癌基因是正常细胞内与肿瘤细胞中的癌基因相对应的基因。它们常与细胞增生相关，是维持机体正常生命活动所必须的，在进化上高度保守，包括生长因子和生长因子受体（如 hst-1、int-2、EGFR/erbB、cerbB-2/Her-2、sis）、转录因子（如 myc、fos、jun、c-myb）、细胞内信号传递因子（如 ras、raf、stat-3）、细胞周期调节因子（如 Cyclin D1）及其与它们相关的凋亡调节因子（如 bcl-2、Bax）等。当原癌基因发生点突变、扩增、重排或被病毒、射线等外源性因素激活，使其结构或调控区发生变异时，就可能导致细胞出现过度增生并形成肿瘤。在正常状态下，细胞也能合成对肿瘤形成起抑制作用的蛋白质，编码这些蛋白的基因称为抑癌基因，也称抗癌基因，对细胞的生长、增生和分化的调节起重要作用。而抑癌基因突变后，其抑癌作用会受到

抑制，导致细胞癌变。抑癌基因主要包括转录调节因子（如 Rb、p53）、负调控转录因子（如 WT）、周期蛋白依赖性激酶抑制因子（如 p15、p16、p21、p27）、信号通路的抑制因子（如 NF-1、PTEN）、DNA 修复因子（如 BRCA1、BRCA2）等。

端粒酶活化 端粒酶是由蛋白质和 RNA 构成的核糖核蛋白体，能延长端粒末端的特异性反转录酶，以自身 RNA 为模板，反转录合成端粒 DNA 重复序列。在正常口腔组织中，端粒酶活性为阴性，细胞端粒随有丝分裂的进行逐渐缩短，导致细胞衰老而死亡。在受到某些外界刺激后，端粒酶被激活，使端粒不断维持在一定的长度，细胞因此逃过衰老、死亡并成为肿瘤细胞。端粒酶活化在口腔鳞癌形成及癌前病变恶变过程中起着非常重要的作用。

口腔癌分子标志物 口腔癌的分子标志物是指体内能反映口腔癌变的发生、发展过程的生物分子，可用来检测癌变发展情况，也可作为临床治疗的分子靶点。按部位可分为：口腔癌组织中的分子标志物、血清中的分子标志物、唾液中的分子标志物。通过比较口腔癌和正常组织之间的蛋白质表达谱差异，结合临床病例资料，是筛选口腔癌生物标志物的常用方法。随着双向电泳、质谱技术等蛋白质组学研究技术以及全基因组关联分析技术的发展和应用，不断有新的蛋白分子被发现在口腔癌中发生了显著的改变，包括一些代谢酶、信号转导蛋白和癌基因蛋白。

通过染色体分析、端粒酶活性测定等分子生物学研究方法，研究口腔癌变的分子机制，为针对口腔癌变的基因制药和分子靶

向治疗提供重要的理论基础。而口腔癌变的相关分子标志物，对口腔病变临床治疗和预后评估有重要的指导作用。

（陈谦明 王松灵 范志朋）

kǒuqiāng zhǒngliú gànxìbāo

口腔肿瘤干细胞（oral cancer stem cells）

口腔肿瘤内具有无限增生和自我更新潜能，并能产生异质性肿瘤细胞的细胞。肿瘤干细胞理论认为：并非所有的肿瘤细胞都可以无限增生，肿瘤干细胞所占的比例很少；肿瘤干细胞是形成不同分化程度的肿瘤细胞和肿瘤生长、复发的根源；口腔肿瘤干细胞是正常口腔细胞基因突变的结果。肿瘤干细胞和正常成体干细胞具有很多相似的生物学特征：都具有自我更新、不断增生及多向分化潜能；都具有端粒酶活性以及扩增的端粒重复序列；都具有两种分裂方式；都具有类似的表面标记。而且成体干细胞比其他正常细胞更新快、寿命长，更容易积累突变，所以很多科学家认为口腔肿瘤干细胞起源于正常口腔成体干细胞。

常用的筛选肿瘤干细胞的方法可分为两种：①表型标记筛选法：主要是根据一种或几种肿瘤干细胞表面的分子标志物，区别肿瘤干细胞与其他肿瘤细胞。②侧群细胞筛选法：利用肿瘤干细胞对 DNA 荧光染料 Hoechst33342 拒染的特性，经过荧光活化细胞分选系统，筛选未着色或着色较低的细胞。而肿瘤干细胞的鉴定仍是基于肿瘤干细胞的自我更新、无限增生等生物学特征，通过体外培养和动物体内成瘤模型来间接反映。筛选和鉴定肿瘤干细胞的方法都还存在明显的缺陷，发现新的分子标志物和直接有效的鉴定方法，将在很大

程度上推动肿瘤干细胞的研究。

口腔肿瘤干细胞是口腔肿瘤的起源，与口腔肿瘤的发生、发展和复发有着密切的关系。一些研究表明，肿瘤干细胞还与肿瘤的转移相关。针对口腔肿瘤干细胞的治疗可能为口腔癌的临床治疗开辟新的途径，尤其是对防止口腔癌的复发有着重要意义。

（陈谦明 王松灵 范志朋）

yáfāyù fēnzǐ jīzhì

牙发育分子机制 （molecular biology of tooth development）

利用分子生物学技术研究牙源性上皮和脑神经嵴来源的牙源性间充质发生复杂的交互作用，发育成为完整的牙的过程、分子信号调控网络及相互作用的机制。这一过程归纳起来主要包括 3 个基本过程，首先在正确的位置发生，然后细胞增生形成器官雏形，最后细胞分化为器官特有的细胞，从而形成特殊的组织。

已知的牙发育相关的调控分子主要包括生长因子、转录因子等组成的信号网络系统。

生长因子 作为信号分子，在器官发生中介导上皮与间充质相互作用，调控有关基因的表达。参与牙发育过程的生长因子主要包括 TGF-β、FGF、Hh 和 Wnt 4 大家族的有关成员，还有调节细胞生长和分化的转录生长因子 β 超家族，这一家族除 TGF-β 外，还有活化素、抑制素、骨形成蛋白等。其中 TGF-β、BMPs 及活化素均是牙形态发生的重要调节因子。FGF 家族共有 22 个成员，从牙发育开始到牙尖形成，FGF 家族的成员在牙发生的不同时期起着重要作用。外源的 FGF4 可以部分取代上皮的功能，诱导牙间充质中 Msx1 和 Msx2 基因的表达和形态学上的变化；从牙发育之前

到牙蕾早期，预定牙上皮都有表达 FGF8 和 FGF9。帽状早期在第一个釉结节中，FGF9 大量表达，FGF4 被 Wnt 信号通路激活。FGF8 在早期牙胚发生定位中起作用，但是 FGF8 是否是口腔上皮成牙潜能的一个组分仍然不清楚。FGF10 基因剔除鼠在牙蕾期、帽状期、钟状期牙其牙发育都很正常，而在 E16.0，虽然成牙本质细胞与成釉细胞分化都正常，但是其切牙颈环比野生鼠小，且细胞出现程序性死亡，上皮细胞的增生水平下降。SHH 是唯一在牙发育过程中表达的 Hh 家族的成员。在牙早期发育过程中，SHH 是牙上皮的标记基因。SHH 主要通过刺激上皮细胞增生来调节牙上皮的增厚和内陷。Smo 是一个传导 SHH 信号的膜蛋白，Smo 突变小鼠，牙明显变小，形态也不正常。Gli 是 SHH 信号的转录因子，包含有 3 个成员分别是 Gli1、Gli2 和 Gli3。单基因敲除 Gli1、Gli2 和 Gli3 不会影响牙的发育，但是 Gli2 和 Gli3 双突变小鼠的牙发育却停滞在牙蕾期之前，这说明了 SHH 信号通路是牙早期发育所必需的。Wnt 信号通路是公认的在胚胎发育过程中起重要指导作用的信号系统，在牙发育过程中也起着重要作用。在小鼠 E10.5，即决定牙发生定位和模式形成时，Wnt-7b 在口腔预定牙上皮以外的区域表达。Wnt-7b 通过与 SHH 信号相互作用而参与牙外胚层边界的限定过程。Wnt-7b 在牙发生部位的异位表达，会抑制 SHH 的表达，并最终抑制牙发育。已知 Lef1 是 Wnt 信号通路的关键组成成分，Lef1 基因剔除小鼠的牙发育停滞在蕾状期。用外源 sFrp-3 蛋白抑制 Wnt 信号的传导，磨牙的发育会受到明显的影响，

只能形成尺寸很小的牙。所有这些都说明 Wnt 信号在正常牙发育过程中是不可缺少的。

转录因子 对位蛋白，可以通过结合 DNA 来调节基因的表达。多种转录因子参与颅面和牙的发育，在胚胎发育中调节基因的表达。转录因子以不同的机制与 DNA 结合，其中一种通过同源域与 DNA 结合的因子，在发育调节中起关键作用，这种特殊的转录因子包含一个同源盒，有 180 个 pb 序列，可以编码 DNA 结合同源域，称同源盒基因。其中与牙胚发生位置有关的 HOX 基因包括 Dlx 基因、Msx 基因、Pax 基因、Pitx2 等。

以上这些生长因子和转录因子相互诱导，不断在上皮和间充质之间传递信号，调控上皮间充质的相互作用，最终实现牙的发生发育。研究较为成熟的上皮间充质间的信号传递途径主要有 BMP、FGF、PAX-9 信号途径，PTC、GLI、SHH（PTC 和 MSX 等）信号途径，Wnt、MSX、BMP、LEF 信号途径，BMP、FGF、Pitx 信号途径。

牙的发育是牙源性上皮与牙源性间充质细胞交互作用的结果，而这一作用是受到许多分子组成的信号网络调控系统精密调控的。随着分子生物学技术的进步，牙发育分子调控网络的研究取得长足进步，与牙发育相关的信号分子正在被逐个发现，其作用机制也逐渐明了。与牙发育相关的基因至今已被发现 300 余个，它们中有的促进了牙的起始发生、发育，有的在信号分子介导下形成互为拮抗的网络并主导了牙的形态发生，还有一些参与细胞的终末分化过程并导致矿化和结缔组织的形成。阐明这些基因的时空

效应与作用方式，描绘出具体的牙发育分子调控网络，并在牙再生的研究模型中模拟这种网络的作用，将进一步加深对牙发育机制的认识，奠定牙再生研究的理论基础。

(王松灵　陈谦明　范志朋)

tuòyè fēnmì fēnzǐ jīzhì

唾液分泌分子机制 （molecular mechanism of salivary secretion）

利用分子生物学技术研究在中枢神经系统的控制下，通过神经递质将信号传递给唾液腺，在腺泡细胞和导管细胞的一系列离子通道和水通道蛋白的协同作用下完成唾液分泌的过程及分子调控机制。

唾液腺中负责唾液分泌的主要结构是腺泡和导管。20世纪50年代有学者提出了唾液分泌的"两阶段假说"，其主要内容是认为唾液的形成分为两个阶段，一是等渗的富含NaCl的血浆样原始唾液的分泌，它主要在腺体的腺泡细胞内进行；二是原始唾液随之在腺体导管内进行离子成分的交换，导管细胞分泌 K^+ 和 HCO_3^- ，重吸收 Na^+ 和 Cl^- ，又称导管对唾液的"修饰"作用，由于水分不能通过导管细胞上皮，因此产生低渗的终唾液进入口腔。

就像所有的分泌上皮一样，唾液腺内的液体运输也是经上皮电解质的浓度梯度进行渗透的，电解质浓度梯度的形成是由局部分泌细胞内或其基底及侧膜的离子运输系统来完成的。根据对大鼠和家兔唾液腺的研究，提出了3种原始唾液的分泌机制，这种分泌机制在不同的种属之间、同一种属不同腺体细胞之间差异很大，甚至同一个体在不同的生理和心理状态下，其分泌机制也有不同。

分泌机制一　液体分泌是由4种膜运输系统来完成的：①位于腺泡细胞基底及侧膜的 Na^+-K^+-$2Cl^-$ 协同运输系统（由 Nkcc1 基因编码）。②基底及侧膜的由 Ca^{2+} 激活 K^+ 通道（由 Kcnn4 基因编码）。③腺泡顶端 Cl^- 通道（由 TMEM16A 基因编码），通过 Ca^{2+} 激活。④ Na^+-K^+ ATP 酶。在静息状态下， K^+ 和 Cl^- 在腺泡细胞内聚集，前者通过 Na^+-K^+ ATP 酶的作用，后者则通过 Na^+-K^+-$2Cl^-$ 协同运输系统；但在刺激状态下，神经末梢释放乙酰胆碱，导致细胞间 Ca^{2+} 浓度升高，而 Ca^{2+} 浓度升高反过来又促进腺泡基底外侧膜的 Ca^{2+} 激活 K^+ 通道和腺泡顶端 Cl^- 通道的开放，使 K^+ 从细胞内流出，导致 Cl^- 及相关阴离子在腺泡腔内堆积。 Na^+ 由于电吸引作用从组织间伴随 Cl^- 通过细胞间的结缔组织进入腺泡腔内，这种浓度梯度使组织间的水进入腺泡内。若外界刺激持续存在， Cl^- 不断地通过 Na^+-K^+-$2Cl^-$ 协同运输系统进入腺泡，同时通过腺泡顶端的 Cl^- 通道进入腺泡外，而水则通过腺泡顶端的水通道蛋白5进入导管中，这一过程保持液体分泌的持续性。在这个机制中， Na^+-K^+ ATP 酶每水解1个ATP可使6个 Cl^- 由间质组织进入腺泡腔内。当刺激去除后，细胞间 Ca^{2+} 浓度恢复到静息时的水平， K^+ 和 Cl^- 通道关闭。

分泌机制二　在原理上与分泌机制一基本相似，只是由基底及侧膜的 Cl^--HCO_3^- （可能由 Ae2 基因编码）和 Na^+-H^+ （由 Nhe1 基因编码）交换系统代替 Na^+-K^+-$2Cl^-$ 协同运输系统。在此模型中，细胞间 Cl^- 浓度下降致 Cl^- 与 HCO_3^- 交换增加（通过 Cl^--HCO_3^- 交换系统），而因碳酸氢盐的丧失导致的细胞质酸化可由 Na^+-H^+ 交换系统进行缓冲，最终的结果是导致 NaCl 进入细胞内， HCO_3^- 从细胞内到细胞间。在这个机制中， Na^+-K^+ ATP 酶每水解1个 ATP 可以使3个 Cl^- 由间质组织进入腺泡腔内。

分泌机制三　与机制一和机制二不同的是，在机制三中，主要是碳酸氢盐的分泌， CO_2 通过基底及侧膜进入腺泡细胞，在细胞间的碳酸水解酶作用下转变为 HCO_3^- 和 H^+ ， HCO_3^- 通过阴离子通道穿过腺泡顶膜而减少， H^+ 则通过基底及侧膜的 Na^+-H^+ 交换系统排出。在此机制中，每水解1个 ATP 可使3个 HCO_3^- 分泌到胞外。

以上3种机制已分别在家兔和大鼠的唾液腺上得到了证实。显然，在上述3种唾液分泌机制中，各种运输系统的调节规律同样影响唾液分泌。从这些分泌机制中可以看出， Na^+-H^+ 交换系统在腺泡分泌过程中起中心作用，它通过 Cl^--HCO_3^- 交换系统和腺泡顶端 HCO_3^- 排出通道来缓冲由于 HCO_3^- 丧失所导致的酸负荷。 Na^+-H^+ 交换系统在唾液分泌时一直对细胞质的 pH 值进行缓冲，因为一个不断丧失 HCO_3^- 的腺泡细胞没有能力利用 HCO_3^-/CO_2 来缓冲细胞间的 pH 值。而腺泡细胞内的 Na^+-H^+ 交换系统又是由分泌刺激来调节的，这种调节过程是十分复杂的。已经证实在大鼠腮腺细胞内的 Na^+-K^+-$2Cl^-$ 交换系统是由 β 肾上腺素受体调节的，这一调节过程需通过蛋白激酶 A 介导的磷酸化作用完成。

原始唾液经腺泡分泌到导管中后，在导管中一部分物质通过导管重吸收再次进入组织间隙，同时又有新的物质经导管壁进入到唾液中。 Na^+ 和 Cl^- 在导管内被重新吸收，因此静态唾液中的

Na⁺和Cl⁻浓度较低，而动态唾液中由于流率的增加，导管重吸收功能减退，导致上述两种物质浓度升高，水分则很难透过导管细胞膜。在高流率时，Na^+、Cl^-主动和被动地由腺泡分泌出，导管细胞作用为分泌K^+，从而使唾液中K^+浓度比原始唾液中高。但当流率很低时，由于排泄管末端缺乏活化转运机制，使Na^+浓度轻微增加。总之，导管对原始唾液的"修饰"作用主要是重吸收Na^+、Cl^-，同时分泌K^+和HCO_3^-，最后形成终唾液分泌到口腔。表达于导管细胞膜的上皮细胞钠通道，在Na^+的重吸收过程中起着重要的作用。而Na^+/H^+交换系统也可能在Na^+重吸收过程中发挥作用。对Cl^-来说，其重吸收主要通过导管细胞膜的Cl^-通道Cftr和Cl^-/HCO_3^-交换系统（由Slc26a6基因编码）来实现。有理论曾认为K^+的分泌靠导管细胞的K^+/H^+交换系统和K^+/HCO_3^-协同交换系统完成，但研究表明，大多K^+的分泌需要SloK⁺通道（由Kcnma1基因编码）参与。

（王松灵　陈谦明　范志朋）

yíchuánxìng yátǐ yìngzǔzhī jíbìng fēnzǐ jīzhì

遗传性牙体硬组织疾病分子机制（molecular mechanism of hereditary dental hard tissue diseases）

遗传性牙体硬组织疾病是指一些遗传因素作用于发育中的牙胚引起牙体硬组织（包括釉质、牙本质和牙骨质）不同程度的先天性发育异常。牙体硬组织遗传性疾病是非龋性疾病的重要组成部分，不同的遗传病累及牙的方式和严重程度不同，包括牙结构、形态和颜色的异常。有单独造成牙体硬组织异常的遗传性疾病，也有影响全身其他组织，同时也造成牙体异常的遗传性疾病。

遗传性釉质发育不全　一组影响釉质数量、结构和形态的遗传性疾病，乳牙列和恒牙列均可累及，可表现为常染色体显性遗传、常染色体隐性遗传、X性连锁遗传和散发性遗传模式，具有明显的临床和遗传异质性。常用的分型1988年提出的4型分类系统，该系统以临床表型作为诊断的主要依据，以遗传模式作为次要因素。其相应的临床表现及发病机制如下：

Ⅰ型　釉质发育不全，釉质基质沉积不足，但矿化基本正常，X线片示釉质与牙本质对比清晰，此型又分为A、B、C、D、E、F、G7个亚型。遗传方式有常染色体显性遗传、常染色体隐性遗传及X性连锁遗传。

Ⅱ型　釉质成熟不全，釉基质沉积正常，受累牙形状正常，但釉质有色泽和斑块的改变，厚度正常，质地较正常釉质软，探针尖端可用力刺入，易剥脱。X线片示釉质放射密度近似于牙本质。此型有A、B、C、D4个亚型，多呈常染色体隐性遗传，也有X性连锁隐性遗传，常染色体显性遗传偶有报道。

Ⅲ型　釉质钙化不全，釉基质沉积正常，但不矿化。萌出时釉质形状正常，但质地很软，易磨耗而暴露牙本质，X线片上釉质的阻射性低于牙本质。有A、B两个亚型，遗传方式分别为常染色体显性和常染色体隐性遗传。

Ⅳ型　釉质成熟不全及发育不全伴牛牙症，唇面常见黄棕色或白色斑块状凹陷，磨牙有牛牙状表现，X线片示釉质放射密度近似牙本质，有A、B两个亚型，均为常染色体显性遗传。釉质的矿化过程是由成釉细胞中大量有机基质分子之间相互作用调控的，包括ENAM、AMELX、AMBN、TUFT1、AMELOTIN和KLK4、MMP-20等，这些基因功能的异常均可导致釉质发育不全。

伴釉质发育不全的综合征：釉质由外胚间叶组织发育而来，与外胚层发育不良有关的一系列疾病均可能累及釉质，造成牙体的损害，包括毛发-牙-骨综合征、釉质发育不全合并肾钙质沉着症、釉质发育不全合并视锥-视杆营养不良综合征等。

遗传性牙本质发育异常　牙本质发育异常主要有两大类，一类为牙本质形成缺陷（dentinogenesis imperfecta, DGI），另一类为牙本质生成不全（dentin dysplasia, DD）。DGI和DD包括一组以牙本质结构异常的常染色体显性遗传疾病，可单独累及乳牙列或乳恒牙均累及。最常用的分类系统于1973年被提出，该系统将DGI分为3型（DGI-Ⅰ、DGI-Ⅱ和DGI-Ⅲ），将DD分为两型（DD-Ⅰ和DD-Ⅱ）。其相应的临床表现及发病机制如下：

DGI-Ⅰ　成骨发育不全的口腔表现，成骨不全是中胚层发育障碍所致的全身性结缔组织疾病，以不同程度的骨折、蓝巩膜、牙本质发育不全及听力下降等为特征。DGI-Ⅰ是成骨不全症的表现之一。成骨不全症是常染色体显性遗传病，现已证实该病是由编码Ⅰ型胶原的两个基因COL1A1和COL1A2突变导致的。编码Ⅰ型胶原蛋白α1链的COL1A1基因和α2链的COL1A2基因分别位于染色体17q21.3~q22和7q22.1。Ⅰ型胶原由2条α1链和1条α2链组成，每条链的螺旋部分包含多个重复的甘氨酸-脯氨酸-羟化脯氨酸结构，甘氨酸对 3 条胶原链形成一个 3 股螺旋的正确构象十分重要。已发现三百多种 COL1A1 和 COL1A2 基因突变，其中多数为错义或无义突变，突变分布于整个基因，多数错义突变引起胶原链螺旋部分的甘氨酸被替代，从而影响胶原链正确构象的形成。

DGI-II　即通常所指的遗传性乳光牙本质，患者乳、恒牙列均受累，牙呈乳光色、琥珀色，常伴明显的半透明，釉质易从牙本质表面剥离，可伴发双侧进行性耳聋。

DGI-III　最初发现于美国马里兰州和华盛顿特区的孤立人群，在其他人群中也有报道。临床表现类似于 DGI-I 和 DGI-II，此外，患牙由于牙本质很薄、髓腔很大，呈现典型的"壳牙"表现。

DD-I　也称"无根牙"，主要表现为牙根短小，呈锥形或无根牙，牙易松动脱落，乳、恒牙均可受累，牙冠形态正常，在无龋坏的牙根尖可出现不明原因的多发性根尖暗影，可伴发其他部位的骨硬化。

DD-II　乳牙表现类似于 DGI-II，在恒牙多表现为髓腔明显扩大，并向根尖延伸，这种牙髓在解剖上称作蓟管状或火焰状，髓腔内可见髓石。

DGI-II、DGI-III 和 DD-II 这 3 种类型的牙本质发育异常的致病基因均被认为是牙本质涎磷蛋白基因（dentin salivary phosphoprotein, DSPP）。牙本质基质中两种主要的非胶原蛋白牙本质涎蛋白（dentin sialoprotein, DSP）和牙本质磷蛋白（dentin phosphoprotein, DPP）为同一目的基因 DSPP 编码的表达产物。DSPP 基因的多个突变可导致牙本质发育

不全。研究表明 DGI-II、DGI-III 和 DD-II 的 DSPP 基因突变位点均位于第五外显子（编码 DPP 蛋白），突变类型包括错义突变、无义突变和剪接突变等。这些突变导致蛋白结构的改变，使亲水性的丝氨酸-丝氨酸-天门冬氨酸重复片段变为富含缬氨酸-丙氨酸-异亮氨酸的疏水片段。基因型-表型的相关性研究表明 DPP 的 5′端突变多导致 DD-II，而 3′端突变则多引起 DGI-II 和 DGI-III。突变后的蛋白滞留在内质网中，不能正常转位到胞质中内，这可能是 DSPP-相关牙本质发育异常疾病的普遍机制。所有类型的突变 DSPP 对正常的 DSPP 蛋白都具有显性负相的作用。

（王松灵　陈谦明　范志朋）

yíchuánxìng yázhōu jíbìng fēnzǐ jīzhì
遗传性牙周疾病分子机制
（molecular mechanism of hereditary periodontal diseases）　遗传性牙周组织疾病是指遗传因素作用于发育中的牙胚可引起牙周组织（包括牙龈、牙周膜等）不同程度的先天性发育异常。

遗传性牙龈纤维瘤病　罕见的以牙龈组织弥漫、渐进性纤维增生为特征的良性病变。患病率国外报道 1/750 000，中国尚无确切统计。

临床表现　多数患者表现为以牙龈增生为独立症状的非综合征型，另有部分表现为牙龈增生合并其他全身症状的综合征型。患者多有家族史，偶尔也呈散发。遗传方式以常染色体显性遗传为主，少数为隐性遗传。此外，一些钙离子通道阻断剂类药物可诱导产生药物性牙龈增生，与遗传性牙龈纤维瘤病在临床上难以鉴别。遗传性牙龈纤维瘤病错综复杂的临床表型及遗传方式提示该

病具有高度遗传异质性。非综合征型遗传性牙龈纤维瘤病多于恒牙萌出期出现，外显率和表现度在人群中存在差异，即便是同一家系的不同个体，牙龈增生的范围与严重程度亦可有所不同。主要表现为全口牙龈广泛纤维性增生，表面光滑或呈结节状，质地坚韧，但牙龈颜色正常，探诊不易出血，增生的牙龈覆盖部分牙冠，有时达到甚至超过咬合面，严重影响咀嚼、语言、美观以及口唇闭合，形成的牙间隙还易诱发错殆畸形。在少数出生后不久或乳牙萌出期发病的患者，可出现萌出困难或乳牙滞留。综合征型遗传性牙龈纤维瘤病常作为表型之一与有全身多处病变的罕见综合征伴随出现，常见的有合并多毛、智力低下和（或）癫痫为特征的三联症，在服用抗癫痫药物后易与药物性牙龈增生产生的表型模拟相混淆。

分子机制　遗传性牙龈纤维瘤病最主要的病理表现就是 I 型胶原的过量积聚，牙龈上皮钉突增长。遗传性牙龈纤维瘤病牙龈组织 EGF 和 EGF 受体（EGFR）的表达显著低于正常，但在上皮钉突部表达高于正常，并与上皮钉突的细胞增生相关，而 EGF 有抑制成纤维细胞 I 型胶原表达的作用，表明遗传性牙龈纤维瘤病胶原过度积聚可能与 EGF/EGFR 表达减少有关。在遗传性牙龈纤维瘤病成纤维细胞中，热休克蛋白 47（Hsp47）在 mRNA 和蛋白水平均增加，Hsp47 能抑制前胶原在内质网的降解，提示 Hsp47 可能在过度合成的 I 型前胶原的翻译后过程中发挥重要作用，导致遗传性牙龈纤维瘤病牙龈胶原的过度积聚。对巴西一个非综合征型遗传性牙龈纤维瘤病家系进

行遗传学分析，将致病基因定位于 2p21～p22（命名为 GINGF 位点）。对中国 5 个遗传性牙龈纤维瘤病家系进行基因定位，将其中 4 个家系的致病基因定位于 2p21，另一家系的致病基因定位于 5q13～q22（命名为 GINGF2 位点）。在 GINGF 位点发现 SOS1 基因突变引起遗传性牙龈纤维瘤病，突变的 SOS1 基因丧失了与上游蛋白 Grb2 结合域，且活性增强。转基因小鼠模型研究证实丧失 Grb2 结合域的 Sos1 转基因小鼠表现出多个乳头状瘤和皮肤肥大表型。通过对一个 5 代的中国遗传性牙龈纤维瘤病家系进行遗传学研究，致病基因定位于 2p22.3～p23.3（命名为 GINGF3 位点），且与以前的报道没有任何重叠；进一步的研究表明遗传性牙龈纤维瘤病还存在另外的基因位点。现仅在一个遗传性牙龈纤维瘤病家系发现 GINGF 位点内 SOS1 基因的移码突变，引起遗传性牙龈纤维瘤病的主要致病基因还没有揭示，GINGF2 位点、GINGF3 位点以及不断发现的新基因位点内的致病基因及相关功能均有待进一步研究和阐明。

牙周破坏-掌跖角化综合征

罕见的常染色体隐性遗传性疾病。主要表现为掌跖皮肤角化和严重的早发性牙周炎，导致乳、恒牙过早脱落。该病儿童发病率约为 1/4000 000。男女发病概率相同，没有种族特异性，约 1/3 的患病家系为近亲结婚。

临床表现 ①皮肤表现：在 2～4 岁间，掌、跖开始发红并出现鳞屑。手掌的过度角化可达掌缘、鱼际隆凸及腕部。足跖角化通常更为严重，可延伸至跟腱处。部分患者膝部、肘部、外踝、胫骨粗隆、指/趾关节背部的皮肤也

会发红并出现鳞屑。病变程度具有波动性，冬季较严重。皮肤病变随年龄增长可有所改善，但一些患者的掌跖角化伴随终生。约有 20% 的患者有复发性脓皮病。②口腔表现：乳牙的发育、萌出过程正常。牙周组织的破坏几乎是紧随最后一个乳磨牙的萌出而出现，牙受累与萌出的顺序基本一致。在出现掌跖过度角化症的同时，牙龈肿胀、出血、口臭明显。深牙周袋形成导致牙脱落，到 4 岁左右几乎所有乳牙脱落。牙脱落后炎症减轻，牙龈恢复正常表现，一直维持到恒牙萌出时，则又重新出现牙周组织破坏过程，牙槽突通常彻底被破坏，14 岁左右大部分牙脱落。一些病例中第三磨牙可不脱落。

分子机制 PLS 致病基因定位于染色体 11q14，该区域内组织蛋白酶 C 基因的点突变引起该疾病。组织蛋白酶 C 基因全长 44.17kb，由 7 个外显子和 6 个内含子组成，编码含 463 个氨基酸的多肽，可使蛋白质氨基酸末端脱二肽，同时具有内切酶活性。它在免疫细胞、肺、肾和其他上皮组织中高表达，推测组织蛋白酶 C 参与多种免疫与炎症反应，包括吞噬细胞和 T 淋巴细胞的激活及激活后对病原微生物的清除。在不同种族的 PLS 患者中已发现组织蛋白酶 C 基因的四十多种突变方式，有错义、无义、插入及缺失等多种突变形式，多数突变位于基因第 7 外显子。突变导致组织蛋白酶 C 活性丧失，抑制了病原微生物在牙周组织感染中所引发的免疫反应，最终导致牙过早脱落。

牙周炎

主要累及牙龈和牙周组织的口腔感染性疾病。

临床表现 早期症状不明显，

患者常仅有牙龈出血或口臭的表现，与龈炎症状相似，随着炎症的进一步扩散，可出现牙槽骨吸收、牙周袋形成、牙周溢脓、牙松动等症状。

分子机制 传统观点认为菌斑感染和环境因素是牙周炎发病的主要因素，但越来越多证据表明，个体对牙周炎的易感程度有很大差异，某些基因的多态性是牙周炎发生、发展的危险因素。研究证实，HLA-Ⅱ、IL-1、IL-4、IL-6、IL-10、TNF-α、维生素 D 受体、Fcγ 受体、T 淋巴细胞受体 β 链可变区域、雌激素受体、Toll 样受体、组织非特异性碱性磷酸酶等基因多态性与牙周炎相关。同时，一些牙周炎全身相关性疾病如关节炎、心血管疾病、糖尿病等疾病的某些易感基因与牙周炎也有一定的关系。这些研究都证实了个体的遗传背景在牙周炎的发生、发展过程中有着重要的作用。

牙龈纤维瘤病伴多毛症

又称龈纤维瘤病多毛综合征。是比较常见综合征，为常染色体显性遗传。

临床表现 婴幼儿期发病，牙龈增生、肥大通常在 5 岁之前出现，牙龈进行性生长，前牙区重，增大的牙龈可完全覆盖全部牙冠，甚至使唇向外凸，唇不能闭合，患者有明显的多毛症，眉毛尤甚。少数患者有颅骨变形、智力迟钝和癫痫。多毛症可由许多原因引起，所表现的部位类型也各异，获得性绒毛状的多毛症可能与内分泌和代谢障碍有关。

分子机制 尚不清楚，有人认为牙龈纤维瘤病是单基因突变的表现之一，定位于 2 号染色体短臂（2p21）。一些多毛症病例与无牙、少牙畸形有关，显示为 X

性连锁显性遗传，也有些病例是常染色体隐性遗传。牙龈肥大和多毛症同时存在的情况比单纯的牙龈增生受累要少一些。智力障碍和（或）癫痫的组合可能具有遗传异质性。

（王松灵　陈谦明　范志朋）

xiāntiānxìng miànliè fēnzǐ jīzhì

先天性面裂分子机制（molecular mechanism of congenital facial clefts）

先天性面裂是复杂的多基因遗传病，通常将唇腭裂、面横裂与面斜裂等疾病归类在一起，统称为面裂。其中以唇裂、腭裂最常见，面横裂与正中裂次之，面斜裂在中国较少见。先天性面裂的发病机制是遗传因素和环境因素共同作用的结果。

唇腭裂　口腔颌面部最常见的先天性畸形，其群体发病率为1‰~2‰，不同国家发病率相差很大，在中国达1.82‰。

临床表现　唇裂的主要临床表现为上唇部裂开。根据裂隙的部位和裂开的程度可分为3度：一度唇裂仅为红唇裂开；二度为裂隙超过红唇但未达鼻底；三度为裂隙由红唇至鼻底全部裂开。前二者又称为不完全唇裂，后者又称为完全唇裂。

腭裂主要临床表现及分类：①软腭裂：仅软腭裂开，有时只限于腭垂。不分左右，一般不伴唇裂，临床上以女性比较多见。②不完全性腭裂：亦称部分腭裂。软腭完全裂开伴有部分硬腭裂，有时伴发单侧不完全唇裂，但牙槽突常完整。本型也无左右之分。③单侧完全性腭裂：裂隙自腭垂至切牙孔完全裂开，并斜向外侧直抵牙槽突，与牙槽裂相连；健侧裂隙缘与鼻中隔相连；牙槽突裂有时裂隙消失仅存裂缝，有时裂隙很宽；常伴发同侧唇裂。

④双侧完全性腭裂：常与双侧唇裂同时发生，裂隙在前颌骨部分，各向两侧斜裂，直达牙槽突；鼻中隔、前颌突及前唇部分孤立于中央。

病因及分子机制　①遗传因素：学者们大多认为唇腭裂的遗传方式是通过"畸形基因"作用而进行的，属于多基因遗传病，但尚无特定基因被确定及分离。Meta分析结果认为TGFα是唇腭裂形成中的一个调节基因，其他一些基因如BCl3、N/Ac、TGFβ3、RARA、MSX1等也显示了与人类裂隙发生的相关性。利用染色体遗传定位技术已经发现并鉴定出染色体上有5个区域出现异常，就会发生较高频率的唇腭裂，如特殊区域的缺失（4p16-14，4q31-35或1q25）或区域的重叠（3p26-21或IOp15-11）。染色体臂（包括X染色体）上区域的缺失或重叠均能导致唇腭裂的发生，说明有多种基因共同参与了这个过程。②环境因素：内分泌影响、药物因素、生物因素（如风疹病毒）、损伤和精神刺激及物理性因素和烟酒等可能是造成唇腭裂的影响因素。

面裂　包括面横裂、面斜裂等类型。

面横裂　由于胚胎时期的上、下颌突发育障碍导致其部分或全部未融合，可为单侧或双侧，可伴有全身综合征。

临床表现　唇部口角组织裂开，裂隙常超过颊部咬肌前缘。

病因及分子机制　胚胎发育过程中的第4~8周期间，围绕口腔的5个突起中的上颌突与下颌突未按正常情况融合，造成的不同程度的自口角至咀嚼肌前缘或耳屏部的裂隙畸形。而1988年有学者认为在上颌突与下颌突融合过程中，中胚层组织未能完全贯穿进入上颌突与下颌突的分叉点（口角区）区域，就会导致不同程度的面横裂。

面横裂发病率极低，病因尚不清楚，可能是多种因素在特定时期内发生作用的结果。①遗传因素：多基因遗传的亲属患病率受群体患病率影响，即亲属患病率随群体患病率的增高而增高，但两者之间的升高并不成正比。近亲通婚所生子女的多基因遗传病患病率较高。另外多基因遗传病与种族也有密切关系。在双生子中，多基因遗传病在同卵双生子中的患病一致率高于异卵双生子。②环境因素：病毒感染、糖尿病、外伤、精神刺激、营养因素、烟酒可能与该病有关；过量的镇静药及激素使用等也可导致面横裂。

面斜裂　罕见的先天性畸形，在所有面裂中占0.075%~0.54%。是胚胎时期侧鼻突、上颌突及球状突三者之间未正常融合而形成。

临床表现　唇部与面部斜行的组织裂开。

病因及分子机制　病因不明，可能是遗传因素和环境因素共同作用的结果。①遗传因素：面斜裂无明确的家族史，也无明确的基因异常或染色体异常发现，且有单卵双胎中仅一人发病的报道，大多数学者认为遗传因素非面斜裂的主要病因。但是，有报道3例存在血缘关系的面斜裂患者具有极为相似的面部形态，认为面斜裂具有基因异质性。也有报道1例面斜裂合并足畸形患者，存在染色体（1，22）异位。②环境因素：药物、创伤、放射线、感染、代谢异常等均有导致面斜裂的相关报道。

（王松灵　陈谦明　范志朋）

口腔疾病基因诊断（gene diagnosis of oral diseases）

通过分子生物学和分子遗传学技术，直接或间接检测基因结构水平和表达水平是否异常，对口腔疾病做出的判断。基因诊断又称DNA诊断或分子诊断。常用的基因诊断技术有聚合酶链式反应（polymerase chain reaction，PCR）、Southern印迹法、扩增片段长度多态性连锁分析法、寡核苷酸探针诊断法、单链构象多态性诊断法等。

分类　基因诊断可分为两类。

基因直接诊断　通常使用基因本身或紧邻的DNA序列作为探针，或通过PCR扩增产物，以探查基因有无突变、缺失等异常，这种直接检查致病基因本身异常的方法称为直接基因诊断，适用于致病基因已知的疾病的诊断。

基因间接诊断　当致病基因虽然已知但其异常类型尚属未知，或致病基因本身尚属未知时，可通过对受检者及其家系进行连锁分析，以推断前者是否获得了带有致病基因的染色体。连锁分析是基于紧密连锁的基因或遗传标记通常一起传给子代的原理，考察相邻DNA是否传递给了子代，即可间接地判断致病基因是否传递给子代。连锁分析多使用基因组中广泛存在的各种DNA多态性位点（特别是基因突变部位或紧邻的多态性位点）作为标记。限制性片段长度多态性、串联重复序列、单链构象多态性诊断法、扩增片段长度多态性等技术均可用于连锁分析。

基本原理　核酸分子杂交是基因诊断的最基本方法之一。互补的DNA单链能够在一定条件下结合成双链，即能够进行杂交。这种结合是特异的，即严格按照碱基互补的原则进行，它不仅能在DNA和DNA之间进行，也能在DNA和RNA之间进行。因此，当用一段已知基因的核酸序列做出探针，与变性后的单链基因组DNA接触时，如果两者的碱基完全配对，它们即互补地结合成双链，从而表明被测基因组DNA中含有已知的基因序列。由此可见，进行基因检测有两个必要条件，一是特异的DNA探针，二是基因组DNA。

诊断方法的选用　各种遗传病的基因异常不同，同一遗传病也可有不同的基因异常，但这些异常大体可分为基因缺失和突变两大类型。后者包括单个碱基置换、微小缺失或插入。发现一些遗传病是由于基因内的三核苷酸重复顺序增加引起的。根据对基因异常类型的了解，可以采用不同的诊断方法。如基因缺失可用基因探针杂交、PCR扩增直接检测；点突变可用等位基因特异的寡核苷酸探针诊断法探针、单链构象多态性诊断法等直接检查。一般无需对家系成员进行分析。但条件是必需知道基因异常的性质，并肯定该异常与疾病之间的关系。然而，由于许多疾病的遗传异质性，以及多数遗传的基因异常尚属未知，能直接诊断的病种虽日益增多，但仍然是比较有限的。

许多遗传病的基因尚未被分离克隆，或基因异常尚不清楚，因此还不能根据突变的性质进行诊断。但如果通过家系分析能证明某一DNA标记（无论是等位基因还是多态性位点或片段）与致病基因连锁，则凡带有该标记的成员都可能带有致病基因，从而可做出间接的连锁分析诊断。

应用　在口腔疾病诊断中，基因诊断技术主要被运用于对口腔颌面头颈部肿瘤和口腔遗传病的诊断。

在口腔颌面头颈部肿瘤诊断中的应用　临床上绝大多数良恶性肿瘤的诊断方法仍然是依赖于传统的形态学病理诊断的方法，诊断标准是组织细胞癌变整个过程中、晚期的特征性变化。由于在组织细胞形态发生前几年甚至更长时间，基因水平的变化早已发生，故基于基因表达水平的分子诊断能使癌症诊断提前几个月甚至几年的时间。筛选和鉴定能够进行早期分子诊断和准确预测患者对治疗的反应和预后判断的分子靶点，进而制备基因芯片供临床应用已成为肿瘤研究的热点。

口腔癌分子诊断的基因筛选主要目的是确定与口腔癌关系密切、在口腔上皮恶性转化和发展过程中起关键作用，同时在肿瘤发生的早期、中期、晚期能够提供具有诊断价值的基因。基因筛选是一个系统化的工程，需要分析肿瘤在发生发展过程中，增生周期不同的阶段、不同的病理分期、不同的生物学行为以及在不同的诱导环境下口腔癌细胞的基因表达与正常组织的差异，从而对这些基因表达的个体差异性、组织差异性、分化阶段特异性、部位特异性、外界刺激的特异性进行综合判断，确定几个或多个基因作为口腔癌分子分类的指标。

生物芯片的兴起和其在口腔癌基因研究中的应用，大大推动了功能基因筛选的研究进程。尤其是口腔癌的基因表达谱研究成为新热点，应用较多的是基因微阵列技术，应用此技术可以高效平行地检测到肿瘤细胞的基因转录表达图谱，通过与对应正常细胞的表达图谱进行对比，进一步分析与恶性转变相关的基因。采用基因表达谱芯片技术，已发现口腔颌面鳞癌差异表达基因主要涉及细胞生长分化的调控、血管生成、细胞凋亡、细胞周期和信号转导通路；许多基因参与口腔颌面部癌的发生，如 NMU、FN1、PTK、ALDH10、ADH7、ALDH8、COX VB 和 GST-Ⅱ等。口腔颌面部癌组织中高表达的基因在癌前病变中也高表达，相同病程和临床分级的口腔颌面部鳞癌标本的基因表达差异较大，提示现有病理和 TMN 分级系统还需要分子标志物的进一步补充和完善。

口腔颌面头颈部的分子诊断新技术的研究和应用，有望对口腔颌面头颈部肿瘤的诊断和治疗产生重要影响，从根本上解决现行诊断方法和标准不能对其生物学特性做出准确的判定问题，使分子诊断指导的个体化方案制订和实施成为可能。

在口腔颌面部遗传病诊断中的应用　遗传病是遗传物质即细胞内的 DNA 发生改变所导致的疾病，常具有家族聚集性，可分为单基因病、线粒体遗传病、染色体病、多基因遗传病。发生于口腔颌面部的遗传病并不少见。依据病损范围，可将口腔遗传病分为两大类：①病损局限于口腔颌面部，无其他系统病损，如遗传性缺牙、牙本质发育不全、牙釉质发育不全、遗传性牙龈纤维瘤病等。②病变除涉及口腔颌面部外，还合并有其他系统障碍，如由于编码Ⅰ型胶原的 COL1A1 基因突变导致牙本质发育不全外，还伴有严重的骨骼系统发育障碍。由于口腔颌面部组织器官位置表浅，一些影响发育的遗传性疾病在出生时即被早期发现，易于诊断。但是，由于病损发生于颜面

部，除影响咀嚼、言语和美观外，还带来严重的心理创伤，因此对于口腔颌面部遗传病的产前诊断尤为重要。①口腔遗传病致病基因定位：人类的基因定位或基因制图的目的在于明确不同的基因在染色体上的位置。由于人类基因组测序工作已基本完成，对于已知基因的位置可以从基因组测序图谱中查找，但寻找与鉴定单基因病的致病基因仍是研究的热点。常用的定位致病基因座的方法有染色体畸变法和家系分析法。①染色体畸变法：通常涉及两个位点，如果这两个位点之一正好位于某一功能基因所在的位置，染色体的畸变则可能破坏该基因的正常功能而引起疾病，根据染色体畸变的位置和疾病发生的关系，可将致病基因定位于染色体的某一特定位置上。②家系分析法：基本原理是连锁分析。在人类基因组中，存在大量的多态标记，常用微卫星标记和单核苷酸多态分析。应用微卫星标记牙本质发育不全-Ⅱ、牙本质形成缺陷-Ⅲ和Ⅱ型牙本质生成不全家系进行连锁分析，将三者致病基因定位于染色体 4q21 上的一个重叠区域。中国科学家首先克隆出该区域内牙本质涎磷蛋白基因为牙本质形成缺陷-Ⅱ致病基因。现已证实牙本质涎磷蛋白基因的多个突变可导致牙本质发育不全，是现唯一被确认的牙本质形成缺陷-Ⅱ、牙本质形成缺陷-Ⅲ及Ⅱ型牙本质生成不全的共同致病基因；由于此 3 种疾病存在相似表型，故建议其作为同一种遗传性疾病，根据各表型的严重程度再分为不同的亚型。涉及口腔的遗传性疾病种类众多，这些疾病具有医学遗传学的一般特点，又有口腔医学的特殊表现；口腔遗传病是遗

传性疾病的一个重要方面，正日益受到口腔及遗传专业学者的广泛重视。明确这些疾病的致病基因位点将有助于对疾病的早期诊断，为进一步预防和治疗疾病提供依据。②遗传病产前基因诊断方法：随着与 DNA 有关的分子技术的迅速发展，产前基因诊断的技术也逐渐成熟，并日益广泛地应用于临床。用于遗传病产前诊断的 DNA 来源主要有羊水细胞DNA、胎盘绒毛 DNA、母体外周血、植入前的胚胎囊胚或其他细胞。主要的诊断方法有等位基因特异性寡核苷酸探针法、连锁分析、限制性片段长度多态性、对突变位点的直接分析法以及 PCR 技术等。遗传病产前基因诊断技术进展很快，但仍有缺点，主要是技术还较复杂、费时、昂贵，将向简便、迅速、价廉方向发展，成为常规检查。

对于口腔遗传性疾病的相关基因研究已从多方面取得了显著进展，研究主要侧重于基因未明的疾病表型、多基因口腔遗传病以及疾病基因功能的深入研究，揭示基因与表型间的相关关系，为进一步在分子水平上预防和治疗疾病创造条件。

(王松灵　陈谦明　范志朋)

kǒuqiāng jíbìng jīyīn zhìliáo

口腔疾病基因治疗 (gene therapy of oral diseases)

将特定的外源性基因导入靶细胞并有效表达，以补充或纠正口腔疾病的基因缺陷或异常的分子生物学方法。它可以预防、治疗口腔疾病。①靶细胞：指基因治疗中被导入外源性基因的目标细胞，主要分为体细胞和生殖细胞两大类。对生殖细胞进行基因治疗，虽然可使遗传疾病不仅在当代能够得到治疗，而且能够将新基因传给后代，但

技术复杂，且涉及伦理学问题，故现有条件下基因治疗仅限于体细胞。②基因治疗途径：分为体外和体内途径。体外途径是指在体外用基因转染患者靶细胞后将其回输入患者体内。体外途径虽较安全，但步骤多、技术复杂，临床不易推广。体内途径是将外源基因装配于载体上，直接导入体内，其优点是操作简便，但安全性相对于体外途径较差。③将基因导入靶细胞的方法主要分为以物理或化学方法进行的转导方式基因转移和病毒介导的基因转移。前者相对安全，但转导效率低，基因表达也较短暂。病毒介导的基因转移则转导效率高，但病毒自身含有病毒蛋白及癌基因，相对存在安全隐患。主要通过将病毒改造为缺陷型病毒来解决，即去除病毒载体的病毒基因及癌基因，仅保留它们的外壳蛋白，以保留其穿透细胞的能力。④基因治疗主要是用来治疗对人类健康威胁严重的疾病，包括遗传病、恶性肿瘤、心血管疾病、感染性疾病等。基因治疗在口腔疾病方面的应用主要为以下两个方面。

唾液腺疾病基因治疗　包括以下方面。

修复唾液腺疾病的放射性损伤　治疗头颈部肿瘤的常用方法一般包括手术加放疗和（或）化疗，而放射治疗最明显的副作用之一即为永久性的唾液腺功能减退。尽管放射性损伤的机制仍不明了，但可推测是由多因素导致了唾液腺腺泡细胞大量丧失，造成唾液分泌减少，唾液腺中缺乏足够的腺泡组织，因此没有十分有效的常规治疗方法。基因治疗研究工作的开展为其治疗提供了可能。最初的方案是将人类水通道蛋白的编码 cDNA 转入存活的初级导管上皮细胞内，建立导管上皮的水通道，变非分泌的导管上皮细胞为分泌唾液的细胞，从而在唾液腺内原位重建放射性损伤后的腺体。水通道蛋白是一组分子量较小、疏水的细胞膜整合蛋白。用腺病毒介导水通道基因对放射性腮腺损伤的小型猪进行治疗，转导水通道基因具有治疗唾液腺放射损伤的临床应用价值，证实了基因治疗唾液腺放射损伤不存在安全性问题。腺病毒介导水通道基因治疗唾液腺放射损伤的方法于 2007 年获美国 FDA 批准进入临床试验。腺病毒相关病毒（adeno-associated virus，AAV）介导水通道基因亦能明显重建小型猪腮腺放射损伤分泌功能，达放射前唾液流率的 30% ~ 40%，持续 8 周左右。

舍格伦综合征的基因治疗　舍格伦综合征是常见的自身免疫性疾病，其中女性占绝大多数，女：男接近 9：1。舍格伦综合征为系统性疾病，其损害的靶器官主要为唾液腺及泪腺，从而导致口干及眼干。病理切片可见大量淋巴细胞局部浸润于腺体组织中。病因尚不清楚，但其腺泡细胞大量丧失的特点使其与唾液腺放射性损伤一样难以使用常规方法进行治疗。通过将编码有抗炎细胞因子的载体导入腺体组织中，可下调唾液腺局部组织的免疫反应，一种常用的舍格伦综合征动物模型——NOD（non-obese diabetic）小鼠被用于本项研究。

血管活性肠肽是由骨髓细胞和淋巴细胞分泌的一组多肽，具有抑制炎症细胞因子的作用。用重组腺病毒相关病毒 5（rAAV5）和 AAV2 介导人血管活性肠肽基因转导入 NOD 小鼠的下颌下腺，研究显示用 rAAV 载体的 hIL-10 表达在舍格伦综合征模型小鼠的唾液腺中有调节疾病的效果。

尽管这些发现已较明确，但将基因治疗应用于舍格伦综合征的临床病例仍需做很多工作。最主要的问题在于舍格伦综合征在人体的病因仍未研究透彻，仅认为可能与细胞因子基因的调控有关。另外，NOD 小鼠模型表型并不稳定，虽可用于临床前研究，但与临床实际情况尚有差别，需多途径验证。

口腔癌的基因治疗　口腔癌发病率高，仍以手术治疗为主，但存在着术后易复发的特点。基因治疗作为新的治疗方法，为肿瘤的治疗开辟了新的道路。由于肿瘤细胞中常有基因的突变，所以最初肿瘤治疗是通过腺病毒（AD）载体向患者局部肿瘤原发灶内导入 p53 基因（AD-p53），表达野生型 p53。导入 AD-p53 后，肿瘤细胞都会出现凋亡，而且可以抑制裸鼠体内成瘤。在此研究的基础上，1998 年有学者报道用剂量递增性的 AD-p53 治疗对用传统方法治疗无效的头颈部恶性肿瘤，证实了 AD-p53 基因治疗的可行性。

唾液腺腺样囊性癌是高度侵袭性的、易于肺淋巴结转移的恶性肿瘤。在体外使用编码 IL-2 的载体感染高转移腺样囊性癌细胞簇（ACC-M）后应用流式细胞仪检测 ACC-M 细胞簇和 ACC-M 母细胞簇的生长和细胞周期，发现与对照载体相比 3 个细胞系的生长率没有显著性差异。但在 3 个细胞系接种于无胸腺的裸鼠体内后发现与对照组相比肿瘤的肺转移率有所下降，形成的肿瘤重量和体积小于其他两组，且多为基质较多的分化良好的肿瘤。因此，IL-2 基因转导可以较少 ACC-M 细胞的肿瘤形成能力。IL-2 基因治疗是腺样囊性癌和其肺转移的潜在有效的治疗方法。

（王松灵　陈谦明　范志朋）

kǒuqiāng miǎnyìxué

口腔免疫学 （oral immunology）

研究口腔相关组织、器官发生的免疫反应和免疫病理，以及口腔临床免疫性疾病诊断、防治的学科。口腔颌面部具有许多天然的腔隙，又有细菌富集的口腔菌斑，形成了特殊的口腔病原菌和异物抗原。口腔免疫有以下特点：以固有免疫为主，受控于全身免疫系统，口腔是抗原异物进入的重要通道和免疫防御的重要屏障。

简史　口腔免疫学和免疫学一样，也是随着社会的发展和科学的进步而逐渐发生、发展和成熟的。口腔免疫学的发展主要分为传统和现代两个时期。

传统免疫学发展于 19 世纪后期，微生物学的发展为免疫学的形成奠定了基础，也为龋病病因的提出奠定了基础。1889 年米勒（W. D. Miller）首次提出龋病的化学寄生（细菌）学说，为后来龋病现代病因理论的形成奠定了基础。1890 年米勒提出牙周病是非特异性的口腔正常菌群的混合感染所致，为牙周病与免疫关系提供了前期基础。现代免疫学发展于 20 世纪中期以后，1948 年研究者发现了组织相容性抗原，1956 年国际上首次建立了自身免疫病动物模型；1966 年研究者区分出 B 淋巴细胞与 T 淋巴细胞，并且发现了它们的免疫协同作用，由此细胞免疫体系建立。同时，体液免疫也向纵深发展，1950 年研究者用蛋白酶水解获得了抗体的片段，1957 年研究者用 B 淋巴细胞杂交瘤技术制备出单克隆抗体。20 世纪 80 年代以来，众多细胞因子相继被发现，随后免疫调控网络被证实。对它们的受体、基因及其生物活性的研究，促进了分子免疫学的蓬勃发展。

研究对象　包括口腔系统免疫相关的组织和器官的结构，口腔免疫系统对抗原的识别、应答，口腔免疫系统对抗原物质的排除效应及其机制，口腔组织免疫耐受的维持、破坏及其可能的机制；还包括免疫功能异常引起的病理性变化及其机制，免疫学方法和技术及其在疾病诊断、治疗和预防中的应用等内容。口腔免疫学相关的临床疾病研究领域非常广泛，主要包括口腔急性感染与免疫病理，口腔慢性感染与免疫耐受、龋病、牙周病免疫病理和免疫治疗，口腔颌面部器官移植排斥的预警与免疫药物和免疫调控，口腔及其相关自身免疫性疾病的诊断与治疗，口腔癌免疫逃逸机制与癌防治新方法的发展，及癌早期特异性免疫诊断和免疫治疗。

研究方法　口腔免疫学的主要任务是应用免疫学技术和方法研究、诊断和治疗口腔疾病，对发生于口腔颌面部位的常见疾病，如黏膜病变、牙体牙髓病、牙周病、口腔感染、移植排斥、口腔自身免疫性疾病等的发病机制进行研究和阐明，并建立特异性预防和治疗措施，研制口腔疾病的新型疫苗，开发免疫相关生物制品等。具体方法包括：①用免疫化学方法研究抗原抗体的形成、种类、物理化学性质以及相互作用的机制。②用免疫生物学方法研究组织、细胞参与免疫反应的种类，对抗原的识别、反应形式和过程等。③用免疫遗传学方法研究免疫反应的控制的基因等。④用免疫病理学方法研究组织、细胞在免疫性疾病中的损伤和生理功能改变的情况。⑤用临床免疫方法研究免疫方法在临床上的具体应用和实施，如用各种方式进行人工自动免疫、人工被动免疫、体细胞治疗、抗体治疗等。

与口腔疾病关系　口腔免疫作为全身免疫防御的一部分，不仅能有效地保护口腔本身的组织器官，而且对全身免疫性疾病以及机体免疫状态的维护都有重要意义。

与口腔黏膜病的关系　某些口腔常见黏膜病与免疫状态密切相关，如贝赫切特综合征、天疱疮与类天疱疮、口腔扁平苔藓、盘状红斑狼疮和舍格伦综合征等，这些口腔黏膜相关的口腔常见疾病，都与机体局部或全身免疫功能异常密切相关，研究这些疾病的免疫机制、免疫诊断和治疗，将有利于提高这类疾病的诊断和治疗效果。

与口腔癌的关系　在人体与动物实验性肿瘤中，均已证实存在肿瘤抗原与免疫异常反应。机体的抗癌免疫反应是通过免疫监视作用来实现的，其中又以细胞免疫为主。口腔颌面部癌患者的免疫功能无论在早期或晚期都有不同程度的紊乱，尤以晚期患者表现显著。

与龋病的关系　随着对龋病致病因素的深入认识，应用口腔免疫学新技术研究预防龋病的新策略。SIgA 是口腔内主要抗体，通过口服疫苗激活免疫系统产生 SIgA，可产生明显的防龋效果。

（陈万涛）

kǒuqiāng línbāyàng zǔzhī

口腔淋巴样组织 （oral lymphoid tissue）

位于口腔解剖范围内的非淋巴结类的淋巴组织。在口腔局部免疫反应中，发挥重要的免疫防御作用。主要包括扁桃体淋巴组织、唾液腺淋巴组织、黏膜下淋巴组织、牙龈淋巴组织和舌淋巴组织。

扁桃体淋巴组织 扁桃体有腭扁桃体、咽扁桃体和舌扁桃体。其结构与淋巴结类似，主要不同的是淋巴结有输入淋巴管和输出淋巴管，而扁桃体没有，扁桃体的内表面被覆复层鳞状上皮，形成许多隐窝，隐窝内有许多小孔和间隙，各种抗原通过隐窝内的小孔间隙进入扁桃体内。另外，覆盖扁桃体表面的上皮很薄，抗原也可穿过上皮层进入扁桃体内。扁桃体在口咽部呈环状分布，起着检查进入口咽和食管内各种物质的作用。扁桃体隐窝深部的复层扁平上皮内含有许多T淋巴细胞、B淋巴细胞、浆细胞和少量巨噬细胞与朗格汉斯细胞，称为上皮浸润部。上皮内还有一些毛细血管后微静脉，是淋巴细胞进出上皮的主要通道。上皮细胞之间还有许多隧道样细胞间通道，部分通道直接开口于表面，有的通道开口处覆有一个扁平的微皱褶细胞。上皮间隙内以T淋巴细胞居多，这些细胞经常迁移和更换。上皮内的浆细胞常分布在有孔毛细血管附近，有利于分泌抗体进入血流。扁桃体淋巴组织中的B淋巴细胞占淋巴细胞总数的60%，T淋巴细胞占38.5%，还有少量的K细胞和NK细胞。弥散淋巴组织中则T淋巴细胞较多，T淋巴细胞一方面将抗原侵入的信息传递给巨噬细胞，一方面与抗原接触后，诱导分布在扁桃体中心淋巴滤泡内的B淋巴细胞产生抗体。B淋巴细胞多分布于扁桃体中心部位的淋巴滤泡内以及淋巴滤泡的周围，受到抗原刺激

及T淋巴细胞诱导后，便开始增生、分化，产生抗体。与末梢血、淋巴结的B淋巴细胞相比较，扁桃体B淋巴细胞的比例较高，它们产生的免疫球蛋白以IgG为主，IgA较少，IgM、IgD、IgE很少。扁桃体内产生的IgA不含J链，而且扁桃体上皮中也无分泌型蛋白质成分。

唾液腺淋巴组织 唾液腺为分泌唾液的腺体，共有3对大的唾液腺，分别是腮腺、下颌下腺和舌下腺；小的唾液腺分布于唇、舌、口底、颊、腭等处的黏膜固有层和黏膜下层。唾液腺分浆液性、黏液性和混合性3种唾液。唾液主要具有湿润口腔黏膜、初步消化食物、杀菌、调和食物使之便于吞咽等作用。

唾液腺淋巴组织是指分布在大唾液腺、小唾液腺的导管周围、腺泡之间、唾液腺小叶之间的淋巴细胞群。这些淋巴细胞中既有T淋巴细胞，也有B淋巴细胞。B淋巴细胞产生的免疫球蛋白绝大部分是IgA。唾液中的免疫球蛋白大部分由唾液腺分泌而来，局部免疫反应主要以SIgA为主，主要由腮腺、下颌下腺、舌下腺等大唾液腺分泌，口腔黏膜也有少量分泌。腮腺分泌的唾液中水分多、免疫球蛋白的浓度以较低，并且几乎都是IgA，IgG：IgA为1：1000；但是全唾液中IgG：IgA为1：13.9。

SIgA覆盖于口腔黏膜表面，可以凝集各种外来入侵的微生物，并能阻止异物在口腔黏膜上的吸附，还能中和微生物所产生的毒素以及病毒等，以发挥保护口腔黏膜、预防感染的作用。在全唾液中补体成分C3浓度仅为0.5μg/ml，这些微量补体成分对于免疫防御，特别是对口腔黏膜

的保护有积极意义。

口腔黏膜淋巴组织 口腔黏膜覆盖在整个口腔表面，前与唇部皮肤相连，后与咽部黏膜相接，并与牙龈形成极为重要的膜龈联合。口腔黏膜能够保护其深层组织器官，并能接受和传递外界刺激。口腔黏膜固有层内有许多淋巴细胞、巨噬细胞和组织细胞，以及数量不等的肥大细胞、多形核白细胞等。淋巴细胞中有T淋巴细胞和B淋巴细胞。固有层中的防御细胞，如巨噬细胞和淋巴细胞等都是游动性的，生理状态下局部很少，在异物侵入等情况下数量快速增加，参与免疫反应。

牙龈淋巴细胞与龈沟液 牙龈是覆盖在牙槽突边缘和环绕牙颈部的口腔黏膜。牙龈淋巴组织由于经常受到各种刺激而比较发达。牙龈淋巴组织中T淋巴细胞与B淋巴细胞为1：3，B淋巴细胞占明显优势，有助于牙龈受到抗原刺激后，产生足够的抗体进行免疫应答。这种B淋巴细胞产生的免疫球蛋白是以IgG为主，其次是IgA。牙龈淋巴液输入颈淋巴结，将抗原信息通过淋巴细胞流入颈淋巴结，免疫应答是由末梢血中提供的淋巴细胞来完成，也就是说牙龈淋巴组织的免疫反应，是以IgG抗体为主的全身型免疫反应，而不是以局部SIgA为主的免疫反应。

龈沟液中的免疫球蛋白几乎都是IgG，在牙周炎时，IgG在血清中的浓度显著升高。龈沟液中针对牙龈卟啉菌、放线菌、变异链球菌、黏性放线菌的特异性抗体都有较高的活性，并与补体和中性粒细胞等共同发挥防御作用。龈沟液的补体成分不仅能活化免疫系统发挥局部防御作用，而且与变态反应有着密切的关系，还

有抗菌和增强牙龈免疫的能力。龈沟液中的中性粒细胞对龈下细菌有防御作用。中性粒细胞向龈沟液内游走主要是由 C5a、趋化因子所引起的。牙周炎时，1 分钟内约有 100 万个中性粒细胞向牙周袋内游走。中性粒细胞为了抑制牙周袋中的细菌而释放胶原酶，结果对牙周组织造成不同程度的损伤。健康龈沟液中淋巴细胞含量很低，仅占 2%～3%，几乎都是 B 淋巴细胞，牙周炎时牙龈组织中的 B 淋巴细胞增加，并不断产生大量成熟的抗体。

舌淋巴组织 以往研究对舌的淋巴管描述较多，而对舌淋巴组织解剖学描述得很少。一般认为舌淋巴组织（淋巴结）较小，介于左右颏舌肌与舌骨舌肌之间，有 2～3 个。有研究将舌淋巴结分为舌中群及舌侧群。舌中群淋巴结位于中央集合淋巴管旁，沿舌中隔流向舌根；而舌侧群淋巴结位于颏舌肌的侧方表面。舌淋巴结收纳舌及口底的淋巴引流，注入颈深上群淋巴结。舌淋巴结由于位于舌肌深层，特别是舌中群淋巴结，很难被触及，加之舌体常与肿瘤一起被整块切除，很少有人注意到舌淋巴结是否有转移。

(陈万涛　徐　骎)

kǒuqiāng niánmó miǎnyì

口腔黏膜免疫（oral mucosal immune system） 由口腔黏膜上皮组织及其表面的各种分泌物、黏膜相关淋巴组织和正常微生物构成的免疫体系。是全身免疫系统的重要组成部分。口腔黏膜免疫系统是机体整个免疫网络的组成部分，其独特的结构和功能又使其成为一个独立的免疫体系。口腔作为消化道的起始端，其黏膜表面受到外界抗原（比如食物、微生物、变应原等）的刺激，发生不同性质的反应（免疫应答或免疫耐受），口腔黏膜免疫系统参与构成机体的第一道防线。口腔黏膜免疫系统具有抗感染和介导保护性免疫应答及免疫耐受的功能，口腔黏膜免疫的失调可导致口腔免疫性疾病和感染，且有可能与口腔肿瘤的发生相关。

口腔黏膜淋巴组织的结构与分布 口腔黏膜内大量的淋巴细胞在免疫防御中起重要的作用。黏膜相关淋巴组织（mucous associated lymphoid tissue，MALT）是黏膜免疫系统的主要组成部分。根据分布状态，口腔 MALT 可分为非弥散的 MALT 和弥散的 MALT。

口腔免疫应答相关的非弥散的 MALT 即是口咽部的咽淋巴环，主要由腭扁桃体、腺样体和舌扁桃体组成，还包括咽鼓管扁桃体和咽侧索。弥散的 MALT 可分为上皮内淋巴细胞与固有层淋巴细胞。上皮内淋巴细胞可能参与上皮性监控和修复过程，固有层淋巴细胞间接或直接地行使效应细胞的功能。

吞噬细胞在固有免疫及获得性免疫应答的启动和特异性免疫的产生中均有重要作用。其中巨噬细胞、中性粒细胞和单核细胞被称为"专职"吞噬细胞；树突状细胞、成纤维细胞和上皮细胞被称为"副专职"吞噬细胞。

口腔黏膜功能 完整的口腔黏膜上皮是阻止异物或微生物进入深层组织的天然生理屏障。口腔组织表面的唾液对口腔黏膜的机械冲洗作用有利于稀释潜在的病原体，阻止异物或微生物附着于黏膜表面，排除有毒物质；且唾液中含有的黏液素、巨噬细胞、防御素和酶等能清除微生物或溶解感染的细胞。口腔黏膜除了具有上皮屏障和唾液屏障外，还具有 T 淋巴细胞、B 淋巴细胞等产生细胞因子的细胞免疫屏障以及产生免疫球蛋白的体液免疫屏障。

黏膜组织中的免疫防御 溶菌酶可以被上皮细胞释放，穿过上皮表面相关的微环境弥散，进而裂解细菌的细胞壁成分，发挥杀菌功能。特异性 SIgA 是宿主黏膜表面的主要防御因子，具有防止微生物黏附于黏膜表面，参与溶菌、中和病毒的功能。SIgA 通过其糖链与微生物非特异性相互作用或通过其他结合机制促进病原体清除。SIgA 介导的黏膜对抗体的摄取能导致黏膜性免疫应答。当病原体黏附，并侵犯黏膜上皮细胞时，细胞释放出前炎症因子和趋化因子，上调趋化因子受体和黏附分子，导致炎症细胞和效应细胞迅速进入黏膜，非特异性地应答微生物感染。

黏膜组织中的获得性免疫应答 MALT 可分为免疫应答诱导部位和效应部位，两者通过黏膜网络相联系，此网络成为黏膜移行系统。黏膜移行系统是指 MALT 内的初始 T 淋巴细胞和 B 淋巴细胞同抗原提呈细胞相互作用受到抗原刺激后，从黏膜诱导部位经淋巴液进入血液循环，再返回定居到黏膜效应部位，特别是黏膜固有层，在此分化为效应性细胞，发挥其局部性的保护功能。①B 淋巴细胞应答的诱导：随着抗原和 Th 细胞的刺激，在 MALT 中幼稚 B 淋巴细胞迁移至生发中心，和 T 淋巴细胞进行克隆选择，并与摄入的抗原接触后增生。在生发中心，B 淋巴细胞经过同型转换进一步分化成表达 IgA 的 B 淋巴细胞，又在 Th 细胞诱导下，分化成效应细胞或记忆细胞，并且获得黏膜性归巢受体后失去与基质细胞的黏附，离开 MALT 分布到效应部位发挥功能。约 80% 的免疫细胞归巢到抗原致敏部位发挥效应功能，由此使黏膜免疫相对独立于系统免疫，表现出其局限性。约 20% 的免疫细胞进入其他的黏膜部位，发挥效应功能，使不同黏膜部位的免疫反应相联系。②免疫应答的调控：在黏膜表面存在的蛋白酶、酸、碱等多种因子能够使抗原的天然构象改变或暴露新的表位，从而调控免疫应答。上皮屏障在黏膜诱导的免疫耐受中起核心作用。抗原特异性 T 淋巴细胞的清除、产生免疫抑制性细胞因子的细胞扩增与获得性免疫应答的强弱相关。此外，抗原提呈的细胞类型与免疫应答有关，激活的 B 淋巴细胞和巨噬细胞能高效提呈抗原于 T 淋巴细胞，静息 B 淋巴细胞抗原提呈导致 T 淋巴细胞耐受。树突状细胞在诱导和维持外周免疫耐受中也起到一定作用。

（陈谦明　江潞）

kǒuqiāng'ái miǎnyì

口腔癌免疫（immune system of oral cancer）

利用免疫学的理论和方法，研究口腔癌的抗原性、机体的免疫功能与肿瘤发生、发展的相互关系，机体对口腔癌的免疫应答及其抗癌免疫的机制、口腔癌的免疫诊断和免疫防治的理论。

口腔癌抗原　口腔癌具有抗原性，是癌免疫的前提与基础。肿瘤抗原泛指在肿瘤发生、发展过程中新出现或过度表达的抗原物质。机体产生肿瘤抗原的可能机制为：①基因突变。②细胞癌变过程中使原本不表达的基因被激活。③抗原合成发生异常（如糖基化异常导致蛋白质特殊降解产物的产生）。④胚胎时期抗原或分化抗原的异常、异位表达。⑤某些基因产物尤其是信号转导分子的过度表达。⑥外源性基因（如病毒基因）的表达。动物实验和临床观察，以及单克隆抗体的治疗作用，如西妥昔单抗联合放疗在口腔癌的成功应用，均证实了口腔颌面部癌抗原的存在。

口腔癌免疫逃逸　2002 年有学者提出了肿瘤免疫编辑学说。该学说认为，肿瘤免疫分为消除、平衡和逃逸 3 个时期。发现口腔癌免疫逃逸与肿瘤和宿主两方面因素有关。

肿瘤因素　包括以下方面。

癌细胞的抗原缺失和调变　癌细胞的抗原缺失是指癌细胞不表达可诱发机制抗肿瘤免疫反应的抗原性物质的现象；癌细胞的抗原调变指由于宿主免疫系统攻击癌细胞，致使其表面抗原表位减少或丢失，从而避免被杀伤。

癌细胞的漏逸　由于癌细胞的迅速生长，超越了机体抗癌免疫效应的能力，致使宿主不能有效地清除大量生长的癌细胞。

MHC-I 类分子表达异常　不表达或低表达 MHC-I 类分子的口腔癌细胞不能有效地提呈肿瘤抗原，因而不能有效地被 CD8$^+$CTL 细胞杀伤。协同刺激信号的缺乏使口腔癌细胞低表达或不表达协同刺激分子，因而不能为 T 淋巴细胞的活化提供第二激活信号因子。抑制因子的产生是另一个主要因素，口腔癌细胞可通过分泌 TGF-β、IL-4、IL-6、IL-10、IL-15、VEGF、PEG2 和 COX-2 等抑制机体的抗癌免疫应答。Fas/FasL 相互作用时 FasL 与靶细胞表面的 Fas 结合，启动后者的死亡信号，导致 Fas 阳性细胞凋亡；口腔癌细胞则通过 Fas 丢失，逃避体内 Fas/FasL 系统对其的清除作用。趋化因子及其受体趋化因子具有广泛的生物学作用，参与感染、变态反应性疾病及癌的发生、生长和转移等。趋化因子与口腔癌的关系具有双面性：一方面，口腔癌细胞能自分泌表达趋化因子及其受体，通过刺激癌细胞生长、促进血管生长和消化细胞外基质等作用促进癌的生长和转移；另一方面，趋化因子能通过趋化免疫活性细胞及抑制血管生成来抵抗口腔癌的生长和转移。

调节性 T 淋巴细胞的作用通过不同机制抑制免疫反应，促使口腔癌细胞免疫耐受、逃逸。

影响癌微环境的因素　①免疫抑制细胞：多种免疫抑制细胞能在口腔癌微环境内部抑制免疫反应，包括调节 T 淋巴细胞、部分 B 淋巴细胞及骨髓来源的抑制细胞。②代谢因子功能异常：某些代谢酶与口腔癌免疫抑制直接相关。③缺氧环境：口腔癌中存在乏氧或低氧环境，在此环境内的癌细胞不但导致放疗和化疗效果不佳，也导致癌局部免疫抑制和免疫治疗效果不佳。

与宿主免疫系统有关的因素　宿主免疫功能低下或免疫耐受，抗原提呈功能低下或营养不良等因素，均有助于口腔癌细胞逃避宿主免疫系统的攻击。

口腔癌免疫学诊断　包括肿瘤的免疫病理学诊断和患者的免疫功能状态评估。

免疫病理学诊断　①检测肿瘤抗原：口腔癌抗原分为特异性抗原和相关抗原。检测肿瘤特异性抗原对原发性口腔癌具有一定的诊断价值，但口腔癌特异性抗原的研究和应用，临床进展不大。肿瘤相关抗原，如癌胚抗原、Scc-19 等，对口腔癌的诊断和预后判断价值不大。②检测肿瘤抗

体：如在黑色素瘤患者血清中可检测到抗自身黑色素瘤抗体；在鼻咽癌和伯基特淋巴瘤患者的血清中检测出 EB 病毒的抗体，且抗体水平的变化与病情的发展和恢复有关。

免疫功能状态评估　主要从细胞免疫和体液免疫两方面考虑。

细胞免疫　抗癌免疫以细胞免疫为主，T 淋巴细胞和 NK 细胞在免疫监视、杀伤靶细胞及免疫调节方面具有极其重要的作用。①T 淋巴细胞：癌免疫效应一般以细胞免疫为主，T 淋巴细胞是机体参与抗癌免疫应答的主要免疫活性细胞。T 淋巴细胞亚群的检测一直被临床首选为检测癌患者细胞免疫状态的传统方法。②NK 细胞及其活性检测：NK 细胞比 T 淋巴细胞的抗癌作用更为重要。因为它不需抗原刺激，先于 T 淋巴细胞发挥作用，故 NK 细胞处于机体抗癌的第一道防线。其杀伤癌细胞效应是非特异性的，不受主要组织相容性复合物限制。患者 NK 细胞减少及其活性降低时，说明机体免疫功能降低，抗癌能力亦下降，有利于癌的生长和扩散。

体液免疫　体液免疫的重要成分之一是细胞因子，主要有活化的免疫细胞和某些基质细胞分泌的具有高活性、多功能的小分子物质，可以调节和决定免疫应答的性质。

功能及意义　①利用特异性口腔癌抗原作为肿瘤标志物，可以用于原发口腔癌的发现、肿瘤高危人群的筛选、良性和恶性肿瘤的鉴别诊断、癌发展程度的判断、治疗效果的观察和评价、癌复发和预后的预测等。②通过对口腔癌免疫学的研究，阐明癌发病的免疫学机制及发病过程中患

者的免疫状态变化，从而为口腔癌的诊断、预防和治疗探索新的途径。③癌与机体的免疫状态密切相关，尤其是细胞免疫，贯穿于癌的发生、发展及预后全过程。监测癌患者的免疫功能状态，对癌的鉴别诊断、病情监测及疗效评估具有重要的参考价值。

（陈万涛　徐骎）

kǒuqiāng miǎnyìxìng jíbìng
口腔免疫性疾病（oral immunological disease）　口腔疾病中发病及进展与机体局部或全身免疫功能异常密切相关的一类疾病。包括发生在口腔中的自身免疫性疾病如贝赫切特综合征、天疱疮与类天疱疮、口腔扁平苔藓、盘状红斑狼疮和舍格伦综合征以及口腔黏膜超敏反应性疾病等，它们有着各自独特的临床表现和免疫学特征。

病因与发病机制　自身免疫性疾病的产生与自身抗原的出现、免疫调节异常、交叉抗原及遗传因素均有关系，是人体内自身免疫系统攻击自身正常细胞的疾病，还不能完全确定这些自体免疫抗体的成因。

超敏反应性疾病是机体接触变应原后，产生致敏淋巴细胞或特异性抗体，再次接触抗原时产生的功能紊乱和组织损害。其具体发生过程可因变应原的性质及其进入机体的途径、参与因素和个体反应性的差异而不同。

常见疾病与临床表现　包括以下方面。

贝赫切特综合征　原因不明，以血管炎为基础的系统性、损害性疾病，复发性口腔溃疡、生殖器溃疡、眼和皮肤病损是其主要临床特征。该病可涉及关节、消化系统、神经系统等。被认为是在遗传学上易感人群中发生的、

被感染或环境因素激发的自身免疫性疾病。患者外周血淋巴细胞亚群比例失调，$CD4^+/CD8^+$ 比例倒置，$CD45RA^+$ 细胞缺乏，血清中 IgA、补体及 C-反应蛋白升高，血清中亦发现自身抗黏膜和血管平滑肌的抗体，血管壁中有多种免疫反应物的沉积；血管周围和皮损处组织学改变有淋巴细胞浸润，淋巴细胞自分泌 TNF-α、IL-6、IL-8，均表明患者有自体免疫和细胞免疫异常。

天疱疮　少见的、慢性的、以皮肤和黏膜严重的大疱和糜烂为特征的自身免疫性大疱性疾病。每年新发病例（1～16)/100 万，多见于 40～60 岁的人群，无性别差异，可发生于任何种族。①寻常型天疱疮：最常见，占天疱疮的 70%。以出现抗桥粒芯蛋白 3 的 IgG 自身抗体为主要特征，也有抗桥粒芯蛋白 1 的自身抗体出现。②增生型天疱疮：被认为是寻常型天疱疮的变异型。③落叶型天疱疮：约占天疱疮的 20%，出现抗桥粒芯蛋白 1 的 IgG 自身抗体。红斑型天疱疮和疱疹样天疱疮被认为是罕见的落叶型天疱疮的亚型。各型天疱疮的组织病理学改变，均以上皮内棘细胞松解和上皮内疱为特征。天疱疮的显著标记是抗细胞自身抗原的 IgG 自身抗体，患者的血清抗桥粒芯蛋白 3 IgG 抗体和抗桥粒芯蛋白 1 IgG 抗体滴度通常与疾病的活性相关。补体成分在天疱疮病损中被检测到，因此推测，补体可能涉及天疱疮的发生。

类天疱疮　一组以表皮和真皮之间分离为特征的获得性自身免疫性、大疱性疾病。分为黏膜类天疱疮（mucous membrane pemphigoid，MMP）和大疱性类天疱疮（bullous pemphigoid，BP）等

类型。MMP 好发于口腔黏膜、眼结膜等，而皮肤少见，在口腔内主要表现为剥脱性龈炎，单纯口腔病损患者直接免疫荧光显示 IgG 在基底膜区域呈带状沉淀及抗 α6β4 整联蛋白阳性。BP 多见于易受摩擦部位的皮肤，在外观正常或有红斑的皮肤上出现张力性大疱，口腔黏膜病损少见。类天疱疮病理表现为上皮下疱，无棘层松解。大多数 BP 患者会有 IgG 抗体，与 BP180 外侧端的免疫区域起反应（NC16A 区域）。研究显示，有可以识别 NC16A 区域的记忆性 B 淋巴细胞的存在。BP 患者也有显著的、针对 BP230 反应的 IgG 抗体。此外，有的 BP 患者也可能具有针对 BP180 和 BP230 的 IgE 和 IgA 自身抗体。在 BP 患者的病损区域和血清样本中 Th1 的水平有所增高，也有发现 Th2 细胞因子存在。

口腔扁平苔藓 病因不明，一般认为与免疫因素、精神因素、内分泌因素和感染因素有关。口腔内黏膜损害多见于颊部，其次为舌、龈、唇和腭等部位，主要表现为白色条纹和斑块。典型病损光镜下可见上皮部分角化或角化不全，棘层明显增厚基底细胞液化变性，基底膜丧失，上皮钉突呈锯齿状，固有层中有淋巴细胞浸润带。电镜下可见损害早期上皮基底层液化变性，呈现特征性的胶样小体，导致上皮抗原性改变而发生淋巴细胞浸润，其中主要为 T 淋巴细胞，这提示正在进行的口腔黏膜的结构性破坏是由于局部的免疫应答引起的。

盘状红斑狼疮 累及头面部皮肤及口腔黏膜的慢性皮肤-黏膜结缔组织疾病。其病损以中央萎缩凹下的盘状红斑、黏膜病损周围白色放射状白纹、皮肤病损表

面黏着性鳞屑为特征。各型红斑狼疮的病因尚未明确，多认为是具有遗传易感性的个体在特殊的环境因素下，机体正常的免疫耐受机制受损而发生的自身免疫性疾病。T 淋巴细胞、B 淋巴细胞参与盘状红斑狼疮的发病及疾病进展。产生自身抗体是红斑狼疮的一个显著特征。抗核抗体、抗 DNA 抗体尤其是 IgG 型抗 dsDNA 抗体、抗 Sm 抗体是 DLE 的重要诊断标志物。

舍格伦综合征 以眼干、口干为主要特征的全身性自身免疫性疾病。又称干燥综合征。病因尚不明确，可发生在任何种族和地区，多见于中、老年女性。常以唇腺活检作为舍格伦综合征确定诊断的重要依据。病理学特异性表现是腺体内局灶性淋巴细胞及组织细胞增生浸润，严重时腺小叶内腺泡完全消失，为淋巴细胞、组织细胞所取代，但小叶的外形轮廓并未破坏，腺小叶内缺乏纤维组织修复，小叶内导管及上皮增生，形成实质性上皮团块，该团块称为上皮岛。免疫学研究发现，舍格伦综合征与多克隆 B 淋巴细胞过度激活和 T 淋巴细胞亚群的功能缺陷有关，故舍格伦综合征又有自身性免疫外分泌腺病之称。患者常有外周 NK 细胞、NK T 淋巴细胞和 Tr1 细胞百分比增高，CD4$^+$CD25$^+$调节性 T 淋巴细胞数减少；血清 IL-1、IL-2、IL-6 和 TNF-α 水平增高，而 IL-10 细胞因子表达降低。常见的自身抗体是类风湿因子、抗 SS-A 抗体、抗 SS-B 抗体和抗核抗体。免疫遗传学研究显示，舍格伦综合征与 HLA-B 基因位点有关，HLA-B8 与 HLA-DR3 等出现频率增加。

口腔黏膜超敏反应性疾病

超敏反应是指机体受到某些抗原刺激后，出现功能紊乱或组织细胞损伤的异常适应性免疫应答，又称变态反应。该反应只出现于超敏体质者。1963 年有学者根据反应发生的速度、发病机制和临床特征将超敏反应分为 I、II、III 和 IV 型。口腔发生的超敏反应涉及以上各型，临床表现和病理改变各不相同。其中最常见的药物变态反应性口炎、血管神经性水肿属于 I 型超敏反应。

治疗及预防原则 ①口腔自身免疫性疾病主要从控制病原体的感染，使用免疫抑制剂、细胞因子、特异性抗体以及口服自身抗原形成耐受等方式进行治疗，并无明确有效的预防方式。②口腔黏膜超敏反应性疾病的治疗首要是去除可疑致敏物并进行抗过敏治疗，并结合免疫抑制及局部治疗。可通过避免接触可疑致敏药物进行预防。

预后 贝赫切特综合征、天疱疮与类天疱疮、口腔扁平苔藓、盘状红斑狼疮和舍格伦综合征多为慢性迁延性疾病，治疗效果因患者个体状态及疾病病程而差别较大，转归及预后情况不一。药物变态反应性口炎、血管神经性水肿等口腔黏膜超敏反应性疾病预后较佳。

（陈谦明 曾昕）

huòdéxìng miǎnyì quēxiàn zōnghézhèng kǒuqiāng biǎoxiàn

获得性免疫缺陷综合征口腔表现（oral manifestation of acquired immune deficiency syndrome） 获得性免疫缺陷综合征是由 HIV 感染引起的以 CD4$^+$T 淋巴细胞减少为特征的进行性免疫功能缺陷，可继发各种机会性感染、恶性肿瘤和中枢神经系统病变的综合性疾病。又称艾滋病。

多数 HIV 感染者在感染早期就可能出现口腔颌面部的各种非特异性病损。

病因与发病机制 HIV 为该病的病原体。HIV 进入人体后选择性地与 CD4⁺ 各类淋巴细胞表面的 CD4 受体结合，诱导 CD4⁺ 的淋巴细胞凋亡。T4 淋巴细胞能促进 B 淋巴细胞产生抗体，调节 T8 淋巴细胞、NK 细胞的作用。当 HIV 侵入人体后，引起淋巴细胞增生，并选择性地侵犯有 CD4⁺ 受体的淋巴细胞，同时在细胞内进行复制，或整合于细胞染色体 DNA 内，一旦感染细胞被激活，大量病毒释放出来，继续攻击其他 T4 淋巴细胞，造成正常 T4 淋巴细胞缺失，从而使依赖 T4 细胞调节的各种免疫功能处于失控状态，细胞免疫功能下降，诱发条件致病菌的感染或罕见肿瘤的发生。

HIV 对外界抵抗力弱，对热敏感，56℃ 30 分钟即可灭活。70% 乙醇、0.2% 次氯酸钠、1% 戊二醛、20% 乙醛等均可使其灭活，但对紫外线、γ-射线则不敏感。

艾滋病患者、HIV 携带者是该病的传染源，特别是后者因病情隐匿，具有更大的传播危险性。主要传播途径为性接触传播、血液传播和母婴传播。

口腔表现 包括以下方面。

真菌感染表现 ①口腔念珠菌病：在 HIV 感染者的口腔损害中最为常见，常出现于疾病早期，为免疫抑制的早期征象。常表现为红色、乳白色或乳黄色斑点或斑块，好发于口腔颊部、腭、舌背等处，擦去斑块可见出血创面。发生于口角则表现为放射状条纹，伴有皲裂。如果发现年轻人口腔白念珠菌感染，就应警惕 AIDS。②组织胞浆菌病：由荚膜组织胞浆菌引起的真菌病，表现为发生于舌、腭、颊部的慢性肉芽肿或较大的溃疡、坏死。

病毒感染表现 ①毛状白斑：被认为是机体免疫严重被抑制的征象之一，主要见于 HIV 感染者。双侧舌缘呈白色或灰白色斑块，有的可蔓延至舌背和舌腹，在舌缘呈垂直皱褶状，如过度增生则成毛绒状，不能被擦去。②单纯疱疹：为 HIV 感染者常见的疱疹病毒损害，往往病情重、范围广、病程长、反复发作，主要由 I 型单纯疱疹病毒引起，也可由 I 型和 II 型单纯疱疹病毒混合感染。③带状疱疹：疱疹沿三叉神经分布，发病年龄多在 40 岁以下，病情严重，持续时间长，甚至为播散型，预后不良。④巨细胞病毒感染：口腔病损为溃疡。⑤乳头状瘤：局灶性上皮增生呈疣状损害，其发生与人类乳头状瘤病毒感染有关。前者表现为口腔黏膜局部的外生性乳头状新生物，后者表现为多发性丘疹，呈颗粒状外观，有成团趋势，边缘不规则。

卡波西肉瘤 HIV 感染者最常见的口腔恶性肿瘤，是获得性免疫缺陷综合征的临床诊断指征之一。在口腔中好发于腭部和牙龈，呈单个或多个褐色或紫色的斑块或结节，初期病损平伏，逐渐高出黏膜表面，可有分叶、溃烂或出血。

HIV 相关性牙周病 ①HIV 相关性龈炎：表现为游离龈处的界限清楚的火红色充血带，宽 2~3mm。无牙周袋及牙周附着丧失，常规治疗疗效不佳，其发生与口腔卫生状况关系不大，可能与念珠菌感染相关。②HIV 相关性牙周炎：牙周附着丧失，进展快，但牙周袋不深，主要是由于牙周软硬组织破坏所致，牙松动甚至脱落。③急性坏死性溃疡性牙龈炎：口腔恶臭，牙龈红肿，龈缘及龈乳头坏死，探之极易出血。④坏死性牙周炎：以牙周软组织的坏死和缺损为特点，疼痛明显，牙槽骨破坏，牙松动。

坏死性口炎 表现为广泛的组织坏死，严重者与走马疳相似。

溃疡性损害 口腔黏膜出现单个或多个反复发作的圆形或椭圆形疼痛性溃疡，另可出现无明显诱因的非特异性口腔溃疡，病损范围较大，不易愈合。

唾液腺疾病 多累及腮腺，其次为下颌下腺。表现为单侧或双侧的大唾液腺弥漫性肿胀，质地柔软，常伴有口干症状。抗核抗体、类风湿因子阴性。

非霍奇金淋巴瘤 常以无痛性颈、锁骨上淋巴结肿大为首要表现，病情发展迅速，易发生远处转移。口内好发于软腭、牙龈、舌根等部位，表现为固定而有弹性的红色或紫色肿块、伴有或不伴有溃疡。

儿童 HIV 患者的口腔表现以口腔念珠菌病、口角炎、腮腺肿大、单纯疱疹较多见，卡波西肉瘤、毛状白斑罕见。

检查 以实验室检测为依据，结合临床表现和流行病学史进行综合分析。①HIV 检测：包括抗体检测、抗原检测、病毒核酸检测、病毒载量检测、病毒分离培养。其中 HIV 抗体检测为最常用的方法。②免疫功能检查：包括外周血淋巴细胞计数、CD4⁺ 细胞计数、CD4⁺/CD8⁺ T 淋巴细胞比值、β₂ 微球蛋白测定。③条件致病菌的病原微生物检查。

诊断 HIV 感染受检血清初筛试验阳性，确证试验阳性者。

艾滋病的确诊：HIV 抗体阳性，又具有下述任何一项者，可确诊为艾滋病患者。①近期内

（3～6个月）体重减轻 10%以上，且持续发热达 38℃ 1 个月以上。②近期内（3～6个月）体重减轻 10%以上，且持续腹泻 1 个月以上。③有肺孢子菌肺炎。④有卡波西肉瘤。⑤有明显的真菌或其他条件致病菌感染。

若 HIV 抗体阳性者出现体重减轻、发热、腹泻，症状接近上述第一项标准，且具有以下任何一项时，可为实验确证艾滋病患者：①CD4$^+$/CD8$^+$T 淋巴细胞计数比值<1，CD4$^+$T 淋巴细胞计数下降。②全身淋巴结肿大。③有明显的中枢神经系统占位性病变的症状和体征，如出现痴呆、辨别能力丧失或运动神经功能障碍。

治疗原则 世界范围内尚无根治的方法，所有的 HIV 病毒感染者最终死于合并的机会性感染或难治性肿瘤。①伴发口腔白色念珠菌感染时可局部或全身应用药物控制，局部用药包括 2%～4%碳酸氢钠溶液含漱，或 0.2%氯己定溶液含漱，也可应用制霉菌素软膏或霜剂局部涂搽。全身用药主要口服酮康唑和氟康唑。②合并龈炎、牙周炎、口角炎及坏死性口炎等应认真做好口腔卫生工作，每日可用 0.1%～0.2%氯己定溶液含漱，口服替硝唑或克林霉素等。③口腔合并单纯疱疹或带状疱疹、毛状白斑者，主要用阿昔洛韦治疗。④伴发卡波西肉瘤还没有很有效的治疗方法，主要方法有化疗、放疗、局部手术切除和激光治疗。

预防 艾滋病是传染源及传播途径非常明确的疾病，其预防远比治疗重要，且易取得良好的效果。具体措施包括：①规范自身行为，避免性关系紊乱，远离毒品。②避免接触可能被艾滋病患者分泌物污染的物品。③对供血及血液制品进行严格筛选。④加强入境检疫工作。⑤加强关于艾滋病的科普宣传及易感人群的管理与筛查。

（陈谦明　周　瑜）

kǒuqiāng miǎnyì bìnglǐ jìshù
口腔免疫病理技术（oral immunopathological technology）
应用免疫学原理和方法为研究各类口腔疾病提供客观证据的技术。是口腔免疫学技术的重要组成部分。

分类 常用的口腔免疫病理技术如下。

免疫组织（细胞）化学技术 利用抗原抗体特异性结合反应来检测和定位组织或细胞中的口腔疾病相关化学物质的诊断技术。

免疫荧光技术 利用带有荧光物质标记的抗体对口腔疾病的相关抗原进行特异性定位的诊断技术。根据抗体是否直接与目标抗原相结合可分为直接免疫荧光技术、间接免疫荧光技术。

优、缺点 优点是特异性强、敏感性高、速度快；主要缺点是存在非特异性染色，结果判定易受主观影响，技术程序复杂繁琐。

临床意义 通过口腔免疫病理技术对口腔各类疾病相关免疫系统特异性反应的病理学表现做出评价，并根据不同口腔疾病中特异性免疫病理学表现，对于口腔疾病的诊断、临床分型、治疗及预后判断具有重要的临床意义，如口腔黏膜大疱性疾病、口腔盘状红斑狼疮、口腔感染性疾病、口腔肿瘤等。

口腔大疱性疾病 以免疫荧光技术为代表的口腔免疫病理技术与口腔黏膜大疱性疾病的诊断、临床分型等方面有着密切的联系。

寻常型天疱疮 直接免疫荧光病理显示棘细胞层间的抗体沉积。间接免疫荧光病理见患者血清中存在抗细胞间质以及棘细胞的循环抗体，其中多为 IgG。

瘢痕性类天疱疮 50%～80%的病例用新鲜的黏膜标本进行直接免疫荧光检查，可见基底膜区有一连续、细长的抗体荧光带，主要是 IgG 及 C3，偶有 IgA、IgM。进行间接免疫荧光法检查时，仅有少数患者血清中检出抗基底膜带的自身循环抗体。即使是阳性患者，其梯度滴度也较低。

副肿瘤性天疱疮 直接免疫荧光检查标本中同时存在棘细胞间和上皮下免疫反应是对其诊断的重要提示；间接法显示 IgG 自身抗体还能和其他移行上皮组织中的桥粒结合，尤其是小鼠膀胱上皮，此可作为副肿瘤性天疱疮与寻常型天疱疮的鉴别点。

线状 IgA 大疱性疾病 直接免疫荧光检查显示病损皮肤或黏膜基底区域出现均匀的 IgA 线状沉积，可伴有 IgG 和 C3 的沉积。

盘状红斑狼疮 用直接免疫荧光法检查盘状红斑狼疮患者，可见上皮基底膜区有一连续的、粗细不均匀的翠绿色荧光带，呈颗粒状或块状，称为"狼疮带"，为免疫球蛋白（IgG、IgM）及补体 C3 沉积所致。狼疮带是否存在对盘状红斑狼疮的诊断、治疗效果及其预后具有重要意义。如果患者正常皮肤的狼疮带阳性，提示可能向 SLE 转变。

口腔感染性疾病 口腔疾病的某些致病微生物在常规病理检查中不易发现，尤其是病毒，由于其分子水平的结构在细胞水平上难以发现，通过免疫组化方法则可明确发现病原体抗原部位以及定量，如人乳头状瘤病毒、单纯疱疹病毒等，已有商品化标志物帮助解决病因诊断问题。

口腔肿瘤 普通 HE 染色下，未分化肿瘤缺少肿瘤细胞起源的特征，应用免疫组化技术，通过特定抗体标记出细胞内相应抗原成分，可以确定细胞类型。大多数标志物都有其特定的分布部位，如上皮细胞膜抗原着色部位在细胞膜上，但低分化腺样囊腺癌胞质内也可出现阳性颗粒；角蛋白的含量也与分化程度有关，低分化或未分化癌含量较低、染色较弱。用免疫组化方法对组织细胞内的免疫球蛋白、补体、免疫复合物等进行检测可以辅助诊断，指导治疗和预后。

(陈谦明 李 敬)

kǒuqiāng shēngwùlìxué

口腔生物力学 (oral biomechanics)

应用力学原理和技术研究口腔医学各学科的生物力学问题、分析各种力学现象与力学过程、解决临床实际问题、发展临床技术的学科。它是生物力学与口腔医学的交叉、融合，旨在探究口腔医学领域内面临的共性或特殊性的力学问题和对策。口腔医学的修复学、种植学、正畸学及口腔颌面外科学等领域均存在着大量的生物力学问题，口腔生物力学已成为口腔医学的重要基础和应用基础学科之一，为防治口腔疾病、保健与修复等提供新的理论、方法和设备。

简史 1638 年意大利力学家、动力学理论的奠基人伽利略 (Galileo Galilei) 首先发现负重与骨形态间的关系。20 世纪初期作为研究身体结构的人体运动学已经发展起来，到了 20 世纪 40 年代，学术名词"生物力学"开始出现，但还没有成为一门学科。1967 年，生物力学在国际上作为专业学科出现，第一次国际生物力学研究班会议在瑞士举行。20

世纪 50 年代初，以牙颌关节组织结构力学为内容的口腔生物力学开始兴起。电测法、弯曲试验等测定了釉质、牙本质、下颌骨的皮质骨等组织结构的基本力学性质。随着理论应力分析法的发展，有限元分析方法逐渐被应用于对牙颌关节组织结构在不同载荷、功能状态下的应力分布的研究。20 世纪 80 年代，普遍应用二维及三维有限元进行研究，逐步由定性分析转入定量分析。随着现代生物力学新的研究手段和方法的出现，显微成像技术被应用于牙颌关节组织固有的力学特性以及各组织微结构的研究中。意大利生物力学家纳塔利 (Natali) 于 2003 年出版专著《牙科生物力学》，详尽地阐述了骨、牙周膜等牙颌关节组织的基本力学性质，同时对口腔材料的生物力学性能以及新的生物力学研究方法和手段进行了系统的归纳和总结。

研究范围 包括以下方面：①了解口腔器官和组织的解剖和结构。②用材料力学的宏观和微观方法，确定口腔器官或组织的力学性质及本构关系。③依据物理学中的基本原则和生物组织的本构方程，导出研究器官或组织的微分或积分方程。④根据口腔器官的所属工作环境，得到有意义的边界条件。⑤运用解析方法或者数值计算方法求解边值问题。⑥进行生理实验，验证边界值的合理性和可靠性，使理论与实验一致。⑦探讨理论与实验结果在临床实际中的应用。

研究方法 主要依靠测试和实验。生物力学的力学基础是牛顿力学和介质连续力学，由各种形式的实验获得的物理现象建立合理、简洁的力学模型，对所建的模型进行理论分析，得出各种

运动平衡的规律，再回到实践（或实验）中去检验，经过多次修改力学模型，以期得到满意结果。

口腔生物力学的研究方法与一般生物力学相似，但也有其独特性。其研究方法主要分为实验应力分析法和理论应力分析法。实验应力分析法是将基础理论和工程技术相结合，利用物理模型或实物对构件进行应力、应变和位移的分析，是复合材料力学等基础理论研究的必要手段。理论应力分析法是指用材料力学和弹性理论求得应力分布的理论解答，涉及基本物理学法则和一些基本公式的运用。

与邻近学科的关系 口腔医学领域存在大量生物力学问题，运用生物力学技术能提高临床医疗水平。促进口腔医学的科研发展。基于口颌系统结构和功能的特殊性，口腔生物力学建立了许多特殊的实验理论及数学模型，为解决口腔医学的临床实际问题、发展技术手段奠定实验和理论基础。由于口腔环境的特殊性，口腔生物材料在临床应用中面临复杂的条件，其内部和周围组织的应力分布较大地影响材料的正常使用，出现疲劳、失效，因此口腔生物力学为材料的优化设计提供了有力保障，对新的口腔材料的问世起到积极作用。通过对口腔颌面部组织的基本力学性质如弹性模量、泊松比、极限强度等的测量，可指导口腔医学各学科选用合适的治疗方案。

口腔正畸学 能指导个体化正畸力系统的优化设计，正确控制正畸力，使牙槽骨快速、合理地改建，减少创伤，有助预测正畸矫治效果，同时也经常用于正颌外科和牙周病治疗。

口腔修复学 在行口腔修复

时，对口腔各种修复体及支持组织进行生物力学研究，分析各种修复体在不同载荷、不同加载部位的情况下，修复体及支持组织的应力分布状况，为嵌体、桩冠、瓷贴面、固定桥、精密附着体、可摘局部义齿、全口义齿、颌面部赝复体的设计及基牙的选择，提供理论依据；通过对天然牙和修复材料的摩擦、磨损研究，找到摩擦设计原则，使得设计、制作出的修复体不仅能够保护口腔硬软组织的健康，还可正常行使咀嚼功能，延长修复体的使用年限。在口腔种植领域，口腔种植体构型设计、骨整合、口腔种植体材料的力学特性评测等与生物力学关系密切，研究它们可用来指导在修复时选用合适的调磨咬合方法，减小负荷，使用合理的上部修复材料，尽量避免出现种植体基台中心固定螺杆松动、折断等并发症。材料的修复与力学传导不仅影响余留组织的功能，也是恢复口腔组织形态及生理作用的关键因素，使材料的力学性质、生物相容性、美观性等更接近正常组织是指导口腔修复材料发展的目标之一。

口腔颌面外科学 通过建立各种杠杆模型、数学分析模型和有限元分析模型等研究颞下颌关节，为颞下颌关节紊乱病的预防、诊断和治疗提供理论依据。从宏观到微观对颌骨组织结构的力学性质研究，揭示形态与功能、结构和力学性质的密切关系，以期在骨折的愈合和种植修复过程中，充分考虑颌骨力学性能的影响。在生物力学原理指导下产生了坚强内固定原则，使各型内固定夹板问世，提高了颌面骨骨折的处理水平，并为正颌外科的发展提供坚实的保障。

牙体牙髓病学 牙体缺损时用银汞充填窝洞，窝洞洞型预备需要强调固位型和抗力型的生物力学原理，才可保证避免充填物脱落和（或）牙折。高粘结强度的新型粘结材料在充填牙体窝洞或缺损时已不拘泥于以前提出的固位型、抗力型等要求，从而能保存更多的牙体组织，发展了微创治疗概念。

口腔细胞力学 口腔干细胞在力学刺激下的增生、分化、调控一直是研究的热点。干细胞体外实验显示，不同种类的细胞在不同大小、时间、频率、加载方式的应力刺激下所表现出的反应不同，而动物实验由于是体内研究，参与因素众多，细胞在应力下的变化就更为复杂。干细胞的多向分化能力早已被人们注意，但如何诱导细胞向特定方向分化，如颌骨和牙的再生，却依然是亟待解决的问题。

（于海洋）

kǒuqiāng xìbāo shēngwùlìxué

口腔细胞生物力学 （biomechanics of oral cell） 研究口腔各细胞在力学环境下的形态变化、生长影响、细胞分化及力学效应的理论。运用生命科学和工程科学的原理和方法来研究口腔正常和异常细胞结构和功能的关系，开发生物替代物来恢复细胞的功能。

口腔细胞生物力学包括对细胞运动、细胞变形、细胞间相互作用及细胞如何产生力、如何感觉和响应外界作用力的研究，包括细胞骨架动力学研究，细胞-细胞外基质相互作用以及有关的细胞形态、结构、功能、形变能力和整个细胞的力学特性的研究。

牙髓细胞力学 牙髓细胞是牙髓组织的主要细胞成分，其中含有一定量的牙髓干细胞。牙髓干细胞具有高度的增生能力、自我更新能力、多向分化潜能，牙髓干细胞在牙本质形成和损伤修复中发挥着重要作用。牙髓细胞是具有自我修复能力的活性细胞，在合适的诱导条件下，能向成牙本质细胞分化，从而形成在矿化特征、有机成分等方面与原发性牙本质相同的牙本质，表明牙髓细胞可以作为牙组织工程研究的种子细胞。周期性张应变作用下人牙髓细胞的形态、存活率和增生活性可改变，过大的力学刺激则可能导致细胞骨架断裂，产生细胞毒性，从而抑制增生。

牙周膜细胞力学 牙周膜的主要细胞成分是具有成骨细胞特性的成纤维细胞。成纤维细胞是牙周膜中数量最多、功能最重要的细胞。通常所说的牙周膜细胞即指牙周膜中以成纤维细胞为主的细胞群。牙周膜细胞可向成骨细胞或成牙骨质细胞方向分化，分别形成牙槽骨和牙骨质。牙周膜中还含有部分上皮细胞和少量干细胞。

牙周膜改建过程 正畸治疗过程的应力可诱导牙周膜改建。加力后，张力区牙周膜增宽，受牵张的牙周膜中有数个细胞增生过程明显被激活，同时伴有结缔组织细胞数量的增加，随后该区牙槽窝边缘有类骨质沉积。张力区血管扩张，受牵张的牙周膜细胞按应变方向重新排列。牙周膜中心的细胞呈纺锤状，而邻近牙槽骨区域的细胞呈球形。牙周膜细胞在邻近牙槽窝壁上生成新基质的同时还分泌形成纤维。新形成纤维的一部分与新生类骨质整合，另一部分则包埋于牙周膜中。

牙周膜改建分子机制 正畸治疗过程牙受力初期，牙周膜内液体被挤压，胞外基质和细胞发生形变，扭曲的神经末梢释放神经递质。由于牙周膜中许多神经末梢都邻近血管壁，释放的神经递质便首先与毛细血管内皮细胞反应。内皮细胞表达受体与血液中白细胞结合，促使后者渗出毛细血管。迁徙的细胞分泌多种信号分子，如细胞因子和生长因子（其中包括炎症介质），刺激牙周膜和牙槽骨衬里细胞对胞外基质进行改建。

应力对牙周膜细胞最直接的效应可能发生在黏附斑区域。所有牙周膜细胞（迁徙出来的白细胞除外），都必须附着在胞外基质上，这种附着对其存活至关重要。在牙周膜张力区，胞外基质被拉伸，附着的细胞随之被拉伸，此过程中细胞骨架直接把机械力传递至细胞核。另一方面，被拉伸的细胞不断努力试图恢复其正常形态，这一目标通过细胞与胞外基质的脱附着和再附着过程实现。压力区情况与之类似，受压后数小时内细胞变得扁圆，后逐渐恢复形态。胞外基质的改建在正畸牙移动中起到整合作用。

细胞对机械信号的转导机制在生物力学研究领域有重要意义。信号转导可通过构成跨膜通道的受体完成，细胞骨架结构通过细胞黏附分子与胞外基质的物理连接更增加了其复杂性。牙周膜细胞对机械应力刺激的反应包括细胞内、外结构组分的交互作用。应力刺激使胞外基质发生形变，并通过细胞表面蛋白传递至细胞骨架。参与这一过程的胞外基质分子包括胶原蛋白、蛋白多糖、层粘连蛋白和纤维连接蛋白。信号传递始于胞外基质与细胞黏附分子（如整合素）及其他表面受体的结合，随之引发细胞骨架的重组、储存细胞因子的分泌、核

糖体的激活和基因转录的启动。

牙骨质细胞力学　牙骨质位于牙周膜和牙本质之间，在解剖上属于牙体组织，但在功能上却是牙周组织的一部分。牙骨质是牙周膜主纤维的附着点，因此牙骨质再生被认为是牙周病暴露的根面上牙周组织再生的关键。力学刺激下牙骨质同样在发生缓慢改建。当根面施加矫治力后，牙骨质发生吸收，吸收的多少与力的类型、大小、持续时间相关。在矫治力去除后，牙根表面牙骨质可再生。

骨细胞力学　在生理应力平衡范围内，骨处于稳定状态。较大的应力会导致成骨细胞活跃，使骨形成增加；过大的应力则导致成骨细胞过分活跃，促进编织骨的形成。与此相反，缺乏应力刺激的条件下骨基质蛋白量降低、矿物质及骨形成减少，骨代谢活动减慢。参与骨改建及骨重塑的包括两种基本细胞：成骨细胞及破骨细胞。应力刺激使成骨细胞形态、数量发生改变，不同的应力加载方式导致骨细胞的改变不一。机械力载荷影响成骨细胞分化相关因子如Ⅰ型胶原蛋白、碱性磷酸酶、骨钙蛋白、骨桥蛋白等的表达。在力学刺激下成骨细胞的力学信号在骨内的转导过程分为4个阶段：力学偶联、生化偶联、信号的传递、效应性细胞的反应。破骨细胞对机械应力刺激敏感，应力可对破骨细胞形态、分化、功能产生影响。

颌骨肌细胞力学　生理情况下，颌骨骨骼肌组织借肌腱附着于骨骼上，与周围的神经、肌腱、关节、骨等组织形成协调系统，通过兴奋收缩完成各种动作。如果由于各种原因引起肌长度、作用方式改变，则可能导致肌结构

的变化以适应新的肌功能作用方式，异常肌牵张对肌产生的损害还与牵张次数、幅度及肌的最大牵张长度有关。

连续排列的肌小节是颌骨骨骼肌收缩的基本结构单位。体外细胞力学实验证实，异常牵张造成的肌损伤是由于不可逆转的肌小节牵张。肌小节在牵张时长度的不稳定和不一致，使肌小节内部的粗、细肌丝的重复结构遭到破坏，最终产生肌组织最适长度等改变。

口腔细胞生物力学对于揭示口腔细胞及其分子结构与功能的本构关系，揭示细胞间的相互作用，探讨对细胞行为、功能的影响因素与调控规律，以及对口腔细胞进行建模做定量描述等方面起着重要作用。口腔细胞生物力学通过对口腔内各种细胞受力的分析，可了解细胞的力学机制、生长增生特点，加深对口腔疾病病因、发展过程、预后等的认知，为促进口腔组织修复重建、引导再生打下坚实基础。口腔细胞生物力学着重对口腔细胞生理功能的定量分析以及对细胞与组织的调控与生长行为研究。口腔细胞生物力学与细胞分子生物化学、生物信息学等相融合，已成为细胞与分子生物学的研究前沿。

（于海洋）

kǒuqiāng shēngwù mócāxué
口腔生物摩擦学（oral biotribology）　研究颞下颌关节、下颌骨、天然牙、唾液、口腔黏膜软组织、修复体等在力环境下的摩擦学性能的理论。运用机械工程科学、力学、物理学等原理和方法，通过研究它们的摩擦磨损机制和失效机制，以便采取相应措施，延长其使用寿命。人们对口腔天然组织器官及人工器官在摩

擦学性能的研究，有助于认清这些器件工作及损伤的生物力学、摩擦学、生理学与病理学机制，为预防医学、重建医学、康复医学的发展提供理论支撑；同时掌握人工器官在体内的磨损寿命以及失效机制，为其设计提供理论依据。

口腔生物摩擦学是生物摩擦学中的重要组成部分。生物摩擦学是从生物系统问题出发，研究生物器件摩擦学行为并进行模拟和应用的学科。用物理、数学、材料科学和工程等方面的知识来分析研究和解决与生物系统相关的所有摩擦学问题。其目的在于研究生物机体内部器官或生物材料的摩擦磨损机制和失效机制，以便采取相应对策和措施，延长其使用寿命。从生物摩擦学的内涵上看，它不仅涉及机械学、材料学、力学、物理学和化学等，而且涉及生物学和生物医学工程等，具有强烈的学科交叉性。

口腔自身的生物摩擦 包括颞下颌关节、唇、牙、舌、唾液等。唇、牙、舌负责语言和咀嚼运动。唇与牙、牙与牙、舌与牙表面是口腔内的 3 个重要的摩擦表面。唇与唇之间具有非常良好的润滑保护，尽管相对运动极多，但不被磨损。唾液是口腔化学环境的重要成分，具有多种功能，如消化、稀释和缓冲、杀菌和抑菌、清洁等。在唾液的诸多功能中，其润滑和缓冲功能与牙的摩擦磨损性能密切相关。对唾液润滑性能的研究与探索不仅丰富了生物摩擦学理论，同时为生物滑液系统的实现奠定了坚实基础。

颞下颌关节的生物摩擦 颞下颌关节由颞骨的关节窝及关节结节（两者合称颞骨关节面）、下颌骨的髁突、居于两者之间的关节盘以及外侧包绕的关节囊和关节侧附韧带等构成。颞下颌关节左右各一，彼此联动，形成下颌复杂的咀嚼与语言运动。颞下颌关节在行使功能时，其接触面（关节软骨）之间必然存在一定程度的摩擦磨损。因其特殊的生理结构及细胞的代谢等决定了其处于优异的摩擦和润滑状态，即使在高载荷、高承重和承受冲击载荷等情况下，也表现出极小的摩擦系数和几乎没有磨损的摩擦学性能。因而颞下颌关节的摩擦学研究主要集中于对其优良摩擦学性能的研究及对其润滑机制的探讨上，在此基础上为颞下颌关节紊乱的诊治提供理论依据，同时也为人工关节的开发引入摩擦学的设计原则。

下颌骨的生物摩擦 独特的受力方式决定了其特殊的力学性能。摩擦磨损特性是其力学特性的部分体现，在种植体植入过程中，其各向异性的摩擦磨损特性是种植手术及种植体设计必须考虑的要素之一。

在颌骨的划痕摩擦研究中发现，颌骨的摩擦系数可以大致分为 3 个阶段，分别对应着不同的磨损模式。第一阶段，摩擦系数随载荷缓慢增加，后达到相对稳定的状态。在第一阶段开始的时候，摩擦系数迅速增加，其原因是滑动过程中损伤机制发生了改变，其从轻微的弹性变形发展到了弹塑性变形，整个阶段没有裂纹的萌生和扩展。第二阶段，摩擦系数快速增加并急速波动，这个过程中出现了裂纹的萌生和扩展。第三阶段，摩擦系数保持较高的稳定值，大裂纹形成。所有的划痕形貌并不完全对称，其原因可能是受皮质骨各向异性的结构及组织的不均匀性及骨表面的波动等因素的影响。

裂纹的萌生是应力和微结构共同作用的结果。当纵断面上划痕沿着骨单位方向时，出现在这个方向的微裂纹主要起源于胶原-羟基磷灰石复合物粘结面的断开。在纵断面上当划痕垂直于骨单位时，划痕的边缘会接触到骨板层的很多界面。在应力作用下，裂纹很容易通过骨层骨间的界面延伸到划痕区的外面，且有很多磨屑和组织的剥层堆积在边缘。这些裂纹相互连接并形成二级裂纹。当相邻的裂纹互相连接时，剥层就出现了。

在横断面上由划痕产生的磨屑较纵断面垂直于骨单位方向上的要少。横断面上的皮质骨有较低的弹性变形比率和较高的硬度，其结构决定了在这个方向上有更多的晶体和划痕相互作用，这样在压应力的作用下，裂纹就在划痕的中央形成。因为张应力的作用，两侧的裂纹也开始萌生并扩展。下颌骨皮质骨的纵断面有较低的弹性模量和硬度，抵抗纳米划痕磨损的能力却较强。

牙的生物摩擦 牙摩擦学研究主要集中于对牙体组织摩擦磨损行为的研究。牙特殊的组织结构是其优越耐磨损性能的保证，探讨其摩擦学性能有助于为研发口腔科修复材料提供理论依据；加强天然𬌗面及邻面的摩擦磨损行为研究，有助于防治非正常磨耗，从而预防牙过敏、颞下颌关节紊乱、牙周病、牙龈炎等口腔疾病的发生，进而提高人们的生活质量。口腔内的化学环境极其复杂，对牙的摩擦磨损性能有很大的影响。在咀嚼过程牙中不断摩擦，产生磨损，口腔医学根据造成牙磨损的不同原因将其分为 3 种类型：生理性磨耗、病理性磨损和酸蚀，临床上所见到的牙磨损通常是这 3 种类型共同作用的结果。

生理性磨耗　牙在咀嚼过程中牙面与牙面之间或牙面与食物之间的摩擦，导致牙体硬组织发生少量而渐进性磨损的生理现象。它是牙对于持续性咀嚼压力的自身调节，多发生在牙的咬合面、切嵴及邻面。咀嚼过程中由牙的微动所造成的牙体硬组织轻微丧失可发生于邻面接触点。牙的磨耗与咬合接触存在一定的关系。传统上将殆接触分为尖牙保护殆和组牙功能殆。前者，功能性接触被限制在尖牙之间，其余牙的磨损被缩减到最少；在组牙功能殆系统中观察到多个咬合接触部位常发生较多的磨耗。适度的磨耗使上下颌牙咬合面广泛接触，有助于建立咬合平衡。同时人的适应功能及补偿机制使天然牙不断萌出并发生生理性前移位，补偿了牙的咬合面和邻面的生理性磨耗，从而确保咀嚼系统功能的终生维持。

病理性磨损　除正常咀嚼过程外其他机械摩擦所引起的牙体组织损耗，多见于个别牙或少数牙，其主要原因有磨牙症、不良刷牙习惯、不良修复体等，其中磨牙症是病理性磨损很重要的一个原因。天然牙的磨损从摩擦学的角度可以分为以下 4 种。①两体磨损：指相对应的牙或牙与相对应的磨件直接接触，接触区的牙体组织晶体在相对运动过程中变形或脆断，造成牙体硬组织的丢失，其磨损机制通常是磨粒磨损。这种磨损常见于牙的非咀嚼性的相对运动，包括磨牙症。在咀嚼过程中牙穿通食物之后的直接接触造成的磨损是两体磨损，咀嚼过程中牙的邻面在微动过程中造成的牙邻面触点区的磨损同样也是两体磨损。牙刷直接刷牙也属于两体磨损，研究表明，单独通过刷牙需要用 2500 年才能去除约 1mm 厚的釉质。②三体磨损：指的是相对应的两个表面被磨粒颗粒或磨屑层隔开所发生的磨损，常见于咀嚼过程中两个表面中间被食物所隔开的情况，另外刷牙时牙刷与牙之间被牙膏隔开所发生的磨损，也属于这种磨损。在此过程中，隔开牙的第三体常作为磨料来磨损牙面，造成牙体组织的丢失。研究表明，牙刷加上牙膏对牙面的磨损大约需要 100 年的时间才能磨损约 1mm 厚的釉质。③疲劳磨损：指牙在应力作用下，表面分子的运动转移到了表层下，导致分子之间键的断裂及表面分子下区域的破坏，最终在表层下形成微裂纹，微裂纹在应力作用下扩展，当微裂纹扩展到牙表面时，就造成牙的断裂，引起牙体硬组织的丢失。常见于体外实验中应力环境造成的颈部牙体组织的缺损，也见于临床观察到的部分楔状缺损。④化学酸蚀磨损：指化学因素导致牙的构成分子之间的链变弱，使牙表面耐磨损性能降低，从而加速两体磨损和三体磨损。两体磨损、三体磨损及化学酸蚀磨损三者常相互作用、互相影响。最有利的实验证明就是酸蚀后的牙在磨损实验过程中较正常牙的磨损量大。研究表明，牙膏加牙刷再加上酸的共同作用，仅用 2 年就可以磨除 1mm 厚的釉质。也有研究表明，酸蚀的牙在人工唾液或再矿化液中浸泡一定的时间之后再刷牙，其磨损量明显低于酸蚀后直接刷牙的磨损量。

酸蚀　非细菌作用下的化学过程所导致的牙体硬组织丧失。引起酸蚀的根本原因是牙暴露于外源性或内源性的多种酸中。典型的酸蚀通常表现为双侧洞状缺损，同时没有由脱矿形成的白垩色或粗糙感。口腔内牙的酸蚀常见于碳酸饮料摄入量过大或胃反酸（反胃）的患者，酸蚀引起牙组织产生杯状或沟槽形损害。与咀嚼磨耗损伤不同，破坏区域的基底部位与对殆牙无接触。由于薄弱组织的折断和较软牙本质不同步的丧失，周边釉质常呈现出不规则的外形。胃反酸患者的牙酸蚀的最常见表现是牙冠硬组织的破坏，酸蚀常损害上颌前牙的腭面。其形成原因是在随意反胃准备呕吐时，舌引导胃中的食物向前，舌的伸展保护了下颌牙，但上颌前牙的腭面却没有保护，从而引起该处出现明显的酸蚀。

研磨食物是牙的主要功能，摩擦系数小容易造成"打滑"现象，不利于磨碎食物。天然牙不同层次的摩擦系数是不相同的，釉质的摩擦系数明显比牙本质的高，在咀嚼过程中釉质的咀嚼效率最高；当釉质被磨损后，釉质牙本质界仍可行使咀嚼功能；但当牙本质完全暴露在殆面时，牙的咀嚼效率将会显著降低。

口腔人工器官及修复体的生物摩擦　其研究主要集中于口腔材料摩擦学、种植体与皮质骨形成的微动磨损、中央螺丝松动的微动腐蚀。有关口腔修复材料的摩擦磨损研究主要集中在金属材料、陶瓷、复合树脂等 3 个方面。如何研究开发适应个性差异、与天然牙具有优异的摩擦学匹配特性的材料是研究重点。种植牙已经成为治疗和修复牙缺失非常重要且有效的方法。无论从功能还是从形态美观方面，种植牙都可以获得传统修复技术所无法实现的修复效果。然而，随着种植牙的大量应用，骨-种植体界面松动失效的难题也接踵而至。如何确保种植体的使用时间，是医学界和工程界的研究工作者共同关注的热点问题。已开展了从皮质骨-植入物界面的切向微动、径向微动到复合微动等系列研究，建立了植入体-皮质骨界面的微动损伤理论，并提出了有效减缓骨复合微动损伤的方法。这一成果极大地推动了相关学科基础理论的丰富和发展，同时对于种植体的研发和应用起到了指导性作用。种植体的微动损伤是导致各种螺纹连接失效的主要原因之一。针对牙种植体螺纹连接易发生松动的问题，运用微动摩擦学和腐蚀电化学等研究手段，在对几种螺纹连接力学分析的基础上，通过对口腔腐蚀性环境的模拟，对牙种植体螺纹连接进行复合微动磨损、电化学腐蚀及复合微动腐蚀的实验研究，建立运行工况微动图和材料损伤响应微动图，并对其腐蚀行为进行观察研究，揭示微动磨损与腐蚀的交互作用机制，构建牙种植体螺纹连接的体外微动损伤模型。通过不同材料配副和不同复合角度（模拟几种螺纹连接）实验结果的对比分析，提出抗复合微动腐蚀的防护对策，探索其在牙种植体螺纹连接防松设计中的应用，为进一步提高牙种植体使用时间提供新的思路。

（于海洋）

yátǐ yásuǐ shēngwùlìxué

牙体牙髓生物力学（biomechanics of endodontics）

主要研究牙的基本力学性质及牙体、牙髓治疗过程中的力学分析的理论。运用力学、物理学等原理和方法，为保护牙体组织、治疗牙体牙髓病提供参考。

牙体牙髓生物力学可以应用于牙体牙髓病的病因分析和治疗。对牙体组织进行生物力学研究有助于了解牙体修复与根管治疗之后牙体组织的力学状况，发现更好的修复方法，降低治疗的失败率。牙体牙髓病学也是三维有限元法应用的热点，三维有限元法广泛应用于龋病修复、楔状缺损形成、牙折、根管充填等方面，并采用三维有限元分析法对牙体组织和充填材料的应力分布进行分析和计算机模拟。

天然牙外覆釉质，内衬牙本质，是人体最硬、钙化程度最高的组织。天然牙表面的釉质具有较高的硬度，对咀嚼压力和摩擦力具有高度耐受性。釉质的基本结构—釉柱及其内部晶体的有序排列使其脆性降低并且有一定的韧性，因此对咀嚼磨耗有较大的抵抗力，同时又是深部牙本质和牙髓的保护层。而牙本质因其较高的有机物含量和牙本质小管内水分的存在而具有一定的弹性，从而给硬且易碎的釉质提供了一个良好的缓冲环境。

牙体组织生物力学 牙体硬组织中，釉质最外层的硬度最高，达到5.1GPa，釉质内层硬度有所降低，平均硬度为4.4GPa；在釉质和牙本质界面处硬度迅速下降，同牙本质硬度水平相当，约为1.1GPa；在牙本质内硬度基本不变。弹性模量呈现类似的变化规律，釉质的弹性模量平均为81GPa；釉质牙本质界的弹性模量迅速下降，达到牙本质的水平，牙本质的弹性模量平均为26GPa。

釉质生物力学 釉质的高硬度和弹性模量与其组织形态、矿物元素含量以及羟基磷灰石中原子的结晶程度有关。在釉质层，釉柱相互交叉致密排列，而在牙本质区，则存在大量的牙本质小管，因此，致密度的不同是其力学性能差别的原因之一。其次，成分分析表明，釉质中钙、磷含量明显高于牙本质，而碳含量低于牙本质，说明釉质中无机物含量较牙本质多而有机物较少，化学成分的不同必然会引起微观相结构的不同。由高分辨透射电镜对牙微结构的分析表明，釉质内含有大量的羟基磷灰石晶体，有明显的衍射斑点和晶格条纹像，而在牙本质中没有观察到这一特征，因此，矿物元素促进了羟基磷灰石晶体的形成。结晶程度的高低对力学性能有明显影响。当无机物中的原子按一定方向结晶生长，且呈有序排列时，原子间彼此约束力增强，这就使其纳米硬度和弹性模量增高。因此，矿物元素的偏聚以及结晶使原子规整的排列促进了釉质力学性能的提高。

平行于釉柱方向处的弹性模量和硬度明显高于垂直于釉柱方向处的弹性模量和硬度，使得釉质具有适中的各向异性特征，并且认为釉质适中的各向异性能较好地阻止裂纹沿釉柱方向扩展，从而具有更强的抗断裂能力。釉质属于各向异性非均质生物材料，其力学性能可因牙体不同的解剖部位而呈现不同的特点。

釉质的自然断裂，一般见于不符合生理力学的结构中，如先天钙化不全或外形解剖异常，在长期的咀嚼力作用下发生断裂。釉质的自然断裂主要在平行于釉柱的方向上，垂直断裂仅局限于近釉质牙本质界的区域。

牙本质生物力学 牙本质断裂是沿一定结晶学平面发生的，牙本质小管间的胶原纤维方向性可能影响其断裂值。牙本质的自然断裂多为垂直断裂，并不受组织结构方向的影响，而是受冲击体的能量、形状、冲击方向、冲击点以及牙支持组织性质、牙的几何形态、牙显微组织结构的影响。牙本质的拉伸、压缩、弯曲弹性模量无明显区别，但弯曲比例极限明显低于压缩比例极限。抗压和抗弯曲强度接近，均较高；剪切强度次之；抗拉强度最小。部位和方向对牙本质的压缩力学性质影响很小。牙本质的剪切模量低于釉质。釉质和牙本质都是各向异性断裂的脆性材料。由于釉柱及其内部晶体的有序排列，釉质易于沿釉柱方向断裂。而牙本质相对于釉质，具有较低的各向异性，垂直于牙本质小管方向最容易断裂。釉质和牙本质都具有较高的压缩强度，而拉伸强度相对较低，特别是釉质的压缩强度远远大于其拉伸强度。釉质比牙本质具有更高的压缩强度和硬度，对咀嚼磨耗有较大的抵抗力；牙本质比釉质具有较高的拉伸强度和韧性，当釉质受力时可适当缓冲其咀嚼压力而不致断裂。

牙呈空心厚壁管型，其冠部粗大，这种结构既有良好的强度和刚度，又有良好的稳定性和吸收能量的能力。由釉质到牙本质，密度逐层减低，更易抵抗、吸收、缓冲、传导冲击力。

牙体治疗生物力学　不论是充填修复还是嵌体修复，均应选择理化性能优良的修复材料。根据不同材料的性能，在不同部位保证修复体有一定的厚度和体积，以达到足够的机械强度。但并不是修复体所占体积越大，修复效果越好。充填修复和嵌体修复的对象是有牙体缺损的患牙，因此，修复过程中除考虑修复材料自身的强度外，更重要的是考虑基牙

的承受力和抗折力。牙体缺损的患牙在清除病变组织和预备出基本的抗力形和固位形后必然会降低原有的强度，故设计时必须考虑对脆弱的牙体组织加以保护和覆盖，牙体预备时要避免形成锐角和薄弱边缘，并同时去除无基釉和薄壁弱尖，尤其是对于牙髓失活的患牙，其牙体组织质脆，所以要特别制出适当的抗力形以预防牙折。

窝洞预备的生物力学　对牙体缺损患牙制备窝洞时，所有的点线角应保持圆钝，这是因为充填体承载时，尖锐的点线角可对牙本质产生应力集中，而圆钝的点线角则可明显地减轻应力集中。另外，充填材料一旦形成尖锐的点线角，其强度也会大打折扣，很容易造成充填材料的破裂。对于Ⅰ类缺损的患牙，预备窝洞的宽度与深度对基牙的抗力有明显的影响。正常牙承受轴向载荷时应力主要为压缩应力，对于Ⅰ类缺损牙体进行充填修复或嵌体修复后的牙来讲，即使是载荷垂直于修复体加载，也会形成楔效应，窝洞越深、轴壁外展度越大，楔效应就越明显。在这种功能状态下，修复体将力传至周围的剩余牙体组织，使牙本质内部产生张力致使其易于折断。在预备Ⅱ类缺损即邻𬌗面洞洞形时，鸠尾峡部一般约为颊舌尖间距的1/3。如采用具有牙尖保护作用的高嵌体恢复Ⅱ类缺损时，则𬌗面峡部可预备至颊舌尖间距的1/2，鸠尾峡部不能过窄，否则会造成充填体折断；也不能过宽，否则会降低剩余牙体组织的应力或起不到鸠尾的约束作用。有研究认为，邻𬌗面洞洞形鸠尾的深度相对于宽度因素对剩余牙体组织强度的影响更为明显。如果窝洞深度增加，

即使鸠尾的宽度较窄，也会明显降低剩余牙体的抗折力，其原因也与修复体的楔效应有关。

窝洞充填材料的生物力学　窝洞充填时，使用不同的材料对牙体产生的力学影响不同，材料特性对窝洞修复的预后也有一定影响。

银汞合金的生物力学　银汞合金生物相容性好、价廉、强度高、耐磨性好、使用寿命长，在临床上使用已久，尚无一种材料可以完全替代。然而，由于银汞合金的弹性模量较大，其充填后引起的牙体折裂现象也不容小视。弹性模量是材料在载荷下抵抗弹性形变的能力，代表了材料在弹性范围内的相对刚度，它对于判断修复材料向基牙传递𬌗力和分散应力的能力来说是很好的指标。使用银汞合金充填窝洞时，银汞合金的膨胀会对剩余牙体组织产生较大的应力。

复合树脂的生物力学　在众多充填材料中，复合树脂的弹性模量与牙本质最为接近，这对于提高修复体和牙体组织的抗力有极大的优势。复合树脂具有美观、重填备洞时切割牙体组织少、无明显毒副作用等优点，但树脂固化时，其内部分子网状聚合，分子间距离缩小使其体积收缩而产生收缩应力，影响修复成功率。复合树脂的收缩应力与树脂的弹性模量、体积收缩率、光照的方向和强度等都有着非常密切的关系。树脂固化后，在咀嚼时的机械载荷及口腔温度变化的热载荷作用下，易产生疲劳，导致粘结破裂从而发生微渗漏。

垫底材料的生物力学　不同弹性模量的垫底材料对充填体和剩余牙体组织应力分布的影响不同，银汞合金与不同的垫底材料

（磷酸锌水门汀、玻璃离子水门汀、氢氧化钙、氧化锌丁香油水门汀）一起充填，最大主应力中除磷酸锌水门汀表现为低的张应力外，其余垫底材料均表现为压应力。随着弹性模量的增加，垫底材料中所产生的最大压应力升高，变形减少。弹性模量较高的垫底材料（如磷酸锌水门汀）可承受一定的咬合力，并可将其均匀地传递到其下方的牙体组织；而弹性模量较低的垫底材料（如氧化锌丁香油水门汀和氢氧化钙），在承受很小的咬合力时即发生较大的变形，使咬合力不能均匀地向下传递，导致与之相邻的组织和材料中产生应力集中。不同弹性模量的垫底材料对行银汞合金充填后的牙的强度有明显影响，弹性模量越低，局部牙体组织内产生的应力越高，断裂的可能性越大。所以在选用不同的材料行盖髓、垫底时，由于材料之间弹性模量存在差异必然会产生不同的应力分布，出现不同应力集中的情况，而对牙充填修复产生影响。理想的垫底材料应该与牙本质及充填体的弹性模量接近，在力作用下，不会产生高应力集中造成对牙体及充填体的破坏。从力学性能上看，磷酸锌水门汀是临床上常用垫底材料中最为理想的。

窝洞修复后的生物力学 牙体缺损充填后修复材料内部的应力存在一定的变化趋势，由下至上应力逐渐增大，表层的应力达到最大。因此，充填材料的表层更易出现磨耗、破损或折裂，充填材料表层的面积越大，效应越明显，故修复过的牙容易发生牙折。比较后牙近远中𬌗面洞洞型使用银汞合金、复合树脂充填的牙及健康牙的最大应力，发现健康的牙应力值最大，但这3种情况下的最大应力值无显著性差异，而最大应力出现的部位有明显的差异。健康牙的最大应力位于髓腔周围的牙本质；银汞合金充填的牙的最大应力位于髓壁与舌侧壁连接的线角处，应力主要由𬌗面施加的载荷引起；复合树脂充填的牙的最大应力位于舌侧壁与𬌗面连接的线角处，应力主要由口腔内温度变化引起，而𬌗面施加的载荷只产生了较小的应力。

对缺损范围较大的患牙制备的固位形无法使充填材料获得足够的固位力时，可使用固位钉来连接充填材料和牙本质，起到增强固位力的作用。在固位钉的几个类型中，粘着型固位钉的固位力较弱，但对牙本质的应力最小，螺纹型和楔入型固位钉提供的固位力较大，但螺纹型固位钉的螺纹和尖端部位会造成较大的应力集中，楔入型固位钉在就位过程中会对牙本质形成较大的侧向压应力和楔效应，这些都容易造成牙体组织的折裂或损伤，临床上应视具体情况谨慎选择。

牙髓治疗生物力学 根管治疗术是治疗牙髓病和根尖周病的首选方法。根管预备器械锥度一般较大，这样预备出的根管有更好的冠部扩展，有利于根管冲洗和充填；但同时也扩大了根管腔中、上1/3段的直径，使牙本质壁变薄。根管预备后锥度增大会引起根管壁所受应力值增加，该变化主要出现在根中、上1/3段，侧方加压时根管壁产生的应力均比垂直加压时根管壁产生的应力大。无论是在垂直加载还是在侧方加载的情况下，牙根部应力集中的部位均为根中、上1/3段，这与临床上根折的好发部位一致。

在垂直加载时，应力主要集中在腭侧根中、上1/3，而在侧方加载时应力主要集中在颊侧根中上1/3。根管预备时，当扩大范围超过根管直径的20%~30%时，一般不会发生根折；根管直径扩大到一定程度后，随着扩大程度的增加，牙根纵裂发生率也会相应升高。根管壁厚度减少较多，根管壁的应力大小和分布均会发生明显改变，这也增加了行根管充填后的牙发生根折的危险性。

无论是天然牙还是人工义齿在咀嚼过程的磨耗都是不可避免的。另外随着天然釉质的不断磨耗，釉质牙本质界、牙本质将可能直接参与咀嚼，因此研究天然牙各层次的摩擦学特性很有必要。在牙的治疗和修复过程中，应尽量保证天然牙冠外层的硬组织不受损伤；在制作人工义齿时，应从仿生学角度出发借鉴天然牙自身的优良结构特点及生理特性，尽量使人工义齿的性能接近天然牙，达到最佳的匹配效果；根据天然牙的磨损情况选取与天然牙各层次的摩擦磨损性能相近的口腔修复材料对其修复，以达到保护天然牙的目的。

（于海洋）

yázhōu shēngwùlìxué

牙周生物力学（biomechanics of periodontal tissue） 牙周组织在行使功能及治疗中的力学特性的理论。运用力学、分子生物学、物理学等原理和方法，为牙缺失修复、牙周病治疗等奠定基础。

牙周膜具有各向异性和非均质性：在不同种群之间，同一个体的不同发育阶段、不同牙位之间，同一牙位牙周膜不同点之间，甚至是同一点的不同方向上，牙周膜的力学性质都各不相同，最小载荷出现在根尖部，而根颈部承受了最大载荷。除此之外，在各种局部和全身因素的作用下，牙周组织会发生生长改建，从而导致牙周膜的受力环境发生变化。

牙周储备力 又称牙周潜力。在正常咀嚼运动中，𬌗力大约只为牙周组织所能支持的力量的一半，而在牙周组织中尚储存有另一半的支持能力。基牙的牙周储备力主要由基牙的牙周组织和颌骨的健康状况决定，牙周膜起着决定作用。牙周膜是连接牙槽骨和牙之间的结缔组织，通过横行贯通纤维将牙根悬挂固定在牙槽窝内。牙周膜内有本体感受器，能感知𬌗力的位置、大小和方向，并调控𬌗力以保护基牙。牙周膜的纤维组织是良好的应力缓冲结构，在牙根和牙槽骨之间起着缓冲作用。基牙牙周及支持组织的健康决定了基牙支持力的质量，临床上最常使用的方法是用牙周膜面积大小来评价基牙的支持力，以此选择基牙。

牙周膜面积对牙周储备力的影响 上下颌第一磨牙的牙周膜面积最大，第二磨牙次之，再次是尖牙，牙周膜面积最小的是上颌侧切牙和下颌中切牙。

牙周膜面积与基牙的牙周储备力呈正相关关系，即牙周膜面积越大，牙周储备力越大，基牙的支持力越强。全口牙中，上颌第一磨牙的牙周膜面积最大，故其牙周支持力最强；下颌中切牙的牙周膜面积最小，牙周支持力也最小。

牙根的形态结构与基牙支持力大小也是密切相关的。一方面牙根的形态与牙周膜面积有关，另一方面牙根的形态结构不同，其受力的反应不同。多根牙的支持力比单根牙强，如上颌第一磨牙牙根呈三足鼎立的形态，使其能够提供强大的支持力。

牙周膜增龄性变化 牙周膜的面积并不是始终不变的，随着增龄性的生理改变，牙槽骨吸收，牙周萎缩，临床牙冠变长，牙龈缘退缩，造成牙周膜面积减小。另外，牙周的炎症或病变可造成骨吸收和牙周袋形成，同样致使牙周膜面积变小，其结果也会造成牙周储备力的减小而影响基牙的支持力。

牙槽骨对牙周储备力的影响 临床上，牙槽骨吸收后实际余留的牙周膜面积大小对基牙的支持力影响更大。应该注意的是牙周膜面积的减小程度受牙根的形态和数量的影响。通常单根牙牙颈部区域的牙周膜面积最大；多根牙在根分叉处的牙周膜面积最大，颈部次之，根尖处最小。因此，随着牙槽骨吸收的不断发展，牙周支持组织的储备力逐渐下降。所以，当某颗牙或某组牙的牙周组织遭到破坏后，可以动用邻牙及其他牙，以代偿松动牙的功能。

咬合力 当上下颌牙发生接触时，咀嚼肌收缩产生的咀嚼压力。它由牙周膜传导到颌骨。牙周正常组织结构和功能的维持依赖于正常咬合力的作用。当咬合力发生改变之后，牙周的组织结构会发生相应改变，以适应改变了的功能状态。

咬合力减弱时，牙周组织发生退行性变，牙槽骨骨小梁吸收，骨应力线不明显，牙周膜发生组织萎缩和结构紊乱，牙周膜宽度减小，破骨细胞增多，出现活跃的骨吸收陷窝。随着时间推移，疏松无序的纤维和细胞逐渐变得紧密、规整，同时随着破骨细胞的减少也使牙槽骨的改建趋于完成。镜下观，牙周膜成纤维细胞出现核染色质分解、凝聚、边集、核固缩等细胞凋亡所特有的亚显微结构特征以及坏死性形态特征。

咬合力增强时，如果在生理限度内，可以观察到骨应力线增强。牙槽骨骨壁凹凸不平，可见交替出现的骨形成区。牙周膜细胞在咀嚼压力增强的刺激下，代偿性分裂增生，大量的成纤维细胞合成胶原，细胞骨架使细胞发生移动和形状变化，以适应功能重建的需要。未分化间充质细胞进一步增生、分化成为成纤维细胞、成骨细胞和成牙骨质细胞。

如果超出生理限度，则出现骨小梁吸收，骨应力线不明显。发生咬合创伤初期，牙周组织变化不明显。随着时间推移，牙周膜的排列开始出现紊乱趋势，破骨细胞的数量先增多后减少，使得牙周组织在咬合创伤下经历了一个骨吸收、骨形成的过程。

牙周病生物力学 牙周病是常见口腔慢性疾病，是发生在牙支持组织（牙周组织）的疾病，包括仅累及牙龈组织的牙龈病和波及深层牙周组织（牙周膜、牙槽骨、牙骨质）的牙周炎两大类。患牙周病后，牙龈退缩，牙槽骨吸收，牙发生松动、移位，若不予以治疗，牙周组织将继续受到破坏，致使患牙自行脱落或只能予以拔除。牙产生松动，主要是由于牙周膜和牙槽骨受到破坏或损伤，其松动度不一定与牙周组织的破坏程度相一致，它还受很多因素的影响。牙松动后，其所承受的咬合力的方向发生改变，因而其牙周组织内产生的应力与正常牙也有明显差异。为了能采取适当的措施，对松动牙加以保护，防止其继续遭受破坏，须对其受力后的应力分布进行分析。牙周病的矫治是经口腔内科治疗后，将患牙用矫治器加以固定，使其成为一个整体来共同负担咀嚼力，并消除各种扭力，以防止患牙再继续产生病理性移位，并通过调𬌗，去除创伤𬌗，使牙周组织得到生理性休息，有利于其愈合和修复。

牙的松动是由于牙槽骨吸收，牙周膜被破坏所致。正常的牙也有生理性的动度，这种动度在肉眼不注意观察时，是不易看见的。牙周组织受到损害后，则牙的动度增大。因牙周组织的损伤破坏程度不同，牙的松动度也不相同。牙的动度是评估牙周病矫治预后的重要依据。一般情况下，牙的动度与牙周组织的破坏程度是一致的，但也不尽然，它还与牙周病变情况及其代偿功能、牙根数目和牙根形态有关。因而牙周组织的破坏程度，不能仅靠临床动度来判定，还应参考 X 线片，根据牙槽骨吸收程度及其组织结构改变程度以及牙根数目、形态及牙周袋深度等情况全面考虑，做出正确判定。

牙周病对牙槽骨的力学影响

牙槽骨在生理状态下，并不是处于静止状态，而是不断地吸收、不断地沉积，但吸收与沉积保持着平衡状态。为了能承担咀嚼压力，牙槽骨骨质的结构和骨小梁的排列必须符合机械力学的原理。当咀嚼功能改变时，这种结构也随之改变。当牙周组织患慢性疾病时，可破坏牙槽骨的平衡，使牙槽骨的吸收增加，而骨质的形成减少，导致牙槽骨高度降低，出现牙的松动。当牙槽骨高度减低时，牙周支持组织的应力分布情况发生改变。有研究结果指出，牙槽骨高度逐渐减低时，在牙的同一部位上施加外力，牙周膜上的应力逐渐增大，施以非轴向力时，此种现象更加明显。当牙槽

骨高度减低 1/3 时，该牙牙周膜和牙槽骨上的应力值较正常牙的牙周膜和牙槽骨的应力值明显增大。当牙槽骨高度减低 2/3 时，上述变化更加显著，根尖部位的应力值更大，可超过正常值的数十倍，牙周支持组织的应力急速增大。这时将会加重牙周支持组织的破坏，形成恶性循环。若牙槽骨高度降低，当该牙受到外力作用时，牙槽嵴顶和牙的根尖区产生应力集中现象，应力值较大。有学者通过有限元分析实验得出，当牙槽骨丧失达 6mm，牙受到侧向力时，应力值明显增大。通过光弹实验也发现牙周支持组织在轻度和中度丧失时，牙周膜上产生明显的应力集中；牙周支持组织重度丧失时，应力集中处的应力值急剧增大。据此可说明在临床上常见牙颈部和根尖区有病变出现的原因。

随着牙槽骨高度不同程度的减低，牙将出现不同程度的松动。牙槽骨高度减低得愈多，牙周支持组织包绕的骨质愈少，则牙动度也就愈大，甚至发展到该牙无法承受咀嚼压力，导致自行脱落或被拔除。

牙周病的矫治力学　当患上牙周病后，牙龈会出现红肿出血和退缩，牙槽骨会吸收，牙因失去牙槽骨、牙周膜等牙周支持组织的支持而将产生松动移位，出现咀嚼疼痛、牙周溢脓等症状。牙周病的矫治针对 3 种类型：第一类，牙列完整，全口牙有不同程度的松动；第二类，牙列完整，个别牙或一组牙松动；第三类，牙列缺损，余牙部分或全部松动。牙周病矫治主要指对患牙松动状况的改善以及对牙列缺损并存的修复。

牙周膜纤维的结构和排列对

垂直向力的适应性最大，对侧向力的适应性远小于垂直向力。牙周膜可以承受较大载荷的垂直向力，在生理范围内可使牙槽骨新生。当牙受到旋转力时出现以牙的长轴为中心的扭转，这种扭力对牙周组织的破坏最大，使牙周膜纤维撕裂，加重牙的松动移位。

正常牙的转动中心与牙根的几何中心基本一致，牙的转动中心位置随牙冠上着力点的部位，牙根形态、数目，冠根比等因素的变化而改变，故转动中心不是一成不变的。①正常单根牙的转动中心位于牙长轴近牙槽嵴端，相当于根长的 1/2～1/3。牙冠受到侧向外力时，以转动中心为支点，受力侧转动中心以上及对应面转动中心以下牙周膜韧带受到张应力，而受力侧转动中心以下及对应面转动中心以上牙周膜受到压应力，张力侧的骨组织发生增生，压力侧骨质发生吸收，使牙向受力方向倾斜移动。②正常多根牙的转动中心位于根分叉往根尖方向 1～2mm 处骨中隔内。当下颌磨牙受到由远中向近中方向的外力时，其近中根被压向牙槽窝，远中根𬌗向升起，此时的牙周纤维大部分受到牵引的力量。多根牙对侧向外力的耐受性大于单根牙。

牙周病矫形治疗应严格控制适应证，在彻底的牙周基础治疗的前提下，辅以局部含漱、牙周袋上药或口服抗生素来控制牙周感染。牙周矫形治疗的方法主要包括调𬌗、正畸和牙周夹板固定。

牙周膜在传导𬌗力、正畸中的牙移动、固定义齿的基牙选择等方面均有重要作用。牙周病是临床多发病之一，牙周病患牙的力学传导及矫形治疗不但利于保护咬合功能，同时对口腔卫生控

制也有积极作用。

(于海洋)

kǒuqiāng hémiànbù shēngwùlìxué

口腔颌面部生物力学（biomechanics of oral and maxillofacial region）

研究颌骨、颞下颌关节等在生理状态及病理创伤情况下的受力传导、骨关节改建等生物力学特点，利用颌面部生物力学规律引导修复及组织再生的理论。

颞下颌关节发育完成的时间大致在 20～25 岁，但由于颞下颌关节终生承受咀嚼时所产生的负荷，其软硬组织也将发生相应的变化，包括骨髓环境的变化所产生的适应性改变以及形态的改变。骨对力学环境的适应性变化通过影响骨量的大小与几何分布、基质构型、板状骨的排列方向来实现，骨的成熟过程、功能因素、年龄和病理过程也影响骨结构的力学性质。骨改建指在时间和空间上紧密相联的，由成骨细胞形成新骨和破骨细胞吸收陈旧骨这两个相反的代谢过程组成的活性状态。与骨成型不同，这种同时出现的骨改建只能在显微水平下才能被发现。改建的结果可使骨的内部结构或外部形态发生变化。

颞下颌关节生物力学　对于颞下颌关节而言，髁突软骨会因终生承受各种不同的咀嚼压力而产生结构上的适应，以满足颌面骨骼的正常发育和咀嚼系统功能变化的需要。但是关节负重过大或承载过久，会导致改建活动停止，代之以骨的退行性变和关节结构与功能的破坏。

颞下颌关节受力改建　颞下颌关节的软组织层由 3 层组成。最表面一层为纤维软骨层，由致密胶原纤维组成，无血管，是关节面的组成部分；第二层为细胞增生层，既可以形成软骨，又可以形成骨组织；第三层为透明软骨层，靠近骨组织一侧。改建活动主要发生在细胞增生层，早期改建以软组织层的增厚为特征，在髁突较为明显，很少出现在关节结节表面，关节盘极少见。关节的软组织层在髁突前份和关节结节后斜面及下方较厚，最厚处可达 0.5～1.0mm，出生后最为明显，以后随年龄增长和口腔功能加强而逐渐变薄。关节结节后斜面、关节盘中间带和髁突前斜面是颞下颌关节在行使功能时主要承受压应力的功能接触区域，中等程度的压力产生关节的正常改建，而过度的压力会使改建停止并且导致组织的透明样变。这种改变既可以出现在髁突，也可以出现在关节结节的表面。压力过大、过久，会导致软骨下方局部组织的吸收。由于关节盘组织中无增生层存在，其改建被动适应于关节窝与髁突的形态，并与关节的功能状态密切相关。

颞下颌关节发生病变的生物力学因素是由于关节长期承受超负荷的作用，如翼外肌功能异常、紧咬牙、磨牙症或偏侧咀嚼习惯、髁突形态异常、关节盘位置形态异常等。

在关节的长期功能运动中，髁突反复地侧向移位，如在咀嚼运动时，可产生向上向外的压力，作用于关节盘和关节窝软骨组织，在相应的软骨部位出现改建。轻微的周期性应力作用可引起髁突、关节盘、关节窝表面的适应性改建以更好地适应其功能的变化，但如果受到反复的较大负荷的压力，则可引起关节软骨的退行性改建而导致关节退行性变。临床上常见的后牙缺失、牙重度磨耗及磨牙症患者，其髁突形态多有改变，并伴有软骨的退行性变。关节软骨是特殊类型的结缔组织，其主要功能是把施加于关节上的载荷扩散传递到较大的区域，以减少接触应力；使对应的关节面间保持恒定的接触并以最小的摩擦和磨损进行相对运动。

颞下颌关节的力学结构　关节盘由于结构的特殊性，对压缩载荷的反应与关节软骨并不相同。与髁突软骨相比，关节盘对蠕变过程并不表现出量的依从性，对持续性或间断性压缩载荷的增加，蠕变量并无明显改变。关节盘的压缩刚度高于髁突软骨，可能与关节盘内细胞的类型、胶原纤维与弹性纤维的比例分布以及蛋白多糖的种类有关。关节盘有一定的抗压强度，渗透性较低，随着压应力水平的增加，压缩刚度增大，渗透性下降。除滑液中的透明质酸等大分子在关节盘表面形成高黏性凝胶层外，盘表面本身的波纹状结构可以形成凝胶微囊，储留凝胶，限制液体流失，作为对关节盘低渗透性的补偿。对压缩刚度和渗透性的调节可能是盘组织内部缓冲应力的两种主要方式。不合理的受力方式如咬合创伤、磨牙症、髁位异常等会改变颞下颌关节内的应力分布，破坏关节盘表面的正常结构，使关节的润滑和承力功能减退，关节面间的摩擦将增大，造成关节组织的磨损。

由于韧带的胶原纤维束粗大，排列较致密规则，抗牵张能力强，在功能运动中它主要承受较大的拉伸载荷。关节囊纤维较为细小，方向各异，组织延展变形性大，其主要功能以适应多向的拉伸载荷为主，有利于力的分散及关节滑液的产生和运输。囊结构和韧带结构组成统一的整体，对维持关节的稳定、防止关节受损起重要作用。在该复合体中，颞下颌韧带通过一定张力稳定下颌，承受主要的拉伸载荷。而关节囊在一定程度上能辅助颞下颌韧带的功能，两者均有一定的减弱负荷作用。在快速载荷下，复合体破坏的形式主要是韧带和囊纤维撕裂。在低载荷速度下，其破坏形式为骨附着端撕脱。长期的副功能活动，如偏侧咀嚼和磨牙症，可使韧带长期承受超负荷状态，导致韧带骨附着端的慢性损伤，引起附着区的疼痛。而急性的颞下颌关节创伤可引起韧带本身的撕裂，出现张口受限、疼痛、下颌偏向患侧等情况。

颌骨生物力学　见口腔颌面骨生物力学。

颞下颌关节能够终生适应于功能的需要而发生软硬组织的改建，这是临床上有关矫形治疗、正畸、咬合功能重建的重要依据。但是，这种改建必须考虑下列因素：关节所承受的力的大小不应该是破坏性的，如导致关节面摩擦力加大的异常负载因素；功能改变不能过快，如快速牙移动、即刻咬合重建及其他医源性因素造成的突然改变；机体自身因素不能够适应正常的改建过程，如年龄、系统性疾病如糖尿病、风湿性疾病、髁突发育不良等。所有的改建必须是渐进性的，任何急性骀的改变过程如正畸加力过快、骀高度修复不当、骀干扰等均会导致改建异常，出现关节形态的改变甚至退行性变。

（于海洋）

kǒuqiāng hémiàngǔ shēngwùlìxué

口腔颌面骨生物力学（bio-mechanics of oral-maxillo-facial bones）　研究颌面部骨的生理状态及病理创伤情况下的受力传导、

骨关节改建等生物力学特点，为颌面部手术等提供依据的理论。

颌面部骨的力学性质取决于骨的部位结构及其形态，骨的形态和结构又取决于骨的功能，同时，骨的材料性质和形态结构又是骨功能活动的物质基础。所以，研究颌骨及牙槽骨的力学性质，必须与其组织结构、功能分析相结合。

骨的结构，如哈弗斯中胶原纤维的多少，哈弗斯的方向、大小、多少及间板的层数，皆与骨的力学性质密切相关。哈弗斯中央管的大小及钙化程度也影响骨力学性质。而这些骨结构的不同又与颌骨所支持的牙的功能活动也有关，由此造成了其力学性质的差异以及解剖上的增强或薄弱环节。

颌骨各向异性　人体下颌骨及牙槽骨的皮质骨各个方向的力学性质存在明显差异，近远中向的弹性模量和泊松比大于骀龈向，力学性质表现出较明显的各向异性和非均匀性，且是沿着长轴方向和周围方向变化的，弹性系数是方向的函数。下颌骨及牙槽骨皮质骨这种力学性质的方向性差异与其组织结构及生理功能有关。

颌骨弹性　下颌骨皮质骨是主要由羟基磷灰石晶体和胶原纤维组成。下颌皮质骨的弹性模量为18.8GPa，界于羟基磷灰石晶体（轴向弹性模量为165 GPa）和胶原纤维（1 GPa）之间。质硬的羟基磷灰石晶体具有很大的强度和刚度，可以防止屈服变形；质软的有机纤维具有良好的韧性，可以防止骨脆性断裂。

颌骨应力轨迹　在咀嚼功能活动中，下颌骨受到不同的力时，颌骨内会发生不同的力学反应。颌骨负载下骨内4条应力轨迹走

向：从下颌角沿升支后缘上到髁突，沿磨牙下经下颌体及升支到髁突，沿磨牙牙槽嵴向上经升支前缘到喙突，经乙状切迹从喙突到髁突。

颌骨强度　骨的强度是非均匀性的，不同骨骼及其不同部位的强度是不同的；骨的强度具有各向异性，随着加载方向与骨长轴之间的夹角变化而变化，以骨轴向强度为最大，横向强度最低，松质骨与皮质骨、哈弗斯骨与板层骨都存在明显的差异；骨的强度随年龄增长而减弱。

颌骨断裂　骨是多孔结构，属于裂纹体，其断裂力学性质亦呈各向异性。对骨的研究，应考虑到骨组织中原有的裂纹和缺陷。裂纹或缺陷的存在，促使骨在外力作用下可能发生断裂。缺陷及骨显微的组织空洞增加了对裂纹的敏感度，所以骨的密度和显微组织结构会影响骨的断裂力学性质。

颌骨在超过强度极限情况下会发生骨折（断裂），在低应力重复载荷作用下也会发生骨折，这种往往在没有显著残余变形下发生的断裂，称为疲劳骨折。疲劳骨折的显微解剖表明，在靠近髓腔表面部分是平整光滑的，存在着磨光的痕迹；在外面是呈颗粒状，十分粗糙，这是由于在重复应力作用下，在表面首先发生裂纹，逐步深入内部的缘故。随着裂纹的扩展，横截面逐渐削弱，最后在某一偶然振动或冲击的作用下达到破坏，其裂纹是尖锐的横向裂口。疲劳可以分为低周疲劳和高周疲劳两类。

疲劳骨折亦称应力骨折，多见于士兵、运动员和体力劳动者。疲劳骨折的机制以过度负荷学说来解释：因骨骼肌和韧带疲劳，

骨结构在反复的应力刺激下导致结构的改变从而发生骨折。骨折的形态与应力有关。疲劳的过程如下图所示。

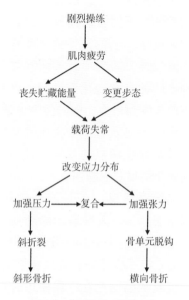

图　疲劳骨折过程示意

骨骼在接近屈服强度时，在重复载荷作用下很快会发生疲劳，新鲜骨的疲劳载荷和循环频率次数较长，因为其不断从自身代谢上得到补偿，当然如果是连续的、剧烈的运动也会使之发生疲劳断裂，同时肌发生疲劳损伤，其附着力大为降低，所储藏的能量不断减少，致骨应力分布改变。疲劳可以发生在拉伸、压缩、弯曲载荷的情况下，或在复合载荷的情况下，疲劳裂口可能在拉伸侧、压缩侧或整块骨上出现。

颌骨生理状态下的力学传导是口腔行使功能的基础，骨的形态、结构及功能是相互适应的。功能状态不断变化，其受力亦变化，合适的力量不但能高效完成口腔功能，且可避免关节及颌骨受损。建立模型研究颌骨生物力学对骨损伤修复及预防均有意义。

（于海洋）

口腔颌面部创伤生物力学

（biomechanics of oral-maxillo-facial injury）　主要研究颌面部创伤情况下受力传导、骨关节改建等生物力学特点，以及利用颌面部生物力学规律引导修复及组织再生的理论。

颌骨骨折后主要应力轨迹中断，颌骨失去抗力结构和承载功能。骨折固定的生物力学目的就是通过固定结构替代中断的骨抗力结构，在骨折愈合期内重建主应力轨迹，以中和功能负载，实现稳定固定。在生理状态下，压应力区可以自动闭合，张应力区由于弯曲、扭转、牵拉很容易产生分离，因此最理想的骨折固定路线应选择张应力轨迹，只有因解剖缘故或受骨折、骨缺损条件所限，不允许或不能在张应力区固定时，才考虑在压应力区固定，但通常要求做张应力带补偿固定。下颌骨的应力分布是因咬合部位的不同而改变的，当咬合负载接近于下颌角时，该侧的下颌角上缘变为压力带，下缘变为张力带。

骨折固定的生物力　骨折不仅仅是下颌骨组织结构上连续性的中断，同时也是下颌骨内应力轨迹的中断。固定装置一方面要恢复正常的应力传导轨迹，同时要为骨折愈合过程中骨行使正常功能创造条件。在牙弓夹板固定时，应力通过牙弓夹板从一侧的骨断端传递到另一侧的骨断端。由于几何形态和材料的限制，牙弓夹板对于张力的对抗要优于压力。使用接骨板和螺钉的坚强内固定改变了负载时颌骨的应力情况。螺钉嵌入骨质并和接骨板紧密接触，当旋紧螺钉后接骨板和其下方的骨面接触更加紧密，增

大了静摩擦力，从而增强稳定性。在此力传导体系内，螺钉和骨的接触至关重要，局部螺钉的松脱将导致整个固定系统的失败。骨折愈合期间及愈合后，骨－螺钉－接骨板－螺钉－骨是主要的应力传导路径。这种传导模式和生理状况下的传导有明显区别，但是依然可以使骨折正常愈合并行使正常功能。固定系统的接骨板并非越坚固越好，如果接骨板的弹性模量较颌骨的高出很多，就会出现明显的应力遮挡，接骨板负担大部分的应力，而新生的骨质很少负担，最后会影响到骨的成熟和改建，导致接骨板拆除后出现骨折或移位变形。

咀嚼及下颌运动时，横跨缺损区的重建板要代替缺损骨段承受和传递功能负载，功能负载中包含了弯曲力、扭曲力、剪切力、压力、拉力。这些作用力通过固定系统传递到骨断端，在骨内产生复合应力，这种复合应力是非生理性的，而且主要集中在固定螺钉周围的骨组织上。当应力超过骨耐受极限时，便会造成钉周骨吸收，继发固定螺钉松动及感染。双侧下颌角和颏部是应力较集中的部位，横跨此处的接骨板应外形的要求常设有弯曲和折角，很容易产生应力的高度集中。虽然钛金属具有良好的延展性，但长期反复的应力积累可以造成这些部位的机械疲劳，一旦产生裂纹最终将导致接骨板折断。在游离植骨修复下颌骨缺损时，常用重建板进行坚强内固定。此时常见的和生物力学相关的并发症有移植骨块的骨质疏松、骨化延迟和骨吸收，这主要是由重建板的应力遮挡效应造成的。在植骨早期，重建板可以代替骨块承担载荷，这有利于移植骨块的血管化，

防止骨吸收。但在后期重建板的持续存在将会产生应力遮挡，使骨块不能得到必需的应力刺激，导致移植骨骨质疏松、骨化延迟，甚至发生骨吸收，导致临床由于骨质不良影响后期的种植义齿修复，而且一旦取出接骨板，植骨块很容易受力折断。

牵张成骨中的生物力　牵张成骨是通过对骨切开后仍保留骨膜和软组织附着及血供的骨段施加特定的牵张力，促使间隙内新骨生成，以延长或扩宽骨骼畸形和缺损。可控制的牵张力量不仅可刺激骨形成使骨延长，还可在周围软组织包括皮肤、肌腱、肌肉和神经等产生适应性应答，在延长硬组织的同时，使软组织也相应得到生长。可以说牵张成骨包含了机体组织对外界牵张力的应答反应和对创伤的修复反应（间歇期）两个过程，且前者的作用更加突出，因此才会有牵张成骨速度高于骨折愈合时的几倍。当机体组织受到缓慢而稳定的牵引和张力时，细胞的合成和增生功能被活化，从而促使受力区的组织细胞增生、再生。关于牵张成骨的研究逐渐深入，已进入分子生物学水平。

正颌手术中的生物力　在下颌进行咀嚼运动时，可将其视为一个Ⅲ类杠杆，髁突是支点，食物块为负荷点，升颌肌群力量之和为动力。肌的机械效率等于肌的动力臂与负荷力臂之比。正颌手术如前移或后退下颌骨使支点和负荷点之间的距离加大或缩小，从而改变了负荷力臂距离。手术也改变肌附着点与颧弓、髁突、上颌结节的骨性结构的距离，改变肌力的方向，从而改变动力臂的距离。正颌手术的结果可能增加肌的机械效率，使咬合省力；

但有些正颌手术可减低机械效率，使肌功能不足，咬合力减小。正颌手术改变颌骨生物力学和肌行为，从而影响术后稳定性。手术后截骨部位是咀嚼系统中最薄弱的部分，应预见到术后肌力的改变对此处的影响。选择坚强内固定及适当的固定方式可以使两个骨段在愈合过程中保持足够的稳定，直到截骨线完全愈合，足以抵抗新建立的髁突－升支－咀嚼肌复合体的作用，因此它可以减少颌间固定的时间及减少骨折复发。

下颌骨常因炎症、创伤、肿瘤及发育畸形手术等造成骨折或骨缺损。通过研究骨创伤生物力学，不但可以使重建的骨板能有效地支撑残余骨块，同时还可减小颌骨切除范围，维持颌骨外形的连续性，良好地固定移植骨，减少相关并发症，避免术后局部感染、固定螺钉松脱和接骨板断裂等情况，提高成功率。

（于海洋）

kǒuqiāng zhèngjī shēngwù lìxué

口腔正畸生物力学 （biomechanics of orthodontics）　研究错𬌗畸形矫治过程的生物力学反应，为正畸矫治提供依据的理论。

错𬌗畸形的矫治，就是借助各种矫治装置，施加矫治力，或者将颌面部功能运动产生的力传导到牙和颌骨等软硬组织，使其产生相应的生物力学反应，使得牙周、颌骨以及肌发生组织学改建，从而实现牙的控制性移动以及颌骨的重塑。生物力学的相关知识在错𬌗畸形的矫治中具有十分重要的作用。

正畸过程中的基本力学概念：①力：是物体之间的相互作用，可以使物体产生加速度，也可以使物体发生形变。②力矩：是描述力对物体产生转动作用的物理

量，是作用于物体的力的大小与力到物体旋转中心的距离的乘积。③力偶：是一对大小相等，方向相反，并且不在同一条直线上的力系，力偶产生单纯的转动，力偶矩是其中的一个力乘以两力之间的垂直距离，也就是力偶臂。④阻力中心：是用于数学计算的物体运动约束阻力的简化中心。对于牙槽窝内的牙，其阻力中心由其周围的支持组织决定，不受外力的影响。⑤旋转中心：是当物体发生转动时所围绕的中心，因此，可以通过调整施加于物体的外力和力偶来实现物体的控制性移动。在正畸牙移动中，正是通过调整力和力偶来实现牙的整体移动和控根移动。

牙移动阶段　正畸牙移动过程通常被分为两个阶段：生物力学阶段和生物学阶段。前者是指各种矫治装置产生的或者传递的矫治力作用于目标牙或牙列，再传导到牙周膜和牙槽骨产生相应应力的物理过程。生物学阶段是指作用于牙周膜和牙槽骨上的应力通过一系列的信号传导通路，调控相应的生物活动，引起组织学改建，实现控制性牙移动。施加于牙和牙列的各种矫治器产生的矫治力大小可以比较容易地通过测力计等各种仪器设备直接测量得到，或者使用公式计算得出。不同大小、方向和施力部位的矫治力可以实现各种类型的牙移动。

牙移动类型　①倾斜移动：即牙冠和牙根做相反方向的移动。②整体移动：即牙冠和牙根做同向等量的移动，可以沿牙长轴的方向或者其垂直方向做整体移动。③控根移动：即牙冠不动，牙根发生移动。牙根向颊舌向移动被称为转矩，向近远中移动称为竖直。④旋转移动：即牙围绕牙长

轴发生转动。

控制性牙移动的目的是要实现牙的控制性移动，需要在移动牙的托槽上提供一个指向移动方向的牵引力以及对抗牵引力产生的力矩的力偶。由于受到托槽尺寸的影响，需要远大于牵引力的力值作用在托槽上才能对抗牵引力产生的力矩。通过调节牵引力（F）和力偶产生的力矩（Mc）的比例关系来实现牙的控制性移动。$Mc/F = 0$ 时，尖牙牙冠发生远中倾斜移动，旋转中心在阻力中心和根尖之间、靠近阻力中心的位置。$15 > Mc/F > 0$ 时，尖牙牙冠向远中倾斜移动，旋转中心由靠近阻力中心的位置向根尖方向移动，牙冠的移动量大于牙根。$Mc/F = 15$ 时，尖牙实现整体远移，旋转中心移动到根尖方无穷远处。$Mc/F > 15$ 时，尖牙牙根发生向远中的转动，旋转中心从牙冠方无穷远处向阻力中心移动，牙根的移动量大于牙冠。可见，对于同一颗牙来讲，在矫治力足够克服阻力使牙发生移动的情况下，牙移动方式只和 Mc/F 的比值有关，而与 Mc 和 F 的绝对值大小没有直接关系。确定 Mc/F 比值对预先判断牙移动方式至关重要，比值的轻微变化都有可能导致牙移动方式的显著变化。同时，由于加力方式不一样，在施力之后，Mc 和 F 的衰减速度不一样，这就势必会改变 Mc/F 比值，进一步改变牙的转动中心，使牙的移动方式发生变化。

与牙移动速度相关的因素包括矫治力种类、大小以及牙移动方式。

牙移动的矫治力 矫治力的种类按强度大小划分为重度力、中度力、轻度力。①重度力：强度 > 350gm 的力，比如口外装置产生的力，主要用做矫形力。②中度力：强度介于 $60 \sim 350gm$ 的力，如各种弓丝曲产生的矫治力，主要用于移动牙。③轻度力：强度 < 60gm 的力，如乳胶橡皮圈产生的力，用于移动牙。按矫治力作用时间可分为持续性力、间隙力、间断力。①持续性力：持续作用于目标牙的力，可以持续几周甚至数月时间，如镍钛拉簧所产生的矫治力。②间歇力：对错位牙产生间歇作用的矫治力，一般在较短的时间内消失而需要再次加力，大多数活动矫治器产生的矫治力是间歇力。③间断力：间断时间加力，只有戴用矫治器的时候才产生矫治力，如口外弓。按矫治力产生的方式划分为机械力、肌力、磁力。①机械力：由各种矫治器材及其附件所产生的机械弹力。②肌力：颌面部肌，如翼外肌、咬肌等产生的矫治力。③磁力：磁场所产生的磁场力。

典型的正畸牙移动过程在不同阶段，牙周膜及牙槽骨的结构改变不同。初始阶段中，牙在机械力的作用下挤压其所需移动的方向上的牙周组织，牵拉对侧牙周组织发生物理性位移，牙周间隙宽度和牙周组织的弹性是这一期牙移动量的决定因素。之后由于压力侧牙周膜内玻璃样变的形成，牙移动进入迟缓阶段。此期主要是清除玻璃样变组织，同时在透明样变区下方牙槽骨发生潜行性吸收，因此在此期牙移动较慢。之后随着透明样变组织的清除，压力侧牙槽骨发生直接骨吸收，牙移动速度加快。

矫治力与力偶的调整 通过调节矫治力和力偶，可以实现各种牙移动类型。当矫治力相同、力偶不同时，牙移动的类型也不相同，矫治牙牙周膜内应力的分布也就不同。同时，矫治力传导到牙周膜内的应力分布还要受到牙周膜厚度变化的影响，不同部位的牙周膜厚度不一致。当矫治牙发生整体移动时，牙冠牙根发生同向等量移动，应力相对均匀地分布于牙周膜内；当改变力偶使得转动中心由无穷远向根尖移动，牙发生倾斜移动时，应力分布发生变化，牙槽嵴处的应力最大；当改变力偶使转动中心由无穷远处向牙切缘或牙尖方向移动，根尖处的应力最大。虽然这 3 种牙移动方式中，矫治力大小都一样，但是后两种在牙槽嵴和根尖处的应力远大于整体移动中牙周膜内的应力。因此，在矫治力相同的情况下，牙移动方式不一样时，由于应力分布的不同，发生组织改建的牙周组织范围也不同，从而导致不同的牙移动速度。

最适力的调整 通过调整 Mc/F 的比值，可以调节牙移动方式，实现控制性的牙移动。不同大小的矫治力会产生不同的组织学反应及不同的牙移动速度。不同牙周膜面积的牙其最适力大小不同，很难有一个确切的最适力大小。正畸医师只有通过仔细的临床观察来推断最适力：矫治牙没有明显的自觉疼痛和叩痛，没有明显的松动；施加矫治力之后没有明显的迟缓阶段；X 线片示矫治牙的根部和牙周组织没有明显的病理变化。

牙移动的支抗 当正畸医师施加矫治力来实现需要的牙移动的同时，都会产生一个同样大小、方向相反的反作用力。这一反作用力会不可避免地引起不需要的牙移动。支抗就是用来对抗这种反作用力、支持作用力的。因此，在施加任何一个矫治力来移动目标牙时，都需要考虑如何对抗其反作用力。对于单颗牙来讲，其支抗力的大小与牙周膜的面积成正比。在临床工作中，可以通过交互支抗、增强支抗、稳定支抗、差动力支抗、骨皮质支抗、种植体支抗来实现支抗的控制。①当需要相对移动两颗牙或两组牙时，可以采用交互支抗的设计。采用交互支抗设计时，施加的矫治力的反作用力，同时又是另一牙或牙列的矫治力。最典型的例子就是在关闭中切牙之间缝隙时，使用橡皮链使两个中切牙相对移动关闭间隙。②增强支抗是通过增加支抗单元的数量和面积，分散矫治器的反作用力，来增强支抗。如在内收尖牙的时候，将第二磨牙也纳入支抗牙，从而增加支抗牙的数量以对抗反作用力，防止后牙前移。③稳定支抗是指在牙周膜面积相等的情况下，整体移动所需要的矫治力大于倾斜移动所需的矫治力，因此可以利用牙的整体移动来对抗引导牙倾斜移动所产生的反作用力。在内收前牙时，可以通过弓丝弯制使后牙只能做整体移动，此达到对抗其反作用力的目的。④差动力支抗是由于牙周膜面积不同，同样大小的作用力作用于不同的牙，其产生的组织学反应不同。利用这一特点，用牙周膜面积大的牙做支抗使需要移动的牙移动。⑤骨皮质支抗是基于皮质骨比松质骨更致密，血供更少的解剖特点，当牙根接触到皮质骨之后，坚硬的皮质骨较松质骨更难改建吸收。⑥随着种植技术的发展和正畸医师对绝对支抗的追求，开发出了专为正畸临床使用的种植体支抗，以种植在口内颌骨上的种植钉为支抗来移动需要矫治的牙，从而尽可能少地、甚至完全不影响其他牙。种植体支抗的推广使用使

得许多原来十分困难的矫正病例成为可能，比如单个伸长后牙的快速压低。

口腔正畸学是借助各种力学系统在牙周组织、颌骨、肌等软硬组织内部产生生物力学反应，使其发生各种组织学改建，以达到新的形态和功能的平衡。正畸牙移动过程中，力的大小对牙产生不同的影响，合理控制正畸力大小有利于快速、安全、有效地完成正畸治疗。

（于海洋）

kǒuqiāng xiūfù shēngwù lìxué
口腔修复生物力学 （biomechanics of oral prosthodontics）

研究牙体缺损或牙列缺损修复治疗过程的受力分析及特点，了解力的来源、大小、方向、传导、分布和影响等的理论。可以指导和改进修复设计和材料选择，使修复治疗更符合生理要求，避免或最大限度地减少创伤的发生。

口腔修复学的主要内容之一是利用人工材料和修复体来恢复或重建口腔异常及缺损组织的正常形态和功能。牙体缺损和牙列缺损是口腔修复临床上的常见病和多发病，充填修复与固定修复是最常应用的牙体、牙列缺损的修复手段。在临床上，医师都会按照牙体缺损的范围、缺损部位和牙体组织具体情况来设计充填、嵌体、部分冠、全冠、桩核冠等修复方式。对牙列缺损的修复则按照缺牙数的多少和缺牙的位置设计种植义齿、固定义齿和可摘局部义齿等。对于牙体缺损和牙列缺损患者来讲，修复治疗绝不应仅限于机械力学或工程力学的范畴内思考问题，同时还要考虑修复体在行使口腔功能过程与其他组织产生的一些交互作用，这就需要借助口腔生物力学的知识。

固位力 使修复材料牢固地附着于牙体组织上，以抵御正常𬌗力或行使功能时所受的外力作用，防止修复材料脱落的各种作用力。固位力种类包括约束力、摩擦力、粘结力。

约束力 由约束与被约束物体之间的相互接触所产生的限制被约束物体某些运动的力，与物体接触面的物理性质以及约束物的结构形式有关。根据这一原理，牙体缺损修复过程中可视情况将患牙缺损部位预备出一定的几何形状（如箱状洞形、沟、钉洞等）来限制嵌体或修复材料的脱位，增大修复体的约束力。

箱状固位形 充填修复和嵌体修复的基础固位形。固位力取决于洞深、内壁聚合度和鸠尾形状等因素。洞固位形的深度应该在 2mm 以上，洞越深固位越强。洞底应平坦，以抵抗各个方向的载荷。洞的深度越小对底平的要求越高，否则无法起到很好的固位效果。在一定范围内，洞内壁的聚合度减小，固位增强，一般要求在 2°~5°之间。Ⅱ类缺损患牙预备邻𬌗洞形时可在𬌗面形成鸠尾，以防止修复体水平方向的移位。鸠尾的形状、大小应根据患牙𬌗面形态和缺损范围而定，既要起到水平约束的作用，又不能过多磨除牙体组织，削弱基牙的抗折力。鸠尾的宽度在磨牙一般为颊舌尖宽度的1/3，在前磨牙为1/2。

沟固位形 常用于患牙轴面的表面上，其固位力取决于沟的深度、长度和方向等因素。沟的深度一般为1mm，深度和长度越大，固位力越好，如果一颗患牙上有两条以上的沟，沟之间的距离越大，固位越好。但实际应用时受基牙解剖条件的限制。

钉洞固位形 牙体磨除量少，固位力强，是在充填、嵌体、部分冠、全冠修复中广泛应用的较好的固位形。钉洞固位形的固位力取决于固位钉的表面形态以及钉洞的深度、直径、分布等因素。钉洞一般深 1.5~2mm，短于 1mm 的钉缺乏有效的固位力。钉洞的深度越深，固位力越强。已行根管治疗的牙可根据需要利用髓室和根管扩展较大深度的钉洞，但活髓牙需注意勿伤及牙髓。

摩擦力 约束力在切线方向上的分力，它总是沿物体接触面的切线方向并与物体相对滑动趋势的方向相反。摩擦力是银汞合金充填牙体缺损的主要固位力来源，同时又与粘固剂的粘结力一起构成嵌体的主要固位力来源。这里所指的摩擦力通常是指静摩擦力，即两个相互接触的物体存在相对滑动的趋势时，接触面间所产生的彼此阻碍滑动的力。

修复材料的静摩擦系数仅与材料的性质和其表面的粗糙度有关，而与接触面积无关。物体表面较粗糙时，其摩擦力亦较大。临床上对金属嵌体的粘结面进行喷砂粗化处理来增加固位力就是采用这一原理。修复材料与牙体组织接触面的静压力越大，修复材料与牙体组织间越密合，接触越紧，接触点间压强越大，摩擦力也就越大。银汞合金充填后会发生一定的体积膨胀，一般可达体积的1%左右。适度的体积膨胀可使得充填体与牙体组织间的压强增大，密合性更好，有利于银汞合金的固位。然而过度的体积膨胀（如调拌比例不对或受到唾液和水的污染时）则对牙体组织产生较大的张应力，这种应力的持续存在会加大银汞合金周围牙体组织折裂的概率。

摩擦力既然是约束力的分力，其必然也受到约束结构形式（如洞形和固位形形状、分布和数量）的影响。预备洞形的轴壁越接近平行，修复体与轴壁越密合，所受到的约束就越严格，作用力的方向就越不容易与脱位方向达成一致，修复材料与牙体组织在外力作用下产生的正压力就越大，摩擦力也就越大，修复体的固位就越好。当洞形轴壁的聚合角度加大时，修复体受到的约束减少，产生的摩擦力降低，外力的作用就容易使修复体脱位。因此，临床上对于主要依赖摩擦力固位的银汞合金充填修复来讲，预备洞形时应尽量使轴壁平行。金属嵌体洞形的聚合角不应超过6°，瓷嵌体和树脂嵌体的固位力虽然主要来源于粘结力，但预备洞形时轴壁的聚合角亦不宜过大，以提供基础的固位力。

对于充填修复以及嵌体、桩核、冠等修复体来讲，预备后的基牙或根管必须具有一定的抗力形和固位形，在此前提下，粘结可以起到协同作用，辅助修复体获得良好的边缘封闭及充足的固位力和抗折强度。

粘结力 两个同种或异种的物体在接触时发生的相互作用，它涉及表面、界面的化学和物理因素以及胶接接头的形变和断裂力学。关于粘结的机制主要有吸附理论、扩散理论、机械结合理论、化学键理论和静电理论等。通常粘结过程被认为是由几种作用机制相互结合形成的一个错综复杂的过程。在这些作用机制中，粘结剂与粗化的釉质表面、牙本质小管或牙本质的胶原纤维网络结合所获得的机械嵌合作用以及粘固剂与釉质、管间牙本质之间的化学粘结作用占最重要的地位。

粘结性能的好坏受诸多因素的影响：①粘结剂的种类；②牙体组织粘结表面是否清洁，是否有唾液、血液、一次性手套的滑石粉、菌斑、气枪中油质等污染物的存在；③粘结面积越大，粘结力越强，沟、钉洞等辅助固位形的增设都有着提高粘结面积的作用；④修复材料与牙体组织越密合，粘结力越强，反之，粘结剂厚度越大，粘结力越低；⑤釉质粘结表面做一定的酸蚀粗化处理可增强粘结力；⑥粘固剂的调拌稠度要适当，过稀会降低粘固剂自身的强度，过稠则粘结力和流动性不够，影响修复体就位和固位。

修复体的生物力学 不同的修复方案中牙体、牙周、材料等的力学要求不同。

嵌体生物力学 嵌体是常用的修复体之一，行嵌体修复时预备的洞形要求有圆钝的点线角。对于金属嵌体来讲，要求在洞缘处制备出45°的斜面，由金属形成的斜面边缘将其覆盖，因合金的强度较高，边缘即使较薄也不会折裂。洞缘斜面的优点：去除洞缘的无基釉，防止折裂；使边缘位置选择性地避开咬合接触点，降低修复体与牙体组织界面的应力；增宽、增大边缘封闭区，减少微渗漏。当常规的箱状洞形无法满足金属嵌体的固位时，可考虑增加辅助固位形，如钉洞、沟等，但应确保其边缘周围有一定厚度的健康牙本质，并且注意减少剩余牙体组织的应力集中。

固定义齿生物力学 固定义齿是以固位体、桥体和连接体与基牙作为一个功能整体，行使功能时，殆力通过桥体传至固位体，继而传至基牙上。固定义齿受载时往往遵循一定的应力、应变规律：固定义齿的应力大小和应变方向与载荷作用的部位、大小有关；表面应变随载荷的加大而增大，距加载点越远，应变越小；固定义齿的拉应力区和压应力区随多点载荷点的变化而变化。

固定义齿的桥体承受𬌗力时，如果加载点位于桥体正中，桥体产生屈服应力反应，如果加载点位于双端固定义齿的一端，桥体产生类似悬臂梁的应力反应。当𬌗力增大超过桥体材料的应力极限时，屈应力平衡被破坏，桥体则出现弯曲变形。固定义齿设计为龈端接触式桥体，加载时桥体下的黏膜组织也会承受一定的𬌗力作用，并且桥体龈面的形状对固定义齿的应力分布有一定影响。双端固定义齿和半固定义齿的载荷几乎全部由基牙牙周组织承担，桥体下的牙龈组织分担了极少量的载荷，这对减轻基牙的负担有一定的帮助。单端固定义齿的桥体几乎全部设计为接触式，龈下组织承担了一定的载荷。载荷的大小、部位、方向，桥体的几何尺寸、材料性能，基牙支持力的大小，桥体游离端是否与邻牙存在接触关系等因素均会影响龈组织的应力分布。

连接体是固定义齿中连接固位体和桥体的部分，起着将桥体的𬌗力传递到固位体和基牙上的作用。连接体往往是固定义齿表面应力较为集中的地方。连接体的厚度增加可使连接体区的剪应力减小。

固定义齿基牙牙周支持组织的应力分布状况与外力大小、方向、载荷的位置，基牙位置、数目，基牙牙根数目、形状及牙周支持组织健康状况等因素有密切的关系。固定义齿基牙的支持力越强，受力后产生的应力和应变越小。由于各牙位的牙在颌骨中

的倾斜度不同，不同牙位的基牙在相同受力条件下产生的应变不同，如同一载荷下，上颌前牙桥的应变大于下颌前牙桥，后牙桥的应变小于前牙桥。

行双端固定义齿修复前后相比，在相同载荷条件下，修复后固定义齿及基牙作为一个整体，任一基牙受到载荷后，所有基牙均分担一定的外力，𬌗力获得分散，其应力分布状况虽与单独基牙受力近似，但各基牙的运动由于受到整体运动的限制，稳固性加强，提高了抵抗外力的能力。单端固定义齿类似悬臂梁的受力，当单端固定义齿受力时，桥体上的力通过连接体传递给基牙，基牙不仅会向缺隙侧倾斜扭转，还可能向唇、颊侧倾斜扭转以及向𬌗向运动，应力主要集中于基牙的颈部和根尖区。数个基牙相连会减少基牙的移位及其支持组织的应力。单基牙单端固定义齿的桥体接受载荷时，基牙的倾斜和旋转量均较大。为减轻杠杆作用力，应在非游离端增添基牙数，通过固位体将各基牙连接起来，增大抗力臂，以获得良好的稳定性。半固定义齿修复可以解决各基牙就位道不一致的困难，因此在临床上有不小范围的应用。与双端固定义齿相比，在相同轴向载荷条件下，半固定义齿两端基牙及支持组织的应力分布不如双端固定义齿均匀，其活动侧连接端的基牙应力较小。

全口义齿生物力学　全口义齿的固位力包括吸附力、表面张力、大气压力以及口腔内唇颊舌肌的相互作用。吸附力包括附着力和内聚力，前者是指不同分子之间的吸引力，后者指相同分子之间的聚合力。戴用全口义齿后，义齿基托的组织面与口腔黏膜之

间有一薄层唾液，基托组织面和唾液、唾液和黏膜表面之间产生了附着力，而唾液分子之间则产生内聚力。吸附力的大小与基托和黏膜之间的有效接触面积以及基托和黏膜接触的密合程度有关，有效接触面积越大，两者之间接触越密合，吸附力就越大。吸附力的大小还与唾液的质和量有关，唾液黏稠度适当、流动性小，可以提高吸附力。

表面张力由两个平行坚固的物体表面之间的液体薄膜产生，其大小取决于液体湿润物体表面的能力。义齿基托组织面与黏膜之间的唾液薄膜有向两侧表面扩大的趋势，从而产生固位力。

全口义齿的基托边缘与周围的软组织始终保持紧密的接触，形成良好的边缘封闭，使空气无法进入基托与黏膜之间，在基托和黏膜之间形成负压，在大气压力作用下，基托组织面和黏膜紧密贴合，从而使义齿获得固位。上颌全口义齿基托承受的大气压力较下颌大，因此，上颌全口义齿的固位一般较下颌好。

此外，全口义齿可以利用唇、颊肌和舌肌的相互拮抗作用，使牙列的内外达到平衡，从而获得固位和稳定。

种植体生物力学　口腔种植体作为口腔颌面骨组织及牙的替代物，除需具备良好的组织相容性外，还应具备支撑、固定、传力的生物力学相容性。在种植界面的力学关系中，种植材料的力学性质和在应力作用下的力传导性质，必须与骨的力学性质和力的传导性质相匹配，才能获得良好的力学相容性。

种植材料与骨组织的生物力学相容性是指在特定的使用环境中，在行使生理功能时，种植体

与骨组织都不被破坏，种植体作为骨组织的一部分承担并传递应力，使周围骨组织获得生理性的力学刺激，完成正常的改建活动，即界面区骨组织侧的应力不至于因过小而产生失用性萎缩，也不至于过大造成骨组织吸收。

种植体植入生物力学　在种植手术过程中，预备种植窝造成的骨损伤愈合机制与骨折愈合或拔牙创愈合机制相同。在种植体植入后的早期骨愈合过程中，应保证种植体具有良好的初期稳定性，与骨壁间无相对运动，这与骨折愈合需固定断端制动原理相似。反之，若种植体与骨壁之间产生相对运动，将阻碍界面骨痂形成，影响骨愈合。

种植体与骨壁间机械嵌合而获得的稳固性是种植体获得初期稳定性的基础，这与种植体和骨壁吻合接触的紧密程度，种植体在骨内深度、直径以及接触形式有关。此外，种植体对骨壁适度挤压产生的应力，能刺激新骨生长，也有利于种植体周围骨组织的早期形成。

种植体植入颌骨，初步形成种植体骨性结合界面后，在承受咬合力的情况下，在界面发生种植体周围骨组织的适应性反应，即骨改建。骨改建是指骨组织在机体中不断进行骨的新生增强和吸收萎缩，从而使骨组织的解剖结构发生变化的现象。通过种植体周围骨的适应性反应，形成种植体与骨界面可靠的骨性结合。其具有两方面的重要意义：一方面是骨性结合形成后可有效防止牙槽骨的失用性萎缩，保持牙槽骨的高度和丰满度；另一方面，骨性结合的种植体的生理范围内的功能负荷可以使骨组织产生适应性改建反应，从而逐渐达到与种植义齿的功能协调一致。

植入骨改建生物力学　种植体周围的骨改建与力学因素有直接联系。1892 年德国医学博士沃尔夫（Wolff）首先提出了组织变化与所受应力有关的设想，并将骨改建与应力的关系命名为沃尔夫定律。其主要内容：生物进化过程中形成的骨符合最优化设计原则，即趋向于最小结构材料承受最大外力；骨改建过程亦符合这一原则，即高应力区域通过骨新生得以增强，而低应力区域通过骨吸收而使结构减弱。种植体周围的骨改建，一方面要受种植体在功能载荷时邻近骨的应力分布影响，另一方面，局部骨改建还与所受应力类型有关。骨组织在受到压应力的部位破骨细胞活跃，发生骨吸收；而在受到拉应力的部位成骨细胞活跃，出现骨增生。

种植体材料生物力学　种植体材料本身的力学性质和应力作用下的力传导性质必须与周围骨组织相匹配，这就要求种植材料具有高机械强度和低弹性模量，以便获得良好的力学相容性，从而提高种植体的成功率。决定种植成败的首要因素是种植体材料的机械强度。材料的机械强度必须能承受口腔咀嚼功能所需负荷，在长期行使功能时不发生不可逆变形或断裂破坏。但应注意的是，若种植体材料的机械强度过高，在承受较大载荷时，应力通过种植体-骨组织界面传递到骨组织，有可能使骨组织受到较大应力，产生骨创伤，造成骨吸收或骨折。

骨性结合的种植材料，当其弹性模量变化时，种植体界面应力大小也会发生相应改变。金属种植材料弹性模量远高于牙槽骨，钛的弹性模量比骨组织的弹性模量高出 6 倍，但在所有能够代替骨组织的金属材料中，它与骨组织的弹性模量最相近，降低金属种植材料弹性模量有利于种植体生物力学相容性。由于高弹性模量种植材料易使根尖区骨组织产生应力集中，低弹性模量种植材料易使颈部区骨界面产生应力集中，因此，对一定性能的种植材料，可通过种植体形态及表面形貌的变化等方式使种植体周围骨组织应力分布更加均匀，避免上述现象的发生。

种植体设计生物力学　种植体的颈部是指种植体最上端穿出骨皮质的部位，这个部位被认为是种植体系中应力最集中的区域。当受侧方载荷时，种植体颈部截面有最大的剪切应力和最大的屈距，因此在进行设计时应保证其具有足够的强度，使其在承受咬合力载荷时不至发生断裂或变形。在材料相同的情况下，种植体颈部强度取决于种植体的截面积和几何结构。在进行设计时，通常种植体颈部尺寸比体部尺寸略大，形态多为圆形或扁圆形，以保证其具有足够的截面积，有利于减少局部应力集中所造成的颈部骨组织的蝶形吸收。另一方面，颈部表面应避免沟纹、凹陷等设计，因为这些设计容易形成应力集中，从而降低结构强度。

种植体体部设计包括体部轮廓外形设计和体部表面形态设计两方面。现以钛种植体为例，分析体部形态及其表面设计的生物力学原理。钛种植体表面与骨组织之间化学性结合强度低，主要是通过与骨组织间的紧密接触或骨组织长入其表面结构而产生互相锁结作用来增大界面结合强度。种植体表面螺纹设计的力学基础，一般认为与骨发生整合的种植体表面的螺纹能将轴向的拉或压载荷，通过螺纹斜面以压力方式传递到其周围骨组织。有 3 种螺纹形态，即 V 型、方型和支柱型螺纹。这样的种植体无需与骨形成真正的化学性结合，而只需要种植体的螺纹与组织紧密接触并发生锁结作用。但对于表面平滑的种植体来说，则需要牢固的种植体-骨界面结合形式来对抗界面产生的较大剪切应力，以保证界面不产生滑动或破裂。

种植体底部或下缘的形态设计，应注意避免在该区域产生过大的应力集中，因此应采用圆钝外形，避免尖锐设计。部分螺纹种植体的尾端常设计有切削刃面，机械术语称为"自攻"，其目的在于对种植窝骨壁上已形成的丝扣做进一步的少量切削，以使种植体与骨形成更紧密的接触，确保初期稳定性。

种植体上部修复生物力学 种植体上部修复中，单颗牙种植修复体承受咬合力时，容易产生扭转力，使种植体及周围骨组织承受拉应力和剪切应力。若这种类型的力持续存在，将破坏骨结合，导致种植体周围骨吸收，或使上部结构的抗旋转能力下降，甚至使修复体或上部结构产生疲劳断裂。临床修复时，应尽量减小基桩的角度，从而使植入体长轴与上部修复体长轴趋向一致，避免过大的应力峰值对种植体造成损害。

在后牙单个牙冠修复时，种植牙冠应当适当减小颊舌径，通常上颌减舌侧径、下颌减颊侧径，以减小种植体受到的侧向力，使得𬌗力尽可能沿着种植体的长轴方向传递，并同时维持上下牙的覆𬌗覆盖关系。多个种植体联冠修复时，应当特别注意每一个种

植体基桩的固位力接近，否则，当一个上部结构的固位螺钉在应力的反复作用下发生松动时，会对其余的种植体产生更大的应力。在种植体的排列上，避免将多个种植体排列在一条直线上，这样可以减少每一个种植体 30% 的应力。牙冠修复时，应当维持这种排列，并尽量使应力沿着每一个种植体的长轴方向传递。

生物力学相容性的核心问题是骨组织界面区应力在骨组织生理改建范围内，即满足骨组织适应性改建所需应力。要达到上述目的，可通过对材料本身的力学性质特别是材料的弹性模量进行筛选以及对种植体的形态进行设计等手段来实现。种植体周围骨组织压力分布影响因素如下：弹性模量，种植体形态和大小，种植体表面螺纹、多孔结构，与种植体接触的骨组织类型，种植体数目、部位，种植体弹性内连接体等。

（于海洋）

kǒuqiāng shíyàn yīxué
口腔实验医学（experimental stomatology）

将体内外实验方法与口腔医学相结合，研究人体口腔颌面部正常状态和疾病现象的本质及其规律，探讨口腔疾病的发病机制和病变本质，为临床诊断、预防和治疗疾病提供理论基础的学科。

简史 动物实验在口腔医学中开展较早。20 世纪 20 年代即以犬为实验动物分别研究了正常拔牙创和异常拔牙创的愈合，提出了正常拔牙创愈合的 7 个基本阶段及碘仿纱条的治疗效果。肿瘤的动物模型研究起源甚早，日本肿瘤病理学家山极胜三郎和市川厚一于 1915 年以沥青涂抹兔耳皮肤诱发皮肤癌成功；1954 年美国

口腔病理学家萨利（Salley）首次以二甲基苯并蒽涂抹叙利亚金黄地鼠颊囊黏膜，成功了诱导颊黏膜癌的发生。自此以后，对口腔癌的研究，特别对口腔癌发生发展过程是从正常上皮，经增生、异常增生，然后发展为癌的认识起了巨大的促进作用，对口腔癌的防治有重大影响。

口腔体外培养现在在中国得到了长足发展。在正常细胞培养方面，成功地进行了正常口腔黏膜上皮细胞培养、牙髓细胞培养、牙周膜细胞培养、唾液腺细胞培养、髁突软骨细胞培养、成骨及破骨细胞培养、口腔特有干细胞培养等，对口腔疾病防治的研究起到了重要作用。北京医科大学口腔医学院于 1988 年首先引进并改进了成骨细胞及破骨细胞的分离培养并做了一系列研究，对骨破坏的防治产生深远影响。在器官培养方面，已成功进行了颌骨及牙胚器官培养。肿瘤细胞培养对肿瘤细胞生物学的研究起着十分重要的作用，自 1981 年和 1983 年上海第二医科大学口腔医学院和北京医科大学口腔医学院先后建成舌癌细胞系以来，已成功建立了多个肿瘤细胞系，如腺样囊性癌、黏液表皮样癌等，并用之进行了多种研究。建立了高转移性肿瘤细胞系和多药耐药性细胞系，为研究肿瘤的转移机制和肿瘤化疗及生物治疗提供了有效的实验工具。

研究对象 口腔实验医学涉及口腔医学所有的三级学科，包括口腔解剖生理学、口腔组织病理学、口腔颌面外科学、牙体牙髓病学、牙周病学、口腔黏膜病学、口腔修复学、口腔正畸学、儿童口腔医学、口腔预防医学、口腔种植学、口腔材料学、口腔

药物学等。研究范围主要为以上各学科的基础理论以及口腔疾病的发生发展过程、预防、治疗及预后评价、口腔材料的生物安全评价、口腔药物的临床应用等。

研究方法 主要包括体内实验和体外实验两种手段。体内实验即动物实验（疾病的动物模型研究），其目的是以选定的因素在动物体内复制疾病，既可肯定病因，又可在疾病发生发展的全过程中，连续研究患病机体的各种变化，不仅可以认识疾病的全貌，而且可以多次重复。体外实验的方法主要是组织（细胞）和器官培养，研究离体组织和细胞在一定因素作用下的改变，掌握其规律，为研究正常和病变过程提供实验依据。研究方法包括以下几方面。

组织培养 见口腔颌面部组织培养。

实验动物模型 见口腔实验动物模型。

形态学方法 电镜技术（透射电镜、扫描电镜、冷冻制样和冷冻蚀刻电镜）、逆行追踪及免疫细胞化学、扫描共聚焦显微镜、常规组织形态学研究方法等。

分子生物学方法 蛋白质分离与纯化、蛋白质检测、蛋白质间相互作用、细胞因子检测、核酸提取、核酸电泳与纯化、RNA干扰技术、常规聚合酶链式反应及定量聚合酶链式反应、核酸分子杂交、组学（基因组学、蛋白质组学与代谢组学）等。

另外还有生物信息学技术、免疫学检测方法、医学化学分析、医学统计分析等。

与邻近学科的关系 口腔实验医学既是口腔医学的重要组成部分，也是细胞生物学和实验动物学等基础医学在口腔医学中的具体应用。源于口腔医学的各种科学问题，通过口腔实验医学的研究得以解决，口腔颌面部组织器官的体外培养为口腔再生医学、口腔组织工程以及口腔临床各学科提供了研究基础；口腔实验动物模型的建立在口腔肿瘤转移机制的研究和肿瘤防治工作中发挥了重要的作用。口腔实验医学一方面丰富了口腔医学的内涵，同时也为口腔医学的发展起到了巨大的推动作用。

(李铁军)

kǒuqiāng hémiànbù zǔzhī péiyǎng

口腔颌面部组织培养（culture of oral-maxillo-facial tissue） 将口腔颌面部正常或病变的细胞、组织或器官从体内取出，在体外模拟体内生理环境等特定条件，进行孵育培养，使之生存、生长及传代的方法。广义上来讲，又分为组织培养、细胞培养及器官培养。

口腔颌面部包括唇、颊、舌、腭、唾液腺、牙和颌骨等。口腔组织培养涵盖了以上组织结构中的细胞及相关细胞，包括牙相关细胞、唾液腺细胞、口腔黏膜细胞、颌骨相关硬组织细胞、口腔肿瘤细胞及口腔组织特有干细胞的培养。

培养条件 组织培养有别于其他实验，对环境清洁、无菌有特殊要求，因此需要专用场所及设施。一般组织培养实验室分为两部分，无菌室和缓冲间（或准备间）。常用设备包括恒温培养箱、二氧化碳培养箱、普通光学显微镜、倒置光相差显微镜、洁净工作台、过滤除菌装置、水纯化装置、液氮罐、电热干燥箱、冰箱、离心机、培养瓶、培养皿等。细胞在体外生存需要多方面条件的保障：①培养环境的无毒无菌。②绝大多数细胞需要附着在适宜的底物上才能生长，常用的底物包括玻璃基质、塑料、金属、生物性基质处理培养表面、滋养细胞等。③培养细胞需要气体的存在，一般要把细胞置于95%空气加5%二氧化碳混合气体环境中，其中二氧化碳主要用于维持培养基的pH值。④培养液是维持细胞在体外生存和生长所需要的基本溶液，由水、无机盐和各种化学物质组成，主要分为平衡盐溶液、天然培养基和合成培养基3类。⑤细胞培养的温度一般应维持在$36.5 \pm 0.5℃$，渗透压应在$290 \sim 320 mOsm/(kg \cdot H_2O)$范围。

培养方法 组织培养全过程必须贯穿无菌观念和无菌操作，基本操作包括培养细胞的取材分离、体外培养细胞的纯化、细胞的冻存与复苏。常规的细胞培养法有原代培养法和传代培养法。培养过程中可能出现微生物污染、化学污染及细胞间交叉污染，应及时定期检测及控制。

现代组织培养工作始于20世纪初，20世纪30年代传入中国。口腔组织培养技术的应用始于20世纪70年代末，数所口腔医学院校建立了组织培养室，首先建立了包括人舌癌、唾液腺腺样囊性癌、黏液表皮样癌、腭腺癌等在内的多种口腔肿瘤细胞系，为口腔肿瘤的研究提供了可靠的实验模型，也为利用组织培养技术进行口腔生物学研究奠定了基础。随着分子生物学技术的不断发展，口腔组织培养技术在细胞转化、DNA转染、分子杂交、免疫酶联标记、原位杂交等技术中得到广泛应用，中国很多口腔医学院校都能开展或利用这一技术。口腔组织培养也应用于口腔组织再生医学领域。

（李铁军）

kǒuqiāng hémiànbù zhèngcháng zǔzhī péiyǎng

口腔颌面部正常组织培养

（culture of oral-maxillo-facial normal tissue） 利用口腔颌面部正常组织，通过无菌操作、原代培养等技术，获得可传代细胞或细胞系的方法。包括牙相关细胞、唾液腺细胞、口腔黏膜细胞、颌骨相关硬组织细胞及口腔组织特有干细胞的培养。

口腔颌面部包含多种类型的正常细胞以及具有干细胞特性的多向分化潜能细胞。口腔颌面部正常组织培养是从人体或动物口腔颌面部取出正常组织，经机械以及消化分离出单个细胞或单一型细胞群，使之在体外模拟的人体生理环境中，在无菌、适当温度和一定营养条件下生存、生长和繁殖。原代培养的细胞常有不同的细胞成分，生长缓慢，但是更能代表所来源的细胞类型并表达组织特异性特征；传代细胞允许培养的细胞扩增形成细胞株，可以进行细胞克隆，易于保存，但可能丧失了一些特殊的细胞和分化特征。

牙髓细胞培养 牙髓细胞原代培养时，一次仅能获取少量牙髓组织的可采用贴附法，如人和鼠；一次可获得大量牙髓组织时可使用消化法，如牛和猪。培养的牙髓细胞主要是成纤维细胞，倒置显微镜下为长梭形，胞质丰富，核圆，核仁清晰，有时可见核分裂象。超微结构具有一般成纤维细胞的特征，细胞内外有大量合成和分泌的成束的胶原纤维，丰富的微丝和微管构成了细胞骨架，细胞器发达。早代的牙髓细胞经长时间培养可出现轻微的矿

化结节，这为研究牙髓细胞在生理或病理状况下的分化和矿化提供了良好的体外实验模型。

牙周膜细胞培养 牙周膜细胞是一组具有异质性的细胞群，在体外通过组织块法和酶消化法培养的原代或传代细胞均为梭形成纤维细胞样细胞，周围有数个长短不一的突起，中央有圆形或椭圆形的胞核，核内有 2~3 个清晰的核仁，细胞呈放射状、漩涡状排列。与体外培养的同源性牙龈成纤维细胞相比，牙周膜细胞碱性磷酸酶合成和表达明显增高，并且经特异培养基培养后有钙结节形成，表明体外培养的牙周膜细胞具有成骨样细胞的特征。牙周膜细胞的体外培养在细胞水平为研究牙周组织再生和重建、正畸牙移动机制、牙根外吸收等提供了重要基础。

成釉细胞培养 成釉细胞是牙源性上皮来源的能产生硬组织的细胞。采用普通培养基原代培养的成釉细胞是一种混合细胞，主要有上皮细胞型和成纤维细胞型两种细胞形态。上皮型细胞呈柱状，可分泌釉蛋白，具有成釉细胞的主要表型。扫描电镜观察，可见细胞有基质分泌，胞体伸长。经酶消化后，成纤维样细胞明显较少，8~10 天后细胞生长连成片状，呈较典型的上皮细胞形态。在体外已成功分离培养出大鼠、猪及人的成釉细胞，为研究成釉细胞功能以及釉质形成和生理功能提供了基础。

唾液腺细胞培养 唾液腺细胞培养以上皮细胞为主，包括腺泡上皮细胞、导管上皮细胞和肌上皮细胞。已成功培养出唾液腺内的各种细胞并制成永生化细胞系，如人类下颌下腺细胞系（HSG）、大鼠唾液腺细胞系

（SMIE）等。其中腺泡上皮细胞多呈多角形，"铺路石"样排列，电镜下细胞膜表面及腺腔可见微绒毛，细胞间缺乏紧密连接及桥粒形成，细胞质内可见中度发达的线粒体、粗面内质网等细胞器，部分细胞细胞质内可见分泌颗粒；导管上皮细胞呈多边形，电镜下见细胞质内不含有分泌颗粒，近基底部细胞表面可见纵向纹，有微绒毛，细胞质内可见线粒体、粗面内质网等细胞器；肌上皮细胞呈梭形或星形，细胞质内含有沿细胞长轴分布的肌微丝。

口腔黏膜上皮细胞培养 其原代培养主要有两种方法：组织块法和酶消化法。组织块法在长出上皮的同时，不可避免地会出现成纤维细胞干扰。酶消化培养方法相对常用。细胞多为卵圆形、多边形，呈"铺路石"样单层排列，电镜下细胞表面可见微绒毛，细胞质内可见中度发达的线粒体、粗面内质网等细胞器，突出特点是细胞内含有明显的中间丝。用于人口腔黏膜上皮培养的组织可来自于手术切除或扩大切除的组织；而来自新生动物组织的上皮细胞较来自成年动物组织的上皮细胞体外培养寿命长。口腔黏膜上皮细胞的体外培养可为各种黏膜病变、肿瘤的研究提供正常对照，更为肿瘤致癌因素的研究提供了体外模型。

颌骨相关硬组织细胞培养 ①破骨细胞的培养方法有酶消化法、骨髓单个细胞培养法、四肢长骨机械分离法等，细胞体积较大，直径可达 20~100μm，含多个核。②成骨细胞的培养方法有酶消化法、骨髓培养法、骨组织块法、骨膜组织块法，不同方法获得的成骨细胞形态有差异：酶消化法和骨组织块法培养的成骨

细胞多为立方形，体积较小，核圆；骨膜组织块法培养的成骨细胞为长梭形，形态与纤维细胞很相似；骨髓培养法培养的成骨细胞早期为原型，2 周后为长梭形，细胞排列紧密时为方形。③软骨细胞的培养在颌面部多见于下颌骨髁突软骨细胞培养。髁突软骨细胞含量低，细胞增生活性较弱，在体外培养过程中还会发生分化现象，因此在体外培养较长时间存活有一定困难。采用藻酸钠凝胶三维培养法培养的软骨细胞生长相对较好。培养的软骨细胞多为多角形，形态与上皮细胞很相似，可形成具有折光性的细胞外基质，经甲苯胺蓝染色呈阳性。

口腔特有干细胞培养　从口腔组织中已分离培养出多种类型的成体干细胞，包括从成年人恒磨牙分离鉴定出的人牙髓干细胞、从脱落乳牙的牙髓组织中发现并分离出的具有高分化潜能的单克隆干细胞——人脱落乳牙干细胞、从拔除的人第三恒磨牙牙周组织中分离培养出的人牙周膜干细胞，另外还有根尖牙乳头干细胞，此细胞比牙髓干细胞具有更高的增生活性。

口腔正常组织培养对于口腔临床医学及再生医学研究具有重要的作用。通过培养的牙髓细胞可以研究外界因素对牙髓组织细胞生长状况、分化和矿化的影响，并可应用于牙科材料的细胞毒性研究。通过培养的牙周膜细胞可以研究牙周膜细胞在牙周重建中的作用以及正畸牙移动、牙槽骨改建时机械负荷对牙周膜细胞的影响。体外培养的唾液腺细胞可用于探讨唾液腺正常细胞的生物学特征、结构、生长以及外界因素对其的影响，另外还可用于唾液腺疾病特别是唾液腺肿瘤的起

因、来源和发生发展的研究。颌骨相关硬组织细胞培养对于骨质疏松症和牙周炎患者骨吸收的研究具有重要价值。口腔黏膜上皮细胞培养以及永生化人口腔角质细胞系的建立为口腔黏膜疾病和口腔癌发生机制的研究提供了理想模型。牙相关细胞及口腔特有干细胞可以作为口腔组织工程的种子细胞，在口腔再生医学领域发挥着越来越重要的作用。

（李铁军）

kǒuqiāng hémiànbù zhǒngliú zǔzhī péiyǎng

口腔颌面部肿瘤组织培养（culture of oral-maxillo-facial tumor tissue）　利用口腔颌面部肿瘤组织，通过无菌操作、原代培养等技术手段，获得可传代细胞或细胞系的方法。肿瘤细胞系是进行肿瘤发病机制研究、治疗基础研究和疾病预防的最佳的体外实验模型。

肿瘤细胞的培养是研究癌变机制、癌分子生物学、癌的预防与治疗的重要手段。每个肿瘤内都含有一个或几个具有相对稳定特性的自我保持细胞系。肿瘤的生长伴有这些细胞系的增生，因而每个肿瘤在任何时候都含有它初次生长时存在的那些细胞的后代。动物肿瘤移植实验证实，肿瘤结节在新宿主身上多次传代之后仍具有原来肿瘤的主要特征，包括形态、生化、抗原及细胞遗传的标志。所有恶性肿瘤的转移瘤结节的细胞都具有与亲代原发病损类似的形态学与生物学性质，这证实了各种肿瘤内有自我保持细胞系，这种细胞系能够繁殖无数代。自我保持细胞系的存在是体外肿瘤细胞系建立的基础。中国口腔颌面部肿瘤细胞系的建立开始于 20 世纪 70 年代末。1981 年建立第一株人舌鳞状细胞癌

Tca8113 细胞系之后，又建立了20 余株口腔颌面部肿瘤细胞系，包括：人颊黏膜鳞癌 BCaCD885 细胞系、腭腺样囊性癌 ACC-2 细胞系、腮腺腺样囊性癌 ACC-3 细胞系、舌下腺腺样囊性癌 SACC-83 细胞系、腭黏液表皮样癌 MEC-1 细胞系、人小唾液腺腺样囊性癌 NACC 细胞系、人牙龈癌颈淋巴结转移 GNM 细胞系及舌鳞癌 TSCCa 细胞系，以及与上述细胞系相关的高转移细胞系和耐化疗药物的细胞系。此外还建立了来源于嚼槟榔而无吸烟史者右颊黏膜鳞癌细胞系 OC3、腭黏膜黑色素瘤细胞系 ME 等。

人口腔黏膜鳞状细胞癌细胞系　①Tca8113 细胞系系列：Tca8113 细胞系于 1981 年建立，来源于人舌鳞状细胞癌，经原代培养的细胞为均一的多角形上皮样细胞，镶嵌状排列。细胞核大，类圆形，核质比例高，核仁清晰，大小不一，分裂象多见。胞质色淡，胞质铺展程度与细胞排列密度有关，空泡多，呈泡沫状。细胞可成堆生长，表现为"接触抑制"消失。在扫描电镜下，可见较多的微绒毛突起和细胞间的相互连接。透射电镜下，见细胞核大而不规则，核膜凹陷，胞质内有较多的游离核糖体，成束的张力原纤维，细胞间有典型的桥粒和半桥粒，未发现分泌颗粒和病毒样颗粒。接种于兔抗小鼠胸腺细胞血清 ATS 处理的 C57BL 和 ICR 小鼠皮下，成瘤率为 100%。在此细胞系的基础上建立了对顺铂耐药的细胞系 Tca8113/CDDP 和耐长春新碱细胞系 Tca8113/V100；通过裸鼠尾静脉注射 Tca8113 细胞，取一有神经症状的裸鼠脑组织原代培养，建成了高转移的细胞系 Tb；通过裸鼠舌黏

膜下注射 Tb 细胞，取颈淋巴结转移灶建成细胞系 TbTl，又将 TbTl 细胞经裸鼠尾静脉注射，取发现截瘫的裸鼠脊髓培养，建成了舌鳞癌脊髓转移细胞系 Ts。②BCaCD885 细胞系：人颊黏膜鳞状细胞癌细胞系，于 1990 年建立。经光学显微镜、电子显微镜观察，可见细胞异形性较大，细胞境界清楚，呈多边形为主。个别细胞呈蝌蚪形和蛇形。有瘤巨细胞，核深染，核质比增大，核分裂增多。细胞排列紧密时呈鳞状镶嵌排列，有基底样细胞向棘细胞分化形态。移植瘤和培养细胞均未见到腺样结构，胞质不含黏液物质。电镜观察细胞体积大，形态怪异，核大而畸形，核仁大而致密，多在 2 个以上并靠边排列，异染色质颗粒粗大并聚集在核膜下，胞质内有典型的张力原纤维，未发现分泌颗粒。细胞间以桥粒方式相连排列成团。

人唾液腺腺样囊性癌细胞系
①SACC-83 细胞系：来源于左舌下腺，于 1987 年建立。经原代培养，细胞呈多角形镶嵌状排列，核大，不规则，核质比例增大，核仁清晰，一般 2～3 个。可见巨大融合细胞，胞质内有多个空泡。透射电镜下可见细胞核大，不规则，呈卷曲状；胞质内有较多的核糖体，线粒体增多，粗面内质网较少，未见到高尔基体，可见分泌颗粒。此后，应用该细胞系又建立了人唾液腺腺样囊性癌肺高转移细胞系 SACC-2LM。②ACC-2 和 ACC-3 细胞系：肺低转移腺样囊性癌细胞系，于 1988 年建立。ACC-2 来源于右腭部小唾液腺，ACC-3 源自右腮腺，裸鼠皮下成瘤率为 100%。电镜下胞质内有张力原纤维和丰富的分泌颗粒，细胞间有桥粒连接，该癌细

胞在体外培养分化程度下降。之后，在 ACC-2 的基础上建立了肺高转移细胞系 ACC-M，该细胞实验性肺转移率为 96%。③NACC 细胞系：人小唾液腺腺样囊性癌细胞系，来源于腭部，于 1999 年建立。该细胞系含有多种形态的细胞，方块形细胞可能为闰管细胞，类梭形细胞为肌上皮细胞，核大、细胞质及细胞器少的可能为未分化多能干细胞。培养中可见分泌黏液样物质，免疫组化结果符合肿瘤性肌上皮细胞特性。NACC 细胞系为不同分化程度和发育周期的癌细胞所组成的细胞群体。

人唾液腺黏液表皮样癌细胞系 MEC-1 细胞系系列，来源于腭部，于 1990 年建立。细胞为单层生长，铺满瓶底后出现漂浮细胞，少见有重叠生长现象。其后又在 MEC-1 细胞系的基础上建立了耐药细胞系 MEC-1/FU。之后又通过裸鼠尾静脉注射 MEC-1，筛选出高转移细胞株 Mc3。用 Mc3 细胞经裸鼠唾液腺移植，鼠间原位移植后获得转移力提高的 M3SP2 细胞系。将 Mc3 经尾静脉注射获得截瘫的裸鼠，取其脊髓培养，建立了细胞系 Ms。与 Mc3 相比，Ms 增生速度和克隆形成率均较高，但裸鼠皮下接种成瘤速度慢。

口腔颌面部肿瘤细胞系种类较多，各细胞系生长稳定，具有较鲜明的组织特异性，这些细胞系为体外和体内研究肿瘤的生物学特性及对肿瘤的诊断、治疗提供了有形的载体，它涉及肿瘤治疗各个方面的基础和临床前研究，为研究肿瘤的生物学特征，探明口腔癌侵袭和转移机制，进行各种细胞和分子水平的干预研究等提供了极为有用的实验材料，是

进行口腔肿瘤流行病学和遗传学研究的体外模型。

（李铁军）

kǒuqiāng shíyàn dòngwù móxíng
口腔实验动物模型（animal model for oral experiment） 在生物医学研究中所建立的、可模拟人类口腔疾病或异常功能状态的动物实验对象。口腔实验动物模型作为实验医学的一个部分，内容包括与口腔医学有关的基础研究和临床研究各个领域，如龋病、牙周病、颌面部创伤、颞下颌关节紊乱病、口腔颌面部肿瘤等。口腔实验动物模型是实验动物经一定的内外因素的干预后，产生某种预期的疾病或病理过程，动物产生这种疾病或病理过程并不是实验者的目的，而是要利用这种人为产生的疾病或病理过程进行有关研究，其制作模型的方法、手段一致，结果是可以预知的，且具有较好的稳定性和可重复性。

人类口腔疾病的发生、发展十分复杂，以人本身作为实验对象来研究探讨疾病发生机制，需要长期的临床积累，在时间和空间上都存在局限性，且受到伦理学和方法学的严格限制。借助于实验动物模型，模拟人体口腔疾病的发生、发展以及干预、治疗，可以在人为设计的实验条件下，对疾病的发生和转归进行反复观察和研究，并能按研究者的需要随时采集各种样品或分批处死动物收集标本，以便在时间和空间上了解疾病全过程。由于实验动物模型在方法学上可以严格控制实验条件，从而限制了实验以外的可变因素，提高了实验结果的可比性和重复性，使所得到的结果更准确和更深入。

简史 口腔实验动物模型是随着生物学和口腔医学的发展而

兴起的，同时口腔实验动物模型的研究又极大地推进了口腔医学的发展。一般认为，最早的口腔实验动物模型是龋病动物模型。早期的动物实验表明，无菌条件下饲养的动物不产生龋病，但是单一感染某种致龋微生物（如变异链球菌）的定菌鼠，很快有磨牙龋病的形成。在动物模型研究的基础上，人们逐渐认识到龋病是一种由细菌引起的以牙硬组织破坏为主要表现的多因素疾病。这种采用常规动物在相对定植菌条件下进行龋病模型建立的方法，从20世纪60年代一直沿用；另一种主要的口腔疾病——牙周病的动物模型，在1965年有学者利用毕格犬牙颈部龈缘水平结扎丝线，并辅以形成牙周炎食谱的方法建立，此后，其他动物模型如大鼠、小型猪等动物的牙周病模型也相继成功建立。口腔颌面部由于其解剖结构特点，容易遭受各种创伤和微生物定植或感染，相应地，基于各种创伤形成的动物模型也被广泛应用于实验研究。口腔颌面部创伤动物模型的制作，主要采用模拟创伤的致伤因素，建立与实际伤情相似的模型。如，采用爆炸方法在动物体内模拟战场口腔颌面部外伤；采用手术断骨方法模拟颌骨外伤骨折等；口腔颌面部良、恶性肿瘤的动物模型，是各种口腔实验动物模型中最复杂的，这是由肿瘤致病因素的复杂性以及人与动物种属差异性造成的。口腔颌面部常用的肿瘤动物模型主要包括免疫缺陷鼠移植瘤法、化学致癌药物诱导法、转基因及基因敲除法等几大类。每种口腔癌动物模型都有自己的特点、适用范围和局限性，选择何种模型需要根据研究课题的实际情况决定。尽管口腔癌动物模

型的建立为研究口腔癌的发病机制、诊断、治疗和预防等创造了不可替代的工具，具有深远意义，但需要指出的是，所有肿瘤动物模型均无法完全模拟人类口腔颌面部的良、恶性肿瘤构建理想的肿瘤动物模型。

特点 一个理想的口腔实验动物模型应具有以下特点：①再现性好，应再现所要研究的疾病，动物的疾病表现应与模拟的人类口腔疾病相似。②动物背景资料完整，生命周期满足实验需要。③重复性好，不同个体和不同批次的动物模型产生的表型相同或基本相同。④专一性好，一种动物模型只模拟一种口腔疾病状态。值得注意的是，任何一种实验动物模型都不可能完全复制出人类口腔疾病的所有表现，动物毕竟不是人体，模型实验只是一种间接性研究，只可能在一个局部或一个方面与人类疾病相似。所以，模型实验结论的正确性是相对的，最终还必须在临床上得到证实。

模型建立条件 一个成功的口腔实验动物模型的建立需要满足以下条件：①能真实模拟人类口腔某一疾病状态。在严格的实验设计和条件控制下，建立起某一口腔疾病的稳定状态，可部分替代人体的有关临床观察和实验研究，实现在人体无法进行的某些研究过程。②快速获得实验资料。应用实验动物模型，可在相同的时间内制作出一定数量的某一口腔疾病的实验动物模型，从而可在短期内取得相当数量的某一疾病状态的实验资料，特别是对一些少见疾病或发病率较低、且潜伏期较长的疾病研究，可在短期内积累足量的实验资料以供临床研究参考。③实验条件一致。复制的实验动物模型可通过对所

用动物种群和实验方法的严格控制，获得实验者所希望的口腔疾病模型，并保证不同模型动物之间疾病的发生发展过程尽可能一致。④实验结果可重复。按照研究者的设计所获得的口腔疾病模型，应该具有高度的可重复性，并且做到其他独立研究者在相同的实验条件下，也可重复出一致的动物疾病模型，便于进行反复实验，也利于不同研究小组对研究结果的对照和交流。⑤研究方法不受干扰。临床上，口腔疾病可能因为种族、年龄、性别、健康状态和伴随疾病等各种无法控制的临床因素，而影响观察结果的准确性。实验动物模型的相关研究，应在尽可能摒除其他干扰因素情况下，研究疾病发生的本质。⑥随机性研究设计。实验动物模型应完全按照随机性研究的原则和医学统计学的要求进行设计，并严格按对照实验分组，从而尽可能地排除人为及其他干扰因素。⑦可成批实验。研究者可按照实验设计要求分批或定时以相同的方法采集标本或实验资料。

意义 ①口腔实验动物模型是现代口腔医学生物研究的重要支撑条件。现代口腔医学生物研究离不开实验动物，在对人的各种生理现象和病理机制及疾病的防治研究中，实验动物是人的替代者。实验动物的研究得到了不同水平、不同层次、全方位的立体发展，成为现代医学科学发展不可缺少的重要基础条件。实验动物在口腔医学生物研究中的作用是多方面的，借助于实验动物模型以及相关实验，可以探索口腔疾病的起源、发生、发展过程中的生理、生化、病理、免疫等各方面的机制以及不同处理对疾病预后的影响，从而更准确、更

全面、多方位、多层次地了解各种口腔疾病。②实验动物在生物制品生产方面的作用。新的口腔疾病所用的药物和诊治技术及医用生物材料的研发，依赖于动物模型的安全性和有效性评价，对包括啮齿动物、犬或猴等不同的动物进行实验，以证明药物及材料对机体是否安全可靠。

（陈万涛）

yázhōubìng dòngwù móxíng

牙周病动物模型（animal model for periodontal disease） 生物医学研究中所建立的可模拟人类牙周病疾病状态的动物实验对象。

牙周病是一种感染性、免疫相关的牙周支持组织破坏性疾病，是造成成年人牙丧失的最主要原因之一。普遍认为，牙周病是多因素导致的慢性疾病，菌斑中的细菌及其产物是引发牙周病必需的始动因子，同时细菌及其成分激发的宿主炎性反应和免疫反应也是造成牙周组织破坏的重要原因，还有一些局部因素会促进或有利于牙菌斑的堆积，造成对牙周组织的损伤，或加重已存在的牙周病。建立实验性牙周病的动物模型，可为探讨牙周病炎症损害的病因及临床过程提供实验依据，并能测试治疗药物和方法的可能效果。为了全面了解牙周病的发病机制，应当从不同角度建立各种牙周病的动物模型。牙周病的易感动物种属很多，包括大白鼠、地鼠、田鼠、猫、犬、羊、小型猪和各种灵长类，其中犬、灵长类、鼠较常用于牙周病模型的建立，灵长类除牙列大小差异外，每一型牙的数目、存在的前牙间隙以及牙和牙周的解剖与人的极为相似，其自发性和实验性牙周病的临床微生物种类和免疫学特性都与人很相似，但其价格较为昂贵，难以进行大规模的实验研究。

理论基础 牙周病的破坏过程是菌斑和宿主反应共同作用的结果，宿主的防御细胞在抵御外界病原微生物的同时，释放大量的细胞因子和炎症介质，参与了牙周组织的继发性损伤。所以，实验性牙周病模型须具备促使口腔局部菌斑堆积形成和降低宿主防御能力的条件。单纯的局部菌斑形成因素，虽也可以建成牙周病模型，但在局部与全身因素共同作用下，炎症的发生发展更为显著。

基本方法 通过局部因素或全身与局部因素结合的方式。

局部因素诱导牙周病形成①通过饮食建立牙周病模型：粗糙食物利于牙面自洁，而高糖黏性软食不利于牙自洁，却有利于牙菌斑和牙石堆积。龈上菌斑为龈下菌斑的形成提供了细菌附着部位、生长条件以及较低的氧化还原电位。高糖饮食易致龈上菌斑形成，从而为龈下菌斑的形成、牙周病的发生创造了条件。给予地鼠高糖黏性软食6周后，组织学示上皮细胞增生至釉牙骨质界下，有牙周袋形成，炎症区域白细胞浸润，血管腔隙增多，骨表面破骨细胞数目增多，提示形成实验性牙周炎；给予比格（Beagle）犬喂饲软食数个月后发现，实验组与对照组相比有大量的菌斑和牙石堆积，牙龈缘退缩，牙槽嵴表面破骨细胞数目增多，随时间延长牙周病加重。②经口腔接种特异菌形成牙周病模型：采用牙龈卟啉菌口腔接种广谱抗生素预处理的大白鼠，6周后发现，牙槽骨丧失明显高于对照组，特别是在磨牙的邻接面位置，说明单一的牙龈卟啉菌口腔接种能够诱导实验性牙周病的发生；如果给动物接种多种牙周病致病菌，4个月后发现经多种致病菌处理的动物的牙槽骨丧失明显高于单一细菌感染引起的病损，说明单一致病菌虽然能引起实验性牙周病，但多种致病菌协同作用可加重病情进展和疾病的严重性。③物理机械刺激形成牙周病模型：局部结扎实验动物的磨牙或前磨牙。常用的结扎材料是丝线，也有用棉线、弹性橡皮圈、正畸用钢丝作为结扎的材料。利用比格犬建立模型时，在实验动物牙的牙颈部龈缘水平结扎丝线，并向根尖方向压入龈沟内，同时配以形成牙周病的食谱，并于每次检查后把结扎丝线沿根尖方向压入一定深度。随着时间的进展，炎症逐渐由牙龈炎向牙周炎发展，症状也逐渐加重。1~3个月后，逐渐出现了牙龈脓肿和牙石、牙周袋等不同程度的牙周病表现。

全身因素和局部因素结合形成的牙周病 内分泌障碍、免疫状态等全身因素是牙周病发生、发展的促进因素，全身因素通常与局部因素联合应用可以促进牙周病模型形成。如，联合给予动物激素和结扎处理，可以使模型动物出现极典型的牙周病损害：牙间乳头糜烂坏死形成溃疡，牙龈纤维及牙周膜主纤维束排列紊乱，牙槽嵴顶及深部牙槽骨吸收，有牙周袋形成等；对动物同时给予去势加结扎处理，动物血液中雌激素明显下降，出现牙槽骨密度降低、牙槽骨吸收、牙松动、牙周袋形成等类似人类牙周炎的病理变化。

应用 包括以下3个方面。

牙周病病因研究 用于筛选和评估牙周病的致病菌。通过在模型动物口腔内造成不同类型的菌群失调后检测优势菌及伴随菌，检查动物的牙周病变情况，可以筛选和评估造成牙周病的重要致病菌。

牙周病与免疫学研究 淋巴细胞与浆细胞是牙周病炎症反应发展过程中的主要参与细胞。在牙周病早期，病变组织中以淋巴细胞为主，到牙周病晚期，则以浆细胞为主。牙周病与免疫应答密切相关，既存在体液免疫也存在细胞免疫。在用结扎牙根法制作灵长目动物牙周病模型研究中，发现了牙周病并发的骨质流失的潜在机制，并阐明了前列腺素在牙周病进展中的作用。在牙周病的进程中，由于炎症细胞产生的细胞因子浸润到牙龈组织，使急性可逆转的炎症转化为慢性破坏性的牙周病。

牙周病药物治疗研究 短期单独应用抗生素治疗牙周病可减轻症状，联合用药治疗时能达到有统计学意义的治疗效果。牙周病动物模型药物治疗实验发现，抗生素和抗炎药联合使用时疗效超过其他处理方法，治疗药物可以降低牙周炎症导致的牙槽骨吸收作用。

（陈万涛）

qǔbìng dòngwù móxíng

龋病动物模型（animal model for caries）

生物医学研究中所建立的可模拟人类龋病状态的动物实验对象。

龋病是人类一种发病率很高的疾病。龋病动物模型的建立和应用对于研究龋病的促进因素、发展规律及有效的防治措施具有重要意义。龋病的发病原因无论在人或动物都与细菌、食物、宿主、时间等4因素密切相关。在致龋细菌的作用下，食物发酵分解产酸，溶解破坏牙体组织，结果导致龋病的发生。某些易感动物，如大白鼠、金黄地鼠、灵长类动物、猪等其磨牙殆面有窝沟，解剖形态与人类磨牙相似，若给予致病菌和致龋食物，可以产生肉眼和组织病理方面与人牙极为类似的龋损。利用这些动物可以建立龋病的动物模型。20世纪早期，实验动物就在龋病研究中开始应用了。当时对于龋病致病因素认识并不完整，相关的动物实验主要集中研究食物与龋病发病的关系。1958年有学者明确提出食物与龋病关系密切，糖是促进龋病发展的原因之一，而且提出食物的成分、质地对不同动物致龋力不同，小鼠和仓鼠最为经典的致龋食谱也是由该学者建立的。随后有研究者等用无菌动物研究了龋病，证明龋病是细菌性疾病。随着对致龋食物、致龋细菌、易感动物等几个方面认识的提高，成熟的动物龋病模型逐渐建立起来，并成为龋病研究不可缺少的研究模型。

理论基础 实验性动物龋病模型的形成离不开以下几个相关因素：①致龋微生物及其在牙菌斑中的数量和比例。②致龋饮食及其组分中蛋白质、脂肪、磷、钙、氟、总糖量、半乳糖、葡萄糖、蔗糖及淀粉的含量和比例。③敏感的宿主动物口腔中的唾液参数，包括流率、缓冲能力、总蛋白量、溶菌酶和淀粉酶的含量等。依据这些原则，学者们设计出了多种实验性动物龋病模型，并应用于龋病发病机制、预防、治疗及免疫学方面的研究中。

基本方法 龋病动物模型的形成方法是在致龋微生物和致龋饮食共同作用下，诱发易感动物龋病形成。

致龋微生物 有学者用易感动物在相对定菌条件下进行实验，建立了典型的龋病动物模型。该动物模型建立的要点：首先采用足量的广谱抗生素（氨苄青霉素、氯霉素、羧苄青霉素等）抑制动物口腔微生物的生长，然后接种一种或几种致龋菌于动物口腔环境中，同时饲以致龋饮食，一段时间后即可形成实验性动物龋病。人类龋病与变异链球菌属关系密切。导致龋病发生的重要亚群是变异链球菌和茸毛链球菌。变异链球菌是已被证明的最主要的致龋菌，也是最广泛地被应用在实验性动物龋病模型建立上的致龋微生物；茸毛链球菌则在大白鼠龋病模型中更多地被采用。

饮食因素 在实验性动物龋病形成过程中饮食因素亦相当重要。它不仅是宿主动物的营养来源，而且能给口腔微生物提供营养。食物的成分（特别是碳水化合物的含量）、食物的颗粒大小、黏附性、溶解性、对菌斑微生物的影响、抗菌活性以及食物的味道和状态等因素，与实验动物龋病的形成密切相关。普遍认为，除了要求足够含量的糖及蛋白质外，致龋食物中的各种维生素及微量元素亦有助于动物的龋病形成。经典的致龋食谱各成分比例是56%蔗糖、全麦粉6%、28%精炼奶粉、3%苜蓿粉、1%脱水全肝粉、4%酵母和2%盐。除了食物本身因素外，提高进食的频率可增加实验动物的龋病形成率。

应用 实验性动物龋病模型被应用于研究各种化学药物和制剂的抗龋效能、食品的致龋性、免疫防龋效果等领域。

抗龋药物效果评估 用于抗龋药物效果评价的实验动物模型，除了要求形成与人类平滑面及窝沟龋在一般特点、结构以及病因学上相似的龋损外，还应该能够对氟化物产生与人类相似的反应。使用的最经典的评价含氟物功效的龋病模型是矿化降低区模型，主要用于评价含氟牙膏对初期龋损的影响，其特点是不接种致龋菌到动物口腔，而是利用威斯塔（Wistar）鼠固有的口腔细菌，同时饲以高糖饮食来诱发龋损。这种方法产生的模型动物能够对氟化物产生明显的剂量效应。

食品的致龋性评价　利用动物模型对食物、饮料等进行致龋性评价，可以指导人们对健康食品的选择。采用模型动物，研究人员了解了许多食品的致龋特点：①评价婴儿奶粉和牛奶的致龋性，结果表明牛奶没有致龋性，而婴儿奶粉有一定的致龋性。②蔗糖替代物评价，证实多种蔗糖替代物本身无致龋性，是较理想的蔗糖替代品。③高糖饮食和纯淀粉饮食致龋评估，发现高糖饮食的致龋性高于纯淀粉饮食。

免疫防龋　由于变异链球菌是主要的致龋菌，围绕变异链球菌抗体及防龋疫苗的研制成为防龋研究的热点。各种免疫制剂的防龋效能通过大量的动物模型得到初步证实。

（陈万涛）

kǒuqiāng'ái dòngwù móxíng

口腔癌动物模型（animal model for oral cancer）

生物医学研究中所建立的可模拟人类口腔癌状态的动物实验对象。

口腔癌是头颈部常见的恶性肿瘤之一，建立与人类口腔癌相似的动物模型，有利于探讨口腔癌的病因、发生发展、干预和转归，具有重要的基础研究和临床参考价值。尽管人和动物本身的差异以及癌症致病因素的复杂性，很难建立一个理想的动物模型来完全模拟人类的恶性肿瘤，但经过研究者的不懈努力，还是建立了许多典型的口腔癌动物模型。

模型类型　①诱发性肿瘤模型：诱发性肿瘤模型是用化学致癌物质，如二甲基苯并蒽、4-硝基喹啉-1-氧化物等来诱导发生口腔肿瘤。诱发性口腔癌的模型建立过程通常时间较长，个体潜伏期差异较大，所以作为抗癌药物筛选模型一般不常用，但作为病因学研究或者作为预防性药物的研究，却具有其独特的应用价值。②移植性肿瘤模型：移植性肿瘤模型是抗癌药物研制中使用最多的一类肿瘤模型，通常是接种一定数量的口腔肿瘤细胞，使一组动物在几乎相同的时间内形成同样的肿瘤，其成功率接近100%。由于肿瘤形态、生长速度以及对药物的敏感性非常相近，所以移植性肿瘤模型作为药物筛选的模型是非常合适的。③人体肿瘤组织的异种移植性肿瘤模型：早期的口腔癌研究均以动物肿瘤作为研究对象，但是动物肿瘤毕竟不是人类肿瘤，应用人体口腔肿瘤建立肿瘤模型具有更好的生物模拟性。免疫缺陷性动物的发现和应用，促进了人体肿瘤异种移植的进步。瘤株在裸鼠体内可以传代，而且肿瘤细胞形态、染色体数量和同工酶水平可以保持与供者相同。④口腔癌实验转移模型：将口腔癌肿瘤细胞直接注入动物的循环系统，使其在宿主远隔器官部位形成转移瘤，进而建立实验转移模型。建立肺转移模型最常用的注射部位是尾静脉，脾内静脉、门静脉则是建立肝脏转移模型的常用部位，心脏内注射可建立产生包括骨转移、脑转移等多个部位的转移模型。⑤转基因口腔癌动物模型：从分子水平研究口腔癌的形成过程中各种分子和信号转导通路的改变。利用此技术可以精确地失活某些基因或增强某些基因的功能。但转基因技术有成功率低、转导的外源型基因在宿主基因组中的行为难以控制等缺点。

理论基础　①使用化学药物诱导产生口腔癌动物模型的原理，是基于此类药物的致上皮细胞基因突变和异常增生的作用。以二甲基苯并蒽和4-硝基喹啉-1-氧化物为例，二甲基苯并蒽是多环芳香烃类致癌物，是直接致癌剂，对上皮细胞的 DNA 有较强毒性，当一定量的二甲基苯并蒽经过一段时间的积累，作用于黏膜上皮细胞后，DNA 发生突变，细胞发生异常增生，最终形成肿瘤。二甲基苯并蒽的使用方法是口腔黏膜局部涂抹法或直接注射法。4-硝基喹啉-1-氧化物是水溶性喹啉衍生物，是一种很强的水溶性前体致癌剂，在体内被 4-硝基喹啉-1-氧化物还原酶代谢为近致癌物 4-羟氨基喹啉-1-氧化物，再进一步代谢为终致癌物 4-乙酰氨基喹啉-1-氧化物，它以共价键的方式与靶器官细胞的 DNA 结合，并破坏染色体的结构，使鼠第 7 号染色体上 *H-ras* 基因第 12 位密码子发生 G→A 转换，进一步影响抑癌基因和癌基因表达，最终导致癌变。4-硝基喹啉-1-氧化物使用方法是用饮用水稀释后，由动物饮用。②移植性肿瘤和转移性肿瘤模型的建立是以免疫缺陷动物作为宿主，如裸鼠、Scid 鼠、NOD-Scid 鼠等品系，由于这些小鼠具有不同程度的免疫缺陷，在通常情况下，不易排斥来自同种或异种的移植，从而形成肿瘤。③转基因动物模型建立原理是借助基因工程技术，把外源目的基因导入生殖细胞、胚胎干细胞和早期胚胎，并在受体染色体上稳定整合，使之经过各种发育途径，得到能把外源目的基因传给子代的个体。

基本方法 有如下几种。

二甲基苯并蒽诱发的动物口腔癌模型 在金黄地鼠的颊囊涂布 0.5% 的二甲基苯并蒽，7 周后颊囊出现癌变。随着涂药次数的增多，颊囊黏膜恶变程度逐渐加重。癌变的病理过程经历了 4 个阶段：单纯增生、良性乳头状瘤、原位癌和浸润性鳞癌。这些阶段模拟了人体口腔的正常上皮到异常增生、再到癌变的生物学过程；二甲基苯并蒽还可以诱发金黄地鼠舌癌，其方法为先用拔髓针刮伤舌侧缘形成黏膜溃疡，而后涂擦二甲基苯并蒽，14 ~ 25 周后所有实验动物均发生浸润性癌。不同区域的黏膜对致癌剂的敏感性存在差异，当舌侧缘被机械损伤后，致癌力得以增强。用二甲基苯并蒽涂布大鼠口腔黏膜 16 个月后，癌症发生率仅 30%。当先去除主要唾液腺并反复多次注射抑制唾液分泌剂 11 个月后，所有动物产生了颊黏膜癌；不使用抑制唾液分泌剂的对照组仅 1/3 发生口腔黏膜癌。

4-硝基喹啉-1-氧化物诱发鼠口腔黏膜鳞癌模型 采用 0.002% 浓度 4-硝基喹啉-1-氧化物加入饮水中诱导的方式，可以"自然"诱发大鼠或小鼠舌根部或舌背鳞癌。正常大鼠舌根部黏膜红润、光滑，乳头分布均匀，舌体柔软而富有弹性，随着饮水时间的延长，大鼠舌根部黏膜病变外观呈现进行性加重，首先黏膜变粗糙，组织增生高出黏膜表面，表现为癌前病变特点；随后增生加快，出现破溃、出血等症状，表现浸润癌的表型。4-硝基喹啉-1-氧化物诱导 SD 大鼠舌根部癌变过程中的各阶段组织病理表现，体现了黏膜癌变的多步骤特点，从开始的正常舌黏膜、到异常增生、再到浸润癌。

癌细胞移植瘤动物模型 实验要严格遵照无菌操作原则，收集的肿瘤细胞要快速进行处理及移植，贴壁培养细胞的收集要格外注意胰酶消化的程度，过度消化的细胞多有细胞膜抗原的损伤或丢失。收集的细胞用无血清培养液或生理盐水调整细胞浓度，制备成所需浓度的细胞悬液，每只鼠的接种悬液量通常为 0.1 ~ 0.2ml。接种细胞的数量，一般根据细胞系成瘤能力、实验需要的成瘤时间等进行具体调整。口腔鳞癌细胞系一般接种 100 万个细胞，7 天左右便可成瘤。

人体肿瘤组织的异种移植性肿瘤模型 选择移植用肿瘤组织一定要保持新鲜和无菌，所有的肿瘤组织标本均在离体后 1 个小时内完成收取，尽量切除坏死组织和非肿瘤组织，保留生长旺盛的肿瘤组织。动物实验中，要根据实验时间长短选择适当的麻醉剂。具体操作是将肿瘤组织切成大小均一的小块，再用穿刺套管针将瘤块移植于动物的背侧皮下或器官包膜下。人口腔鳞癌裸鼠异种移植成功率高低不一，一般在 26% ~ 77%，成瘤时间 15 ~ 84 天不等。

裸鼠血液循环肿瘤转移模型 最常用的方法是通过尾静脉接种产生实验性血道转移模型，用这种方法建立的模型主要是发生肺转移，后期可能伴随其他器官的转移。接种时，取对数生长的口腔癌细胞，常规制成悬液，一般稀释成 $1 \sim 2 \times 10^7$/ml 细胞浓度，取 0.1ml 自尾静脉注射到裸鼠体内，不同细胞或不同细胞数量都可影响转移率，一般癌细胞系经长期观察都可达到 50% 的转移率。

转基因口腔癌动物模型 转基因动物建模方法主要有显微注射法、反转录病毒法、胚胎干细胞法、电脉冲法、精子载体导入法等。采用该方法建立口腔癌模型，重点是目的基因的选择。已有报道，EDL2 启动子融合 Cyclin D1 基因、转 ATF3 基因以及在 TRP53 缺陷动物中转 Akt 基因均可诱导表现出口腔癌表型。

应用 口腔癌动物模型的应用主要集中于以下方面。

口腔癌发生机制研究 在口腔肿瘤的研究中，人们致力于肿瘤发生、发展的启动因素和促进因素，动物肿瘤模型为寻找这个问题的答案提供了一条直接而明确的途径。一些口腔肿瘤模型可以模拟肿瘤的早期或者癌前病变状态，为研究口腔癌发病的分子机制创造了条件。

抗肿瘤药物筛选 将口腔肿瘤动物模型作为研究对象，用于治疗和预防肿瘤的药物筛选，这些结果对于指导临床口腔癌患者进行化学治疗有一定的参考价值。

(陈万涛)

kǒuqiāng hémiànbù chuāngshāng dòngwù móxíng

口腔颌面部创伤动物模型（animal model for oral-maxillo-facial injury） 生物医学研究中所建立的可模拟人类口腔颌面部创伤状态的动物实验对象。

口腔颌面部创伤是临床常见的损伤，和平时期以撞击伤为主，战时以火器伤，特别是以爆炸伤为主。口腔颌面部与颅脑相邻，该部位损伤常合并发生颅脑损伤，严重的颅脑损伤也是口腔颌面部损伤患者死亡的主要原因。采用颌面创伤动物模型为研究口腔颌面部损伤及修复机制提供了新的手段。口腔颌面部创伤动物模型的制作，主要采用模拟创伤致伤因素的方法建立起与实际伤情相似的模型。如采用爆炸方法在动物体内模拟战场口腔颌面面外伤，采用手术断骨方法模拟颌骨骨折外伤等。

理论基础 采用接近临床致伤原理，建立口腔颌面部创伤动物模型。

基本方法 有以下 3 种方法。

口腔颌面部撞击动物模型 有学者用黑猩猩建立了头部撞击伤的动物模型，对于头部的耐受限度和脑组织损伤的生物力学研究提供了大量的有价值的资料；中国学者以兔面中部为撞击区，建立了口腔颌面部撞击伤合并颅脑损伤的动物模型，其创伤后病理过程与人类相似。

口腔颌面部爆炸伤动物模型 采用滑膛枪发射的钢珠模拟爆炸性武器的爆炸破片，同步控制系统触发 RDX 电雷管爆炸模拟爆炸性武器的爆炸冲击波，致伤犬咬肌区软组织，建立口腔颌面部爆炸伤软组织缺损动物模型。该口腔颌面部破冲复合伤软组织缺损动物模型能较真实地模拟爆炸伤的致伤效果，伤情与实际爆炸伤接近，重复性和稳定性好。

颌骨骨折动物模型 山羊、兔等动物可以通过手术方法建立颌骨骨折模型。以兔模型为例，选健康成年雄性家兔，在 3% 戊巴比妥钠全麻下，在一侧下颌角前切迹处用牙科涡轮机造成完全性骨折，钢丝结扎固定，逐层缝合骨膜、肌和皮肤，建立颌骨骨折外伤模型。

应用 口腔颌面部创伤动物模型主要用于口腔颌面部创伤合并颅脑损伤的致伤机制及损伤后的功能和病理、生理变化的研究以及新型手术方法的临床前评估。

（陈万涛）

kǒuqiāng hémiàn zǔzhī zàishēng

口腔颌面组织再生（oral-maxillo-facial tissue regeneration）

以颌骨、牙为中心的口腔颌面软、硬组织缺损畸形的生理性修复及功能重建。是通过对口腔颌面部各种组织器官的正常解剖特征、功能、发育、疾病发生和修复机制的认识，来促进机体自我修复与再生，或构建出新的组织与器官，以改善或恢复病损口腔颌面组织和器官的结构与功能。适用于颌面部肿瘤手术后、感染、外伤、先天性发育异常、牙缺失以及其他口腔疾病导致的颌面部缺损修复。

口腔颌面再生的研究内容主要是颌面部骨再生、颌面部神经和血管再生、牙再生、牙周组织再生、颞下颌关节再生等。

（于金华）

yázǔzhī zàishēng

牙组织再生（tooth regeneration）

联合应用现代生物医学工程技术、细胞生物学技术和基因组学等多学科理论和技术，在原位或异位诱导缺失牙的再次发生发育。牙再生最终实现牙的异位或原位再生，获得具有与天然牙完全相同的外形及功能的再生牙。牙再生研究内容主要集中在牙发生发育及再生分子调控机制、牙再生种子细胞和体内牙再生研究 3 方面。

牙发生发育及再生分子调控机制 牙再生实质上是人为模拟牙的发生发育过程。因此，明确牙发生发育分子调控机制是牙再生成功的理论基础。经过多年的积累，牙发生发育的分子调控机制初现端倪，已发现多达 300 种基因在牙生长发育中表达，其中 TGF-β、BMP、FGF、SHH 和 Wnt 信号分子家族的成员和一些具有同源盒结构的转录因子如 Dlx、Msx、Lhx、Pax 和 Barx 等起了重要作用。它们不仅决定了牙的发生部位、类型和数量（牙发生密码子），还控制着牙发育的启动、牙蕾形成和形态发生等后续过程。牙发育机制的核心研究内容是牙发育过程中上皮–间充质间相互诱导分化的调控机制。已发现多种基因参与牙发育过程中上皮–间充质间信号调控，这些信号分子在牙发育过程中，于上皮–间充质间表现为相互转换的特点，具有四维时空表达规律。受到学者们广泛关注的信号分子有 TGFβ、FGF8、FGF9、BMPs、BARX1、DLX、MSX1、MSX2 等。

牙再生种子细胞 牙再生种子细胞是实现牙再生要解决的首要问题，常用的牙再生种子细胞可分为牙源性种子细胞和非牙源性种子细胞。其中，牙源性种子细胞又可分为胚胎期牙源性细胞和成体牙源性细胞。胚胎期牙源性细胞主要包括脑神经嵴细胞、外胚间充质细胞、牙胚细胞等。从牙的组织结构和生理功能特点来说，最理想的牙再生种子细胞就是胚胎期牙源性细胞，尤其是牙胚细胞。因此，学者们首先对胚胎期牙源性细胞开展了研究，发现将足量的牙胚细胞（同时包括上皮性牙胚细胞和间充质性牙胚细胞）植入体内，可在异位形成牙胚并发育为牙。除了牙胚细胞外，采用其他胚胎期牙发育关键细胞也可以形成牙胚。然而，所有胚胎期牙源性干细胞均有一个共同的难题——在成体难以获得。因此，在实验研究中可以采用胚胎期牙源性干细胞作为种子细胞，在临床上还必须寻找其他的种子细胞来源。随后，学者们将注意力转向了成体牙源性干细胞，如牙髓干细胞、牙周膜干细胞、牙囊干细胞、成牙本质细胞等。研究结果显示这些成体牙源性干细胞确实具有明显的牙向分化潜能，可以成功地分化为不同功能的牙功能细胞。然而，成体牙源性干细胞虽可通过拔除正常牙等方法获得，但其来源仍然受限，且在取材、培养及鉴定等方面均有较高难度，难以实现大规模的临床应用。有鉴于此，探索利用人体中已成功分离出的具有多向分化能力的多种成体干细胞进行牙再生成为学者们必然的选择。经典牙胚重组实验证明，来自早期口腔上皮的诱导信号启动了牙的发生。基于这项研究，学者们将体外培养的非牙源性间充质干细胞聚集成团，替换大鼠的牙源性间充质细胞；在牙源性上皮和非牙源性间充质重新整合之后，发现间充质中有牙源性的信号表达，其中胚胎干细胞、神经干细胞和成体骨髓源性细胞都表达了牙源性基因；将重组物置入肾被膜中，有牙结构形成，并伴有骨组织形成，此外，将牙胚置入成体颌骨中能够发育成牙，说明胚胎原基可以在其成体环境中继续发育，这些成果为利用非牙源性干细胞开展牙再生研究提供了重要依据。这些研究表明，以骨髓间充质干细胞、脂肪间充质干细胞为代表的非牙源性细胞具备分化为牙源性间充质甚至上皮细胞的潜能，在适宜微环境的诱导下可参与形成牙样结构。其他研究发现，毛囊乳头细胞在牙胚条件培养液微环境中可向成牙本质细胞分化。这表明来源于皮肤或毛囊的细胞将有可能成为具有牙源性间充质细胞功能的细胞。

体内牙再生研究 通过上皮-间充质相互作用进行牙再生的体内研究，学者们成功地在啮齿类动物肾被膜下、大网膜内或眼球后获得牙样结构，证明了胚胎期牙源性干细胞实现牙再生的可行性。也有研究利用成牙相关干细胞与支架材料复合在小动物体内异位形成部分牙体组织。有学者将分离培养并扩增的牙胚间充质细胞（DMC），经TGF-β1等因子诱导后接种于包被 I 型胶原和 TGF-β1 的陶瓷化骨支架上，植入裸鼠体内后，构建出具有典型牙本质小管结构的牙本质-牙髓复合体。进一步研究表明，利用牙髓和牙周膜等干细胞可成功研制出具有生物活性的牙体-牙周复合组织，并在小型猪体内实现了生物性牙根的原位再生。这些研究表明，采用组织工程技术，联合应用牙再生种子细胞和支架材料，可以实现部分牙体组织或牙周膜的再生。

牙再生的成功将实现与天然牙在解剖结构和生理功能完全一致的再生牙，这是传统牙缺失修复技术无法比拟的，将是口腔医学和再生医学领域的重大突破，并为全身其他器官的发育再生研究提供重要科学依据。

（刘 磊）

yáyuánxìng gànxìbāo

牙源性干细胞 （odontogenic stem cells） 存在于牙相关组织中的具有干细胞特性的未分化细胞。按照细胞来源可分为牙源性上皮干细胞（如颈环干细胞、根尖牙蕾干细胞等）和牙源性间充质干细胞（包括牙囊干细胞、牙乳头干细胞、牙髓干细胞和牙周膜干细胞等）；按照发育阶段可分为胚胎性牙源性干细胞和出生后牙源性干细胞（又称成体牙源性干细胞）。

鉴定方法 在牙板、牙乳头、成釉器、牙囊、赫特威希上皮根鞘、根尖牙乳头及乳恒牙牙髓、牙周膜、牙龈、牙槽骨等牙发育各个时期的相关组织中，均可分离出相应的干细胞成分。牙源性干细胞的鉴定方法有以下几种。①克隆形成能力：即细胞集落形成单位（CFU-F），体外培养时可以观察到明显的细胞集落形成。②自我更新能力：牙源性干细胞在体外增生、扩增，维持在数十代以上。体内移植后，从牙源性干细胞移植物中分离出来的牙源性干细胞，再次移植到体内，仍能形成相应的牙相关组织结构。③多向分化能力：牙源性干细胞经连续培养和冷冻保存后，仍具有多向分化的潜能，此特性有助于干细胞的长期冻存和干细胞库的建立。④形态发生能力：在一定的诱导条件下，牙源性干细胞移植到体内可以形成相应的牙或牙周组织结构。

调控机制 牙源性干细胞的生长、分化与干细胞龛的调控密切相关。成体牙组织中持续存在的干细胞龛有牙髓血管周干细胞龛和啮齿类动物的切牙根尖蕾干细胞龛。Eph 受体酪氨酸激酶家族参与维持牙髓血管周干细胞龛的稳定，EphB 和它的配体 B 通过 MAPK 通路的单向和双向信号调节，抑制间充质干细胞的迁移和黏附。在根尖蕾干细胞龛周围，间充质细胞表达 FGF3、FGF10 等 FGF 家族信号分子，并通过 Notch 信号通路维持上皮干细胞龛的功能状态。BMP 家族、TGF 家族、

IGF 家族、SHH 家族、激活素和卵泡抑素等分子也参与牙源性干细胞的网络调控。

临床应用 牙源性干细胞在牙及其周围组织的发育、再生修复过程中发挥重要作用，各种牙源性干细胞之间相互协同、相互制约、承前启后，共同调控牙的生长和发育。因牙源性干细胞自身具备其他种子细胞所无法比拟的优势，如：自我更新能力强，多向分化潜能大，易于获取，自体移植免疫排斥反应小，不存在伦理学上的争议等，使其在牙组织工程临床和基础研究中得到了广泛应用。它们不仅可用于口腔颌面部相关组织的再生，也适用于非口腔组织如骨、软骨、脂肪、血管和神经等组织的修复重建。

（于金华）

yáyuánxìng shàngpí gànxìbāo

牙源性上皮干细胞 （odontogenic epithelial stem cells） 存在于牙胚发育早期、与成釉器及釉质形成密切相关的上皮干细胞。伴随着牙的萌出，终末分化的牙源性上皮干细胞随即脱落。牙源性上皮干细胞可分为胚胎性口腔上皮细胞、颈环干细胞、根尖牙蕾干细胞等。

多向分化 可分化为内釉上皮细胞、成釉细胞、外釉上皮细胞、星网状层细胞和中间层细胞。

纯化方法 主要采用IV型胶原黏附法、流式细胞仪分选术等方法。

共性特征 牙源性上皮干细胞表达干细胞标志物整合素 β1、Sca-1、CD49f、CD44 等。p63 通过转录激活启动目标基因功能，在维持上皮性干细胞生存、增生中发挥主导作用，是上皮干细胞或前体细胞的关键性标记分子。牙源性上皮干细胞在牙胚的早期形态发生和后期生长发育中，起着决定性的作用，是形成釉质的唯一细胞成分。牙源性间充质控制牙源性上皮干细胞的自我更新，经由复杂的基因网络调控间充质-上皮间的相互作用，进而决定颈环位置和尺寸。

（于金华）

pēitāixìng kǒuqiāng shàngpí xìbāo

胚胎性口腔上皮细胞 （embryonic oral epithelial cells） 位于早期上下颌弓特定点上的诱导牙发生的、具有诱导牙源性间充质细胞甚至非牙源性细胞发育成牙胚潜能的牙源性上皮细胞。

表面标记 表达 CK14、釉原蛋白、Gli1、Bmil 和 Sox2，缺少 Wnt/β-catenin 的表达。

多向分化 诱导其他细胞的牙向分化能力极强，胚胎性口腔上皮细胞可分化为内釉上皮细胞、外釉上皮细胞、中间层细胞、星网状层细胞及颈环干细胞，并可形成原发和继发釉结节。

形态发生 在神经嵴细胞迁入颌弓后，牙上皮细胞特化了牙发生的功能，牙发育的起始信号来自于胚胎性口腔上皮细胞。将分离培养的胚胎性口腔上皮细胞分别与牙源性间充质细胞、皮肤成纤维细胞及骨髓基质细胞复合后，移植于裸鼠体内，可诱导这些细胞分化，并形成含釉质样组织和牙本质-牙髓复合体的牙样结构、岛状骨等结构。组织重组试验显示，来自于牙发育早期的胚胎性口腔上皮，可诱导牙源性间充质细胞甚至非牙源性细胞发育成牙胚。将小鼠外胚间充质和下颌口腔上皮重组并移植于小鼠眼前房中培养，可形成牙；即使是来自躯干的外胚间充质与颌弓上皮重组培养也能形成牙。

（于金华）

jǐnghuán gànxìbāo

颈环干细胞 （cervical loop stem cells） 位于帽状期成釉器颈环区颈环干细胞龛内的牙源性干细胞。颈环干细胞龛由成釉器内釉上皮、外釉上皮以及少量中间层细胞根向延伸形成，颈环干细胞主要存在于中间层细胞。

表面标记 Notch-1 是颈环干细胞特异性的表面分子，FGF3、FGF10 特异性地表达于颈环周围的间充质组织中。

多向分化 颈环干细胞在牙发育中起着重要作用，颈环区的牙源性上皮干细胞不仅可分化为内釉上皮细胞，还可分化为牙胚发育的功能细胞——成釉细胞，也可分化为外釉上皮细胞、星网状层细胞及中间层细胞。釉原蛋白是颈环上皮在功能上进入分泌期的标志之一，其表达强度可作为颈环干细胞分化能力的指标。

形态发生 不同牙位的颈环干细胞的形态发生能力存在差异性。大鼠下切牙颈环结构体内移植后所形成的牙样组织，含有牙釉质和牙本质-牙髓复合体，而上切牙颈环仅形成牙本质-牙髓复合体样结构。

（于金华）

gēnjiān yálěi gànxìbāo

根尖牙蕾干细胞 （apical bud stem cells） 从啮齿类动物切牙牙根的特异性结构——根尖牙蕾中发现的牙源性上皮干细胞。啮齿类动物切牙的牙冠终生不断生长而不形成牙根，是由于切牙牙根末端存在一个特殊的颈襻结构。其由上皮基底细胞层包绕着星网状层组成，为了区别于自限性生长的牙胚内釉上皮层中已分化的颈襻上皮，根尖牙蕾内未分化的中间层上皮细胞被称为根尖牙蕾干细胞。

表面标记 根尖牙蕾干细胞与颈环干细胞是一类牙源性上皮干细胞，只是来源和位置不同。因此它的特异性标志蛋白也是Notch1，此外还特异性地表达Notch信号的受体Lunatic fringe。有些研究发现其还表达SHH、Notch、Wnt等信号分子以及釉原蛋白、成釉蛋白和碱性磷酸酶等。

多向分化 根尖牙蕾干细胞具备上皮源性干细胞的诱导分化能力。体外培养的根尖牙蕾干细胞为多角形，并类似铺路石生长，细胞克隆呈岛状分布。此外有研究发现根尖牙蕾干细胞未分化状态的保持是通过与Notch信号途径相关的细胞-细胞间相互作用调控的，FGF10通过保持Notch信号途径的激活，能够诱导前体细胞增生、抑制其分化。敲除FGF10或用FGF10抗体培养根尖牙蕾组织，会导致根尖牙蕾结构的萎缩。利用体外培养的根尖蕾细胞与切牙胚牙乳头细胞重组后，细胞团种植于大鼠肾被膜下。结果发现：其可以形成组织结构规则的釉质和牙本质组织，表明根尖蕾和牙乳头细胞间可以相互诱导，分化出成釉细胞和成牙本质细胞，形成牙体组织。

形态发生 根尖牙蕾干细胞是已发现的唯一一类从发育期持续到成体期的牙源性上皮干细胞群落。牙是由口腔上皮和神经嵴来源的外胚间充质相互作用而形成的。在起始阶段口腔上皮增厚形成牙基板，然后上皮芽进入由神经嵴衍生的包绕在上皮周围的外胚间充质中（蕾状期）；帽状期，侧方的颈襻形成；钟状期，不断生长的牙颈襻增生形成上皮干细胞龛，继而分化为外釉上皮及内釉上皮，启动牙冠的发育。人类的牙和啮齿类动物的磨牙在牙冠发育完成以后，成釉器内釉、外釉上皮细胞在颈环处增生，形成两层上皮结构赫特威希上皮根鞘，上皮根鞘形成标志着牙根发育的启动。而啮齿类动物的切牙终生不发育形成典型的牙根结构，且牙冠终生不断萌出。研究认为，在切牙的末端存在根尖牙蕾结构，其中有根尖牙蕾干细胞，后者不断缓慢分裂增生，进而分化为成釉细胞，形成釉质，使得切牙不断生长。采用组织学方法观察出生后1天的SD大鼠切牙根尖牙蕾的组织学结构，结果发现：根尖牙蕾位于切牙胚根端唇侧末端，为3层细胞构成的上皮结构，含有内、外釉上皮，及其间的星网层细胞，星网层细胞含量非常丰富，使得根尖牙蕾成为球形结构深入末端牙乳头组织中。根尖牙蕾干细胞胞膜增厚，形成桥粒样细胞连接，部分细胞中间丝丰富，并呈类似黏液上皮样细胞形态。

（轩昆）

yáyuánxìng jiānchōngzhì gànxìbāo

牙源性间充质干细胞（odontogenic mesenchymal stem cells）

起源于外胚层神经嵴干细胞、存在于牙发育各个时期的间充质组织中的干细胞。根据所在部位不同又可分为牙髓干细胞、根尖牙乳头干细胞、牙周膜干细胞、牙囊干细胞等。按照发育阶段不同可分为胚胎性牙源性间充质干细胞（如牙乳头干细胞和牙囊干细胞等）和成体牙源性间充质干细胞（包括出生后的牙髓干细胞、脱落乳牙干细胞、根尖牙乳头干细胞、牙周膜干细胞、牙囊干细胞等）。

多向分化 具有间充质干细胞的共性特征，表达间充质干细胞标志基因，在体外不同诱导条件下，分化为间充质谱系中的多种功能细胞，如成牙本质细胞、成骨细胞、成软骨细胞、成脂细胞、神经细胞、心肌细胞和肝细胞等。

纯化方法 牙源性间充质干细胞的原代获取可通过组织块培养法、酶消化法及两者相结合的方法（即酶解组织块法）。纯化牙源性间充质干细胞的方法有单克隆筛选培养法、流式细胞仪细胞分选术和间接或直接免疫磁珠分离法等。由于细胞的组织来源、功能和培养条件的不同，导致这些牙源性间充质干细胞在细胞增生、标志基因表达和向具体功能细胞分化的能力上存在一定的差异。

共性特征 牙组织发育和形成具有调控机制复杂、组织来源特殊、结构多样等特点。这些特点决定牙组织再生研究需要多种来源的种子细胞。牙源性间充质干细胞是牙组织工程研究中一类重要的种子细胞，通过提供干细胞增生、分化所需的微环境，牙源性间充质干细胞可形成除釉质之外的所有牙相关组织，促进牙再生修复。牙源性间充质干细胞通过上皮-间充质相互作用决定牙的形态发生，在牙本质、牙骨质以及牙周膜等组织的发育和再生修复过程中发挥主导作用。牙源性间充质干细胞的共性特征：①体外培养时呈梭形，胞核大，多个胞质突起，贴壁生长，增生能力强，可传25代以上。②95%以上细胞表达CD73、CD90和CD105等干细胞表面抗原。③体内外多向分化潜能，包括成牙本质、成骨、成软骨和成脂向分化等。④具有免疫抑制特性，有效防止体内移植后的免疫排斥反应。⑤异质性明显。

（于金华）

牙髓干细胞（dental pulp stem cells） 存在于成体牙髓组织中的、具有干细胞性质的、未分化的间充质干细胞。2000 年有学者首次提出牙髓干细胞的概念。与其他成体干细胞一样，牙髓干细胞具有克隆生长、自我更新和多向分化等特点。牙髓干细胞在整个牙髓细胞中的比例很低，只有大约 1%，其数量随着年龄的增长逐渐减少。

表面标记 从组织胚胎学追溯，牙髓干细胞是由脑神经嵴的外胚间充质干细胞发育分化而来，两者之间存在延续性，两者的细胞表型及生物学行为有许多类似之处。牙髓干细胞与骨髓间充质干细胞具有相似基因达到 4000 个。牙髓干细胞可表达 STRO-1、CD13、CD29、CD44、CD59、CD73、CD90、CD105、CD146、OCT4 和 SSEA-4 等干细胞标志，但是不表达 CD14、CD19、CD24、CD34、CD45 和 HLA-DR。牙髓干细胞缺乏特异性表面标志，形态和生长特性上与牙髓成纤维细胞相似，无特殊的选择培养模式，无法获得精确的定性、定位和纯化。体外可扩增至 25 代以上，呈贴壁生长，有明显的细胞集落形成，易老化，难以大量扩增。

多向分化 牙髓干细胞经连续培养和冷冻保存后，仍具有多向分化潜能。在体外可被诱导向成牙本质细胞谱系分化，呈现成牙本质细胞的细胞表型，形成矿化结节。将其接种于牙本质片上，可以分化为有极性的成牙本质细胞样细胞，有细胞突起延伸至牙本质小管中。此外，牙髓干细胞还可向成脂细胞、神经元细胞、成骨细胞、成软骨细胞、心肌细胞、肝细胞、肌源性细胞、血管内皮细胞和黑色素细胞等谱系分化。与骨髓间充质干细胞相比，牙髓干细胞具有较弱的成骨、成软骨和成脂能力，在成神经和成牙能力方面优于骨髓间充质干细胞，且具有比骨髓间充质干细胞更好的免疫调节能力，抑制 T 淋巴细胞的同种异体反应。

在发育成熟的牙髓组织中，牙髓干细胞龛通常是静止的，当牙组织受到损伤后开始活跃。牙髓干细胞的增生和分化通常发生在牙髓的感染和外伤后，炎症状态下的牙髓干细胞成牙、成骨潜能明显下降，体内移植后仍可形成牙本质-牙髓复合体结构。牙髓感染时，细菌内毒素和肿瘤坏死因子激活牙髓干细胞的 NF-κB 信号通路，调节 TNF、IL-1、IL-6 和 IL-8 等多种炎症因子的表达。采用炎症因子 IL-1、TNF 短时间刺激牙髓干细胞，可明显上调其牙向分化潜能和矿化能力。

形态发生 牙髓干细胞与支架材料复合培养后，可分泌牙本质基质，所形成的牙本质数量远远超过正常牙在人一生中所形成的牙本质量的总和，新生成的组织中含有牙本质、牙本质小管、成牙本质细胞样细胞和带血供的牙髓样结构，是组织工程牙构建中较理想的种子细胞。在上皮-间充质相互作用缺乏的条件下，牙胚细胞条件培养液诱导后的牙髓干细胞细胞团，能形成典型的牙本质-牙髓复合体结构。将牙髓干细胞用于犬牙髓损伤的修复再生与活髓保存治疗，能显著促进牙髓损伤的修复和重建，这不仅为临床活髓保存提供了新思路，同时也为牙髓病的生物治疗提供了新途径。

应用价值 ①将牙髓干细胞与蚕丝蛋白支架材料复合移植于裸大鼠颅骨缺损区，可用于大面积颅骨重建。②牙髓干细胞可促进小鼠海马区神经细胞的增生和分化，显示其具有独特的治疗中枢神经系统退行性病变的潜能。③牙髓干细胞可有效阻止药物诱导性大鼠肝纤维化的进一步发展，促进肝功能恢复。④心内注射牙髓干细胞可减少心肌梗死面积，改善心室功能，诱导干细胞注射区域周边的血管重建。

（于金华）

脱落乳牙干细胞（stem cells from exfoliated deciduous teeth） 从人类乳牙牙髓中分离出来的具有较强增生能力和多向分化潜能的成体间充质干细胞。又称未成熟的牙髓干细胞。

表面标记 脱落乳牙干细胞是一类不成熟的干细胞群，无特异性表面标志，除表达 STRO-1、CD13、CD29、CD44、CD73、CD90、CD105、MUC18、CD146 和 CD166 等间充质干细胞标志外，还表达胚胎干细胞标志（Oct4 和 Nanog）、阶段特异性胚胎抗原（SSEA-3 和 SSEA-4）以及肿瘤识别抗原（TRA-1-60 和 TRA-1-81）等。脱落乳牙干细胞不表达 CD14、CD34 和 CD45。在乳牙中脱落乳牙干细胞主要位于牙髓血管周围，表达基质细胞和血管相关标志分子，如碱性磷酸酶、细胞外基质磷酸化糖蛋白、成纤维细胞生长因子和内皮抑制素等。脱落乳牙干细胞体外呈贴壁生长，有明显的细胞克隆形成。与牙髓干细胞相比，脱落乳牙干细胞增生活性高、群体倍增时间短、克隆形成能力强，细胞中 MMP1、TIMP1、MMP2、TIMP2 和 IL-6 等炎性基因表达水平较高。脱落乳牙干细胞有一定的免疫抑制功能。

多向分化 在不同诱导条件下，脱落乳牙干细胞可以向成牙本质细胞、成骨细胞、脂肪细胞、软骨细胞和肌细胞等谱系分化。成纤维生长因子2可通过ERK信号通路抑制脱落乳牙干细胞的成骨向分化，硬质基质较软基质更易于诱导其成骨向分化。脱落乳牙干细胞可表达多种神经细胞标志，在神经诱导培养基诱导下，β Ⅲ-微管蛋白、GAD和神经元核抗原3种神经细胞标志性蛋白的表达水平上调，细胞突起较多，形成类似神经干细胞的球样集落。在血管内皮生长因子的刺激下，脱落乳牙干细胞可表达VEGFR2、CD31、血管内皮钙黏蛋白等血管内皮标志性蛋白，而形成毛细血管芽。

形态发生 将脱落乳牙干细胞复合牙本质片植入裸鼠皮下，可形成牙本质-牙髓复合体，但脱落乳牙干细胞并不能像牙髓干细胞那样形成完整的牙本质-牙髓复合体，而是形成修复性牙本质结构，牙本质涎蛋白表达呈阳性。脱落乳牙干细胞与聚乳酸、牙本质片支架材料复合植入裸鼠皮下，其不仅能分化为成牙本质细胞样细胞，形成少量牙本质，还可分化为血管内皮细胞形成血管，并与宿主的血供系统汇合。

应用价值 脱落乳牙本身就是一座干细胞库，其中的干细胞不仅可用于牙再生和骨组织修复，还可用来治疗全身其他系统性疾病，如神经组织损伤和退行性神经系统疾病等。脱落乳牙干细胞具有诱导周边宿主细胞分化为骨形成细胞的特性，将其植入裸鼠皮下后，脱落乳牙干细胞并不是直接分化为成骨细胞，而是形成骨诱导模板募集宿主的成骨细胞成骨。移植至小鼠脑部的脱落乳牙干细胞可表达神经细胞标志物，复合支架材料后的脱落乳牙干细胞可修复大面积颅骨缺损，但所形成的颅骨组织中缺乏具有造血功能的骨髓成分。将脱落乳牙干细胞注入帕金森病大鼠的脑部纹状体，可减轻帕金森病的症状，并提高脱水吗啡的治疗效果。脱落乳牙干细胞可塑性极强，将其注入裸鼠腹腔，可在肝、肾、脾等部位检测到脱落乳牙干细胞的定植。

（于金华）

gēnjiān yárǔtóu gànxìbāo

根尖牙乳头干细胞（root apical papilla stem cells）

从发育晚期恒牙的根尖牙乳头组织中分离出的未成熟的成体间充质干细胞。是根部牙本质内侧原发性成牙本质细胞的前体细胞。

表面标记 根尖牙乳头干细胞无特异性表面标志物，可表达STRO-1、CD13、CD29、CD34、CD44、CD73、CD90、CD105、CD106、CD146、Nanog、Oct3/4等间充质干细胞标志，但不表达CD18、CD45、CD117、c-Kit和CD150。根尖牙乳头干细胞表达牙髓干细胞和骨髓间充质干细胞没有的表面抗原CD24，CD24被认为是这类干细胞相对特异性的表面标志物，成骨诱导后，根尖牙乳头干细胞中CD24表达下调。体外培养的根尖牙乳头干细胞免疫表型与牙髓干细胞类似，可表达多种成牙（骨）相关基因和生长因子，如BSP、OCN、FGFR1和TGFβRI等，但DSP、MEPE、TGFβRII、FGFR3、VEGFR1（Flt-1）、FGFR1和MUC18等蛋白在根尖牙乳头干细胞中的表达量相对较低。cDNA微点阵分析显示，许多基因在根尖牙乳头干细胞和牙髓干细胞中的表达水平不尽相同。

多向分化 根尖牙乳头干细胞的分化潜能受多种因素影响，如IGF-1、树脂单体、脱细胞羊膜基质、无机三氧化物聚合体、KH_2PO_4等。体外培养的根尖牙乳头干细胞可向成牙本质细胞谱系分化。在条件培养基中，根尖牙乳头干细胞可分化为成骨细胞和脂肪细胞等。激活Wnt/β-链蛋白通路，可促进根尖牙乳头干细胞向成牙本质/成骨细胞谱系分化。常规培养条件下，根尖牙乳头干细胞可表达多种神经细胞标志；经神经细胞培养基诱导后，多种神经细胞标志物表达明显上调，如βⅢ微管蛋白、谷氨酸脱羟酶、神经元核抗原、神经元特异烯醇酶、巢蛋白等。

形态发生 将根尖牙乳头干细胞复合HA/TCP支架材料移植至裸鼠皮下，可形成典型的牙本质-牙髓复合体样组织。将胰岛素样生长因子1诱导后的根尖牙乳头干细胞团植入体内，可形成编织骨样结构。

应用价值 根尖牙乳头干细胞与无机三氧化物聚合体材料的有机组合，是转化医学研究的典范。许多临床病例显示，在患有根尖周炎甚至根尖周脓肿的年轻恒牙根管内，根尖牙乳头干细胞可以诱导感染牙根的再发育，使喇叭口样的根尖孔恢复至正常结构。动物实验表明，根尖牙乳头干细胞在无机三氧化物聚合体和根管牙本质表面可形成牙本质-牙髓复合体样结构。将根尖牙乳头干细胞复合牙周膜干细胞和支架材料移植到小型猪颌骨内，可形成牙根-牙周膜复合体样结构，进一步在该结构上行桩冠修复，可部分恢复缺牙部位的咀嚼功能。

（于金华）

yázhōumó gànxìbāo

牙周膜干细胞（periodontal ligament stem cells）

存在于乳、恒牙牙周膜组织中的一群未分化的、具有自我更新和多向分化潜能的成体间充质干细胞。牙周膜干细胞主要位于血管周边，早期牙周炎症时干细胞数量明显增多，分布更散在。

表面标记 牙周膜干细胞尚无特异性表面标志，它表达间充质干细胞标志分子如 STR0-1、CD10、CD13、CD29、CD44、CD59、CD73、CD90、CD105 和 CD146 等，以及胚胎干细胞标志基因如 Oct3/4、Nanog，还表达一系列成骨细胞和成牙骨质细胞的表面标志，如碱性磷酸酶、骨涎蛋白、骨钙素、转化生长因子-β 受体 I 型等，但不表达 CD14、CD34、CD45 和 HLA-DR。与牙髓干细胞相比，牙周膜干细胞中 SSEA-4、CD13、CD166 和 Nanog 等表达水平较低，说明牙周膜干细胞为更成熟的干细胞群。

多向分化 牙周膜干细胞的定向分化潜能受多种因素影响，如年龄、机械张力、缺氧状态、支架材料、成纤维细胞生长因子等。与血管内皮细胞共培养时，可明显上调牙周膜干细胞的成骨向分化能力。牙周膜干细胞在特定的培养液诱导下，可以向成骨细胞、成牙骨质细胞、成脂细胞、成软骨细胞谱系分化。牙周组织中还含有神经嵴来源的多潜能干细胞，在无血清培养基中，这类悬浮生长的原始干细胞表达 Sox2、Sox9、Twist 和 Slug，形成神经球，向神经及中胚层分化，如多核肌管细胞、神经元细胞、星形胶质细胞和少突神经胶质细胞等。

形态发生 牙周膜干细胞移植至裸鼠皮下，可形成牙骨质-牙周膜样组织，周边附着有类似沙比（Sharpey）纤维的致密胶原纤维，包埋在牙骨质样组织结构中。将牙周膜干细胞复合 HA/TCP 支架材料，移植至牙槽骨缺损区，可促进人工生物牙根周围的牙周组织重建和纤维附着，有明显的骨小梁形成。IGF-1、VEGF 等因子可明显上调牙周膜干细胞矿化因子 RUNX2、OSX 和 OCN 的表达，通过 MAPK 信号通路提升其成骨能力。长期冻存后的牙周组织中，仍可分离出具有上述功能的牙周膜干细胞，这为牙周膜干细胞库的建立及其进一步的临床牙周组织再生研究提供了物质基础。随着年龄的增长，牙周组织中牙周膜干细胞数量逐渐减少，牙周组织再生重建能力明显下降。

（于金华）

yánáng gànxìbāo

牙囊干细胞（dental follicle stem cells）

存在于牙囊组织中的具有克隆形成、自我更新和多向分化潜能的成体间充质干细胞。是牙周组织发育和形成的起源细胞。

表面标记 牙囊干细胞常由阻生的第三磨牙周围牙囊组织中分离培养，呈贴壁生长，异质性明显，在 I 型胶原基质上孵育的牙囊干细胞与牙周膜成纤维细胞基因表型基本一致。牙囊干细胞表达 CD10、CD13、CD29、CD44、CD53、CD59、CD73、CD90 和 CD105 等间充质干细胞标志，但不表达 OCT-4、Nanog、CD34、CD45 和 HLA-DR。牙囊干细胞还表达巢蛋白、Notch-1、I 型胶原、BSP、OCN、FGFR1-III C 等。牙囊干细胞具备一定的克隆形成能力，增生能力较强，体外可传 15 代以上。牙囊干细胞增生活性及克隆形成率均高于牙髓干细胞、牙周膜干细胞和骨髓间充质干细胞。I 型胶原、纤维连接蛋白、热应力等均可促进牙囊干细胞的增生。

多向分化 在不同诱导条件下，牙囊干细胞可分别向成骨细胞、成牙骨质细胞、成软骨细胞、成脂细胞和神经细胞谱系分化。热应力、细胞外基质蛋白可促进牙囊干细胞向成骨细胞分化。牙本质非胶原蛋白、釉基质衍生物（EMD）、BMP-2/7 可促进牙囊干细胞向成牙骨质细胞谱系分化，表达牙骨质附着蛋白（CAP）和牙骨质蛋白 23（CP-23）。由牙囊干细胞衍生的神经球样结构可向有功能的神经细胞分化，该结构在蛋白质组学上与视网膜神经细胞相似。转化生长因子-β 可促进牙囊干细胞向神经胶质样细胞分化。在牙囊干细胞向牙周膜成纤维细胞的分化过程中，DLX3、ZBTB16 和 NR3 等基因发挥重要调控作用。单细胞来源的牙囊干细胞克隆，具有 3 种明显不同的细胞形态，命名为 HDF1、HDF2 和 HDF3。其中 HDF2 亚型为梭形，具有小的类似牙周膜细胞和骨髓细胞的细胞突起，HDF1 和 HDF3 亚型均为多边形，与 HDF3 相比，HDF1 体积更小，增生能力却最强。体积小的细胞干细胞特性更明显，大细胞则更接近分化成熟的细胞类型。3 种细胞均可向成骨细胞和成脂细胞谱系分化，其中 HDF1 成骨分化潜能最强，而 HDF3 成脂能力最强。在 15 代时，三类亚型的染色体核型差别较明显。

形态发生 牙囊干细胞是牙周组织再生研究中重要的种子细胞。与牙髓干细胞相比，牙囊干细胞形成硬组织能力较弱，这主要由于牙冠形成阶段，以牙釉质和牙本质的形成为主，牙囊干细胞介导的牙骨质形成尚未开始。不同种属、不同发育期的牙囊干细胞分化能力有所不同，将牙根发育阶段的牙囊干细胞与 HA 支架材料复合，体内移植后可形成牙骨质样结构。牙囊干细胞与赫特威希上皮根鞘复合体内移植后，可形成牙骨质-牙周膜样结构。单克隆来源的牙囊干细胞具有较高的矿化能力，将其与陶瓷化牛骨复合移植至裸鼠皮下，可形成牙骨质-牙周膜样结构。支架材料 β-磷酸三钙可增强牙囊干细胞的成骨能力。

（于金华）

yáyín jiānchōngzhì gànxìbāo

牙龈间充质干细胞 （gingival mesenchymal stem cells） 存在于牙龈上皮下方固有层中的成体间充质干细胞。与其他成体干细胞一样，具有自我更新、多向分化及克隆形成能力。其增生能力较强，群体倍增率与骨髓间充质干细胞相近。

表面标记 牙龈间充质干细胞无特异性表面标志，可表达 STRO-1、CD13、CD29、CD44、CD90、CD73、CD105、CD146、CD166、Oct-4、SSEA-4 和基质细胞抗原-1 等间充质干细胞表面标志，不表达 CD31、CD34、CD38、CD45 和 CD54。

多向分化 牙龈间充质干细胞取材方便，易于分离培养，同质性、增生能力均强于骨髓间充质干细胞，呈贴壁生长，克隆形成能力较强。传至较高代次时，仍能维持相对稳定的细胞形态和明显的干细胞特性。炎症因子可刺激牙龈间充质干细胞的增生潜能，上调 MMP-1、MMP-2、IL-1、IL-6、TNFα、COL-1 等表达水平。在不同诱导条件下，牙龈间充质干细胞可分化为成骨细胞、成软骨细胞、成脂肪细胞、神经细胞和内皮细胞等。在炎症因子刺激下，其成骨、成脂能力明显受到抑制。

形态发生 与骨髓间充质干细胞相比，牙龈间充质干细胞具有更好的干性和干细胞稳态。与其他间充质干细胞类似，牙龈间充质干细胞具有免疫调节功能，可减轻与炎症相关的组织破坏。牙龈间充质干细胞通过增强甘露糖受体的表达，分泌抑制 TNF-α 的细胞因子 IL-10、IL-6，以及降低 Th-17 细胞的增生能力，来改善炎症状态。牙龈间充质干细胞可通过"归巢效应"迁移至损伤区域，促进创伤愈合，该过程与巨噬细胞的 M2 极化有关。将牙龈间充质干细胞移植入裸鼠体内，可形成胶原样致密结缔组织。此外，牙龈间充质干细胞是骨组织工程研究中潜在的种子细胞，将牙龈间充质干细胞复合 I 型胶原移植入下颌骨及颅骨缺损区域，可修复相应部位的骨缺损。

（于金华）

fēiyáyuánxìng gànxìbāo

非牙源性干细胞 （nonodontogenic stem cells） 用于再生组织和器官并来源于牙组织以外的细胞。牙再生需要牙源性的上皮干细胞和牙源性的间充质干细胞。然而，能再生牙的牙源性干细胞获得途径有限。因此，从非牙源性干细胞中寻求适合再生牙的干细胞有望可以解决这一难题。应用于牙再生的非牙源性干细胞主要有以下 3 种。

胚胎干细胞 来源于囊胚的内细胞团，具有全能性，在一定条件下，胚胎干细胞（embryonic stem cells，ESCs）能被诱导分化为机体中几乎所有的细胞类型。ESCs 在具有成牙能力的牙胚或牙胚细胞条件培养液的诱导下可牙向分化形成牙组织或牙器官。但是，应用 ESCs 进行器官再生仍面临一系列问题，如伦理道德、胚胎干细胞定向分化调控、免疫排斥及移植治疗的安全性问题等。

诱导性多潜能性干细胞 通过基因转移等操作手段实现细胞核重编程，使分化的成熟体细胞逆转为类诱导性多潜能性干细胞（induced pluripotent stem cells，iPSCs）的未分化细胞，具有类似于 ESCs 的高增生活性和多向分化潜能。该类细胞在分化潜能、基因表达谱系与表观遗传标记特征方面与 ESCs 极其相似。iPSCs 在分化潜能上比 ASCs 更有可塑性，避免了 ESCs 在伦理道德方面有争议的问题，而且保留组织起源的记忆，有利于向源组织的定向分化。iPSCs 可先被诱导成神经嵴样的细胞，再进一步被诱导形成牙源性细胞。同时，iPSCs 也可在具有成牙能力的牙组织/胚胎或条件培养液诱导下进行成牙分化。但 iPSCs 依然存在重编程效率低、外源基因的不定向插入整合、重编程基因致癌风险高、细胞增生分化不可控等问题。

成体干细胞 存在于已经分化的成体组织中但仍具有干细胞自我复制和多向分化特征的原始细胞。成体干细胞（adult stem cells，ASCs）种类繁多，来源广泛，避免了异体移植带来的免疫排斥问题，还避免了 ESCs 所面临的伦理道德和法律上的问题。但 ASCs 分化潜能相对较弱，只能分化为有限类型的组织细胞。

骨髓间充质干细胞 被广泛应用于牙再生。将口腔上皮与 ESCs 和骨髓间充质干细胞（bone marrow-derived mesenchymal stem cells，BMMSCs）分别重组后体内移植，两者均可分化为成牙本质细胞并形成牙样结构。将BMMSCs 植入损伤牙周组织中，这些细胞可促进牙骨质、牙周膜和牙槽骨的形成。BMMSCs 与具有成牙能力的成牙上皮复合形成的重组牙胚可发育成含有成釉质细胞样细胞层–牙釉质–牙本质–成牙本质细胞样细胞层–牙髓样的结构，表明 BMMSCs 具有分化为牙源性间充质细胞的潜能。

脂肪干细胞　来源于脂肪组织。脂肪干细胞（adipose-derived stem cells，ADSCs）来源充足，取材方便，容易分离，获取量大，具有较强的多向分化潜能，可分化为成骨细胞、软骨细胞和脂肪细胞等中胚层细胞，也可以分化成外胚层细胞系。在切牙根尖蕾上皮细胞或牙胚细胞诱导下，AD-SCs 能分化为成牙本质样细胞，进而分泌基质形成牙本质组织。ADSCs 与成釉上皮细胞相互作用，可导致牙样组织形成。同时，AD-SCs 具有较强的成骨分化能力，可作为牙周组织再生的种子细胞来源。

脐血间充质干细胞和脐带间充质干细胞　来源于脐带。脐带是胚胎形成过程中由滋养层细胞形成的连接胚胎脐部与胎盘间的索状结构。①脐血间充质干细胞（umbilical cord blood-derived mesenchymal stem cells，UCB-MSCs）：从脐血中分离出的多能干细胞并具有多向分化潜能。从脐血中获得的干细胞可以长期培养，且有较高的扩增能力。在合适的培养条件下，脐血中分离出的干细胞可分化为牙源性细胞，进行成牙性诱导。脐血来源的间充质干细胞具有取材方便、免疫原性较弱、分化能力强以及被病毒、细菌污染率低等优势。但是，脐血来源

的间充质干细胞也可能存在细胞数量少及频度低等问题。②脐带间充质干细胞（umbilical cord-derived stem cells，UC-MSCs）：一种比较原始的干细胞，可应用于组织再生。主要位于脐带静脉内皮、内皮下层、血管及其周围组织，可采用组织块贴壁法获得。UC-MSCs 较 UCB-MSCs 更易获取，细胞量更大，培养成功率更高。与 BMSCs 相比，UC-MSCs 具有细胞原始、增生能力强和安全无病毒感染风险等优点，并且没有胚胎干细胞所存在的道德伦理问题、定向分化的调控问题、免疫排斥问题、移植治疗的安全性问题等。能向包括内胚层、外胚层及中胚层来源的各胚层细胞，如神经细胞、心肌细胞、血管内皮细胞、成骨细胞、软骨细胞、脂肪细胞等方向分化，并且其表达谱、免疫表型和多向分化能力与骨髓间充质干细胞相似。可能是牙再生非牙源性种子细胞的较好来源，其具体成牙分化有待进一步深入研究。

表皮干细胞　一种位于表皮基底部的成体干细胞，可以分化为表皮中的各种组织细胞。将从儿童包皮中分离得到的表皮干细胞（epidermal stem cells，ESCs）培养成细胞膜片，与 E13.5 小鼠磨牙牙胚间充质细胞重组形成嵌合体，在外源蛋白 FGF8/SHH 的诱导下，可形成牙本质、极化的成釉细胞以及釉质；将新生小鼠皮肤来源 ESCs 与下颌第一磨牙 SCAP 相互作用可以形成类似牙釉质–本质样的结构。由于 ESCs 培养技术较成熟，来源广泛，可以作为牙再生中牙上皮来源的种子细胞。

口腔上皮干细胞　与牙源性上皮干细胞一样都来自于外胚层

上皮，是一种复层扁平组织。从新生小鼠中分离的腭黏膜上皮干细胞在 E13 小鼠牙胚间充质细胞的诱导下，可以代替牙上皮细胞，形成类似牙样结构。将人类口腔上皮干细胞（oral epithelial stem cells，OESCs）和牙髓干细胞（DPSCs）进行体外重组，能够模拟出牙上皮的下陷过程，口腔上皮干细胞也有代替牙源性上皮细胞进行牙再生研究的潜能。

（于金华　郭维华）

yágēn zàishēng

牙根再生（tooth root regeneration）

利用组织工程技术在生物材料基础上使具有牙髓和牙周组织的正常解剖结构并且能行使生理功能的牙根的再次发生发育。具体地讲，它既具有正常的包括牙骨质及牙周膜的牙周组织结构，又具有包括牙髓及牙本质或牙髓牙本质复合体结构；既能发挥牙周组织的支持及改建等功能，又能发挥牙髓组织的温度敏感效应及提供营养供应等功能。寻找形成牙各部分组织的前体细胞，获取稳定、可靠的种子细胞来源，研究开发适合不同细胞增生分化的理想生物支架材料，优化细胞体外培养体系，探讨不同细胞增生、分化的微环境等是牙根组织工程亟待解决的主要问题。

细胞学机制　牙根发育机制非常复杂，涉及上皮根鞘细胞、牙乳头细胞、牙囊细胞、成牙本质细胞、成牙骨质细胞、牙周膜细胞、成骨细胞等多种牙发育细胞，由于这些细胞的分化机制并不十分清楚，人工调控其分化尚不可行。已经发现牙髓干细胞、牙周膜干细胞等成体干细胞，具有多向分化潜能，以及体外形成牙髓及牙本质复合体和牙骨质牙周膜样复合体结构的能力。在发

育期根端复合体中相继分离出根端牙乳头干细胞和根端牙囊干细胞，引起学者们对牙根发育期来源干细胞的关注。采用根端牙乳头干细胞和牙周膜干细胞两种干细胞在小型猪体内再生出了具有牙本质结构及牙周组织结构，而且能支持陶瓷牙冠功能的生物牙根。由于发育期组织能够提供更加丰富的种子细胞，从一颗牙上即可获得大量干细胞，并且发育期组织具有独特的"胚胎"源性，表现出更强的细胞增生能力，从而在一定程度上解决了干细胞大量体外扩增所带来的问题。并且由于本身来源于牙组织，其分化方向较非牙源性细胞更加明确。

支架材料　以特定结构的支架材料建立成牙微环境是实现牙根再生的重要因素。有关牙再生支架材料方面的研究不多，主要有模拟牙无机成分的材料如羟磷灰石、磷酸三钙和模拟牙有机环境的材料如胶原及生物高分子材料—多聚乳酸、多聚乙醇酸及其交联物—多聚乳酸交联乙醇酸、多聚乙二醇。由于牙本身存在着有机和无机两种成分，由多种力学性能、生物性能完全不同的组织构成，因此，采用成分单一的支架无法完成引导牙再生的重任。依据牙发生发育的分子机制和成牙相关干细胞的分化机制，构建适宜牙根再生的生物支架微环境，是牙再生研究的另一关键环节。因此有学者认为将脱落或拔除的牙经过相应处理制成相应的支架，由于其保留了牙微环境及活性基质蛋白，应该可以成为一种较理想的组织工程化牙根支架，在这种支架表面应能再生出与支架材料一致的结构。

诱导微环境　学者发现，在牙根发育的后期，根尖牙乳头及其周围组织，如赫特威希上皮根鞘、牙囊组织构成了牙根和牙周组织继续发育的中心，称之为发育期根端复合体。该复合体可分化为成牙本质细胞、牙周成纤维细胞和成牙骨质细胞，并形成牙本质、牙骨质和骨组织。发育期牙根的根端组织似乎成为一个发育上的复合体，这个复合体由多种相互作用、密切相关的细胞类型所构成，其功能已经不同于牙胚发育早期的牙乳头或牙囊组织，而是作为一个功能性整体发挥作用。发育期根端复合体处于一个更为"年轻"的微环境中，这种微环境包括细胞、细胞外基质、微血管系统、细胞因子、信号分子、细胞表面分子以及细胞间相互作用等因素，类似于干细胞龛的结构。发育期根端复合体含有根尖细胞富集区结构，有利于广泛的细胞-细胞、细胞-基质间的相互作用，从而使这个微环境中产生更多的信号分子及成分促进细胞间的交流。而由信号分子及细胞外基质介导的细胞间的交流被认为在牙的形态发生的时间、空间调节上起关键的作用。此外，在牙根延伸过程中，根端组织中持续存在大量血管网、丰富的血液供应可能提供更多的原始细胞及更多的营养物质。由于发育期根端复合体中含有大量牙根发育调控的活性因子，因此有学者采用发育期根端复合体组织体外培养液作为条件培养液诱导相关干细胞分化，模拟牙根发育的生理微环境，实现了局部牙根组织的体外重建。

由于单纯的牙根再生不涉及牙冠形态和大小的调控，因而在牙组织工程研究中具有独特的优势，未来的临床应用可以考虑在构建好的牙根上进行桩冠修复，这种有生物活性的组织工程牙根完全可以取代已广泛开展的种植义齿修复术。

（轩　昆）

yágǔzhì zàishēng

牙骨质再生（cementum regeneration）　利用组织工程技术和牙发育生物学原理，使生物牙根材料表面的利于牙周组织附着的、具有正常生理结构和功能的活性牙骨质组织的再次发生发育。具体来说，从发育或机体组织中分离和培养出具有成牙骨质潜力的生物活性细胞，通过对其提供成牙骨质细胞增生、分化所需的微环境，使其在牙本质或生物牙根表面分泌并沉积具有一定外形、结构和功能的牙骨质组织。

细胞学机制　牙骨质是附着于根面牙本质的薄层矿化组织，在维护牙周组织功能完整性方面具有不可替代的作用。在牙骨质形成过程中，牙囊细胞和赫特威希上皮根鞘之间同样发生上皮和间充质间的相互诱导作用。从发育学角度讲，当根部牙本质形成初始，牙骨质的形成即启动，随后牙骨质沉积于牙本质表面。首先形成于牙颈部的牙骨质是无细胞牙骨质，向根尖方向牙骨质逐渐增厚，并以细胞牙骨质为主。通常认为，与无细胞牙骨质形成有关的成牙骨质细胞起源于赫特威希上皮根鞘或牙囊，与细胞牙骨质和继发性牙骨质发育有关的细胞可能起源于骨系前体细胞，或由马拉瑟上皮剩余发生上皮-间充质转换而来的牙骨质，由于其独特的解剖结构和细胞数量少等原因，关于成牙骨质细胞培养及诱导分化报道较少。有学者建立了赫特威希上皮根鞘细胞培养体系，并诱导其分化、分泌形成类牙骨质组织。牙周膜干细胞也具有分化为成牙骨质细胞的潜能。以牙囊细胞为种子细胞，采用组织工程技术实现牙骨质再生是学者们的研究热点之一。研究证实用上皮根鞘分泌的基质可以诱导牙囊细胞向成牙骨质细胞分化，这些研究为组织工程化牙骨质的构建奠定了细胞学基础。

支架材料　研究发现牙本质的矿化可能诱导赫特威希上皮根鞘内层细胞分泌釉基质蛋白，其具有促进牙骨质形成和牙周组织再生的作用。此外将牙囊细胞与羟基磷灰石复合移植入裸鼠体内后发现，在羟基磷灰石表面有牙骨质样结构形成，并且有纤维组织生成。研究发现，在体内种植的牙囊细胞和支架材料复合体中，牙骨质的形成只存在于羟基磷灰石的表面，表明前体细胞群在羟基磷灰石表面的附着可能是牙囊细胞向成牙骨质细胞分化的关键。研究认为羟磷灰石表面的牙骨质附着蛋白和骨涎蛋白可能促进了牙骨质前体细胞的迁移，使其附着到羟磷灰石表面并分化为成牙骨质细胞。

诱导微环境　牙囊细胞是一类牙骨质再生的理想干细胞，但合适的诱导微环境仍不甚清楚。有研究证实，与牙周组织相关的生长因子如骨形成蛋白、转化生长因子、碱性成纤维细胞生长因子、血小板源性生长因子、胰岛素样生长因子及富血小板血浆能诱导牙囊细胞向成牙骨质细胞、成骨细胞表型分化。有学者采用牙根端复合体细胞的条件培养液来诱导牙囊细胞，期望根端组织细胞分泌的可溶性信号因子能够提供类似发育期牙根、牙周组织的微环境，结果发现其可以明显促进牙囊干细胞的增生，并分别向成牙骨质细胞、成骨细胞表型

分化。

（轩　昆）

yásuǐ zàishēng

牙髓再生（dental pulp regeneration）

利用组织工程技术和牙发育生物学原理，使根管或牙髓腔内具有牙本质形成潜能和血管营养供应、感觉神经系统分布等正常生理结构和功能的活性牙髓组织的再次发生、发育。

细胞学机制　具有多向分化能力的干细胞是牙髓再生的基础。干细胞方面，研究较多的有牙髓干细胞、来源于根端牙乳头的细胞、来源于人脱落乳牙干细胞及骨髓基质干细胞。①牙髓干细胞体外多向性包括成骨、成牙本质、成脂、成软骨、成肌及成神经性，在体内能形成牙本质-牙髓样复合体结构、成牙本质样细胞及骨样组织。②脱落乳牙干细胞多向性包括成骨、成牙本质、成脂、成软骨、成肌及成神经性，在体内能形成牙本质-牙髓样组织、成牙本质细胞样细胞及骨样组织，但没有牙髓牙本质复合体样结构形成。③根端牙乳头干细胞多向性包括成牙本质、成脂、成软骨、成肌及成神经性，在体内可形成牙本质-牙髓样复合体及成牙本质样细胞。④骨髓基质干细胞多向性包括牙源性、成骨、成脂、成软骨、成肌及成神经性，在体内可形成骨及骨髓样组织、软骨、肌及神经细胞或组织。就牙髓再生而言，理想的干细胞能分化为成牙本质细胞，且具有一定的神经血管分化潜能，并能形成牙本质-牙髓复合体样结构。

支架材料　支架应能为细胞生长分化、促进细胞贴附及迁移提供理化及生物性的三维环境。它应该有效传送营养、氧分及垃圾。支架应能逐步降解进而被再

生组织代替，保留最终的组织结构特征，而且它应该具有良好的生物相容性、非毒性及合适的物理机械性能。组织工程化牙的研究出现了细胞膜片工程，这种培养方法通过细胞自身分泌的细胞外基质形成内源性支架，有利于细胞与细胞间、细胞与胞外基质间的交互作用和遗传信息的传递，有利于维持细胞三维有序的发育空间，有利于细胞外基质的分泌和局部微环境的建立，进而有利于组织工程牙组织的形态发生。研究发现将获得的膜片植入根管内，贴附于处理过的根管内牙本质表面上，可形成含有牙本质细胞层的牙本质-牙髓复合体。

诱导微环境　在牙体治疗中，直接把骨形成蛋白覆盖在暴露的牙髓表面可以诱导牙髓细胞形成修复性牙本质。而纤维连接蛋白可在牙髓创伤愈合中介导相关信号分子的结合及调节前期牙本质骨架形态。将骨涎蛋白植入牙髓组织，能观察到新生的成牙本质细胞的细胞外基质的分泌活动增强，形成较厚的修复性牙本质。重组人骨形成蛋白-2、4、7能诱导体内修复性及再生性牙本质的形成。含转化生长因子的微孔滤膜牙髓内植入能诱导成牙本质细胞分化，且在紧邻植入物的部位形成修复性牙本质。而带有胶原膜的重组人胰岛素样生长因子能诱导牙本质桥及球型牙本质的形成。研究表明，牙本质基质内存在大量的蛋白及因子，这些蛋白及因子是牙发育所必需的。尽管人们对牙本质内的很多成分尚不了解，但这些成分是牙长期发育及成熟后沉积下来的，是牙髓细胞与牙本质长期相互作用的结果，这种多成分存在的微环境应能满足牙髓再生的要求。

实验探索 包括以下几方面。

牙髓-牙本质复合体构建的实验探索 牙髓-牙本质复合体的原位形成研究显示，取新鲜健康的恒牙切成片状结构，并保持了牙本质-牙髓复合体原来的结构关系，经体外组织培养后成牙本质细胞和牙髓细胞仍能保持良好的细胞形态和功能状态，用相关生长因子诱导，能显著促进成牙本质细胞分泌细胞外基质，形成前期牙本质，并在牙髓断面形成新的牙本质-牙髓复合体样结构。牙髓-牙本质复合体的异位形成研究显示，把脱落乳牙干细胞接种在用人牙制作的可降解的生物支架上，然后移植于免疫缺陷鼠体内，4周后发现有牙髓样组织形成；把根端牙乳头细胞和牙髓干细胞接种在处理过的根管里，然后移植在裸鼠皮下3个月，发现有牙髓-牙本质复合体样结构形成，同时有血管样结构形成。研究结果说明，以牙源性成体干细胞为干细胞构建牙本质-牙髓复合体是完全可行的，同时揭开了采用牙源性成体干细胞进行牙髓再生的序幕，为牙髓根尖周病的生物治疗提供了新的选择。

牙髓血运重建的实验探索 牙髓的血运重建是再生牙髓有效发挥功能的关键。研究发现，年轻恒牙开放的根尖孔与短小的牙根能使新生组织相对快速地长入牙髓腔内，提示利用适当的工具扩大其根尖孔，有利于全身性血流进入根管系统。有学者将人牙髓干细胞与支架材料复合后移植于裸鼠皮下，在所形成的类牙本质结构中，发现有类似牙髓的血管和结缔组织，提示牙髓干细胞自身即有促进血管形成的细胞成分。在牙髓干细胞的体内试验中无论是否添加血管内皮细胞，其均能较高的表达Ⅷ因子并形成微血管，但两者之间却没有统计学差异，这表明牙髓干细胞体内具有分化形成血管并与宿主血管吻合的潜力。另外，作为非牙源性的骨髓间充质干细胞还能改变内皮屏障从而以旁分泌的形式促进血管再生，且在三维培养条件下能够诱导其分化为血管系细胞并能支持微血管的形成。总之，实现组织工程牙髓组织的血运重建是牙再生研究必须面对的课题，无论是扩大根尖孔引入自身血流，还是促进牙局部的血管再生都值得进一步研究。

牙髓神经再生的实验探索 牙髓神经的再生可以使牙在受到各种外界刺激时产生保护性反应，有利于恢复牙的正常功能，维持牙的长期稳固。研究表明，牙在受到创伤后随着牙髓修复反应的启动，胶质细胞衍生神经营养因子的合成和分泌能力增强，可以促成神经纤维的"发芽"修复。利用矿化三氧化聚合物进行盖髓治疗，在诱导形成的牙本质基质中有神经上皮干细胞表面标志蛋白的形成。牙髓干细胞、脱落乳牙牙髓干细胞和骨髓间充质干细胞经诱导均可向神经细胞谱系分化，而骨髓基质干细胞能自发地或者通过化学诱导表达神经和星形胶质特异性蛋白。在无血清培养条件下，牙髓干细胞可形成神经球，表明牙髓干细胞群中含有神经嵴来源的原始干细胞亚群，有利于其向神经细胞谱系分化。研究表明，牙髓干细胞可促进小鼠海马区神经细胞的增生和分化，显示其有可能像骨髓来源的干细胞一样，具有独特的诱导神经再生的潜能。除了诱导干细胞向神经细胞分化外，还有一些药物如神经营养因子、雄激素、FK1706等均有促进神经再生的能力，而在药物促进的过程中附加电刺激能够更有效地提高神经再生效果。在干细胞团块中施加神经诱导条件，同时辅以局部注射促神经再生药物可以为牙髓神经的再生研究提供新的途径。

寻求能同时向牙髓或牙髓-牙本质复合体分化的干细胞为种子细胞，以及内含牙髓或牙髓-牙本质复合体及相关血管神经组织发育或再生所必需的所有诱导因子及蛋白的支架材料，然后进行干细胞、诱导微环境及支架材料的有效结合，牙髓再生治疗将可能替代龋坏或外伤导致的死髓牙所施行的根管治疗，将死髓牙变成具有生物活性的正常功能牙。

(轩 昆)

yázhōu zǔzhī zàishēng

牙周组织再生（periodontal regeneration） 利用组织工程技术的原理和方法，将体外培养扩增的正常牙周组织与生物相容性良好的生物材料复合，然后将细胞-生物材料复合物植入机体牙周病损部位，细胞在生物材料逐渐被机体降解吸收的过程中形成新的牙周组织，从而实现牙周组织的再次发生与发育。

细胞学机制 在牙周组织的重建和修复过程中，具有再生能力的牙周前体细胞首先占据根面，然后进行足够的冠向迁移是牙周组织再生的关键。有学者认为，牙周组织再生应当包括4条准则：功能性上皮封闭区尽可能位于冠向，且长度不超过2mm，新生的沙比（Sharpey）纤维穿通于牙槽骨与根面之间；新生牙骨质的形成；牙槽骨高度位于釉牙骨质界以内。促牙周组织再生的研究主要包括3个方面：牙龈上皮及其结缔组织生长优势的抑制，即膜引导组织再生术；牙周前体细胞再生潜能的激活，包括细胞移植及细胞因子对前体细胞活性的调控作用；病变组织的去除，包括外科翻瓣术及根面平整。有学者分别称之为引导法、诱导法及细胞法，并认为这3种方法体现了工程学思想。

尽管已证实，上述方案都能够在不同程度上促进牙周组织再生，但这些技术都存在根本缺陷：①不能主动地获得牙周组织前体细胞在根面的优先附着。②忽视了在遭受炎症损害的牙周组织中，其前体细胞在数量上和活性上都是有限的。③在方法上具有不可操作性。组织工程学的迅速发展为牙周组织再生提供了新的思路，其基本原理是将在体外培养并大量扩增的高浓度功能相关的活细胞种植于天然或人工合成的细胞外基质上，经过三维立体培养后进行体内移植，以达到构建有功能的新组织的目的。种子细胞、载体及三维立体培养是组织工程技术的三大要素。显然，应用组织工程的方法，能够将膜引导组织再生术技术、细胞移植及细胞因子的调控融为一体，从而实现修复和重建牙周组织缺损的目的。

有学者指出，牙周组织再生的前体细胞来源于牙槽骨和牙周膜。传统观点认为，牙周膜细胞形成牙周膜，成骨细胞形成牙骨质和牙槽骨。研究表明，牙周膜细胞具有异质性，即牙周膜细胞由不同细胞亚型组成，这些细胞亚型可处于不同的分化阶段或具有不定向的分化趋势。体外培养的牙周膜细胞能够诱导向成骨样细胞转化，而其成组织能力尚待进一步研究。就细胞起源而言，牙周膜、牙骨质、牙槽骨都来源于外胚层的间充质，细胞起源相同，仅后期诱导分化过程中存在差异，因此尚有必要对前体细胞的诱导机制做进一步的研究。牙周膜细胞呈现多表型的问题是牙周组织中较为特殊的现象。因此，体外构建组织工程化牙周膜，如何调控细胞的表型转换是个关键。

体外培养证实，在骨诱导因子的作用下牙周膜细胞能表现成骨表型，因此，生长因子在牙周组织再生中的作用值得重新评估。有学者发现骨形成蛋白复合单层胶原膜引导的组织再生将导致骨性粘连，但是双层胶原则能避免这一点，其机制尚不清楚。有学者发现骨形成蛋白的用量浓度对新生牙槽骨和牙骨质的骨质形成并无明显影响，但与骨吸收和骨粘连成正比。

支架材料 失去附着或二维培养的细胞，其成活、结构和功能均得不到保证。组织工程支架为天然或人工合成的生物可降解材料。前者包括胶原、脱矿骨；后者包括聚乳酸、聚乙醇酸及二者的共聚物、钙磷陶瓷等。

不同的生物材料对细胞功能与分化有不同的影响，选择合适的载体是组织工程的关键。通过生物材料的表面生化修饰对生物材料进行改造。通过生物材料表面改性，构建生长因子或整合细胞因子的质粒DNA的控释三维载体，以诱导目的细胞的定向分化。RGD改性的载体能够增加干细胞载体的黏附。

诱导环境 一些学者将牙周膜细胞与天然或人工合成的基质进行体外复合培养。另外，骨内种植体至少能够形成3种骨组织界面，即骨整合、纤维骨性结合及牙周结缔组织附着。研究提示构建种植体周韧带结构具有可行性，该结构的构建可避免骨整合种植体缺乏应力缓冲装置和天然免疫封闭区的缺陷，从而开创生物整合种植体的新概念。

人类基因组工程、牙发育学、细胞生物学和干细胞尤其是成体干细胞等研究的飞速发展，奠定了牙周组织再生研究的基础。

（刘　源）

kǒuqiāng niánmó zàishēng

口腔黏膜再生（regeneration of oral mucosa）　利用组织工程技术的原理和方法，将体外培养扩增的黏膜细胞吸附于一种生物相容性良好并可被机体降解吸收的生物材料上形成人工黏膜，应用于损伤黏膜处，从而实现受损黏膜的再次发生发育。

口腔黏膜组织工程可以用于修复重建因为外伤、肿瘤、牙周病、黏膜病等导致的黏膜缺损。研究重点在于干细胞的分离培养和支架材料的选择构建。可以针对各种病理情况构建各种不同的生物产品，同时还可以在组织工程黏膜产品中整合各种有针对性的治疗因子，从而大大降低缺损的发病率和死亡率。正常口腔黏膜由上皮层和固有层组成，与正常在体黏膜层次相似的全层组织工程口腔黏膜的构建需要考虑的因素有支架、细胞来源以及培养方式。必须综合考虑三方面因素，才能构造出最佳的组织工程化口腔黏膜。

细胞学机制 构建组织工程化口腔黏膜的细胞来源于口腔黏膜，主要是来自表皮的角质形成细胞和固有层的成纤维细胞，其培养方式和皮肤来源的细胞基本相似。有报道称上述黏膜来源细胞为口腔黏膜干细胞。有学者将分离培养的角质形成细胞经气-液界面培养，成功构建出与在体黏膜上皮结构类似的角化鳞状上皮。成纤维细胞在口腔黏膜固有层中占主导地位，研究表明其在上皮的形态发生、表皮细胞黏附、上皮与固有层的连接以及损伤后修复、预防瘢痕形成等方面发挥重要作用，成纤维细胞对构建口腔黏膜固有层具有重要意义。也有报道提出了口腔黏膜固有层干细胞的概念。

支架材料 支架材料的研制是组织工程研究的关键。用于构建组织工程黏膜的支架材料主要有以下几种：

人工合成生物可降解多聚物 应用最成熟的是聚乳酸、聚乙醇酸及聚乳酸、聚乙醇酸共聚体，它们均属 α-聚酯类。此类材料可在一定时间内降解，其物理、化学性质及生物可降解性以及降解产物的性质，对创面成纤维细胞具有一定的生物诱导活性。

胶原类 胶原蛋白是机体结缔组织的主要生物成分，具有天然的抗拉、抗张性、低抗原性、良好的生物相容性及完全的生物可降解性。可作为黏膜组织工程的支架材料，能达到永久覆盖创面的目的。

其他 一些经特殊处理的天然生物组织形成的生物医用材料在组织工程研究中可作为支架材料。例如壳聚糖、硫酸软骨素等均可用作构建组织工程黏膜的支架材料。

诱导环境 组织工程黏膜的构建原则和构建方法均与组织工程皮肤类似，其必须能够对创面的愈合机制产生应答反应。在愈合情况良好的创面，组织工程黏膜对创面的炎性反应产生应答，并且与创面的血管纤维组织整合，支持表皮的生长。移植成功后两周，表皮开始生长。表皮愈合良好的特征是水分蒸发控制在正常范围，肉芽增生得到抑制，毛细血管按压反应正常。完全恢复正常黏膜的功能是组织工程黏膜修复最重要的目标，但要达到这个目标仍然非常困难。组织工程黏膜已取得可喜的进步并初步应用于临床，但产品的韧性及机械性能同正常在体黏膜仍有较大的差距。由于组织工程黏膜缺乏血管成分，其愈合较慢，容易失败。未来组织工程黏膜的发展方向应该是建立与正常在体黏膜相接近的人工黏膜，黏膜移植后能快速血管化，从而提高移植成功率。

（刘 源）

kǒuqiāng hémiànbù hégǔ zàishēng

口腔颌面部颌骨再生（regeneration of oral-maxillo-facial bone）利用移植、引导再生、牵张成骨和组织工程技术等方法，治疗口腔颌面部颌骨缺损，实现颌骨的再次发生发育。

口腔颌面部骨组织缺损在临床上常见，缺损的原因有多种，但基本上可分为先天性和后天性两大类。在先天性因素中，以牙槽突裂、腭裂造成的骨组织缺损最为多见。在后天性因素中，颌骨肿瘤或炎症造成颌骨骨缺损较为常见，此外，交通事故、自然灾害（如地震）等也可造成颌面部骨缺损。口腔颌面部骨组织再生与重建的方法及策略主要包括骨移植、引导骨再生、牵张成骨、组织工程方法等。

细胞学机制 用于颌骨再生的干细胞多采用骨膜的成骨细胞和骨髓间充质干细胞。骨膜成骨细胞的成骨能力很强。研究表明，人骨膜成骨样细胞的碱性磷酸酶活性及矿化能力并未随年龄的增长而减弱，据此认为骨膜的成骨能力与年龄无关。因此选用骨膜成骨细胞进行培养，建立"成骨细胞库"，并将其作为骨组织工程的干细胞是热点之一。此外，骨髓间充质干细胞也具有成骨潜能，一方面它能自动分化为成骨细胞；另一方面在诱导物（如骨形成蛋白）作用下可促使其向骨形成方向分化。骨髓细胞取材方便，取材后并发症少而轻微，细胞培养条件要求不高，且成骨肯定。骨髓间充质干细胞经多次传代，并经分裂增生后其成骨潜力并未减弱。故被许多学者作为研究骨组织工程的干细胞。对这两种来源的成骨细胞研究最多，并对其生物学特性、成骨潜能、成骨因子的作用、三维培养、应力培养及基因转导等方面进行了广泛深入的研究，还对干细胞用于移植时的适宜浓度及能否适应受区环境等方面进行了探索。

支架材料 如何研制合成材料和加工天然材料，使其成为多孔、具有一定可塑性和机械强度、在体外降解速度可控制、有利于细胞黏附和发挥功能、移植后能保持原状且能与骨缺损的形状、大小、病变程度相适应的立体支架材料，如何研制作为血管组织长入的支架和细胞生长的载体材料，以利移植物尽快血管化，以保证移植到受区的组织细胞能成活并发挥其正常功能，要解决这些生物医学材料领域问题，拥有仿生思想尤为重要。骨是具有复杂结构的天然生物复合材料。如何模仿天然骨的成分及结构特征制造骨移植替代材料，使其为细胞提供与天然骨相类似的微环境，如何解决天然异体和异种支架材料的抗原性问题，这些均有待于解决。

诱导环境 干细胞和支架材

料的组装模式是热点研究。在骨的仿生研究中，其强度和韧性最佳匹配的综合力学性能与有机和无机成分的细微结构特征及在细胞分子水平上的独特组装密不可分。因此，移植支架材料中有机和无机物的组装及种子细胞在体外应力条件下的培养也是有待研究的问题。此外，为保证移植后干细胞足够的营养和功能，组织工程化人工骨的血管化也有待进一步解决。

（刘 源）

kǒuqiāng hémiànbù ruǎngǔ zàishēng

口腔颌面部软骨再生（regeneration of oral-maxillo-facial cartilage）

利用组织工程技术的原理和方法，将体外培养扩增的正常软骨相关细胞与生物相容性良好的生物材料复合，然后将细胞-生物材料复合物植入病损部位，细胞在生物材料逐渐被机体降解吸收的过程中形成新的具有正常形态和功能的软骨组织，从而实现颌面软骨的再次发生发育。

细胞学机制 软骨细胞负责合成和分泌胶原蛋白和黏多糖，并调节其代谢和更新。软骨细胞构成了关节软骨必不可少的成分，是软骨组织工程的关键环节之一。软骨组织工程是工程学与生物医学，尤其是与细胞生物学相结合的边缘学科。从生物医学的角度看，软骨细胞生物学的发展与软骨组织工程的出现密切相关。软骨组织工程中的三维支架材料充当的是临时细胞外基质的作用，三维支架为软骨细胞提供附着、增生、分化和代谢的场所。随着软骨细胞分泌的细胞外基质成分的增多，可吸收性三维支架逐渐降解、吸收，最后完全被细胞分泌的细胞外基质替代，形成软骨组织。在这个复杂的组织工程化

软骨形成过程中，软骨细胞的生物学行为直接关系到它能否形成软骨组织，以及所形成软骨组织的质量。

支架材料 天然材料是软骨组织工程研究中应用较早的支架材料，在由纤维蛋白、胶原蛋白等加工制成的凝胶或海绵的三维支架上，软骨细胞生长、代谢良好，能产生足够量的基质，形成软骨组织。但天然材料每批次之间都有差别，并且难以大批量加工生产。相反，人工合成聚合物材料可以精确地控制其分子量、降解时间、疏水性和其他属性，成为软骨组织工程的重要支架材料。用于软骨组织工程支架的合成材料主要是聚酯类的聚乙醇酸和聚乳酸，以及聚乙醇酸与聚乳酸的共聚物。这类聚酯材料都含有可水解的酯键，在生物体内通过水解作用使材料降解、吸收。材料的降解行为使组织工程化软骨新产生的细胞外基质得以充分再生，并逐渐成熟，最终完全取代支架材料，形成理想的人工软骨。材料的降解性也避免了异物留在体内的危险。与天然材料相比，人工合成材料的降解率可人为控制，通过改变聚合物的分子量和结晶性，可将聚乙醇酸和聚乳酸的降解速度调节在数周到数年的范围。而聚乙醇酸和聚乳酸的共聚可加快其降解速度。人们正在深入地研究降解速度可控的人工合成聚合物，以满足其降解与软骨基质合成同步的要求。聚乙醇酸和聚乳酸具有良好的生物相容性，临床广泛应用在医用缝线、内固定器材及药物控释系统等诸多方面，它们并已被美国食品药物管理局正式批准为体内应用的合成聚合物材料。

诱导微环境 大量实验揭示，

三维环境有利于软骨细胞增生、分化、表型稳定和基质大分子的合成。软骨细胞三维培养的这些显著优点，使人们从传统的软骨细胞悬液移植重建关节软骨的探索中另辟蹊径，探索三维培养条件下的关节软骨修复。

（刘 源）

miànshénjīng zàishēng

面神经再生（regeneration of facial nerve）

利用组织工程技术以施万细胞或神经干细胞、骨髓间充质干细胞、胚胎干细胞等分化培养获取的施万细胞为中心，在细胞因子、神经营养因子、性激素等生物学再生微环境作用下，以组织工程化神经移植材料构建神经再生的仿生、再生空间对损伤的面神经进行重新修复和重建，最终面神经的再次发生发育。

细胞学机制 施万细胞 1939年被发现，随着对其研究的深入，施万细胞在周围神经损伤修复中的作用得到认可，证明了它在神经再生中的机械引导作用。

面神经损伤后再生的过程，包括轴突再生及其延伸、再生轴突髓鞘化以及再生后神经支配靶器官。面神经损伤后的修复方法很多，如神经端端吻合、自体神经移植、异体神经移植、血管化神经移植、跨面神经交叉移植、非神经组织移植等。人工神经是以具有良好生物相容性的可降解材料为载体，与以施万细胞为主的活性细胞结合而形成的具有特定三维结构和生物活性的复合体。其中，施万细胞是面神经组织工程修复的核心。

支架材料 面神经的修复与重建中移植物代替治疗几乎是唯一的选择。移植材料包括自体组织移植材料、异体组织移植材料和非组织移植材料。

用于面部神经自体神经游离移植物主要以皮神经为供体，带血管蒂的神经移植体可提高神经移植体的成活率。由于自体组织材料供体来源受限，可选用应用免疫抑制剂或者经过去抗原处理的同种异体和异种异体组织。自20世纪70年代，开始应用非组织移植材料，大体分为非降解和可降解两大类。非降解材料以硅胶管为代表，还包括四氟乙烯等材料。由于其不可吸收，晚期管壁对再生神经有限制，对神经的进一步生长不利，需二次手术去除。因此以多聚脂类为主的可降解材料是广泛应用的合成材料，如聚乳酸、聚羟基乙酸和它们的共聚物。另外还有氨基甲酸乙酯和聚丁酸等。选择材料后应用先进的材料加工技术制造仿生性神经导管，如加工成三维的具有特殊的孔隙或纤维结构等，使之类似于正常的周围神经结构更利于神经轴突的生长。

诱导微环境 自发现神经生长因子以来，神经因子对中枢和周围神经细胞的生长、发育、再生及正常状态下维持神经细胞存活都起着重要作用，为周围神经再生开辟出新思路，据此提出了神经再生趋化学说。

细胞因子在神经系统损伤修复中的作用被认可，当外周神经损伤后，侵入的免疫细胞可产生多种细胞因子如白细胞介素、肿瘤坏死因子、转化生长因子β、巨噬细胞集落刺激因子等，神经系统本身亦能促进产生这些细胞因子，面部神经损伤修复过程中也发现有这些因子的作用。神经营养因子能维持神经细胞的存活、正常功能活动，对面部神经再生有明显的促进作用。神经生长因子家族包括 NGF、脑源性神经营养因子、神经营养因子-3、神经营养因子-4、神经营养因子-5 以及神经营养因子-6。面神经损伤者应用雄激素可以促进损伤面神经的功能恢复。丙酸睾丸素增加仓鼠轴突损伤后雄激素介导的面神经运动神经元再生，而丙酸睾丸素能够代谢成为雌激素。整合素、钙依赖黏附素、免疫球蛋白超家族、选择素等黏附分子在面部神经再生中起一定作用，免疫调节剂也可影响神经再生。

面神经损伤后的再生机制研究一直是神经再生研究领域中的热点和前沿课题。随着对神经营养因子、细胞因子及黏附分子功能和作用研究的深入，面神经损伤后的再生机制进入一个新领域。

(周 峻)

nièxiàhéguānjié zàishēng
颞下颌关节再生 （regeneration of temporomandibular joint）

在体外培养扩增合适的正常组织细胞作为干细胞，将其吸附于支架材料上，在生物学信号分子以及生物力学信号与生物反应器条件下，利用组织工程技术的原理和方法使失去结构、功能的颞下颌关节重新自我修复或使颞下颌关节的再次发生发育。

细胞学机制 1991 年有学者首次尝试了将颞下颌关节的关节盘细胞与生物材料相结合。1994 年建立了第一个颞下颌关节组织工程生物化学与生物力学模型。组织工程研究颞下颌关节再生的核心与要素主要涉及 4 个方面：①干细胞来源：选择合适的、来源广泛的、获得简便的细胞作为干细胞，如软骨细胞、骨细胞、关节盘细胞、成纤维细胞、骨髓间充质干细胞、脂肪干细胞、胚胎干细胞等。②支架材料。③生物学信号分子。④生物力学信号及生物反应器。生物力学上的刺激机制是软骨细胞生存并持续分泌细胞外基质的基本信号。在体外细胞培养中，机械刺激被整合到培养器中来承担生物反应器的功能，改变细胞接种和生物反应器培养状态，进而控制工程化软骨的质量。生物反应器是指能够提供可重复及可调控的特定细胞和组织培养环境的装置，在组织工程研究中的应用非常广泛，从最初的种子细胞增生、分化，到关键的体外组织构建，都可以利用生物反应器来模拟细胞和组织在体内的生长环境，提高工程化组织构建效率。颞下颌关节关节盘的研究关键是通过组织工程技术建立能够稳定地位于关节腔内的组织工程化关节盘。

理想的颞下颌关节髁突再生的组成必须有两个相互独立的复合结构层，单独的骨软骨结构要符合植入的骨、软骨组织再生分化的需要。颞下颌关节髁突组织工程同样包括干细胞、细胞外基质、支架材料和生物反应器。髁突组织工程理想的干细胞并非颞下颌关节软骨细胞，常用于组织工程的干细胞包括：骨髓间充质干细胞、胚胎干细胞、人脐血干细胞等具有多向分化潜能的干细胞，其中骨髓来源的间充质干细胞是最理想的干细胞。

支架材料 在颞下颌关节髁突组织工程中常用的支架包括聚乙醇酸、聚乳酸、聚乙醇酸与聚乳酸的共聚物、聚癸二酸丙三醇酯，它们的主要缺点是疏水性，细胞难以吸附于支架上。天然材料合成的支架材料的组成为胶原、纤维、壳聚糖，在植入机体后具有良好的生物相容性，在种子细胞分化为软骨细胞与骨细胞的同时能够促进细胞与支架材料间的吸附能力。

诱导微环境 颞下颌关节再生能力的差异对颞下颌关节疾病的转归起重要作用。研究发现许多细胞生长因子对于提高颞下颌关节的再生能力起到促进作用。单层培养细胞时培养液中加入成纤维细胞生长因子可以增加基质沉积；增加糖胺聚糖的量，能够明显促进胶原蛋白的合成；加入胰岛素样生长因子和血小板衍化生长因子也可促进胶原蛋白和糖胺聚糖的合成；转化生长因子β可促进关节盘细胞分泌糖胺多糖（细胞外基质的一种）和胶原。可见细胞因子的加入大大提高了颞下颌关节的再生能力，使得体外培养或构建、再造或者修复颞下颌关节成为可能。

（周　峻）

tuòyèxiàn zàishēng
唾液腺再生 （regeneration of salivary gland）
利用组织工程或者基因治疗的方法使唾液腺达到分泌唾液功能的再次发生发育。

研究内容包括组织工程和基因治疗。组织工程化唾液腺指体外培养扩增合适的干细胞，例如来自唾液腺的祖细胞/干细胞或来自其他组织的多能干细胞，如骨髓间充质干细胞、胚胎干细胞、唾液腺干细胞等，将其吸附于合适的支架材料上，在微环境诱导下利用组织工程方法形成组织工程化的唾液腺以修复唾液腺的过程。基因治疗指利用体内基因转移的方法保存唾液腺功能。

唾液腺再生可分为生理性再生和病理性再生两部分。生理性再生指在生理过程中，部分细胞或组织老化、消耗，由新生的同种细胞进行补充以保持原有的结构和功能，维持机体的完整与稳定。病理性再生指病理状态下细胞、组织缺损后发生的再生。唾液腺实质细胞具有一定的再生能力，在其再生过程中主要按照胚胎发生模式进行。

细胞学机制 唾液腺组织工程包括种子细胞、支架材料及其三维构建、组织工程唾液腺的培养及植入。1974年培养唾液腺上皮细胞属于开创性工作。来源于人下颌下腺闰管的人唾液细胞系亦即下颌下腺细胞系是用于研究组织工程化唾液腺的主要干细胞，由于下颌下腺细胞系细胞不能限制周围细胞的渗透性，无法形成引起液体分泌的渗透压，故认为下颌下腺细胞系细胞不适于作为唾液腺组织工程的异源植入细胞。比较理想的干细胞可用来建立永生化的正常唾液腺细胞系，所得的永生化唾液腺腺细胞可以克隆出导管、肌上皮、鳞状上皮和腺泡上皮株，且无肿瘤形成能力。理想状态的干细胞：一是分离出的唾液腺干细胞，可被诱导分化成腺泡细胞；二是原代培养的唾液腺细胞。这些细胞必须像腺泡细胞一样能形成紧密连接的极性上皮细胞。值得注意的是不仅干细胞、已分化细胞，还有基底细胞、肌上皮细胞以及纹管/分泌管细胞、成熟腺泡细胞、闰管细胞也可能在唾液腺组织再生中发挥重要作用。唾液腺的组织工程化修复重建，主要是为了解决临床上治疗困难的唾液腺分泌障碍性疾病，如因头颈肿瘤放疗后唾液腺功能丧失、先天性唾液腺缺失、唾液腺的干燥性疾病等。在体外构建一个组织工程化唾液腺样器官，然后植入体内发挥分泌功能，这一人造唾液腺构想，是让生物支架成为一种一端开口、内附唾液腺细胞的装置，唾液腺细胞分泌的唾液可从开口流入口腔。由于腺泡区域是分泌原始唾液的部位，人造唾液腺要构建出相应的结构必须最少包括3个组成部分：最外侧由可降解的生物聚合材料制成单端开口的支撑结构；其表面覆盖一层促进细胞贴附和生长的细胞外基质作为涂层衬里；其上方为同源的种子细胞，要求能像天然的单层极性分布的腺泡细胞那样单向分泌原始唾液。这种设计成像试管一样的单端开口的人造唾液腺可通过外科手术植入颊黏膜下，开口端朝向口腔以利分泌的唾液流出。

支架材料 唾液腺组织工程的另一个要素是合适的支架材料。支架材料应该使干细胞在管道内壁形成单层、有分泌功能的极性排列，有合适的降解速率，以便让管道内壁的唾液腺细胞分化形成有分泌功能的管道结构，同时又不会堵塞液体的分泌而形成囊肿。采用的是培养的唾液腺上皮细胞和可降解材料的简单结合。这些材料包括裸露的大鼠气管、聚乳酸、聚乙醇酸或聚乙醇酸/聚乳酸、聚乳酸聚乙醇酸共聚物、壳聚糖和聚（乙二醇）对苯二酸盐、聚丁烯对苯二酸盐等高分子可降解生物材料以及胶原、葡萄糖胺聚糖、人工合成的细胞外基质等，通常需要加衬里材料以方便细胞的黏附和生长，如用纤维粘连蛋白、层粘连蛋白、Ⅰ型胶原、明胶等进行预先包被。

组织工程化唾液腺的研究仍处于起步阶段，要构建一个具有外分泌功能的唾液腺组织，干细胞的来源、提取、分离，支架材料的选择，培养细胞在支架材料上的迁移、附着、分化过程以及构建具有盲管的树枝状支架结构等都需要深入研究。

（周　峻）

kǒuqiāng zǔzhī bìnglǐxué

口腔组织病理学 （oral histo pathology）

研究口腔疾病的组织形态学乃至分子水平的改变，揭示口腔疾病的病因、发病机制，解释相关临床表现，进而对口腔疾病的预防和治疗提供依据的口腔医学基础学科。也是病理学的分支学科。

口腔组织病理学是口腔医学中重要的基础和桥梁学科。掌握口腔疾病的病理变化，可以在较高层次和水平上认识疾病的本质及其发生、发展规律，从而更好地进行口腔医学实践。在口腔医学教育中，口腔组织病理学是各级口腔医学院校重要的口腔医学基础课程之一。中国口腔组织病理学的主要任务有口腔组织病理学教学、口腔临床病理诊断及其科学研究等。

简史 口腔组织病理学作为现代口腔医学的基础学科，早在现代牙科学诞生之日起就已存在了。19世纪30年代的牙科专业杂志中就有关于牙源性肿瘤和囊肿病理学的研究报道。美国巴尔的摩牙学院于1840年成立时，就有专门的“牙科病理”教授职位。到20世纪30年代，口腔组织病理学正式成为一个被公认的学科，其标志是1933年美国牙科协会的口腔组织病理注册处成立。美国口腔组织病理学会成立于1946年。在此期间，多部经典的口腔组织病理学教科书相继出版。国际口腔组织病理学会成立于1976年，每两年召开一次学术会议。

中国口腔组织病理学的发展伴随着中国口腔医学院、系的建立而不断发展和壮大。口腔组织病理学在中国作为一门学科、一门课程是始于20世纪上半叶。最早的牙科医学院始于20世纪初

期，20世纪30年代，华西协合医科大学的口腔病院内就有口腔组织病理学课程。早期开展口腔组织学及病理学教学、科研工作的还有第四军医大学和北京医学院（现北京大学口腔医学院）等。至20世纪70年代，中国有30多个口腔医学院、系，而口腔组织病理教研室则是每个口腔医学院、系不可缺少的组成。

在1954年第一届全国口腔医学教育会议上，《口腔病理学》成为全国规划教材中最早的口腔医学教材之一。自1979年口腔病理学教材《口腔组织病理学》第一版出版以来，已出版至第七版。60年代以来，中国口腔医学院校开展了研究生的培养工作，首先招收了口腔组织病理学硕士研究生，80年代开始授予口腔组织病理博士学位。

中华医学会口腔病理学组于1986年成立，每3年召开一次全国性学术会议。其中第八届会议是与第四届亚洲口腔颌面病理学学术会议同时召开的。口腔病理学组总共有3届，1996年中华口腔医学会成立，1999年口腔病理学组升格为中华口腔医学会下属的口腔病理学专业委员会。

中国大部分口腔医学专科医院均设有口腔病理科，负责口腔疾病的病理诊断。

研究内容 主要研究牙体疾病、牙周组织病、口腔黏膜病、唾液腺疾病、颌骨疾病、牙源性肿瘤、唾液腺肿瘤、颞下颌关节疾病和各种口腔其他肿瘤及瘤样病变的病理学表现及其与病变的发病机制、临床表现、预后及治疗的关系。

研究方法 同普通病理学。常规组织学方法主要用于观察病变的组织形态学的改变，电子显

微镜用于观察病变超微结构的改变，组织化学方法用于观察病变特殊化学成分的改变，免疫组织化学用于观察病变相关的抗原成分的改变，各种分子生物学方法主要用于检测病变相关基因的改变等。

与邻近学科的关系 口腔组织病理学作为普通病理学的分支，与病理学关系最为密切。其与普通病理学的不同主要体现在研究内容上。其次，口腔组织病理学知识的学习和掌握必须以口腔正常的组织结构方面的知识为基础，所以相关组织学、胚胎学知识与口腔病理学的关系也很密切。在中国由于口腔组织学和口腔胚胎学的发展有限，在口腔医学教育中，口腔组织胚胎学和口腔病理学两门课程是合并在一起的。

（高 岩 李 江）

yáfāyù yìcháng bìnglǐ

牙发育异常病理 （pathology of tooth dysplasia）

牙发育异常是外界因素或患者自身因素、遗传学异常导致的牙的数目、大小、形态、结构、萌出、颜色等发育异常。牙发育异常可以出现于出生前，也可发生于出生后；可以是遗传性的，也可以是后天获得性的。有些类型的牙发育异常有特定的病因，而另有一些不同类型的牙发育异常可由相同的病因如病毒、营养缺陷等导致，还有一些牙发育异常的病因不明。牙的发育受基因调控，这些调控基因对异常的刺激非常敏感，牙发育过程中自身因素、环境因素均可导致调控基因异常，最终致使牙发育异常。

牙发育异常可由于牙板、牙胚发育异常导致牙数目、大小、形态异常；或是由于牙硬组织的形成、矿化异常导致牙结构异常。

前者常见于牙发育的较早阶段，后者常见于牙发育的较晚阶段，有些类型的病变两阶段的发育异常均存在。牙发育异常的病理变化可只单独见于釉质、牙本质或牙骨质，也可同时见于两种以上的牙体组织。

（李　江）

xiāntiānxìng méidúyá bìnglǐ

先天性梅毒牙病理（pathology of congenital syphilitic teeth）

先天性梅毒牙是梅毒螺旋体感染牙胚，侵犯成釉器使釉质发育障碍，恒切牙、第一恒磨牙釉质产生特征性的发育不全改变的疾病。

大体检查　病变发生在切牙时称哈钦森牙，其近远中面向切缘而不是向牙颈部逐渐变细，形成螺丝刀样外观，切缘中间常有一新月形凹陷或深裂隙。这些改变在上颌中切牙最为明显。病变发生在第一恒磨牙时称桑葚牙（mulberry molars），病变牙呈圆顶形，牙尖缩窄，咬合面直径小于牙颈部直径，咬合面及牙冠近咬合面 1/3 表面有许多颗粒状细小的釉质球团，呈桑葚状。

光镜下表现　牙囊慢性炎症、纤维化，压迫发育中的牙胚，成釉细胞层扭曲。梅毒螺旋体导致牙源性上皮增生，突入牙乳头内，形成特征性的牙源性上皮团块。

（李　江）

fúyázhèng bìnglǐ

氟牙症病理（pathology of dental fluorosis）

氟牙症是在牙发育阶段，摄入过高的氟离子所导致的釉质发育障碍的疾病。又称斑釉、氟斑牙。包括釉质形成不全和钙化不全。主要原因有饮用水中氟含量高于百万分之一，或经其他途径摄入过多的氟。

大体检查　病变在牙弓上对称性地发生，但在牙与牙之间严重程度不同。主要见于恒牙列，发生于乳牙的病变很少。前磨牙、上切牙、第二磨牙受到的影响最大，尖牙、第一磨牙、下颌切牙依次递减。

患牙的临床表现可有很大不同。病变轻者釉质上出现无光泽的白色斑点、斑块或条纹；中等程度者病变区呈黄色、棕色、黑色，可伴有程度不同的釉质形成障碍，牙面上出现不规则凹陷；严重病例，窝状凹陷相互融合，牙正常形态丧失。

光镜下表现　发育不全使釉面横纹中断，在发育缺陷区牙面上可见清楚的釉柱末端。釉质矿化不良，尤其是在釉柱之间及有机物较多的薄弱处。但釉质表层过度矿化，釉柱方向不规则，釉质牙本质界的弧形结构较正常牙更加明显。表层钙化良好，其深方的表层下区存在弥漫性的矿化不良。

（李　江）

yòuzhì xíngchéng quēxiànzhèng bìnglǐ

釉质形成缺陷症病理（pathology of amelogenesis imperfecta）

釉质形成缺陷症是遗传性因素导致的釉质发育异常性疾病。它包括一组复杂的、不同类型的病变。根据病变是与基质形成缺陷有关还是与矿化缺陷有关将病变分为形成不全型和矿化不全型。矿化不全型又可进一步分为钙化不全型和成熟不全型。根据遗传类型、临床表征的不同，病变分为十余种亚型，不同的亚型可以同时存在，如成熟不全/形成不全型。

大体检查　各型分述如下。

形成不全型　依亚型不同，临床表现有很大差异。①普遍性凹陷型：针尖至针头大小的凹陷缺损遍布于牙面，牙颊面受累最严重，凹陷成排排列，可伴色素沉着。凹陷之间的釉质厚度、硬度、颜色正常。②局限性凹陷型：横向排列的凹陷、线型缺损，或较大面积的缺陷而周围为钙化不全。典型病变位于牙颊面中 1/3，切缘、咬合面常不累及。③常染色体显性光滑型：牙的釉质变薄、表面光滑、质地硬、有光泽。牙冠小，似进行过牙体制备。牙呈白垩色或半透明棕色。④X 性连锁显性光滑型：男性患者乳、恒牙列表现为弥漫性的薄层釉质，表面光滑、有光泽，呈棕色、黄棕色。女性患者表现为釉质形成不全的垂直向浅沟，其间夹杂有正常厚度的釉质。⑤粗糙型：釉质薄、硬，牙冠向切缘、咬合面侧逐渐变细，接触点丧失，呈白色、黄白色，釉质比光滑型硬，不易磨损。⑥釉质不形成型：表现为釉质彻底丧失，牙本质暴露，呈黄棕色，接触点丧失，牙冠向切缘、咬合面变细，牙本质表面粗糙。

钙化不全型　釉质形成缺陷中最常见的类型，分常染色体显性、隐性两种亚型。两型均为牙萌出时大小、形态、釉质厚度正常，但釉质很软，因磨耗而很快磨去。由于大部分釉质被磨去，造成牙本质暴露。萌出时釉质呈不透明白垩色、黄棕色或橙色，但很快由于色素沉着变为棕至黑色，并有牙石沉积。未萌牙及前牙开拾常见。两种亚型的表现相似，但常染色体隐性型病变常更严重。

成熟不全型　病变牙形态正常，但出现斑块状的白色、黄色、棕色不透光区，釉质较正常软，易磨耗，但不如钙化不全型者严重。釉质易从牙本质脱落。①色素沉着型：釉质表面呈斑块状，琼脂样棕色，常从牙本质剥脱，釉质质软，探诊时探针能刺入。常见前牙开𬌗及未萌牙的吸收。釉质严重受损时硬度似脱过钙，牙面上有广泛的牙石沉积。②X性连锁型：男性患者乳牙、恒牙有不同表现，乳牙呈不透光白色，夹杂半透明斑块区，恒牙为不透光黄白色，随年龄增长颜色加深。釉质易脱落，探针易刺入。釉质较正常易丧失，但程度较钙化不全型轻。白色不透光区局部可变为棕色。女性患者乳、恒牙表现相似，牙面上正常釉质间出现垂直向不透光条带，随机分布，无对称性，似乎反映出成釉细胞 X 染色体中随机一条功能丧失。③雪帽型：在牙冠切缘或仅咬合面 1/4 ~ 1/3 处的釉质呈白色不透光，病变常表现为从前牙至后牙的分布。乳、恒牙均可累及。大部分病例为 X 染色体相关遗传，但也有常染色体显性。

成熟不全/形成不全型 乳恒牙均可弥漫性累及。由于釉质厚度、牙大小的不同可分为两种亚型。①成熟不全-形成不全亚型：主要缺陷为釉质成熟不全，呈斑块状黄白色、黄棕色，牙颊面常见凹陷。除有不等程度的牛形牙外，单根牙可见大的牙髓腔。②形成不全-成熟不全亚型：主要缺陷为釉质形成不全，釉质薄而成熟不全。X 线片示除了釉质厚度的减少外，其他特征与成熟不全-形成不全亚型相似。

光镜下表现 ①形成不全型：基本病变为釉质基质沉积量减少，已形成的基质矿化正常。②钙化不全型：釉基质形成正常但无明显的矿化（图）。由于釉质很软，因磨耗而很快被磨去，常磨至牙龈水平。因颈部釉质钙化较高，所以颈部釉质常未被磨损。③成

熟不全型：釉基质正常形成并开始矿化，但釉质晶体结构出现成熟障碍。④成熟不全/形成不全型：釉质形成不全同时伴成熟不全。

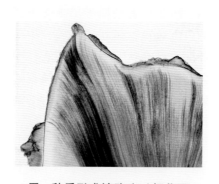

图 釉质形成缺陷症（钙化不全型）（HE ×40）

注：由于釉质很软，因磨耗而釉质很快被磨去

（李 江）

yáběnzhì xíngchéng quēxiànzhèng Ⅱ xíng bìnglǐ

牙本质形成缺陷症Ⅱ型病理

（pathology of dentinogenesis imperfecta type Ⅱ） 牙本质形成缺陷症Ⅱ型是染色体 4q 异常累及牙本质导致牙本质形成缺陷的常染色体显性疾病。又称遗传性乳光牙本质。该病无其他全身性病变。

大体检查 乳牙列、恒牙列均累及。病变严重程度与牙的发育阶段有关。乳牙病变最严重；恒牙中恒切牙、第一恒磨牙次之，第二、第三恒磨牙受影响最小。

萌出时，牙外形正常，但呈乳光的琥珀样外观。以后，牙颜色几乎正常，之后，逐渐变成半透明，最终呈灰色或棕色，伴有釉质上的淡蓝色反光。大部分病例釉质结构正常，但釉质很易剥脱，牙本质暴露后牙显著磨损，严重者牙被磨损至牙龈水平。有一些病例，釉质有显著的矿化不全区。釉质异常并非为基因改变

所致，而是继发性缺陷。

光镜下表现 近釉质的一薄层罩牙本质结构正常，但其余牙本质的结构发生改变。牙本质内小管数目减少，方向紊乱，许多小管形态不规则、管径变大，并存在无小管的牙本质区。牙本质基质可呈颗粒状，并见小球间钙化。髓腔表面见少量不典型的成牙本质细胞，细胞可被包埋在有缺陷的牙本质中。异常牙本质的过度形成导致髓室、根管部分或完全消失。牙本质中可见含血管的组织，为残留的成牙本质细胞和牙髓组织。釉质牙本质界呈直线而非波浪形，表面釉质易剥脱（图）。大部分患者的釉质正常，约 1/3 患者有形成不全或钙化不全缺陷。

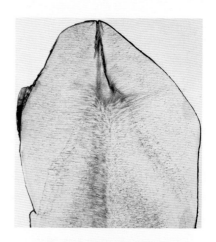

图 牙本质形成缺陷症Ⅱ型（HE ×20）

注：牙本质小管数目少，方向紊乱，髓室、根管消失。釉质牙本质界呈直线而非波浪形，表面釉质剥脱

（李 江）

sìhuánsùyá bìnglǐ

四环素牙病理（pathology of tetracycline stained teeth） 四环素牙是在牙发育期全身性应用四环素导致药物在牙硬组织中沉积

形成的疾病。

大体所见 受累牙萌出时呈亮黄色，暴露于光线后四环素氧化，颜色逐渐变深，呈灰色或棕色，色素终生存在。牙的变色程度受摄入四环素的剂型、剂量、时间、摄入药物时患者的年龄等因素影响。如果在牙冠已形成后摄入药物，四环素仅局限于牙根，临床上看不到变色。

光镜下表现 在受累牙的磨片上，沿牙本质生长线有黄色的色素条带（图），紫外线下条带显示为明亮的黄色荧光。牙体组织中，除牙本质外四环素还可沉积于牙骨质，但釉质中有四环素条带者少见。

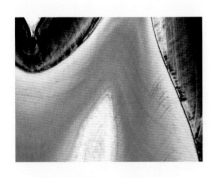

图 四环素牙（HE ×40）
注：牙磨片上，沿牙本质生长线有黄色的色素条带

（李 江）

qǔbìng bìnglǐ

龋病病理（pathology of caries）

龋病是在以细菌为主的多因素作用下，牙无机物脱矿、有机物分解，导致牙体硬组织发生慢性进行性破坏的疾病。

在细菌、口腔环境、宿主和时间多重因素作用下，牙的无机物脱矿、有机物分解，从而形成龋。从病因学角度来说，龋病是牙体硬组织的细菌感染性疾病。根据龋病累及的组织，病变可分为釉质龋、牙本质龋、牙骨质龋。

绝大部分龋由釉质龋开始，其病理形态改变以平滑面龋为代表，由于釉质主要由无机盐构成，釉质龋的基本病理变化是由脱矿、再矿化的共同作用所致。牙本质中由于存在较多的有机物和牙本质小管，患牙本质龋时细菌和毒素可沿有机物丰富区和牙本质小管侵入，病变进展较快，病变中存在无机物脱矿、有机物分解。牙骨质含有较丰富的有机物，发生牙骨质龋时同样发生无机物脱矿、有机物崩解，因牙骨质较薄，龋损很快累及牙本质。

（李 江）

yòuzhì pínghuámiànqǔ bìnglǐ

釉质平滑面龋病理（pathology of smooth-surface caries of enamel）

釉质平滑面龋是发生于釉质唇颊面、舌面、邻面接触点下方的龋。早期病变多见于菌斑下方的釉质。

大体检查 最早期的病变表现为釉质表面的白垩色斑块，但探诊时釉质仍质硬、光滑，表面连续性未丧失，探针或X线检查不能检测到病变。以后病变区逐渐有黄色、棕褐色色素沉着，表面逐渐粗糙，最终表面连续性丧失，釉质崩解，龋洞形成。

光镜下表现 釉质平滑面龋纵磨片中最早期的变化为釉质生长线、横纹明显，这是由于矿物质丧失使有机物较为丰富的结构凸显。随着病变进展，逐渐累及釉质深层，形成三角形（在三维平面上呈锥形）、其顶部朝向牙本质的病变。结合透射光显微镜、偏光显微镜、显微放射摄影观察平滑面釉质龋纵磨片，病变由4层不同的病变区构成（图）。

透明层 位于病损最前沿，是龋损最早发生的组织学改变。透明层较正常釉质略为多孔，正

常釉质的孔隙体积为0.1%，而此层的孔隙体积为1%。这些孔隙位于晶体间、釉柱间，釉质生长线处较多。当磨片以喹啉（折光率1.62）或加拿大树胶（折光率1.52）为介质封片时，这些介质充满孔隙。由于这些介质与釉质的折光率相似，釉质的正常结构消失，表现为透明状。透明层与深层的正常釉质及表层的暗层分界清楚。显微放射摄影证实，透明层存在脱矿。透明层出现于约50%的病例，或只存在于病变的部分区域。

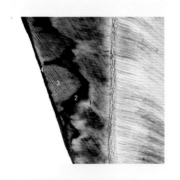

**图 早期釉质平滑面龋结构
（HE ×100）**
注：1. 透明层；2. 暗层；3. 病损体部；4. 表层

暗层 位于透明层表面。偏振光显微镜下观察，此区孔隙体积较透明层增加，为釉质体积的2%～4%。除大孔隙外，另有一些小孔隙形成，故此区中大、小不同的两种孔隙共存在。小孔隙非常小，喹啉或树胶介质不能进入孔隙，孔隙由空气充满，导致此区色暗。较小孔隙的产生方式有两种，一种为脱矿直接产生，另一种为较大的孔隙发生矿物盐再沉积所致。当暗区暴露于唾液、体外合成的矿化液时，暗区范围扩大，这可能是由于透明层中的大孔隙发生了再矿化，此点支持了暗层中存在再矿化的观点。再

矿化的无机盐可以来自病变区脱矿游离出的无机离子。暗层见于85%~90%的病例。

病损体部 构成病变的大部分,从表层一直延伸至暗层。此层脱矿程度较严重。偏振光显微镜观察显示,病变区外周的孔隙占正常釉质体积的5%,病变区中央的孔隙体积升至25%。由于病损体部的孔隙较大,用喹啉或树胶封片时介质可进入孔隙,在透射光下观察时,病损体部较暗层相对透明。病损体部的生长线、横纹较为明显,机制尚不明。病损牙体部为釉质龋中脱矿最为严重的层次,在所有病变中都存在。

表层 位于釉质龋的最表面,厚20~100μm。表层脱矿程度明显较病损体部轻,其组织结构、理化特性与正常釉质较为相似。表层下还是存在脱矿的,可见放射阻射、透射交替存在的间隔30μm的斜行线,可能与生长线方向一致。表层的孔隙体积为1%~5%。表层的出现似乎有悖常理,从龋的预防、治疗角度来看,表层的存在是釉质龋的重要变化之一。釉质龋表层的存在可能与釉质表层本身矿化程度高、氟含量高,从而使它具备较强的抗酸蚀能力有关,也与表层存在再矿化有关。当病变表层被去除、釉质暴露于酸性缓冲液后,在深层病变表面重新出现更加矿化的表层,说明表层的形成部分是由于再矿化所致。再矿化的矿物质可来自菌斑中高浓度的无机盐,或来自深层脱矿后钙、磷离子的扩散、沉积。

(李 江)

yòuzhì wōgōuqǔ bìnglǐ

釉质窝沟龋病理 (pathology of pit-fissure caries of enamel)

釉质窝沟龋是发生在牙咬合面点隙窝沟的龋。点隙窝沟这些部位是食物、菌斑滞留区,不易清洁,是龋病最好发的部位。

大体检查 由于窝沟龋的病损底部较宽大,在釉质牙本质界所累及的牙本质区域较平滑面龋大,很容易造成大面积的牙本质病变。故与平滑面龋比较,窝沟龋进展快,程度严重。

光镜下表现 由于窝沟的解剖特点,其釉柱排列方向与平滑面釉质不同,所以窝沟龋的形态与平滑面龋的不同。龋损形态也呈三角形,但基底部向着釉质牙本质界,顶部向着窝沟壁。窝沟龋病损并非从底部开始,而是呈环状围绕着窝沟壁进展,并沿釉柱长轴方向向深部延伸(图a),当病变进展超过窝沟底部时,侧壁病损相互融合。由于窝沟附近的釉柱排列方向为向窝沟底部集中,故其形成的龋损形态与釉柱排列方向一致,即口小底大的三角形潜行性龋损(图b)。由于釉质在窝沟底较薄,窝沟龋病变很容易进展到牙本质。此种病变在临床上检查时可能无明显龋洞,但其深层已有较大范围的病变。

(李 江)

yábĕnzhìqǔ bìnglǐ

牙本质龋病理 (pathology of dentin caries)

牙本质龋是多种因素导致牙本质中无机物脱矿、有机物分解而形成的龋。牙本质龋多是由釉质龋进一步向深层发展所致,部分也可由牙根部牙骨质龋发展而来。

大体检查 牙本质龋的发展过程较釉质龋迅速。当釉质龋、牙骨质龋向深方进展达牙本质时,病变可沿釉质牙本质界、牙骨质牙本质界向两侧扩展,同时沿牙本质小管深入。虽然早期细菌并未侵入,但细菌产生的酸较早就使近釉质、牙骨质病损前沿的牙本质发生脱矿,脱矿后释放出的钙、磷离子向周围扩散,成牙本质细胞也可分泌一定的钙、磷离子。由于在脱矿深层区域pH相对较高,在此微环境中无机盐离子易重新沉积,使牙本质小管内矿化。这种小管内的再矿化现象发生于龋病进展较慢时,其形成有助于阻止外来有害物质的进入。龋病进一步进展,细菌侵入牙本质小管,并可沿侧支小管扩散。尽管每一牙本质小管中可有大量细菌繁殖,但一般一个牙本质小管中只有一种细菌。细菌除进一步产酸使管周、管间牙本质脱矿外,其产生的蛋白溶解酶使基质中的有机物溶解,小管扩张变形,最终致结构破坏,相邻小管相互融合形成坏死灶。坏死灶继续扩

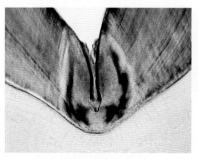
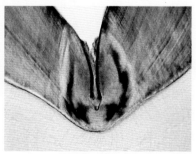

a 病变沿窝沟侧壁向深方进展 (HE ×40)   b 釉质形成潜行性龋 (HE ×40)

图 窝沟龋

大，以致大片结构崩解，最终龋洞形成。

光镜下表现 牙本质龋在病理形态上是一个累及范围较广的三角形病变，三角形的顶指向牙髓腔，底向着釉质牙本质界（图1）。按病变的组织形态、脱矿程度、细菌侵入情况的不同，一般可将牙本质龋的病理改变由病损深部向表面分为4层结构。

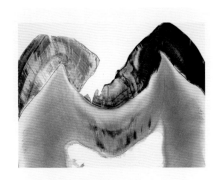

图1 牙本质龋 （HE ×20）
注：范围较广的三角形病变

透明层 又称硬化层，为牙本质龋最深层、最早出现的改变，位于病变的底部和侧面，在透射光下呈均质透明状。这种透明是由于牙本质小管管腔变窄、管腔中有无机盐沉积，使管腔内折光率与周围细胞间质相似。矿物晶体可先沉积于成牙本质细胞突起内，也可先出现于细胞突周围呈向心性沉积。以后，晶体数量逐渐增多，最终可将小管完全堵塞。这些晶体可来源于其表面脱矿层游离出的无机盐离子的再矿化。虽然透明层也称为硬化层，但此层硬度较正常牙本质为低，表明此层存在着一定程度的脱矿。观察发现，此层中管间、管周牙本质有无机盐溶解现象。有时，在细菌侵入之前，部分区域牙本质小管内成牙本质细胞突起在细菌酶的作用下，细胞膜等有机成分发生脂肪变性，光镜下

呈云雾状，故曾称此区域为脂肪变性层。在脂肪变性的基础上，也可发生无机盐晶体的沉着，形成透明层。

脱矿层 位于透明层表面，表现为细菌侵入之前，酸的扩散所导致脱矿改变。此层牙本质小管形态仍然比较完整，牙本质小管内基本上无细菌侵入。但管周、管间牙本质羟基磷灰石数目减少，说明有脱矿的存在。管间、管周牙本质中胶原纤维结构基本完好。此外，管周有时可见比正常牙本质中大的晶体，表明同时有再矿化现象的发生。在脱矿层，部分小管内成牙本质细胞突起在龋形成的早期阶段变性、坏死，小管内较空虚，内含空气和死亡的成牙本质细胞突起残余，透射光下观察牙本质磨片，此区呈暗黑色、不透光，称死区。死区为细菌及其产物提供了易于进入牙髓的通道。为防止此类情况发生，死区的牙髓末端被一薄层由牙髓细胞形成的玻璃样钙化物封闭。牙本质脱矿后，由于细菌产物与牙本质中蛋白质的相互作用，色素容易沉着，脱矿层可被染成黄棕色。

细菌侵入层 位于脱矿层表面，牙本质小管内有细菌侵入，细菌甚至进入牙本质小管分支。显微镜下见细菌侵犯前沿的形态不规则。细菌在牙本质小管内向下延伸并繁殖。细菌的侵入可能分为两个阶段：第一阶段由产酸菌组成，主要是乳杆菌，细菌产生的酸向深层扩散至脱矿层；第二阶段由产酸菌和蛋白溶解菌混合组成，它们进一步破坏已脱矿的基质。对牙本质龋的细菌进行分层分析表明，在病损主要部位，细菌构成复杂，为需氧菌、微需氧菌、厌氧菌的混合，在深层病

变则以厌氧菌为绝对优势菌，其中乳杆菌数量最多，可能是因病变环境为其提供了适宜的生长条件。随着细菌在小管内的繁殖，小管中充满细菌。小管壁由于脱矿和蛋白溶解而软化，脱矿后的无机盐也可在小管周围发生再矿化，此时形成的晶体由原来的针形变为多边形片状。局部小管由于细菌繁殖团块的增加而使管壁肿胀、扩张变形，使管周牙本质首先被压迫，继之为管间牙本质。随着牙本质小管壁和管间牙本质脱矿的进一步加剧，胶原纤维变性、并被蛋白分解酶分解，管周牙本质破坏，相邻小管相互融合，呈串珠样外观。病变进一步进展，被破坏的小管进一步融合，形成椭圆形的液化坏死灶，坏死灶与小管方向平行，且可呈多灶性外观，坏死灶内充满坏死的基质残屑和细菌。部分坏死区与牙本质小管垂直形成横向裂隙。横向裂隙形成的机制尚不确定，它们可能与牙本质生长线的走行有关，或是相邻小管液化灶融合的结果，或由于病变沿牙本质小管侧支相互交通，部分可能是脱矿后基质中有机成分收缩所致。细菌侵入层内的细菌可呈不同程度的变性。

坏死崩解层 为牙本质龋损的最表层。随着液化坏死灶扩大，数量增多，细菌不再局限于小管内，而是侵入管周、管间牙本质。在此区几乎无正常牙本质结构保留，牙本质被完全崩解破坏，只残留一些坏死崩解组织和细菌，龋洞开始从釉质牙本质界处形成（图2）。

牙髓牙本质为一生理性复合体，当牙本质龋发生时，病理性刺激可经牙本质小管、成牙本质细胞突起传导到牙髓组织，导致

牙髓组织出现不同的反应。如刺激较为温和，则促使靠牙髓腔壁的成牙本质细胞合成和分泌牙本质基质，牙髓内未分化间充质细胞也可分化为成牙本质细胞，结果在病损相应的牙髓腔侧沉积一层牙本质小管较少、排列不规则的修复性牙本质，其形成增加了龋坏牙本质与牙髓之间组织的厚度，以此种方式延迟了病变累及到牙髓的时间。同时，由于修复性牙本质中牙本质小管较少，也在一定程度上阻遏了牙本质龋的进展。约50%的恒牙龋中可出现修复性牙本质。如牙本质龋的病理性刺激强烈，可造成牙髓腔内牙髓组织充血，进一步发展可出现牙髓炎症甚至坏死，成牙本质细胞相应地出现变性、坏死表现。

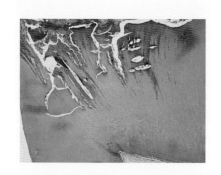

图2 牙本质龋 （HE ×40）
注：表面坏死崩解，其下方的细菌侵入层中见串珠样小管和横向裂隙

（李 江）

yágǔzhìqǔ bìnglǐ

牙骨质龋病理 （pathology of cementum caries）

牙骨质龋是多种因素导致牙骨质中无机物脱矿、有机物分解而形成的龋。牙骨质龋多见于牙龈萎缩、牙根面暴露者，牙骨质表面菌斑沉积，继而龋病形成。临床上多见于老年人根面龋。

大体检查 在牙颈部尤其牙龈严重退缩、牙面自洁较差的部位，见牙根面暴露，牙骨质表面呈浅碟状吸收、破坏，呈黄褐色。

光镜下表现 牙骨质龋的发生同样始于菌斑下，早期病变为表层下脱矿。病变开始时，牙骨质表面菌斑下由于细菌产酸使pH值降低，当局部pH值降低至一定值并持续一定时间时，牙骨质发生脱矿。脱矿后释放的无机盐离子可重新沉积于牙骨质表面，唾液、菌斑中的无机盐离子也可在牙骨质表面沉积，同时由于氟容易被牙根表面摄取，这也加强了表层的再矿化，造成表层矿化相对增高，此时的病变为潜行性牙骨质龋。

虽然病变早期有表层的相对过矿化，随着病变进一步进展，细菌产生的酸及代谢产物沿与牙面垂直的穿通纤维向深层进展，继而细菌产生的蛋白溶解酶破坏有机基质（图）。由于牙骨质组织矿化程度较低、质地较软，此时病变较在釉质、牙本质中进展快。病变沿与牙面平行的生长线及层板状结构向牙骨质上、下扩展，牙骨质无机和有机成分进一步破坏，造成牙骨质剥脱，这种剥脱多与牙根表面平行，与细菌沿着牙骨质生长线生长有关，最终牙骨质结构崩解，龋洞形成。由于牙骨质生长线围绕牙根呈同心圆排列，导致病变围绕牙根向侧面扩展并与其他病变融合，因此形成环绕牙根的龋坏病变。对根部牙骨质龋的细菌分析表明，其中含大量放线菌，表明放线菌与根面龋的发生密切相关，同时，其他一些细菌包括变异链球菌、乳杆菌也与根面龋的形成有关。

随着病变进展，牙骨质羟基磷灰石晶体出现程度不同的溶解、破坏，胶原纤维断裂消失，最终结构崩解。当牙骨质龋进展缓慢时，在相应的牙髓腔侧也可出现类似于冠部牙本质龋发生时的修复反应，即形成修复性牙本质。

由于牙骨质龋进展较快，且颈部牙骨质很薄，所以病变很快进展到牙本质，此时的组织学病变与冠部牙本质龋类似。但由于增龄性变化，牙本质小管因无机盐沉积而使管径缩小甚至封闭，故发生于颈部牙本质龋的进展多数较冠部牙本质龋慢。

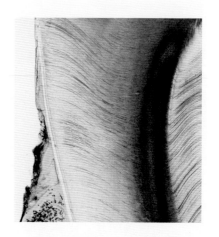

图 牙骨质龋 （HE ×40）
注：牙骨质表面破坏

（李 江）

yásuǐbìng bìnglǐ

牙髓病病理 （pathology of pulposis）

牙髓病是多种因素造成牙髓充血、牙髓炎、牙髓变性、牙髓坏死、牙体内吸收等变化的疾病。在细菌、创伤、充填材料、药物等因素作用下，牙髓组织发生一系列改变，其中最常见的是牙髓炎。龋是导致牙髓病变的主要因素之一。

病理学上，牙髓炎症的早期表现为牙髓充血，急性牙髓炎症表现为急性浆液性牙髓炎、急性化脓性牙髓炎，由于牙髓处于相对较为密闭的解剖环境中，急性牙髓炎时牙髓腔内压力增高，压迫神经可产生剧烈的疼痛。慢性牙髓炎可由龋病发展而来，或由急性牙髓炎转化而来，慢性牙髓炎症表现为慢性闭锁性牙髓炎、慢性溃疡性牙髓炎、慢性增生性牙髓炎。牙髓组织受到长期慢性刺激，或因根尖孔缩窄、牙髓血供不足，使牙髓组织代谢障碍而出现不同程度、不同类型的退行性变，即牙髓变性，包括成牙本质细胞空泡性变、牙髓钙化、牙髓网状萎缩、牙髓纤维性变等。当牙髓腔内炎症的持续发展形成一个不断扩大的液化坏死区，并且引流不畅，牙髓压力增高，最终使整个牙髓坏死。牙体内吸收可能是由于某些刺激使牙髓被炎症肉芽组织取代，成牙本质细胞、前牙本质破坏，肉芽组织内的细胞释放细胞因子等，激活破骨细胞，导致髓腔内壁由内向外吸收的过程。

（李　江）

yásuǐ chōngxuè bìnglǐ

牙髓充血病理（pathology of pulp hyperemia）

牙髓充血是多种原因导致细菌及代谢产物经牙本质小管缓慢而轻微刺激牙髓，导致牙髓呈血管扩张、血液充盈、组织水肿的状态。又称可复性牙髓炎。它是牙髓炎的早期表现。病因多为深龋中的细菌及代谢产物、磨耗、楔状缺损、异常温度刺激等。

大体检查　充血的牙髓呈粉红色。

光镜下表现　牙髓组织血管扩张、充血，血管周围少量红细胞外溢。血浆渗出，组织水肿（图），受累的牙本质小管下方区域少量炎症细胞散在分布。

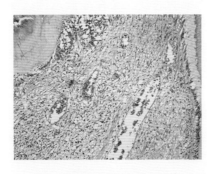

图　牙髓充血（HE ×40）

注：表面为牙本质龋，下方的牙髓组织血管扩张、充血，血管周围红细胞外溢，组织水肿

（李　江）

jíxìng yásuǐyán bìnglǐ

急性牙髓炎病理（pathology of acute pulpitis）

急性牙髓炎是由多种因素导致牙髓组织的急性炎症。

大体检查　牙髓组织因水肿呈粉白色、质较脆。

光镜下表现　早期在牙髓腔内受刺激的下方，牙髓血管扩张、充血，接着出现炎症细胞浸润、成牙本质细胞损伤，血管中液体渗出，组织水肿，此时为急性浆液性牙髓炎（图）。

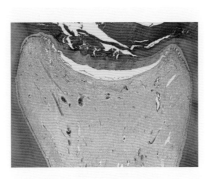

图　急性浆液性牙髓炎（HE ×40）

注：牙表面广泛性龋，牙髓腔血管扩张、充血，炎症细胞浸润，成牙本质细胞损伤，组织水肿

随着病变进展，血流速度减慢，表现为小静脉充血、中性粒细胞、巨噬细胞、淋巴细胞、浆细胞浸润，受损组织和炎症细胞释放大量炎性介质和酶，引起局灶性坏死，形成小脓肿，坏死区域中见中性粒细胞和组织细胞，病变周围的牙髓组织通常表现为纤维化伴浆细胞、淋巴细胞与组织细胞的混合浸润。以后炎症扩散，形成多个小脓肿，病变进一步发展，可导致整个牙髓液化坏死。此时称急性化脓性牙髓炎。

（李　江）

mànxìng bìsuǒxìng yásuǐyán bìnglǐ

慢性闭锁性牙髓炎病理（pathology of chronic closed pulpitis）

慢性闭锁性牙髓炎是当牙存在龋损、磨耗等损伤但未穿髓时，细菌和外界刺激缓慢作用于牙髓，使牙髓出现的慢性炎症。

大体检查　牙髓组织呈灰白、灰褐色，质略韧。

光镜下表现　主要特征为牙髓结缔组织炎症和淋巴细胞、浆细胞、组织细胞、中性粒细胞等浸润，可有小灶牙髓坏死、脓肿形成（图），病变较局限，周围为肉芽组织包绕，牙髓其余部分仍正常。

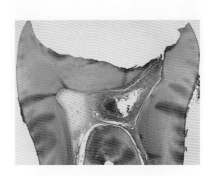

图　慢性闭锁性牙髓炎（HE ×40）

注：牙髓结缔组织慢性炎症，伴脓肿形成

由于牙髓位于密闭的牙髓腔中，根尖孔狭小，牙髓组织的活性会受到影响，炎症期的牙髓由

于血管受压、血栓形成而导致血供缺乏，慢性炎症可以持续相当长的时期，但如不治疗，最终牙髓会坏死。

（李 江）

mànxìng kuìyángxìng yásuǐyán bìnglǐ

慢性溃疡性牙髓炎病理（pathology of chronic ulcerative pulpitis）

慢性溃疡性牙髓炎是当牙髓穿髓孔较大、髓腔开放、牙髓组织暴露形成的牙髓组织溃疡性炎症。

大体检查　牙髓组织呈灰褐色，质软。

光镜下表现　患牙有较大穿髓孔，病变表面为炎性渗出及坏死物、食物残渣被覆，患牙下为炎性肉芽组织，血管增生，淋巴细胞、浆细胞、组织细胞浸润（图）。有时病变表面有钙化物或修复性牙本质形成，特别是在盖髓术后。

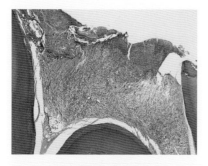

图　慢性溃疡性牙髓炎
（HE　×40）

注：牙有较大穿髓孔，病变表面为炎性渗出、坏死，其下为炎性肉芽组织

（李 江）

mànxìng zēngshēngxìng yásuǐyán bìnglǐ

慢性增生性牙髓炎病理（pathology of chronic hyperplastic pulpitis）

慢性增生性牙髓炎是炎性牙髓组织增生、突出于髓室而

形成的病变。又称牙髓息肉。多见于儿童及青少年，患牙的穿髓孔大，大部分牙髓暴露，牙根尖呈喇叭口状，血液循环丰富。

大体检查　常见于髓室较大的乳磨牙或第一恒磨牙。溃疡型者外观呈红色或暗红色，探诊易出血。上皮型者外观呈粉红色，较坚实，探诊不易出血。

光镜下表现　表现为呈帽状的亚急性炎性肉芽组织充满整个髓腔、龋洞中或突入口腔，组织病理学表现似化脓性肉芽肿，可分为溃疡型、上皮型。溃疡型者表面为溃疡，有炎性渗出、溃疡组织，其下为增生的成纤维细胞、毛细血管以及淋巴细胞、浆细胞、组织细胞、中性粒细胞浸润。上皮型者息肉的表面被覆复层鳞状上皮（图），上皮来源于邻近牙龈上皮或由口腔黏膜上皮细胞脱落种植而来，根管内深层牙髓组织的典型表现为慢性炎症和纤维化，有淋巴细胞、浆细胞浸润，髓室和根管内常见牙髓钙化。

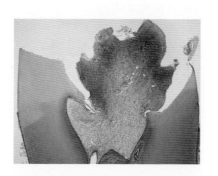

图　慢性增生性牙髓炎
（HE　×40）

（李 江）

yásuǐ gàihuà bìnglǐ

牙髓钙化病理（pathology of pulp calcification）

牙髓钙化是由于发育异常、牙髓退行性变等导致牙髓腔内钙盐沉积而形成大

小不等的团块。其有两种类型，一种为髓石，多见于髓腔；另一种为弥散性钙化，多见于根管。

大体检查　髓石大小、形态、数目不等，可游离于髓腔内，也可附着于髓腔壁。弥散性钙化为细小、纤维状、不规则钙化物。

光镜下表现　髓石表现为中央不规则钙化的无定型团块，围以同心圆板层状钙化物（图），髓石中可有牙本质小管样结构。弥散性钙化通常与根管长轴平行，沉积于纤维或变性组织上，常随年龄增长而增多。

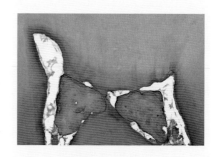

图　髓石（HE　×100）

注：同心圆板层状钙化物，附着于髓腔壁

（李 江）

gēnjiānzhōuyán bìnglǐ

根尖周炎病理（pathology of periapical periodontitis）

根尖周炎是发生在牙根尖周组织的炎症性疾病。细菌、物理、化学及免疫因素是导致根尖周炎的主要原因。绝大多数根尖周炎继发于牙髓疾病。

在解剖学上，牙髓和根尖周组织有着密切联系，牙髓感染时，细菌及其代谢产物经根尖孔直接扩散至根尖组织。当病原体毒力强，而机体抵抗力较弱时，病变表现为以渗出、变质为主的急性炎症；当机体抵抗力较强，而病原体毒力较弱或经过不彻底的治疗时，则表现为以增生为主的慢性表现。

病理学上，急性炎症分为急性浆液性根尖周炎、急性化脓性根尖周炎，慢性炎症分为根尖周肉芽肿、根尖周脓肿、根尖周囊肿，缓慢的炎症刺激还可导致形成根尖周致密性骨炎。由于病原体毒力和机体抵抗力之间强弱对比不同，故根尖周炎症的急性、慢性之间可相互转换，慢性炎症可急性发作，急性炎症也可转换为慢性。各慢性炎症之间也可相互转换。

（李　江）

gēnjiānzhōu ròuyázhǒng bìnglǐ
根尖周肉芽肿病理 （pathology of periapical granuloma）　根尖周肉芽肿是根尖区组织在根管病原体的刺激下形成的团块状慢性或亚急性炎性肉芽组织。

大体检查　根尖周可见团块状组织，呈淡红或灰红色。

光镜下表现　根尖肉芽肿由炎性肉芽组织及其周围所包绕的纤维性结缔组织构成（图）。肉芽组织中有不同程度的淋巴细胞浸润，伴浆细胞、中性粒细胞、组织细胞浸润，少见肥大细胞和嗜酸性粒细胞浸润。当大量浆细胞浸润时，可见拉塞尔小体。根尖肉芽肿中有时可见马拉瑟上皮剩余、胆固醇结晶裂隙及其周围的多核巨细胞，还可见红细胞外渗以及含铁血黄素沉着。胆固醇的来源不明确，可能是由死亡的炎症细胞、破裂的红细胞、退化降解的上皮细胞聚集而成，胆固醇可导致组织细胞和异物多核巨细胞浸润，这些细胞可释放促进骨吸收的炎性因子，故可见根尖牙槽骨吸收。病变周围有纤维结缔组织包绕，可限制病变向周围组织扩展。

病变中常可见程度不等的增生上皮巢，呈不规则的条索状、网状、环状，有时可见微囊形成，后者可发展为根尖周囊肿。上皮来自马拉瑟上皮剩余、经瘘道口长入的口腔黏膜上皮、牙周袋壁上皮、上颌窦或鼻腔的呼吸道上皮等。

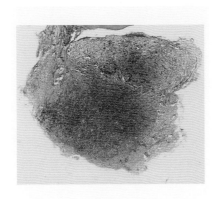

图　根尖肉芽肿　（HE ×40）
注：由炎性肉芽组织、纤维性结缔组织构成

（李　江）

mànxìng gēnjiānzhōu nóngzhǒng bìnglǐ
慢性根尖周脓肿病理（pathology of chronic periapical abscess）

慢性根尖周脓肿是死髓牙根尖区软组织的慢性化脓性炎症。又称慢性牙槽脓肿。可由急性根尖脓肿未痊愈迁延而来，或由根尖肉芽肿发展而来。

大体检查　拔出患牙，见根尖部有污秽的脓性分泌物黏附，根尖粗糙不平。

光镜下表现　根尖周组织中脓肿形成，脓肿中央为脓腔，内含大量的中性粒细胞，通常混有炎性渗出物、细胞碎片、坏死物质、细菌菌落和组织细胞，周围为增生的纤维组织、毛细血管、大量中性粒细胞、淋巴细胞、浆细胞、组织细胞浸润（图），可见根尖牙骨质、牙槽骨的破坏、吸

收，这些组织的吸收陷窝内可见多核破骨细胞。

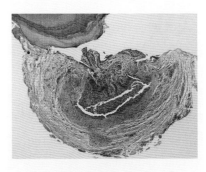

图　慢性根尖脓肿　（HE ×40）
注：中央脓腔，周围为大量炎症细胞

有时可见脓液穿破牙周组织、牙槽骨与口腔黏膜或表面皮肤相通而形成瘘管，脓液经过瘘管排出，瘘管壁为炎性肉芽组织，有大量中性粒细胞、淋巴细胞、浆细胞、组织细胞浸润，瘘管被覆或不被覆上皮。

（李　江）

yázhōuzǔzhībìng bìnglǐ
牙周组织病病理 （pathology of periodontal diseases）　牙周组织病是牙周支持组织在各种因素作用下，出现炎症细胞浸润、毛细血管增生及充血、纤维组织增生等各种变化的疾病。又称牙周病。根据病变的部位、病因、病变阶段不同而呈现不同的表现。广义上的牙周组织病包括牙龈病和牙周炎。狭义上的牙周组织病指牙周炎，不包括牙龈病。

牙龈病指局限于牙龈组织的不累及牙周膜、牙槽嵴的疾病。最常见的为牙菌斑相关性牙龈炎，其他的包括坏死性溃疡性牙龈炎、药物性牙龈炎、过敏性牙龈炎、特异性感染性牙龈炎、皮肤病相关的牙龈炎等。牙周炎包括慢性牙周炎、侵袭性牙周炎、反应全身疾病的牙周炎、坏死性牙周病、

牙周脓肿等。

由于各型牙周病变的部位、病因不同，各类牙周病出现不同的病理表现，这些病理表现反映了各类型病变的本质，可以针对这些不同的特征，采取相应临床措施进行防治。

(李 江)

mànxìng yínyán bìnglǐ

慢性龈炎病理 (pathology of chronic gingivitis)

慢性龈炎是局限于牙周围软组织中的慢性炎症。不包括扩散到牙槽嵴、牙周膜和牙骨质的炎症。

大体检查 咀嚼习惯、口腔卫生不良等可能对牙龈产生伤害，继发局部细菌感染，表现为牙龈黏膜上的暂时性红色斑块，如果损伤因素呈慢性过程，可能引起牙龈持续性红肿。口呼吸和双唇不能完全闭合的患者表现为口腔唇侧牙龈肿大、充血、发红。牙龈炎的病变范围可能是广泛的，也可能仅局限于游离龈（即为边缘性龈炎）或牙间龈乳头（即为龈乳头炎）。牙龈炎的早期症状包括牙龈点彩消失、探诊牙龈时出血、受累的牙龈略呈红色。随着病情进一步发展，病变区域牙龈变得红肿。当牙龈炎确立时，病变的牙龈呈亮红色或品红色，牙龈边缘常呈圆钝状牙龈增生。当慢性炎症因水肿或纤维化导致牙龈明显增大时，称为慢性增生性牙龈炎，牙龈易出血，龈沟内可见渗出物。

光镜下表现 牙龈炎是牙龈组织对菌斑的炎症反应。牙龈炎初期表现为牙龈血管扩张，中性粒细胞浸润，渗出液渗漏至龈沟。随着病变进展，炎症细胞浸润越来越多，表现为淋巴细胞、浆细胞和急性炎症细胞的混合浸润（图），病变开始只是局限于龈乳头内，然后逐渐扩散。上皮下结缔组织纤维破坏、充血、水肿和出血，龈沟加深，但结合上皮附着的高度仍保持正常，位于釉质牙骨质结合处附近，牙周膜、牙槽骨仍完整。

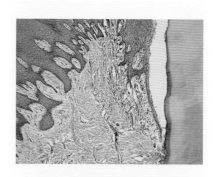

图 慢性龈炎 (HE ×100)
注：牙龈结缔组织内有淋巴细胞、浆细胞浸润

(李 江)

mànxìng yázhōuyán bìnglǐ

慢性牙周炎病理 (pathology of chronic periodontitis)

慢性牙周炎是各种因素导致的牙周组织的慢性炎症、牙根表面龈沟上皮向根尖方向移动导致牙周袋形成的疾病。由于牙龈组织的慢性炎症伴随部分牙周附着丧失和牙槽骨吸收，随着附着的进一步丧失，可出现牙周附着的严重破坏和相邻牙槽骨的严重吸收，致使牙松动，最终可能导致患牙脱落。

大体检查 当发生附着丧失时，牙龈边缘呈圆钝状并向根尖方向退缩，牙周探诊可探知是否存在牙周附着丧失。在无明显牙龈增生的情况下，牙周袋深度大于3mm提示牙周膜损伤和相邻牙槽骨吸收。临床上附着丧失是牙周炎是否存在的最好评价指标，是诊断的金标准。随着骨进一步地吸收，可能出现牙松动。

光镜下表现 包括以下几方面表现。

龈下菌斑和结石 致密的细菌斑块从牙龈延伸至牙周袋，菌斑沿钙化形成龈下结石。与龈上结石相比较，龈下结石细小、坚硬、色深、分布广泛，与牙的结合更为牢固。组织学上，结石呈层状结构，可因渗入到牙周袋内的红细胞分解后的产物而着色。龈下结石是导致牙周袋形成的重要原因，它可作为细菌的聚集地，使炎症持续，阻碍病变修复。

慢性炎症 炎症细胞以浆细胞为主，也存在淋巴细胞、中性粒细胞，这些炎症细胞可迁移到牙周袋内。在牙周组织中，炎症细胞浸润、分布在主纤维束之间，可聚集成团，后者更常见于与菌斑、结石相对的上皮下结缔组织。血管增生、扩张。

牙周袋形成 是慢性牙周炎的特征性改变，由牙周膜、牙槽骨、牙龈组织的缓慢破坏所致。牙周袋的形成给细菌提供了更加自由生长的环境，由于细菌无有效的排出途径，牙周袋壁大片区域受细菌及其代谢产物的刺激。牙周袋还有利于厌氧菌的生长，更易造成组织的损伤。牙周袋围绕牙，袋壁的内侧为牙骨质，外侧壁由结缔组织构成，这些结缔组织中有大量慢性炎症细胞浸润，结缔组织表面被覆上皮，这些上皮与牙周袋顶部的上皮相延续。结合上皮构成牙周袋底，可见结合上皮及血管增生。

结合上皮迁移 结合上皮由釉质迁移到牙骨质，构成牙周袋底。结合上皮与牙骨质的附着牢固，有时在上皮与牙根面之间可见透亮的、折光的角质物。结合上皮的长度不一，可以延伸至数毫米。

牙周纤维破坏 从龈缘向下

至牙周袋底，牙周纤维被不断破坏，而在其深部，牙周纤维仍保持正常。

牙槽骨破坏 骨破坏起始于牙槽嵴。残留牙槽骨一般位于牙周袋底的下方，其表面为牙周膜（图）。可见一纤维区将感染区与深方的骨相分隔，此种分隔是慢性牙周炎的特征，在牙周炎中不等程度地存在。破骨细胞罕见，可能是由于破骨细胞的存在为一过性，并且骨破坏的速度非常慢。

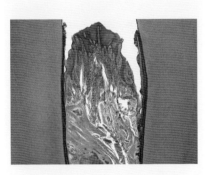

图 慢性牙周炎 （HE ×40）

骨质疏松和未成熟牙槽骨丧失 对第一前磨牙区的下颌骨牙槽突数个骨组织部位的双 X 线吸收测量证实，骨密度的丢失与牙槽突的厚度显著相关。随着年龄增长，下颌骨骨皮质多孔性增加，同时发生骨量的丢失。

（李 江）

kǒuqiāng niánmóbìng bìnglǐ

口腔黏膜病病理 （pathology of oral mucosal diseases）

口腔黏膜病包括主要发生在口腔黏膜上的疾病、可合并皮肤病变的皮肤-黏膜疾病、全身疾病的口腔表征等。口腔黏膜是由上皮、上皮下结缔组织构成，故发生在口腔黏膜的疾病，病变可出现在上皮层、基底膜区、上皮下结缔组织内等。不同类型的口腔黏膜病变在临床、病理特点上经常存在重叠，故口腔黏膜病的诊断应密切结合临床、病理学特点，必要时需要免疫病理的辅助诊断。口腔黏膜病存在着一些基本病理变化，如上皮异常增生、基底细胞空泡性变等，而特定的口腔黏膜病还存在着各自独特的病理学改变。一些口腔黏膜病具有恶变潜能，其中癌前病变是指口腔黏膜组织病变转变为鳞状细胞癌的可能性增加、形态学上有改变的病变，包括口腔黏膜白斑、口腔黏膜红斑等；癌前状态是指其癌症发生风险显著增加的病变，包括口腔扁平苔藓、口腔黏膜下纤维化等。

（李 江）

kǒuqiāngniánmó báibān bìnglǐ

口腔黏膜白斑病理 （pathology of oral leukoplakia）

口腔黏膜白斑是临床或病理学不能划分为任何其他疾病的口腔黏膜白色斑片或斑块。严格意义上白斑的定义只是临床表现，未表明特异性的组织病理学改变，它不包括表现为口腔白色斑块的其他病变，如扁平苔藓、咬颊症、摩擦性角化症、烟草放置部位角化症、尼古丁口炎、白色水肿以及白色海绵状斑痣等。口腔黏膜白斑为癌前病变。

大体检查 70%以上的口腔黏膜白斑发生在唇红、颊黏膜和牙龈、舌、口底。单个病变可有多种临床表现，且随着时间推移可发生改变。早期常表现为灰白、乳白色斑块，呈现不同程度的半透明状、裂缝状或皱缩状，质软、扁平，病变通常界限清晰，但偶可见与正常黏膜界限不清，此时为薄白斑。后期病变变厚，高出周围黏膜，呈斑块状，表面光滑，有裂缝者则裂缝更深、数量更多，触诊坚韧，此时为厚白斑或均质性白斑。有一些病变进一步进展，表面不规则性增加，表现为颗粒状白斑或结节状白斑。有的病变可见尖的或钝的突起，表现为疣状白斑。

光镜下表现 白斑的镜下表现各异，表面上皮过度角化，表面有很厚一层角质层，有或无棘层增生，有些白斑表面上皮萎缩或变薄。上皮下方的结缔组织中可见数量不等的慢性炎症细胞。角质层可为不全角化、正角化或二者兼而有之。不全角化区域无颗粒层，角质层细胞可见细胞核。正角化区域上皮可见颗粒层，角质层中细胞无细胞核。

疣状白斑上皮增生呈疣状、乳头状，上皮基底为宽的圆钝的上皮钉突，表面角化层厚度不一。

白斑常伴有不同程度的异常增生。上皮异常增生包括以下12项组织学或细胞学特征：上皮基底细胞极性消失；出现一层以上基底样细胞；核质比例增加；上皮钉突呈滴状；上皮层次紊乱；有丝分裂象增加，可见少数异常有丝分裂；上皮浅表 1/2 出现有丝分裂；细胞多形性；细胞核浓染；核仁增大；细胞黏着力下降；在棘细胞层中单个或成团细胞角化。根据以上特征出现的数目，分为上皮轻、中、重度异常增生。

轻度上皮异常增生是指上皮改变主要局限在基底层和副基底层（图）。中度上皮异常增生表现为病变从基底层至棘层中部。重度上皮异常增生是指改变从基底层到上皮中部以上水平。当全层上皮被累及时，称为原位癌，它是异常增生上皮细胞从基底层延伸到黏膜表面，上皮可增生或萎缩，表面可有或无角化层，原位癌最重要的特征是还未发生侵袭，病变不会发生转移。

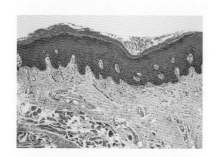

图　口腔黏膜白斑　（HE　×100）
注：白斑伴上皮轻度异常增生

（李 江）

kǒuqiāngniánmó hóngbān bìnglǐ

口腔黏膜红斑病理 （pathology of oral erythroplakia）

口腔黏膜红斑是口腔黏膜上鲜红色、天鹅绒样的斑块。此种定义的口腔黏膜红斑不能被临床或病理学诊断为任何其他病变，不包括其他表现为口腔黏膜红色斑块的疾病，如感染、血管病变等。口腔黏膜红斑是癌前病变。

大体检查　常见于口底、舌和软腭，可以多发。病变黏膜表现为界限清晰的、质地柔软光滑的红色斑块，病变常低于周围黏膜。病变通常无症状并且可能与邻近的白斑相关，此时为红白斑。

光镜下表现　黏膜表面缺乏角化，或表现为不全角化，上皮通常萎缩，但也可能增生，上皮下结缔组织为慢性炎症，伴血管扩张、充血，是为病变呈红色的原因。90%红斑病变组织病理学上可见严重的上皮异常增生（图）、原位癌或表浅的侵袭性鳞状细胞癌。红斑虽然比白斑少见，但在组织病理学上，其上皮异常增生程度、发生癌变的比例要高得多，几乎有一半的患者在第一次活检时已发生癌变。

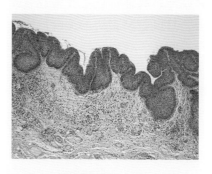

图　口腔黏膜红斑　（HE　×100）
注：结缔组织炎症，伴血管扩张、充血，上皮重度异常增生

（李 江）

kǒuqiāng báisè hǎimiánzhuàng bānzhì bìnglǐ

口腔白色海绵状斑痣病理 （pathology of oral white sponge nevus）

口腔白色海绵状斑痣是口腔黏膜正常角化出现缺陷的较少见的常染色体显性遗传病。又称家族性白色皱褶发育异常、白色皱褶病。具有很高的外显率和不同的表现度，是由于一对角蛋白（即角蛋白 4 和角蛋白 13）在黏膜上皮的棘层细胞内特异性表达所致，这两个角蛋白基因中的任何一个出现突变均可导致口腔黏膜的正常角化出现缺陷，从而导致疾病的发生。多发生于婴儿、幼童，但也可见于成人。部分患者为婴幼儿期发病，至青春期达高峰，以后停止发展。

大体检查　口腔黏膜表现具有特征性，受累黏膜发白、柔软、不规则增厚，呈皱褶状或天鹅绒状，界限不清，病变边缘逐渐与周围组织融合。大多数病例表现为双侧性，颊黏膜最常见，口腔内其他常见部位包括舌腹、唇、软腭、牙槽嵴顶和口底黏膜。口腔外的黏膜如鼻、食管、喉和阴唇、阴道、肛门、直肠黏膜则较少累及。

光镜下表现　组织学表现具有特征性，常表现为表面显著过度不全角化，棘层增生，棘层细胞胞质透明，细胞内水肿、空泡性变，上皮底部较为平滑，上皮钉突短（图）。但类似的组织学表现也可见于白色水肿和先天性良性上皮内角化不良症。有些病例上皮表层细胞的核周可见嗜伊红浓聚物，它们是杂乱排列的角蛋白张力细微丝，是白色海绵状痣独有的特征。无上皮异常增生，上皮基底无炎症细胞浸润。

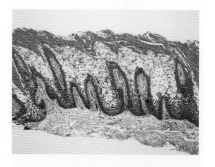

图　口腔白色海绵状斑痣
（HE　×100）
注：棘层细胞胞质透明，细胞内水肿、空泡性变

（李 江）

kǒuqiāng báisè shuǐzhǒng bìnglǐ

口腔白色水肿病理 （pathology of oral leukoedema）

口腔白色水肿是可能与吸烟和咀嚼槟榔有关的口腔黏膜白色病损。口腔白色水肿在黑色人种较常见，提示其发生有一定的种族倾向，但也可能是因为黑色人种黏膜内色素沉着较多，水肿改变更易看到。阴道和咽喉的黏膜也可看到类似的水肿样改变，进一步支持了上述观点。虽然白色水肿像是自然而然发展而来，但一些研究表明在有吸烟及咀嚼槟榔习惯者中更常见、更严重，并且一旦停止这些不良习惯则明显缓解。

大体检查　主要表现为黏膜上的弥散的、灰白色或乳白色病损，有的似牛奶样，黏膜表面常形成皱褶或白色条纹，病损不能擦去。典型的白色水肿发生于颊黏膜，呈对称性，并可向前延伸至唇黏膜。罕见情况下，可累及口底及咽腭部黏膜。在外翻或拉伸颊黏膜时白色改变可暂时减轻或消失，借此可进行临床诊断。

光镜下表现　上皮层增厚，棘层细胞内明显水肿呈空泡状，这些空泡状的细胞体积较大，核固缩（图）。上皮表面常为不全角化，上皮钉突可增宽、伸长，上皮下结缔组织变化不明显。

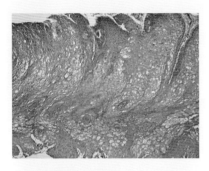

图　口腔白色水肿　（HE ×100）
注：棘层细胞水肿呈空泡状，细胞体积较大，核固缩

（李　江）

kǒuqiāng niánmóxià xiānwéihuà bìnglǐ
口腔黏膜下纤维化病理 （pathology of oral submucous fibrosis）
口腔黏膜下纤维化是由于长期咀嚼槟榔等导致的口腔黏膜慢性、进展性、纤维化改变的疾病。4%～8%口腔黏膜下纤维化患者病变可发生恶变形成口腔癌，故口腔黏膜下纤维化是癌前状态。主要病因为长期咀嚼槟榔或各种类型的槟榔制剂，主要见于马来西亚、菲律宾、中国台湾、中国南部地区和巴布亚新几内亚等国家或地区。

大体检查　咀嚼不同类型的槟榔制剂者有共同的临床表现，在槟榔接触处初始见水疱、点状出血、黑色素沉着，呈口炎样表现，食用辛辣食物时黏膜疼痛，颊部、磨牙后区、软腭、唇等处黏膜是最常见的受累部位。随着病变进展，这些区域黏膜的上皮下组织发展成斑点状、大理石样、灰白的、进展性的硬化。由于纤维化和血供缺失，病变表面呈白色。纤维化起始于上皮下，向深部组织延伸，最终病损区变得非常硬，触诊无退让性。当病变累及咀嚼肌时，可致张口受限，张口距离小于 20mm 者为重症患者，严重病例甚至完全不能张口。重度张口受限更多见于女性。当病变累到舌时，舌部变小、固定，舌表面缺乏舌乳头。病变可以延伸到口腔外，累及口咽部、食管上端。当槟榔中混有烟草时，口腔黏膜可见红斑或白斑表现。

光镜下表现　上皮下结缔组织增厚、伴玻璃样变，血管减少，中等量的慢性炎症细胞浸润（图）。早期病变可见上皮下水疱，以后上皮萎缩、变薄，可伴异常增生（10%～15%），少数患者（约6%）可见上皮癌变。结缔组织中的肌纤维萎缩，被致密的纤维组织替代。

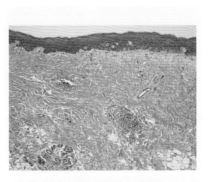

图　口腔黏膜下纤维化
（HE ×40）
注：上皮下结缔组织增厚、伴玻璃样变，血管减少，灶性慢性炎症细胞浸润

（李　江）

kǒuqiāng biǎnpíng táixiǎn bìnglǐ
口腔扁平苔藓病理 （pathology of oral lichen planus）
口腔扁平苔藓是与免疫相关的、较常见的发生于口腔黏膜的慢性感染性疾病。口腔扁平苔藓患者多为中年人，儿童少见。女性多发，男女之比约 2：3。

大体检查　病变分为以下 4 种类型。

网纹型　较常见，多无明显临床症状，常见于颊黏膜后部，也可累及舌缘、舌背、牙龈、腭、唇红。病变呈特征性的交织状白纹，呈雪花样白色、蕾丝状、星状的条纹，网纹有时与丘疹混合，可能较周围黏膜略硬，随病变严重程度外观也不断变化，时轻时重。舌背部的病变网纹不太明显。

萎缩型　黏膜萎缩变薄，色红，常夹杂网纹。

糜烂型　较网纹型少见，但患者的临床症状明显，表现为黏膜表面红色斑块，中央不同程度溃疡，病变外周常有放射状白色网纹。如糜烂严重，上皮与下方结缔组织分离，形成少见的大疱型扁平苔藓。

斑块型　有时见于病变早期，特别是舌背部。也可见于较长期的病变，主要见于颊黏膜。

光镜下表现　网纹型扁平苔藓表层过度正角化或不全角化，上皮钉呈锯齿状，基底细胞层液化变性，上皮与结缔组织交界处见密集的、带状淋巴细胞浸润（图），主要是 T 淋巴细胞，近上皮处主要为 CD8 阳性的淋巴细胞。上皮与结缔组织交界处还可见变性的上皮细胞，为嗜酸性的胶样小体或称透明小体。有时见上皮异常增生。

（李　江）

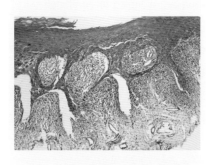

图 口腔扁平苔藓 (HE ×100)

注：上皮钉呈锯齿状，基底细胞层液化变性，上皮下疱形成，上皮与结缔组织交界处见密集的、带状淋巴细胞浸润

kǒuqiāng mànxìng pánzhuàng hóngbānlángchuāng bìnglǐ

口腔慢性盘状红斑狼疮病理

（pathology of oral chronic discoid lupus erythematosus） 口腔慢性盘状红斑狼疮是慢性皮肤黏膜红斑狼疮在口腔的表现。口腔慢性盘状红斑狼疮为自身免疫性疾患，是慢性红斑狼疮中最轻的一个亚型，患者很少或不出现系统性体征或症状，病变局限于黏膜和表面皮肤。

大体检查 多见于唇颊黏膜，特征表现为中央区域呈溃疡性或萎缩性的红斑，外周为呈放射状排列的细白纹，可伴糜烂、出血，唇红部可出现结痂，陈旧性病变可伴黏膜萎缩、角化。

光镜下表现 上皮表面过度不全角化或正角化，角化层可有剥脱，有时可见角质栓塞。粒层明显，棘细胞层可出现萎缩或增厚，可见上皮钉突增生、伸长。基底细胞层变性、液化，可形成上皮下疱。上皮下基底膜区增厚，见 PAS 染色阳性的物质沉积。上皮下淋巴细胞浸润，在位置更深的区域也可见炎症细胞浸润（图），并常围绕血管周围，为盘状红斑狼疮的特征。血管增生、扩张，血管周围可有类纤维蛋白沉积。

直接免疫荧光检查可有助于诊断红斑狼疮。冷冻切片中，直接免疫荧光检测发现，在基底膜区可见 IgG、IgM、C3 阳性的颗粒状物沉积。在石蜡切片中，可用免疫过氧化物酶方法检测。

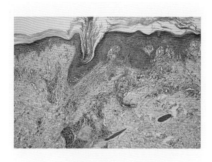

图 口腔慢性盘状红斑狼疮 (HE ×100)

注：上皮表面过度角化，可见角质栓塞，棘细胞层萎缩、增厚，上皮钉突增生、伸长，上皮下淋巴细胞浸润，在位置更深的区域也见炎症细胞浸润

（李 江）

kǒuqiāng tiānpàochuāng bìnglǐ

口腔天疱疮病理

（pathology of oral pemphigus） 口腔天疱疮是自身免疫性因素导致的天疱疮在口腔的表现。发生在口腔的天疱疮主要是寻常型天疱疮，表现为口腔黏膜出现疱、大疱样改变。天疱疮为严重的疾病，不经治疗可导致死亡。口腔病变常是天疱疮的第一表征，超过 50% 的患者在皮肤病变出现前先出现口腔的病变。口腔病损不易治疗，故口腔表征被认为"最早出现，最晚消失"。多见于成年人，平均年龄50 岁，偶见于儿童。女性略多见。

大体检查 病变可累及口腔黏膜的任何部位，但多见于腭、唇、颊、舌腹和牙龈等处黏膜。多表现为口腔黏膜上表浅、凹凸不平的糜烂、溃疡，边缘不规则，质地柔软。口腔内少见完整的大或小的疱，是由于疱的壁薄质脆，早期已破裂。轻轻按压或摩擦看似正常的黏膜，可诱导形成疱，此现象称为尼氏征阳性。口腔表征出现后，天疱疮病变可随即扩散至眼、皮肤等。

光镜下表现 基底上棘细胞层之间的细胞间黏附丧失，棘层松解，基底上层形成裂隙，裂隙进一步扩展形成上皮内疱（图），疱破裂则形成溃疡。可见整个上皮表浅层剥脱仅剩下基底层细胞，形成"墓碑"样结构。失去细胞之间连接的上皮细胞变成圆形，胞质收缩，围绕胞核。棘层松解形成的圆形细胞被称为天疱疮细胞，也称赞克（Tzanck）细胞，常见单个或成簇的赞克细胞位于水疱内，也可见于新鲜破裂的疱液涂片中。

通过直接免疫荧光检查对天疱疮进行辅助诊断。免疫荧光的显微图像可见细胞间有黏附分子抗体的结合，主要是桥粒芯蛋白 3。

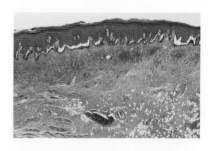

图 口腔天疱疮 (HE ×40)

注：形成上皮内疱

（李 江）

kǒuqiāng liángxìng niánmó lèi tiānpàochuāng bìnglǐ

口腔良性黏膜类天疱疮病理

（pathology of oral benign mucous membrane pemphigoid） 口腔良性黏膜类天疱疮是组织相

关的自身抗体直接对抗基底膜的一种或多种成分导致的黏膜类天疱疮累及口腔所形成的病变。黏膜类天疱疮为少见的、慢性发疱性自身免疫性疾病，其为惰性、非致死性的疾病。又称瘢痕性类天疱疮。当眼结膜受累时，瘢痕形成是此疾病显著的特征，但口腔病变很少形成瘢痕。患者一般较年长，50～60岁，以女性多见。口腔黏膜多为病变的首发部位，口腔内可见上皮下疱，并且疱常常完整。病变累及眼时，多导致瘢痕形成和失明。除口腔、眼黏膜外，良性黏膜类天疱疮还可累及鼻腔、食管、喉、阴道等黏膜，一般不累及或很少累及皮肤。

大体检查 良性黏膜类天疱疮口腔病变起始表现为小或大的疱，因为疱位于上皮下，故较天疱疮的疱牢固，有时疱内出血导致形似血疱。疱破裂后，遗留黏膜表面溃疡，溃疡较大、表浅，界限清楚，周围常见上皮剥脱后遗留的少量上皮边缘。溃疡伴有疼痛，持续数周后可缓慢痊愈。尼氏征可阳性，活检时常可见上皮剥脱。病变通常弥散性地位于口腔，但也可以局限在某个部位如牙龈，位于牙龈者可以呈剥脱性牙龈炎。

光镜下表现 整个厚度的上皮与结缔组织间的连接丧失，上皮分离，上皮与结缔组织间有液体积聚，故形成的疱位于上皮和结缔组织间，即上皮下疱（图）。疱的底部由结缔组织构成，内有炎症细胞浸润。病变为免疫介导，约90%的患者可见沿基底膜完整的免疫荧光带。类天疱疮免疫反应物依病例不同而有所不同，免疫反应物可为IgA、IgM、IgG或补体C3。

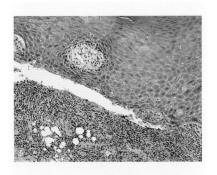

图　口腔良性黏膜类天疱疮
（HE　×200）

注：上皮与结缔组织间的连接丧失，上皮与结缔组织间有液体积聚，形成上皮下疱，疱的底部由结缔组织构成

（李　江）

fùfāxìng āfútākuìyáng bìnglǐ

复发性阿弗他溃疡病理（pathology of recurrent aphthous ulcerations）

复发性阿弗他溃疡是多种因素诱发的口腔黏膜溃疡。又称复发性阿弗他口炎。是最常见的口腔黏膜病之一，可分为轻型阿弗他溃疡、重型阿弗他溃疡、疱疹型阿弗他溃疡，不同亚型的患者有不同的病因。重型阿弗他溃疡又称复发性坏死性黏膜腺周围炎。

大体检查 各型表现如下。

轻型 最常见的类型，约80%的患者为此类型，常见于青少年或年轻成人，约80%的患者首发时间是在30岁之前，罕见于年长者。多为不吸烟者，患者无显著性别差异。溃疡多见于非角化黏膜，如颊、唇、舌腹前部、口底、软腭等处黏膜。初期为红斑疹，伴烧灼、瘙痒、针刺感，溃疡形成时为黄白色，周围环绕黏膜呈红斑样，上附纤维素样假膜。溃疡直径多为5～7mm，多为单发，也可多发。溃疡一般7～14天自愈，不遗留瘢痕，但可再发，复发间隔有一定规律，为3～4周，最终多数可自愈。

重型 较少见，约占阿弗他溃疡患者的10%。初发多在青春期后。常见于唇、软腭、扁桃体、咽部等处黏膜。相对于轻型者，病损较大，直径1～3cm，数目较多，为1～10个，病变持续时间较长，2～4周甚至数月，溃疡较深，有时似恶性溃疡，痊愈后可留下瘢痕。病变反复发作可达20年，随病变反复复发，瘢痕愈发明显。

疱疹型 多见于女性，初发时多为成人，可见于口腔内任何部位，多见于非角化黏膜。溃疡数量多，数十个至上百个，病变较小，直径1～3mm，病变外观似疱疹感染，故称为疱疹样阿弗他溃疡，周围黏膜充血。单个溃疡可融合为大的不规则溃疡。7～10天痊愈，但复发时间短，可反复、持续发作。

光镜下表现 组织学表现无特异性。早期病变黏膜上皮水肿，上皮细胞间有中性粒细胞浸润，随后上皮溶解、脱落，形成溃疡。溃疡表面组织坏死，深方的结缔组织血管增生，淋巴细胞、中性粒细胞、组织细胞浸润，可见炎症细胞围绕血管浸润（图），胶原纤维水肿、变性，溃疡周围的上皮棘细胞层水肿，基底层见组织细胞等炎症细胞浸润。

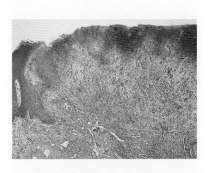

图　复发性阿弗他溃疡
（HE　×40）

注：溃疡表面组织坏死，深方炎症细胞浸润

（李　江）

kǒuqiāng Bèihèqiètè zōnghézhēng bìnglǐ

口腔贝赫切特综合征病理

（pathology of oral Behçet's syndrome） 口腔贝赫切特综合征可能是由免疫异常导致的主要累及眼、口腔、生殖器的多系统疾病。又称白塞病、Adamantiades 综合征、眼-口-生殖器综合征。病因尚未完全明了。20～40 岁多见，儿童、老年人少见。男性较多见。经典的贝赫切特综合征主要影响口腔、生殖器和眼，有学者认为它是多系统病变。其可能为细菌、病毒、杀虫剂、重金属等所诱发的免疫失调所致。由于此病在土耳其、地中海、日本发病率较高，提示存在种族遗传易感性，可能与组织相容抗原型 B51、B12、DR2 等相关，易患人群的分布与历史上丝绸之路的路径有一定关系。

大体检查 临床上主要表现为 4 型。

黏膜皮肤型 黏膜病变表现为口腔、生殖道溃疡。25%～75% 患者口腔表现是首发症状，病变类似于阿弗他溃疡，相比于阿弗他溃疡，溃疡数量较多，常见于软腭、口咽，可表现为轻型、重型、疱疹型阿弗他溃疡。约 75% 患者可见生殖器溃疡，位于外阴、阴道、龟头、阴囊、肛周等，溃疡较深在。皮肤病变包括红斑、丘疹、水疱、脓疱、脓皮病、毛囊炎、痤疮等。

关节炎型 关节累及，伴或不伴黏膜皮肤病变。常见于膝、腕、肘、踝关节，有自限性，不导致畸形。

神经型 伴或不伴其他病变。中枢神经系统累及不常见，表现为瘫痪、痴呆。

眼型 伴或不伴其他病变。

见于 70%～85% 的患者，表现为葡萄膜炎、结膜炎、角膜溃疡、视盘水肿及动脉炎，并继发白内障、青光眼等。

光镜下表现 类似于阿弗他溃疡，表面黏膜溃疡，被覆上皮破坏消失，组织内血管变化较为明显，表现为粒细胞破坏性血管炎，小血管内可见中性粒细胞浸润，有玻璃样血栓，红细胞外渗，血管壁纤维蛋白样坏死，间质内胶原纤维水肿变性，有大量淋巴细胞、浆细胞浸润。

（李 江）

duōxíngxìng hóngbān bìnglǐ

多形性红斑病理

（pathology of erythema multiforme） 多形性红斑可能是免疫相关性疾病导致的发疱溃疡性皮肤黏膜疾病。发病机制不明。多形性红斑包含数种疾病、多种形态，约一半的患者之前有病原体感染、服用抗生素或镇痛药的病史。

大体检查 依据病变的严重程度，有不同的临床表现。

轻型多形性红斑 此型多见于 20～30 岁人群，男性较多见。急性发病，前驱症状为发热、乏力、头痛、咳嗽、咽痛，典型的皮肤表现为四肢末端的靶形病变。口腔病变常见于唇、颊、舌、口底、软腭等处黏膜，早期为伴表面坏死的红斑，然后进展为糜烂、溃疡，唇红部可见血痂。口腔内病变常融合，因疼痛而无法进食，病程 2～4 周。

重型多形性红斑 也称史-约综合征（Stevens-Johnson syndrome），多由药物引起，除了皮肤、黏膜病变外，还累及眼或生殖器。

中毒性表皮坏死松解症 是多形性红斑疾病谱中最严重的一型，几乎均由药物引起，多见于老年人，女性多见，表现为皮肤、

黏膜的大面积侵蚀。

光镜下表现 上皮细胞内、细胞间水肿，上皮内疱形成，也可见上皮下大疱形成，有淋巴细胞、中性粒细胞、嗜酸性粒细胞浸润，上皮下血管扩张，炎症细胞围绕在血管周围。

（李 江）

Wéigénà ròuyázhǒngbìng bìnglǐ

韦格纳肉芽肿病病理

（pathology of Wegener's granulomatosis） 韦格纳肉芽肿病是少见的、病因不明的、具有潜在致死性的系统性血管炎性病变。见于任何年龄，平均年龄 40 岁，无性别差异。病因可能包括异常免疫反应、异常过敏反应、遗传易感因素等，这些因素导致机体产生针对中性粒细胞颗粒蛋白酶 3 的抗中性粒细胞胞质抗体，二者结合后，可激活中性粒细胞，诱发急性炎症反应。

大体检查 临床上分型如下。

局限型 为经典的韦格纳肉芽肿，患者初始表现为上下呼吸道受累，患者出现鼻腔脓性分泌物、溃疡、慢性鼻窦疼痛、鼻塞、发热、中耳炎、喉痛、干咳、咯血、呼吸困难、胸痛等。

表浅型 为局限性韦格纳肉芽肿病的一个亚型，首先表现为皮肤和黏膜病变。口腔病变仅见于少数患者，最常见的口腔特异性表现为草莓状牙龈炎，受累牙龈表现为鲜红色颗粒状增生，似草莓状，质脆，且出血，多见于牙龈颊面、附着龈，范围较局限，或可累及多个象限。有时可出现口腔溃疡、面瘫、唇部黏膜压痛性结节、颞下颌关节痛、腭部溃疡等。

广泛型 病变由呼吸道迅速进展到肾脏，是导致患者死亡的常见原因，因肾小球肾炎可导致

蛋白尿、血尿，可进展至尿毒症。

光镜下表现 主要为血管炎和肉芽肿表现。受累血管破裂、通透性增加，血管壁玻璃样变，红细胞外渗，伴大量中性粒细胞浸润。血管周围及结缔组织中有淋巴细胞、组织细胞、嗜酸性粒细胞、多核巨细胞浸润。组织灶性坏死，黏膜表面被覆上皮呈假上皮瘤样增生。

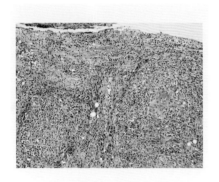

图 口腔韦格纳肉芽肿
（HE ×200）

注：呈血管炎、肉芽肿表现，大量炎症细胞浸润

（李 江）

pàozhěnxìng kǒuyán bìnglǐ

疱疹性口炎病理 （ pathology of herpetic stomatitis） 疱疹性口炎是主要由 I 型人类疱疹病毒（HHV-1）感染导致的口腔内疱疹性病变。又称单纯性疱疹。HHV-1 初次感染时可导致原发性疱疹性口炎，又称原发性疱疹、急性疱疹性龈口炎。多见于 6 个月至 5 岁儿童。由于许多初发临床过程隐匿，故易被家长忽略。起病突然，有淋巴结肿大、发热、恶心、厌食等表现。

大体检查 病变可见于口腔内任何部位，但最常见于硬腭、舌背，受累黏膜出现多个针头样小水疱，很快破裂形成小的红色病损，病损扩大、形成溃疡，表面覆盖纤维素假膜，溃疡可相互

融合形成更大的溃疡，伴牙龈肿痛、色红，口周可见卫星水疱。可伴手指、眼、生殖器的自身种植。在发达国家，大多数人可能在儿童时未被感染，故初发年龄可以是青壮年，表现为咽扁桃体炎，除了咽痛、发热、不适、头痛外，扁桃体、咽部可见多个小水疱，水疱破裂后形成溃疡，溃疡可融合，表面有灰黄色假膜，疾病在 5 天至 2 周内缓解。疱疹病毒再次感染时导致复发性疱疹性口炎。疱疹病毒在初次感染后，可游走、定植在感觉神经节，在机体抵抗力下降时，病毒再活化。最常见的复发部位是唇红缘及邻近皮肤，故也称为唇疱疹、感冒疮、热疱疹，疾病发作时局部出现前驱体征，如局部烧灼、刺痒、疼痛感等，然后出现多个小的红斑丘疹、成簇小水疱，2~3 天水疱破裂、结痂，病程持续 7~10 天。复发性感染也可累及口腔黏膜，常见附着龈、硬腭。

光镜下表现 病毒主要影响上皮细胞，棘层水肿，受感染的细胞核肿胀、染色质边集形成气球样变性细胞，当多个相邻细胞融合时，形成多核细胞。细胞间水肿可导致上皮内疱形成。水疱破裂后，溃疡形成，表面被覆纤维素假膜。上皮下结缔组织水肿，血管扩张，炎症浸润。刮取水疱底部细胞做涂片，可见毛玻璃样核、多核合胞体。

（李 江）

ròuyázhǒngxìng chúnyán bìnglǐ

肉芽肿性唇炎病理 （ pathology of cheilitis granulomatosa） 肉芽肿性唇炎是唇部发生的以肉芽肿性炎症为特征的病变。为口面部肉芽肿病的一个亚型，或是梅-罗综合征（Melkersson-Rosenthal syndrome）的口腔表

现。可见于任何年龄，但多见于成人。

大体检查 唇部持续性肿胀，可从一侧开始，逐渐蔓延到另一侧。累及上唇、下唇或上下唇均有，唇部肿胀，触之有硬结。肿胀时轻时重，但不能消退。病变可累及到口腔内。

光镜下表现 上皮下结缔组织水肿，淋巴管扩张，淋巴细胞散在或灶性分布，慢性病变可伴纤维化，上皮样组织细胞、淋巴细胞灶性聚集形成结节状肉芽肿结构，伴或不伴多核巨细胞，结节中心无干酪样坏死。肉芽肿结节有时围绕脉管成簇分布（图）。

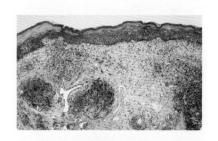

图 肉芽肿性唇炎
（HE ×100）

注：淋巴细胞散在或灶性分布，伴纤维化，上皮样组织细胞、淋巴细胞灶性聚集形成结节状肉芽肿结构，伴多核巨细胞浸润，部分肉芽肿结节围绕脉管成簇分布

（李 江）

kǒuqiāng niànzhūjūnbìng bìnglǐ

口腔念珠菌病病理 （ pathology of oral candidiasis） 口腔念珠菌病是口腔内因念珠菌感染导致损害的病变。表现形式多样，多数患者仅出现一种表现，少数患者出现一种以上的临床表现。

大体检查 念珠菌病是最常见的人类口腔真菌感染，有多种多样的临床表现。

假膜性念珠菌病 又称鹅口疮。颊、舌、腭黏膜上见奶白色

斑块，可刮除，患者自觉有烧灼感、异味。

红斑性念珠菌病 硬腭后部、颊、舌背黏膜上见红色斑块，自觉有烧灼感。

中央乳头萎缩性念珠菌病 又称正中菱形舌炎。舌背中线后部的黏膜萎缩、色红，患者无自觉症状。

慢性多灶性念珠菌病 腭后部、舌背后部、口角黏膜色红，常伴有可去除的白色斑块，有烧灼感或无症状。

口角炎 口角黏膜色红、开裂，有刺痛感或粗糙感。

义齿性口炎 又称慢性萎缩性念珠菌病，托牙性口炎。与义齿接触的黏膜区色红，无症状。

增生性念珠菌病 又称念珠菌性黏膜白斑。常见颊黏膜前部不可去除的白色斑块，无症状。

黏膜皮肤念珠菌病 舌、颊、腭黏膜的白色斑块，有时可刮除，刮除后黏膜色红。皮肤粗糙，出现斑块和结节。

内分泌-念珠菌感染综合征 舌、颊、腭黏膜的白色斑块，大多数不可刮除。

念珠菌病的多数患者仅出现单一表现，少数患者表现为多于一种临床表现。

光镜下表现 黏膜病变表现为亚急性或慢性炎症，黏膜上皮表面不全角化，且不全角化层增厚、水肿。在不全角化层、棘层上部见念珠菌菌丝穿入，多与上皮表面垂直，或呈一定角度。这些菌丝 PAS 染色阳性，故经 PAS 染色后菌丝容易辨认，呈亮紫色。菌丝多局限于上皮上部（图），除非有重度免疫缺陷，菌丝很少穿入其他上皮层。病灶周围的不全角化层、棘层上部出现中性粒细胞聚集，形成微脓肿。上皮棘层增生，可伴有异常增生，上皮钉突增生、拉长、呈圆突状，上皮基底膜破坏。上皮下方结缔组织内有大量淋巴细胞、浆细胞、中性粒细胞浸润，毛细血管增生。

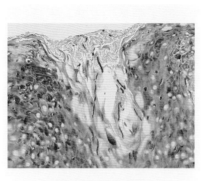

图　口腔念珠菌病
（HE　×400）
注：PAS 染色后菌丝容易辨认，菌丝局限于上皮上部

（李 江）

liángxìng yóuzǒuxìng shéyán bìnglǐ
良性游走性舌炎病理 （pathology of benign migratory glossitis）

良性游走性舌炎是发生于舌部的、形态和位置发生变化的红斑性良性病变。又称地图舌、迁移性红斑。病因不明，但具有遗传倾向，吸烟、过敏体质、药物、神经及营养障碍等因素未被证实与该病发生有关，有报道认为可能与银屑病有一定关系。虽然在儿童期即可发病，但大多数是在成人期发现。

大体检查 病变通常位于舌背前2/3，常见于舌尖、舌缘，为多灶性界限清楚的红斑，红斑处丝状乳头萎缩，有时似见多个病变融合的趋势。病损边缘至少有一部分略微隆起，呈黄白色、蛇形或扇形。病损可在几天至几周后愈合，然后在完全不同的区域又出现。病变开始时为白色的小点、斑块，以后逐渐形成中央萎缩的红斑。可无症状，或有疼痛、烧灼感，对辣、热食物敏感。少见情况下，病损还可同时见于口腔其他部位，如颊、唇、腭黏膜。

光镜下表现 病损区中央上皮变薄，表面丝状乳头消失，过度不全角化。棘层松解，棘层细胞水肿，上皮钉突伸长，上皮内可见较多的中性粒细胞浸润。棘层上部有较多的中性粒细胞浸润形成微脓肿，这也是导致上皮浅层破坏、黏膜萎缩呈红色的原因。固有层内血管扩张，淋巴细胞、中性粒细胞浸润。有时其组织学图像类似于银屑病。

（李 江）

shé diànfěnyàngbiànxìng bìnglǐ
舌淀粉样变性病理 （pathology of amyloidosis of the tongue）

舌淀粉样变性是舌组织上有不同程度的淀粉样物质沉积所导致的病变。淀粉样物质是特殊的细胞外蛋白质，其形成有不同的途径，不同的途径可形成不同类别的淀粉样物质，可通过生化组成进行鉴别。不同的淀粉样物质均具有相似的分子结构，即 β 折叠分子构型，因此经特殊染色具有相似的染色特征。

大体检查 病变可表现为器官局限性淀粉样变性和系统性淀粉样变性。只有少数器官局限性淀粉样变性累及口腔组织，表现为孤立性淀粉样物质结节，或黏膜下淀粉样物质沉积。系统性淀粉样变性分述如下。

原发性和骨髓相关性淀粉样变性 由免疫球蛋白轻链构成的淀粉样物质沉积所致，多数为原发性，15%~20%与多发性骨髓瘤相关，除显著的全身症状外，其中10%~40%的患者舌出现症状，表现为巨舌症，舌体弥漫性、结节状增大，舌发硬，两侧有齿痕，可伴口底区增厚，有时病损表面溃疡、黏膜下出血，患者可有言语不清、进食、吞咽困难、打鼾、口干等。

继发性淀粉样变性　慢性炎症基础上进展而来，如骨髓炎、结核、结节病等。此类型少见。

血液透析相关性淀粉样变性　出现在长期进行血液透析的患者中。β_2微球蛋白在透析中不易被清除，常沉积在骨、关节，少数可沉积于舌。

家族遗传性淀粉样变性　本型少见，多为常染色体显性遗传性疾病，由于淀粉样物质沉积，患者表现为多发性神经病变、心肌病变、心律失常、心力衰竭和肾衰竭等。

光镜下表现　黏膜下结缔组织内无定形、嗜伊红物质的细胞外沉积，呈粉染均质化，可围绕于血管周围，或弥漫分布于组织内（图 a）、累及黏膜下结缔组织乳头。淀粉样物质的中央，着色深浅不一，而淀粉样团块边缘，轮廓模糊，着色淡。鉴别淀粉样物质的标准方法是刚果红染色，刚果红染色后淀粉样物质呈砖红色，在偏振光显微镜下观察，淀粉样物质呈绿色双折射（图 b）。

（李　江）

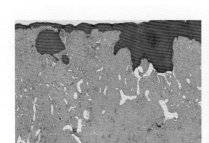
a　结缔组织内无定形、嗜伊红物质的细胞外沉积，呈粉染均质化（HE　×100）

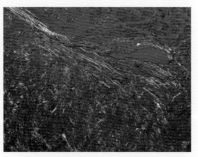
b　刚果红染色后，在偏振光下观察，淀粉样物质呈绿色双折射（HE　×100）

图　舌淀粉样变性

kǒuqiāng sèsùzhì bìnglǐ

口腔色素痣病理（pathology of oral melanotic nevi）

口腔色素痣是口腔内色素细胞形成的局限性、棕色至棕黑色的斑块。为良性病变。儿童时期即可出现，男女均可发生。白色人种比亚裔、非洲裔更常见。

大体检查　早期病变表现为境界清楚的棕色、黑色病变，直径一般小于 6mm，此时多为交界痣。以后病变可轻微隆起，形成质软的肿块，表面较光滑，颜色略微变浅，呈棕色、棕黄色，此时多为复合痣。随着时间推移，颜色可进一步变浅，外观略呈乳头状，此时为黏膜内痣，一般表面不出现溃疡。

光镜下表现　可见较小的、卵圆形痣细胞良性增生，病变无包膜。痣细胞较小，细胞核小，胞质中等量，微嗜酸，细胞内色素量多少不一。增生的痣细胞可形成小团块、条索。①交界痣：表现为痣细胞的增生位于上皮组织和结缔组织交界处，痣细胞沿上皮基底层分布，并可增生呈巢团状。②复合痣：痣细胞的增生出现在上皮组织和结缔组织交界区及其下方的结缔组织内，是由于痣细胞增生进入下层组织所致。

③黏膜内痣：痣细胞巢出现在结缔组织内，痣细胞出现成熟、分化区带，近表面的细胞较大，胞质丰富，常见细胞内黑色素，痣细胞有聚集成团的趋势。中央区带的痣细胞较小，胞质较少，几乎无色素。更深层区带的痣细胞拉长呈梭形，无聚集成团的趋势。

（李　江）

huòdéxìng miǎnyìquēxiànzhèng kǒuqiāng biǎozhēng bìnglǐ

获得性免疫缺陷症口腔表征病理（oral pathology of acquired immunodeficiency syndrome）

获得性免疫缺陷症是由于感染人类免疫缺陷病毒（HIV）而罹患的疾病。俗称艾滋病。

大体检查　与 HIV 感染密切相关的口腔表现有如下几种

念珠菌病　见于 1/3 的 HIV 感染患者和 90% 的艾滋病患者，可以表现为假膜性念珠菌病、红斑性念珠菌病、慢性增生性念珠菌病、口角炎，患者伴有疼痛、味觉和嗅觉减退。

口腔毛状白斑　口腔内不易刮除的白色黏膜白斑，多见于舌缘，表现为淡白色纵行条纹，或是较厚的、有裂纹的、有粗糙角化表面的白斑，有时病损范围广泛，可位于整个舌背、舌侧，少数病例可见于颊、软腭、咽部处黏膜。

卡波西肉瘤　血管上皮来源肿瘤，见于 15%～20% 的艾滋病患者，而皮肤、内脏出现艾滋病相关性卡波西肉瘤的患者中约 70% 出现口腔病损，该病损最常见于硬腭、牙龈、舌，初始为棕色、紫红色斑疹，按压后不褪色，以后进展为暗红色、蓝紫色斑块、结节，伴疼痛、出血、组织坏死，可破坏骨导致牙松动。

非霍奇金淋巴瘤　HIV 病毒感染者中，3%～5% 发生非霍奇金淋巴瘤，比正常人群高 60 倍，而艾滋病患者中，罹患低级别非霍奇金淋巴瘤的风险比正常人高 15 倍，罹患高级别非霍奇金淋巴瘤的风险比正常人高 400 倍。艾滋病患者中的淋巴瘤多为高级别、高侵袭性的 B 细胞淋巴瘤，这些淋巴瘤多位于淋巴结外，最常见于中枢神经，口腔出现淋巴瘤者约占所有艾滋病相关性淋巴瘤的 4%，常见于牙龈、腭、舌、扁桃体、上颌窦等。

HIV 相关性牙周病 包括 3 类病变。①线性牙龈红斑：此病变最早被称为 HIV 相关性牙龈炎，后来发现它与其他疾病也相关，病变累及游离龈缘，并向根尖延伸 2~3mm 的红色条带，有时也可表现为牙槽、牙龈黏膜上点状、弥漫性红斑。②坏死性溃疡性龈炎：指一个及以上牙间乳头溃疡、坏死、出血、疼痛，而无牙周附着丧失。③坏死性溃疡性牙周炎：牙龈溃疡、坏死，伴随着牙周附着的快速进展性丧失，可表现为多灶性、孤立性病变，也可累及所有牙的牙周，表现为牙龈、牙周的水肿、剧烈疼痛、出血，由于牙龈坏死、牙槽骨丧失，一般看不到深牙周袋。

光镜下表现 念珠菌病、卡波西肉瘤、非霍奇金淋巴瘤、坏死性牙龈炎和牙周炎的组织病理学表现与发生在非 HIV 感染患者中的相似。口腔毛状白斑表现为黏膜表面上皮的不全角化层增厚，呈皱褶或呈绒毛状，棘层增厚，棘层上部的细胞胞质丰富、淡染，呈肿大的气球样，称为气球样细胞，部分细胞胞核透明，染色质边集，呈泡状核，这是由于 EB 病毒大量复制取代了染色质，上皮无明显异常增生，表面不全角化层常见程度不等的念珠菌侵袭，

上皮下结缔组织的炎症不明显。

（李 江）

nièxiàhéguānjié jíbìng bìnglǐ

颞下颌关节疾病病理（pathology of temporomandibular joint diseases） 颞下颌关节疾病包括发生在颞下颌关节的颞下颌关节紊乱病、关节脱位、关节损伤、关节强直、关节炎症、关节发育性疾病、关节肿瘤等病变。①颞下颌关节紊乱病是最常见的颞下颌关节疾病之一，是累及颞下颌关节、咀嚼肌并导致疼痛、关节杂音、关节活动受限、开口偏斜等体征和症状的综合征。病因包括咬合关系不良、遗传、内分泌、免疫等。颞下颌关节功能紊乱可能涉及整个咀嚼系统，包括牙、颌骨、关节和肌肉等，因此需进行全面评估，以取得正确的诊断和治疗。病理变化包括关节盘和髁状突软骨表面胶原纤维水肿、松解、断裂，关节面不平整，关节软骨与髁突骨质之间形成裂隙，骨组织中骨细胞消失、空虚，骨小梁微裂、崩解。②颞下颌关节脱位多是关节前脱位，多见于突然强制开口、麻醉下拔牙等情况下使关节停滞于开口位。病理表现可见关节、滑膜表面不连续，局部软组织充血、水肿。③颞下颌关节强直是由于创伤、感染、髁状突增生、肿瘤等导致关节的相对关节面的粘连，使关节持续性地活动受限。关节粘连可以是纤维性的，也可以是骨性的；可以是关节盘、关节窝、髁状突破坏导致的关节内强直，也可以是关节外的纤维性、骨性挛缩导致的关节外强直。可以是关节内，也可以是关节外。关节内强直的病理表现为关节盘与关节窝、髁状突之间纤维组织增生、玻璃样变而部分或全部粘连在一起，可

伴钙化、骨化。关节外强直的病理表现为关节外的纤维性增生、玻璃样变及瘢痕样组织形成，可伴钙化、骨化。④关节炎症包括类风湿关节炎、骨关节炎、急性化脓性关节炎等。颞下颌关节的类风湿关节炎是全身系统性类风湿关节炎的一部分，是以关节的非化脓性炎症性破坏为特征的慢性自身免疫性疾病，可能是体内发生自身免疫抗体反应所致，具体病因不明，部分有家族倾向，发生于颞下颌关节的类风湿关节炎症状较轻。病理变化为关节面软骨不规则变薄和纤维化，表面粗糙或形成裂隙，或表现为软骨和骨组织修复性再生，关节表面增厚、骨赘形成。颞下颌关节的急性化脓性关节炎非常罕见，但一旦发生，疼痛剧烈。病理表现为大量中性粒细胞浸润，伴脓肿形成和炎性肉芽组织增生，其中可见坏死骨碎片和软骨组织，后期可有纤维化。⑤关节发育性疾病包括髁突发育过度、髁突发育不全、髁突分叉等。病理上分别表现为髁突表面软骨和骨组织的增生、萎缩以及形态异常。⑥常见于颞下颌关节区的肿瘤包括滑膜软骨瘤病、骨软骨瘤、骨瘤、弥漫性腱鞘巨细胞瘤等。见颞下颌关节滑膜软骨瘤病病理、颞下颌关节骨软骨瘤病理等。

（李 江）

nièxiàhéguānjié gǔguānjiéyán bìnglǐ

颞下颌关节骨关节炎病理（pathology of osteoarthritis of temporomandibular joint） 颞下颌关节骨关节炎是因为年龄增长、炎症等所导致的颞下颌关节退行性、破坏性改变的疾病。又称颞下颌关节骨退行性关节炎、退行性关节疾病。是常见的关节退行性、破坏性改变。多见于 50 岁以

上人群，少数可见于年轻人。与负重关节相比，颞下颌关节较少见，但约40%的老年人在显微镜下可见骨关节炎的改变。

大体检查 病变多见于一侧关节，患者出现颞下颌关节区疼痛，开口、闭口、咀嚼时加重，开、闭口时有摩擦音，颌骨运动受限。当有骨质增生、关节盘穿孔时，出现弹响、破碎音。肉眼所见，关节面软骨损伤、剥脱，软骨下骨小梁增厚，髁状突表面可见骨质增生、骨赘，骨赘可脱落至关节腔，关节面软骨无光泽、粗糙，软骨下囊性变，关节盘穿孔。

光镜下表现 关节表面软骨不规则变薄、纤维化，细胞数量减少，软骨细胞变性、死亡，基质减少，关节软骨面粗糙，出现垂直、水平向裂隙，软骨内见不规则颗粒状钙化、矿化反折线。同时可见软骨的修复性表现，在受损软骨下方见新生的软骨细胞，增生的软骨陷窝内，细胞丰富、核大、有双核细胞。软骨下的骨组织暴露并被破坏，可伴软骨下囊肿形成。骨组织的修复表现为骨质增生、硬化，表层骨小梁增厚、关节面重建（图），骨赘形

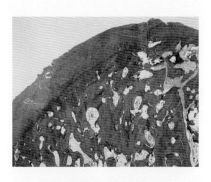

图 颞下颌关节骨关节炎
（HE ×40）

注：软骨下骨组织修复，表现为表层骨小梁增厚，骨质增生、硬化，关节面重建

成，软骨下囊肿周围骨质增生。骨髓组织脂肪变性、坏死、纤维化，炎症细胞浸润。被覆滑膜可出现滑膜炎，部分可呈乳头状生长，炎症细胞浸润不明显。

（李 江）

nièxiàhéguānjié lèifēngshī guānjiéyán bìnglǐ

颞下颌关节类风湿关节炎病理（pathology of rheumatoid arthritis of temporomandibular joint）

颞下颌关节类风湿关节炎是类风湿关节炎累及颞下颌关节导致的病变。而类风湿关节炎是以关节的非化脓性炎症性破坏为特征的慢性自身免疫性疾病，常有多关节受累，并伴有全身症状。病因尚未完全明确，可能是机体与体内产生的抗溶血链球菌或其他微生物的抗体发生交叉反应所致，或是与抗滑膜内细菌、病毒的抗体的交叉反应所致。多见于中年人，女性患者较多见，约为男性患者的3倍，病变部位和病程依个体而不同。

大体检查 有的类风湿关节炎患者仅累及1~2个关节，并且无明显疼痛和运动受限，而有的患者在短期内进展到多关节疼痛、畸形强直。常双侧对称性多关节受累，以手、足小关节受累最常见，也可见于膝、肘等大关节，但很少累及髋关节。约40%的病例不同程度累及颞下颌关节，多见于疾病晚期，颞下颌关节的病变多为双侧性，出现关节区疼痛、压痛、肿胀、弹响、捻发音等，张口受限、强直、半脱位较少见，但一旦发生髁状突的较严重破坏，可导致小颌畸形、咬合关系紊乱。受累的髁状突变平，其表面及颞下窝表面均不规则，高低不平，伴有骨的重建。

光镜下表现 病变从滑膜起始，先形成滑膜炎，再逐渐累及关节表面和骨。病变早期，见滑膜衬里细胞增生，深方组织充血、水肿，淋巴细胞、巨噬细胞浸润，偶见中性粒细胞浸润。较长期的病变有显著的滑膜增生、水肿，炎症细胞浸润，胆固醇结晶沉着。典型病变中可见滑膜呈绒毛状、指状突起，伸入关节腔。滑膜及间质内可见纤维素样物质沉积，血管翳形成。血管翳是新生血管、成纤维细胞组成的肉芽组织，是导致关节软骨破坏、关节粘连、关节强直的重要因素。随着病变进展，血管翳生长至关节软骨表面，导致软骨破坏，表面粗糙不平，当软骨破坏后，血管翳可扩展至软骨下的骨组织。

（李 江）

nièxiàhéguānjié huámó ruǎngǔliúbìng bìnglǐ

颞下颌关节滑膜软骨瘤病病理（pathology of synovial chondromatosis of temporomandibular joint）

颞下颌关节滑膜软骨瘤病是颞下颌关节良性结节性软骨增生性病变。以滑膜内软骨结节的化生性增生为特征。病因未完全明了，部分病变可能与慢性、反复的轻度创伤伴炎症引发的化生有关，如关节炎、非炎症性关节病、关节劳损等，但部分病变无明确病因。

大体检查 软骨内可见圆形、不规则的结节，呈白色或蓝白色，有光泽、发亮，大小各异，从小于1毫米至数厘米，数目不一，从数个至多于100个。

光镜下表现 软骨结节可游离于关节腔中，或附于滑膜上。由透明软骨构成，表面被覆纤维组织，有时被覆滑膜（图）。结节内细胞多少不等，软骨细胞成簇排列，细胞核肥硕，常见双核细

胞,细胞常伴有异形性,但核分裂象少见。软骨结节可伴有钙化、骨化。病变一般局限于关节间隙、滑膜浅层。由于病变常表现为细胞丰富、有异形,如不了解病史及病变部位,易误诊为软骨肉瘤。但有时病变可呈侵袭性生长,累及关节周围组织,此时也要注意与软骨肉瘤进行鉴别。

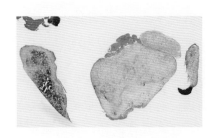

图 颞下颌关节滑膜软骨瘤病
(HE ×40)
注:见多个透明软骨结节

(李 江)

nièxiàhéguānjié mímànxìng jiànqiào jùxìbāoliú bìnglǐ

颞下颌关节弥漫性腱鞘巨细胞瘤病理 (pathology of diffuse-type giant cell tumor of tendon sheath of temporomandibular joint)

颞下颌关节弥漫性腱鞘巨细胞瘤是起自颞下颌关节腱鞘、滑囊的滑膜组织呈局部侵袭性生长的纤维组织细胞性肿瘤。主要在关节外软组织生长的称为弥漫性腱鞘巨细胞瘤或关节外色素绒毛结节性滑膜炎。大多数弥漫性腱鞘巨细胞瘤在关节外生长但同时累及关节内,病变可能起自滑囊或腱鞘的滑膜组织。

大体检查 主要表现为关节外软组织肿块,弥漫性生长,有时绕关节生长,无完整包膜,肿块可呈多结节状,无典型绒毛,病变内含铁血黄素多少不一,故肿瘤剖面颜色多样,呈棕色、黄色、灰白色。

光镜下表现 弥漫性腱鞘巨细胞瘤和色素绒毛结节性滑膜炎的组织病理学特征相似,所不同的是后者有绒毛状结构,表面可被覆反应性滑膜细胞。肿瘤由滑膜样单核细胞、多核巨细胞、泡沫细胞、吞噬含铁血黄素的细胞、炎症细胞构成(图)。肿瘤内的细胞丰富程度不同,细胞密集区与细胞疏松区交替存在。常见裂隙样结构,它们可能是人为裂隙,或是残存的滑膜裂隙。少数病例可见充满血细胞的腔隙。破骨样多核巨细胞多少不一,细胞核少者3~4个,多者可达上百个,细胞分布不均,在出血区附近更为常见,多核巨细胞免疫组化染色显示 CD68、CD45、抗酒石酸酸性磷酸酶阳性。单核样细胞成分由两种细胞构成,一种为较小的组织细胞样细胞,构成单核样细胞的大部分,细胞呈卵圆形、梭形,胞质弱嗜酸性,胞核小,卵圆或多角形,染色质细,核仁小,常见核沟,这些细胞的免疫组织化学标记 CD68、CD163、CD45阳性。另一种单核样细胞体积较大,是为病变中的肿瘤细胞,细胞呈圆形,有时见树突状胞质突起,胞质丰富,淡染或嗜双色性,胞质边缘常见含铁血黄素颗粒,有时可见核周细丝状包涵体,胞核为肾形或分叶状,核膜厚,染色质泡状,核仁嗜酸性,这些细胞簇集素标记阳性,部分结蛋白标记阳性。有时病变中以这些较大的单核样细胞为主,甚至可掩盖多核巨细胞,当后者不明显时,易误诊为肉瘤。常见成片泡沫细胞,大部分病例中有多少不等的含铁血黄素沉着,肿瘤中还可见显著的淋巴细胞浸润,间质有程度不等的纤维化、玻璃样变。肿瘤内可见核分裂,但一般小于5个/10个高倍视野。发生于颞下颌关节区的弥漫性腱鞘巨细胞瘤常伴有较多软骨化生、钙化,以及反应性新骨形成。

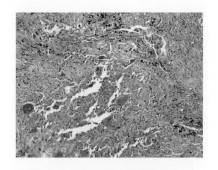

图 颞下颌关节弥漫性腱鞘巨细胞瘤 (HE ×200)
注:由滑膜样单核细胞、多核巨细胞、泡沫细胞、吞噬含铁血黄素的细胞、炎症细胞构成

(李 江)

tuòyèxiàn fēizhǒngliúxìng jíbìng bìnglǐ

唾液腺非肿瘤性疾病病理 (pathology of salivary non-tumor lesions)

唾液腺非肿瘤性疾病是由发育异常、感染、损伤、自身免疫性因素等导致的唾液腺发育异常、炎症、口干症、唾液腺症、坏死性唾液腺化生等疾病。

唾液腺发育异常包括先天性唾液腺缺失和发育不全、先天性唾液腺肥大、唾液腺异位等,大小唾液腺均可发生,常伴有其他的头颈部发育异常。病理表现分别为唾液腺组织发育不全或缺失、腺泡组织肿大及腺泡细胞肥大、在不应有唾液腺的部位出现浆液腺或混合腺的唾液腺组织。唾液腺炎症可由感染性、非感染性因素所致。细菌性唾液腺炎是由于唾液腺导管堵塞或减少,导管内发生逆行性感染所致。病理变化表现为腺实质内散在、灶性淋巴细胞和浆细胞浸润,腺泡萎缩、导管扩张。病毒感染可导致流行性腮腺炎。病理变化表现为渗出性炎症，腺泡细胞内含空泡，导管上皮水肿，管腔内见渗出及坏死，间质炎症细胞浸润，组织水肿。口干症可由唾液腺缺失、水及代谢物缺失、药物及放化疗、系统性疾病、吸烟等所致，舍格伦综合征是导致口干的重要因素之一。坏死性唾液腺化生是唾液腺组织出现的坏死及反应性增生。

（李　江）

xiánshíbìng bìnglǐ
涎石病病理 （pathology of sialolithiasis）

涎石病是涎石堵塞唾液腺导管导致的慢性唾液腺炎。涎石是发生在唾液腺及其导管内的钙化结石，是钙盐围绕某个核心沉积而成，浓缩的黏液、细菌、脱落上皮细胞、异物均可以是此核心。涎石又称唾液腺结石。慢性唾液腺炎、唾液腺导管阻塞均可促进涎石的形成，而慢性唾液腺炎又常是唾液腺导管结石的并发症。涎石的形成多与系统性钙磷代谢异常无关。

大体检查　约 80%的结石见于下颌下腺，约 6%的结石见于腮腺，约 2%的结石见于舌下腺和小唾液腺。如果涎石位于唾液腺导管末端，临床触诊时可扪及黏膜下坚硬的肿块，多见于下颌下腺。结石多数为单个，少数病例可为多个，呈圆形、椭圆、圆柱形，最大径 0.1～2.0cm，下颌下腺的结石通常较大。质地硬或松软呈泥沙样，呈淡黄、黄褐、白色。较大结石截面呈同心圆板层状，有一个或数个核心。腺体质地偏硬、灰白色，剖面腺小叶界限不清。

光镜下表现　可见不同程度的腺泡破坏、导管扩张、散在慢性炎症细胞浸润，主要是淋巴细胞、浆细胞，伴广泛的间质纤维化（图）。唾液腺导管结石由钙盐沉积于有机物上所致，形成层状

结构。结石表面形态粗糙，可造成唾液腺导管衬里鳞状细胞化生、嗜酸细胞化生、黏液细胞化生。结石表面常见菌丛生长，这些细菌合并导管阻塞导致炎症和导管周围纤维化。

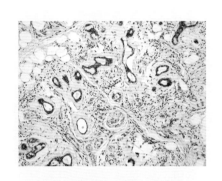

图　涎石病 （HE　×200）
注：腺泡破坏、导管扩张、散在慢性炎症细胞浸润，较广泛的间质纤维化

（李　江）

mànxìng yìnghuàxìng xiàhéxiàxiànyán bìnglǐ
慢性硬化性下颌下腺炎病理 （pathology of chronic sclerosing sialadenitis of the submandibular gland）

慢性硬化性下颌下腺炎是由于血清 IgG4 水平升高、以唾液腺内 IgG4 阳性浆细胞浸润及纤维化为特征的下颌下腺慢性炎症。也称 IgG4 相关性下颌下腺炎。常见于中老年男性，双侧下颌下腺肿胀为其主要表现，也可有双侧腮腺肿大，可伴眼干、口干及关节肿痛，可与其他脏器病变同时存在，血清抗 SSA 及抗 SSB 抗体多为阴性。

大体检查　肉眼见，下颌下腺质地较硬，剖面灰白、灰黄色，腺体弥漫性增生，小叶结构不清。

光镜下表现　唾液腺小叶结构破坏，伴有显著纤维化，腺泡萎缩，有淋巴细胞和浆细胞浸润，还有多少不等的嗜酸性粒细胞浸润，大量淋巴细胞浸润时可形成淋巴滤

泡（图 1），常见阻塞性静脉炎。免疫组织化学染色显示，IgG4 阳性浆细胞浸润明显（图 2），IgG4 阳性／IgG 阳性浆细胞大于 40%。

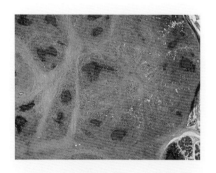

图 1　慢性硬化性下颌下腺炎 （HE　×20）
注：唾液腺小叶结构破坏，伴有显著纤维化，腺泡萎缩，淋巴细胞和浆细胞浸润，淋巴滤泡形成

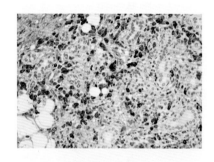

图 2　慢性硬化性下颌下腺炎 （HE　×400）
注：免疫组化标记显示大量 IgG4 阳性浆细胞

（李　江）

huàisǐxìng tuòyèxiàn huàshēng bìnglǐ
坏死性唾液腺化生病理 （pathology of necrotizing sialometaplasia）

坏死性唾液腺化生是唾液腺组织出现的坏死及反应性增生。是少见的发生于唾液腺的瘤样病变。病因尚未完全明了，可能的病因包括创伤、牙体感染、义齿不适、上呼吸道感染、邻近肿瘤、局部手术等导致局部缺血，但很多病变也并无上述病因。由于病变的性质为良性，故认识此病的意义在于勿在临床、病理表现上将其误诊为恶性。

大体检查 常见于腭部，硬腭比软腭常见，约 2/3 为单侧性，其余为双侧性或位于中线附近。最常见于腭后部近第一磨牙区，也可见于其他小唾液腺，罕见于腮腺、下颌下腺、舌下腺。主要见于中年男性。典型症状为无痛或有疼痛、溃疡性肿块，直径 1.0~5.0cm。病变边缘不规则，呈火山口样，少数可破坏腭骨，临床表现类似于癌。

光镜下表现 常见小唾液腺慢性炎症、腺泡坏死，导管表现为鳞状化生、增生但小叶结构尚存（图），此为与癌鉴别的特征。可见黏液外渗，小叶内中性粒细胞、淋巴细胞、浆细胞浸润。唾液腺导管鳞状化生非常明显，形成类似于鳞状细胞癌、黏液表皮样癌的表现，有时可见表面被覆黏膜鳞状上皮伴假上皮瘤样增生。病变中化生的鳞状细胞形态较一致，无细胞异形性。

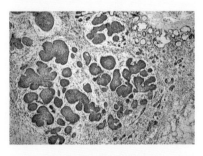

图　坏死性唾液腺化生
（HE　×100）
注：导管上皮鳞状化生、增生但小叶结构尚存

（李　江）

kǒuqiāng Shěgélún zōnghézhēng bìnglǐ

口腔舍格伦综合征病理 （pathology of Sjögren's syndrome）

口腔舍格伦综合征是自身免疫性因素导致的唾液腺慢性损伤性疾病。为系统性、自身免疫性疾病，主要累及唾液腺、泪腺而导致口干、眼干，后者可导致干性角结膜炎。舍格伦综合征又称干燥综合征。口腔表现为不适、进食或吞咽困难、味觉异常、易于感染、说话障碍。舍格伦综合征分为原发性、继发性。原发性舍格伦综合征表现为眼干、口干，不伴其他结缔组织病变。继发性舍格伦综合征表现为眼干、口干，伴有风湿性关节炎或其他结缔组织病变。

大体检查 病变早期，黏膜仍湿润，但唾液分泌量减少，唾液呈泡沫状，口底缺乏常见的唾液潴留；病变确立期，口腔黏膜明显干燥、发红及发亮，舌乳头萎缩，舌背出现裂缝、呈鹅卵石状。常见白念珠菌感染，导致口腔疼痛、黏膜充血、口角炎。菌斑沉积，可见快速进展性龋。最严重的感染性并发症为化脓性腮腺炎。1/3~1/2 的患者有弥漫性大唾液腺肿大，常累及双侧，质略硬，有时有间歇发作或持续存在的轻度疼痛。眼睛受累者表现为泪液分泌障碍、角膜和结膜清除异物障碍，眼睛出现刺痒感、砂砾样感、异物感，视力障碍或失明，眼部症状以晨起时最轻，白天逐渐加重。

除了药物、放疗，舍格伦综合征是引起口干的主要原因，但舍格伦综合征最严重的后果是对眼睛的损伤和增加淋巴瘤患病率的风险。原发性舍格伦综合征较继发性舍格伦综合征更易导致严重的口腔、眼的变化，以及增加淋巴瘤患病率的风险。

光镜下表现 基本组织学表现为淋巴细胞浸润腺体，淋巴细胞主要是 CD4 淋巴细胞，腺泡破坏。早期的淋巴细胞浸润围绕汇管区的导管周围，以后扩散到腺泡组织。淋巴组织可有或无生发中心，唾液腺导管及其周围肌上皮细胞增生形成上皮肌上皮岛，但对上皮岛中是否存在肌上皮尚有争议。上皮的增生、上皮岛的形成可能是上皮对淋巴细胞释放的淋巴因子的反应。最终的严重病变为腺泡破坏，整个腺体被致密浸润的淋巴细胞替代，但淋巴细胞浸润仍局限在小叶内，小叶结构、小叶间间隔并未破坏（图）。小唾液腺中也伴有淋巴细胞浸润，但罕见上皮肌上皮岛。

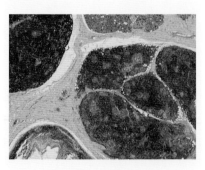

图　口腔舍格伦综合征
（HE　×40）
注：腺泡破坏，腺体被致密浸润的淋巴细胞替代，但淋巴细胞浸润仍局限在小叶内，小叶结构、小叶间间隔并未破坏，见多个上皮肌上皮岛

（李　江）

tuòyèxiànzhèng bìnglǐ

唾液腺症病理 （pathology of sialadenosis） 唾液腺症是系统性病因导致的唾液腺的慢性、复发性、无痛性、非炎症性、非肿瘤性疾病。又称变性型唾液腺肿大症、唾液腺退行性肿大。较少见，其特征是唾液腺组织肿大，最常累及腮腺。病因通常与系统性疾病或因素相关，包括内分泌疾病、营养因素、药物、妊娠、酗酒等，这些因素导致唾液腺腺泡自主神经支配失调，腺泡细胞分泌周期异常，分泌颗粒过度聚集，腺泡细胞肿大。

大体检查 病变多见于双侧腮腺，单侧病变少见，少数病例累及下颌下腺。腺体呈缓慢、渐进性弥漫肿大，质地较软，无痛，导管开口处无红肿，唾液分泌可减少。

光镜下表现 浆液性腺泡增大，有时可达正常时的 2~3 倍，腺泡细胞胞质内充满酶原颗粒，细胞核被挤压至基底部，有的腺泡细胞水肿，胞质内见多个小空泡，或呈蜂窝状。唾液腺导管系统如闰管、分泌管基本正常。间质结缔组织水肿，或伴玻璃样变，炎症细胞浸润少见。长期病变患者的病变中见腺泡萎缩，被增生的脂肪组织替代。

（李　江）

tuòyèxiàn fàngshèxìng sǔnshāng bìnglǐ

唾液腺放射性损伤病理（pathology of irradiation damage of salivary gland）

唾液腺放射性损伤是由于放射线照射导致的唾液腺组织的损伤。多是由于头颈部疾病的放射治疗所致。唾液腺组织对射线非常敏感，射线可对腺泡造成不可逆性损伤，腺泡被增生的纤维组织替代。

大体检查 受照射区唾液腺急性肿胀，唾液腺分泌障碍导致口干症，并引发其他并发症，如猖獗龋。

光镜下表现 唾液腺的早期变化为腺泡细胞变性、萎缩，唾液腺导管扩张，炎症细胞浸润。浆液性腺泡细胞对放射线更为敏感，故损伤较重，黏液性腺泡细胞、肌上皮细胞对射线较为耐受，故损伤稍轻。如果照射的时间较长，损伤持续存在，则腺泡细胞重度萎缩，甚至消失，导管扩张，出现鳞状上皮化生，间质慢性炎症细胞浸润、纤维化、脂肪组织增生。

（李　江）

kǒuqiāng hémiànbù nángzhǒng bìnglǐ

口腔颌面部囊肿病理（pathology of oral-maxillo-facial cyst）

口腔颌面部囊肿是发生在口腔及颌面部区域、含液体、半液体甚至空气的非脓肿性病理性囊腔。通常由纤维结缔组织囊壁包绕，绝大多数有上皮衬里，少数无上皮衬里者称假性囊肿。

口腔颌面部囊肿种类繁多（表），按照是否发生在硬组织内可分类为颌骨囊肿和软组织囊肿，按照病变的性质可分为发育性囊肿、炎症性囊肿、外渗性囊肿和滞留性囊肿，按照内衬上皮的来源可分为牙源性和非牙源性囊肿，按照囊肿有无内衬上皮可分为真

表　口腔颌面部囊肿分类

颌骨囊肿
　发育性上皮性囊肿
　　牙源性囊肿
　　　婴儿"龈囊肿"，即爱普斯坦（Epstein）珠
　　　含牙（滤泡）囊肿
　　　萌出囊肿
　　　发育性根侧囊肿
　　　成人龈囊肿
　　　腺牙源性囊肿
　　非牙源性囊肿
　　　鼻腭管（切牙管）囊肿
　　　鼻唇（鼻牙槽）囊肿
　炎症性上皮性囊肿
　　根尖周囊肿
　　根尖侧囊肿
　　残余囊肿
　　牙旁（炎症性根侧、下颌感染性颊）囊肿
　假性囊肿
　　单纯性骨囊肿
　　动脉瘤性骨囊肿
　　静止性骨囊肿
口腔、面颈部软组织囊肿
　发育上皮性囊肿
　　皮样或表皮样囊肿
　　鳃裂囊肿
　　甲状舌管囊肿
　　畸胎样囊肿
　外渗性和滞留性囊肿
　　黏液囊肿
　　舌下囊肿

性囊肿和假性囊肿。

口腔颌面部囊肿的组织结构：①囊壁：由上皮衬里（多为复层鳞状上皮、立方上皮或假复层纤毛柱状上皮等）和外围的纤维结缔组织构成，其中纤维组织内常见炎症细胞浸润。假性囊肿的囊壁无上皮衬里，其内壁为纤维组织或肉芽组织。②囊腔：内含各种液体或豆渣样物。

口腔颌面部囊肿是口腔颌面部常见病。病变发生的部位广泛，表现多样，其中有些囊肿临床上常常表现为肿瘤并且与肿瘤较难区别，可以将其列为瘤样病变的范畴。正确认识各种口腔颌面部囊肿的临床和病理特点，对正确诊治有重要意义。

（高　岩）

yīng'ér yínnángzhǒng bìnglǐ

婴儿龈囊肿病理（pathology of gingival cyst of infants）

婴儿龈囊肿是发生于婴儿牙槽黏膜内、由牙板上皮剩余来源的小囊肿。也称为新生儿牙板囊肿。病变常常在出生时就有，出生 3 个月以后很少见。发病率为 25%~53%。可被误认为是新生牙（俗称马牙）。病变一般不增大或增大缓慢，通常在生后 1~2 周内自行脱落，不需治疗。

大体病理 病变为白色或黄色的结节，又称为博恩（Bohn）结节，似粟米大小，位于未来牙萌出部位的牙槽黏膜，常为多发。

光镜下表现 囊腔有复层鳞状上皮构成的薄层衬里，其基底细胞扁平、表面有不全角化层，囊腔内充满角化物。

（高　岩）

hányá nángzhǒng bìnglǐ

含牙囊肿病理（pathology of dentigerous cyst）

含牙囊肿是囊内包含一个未萌牙的牙冠、囊

壁附着于该牙牙颈部的囊肿。又称滤泡囊肿。多发生于 10~39 岁男性下颌第三磨牙区。囊内多为恒牙。囊肿较大时可引起面部不对称、牙移位及邻近牙的牙根吸收。典型的 X 线片示环绕一未萌牙牙冠的透射影像。可双侧发生或多发。含牙囊肿是在牙冠形成后，缩余釉上皮和牙面之间液体蓄积而成。

大体病理 囊壁薄，囊腔内含有牙冠，囊壁附着于牙颈部，囊液多呈黄色。

光镜下表现 纤维结缔组织囊壁，内衬 2~5 列扁平细胞或矮立方细胞构成的复层鳞状上皮，无角化及上皮钉突（图）。偶见内衬上皮含黑色素细胞和载黑色素细胞。囊肿继发感染时，上皮增生，上皮钉突明显，囊壁内见炎症细胞浸润。囊壁上皮可发生黏液细胞和皮脂腺细胞化生。纤维囊壁中有时可见牙源性上皮岛。

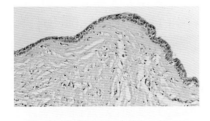

图 含牙囊肿（HE ×200）
注：囊壁内衬上皮类似于缩余釉上皮

含牙囊肿手术治疗后很少复发，预后较好。有内衬上皮发生恶变的报道。

（高 岩）

méngchū nángzhǒng bìnglǐ

萌出囊肿病理 （pathology of eruption cyst） 萌出囊肿是发生于正在萌出牙的牙冠表面软组织内的含牙囊肿。是牙萌出于口腔黏膜固有层或黏膜下层后，萌出牙的缩余釉上皮与釉质之间液体潴留而形成的囊肿。主要发生于 20 岁以前的患者，偶见于成人。偶见多发。

大体病理 表现为正在萌出的牙上方的光滑肿物，呈淡蓝色或粉红色，质柔软且有波动感。肉眼见囊肿内含清亮液体或血性液体。

光镜下表现 镜下见囊肿上方为牙龈黏膜所覆盖，囊肿内衬上皮具有缩余釉上皮特征，即内衬 2~5 列扁平细胞或矮立方细胞构成的复层鳞状上皮，无角化及上皮钉突。继发炎症时，上皮增生，结缔组织囊壁内有慢性炎症细胞浸润。

（高 岩）

fāyùxìng gēncè nángzhǒng bìnglǐ

发育性根侧囊肿病理（pathology of developmental lateral periodontal cyst） 发育性根侧囊肿是与炎症刺激无关的、发生于活髓牙根侧或牙根之间的牙源性发育性囊肿。可发生于任何年龄，患者平均年龄约 50 岁；多发生于下颌尖牙和前磨牙区；临床多无症状。X 线片示圆形或卵圆形界限清楚的透射区，一般有硬化的边缘，直径多小于 1 cm。有时表现为多房性，又称为葡萄状牙源性囊肿。

光镜下表现为内衬上皮为较薄、无角化的鳞状或立方状上皮，由 1~5 层细胞组成，胞核较小，呈固缩状；局灶性上皮增厚常形成梭形或卵圆形透明细胞组成的上皮斑。囊壁的结缔组织为成熟的胶原纤维，可见牙源性上皮条索或上皮岛。该囊肿应与发生于根侧的牙源性角化囊性瘤、成人龈囊肿和位于根侧的炎症性囊肿相鉴别。

发育性根侧囊肿可能来源于缩余釉上皮、残余牙板或马拉瑟上皮剩余。手术摘除后一般无复发倾向。

（高 岩）

chéngrén yínnángzhǒng bìnglǐ

成人龈囊肿病理 （pathology of gingival cyst of adults） 成人龈囊肿是发生在成年人牙龈软组织内、来自于牙源性上皮的囊肿。多见于 40 岁以上患者的下颌尖牙和前磨牙区的颊侧和唇侧牙龈，生长缓慢、无症状。囊肿较大时可压迫骨皮质，导致其表面侵蚀性吸收。有观点认为其是发育性根侧囊肿的软组织型。

大体病理 表现为圆形肿物，位于游离龈或附着龈内，大小一般在 1 cm 以下，可有波动感，颜色正常或呈淡蓝色。

光镜下表现 成人龈囊肿的内衬上皮厚薄不一，较薄的区域仅由 1~2 层扁平或立方细胞组成，类似缩余釉上皮，较厚者为复层鳞状上皮，无钉突，无角化；可见局灶性上皮细胞呈水样透明状增厚形成的上皮斑。

免疫组化表现 有报道囊肿内衬上皮表达细胞角蛋白 7、8、13、14 和 19。

成人龈囊肿可能来源于牙板上皮剩余，局部切除后无复发。

（高 岩）

xiànyáyuánxìng nángzhǒng bìnglǐ

腺牙源性囊肿病理 （pathology of glandular odontogenic cyst） 腺牙源性囊肿是发生在颌骨牙列区的囊肿，其特征是内衬上皮增厚，出现立方、柱状或黏液细胞并形成含黏液池的隐窝或囊样裂隙。又称牙源性产黏液囊肿或唾液腺牙源性囊肿。该病罕见。患者无明显性别、年龄分布差异，多表现为颌骨局部无痛性膨大。X 线片示界限清楚的单囊或多囊性透射区。术后有复发倾向。

大体病理 囊肿大小不一，

可为多房性，纤维组织囊壁。

光镜下表现 纤维组织囊壁一般无炎症细胞浸润，内衬上皮可部分为鳞状，重要的是在或多或少的区域内，可看到不规则乳头状突起或增厚区，其复层鳞状上皮的表层由嗜酸立方细胞或柱状细胞构成，含有数量不等的纤毛细胞和产黏液细胞。这些细胞也衬覆在上皮增厚处形成的隐窝和囊样裂隙内。这些隐窝和囊样裂隙内可有黏液的蓄积（图）。也可见到与牙周侧方囊肿相似的上皮斑和葡萄样变异型。此囊肿应与单纯出现黏液细胞或纤毛细胞的其他牙源性囊肿鉴别。

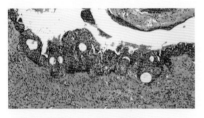

图 腺牙源性囊肿
（HE ×100）
注：内衬上皮中见较多囊样腔隙

免疫组化表现 囊肿内衬上皮表达细胞角蛋白 5、7、8、13、14 和 19；Ki67 指数在 10% 以下。

（高 岩）

gēnjiānzhōu nángzhǒng bìnglǐ
根尖周囊肿病理（pathology of radicular cyst） 根尖周囊肿是牙髓炎症扩散至根尖周组织后，炎症和免疫反应刺激马拉瑟上皮剩余增生、囊性变后发生的囊肿。是最常见的颌骨囊肿。患者多为 20~49 岁，男性较多，上颌切牙和尖牙稍多见。乳牙少见。囊肿发生于死髓牙的根尖部，较大者可致颌骨膨隆、吸收变薄，扪之有"乒乓球"感。X 线片示根尖区圆形或卵圆形界限清楚的透射区，周

围可有薄层阻射线。根尖周囊肿相关牙拔除后，若囊肿遗留在颌骨内或其根尖炎症未做适当处理而继发囊肿，则称为残余囊肿。

大体病理 囊肿大小和囊壁厚薄不一，较小时可随拔除之患牙一起摘除，附着于患牙根尖部。多数情况下，送检物为散碎的已破裂的囊壁样组织。

光镜下表现 根尖周囊肿内衬无角化复层鳞状上皮，因炎性刺激致上皮水肿、炎症细胞浸润、钉突不规则增生、伸长，相互融合呈网状，邻近的结缔组织水肿明显（图）。偶尔囊肿的上皮含有黏液细胞和纤毛细胞。有些病例能见到嗜伊红弓形线状或环状的均质状小体，称为透明小体。纤维囊壁中常有大量的胆固醇结晶，可伴异物巨细胞反应。浸润的炎症细胞多种多样，包括淋巴细胞、泡沫细胞和浆细胞。囊腔内可见各种炎症细胞、脱落的上皮细胞和吞噬囊液的泡沫细胞。

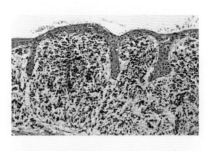

图 根尖周囊肿（HE ×100）
注：内衬上皮钉突延长，囊壁结缔组织水肿

（高 岩）

cányú nángzhǒng bìnglǐ
残余囊肿病理（pathology of residual cyst） 残余囊肿是根尖周囊肿相关牙拔除后，囊肿遗留在颌骨内或其根尖炎症未做适当处理而继发的囊肿。

大体病理 体积较小的囊性病变。

光镜下表现 见根尖周囊肿。

（高 岩）

yápáng nángzhǒng bìnglǐ
牙旁囊肿病理（pathology of paradental cyst） 牙旁囊肿是发生在根侧面靠近牙颈缘的、由牙周袋内炎症过程引发的囊肿。关于其命名有争论。有学者曾用炎症性根侧囊肿（inflammatory collateral cyst）的名称报道。最常见的病因是与下颌第三磨牙萌出过程中的冠周炎相关，牙为活髓。多见于青年人。X 线片示为一界限清楚的半月形透射区，有时病变可延伸至根尖部。囊肿也发生于初萌的下颌第一和第二磨牙颊侧，称下颌感染性颊囊肿，多见于 6~8 岁儿童。

大体病理 体积较小的囊性病变。

光镜下表现 镜下见囊壁内衬无角化的复层鳞状上皮，厚薄不一，结缔组织囊壁内有大量炎症细胞浸润，部分囊壁可见胆固醇结晶裂隙和异物巨细胞反应。伴随牙为活髓。该囊肿常累及根分叉区，检查见大多数受累牙有所谓的釉突延伸至根分叉处，提示囊肿的发生可能与炎症刺激导致该处的结合上皮增生有关。

（高 岩）

bíèguǎn nángzhǒng bìnglǐ
鼻腭管囊肿病理（pathology of nasopalatine duct cyst） 鼻腭管囊肿是来源于切牙管内的鼻腭导管上皮剩余的囊肿。也称切牙管囊肿。可为骨内的切牙管囊肿或软组织内的龈乳头囊肿。可发生于任何年龄，30~60 岁男性较多见。无明显症状，最常见的表现为腭中线前部的肿胀，有时可伴疼痛或瘘管形成。X 线片上可见囊肿位于上颌骨中线，呈卵圆形透射区。

大体病理 一般为体积较小的囊性病变，有的囊壁较厚。

光镜下表现 鼻腭管囊肿可内衬复层鳞状上皮、假复层纤毛柱状上皮、立方上皮或柱状上皮，可单独或混合存在。邻近口腔部的囊肿常内衬复层鳞状上皮，而近鼻腔部者常为呼吸性上皮。囊壁结缔组织内可见较大的血管和神经束，有时可见小灶性黏液腺和散在的慢性炎症细胞浸润。

（高 岩）

bí-chún nángzhǒng bìnglǐ

鼻唇囊肿病理 （pathology of nasolabial cyst）

鼻唇囊肿是少见的、发生于牙槽突上方的、近鼻孔基部软组织内的囊肿。多发生在 30~50 岁女性。囊肿增大可致鼻唇沟消失，鼻翼抬高，鼻孔变形。可双侧发生。X 线片不易发现，有时见上颌骨表面的浅表性骨吸收。鼻唇囊肿很可能是来源于错位的鼻泪管或其残余，也有人认为来自于侧鼻突、球状突和上颌突融合处的残留上皮。

大体病理 摘除的囊肿壁常呈皱褶状。

光镜下表现 囊壁衬里上皮多为无纤毛的假复层柱状上皮，含黏液细胞和杯状细胞（图），光镜下也可见复层鳞状上皮或立方上皮。

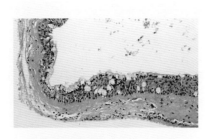

图 鼻唇囊肿 （HE ×100）
注：内衬无纤毛的假复层柱状上皮，含黏液细胞和杯状细胞

（高 岩）

qiúzhuàng shànghé nángzhǒng bìnglǐ

球状上颌囊肿病理 （pathology of globulomaxillary cyst）

球状上颌囊肿是位于上颌侧切牙和尖牙之间的颌骨囊肿。以往认为此囊肿是"裂隙"囊肿，来源于额鼻突的球状突与上颌突融合处的非牙源性上皮。但对于在颌面部发育时期，上皮的埋入形成球上颌囊肿的观点有着很大争议。发生在这个区域的囊肿，多数可能为其他不同类型的囊肿，如牙源性角化囊肿、根尖周囊肿或残余囊肿和发育性根侧囊肿。然而，这个特殊部位的少数囊肿仍难以归类。X 线片示囊肿位于上颌恒侧切牙和尖牙之间，为倒置梨形透射影，偶尔可引起牙根移位。

光镜下表现为囊肿的内衬上皮不一，多为复层鳞状上皮和（或）纤毛柱状上皮。临床和组织学上不能诊断为其他囊肿。

（高 岩）

kǒuqiāngpíyàng huò biǎopíyàng nángzhǒng bìnglǐ

口腔皮样或表皮样囊肿病理 （pathology of oral dermoid or epidermoid cysts）

皮样囊肿或表皮样囊肿是内衬上皮类似于皮肤表皮并可在囊壁中含有皮肤附属器结构的囊肿。含皮肤附属器者为皮样囊肿，否则为表皮样囊肿。皮样囊肿多见于颌面部皮肤和口腔黏膜，如眼眶和眉弓、口底和舌下区等处。

口腔内的皮样囊肿或表皮样囊肿在儿童的口底最常见，其次是舌。多数人认为皮样囊肿和表皮样囊肿发生于胚胎发育性上皮剩余。上皮可能来自于第一、二对鳃弓融合时的残留。囊肿部位表浅者位于颏舌骨肌与口底黏膜之间（舌下位），较深在者位于颏舌骨肌与下颌舌骨肌之间（颏下位）。

大体病理 囊肿表面光滑，为圆形或卵圆形无痛性包块，生长缓慢，界清，触之有生面团样柔韧感，波动感不明显，压迫之后可出现凹陷。较大者可改变面部外观、影响呼吸。囊肿大小不一，囊壁薄，囊腔内有灰白色豆腐渣样物质。

光镜下表现 囊壁为角化的复层鳞状上皮衬里，结缔组织囊壁内含有皮肤附属器，如毛发、毛囊、皮脂腺、汗腺等结构时称为皮样囊肿（图），无皮肤附属器者称表皮样囊肿。囊腔内为排列成层的角化物质，偶见钙化。囊壁破裂、角化物进入周围纤维组织时，可见异物巨细胞反应、炎症细胞浸润及胆固醇结晶。

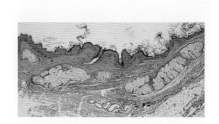

图 口腔皮样囊肿 （HE ×40）
注：囊壁内衬复层鳞状上皮，伴皮肤附属器

（高 岩）

sāiliè nángzhǒng bìnglǐ

鳃裂囊肿病理 （pathology of branchial cleft cyst）

鳃裂囊肿是来自鳃裂或咽囊的上皮剩余，或者来自于颈淋巴结内异位唾液腺上皮的、以囊壁中含大量淋巴组织为特征的囊肿。可见于颈部及腮腺区，又称为颈部淋巴上皮囊肿；位于口腔内称为口腔淋巴上皮囊肿。好发于 20~40 岁的年轻患者，囊性肿物柔软，界限清楚，可活动，无明显症状，继发感染时可伴疼痛或形成窦道。可双侧发生。口腔淋巴上皮囊肿多

见于口底、舌、软腭等处。多数鳃裂囊肿术后不复发，罕见情况下可发生恶变。

大体病理 囊肿大小不等，内含物为黄绿或棕色清亮液体，或含浓稠胶样、黏液样物。

光镜下表现 大多数囊肿内衬复层鳞状上皮，伴或不伴角化；部分囊肿可内衬假复层柱状上皮，纤维囊壁内含有大量淋巴样组织并形成淋巴滤泡（图）。第一鳃裂囊肿的囊肿壁内缺乏淋巴样组织，与表皮样囊肿相似。

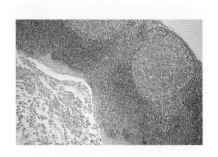

图 鳃裂囊肿（HE ×40）
注：内衬复层鳞状上皮，囊壁内见大量淋巴细胞

（高 岩）

jiǎzhuàng shéguǎn nángzhǒng bìnglǐ

甲状舌管囊肿病理（pathology of thyroglossal duct cyst）

甲状舌管囊肿是胚胎期间甲状舌管残留部分形成的囊肿。可发生于舌盲孔和甲状腺之间的任何部位，一般位于中线。在胚胎第4周，在发育过程中的舌根部位出现甲状腺的始基，在舌盲孔的位置，上皮向深部增生形成中空的管，即甲状舌管，这部分上皮增生至甲状软骨处形成甲状腺。甲状舌管在胚胎第10周退化消失，其残留部分则可形成甲状舌管囊肿。可见于任何年龄，但青少年多见。男女之比为2:1。一般位于颈部中线皮下，柔软，表面光滑，界清，可有波动感。多无症状。少数

病例可发生于口腔内如口底和舌根。一般可随吞咽而上下移动。感染时可形成窦道，排出脓性渗出物。手术不彻底可以复发。偶见恶变为甲状腺癌或鳞状细胞癌者。

大体病理 完整摘除囊肿呈圆形，囊壁内面光滑，内含清亮浆液或黏液。

光镜下表现 发生在舌骨水平以上者，内衬上皮常为复层鳞状；位于舌骨水平以下者常为纤毛柱状上皮。同一囊肿内可见不同类型的上皮衬里。囊壁纤维组织中有时可见甲状腺组织、淋巴样组织、黏液细胞和黏液腺体等（图）。发生感染时上皮可增生或连续性中断，有时上皮消失，囊壁纤维组织中有炎症细胞浸润。

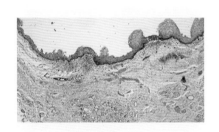

图 甲状舌管囊肿（HE ×40）
注：内衬复层鳞状上皮，囊壁内见甲状腺滤泡

（高 岩）

kǒuqiāng jītāiyàng nángzhǒng bìnglǐ

口腔畸胎样囊肿病理（pathology of oral teratoid cyst）

口腔畸胎样囊肿是内衬上皮呈胃肠上皮组织学特点的口腔囊肿。也称伴胃肠上皮的口腔囊肿、口腔异位胃肠囊肿、口腔畸胎瘤。其发生与胚胎发育有关，内衬上皮可能来自异位的胚胎组织、奇结节的残余，或胚胎发育过程中，外胚层和内胚层在形成舌体和口底时，埋入突起融合处的多潜能上皮成分。该囊肿少见。多见于年龄较小者，也可见于老者，女性较男

性多见。舌根及口底为好发部位。囊肿大小不一，小者无症状；大者可影响言语和进食。有的囊肿借管状结构与黏膜相通，也有的囊肿位于口腔外。

大体病理 囊性病变，大小不一，可含囊液。

光镜下表现 囊肿内衬上皮中，有的为胃黏膜上皮，类似胃体及胃窦，可见主细胞和壁细胞；也可见小肠上皮，潘氏细胞、杯状细胞、嗜银细胞均可见到（图）。黏膜肌层可有可无。囊壁中还可见皮肤附属器如毛囊、皮脂腺及汗腺；也可见间叶成分如骨、肌和血管等。

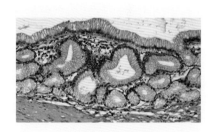

图 口腔畸胎样囊肿（HE ×200）
注：内衬上皮似小肠上皮

（高 岩）

kǒuqiāng niányè nángzhǒng bìnglǐ

口腔黏液囊肿病理（pathology of oral mucocele）

口腔黏液囊肿是有上皮衬里或由肉芽组织被覆的充满黏液的囊性病变。可分为外渗性黏液囊肿（假囊肿）和潴留性黏液囊肿。

外渗性黏液囊肿 又称黏液溢出症、黏液溢出反应，是最常见的囊肿，发病率为1.4‰。占黏液囊肿的90%。其形成源于小唾液腺导管破裂、黏液渗入邻近软组织所致。下唇最常见，其次为颊黏膜、口底、舌腹、腭磨牙后区和牙龈。通常为无痛性小肿物，病变破裂后变小，以后黏液可重

新聚集，再次形成病变。病变小唾液腺切除不彻底时囊肿可复发。

大体病理 囊肿稍高起黏膜，透明至蓝白色、软而波动，直径很少超过1cm。

光镜下表现 最初黏液外溢至组织间隙，引起炎症反应，此时无囊腔形成。随着黏液外溢不断增加，加上炎症细胞浸润，黏液逐渐被无上皮衬里的肉芽组织性囊壁包绕，出现有肉芽组织包绕黏液的囊腔（图），同时组织间隙中也存在弥漫的黏液外渗的现象。囊腔内有不等量的嗜酸性外渗性黏液，其中常见大量的吞噬黏液的组织细胞即泡沫细胞，囊腔内外均可见炎症细胞。病变基底区可见分支的小唾液腺导管。邻近的小唾液腺可见有炎症细胞浸润。

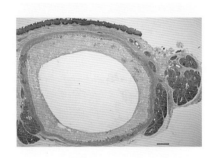

图 黏液囊肿 （HE ×40）
注：黏膜下形成肉芽组织包绕的囊腔

黏液潴留囊肿 也称黏液潴留症。较外渗性黏液囊肿少见。可能与导管间断性阻塞有关。

该囊肿形成单个囊腔，衬覆唾液腺导管上皮，可能是立方或者柱状，有时有鳞状化生或黏液化生。囊腔内含黏稠的黏液。

（高 岩）

shéxià nángzhǒng bìnglǐ

舌下囊肿病理 （pathology of ranula）

舌下囊肿是发生在舌下腺的黏液囊肿。主要因舌下腺排泄管破裂所致。小部分病例可能沿下颌舌骨肌扩展至深部软组织，产生颏下或颈侧方肿胀称为潜突性舌下囊肿。与小唾液腺的黏液囊肿不同，舌下囊肿形成较大的、更明显的肿胀，位置较浅时呈淡蓝色。一般会导致轻度的不适，罕见情况下可导致气道问题。患者一般为儿童或青年人。

大体病理 送检标本不规则，多含有舌下腺组织，囊壁可明显或不明显。

光镜下表现 舌下囊肿的镜下表现与黏液囊肿相似。大多数为黏液外渗性、无上皮衬里的囊肿，少数可能是有上皮衬里的潴留性囊肿。泡沫细胞在假囊肿壁中更明显，炎症细胞可能不太明显。外渗性舌下囊肿的囊壁中常常伴有丰富的、扩张的血管（图）。

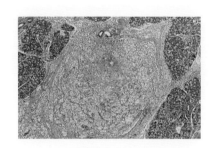

图 舌下囊肿 （HE ×100）
注：舌下腺组织内见大量黏液外渗，伴吞噬细胞反应

（高 岩）

hégǔ dòngmàiliúxìng gǔnángzhǒng bìnglǐ

颌骨动脉瘤性骨囊肿病理 （pathology of aneurysmal bone cyst of jaws）

颌骨动脉瘤性骨囊肿是由不同大小的充满血液的腔隙及幼稚纤维组织构成的、其中含有多核巨细胞、类骨质和编织样骨，但无上皮衬里的假囊肿。通常发生在20岁以下年轻患者的长骨和脊柱，发生于下颌骨者多见于下颌角、升支等，发生于上颌骨者易累及上颌窦。临床上表现为颌骨膨隆，可有自发痛或压痛。病变发展较快，可引起面部不对称甚至病理性骨折。X线片示为透射病变，有时呈多房性气球样改变。原发性动脉瘤性骨囊肿经常出现克隆性染色体易位 t（16；17）（q22；p13），因此被认为是肿瘤性病变。

大体病理 病变大小不一，内见多个充满新鲜血液的囊腔。

光镜下表现 以充满红细胞的大小不等的海绵状腔隙为特点，腔隙间为幼稚结缔组织，其内有新鲜的和陈旧性出血，可看到机化及大量多核巨细胞、含铁血黄素和纤细的类骨质小梁。在有大量巨细胞和成纤维细胞的实性区，有出血灶和含铁血黄素沉积（图），类似颌骨巨细胞性肉芽肿。该病变可伴发于其他颌骨病变或肿瘤如骨纤维异常增生症、骨化纤维瘤等，此点可支持动脉瘤性骨囊肿可能是在原有病变基础上继发改变的观点。

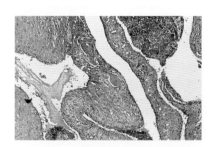

图 颌骨动脉瘤性骨囊肿
（HE ×100）
注：病变区域含大小不等海绵状腔隙

（高 岩）

hégǔ gūlìxìng gǔnángzhǒng bìnglǐ

颌骨孤立性骨囊肿病理 （pathology of solitary bone cyst of jaws）

颌骨孤立性骨囊肿是含极薄的结缔组织构成的衬里，没有上皮的骨内假囊肿。也称为创伤性骨囊肿、单纯性骨囊肿和出血性骨囊肿。孤立性骨囊肿常见于

10~19 岁人群，25 岁以后极为少见。该囊肿在长骨更常见，在颌骨最好发于下颌骨的双尖牙和磨牙区，上颌罕见。大多数囊肿为单发，也可发生于颌骨双侧。临床上多无症状，有时可表现为颌骨膨隆及疼痛，相关牙为活髓。X 线片示界限清楚的单房性透射区。

大体病理 囊肿为卵圆形或不规则，囊腔内有少量液体，呈淡黄色或棕色，囊壁很薄。

光镜下表现 无上皮衬里，囊腔骨壁覆盖有一层较薄的、疏松编织样纤维组织，其内可含有多核巨细胞和含铁血黄素颗粒。

（高 岩）

hégǔ jìngzhǐxìng gǔnángzhǒng bìnglǐ
颌骨静止性骨囊肿病理（pathology of static bone cyst of jaws）

颌骨静止性骨囊肿是发育过程中唾液腺和其他软组织增生或迷走而引起的下颌骨局限性缺损。又称为静止性骨腔、斯塔夫纳（Stafne）骨缺陷、下颌骨舌侧缺陷。X 线片示囊肿样透射区。可双侧同时发生。一般无症状，多在 X 线检查时偶然发现。好发于下颌磨牙及下颌角区，多位于下牙槽神经管的下方，X 线片示边缘致密的卵圆形透射区。

大体病理 下颌骨局限性凹陷性缺损，与外部软组织相通，内含唾液腺等软组织。

光镜下表现 骨缺损区不存在明显的囊肿，可见到唾液腺、脂肪、纤维结缔组织和横纹肌等。

（高 岩）

kǒuqiāng liúyàng bìngbiàn bìnglǐ
口腔瘤样病变病理（pathology of tumor-like lesions of the oral cavity）

口腔瘤样病变是外观似肿瘤，而实质并不是肿瘤的口腔良性病变。这里所谓的外观可以单独指临床表现，也可以单独指病理学表现（非肿瘤性细胞增生，所形成的病变类似于真性肿瘤），有的瘤样病变无论是在临床表现还是在病理学表现上均与肿瘤相似。

口腔颌面部瘤样病变种类较多，软组织及骨均可累及。某些炎症或感染性疾病如肉芽肿性炎、变性性疾病如淀粉样变性、发育异常如迷芽瘤等均可表现为瘤样病变，口腔颌面部囊肿也可归类于口腔颌面部的瘤样病变。

由于瘤样病变无论在临床上或在病理学的层面上均可与真性肿瘤有相似的表现，因此在临床和病理学实践中，正确认识瘤样病变，将之与真性肿瘤进行鉴别诊断，对于这些疾病的治疗、避免医疗差错极其重要。

（高 岩）

yáyínliú bìnglǐ
牙龈瘤病理（pathology of epulis）

牙龈瘤是牙龈局限性慢性炎性增生所形成的瘤样病变。临床上，牙龈局限性肿大。主要病因是创伤和慢性刺激如龈下菌斑和结石。女性较男性多见。尖牙区多见。术后有复发倾向。妊娠期妇女发生的牙龈瘤又称妊娠瘤，表现为质软、紫红色包块，常伴有溃疡和出血，分娩后可以自发消退或缩小。有的牙龈瘤为有蒂或无蒂包块，质地坚实，颜色与邻近牙龈相同；部分龈瘤呈暗红色，可发生溃疡。

大体病理 病变大小不一，直径多在 1~2cm，圆形、椭圆形或不规则形，有蒂或无蒂。可为粉红色类似正常牙龈，有的颜色较深为紫红色，质地可较硬或柔软。表面可发生溃疡。剖面实性，灰白至暗红，有时内有钙化。

光镜下表现 可分为以下 3 种类型。

纤维性龈瘤 由富于细胞的肉芽组织和成熟的胶原纤维束组成。含有多少不等的炎症细胞，多在血管周围呈灶性分布于纤维束之间。约 1/3 的病例病变中可见无定型钙盐沉着（图），或出现化生性骨小梁。

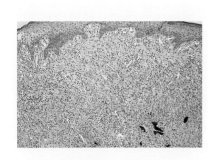

图 纤维性龈瘤（HE ×100）
注：炎症性纤维组织为主，局部见钙化

血管性龈瘤 此型包括妊娠瘤，特点是血管内皮细胞增生呈实性片块或条索，也可表现为肉芽组织中有较多小血管或大的薄壁血管。间质常水肿。炎症细胞浸润不等，溃疡下区炎症明显。

巨细胞性龈瘤 也称为外周性巨细胞肉芽肿。镜下见富于血管和成纤维细胞的间质内含有多核破骨细胞样细胞，呈灶性聚集。病变与表面上皮之间有纤维组织间隔。巨细胞数量多，大小和形态不一。常见出血灶及含铁血黄素沉着。病变内偶见少许骨小梁或骨样组织。

（高 岩）

shìsuānxìng línbāròuyázhǒng bìnglǐ
嗜酸性淋巴肉芽肿病理（pathology of eosinophilic lymphogranuloma）

嗜酸性淋巴肉芽肿是软组织内淋巴组织增生并形成淋巴滤泡，其间见较多嗜酸细胞浸润的炎症性肉芽肿样瘤样病变。也称木村病（Kimura's disease）。

多发生在面部皮肤、唾液腺和淋巴结，有时对称发病。以青壮年男性为主，最常见的部位是腮腺及耳后区皮肤及皮下组织。病变缓慢增大，无症状，质地较韧似橡皮。表面皮肤常见色素沉着并可有痒感。浅表淋巴结可肿大。实验室检查可见末梢血中嗜酸性粒细胞计数增多，血清 IgE 水平多见升高。疾病分布有地域性，亚洲国家较欧美多见。

大体病理　送检标本多为不规则形，无包膜，灰白或褐色。

光镜下表现　主要累及皮下组织、肌肉、腺体和淋巴结等。主要为淋巴细胞弥漫性或结节性增生，淋巴细胞成熟，可形成生发中心。淋巴细胞之间可见嗜酸性粒细胞浸润（图），生发中心处嗜酸性粒细胞可形成小脓肿、可发生血管化。病变中毛细血管增生比较明显，毛细血管数量增多，管壁增厚，呈洋葱皮样，内皮细胞多为扁平状，也可见肿胀。病变中还可见明显的纤维增生，陈旧性病变胶原纤维较多。

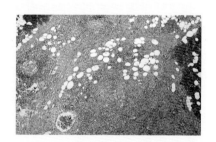

图　嗜酸性淋巴肉芽肿
（HE　×40）
注：病变累及腮腺

（高岩）

口腔疣状黄瘤病理（pathology of oral verruciform xanthoma）

口腔疣状黄瘤是以口腔黏膜上皮疣状增生、结缔组织乳头层

内出现泡沫细胞聚集为主要特征的瘤样病变。也称为组织细胞增生症 Y，病因及发病机制不清。多见于中年人。口腔黏膜的牙龈及牙槽黏膜多见。病损常常为单个、无自觉症状，多为偶然发现。

大体病理　病变界限清楚，最大径 0.1～1.5cm，呈微突出于黏膜表面的疣状、乳头状、颗粒状或扁平盘状外观，基部有蒂或无蒂，颜色多与正常黏膜无异，也可微红或苍白。

光镜下表现　上皮呈乳头状、疣状或向结缔组织增生，形成反复下陷折叠，构成裂沟样间隙、小囊等。上皮有厚层不全角化、角质栓。上皮钉延长、增宽，但无细胞非典型性。黏膜固有层内见胞体宽大、圆形或多边形的细胞聚集，细胞质富含脂质，细胞核小、固缩深染、位于细胞中央，即所谓的泡沫细胞或黄瘤细胞（图）。上皮钉突下方的组织内可有多少不等的慢性炎症细胞浸润，偶尔可见淋巴滤泡形成。

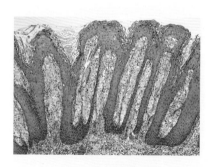

图　口腔疣状黄瘤
（HE　×100）
注：增生的上皮钉突间有大量泡沫细胞

超微结构改变　泡沫细胞为吞噬脂质的巨噬细胞。

免疫组化表现　泡沫细胞CD68免疫组化染色强阳性。

（高岩）

口腔化脓性肉芽肿病理（pathology of oral pyogenic granuloma）

口腔化脓性肉芽肿为发生在皮肤和黏膜表面的毛细血管增生和扩张性的肉芽肿性瘤样病变。也称为获得性血管瘤、毛细血管扩张性肉芽肿、息肉样毛细血管瘤。有学者认为该病变是对局部轻微创伤的反应，并伴有非特异性微生物感染。与血管性或肉芽性龈瘤性质相同。病变年龄分布较广泛，女性稍多见。多见于唇、舌、颊等处黏膜。为高起于黏膜的肿物，有蒂或无蒂。表面光滑或呈分叶状，常伴有溃疡，表面覆盖分泌物，易出血。病变可以增长较快。一般无自觉症状。

大体病理　一般为带黏膜或皮肤的小肿物，表面光滑或分叶状，可伴有溃疡，大小从数毫米至数厘米不等，剖面实性，灰白或灰红。

光镜下表现　病变界限较清楚，病变多呈灶状分布（图），灶之间有纤维分隔。病灶主要由增生的和扩张的毛细血管构成，并可见成纤维细胞增生，炎性细胞浸润，水肿。部分血管的腔隙较小，内皮细胞可见核分裂。表面上皮可萎缩或增生。发生溃疡时，可见表面有坏死、渗出物覆盖。

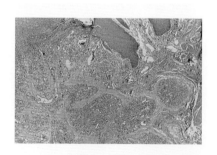

图　口腔化脓性肉芽肿
（HE　×40）
注：黏膜下见灶性毛细血管增生和扩张

随病变时间延长，其中炎症细胞、血管成分逐渐减少，纤维成分增多，呈现纤维性增生的表现。

（高 岩）

kǒuqiāng hémiànbù xuèguǎn jīxíng bìnglǐ

口腔颌面部血管畸形病理
（pathology of oral-maxillo-facial vascular malformations） 口腔颌面部血管畸形是胚胎时期颌面部血管形态发生的异常。出生时即存在。血管畸形可发生在全身各处，以头颈部较多见。大多数累及皮肤和皮下组织的血管畸形出生时即明确可见，小部分累及深部组织者可能不明显。血管畸形在组织学上大体可分为毛细血管畸形、静脉畸形和动静脉畸形3种或上述3种类型的混合型。

大体病理 送检组织不规则，无包膜。有的标本表面有黏膜且为紫红色；有的标本为海绵状纤维组织，内见大小不等的腔隙，可含凝血块和静脉结石。病变的界限不清。

光镜下表现 毛细血管畸形表现为毛细血管扩张和（或）毛细血管数量增加。这些血管被覆扁平的、不活跃的内皮，无分裂。当黏膜或皮肤病变表面角化过度，上皮钉突较长，其间的结缔组织乳头中含扩张的毛细血管时称为血管角皮瘤，有时可累及较深部的组织。扩张的血管内可见血栓形成。

静脉畸形最常见，以增大、扩张的静脉管道为特征，可见相互连接的裂隙样管腔，有扁平的内皮细胞。无内皮细胞和外皮细胞分裂活性。管壁有不同数量的平滑肌，相对于管腔的直径还是显得少（图），无内弹力膜，管腔充以红细胞。血管内常见不同机化程度的血栓，也可发生钙化，形成静脉石。血管球静脉畸形表现为数层或巢状排列的圆形或椭圆形、含丰富嗜酸性胞质的血管球细胞围绕薄壁裂隙样静脉，血栓也常发生。内皮细胞外可见一至数层立方状血管球细胞。

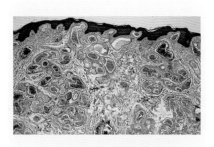

图 口腔颌面部静脉畸形
（HE ×40）
注：黏膜下见大量增大、扩张的静脉

动静脉畸形可表现为增加的毛细血管、静脉和动脉，疏松分布在纤维性或纤维黏液性背景中，大口径血管较少；或者是增大的静脉和中等大小弯曲的动脉紧密排列。直接的动静脉交通在常规切片中较难发现。

（高 岩）

kǒuqiāng hémiànbù línbāguǎn jīxíng bìnglǐ

口腔颌面部淋巴管畸形病理
（pathology of oral-maxillo-facial lymphatic malformations） 颌面部淋巴管畸形是胚胎时期淋巴管形态发生的异常。虽然传统上称为淋巴管瘤，但实际属于错构瘤而非真性肿瘤。多见于儿童及青少年。舌是口腔内最好发的部位。常引起受累组织的畸形。

大体病理 位置表浅者病变表面黏膜组织表面呈乳头状、结节状或疱样半透明状。深层组织的淋巴管畸形可形成弥漫的肿块，颜色可浅于周围正常组织至红色或深蓝色，剖面可见大小不等的腔隙。

光镜下表现 镜下主要为扩张的淋巴管腔构成，内衬内皮细胞，可以是毛细管型或海绵状，内含淡嗜伊红的淋巴液并含有少许成熟的淋巴细胞。舌部淋巴管瘤常常位于固有层乳头中，直接与表面上皮接触，有时管腔扩张将上皮压迫得很薄，并向表面突出呈乳头状（图）。较大的淋巴管可有非常薄的、不完整的平滑肌层。周围的疏松结缔组织间质有不同程度的淋巴细胞浸润，常有显著的淋巴滤泡形成。颈部的囊性水瘤是腔隙较大的淋巴管畸形。

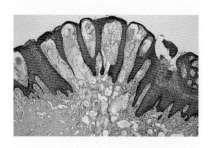

图 口腔颌面部淋巴管畸形
（HE ×40）
注：管腔扩张将上皮压迫得很薄，并向表面突出呈乳头状

免疫组化表现 淋巴管畸形的内皮细胞表达 D2-40、vWF 和 CD31，层粘连蛋白强阳性。

（高 岩）

jùhézhèng bìnglǐ

巨颌症病理
（pathology of cherubism） 巨颌症是以颌骨对称性膨大为特征的、由 SH3BP2 基因突变导致的常染色体显性遗传病。为家族遗传性疾病，也有散发的病例。通常在幼儿即发病，也可能在青春前期被发现。随年龄增长，病变可停止或逆转。颌骨的4个象限均可受累。一般下颌骨广泛受累，自下颌体向升支扩展。上颌骨的病变最初发生于上颌结节部，随后累及眼眶的前部和下部，可导致巩膜外露。牙移位、牙阻生、牙缺失、言语不清和视力受损、颈淋巴结肿大均可发生。X线片示病变骨对称性膨隆，呈界限清楚的肥皂泡样的多房透射影。

大体病理 病变组织呈红褐色或灰褐色，质软易碎。

光镜下表现 组织学上病变以增生的纤维组织中散在分布多核巨细胞为特征，与中心性巨细胞病变无法区分。早期病变中出现纤维组织及类似破骨细胞的巨细胞，成纤维细胞较多，可见核仁，间质纤维排列疏松，其间有大量弥漫性或灶性分布的多核巨细胞（图）。多核巨细胞大小不一，胞浆内含细小的嗜酸颗粒。丰富的薄壁血管周围常见多核巨细胞围绕或进入血管腔内。被认为是巨颌症特征性表现的血管周围袖口样的胶原沉着非常少见。另外还可见含铁血黄素沉积和间质纤维化。

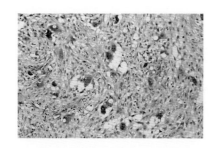

图 巨颌症 （HE ×200）

注：纤维组织及类似破骨细胞的巨细胞

（高 岩）

hégǔ gǔyìcháng zēngshēng bìnglǐ

颌骨骨异常增生病理（pathology of osseous dysplasia of jaws）

颌骨骨异常增生是颌骨承牙区的根尖周区域发生的、以骨及牙骨质样矿化组织持续性形成为特点的特发性病变。又称根尖周牙骨质异常增生、根尖周骨异常增生、局灶性牙骨质–骨异常增生、根尖周牙骨质瘤。病变好发于中年的黑色人种妇女，但在中国并不少见，只发生于颌骨的承牙区。病变有多种临床表现形式，并有相应的名称。发生于下颌前部且累及少数牙时，称为根尖周骨异常增生；发生于后牙区时称为局灶性骨异常增生；弥漫性发生于双侧下颌骨，甚至可累及颌骨的4个象限者为繁茂性骨异常增生；发生于年轻人，导致明显的颌骨膨隆者称为家族性巨大型牙骨质瘤，为常染色体显性遗传病，但也有无家族史的散发病例。X线表现可以是以透射影为主或以阻射影为主，或是透射、阻射混合影。随着时间推移，高密度的阻射影有逐渐增加的趋势。在骨异常增生的X线片上呈透射、阻射混合影或高密度影阶段，病变边缘常有一圈透射环，将其与周围的骨组织及牙根分隔开。

大体病理 早期病变似纤维组织，内含多少不等的矿化物。晚期病变常因继发感染后送检，标本常为不规则钙化团块，附带少许软组织。

光镜下表现 各型骨异常增生都由富于细胞的纤维组织构成，其中包埋着层板骨和牙骨质样物质团块。病变没有包膜。大多数病变中的硬组织成分与受累牙的牙根表面不融合，但是可融合于周围的骨组织。病变常继发感染。

（高 岩）

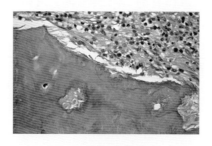

图 颌骨骨异常增生（HE ×200）

注：形成的骨样组织中见明显的反转线，软组织炎症细胞浸润

hégǔ zhōngxīnxìng jùxìbāo bìngbiàn bìnglǐ

颌骨中心性巨细胞病变病理（pathology of central giant cell lesion of jaws）

颌骨中心性巨细胞病变是局限性、良性、但有时具侵袭性的骨破坏性病变。特点是骨组织被增生的纤维组织取代，其中伴有出血、含铁血黄素沉积、破骨细胞样巨细胞聚集和反应性成骨。也称巨细胞肉芽肿、巨细胞修复性肉芽肿。下颌磨牙及双尖牙区多见。大多数病例无症状，也可出现疼痛或感觉异常、肿胀、牙缺失和鼻阻塞等。X线片示骨膨隆性透射影，常为多房性，极少数混合有高密度影，边缘呈扇形，多数清晰但没有硬化线。

大体病理 病变界限较清楚，呈棕褐色或紫褐色，质较脆。剖面实性，红褐色。

光镜下表现 成纤维细胞或肌成纤维细胞呈分叶状，散在分布于血管丰富的纤维组织或纤维黏液样组织中，有出血及含铁血黄素沉积，伴巨噬细胞、淋巴细胞、粒细胞浸润，偶见浆细胞。破骨细胞样巨细胞常见于出血区，呈均匀分布或聚集成小簇（图）。分叶结构之间为胶原纤维分隔，

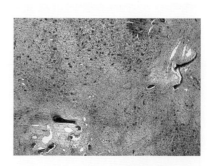

图 颌骨巨细胞病变（HE ×40）

注：多核巨细胞呈灶性分布

并常伴有反应性成骨。病变中核分裂常见。

（高 岩）

口腔颌面部肿瘤病理（pathology of oral-maxillo-facial tumor）

口腔颌面部肿瘤是发生在口腔颌面部所有的良、恶性肿瘤。属于头颈部肿瘤范畴。

口腔颌面部肿瘤种类较多，软组织及骨均可累及。口腔颌面部结缔组织包括骨、淋巴组织、神经内分泌组织等发生的肿瘤与全身相应的肿瘤在病理学上表现一致。口腔颌面部特有的肿瘤和非常常见的肿瘤，主要包括唾液腺肿瘤、牙源性肿瘤和口腔癌等。

口腔颌面部肿瘤是影响口腔疾病患者健康的重要疾病之一，特别是恶性肿瘤极大地危害患者的生命和生存质量。对这些疾病进行正确的诊断，是进行正确、有效治疗的前提。口腔颌面部肿瘤的种类繁多，表现复杂，这些疾病基本上是根据其病理学特征进行分类的，因此口腔肿瘤正确诊断的主要依据是肿瘤的病理学表现。

（高 岩）

唾液腺多形性腺瘤病理（pathology of pleomorphic adenoma of salivary glands）

唾液腺多形性腺瘤是包膜情况不定的、以镜下结构的多形性而不是细胞的多形性为特征的肿瘤。又称混合瘤。组织学特点是上皮和变异的肌上皮成分与黏液样或软骨样成分的混合。多形性腺瘤是最多见的唾液腺肿瘤，可发生在大、小唾液腺。可发生于任何年龄，30~60岁最多见，女性稍多。也可发生在口腔邻近部位如鼻腔、鼻窦、咽部、皮肤、颈淋巴结和下颌骨中异位的腺体组织。肿瘤生长缓慢，无自觉症状。腮腺混合瘤多位于腮腺浅叶，表现为耳垂下方或耳屏前的肿物。70%的肿瘤可检测出细胞遗传学变化。

大体病理　肿瘤多为圆形或椭圆形，大小不一，可有完整包膜，但也可无包膜。较大的肿瘤多呈大小不等的结节状。肿瘤剖面多呈灰白或灰黄色，实性，可见剖面黏滑、呈半透明的区域，有的可见浅蓝色透明软骨样组织。肿瘤内可见出血和囊性变。

光镜下表现　由上皮成分、黏液样组织和软骨样组织以不同比例构成，使肿瘤的组织结构复杂，具有多形性的特点（图）。肿瘤上皮包括导管上皮细胞和变异肌上皮细胞。前者呈立方形或矮柱状，胞质微嗜酸，衬覆导管样结构的内层。管腔内有粉染的、PAS染色阳性物质。管腔大小不一。腺上皮有时也可表现为实性团块或索条状。变异的肌上皮细胞可表现为上皮样、梭形、浆细胞样或透明性，围绕导管样结构的外层以及成片分布，与黏液样和软骨样组织过渡。肿瘤的导管上皮细胞和肌上皮细胞均可发生鳞状化生、钙化、嗜酸性变等。

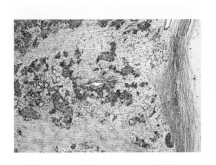

**图　唾液腺多形性腺瘤
（HE ×100）**
注：肿瘤中含上皮、黏液样组织及软骨样组织

免疫组化表现　导管细胞表达CK3、CK6、CK10、CK11、CK13和CK16；肌上皮细胞表达CK13、CK16和CK14、波形蛋白、S-100蛋白、平滑肌肌动蛋白、GFAP、调宁蛋白、CD10、P63。

（高 岩）

唾液腺肌上皮瘤病理（pathology of myoepithelioma of salivary glands）

唾液腺肌上皮瘤是由片状、岛样或条索状排列的具有肌上皮分化特点的细胞构成的良性唾液腺肿瘤。也称肌上皮腺瘤、良性肌上皮瘤。有学者认为肿瘤内也可以有少许有导管结构的区域。在唾液腺肿瘤中较少见。主要发生在腮腺，硬腭和软腭中的小唾液腺亦较常见。肿瘤通常为缓慢生长的无痛性肿块。

大体病理　肿瘤界限清楚，实性，直径通常小于3cm。剖面实性，褐色或黄褐色，有光亮。

光镜下表现　肿瘤可由梭形、浆细胞样、上皮样或透明细胞构成，可由一种或几种细胞类型构成。梭形细胞相互连接成束；浆细胞样细胞为多边形，细胞核偏中心，胞质嗜酸，其在小唾液腺肿瘤中更常见；上皮样细胞排列成巢或条索，肿瘤细胞圆形至多边形，细胞核位于细胞中央，有不等量的嗜酸性胞质。周围的间质可为胶原纤维性或黏液样。有些肌上皮瘤主要由透明的多边形细胞构成，这些细胞有丰富的透明的胞质（图），含有大量的糖原。肿瘤中可见一些黏液样区，但一般不形成软骨样组织。

超微结构改变　瘤细胞有肌上皮分化表现如肌微丝、致密体等。

免疫组化表现　瘤细胞通常为细胞角蛋白阳性，特别是CK7和CK14，梭形细胞表达平滑肌肌动蛋白、肌特异性肌动蛋白、调宁蛋白、S-100蛋白、神经胶质纤维酸性蛋白和平滑肌肌球蛋白重链也呈阳性。浆细胞样细胞和透明细胞可不表达肌上皮标志物。

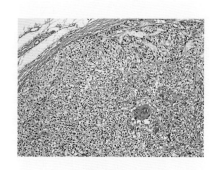

图 唾液腺肌上皮瘤
（HE ×100）
注：以透明细胞为主，可见局部鳞状化生

（高 岩）

tuòyèxiàn jīdǐxìbāo xiànliú bìnglǐ

唾液腺基底细胞腺瘤病理
（pathology of basal cell adenoma of salivary glands） 唾液腺基底细胞腺瘤是以基底样细胞为特征，缺乏多形性腺瘤中的黏液软骨样成分的唾液腺良性肿瘤。多数发生在大唾液腺，腮腺最常见，其次为下颌下腺。小唾液腺特别罕见。多数肿瘤为实性、界限清楚、活动的结节。通常较硬，但偶尔为囊性。膜性型（皮肤类似的肿瘤）可为多发性并且与皮肤圆柱瘤或毛发上皮瘤同时发生。肿物生长缓慢，多无痛。临床表现与多形性腺瘤无法区别。

大体病理 肿物较小，圆形或椭圆形，直径为 2~3cm，表面光滑，有完整包膜，与周围组织有清楚界限。剖面灰白至褐色，较细腻，可见大小不等的囊腔，囊腔内含褐色黏液样物。膜性型可有多中心或多结节生长。

光镜下表现 肿瘤细胞呈基底样，位于肿瘤巢、条索或梁的外围的细胞呈栅栏状排列，立方

或柱状、胞体小、细胞核深染、胞质少。位于细胞巢状、片状和梁状的中央的细胞较大，细胞界限不清楚，细胞核染色浅（苍白），可见嗜酸性核仁。少见情况下可见透明细胞变。根据肿瘤细胞的排列方式，可将该肿瘤分为实性型、管状型、小梁型、膜性型和筛状型（图）。

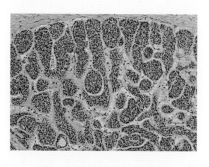

图 唾液腺基底细胞腺瘤
（HE ×100）
注：实性型

免疫组化表现 肿瘤细胞团或条索的外层细胞表达肌上皮抗原，内层细胞表达 CK，不表达肌上皮抗原。

特殊染色表现 肿瘤巢团或条索与纤维间质之间有基底膜相隔，PAS 染色阳性。

（高 岩）

tuòyèxiàn Wòxīnliú bìnglǐ

唾液腺沃辛瘤病理
（pathology of Warthin tumor of salivary glands） 唾液腺沃辛瘤是以柱状嗜酸细胞、基底细胞构成的囊性腺样或乳头状腺样结构，其间质含特征性淋巴样组织的唾液腺良性肿瘤。也称腺淋巴瘤、淋巴囊腺瘤、淋巴乳头状囊腺瘤。肿瘤可能来自于腮腺内淋巴结中的异位唾液腺导管上皮。沃辛瘤是唾液腺常见肿瘤，特别好发于腮腺，肿瘤的发生与吸烟关系密切。多数肿瘤表现为无痛性肿块，平均

2~4cm。肿瘤大小可有变化，特别是在进食时。

大体病理 为界限清楚的圆形至椭圆形肿块，可多发，呈部分囊性。囊腔可为小裂隙至数厘米的腔，含有透明的黏液样、乳白色或褐色液体。实性区常为褐色。

光镜下表现 肿瘤有包膜，囊性或实性。实性区由上皮和淋巴样成分构成。囊和裂隙的大小和形态不一，有伴淋巴样间质的纤维血管性中轴的乳头样结构突入。囊及乳头表面衬覆两层细胞，腔面细胞为高柱状、嗜酸性、细胞核大小一致，栅栏样排列；深部为一层较小的扁平或立方的基底细胞。胞质嗜酸性，不丰富。偶尔可见小的鳞状细胞灶、杯状细胞和皮脂细胞。间质由淋巴样组织构成，常见生发中心。囊内含嗜酸性分泌物（图）。

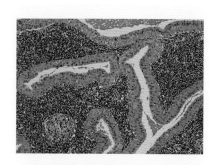

图 唾液腺沃辛瘤 （HE ×200）
注：双层上皮细胞和丰富的淋巴样组织

沃辛瘤为良性肿瘤，预后好。极个别病例可发生恶变，肿瘤的上皮和淋巴样成分均可能发生恶变。

（高 岩）

tuòyèxiàn shìsuānxìng xiànliú bìnglǐ

唾液腺嗜酸性腺瘤病理
（pathology of oxyphilic adenoma of salivary glands） 唾液腺嗜酸性腺瘤是由特征性含亮的嗜酸性颗粒性胞质的大上皮细胞（大嗜酸细胞）构成的唾液腺良性肿瘤。

又称嗜酸性腺瘤、嗜酸细胞腺瘤。为少见的良性肿瘤，占唾液腺肿瘤的1%，占唾液腺上皮性肿瘤的3%。腮腺是好发部位，少数发生于下颌下腺、腭、舌、颊。可多发。发病年龄多在60岁以上，50岁以前少见。患者无疼痛感，肿物生长缓慢，呈圆形或卵圆形，表面光滑，有时呈结节状，与皮肤和深部组织无粘连，局部可有囊性感。

大体病理　肿物呈圆形或卵圆形，直径为3~5cm，表面光滑或分叶状，偶见小结节状突起，有薄层完整包膜，中等硬度。剖面均质性，呈淡黄色、黄褐色或暗红色。偶见小囊腔。

光镜下表现　瘤细胞较大，呈圆形、多边形或立方形。细胞膜清晰，胞质丰富，其间充满嗜酸性细小颗粒，胞核中位，空泡状，有一个或多个核仁，偶见双核，这些细胞称为明细胞，是肿瘤的主要细胞；明细胞间可见一些核小而深染，胞质浓缩嗜伊红的细胞，称为暗细胞。瘤细胞排列呈团块或小梁状，偶见腺泡状或导管样。肿瘤间充质较少，可将肿瘤分隔成分叶状。间充质常见不等量的淋巴细胞，但不形成滤泡。

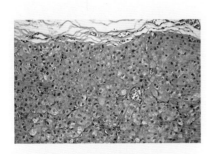

图　唾液腺嗜酸性腺瘤
（HE　×200）

注：肿瘤细胞含丰富的嗜酸性颗粒

超微结构改变　电子显微镜见瘤细胞内含大量线粒体，嵴变长并呈板层状结构。

免疫组化表现　肿瘤细胞强表达线粒体抗原。

特殊染色表现　肿瘤细胞呈磷钨酸苏木素阳性。

（高　岩）

tuòyèxiàn guǎnzhuàng xiànliú bìnglǐ
唾液腺管状腺瘤病理（pathology of canalicular adenoma of salivary glands）

唾液腺管状腺瘤是由排列成互相吻合的细条索的串珠样柱状上皮细胞构成的肿瘤。其间质水肿、细胞少而血管丰富。在中国是罕见的唾液腺良性肿瘤。好发于上唇，其次是颊，也见于大唾液腺，可多发。肿瘤表现为增大的结节，无症状。表面黏膜颜色正常，但在有些病例表现为蓝色。

大体病理　肿瘤界限清楚，直径在0.5~2.0cm，呈浅黄色至褐色。

光镜下表现　肿瘤可有纤维性包膜，但较小的肿瘤无包膜。较大腺瘤周围可见到多灶性、镜下才能识别的小腺瘤。肿瘤细胞分为两列，柱状或立方细胞交替排列，并且彼此分开较远，形成肿瘤的特征性小管状表现。紧密排列的细胞常呈珠子样表现。细胞核规则，无异形性，分裂象罕见。其间质具有特征性，细胞成分少，但有丰富的血管分布（图）。

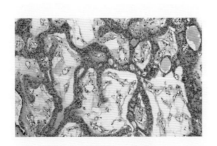

图　唾液腺管状腺瘤
（HE　×200）

注：肿瘤中紧密排列的细胞常呈珠子样

免疫组化表现　肿瘤细胞表达角蛋白、波形蛋白和S-100蛋白，不表达肌上皮抗原。

（高　岩）

tuòyèxiàn pízhīxiànliú bìnglǐ
唾液腺皮脂腺瘤病理（pathology of sebaceous adenoma of salivary glands）

唾液腺皮脂腺瘤是由大小和形态不规则的巢状排列的皮脂细胞构成的罕见的唾液腺肿瘤。唾液腺皮脂腺瘤占唾液腺肿瘤的0.1%。患者平均年龄57岁（2~90岁）。大小唾液腺均可发生。一般为无痛性肿块。

大体病理　肉眼肿瘤常有包膜或者界限清楚，肿物直径为0.4~6cm，颜色从灰白、粉白至黄灰、黄色。

光镜下表现　肿瘤由皮脂细胞巢构成，类似于不完全分化的皮脂小叶（图）。位于肿瘤细胞巢中央的细胞体积较大，有丰富的蜂窝状胞质。细胞界限清。细胞核较大，可见核仁。有的巢团中央为均质或丝网状嗜酸性物质。细胞巢周边部细胞胞质少，细胞体积较小。肿瘤中常伴有鳞状分化区。肿瘤间质为纤维性，局部可见组织细胞和异物巨细胞。

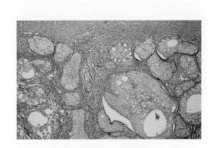

图　唾液腺皮脂腺瘤
（HE　×100）

注：皮脂细胞巢构成类似于不完全分化的皮脂小叶

免疫组化表现　表皮细胞生长因子在肿瘤细胞质、细胞膜表达阳性；表皮细胞生长因子受体在细胞膜表达阳性。细胞核表达雄性激素受体。

特殊染色表现 冷冻切片油红 O 染色阳性。

（高 岩）

tuòyèxiàn pízhī línbāxiànliú bìnglǐ

唾液腺皮脂淋巴腺瘤病理

（pathology of sebaceous lymphadenoma of salivary glands）唾液腺皮脂淋巴腺瘤是由不同大小和形态的皮脂细胞巢和导管及淋巴样间质构成的唾液腺良性肿瘤。其罕见。非皮脂淋巴腺瘤与皮脂淋巴腺瘤相似，但无皮脂细胞分化，也称淋巴腺瘤。患者年龄在 50~80 岁。多数发生在腮腺或腮腺周围。临床表现为无痛性肿块。

大体病理 肿瘤直径 1~6cm，通常有包膜。可以为实性、多囊性或单囊性。剖面呈黄色、黄白色至粉褐色或灰色。囊内常为皮脂样或奶酪样物质。

光镜下表现 肿瘤含大小不同的皮脂腺，夹杂以唾液腺导管，间质为弥漫的淋巴样组织。基底细胞、腺细胞、鳞状细胞和皮脂细胞呈实性巢状、梁状、条索状、腺样和管状排列（图）。肿瘤细胞巢和腺管样结构的外围为基底细胞。管腺内层为立方或低柱状细胞。皮脂细胞可独立构成细胞团或衬覆管、囊样结构。囊内含角化物和嗜酸性蛋白样物或皮脂样物。鳞状细胞常见角化。组织细胞、异物巨细胞炎症反应常见。所有肿瘤都有淋巴样间质，可见淋巴滤泡。淋巴细胞间质为 T、B 淋巴细胞混合物。

非皮脂淋巴腺瘤的上皮呈相互吻合的梁状或实性分叶状，周围有 PAS 染色阳性基底膜样物质围绕，或呈囊性扩张的腺样，腔内充以蛋白性物质，可见乳头样结构。衬覆导管、囊腔及乳头的细胞为立方状至柱状，有些区域有基底细胞，无皮脂细胞。淋巴样间质同皮脂淋巴腺瘤。

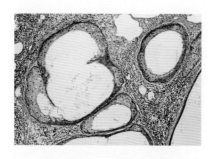

图 唾液腺皮脂淋巴腺瘤
（HE ×200）
注：腺管样结构内衬皮脂样细胞

特殊染色表现 冷冻切片皮脂细胞苏丹Ⅲ和油红 O 染色阳性。

（高 岩）

tuòyèxiàn dǎoguǎn rǔtóuzhuàngliú bìnglǐ

唾液腺导管乳头状瘤病理

（pathology of ductal papilloma of salivary glands）唾液腺导管乳头状瘤是罕见的局限在导管内的唾液腺导管原发性乳头状肿瘤。导管乳头状瘤为良性肿瘤，个别肿瘤可恶变。世界卫生组织分类中将导管乳头状瘤分为 3 种类型。

内翻性导管乳头状瘤 由口腔黏膜表面交界的唾液腺排泄管的基底样、表皮样细胞和柱状细胞向管腔内乳头状增生形成的肿瘤。发生在成人小唾液腺，下唇多见，其次见于颊、腭、前庭沟、口底。通常位于唾液腺导管的开口附近，黏膜表面常常有小的凹陷或扩张的小孔。无症状。

大体病理 常为实性黏膜下结节，个别的表现为乳头状、皱褶样、息肉样。直径通常小于 1.5cm。肿物界限清，呈实性或囊性，位于黏膜上皮下方。囊性时与表面相通。

光镜下表现 肿物位于黏膜固有层，借排泄管与表面上皮相连通，也可直接位于黏膜上皮以下。排泄管内的腺管上皮和鳞状上皮呈球根样、乳头状向管腔内增生，充斥于腔内，并且向黏膜固有层膨隆。细胞通常无角化。鳞状上皮的腔面侧可见柱状细胞、黏液细胞（图）。

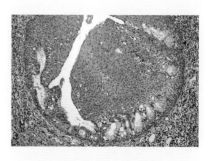

图 唾液腺内翻性导管乳头状瘤 （HE ×100）
注：管腔内充满增生的鳞状上皮细胞

导管内乳头状瘤 由排泄管内衬上皮向腔内的乳头状增生形成的肿瘤，导管囊性扩张。患者多大于 30 岁，大小唾液腺均可发生，是导管乳头状瘤中的多发者。肿瘤位于排泄管距离口腔上皮较远的水平。临床表现为小而无症状的黏膜下肿块。病程数月至数年。最大直径可达 2cm。

大体病理 常为界限清或有包膜的单囊性肿物，腔内有乳头状突起，完全或部分充填于扩张的排泄管或小叶间导管。囊腔含有碎的颗粒样组织和黏液。

光镜下表现 肿瘤位于扩张的唾液腺导管的内表面，偶尔可见排泄管与该导管腔相通。有许多分支的、细的纤维血管轴乳头突起自囊壁延伸至囊腔内。乳头表面衬覆 1~2 层大小一致、温和的立方或柱状细胞。偶尔有黏液细胞和皮脂细胞化生。病变的外侧有厚的纤维组织围绕。纤维性囊壁常常见炎症细胞浸润。

乳头状唾液腺瘤 由黏膜表面复层鳞状上皮外生性乳头状增生、深部唾液腺导管内生性腺瘤样增生而构成的肿瘤。成人患者多见，最常见于腭部等的小唾液腺。肿瘤直径 0.3~2cm。发生在唾液腺排泄管开口附近，界限清、生长缓慢。表现为黏膜表面的无痛性、外生性、乳头状肿块。

大体病理 外生性或疣状病变，界限清，直径在 0.3~2cm。

光镜下表现 肿瘤位于唾液腺导管在口腔黏膜的开口附近，有外生性和内生性成分。外生性部分为典型的乳头状瘤表现，乳头状伸展高出邻近黏膜表面，表面为分化好的角化性复层鳞状上皮，常见炎症细胞浸润。内生性部分由腺管或分支状、偶尔迂曲的导管构成，与外生性部分的乳头间的裂隙相连通。导管可扩张，导管内形成乳头。导管通常衬覆双层细胞，腔面细胞呈高柱状，基底部的细胞为立方或扁平状。间质常见炎症细胞浸润。

（高 岩）

tuòyèxiàn nángxiànliú bìnglǐ

唾液腺囊腺瘤病理 （pathology of cystadenoma of salivary glands）

唾液腺囊腺瘤是主要以多囊性生长、囊的内衬上皮常呈乳头状腺瘤样增生为特征的唾液腺肿瘤。内衬上皮少见情况下为黏液性。囊腺瘤少见，多发生在腮腺、下颌下腺；小唾液腺以唇、颊等多见。患者年龄分布广，平均年龄 57 岁。女性多见。肿瘤生长缓慢，无痛，界限清，发生于腮腺者可活动。发生在小唾液腺者直径通常小于 1cm。

大体病理 肿物为圆形或结节状，大小不等，中等硬度，局部有囊性感。剖面为灰白色或淡黄色，可见大小不等的囊腔，有的囊腔内有白色胶冻样物，囊腔内可有小的乳头突起。肿瘤有包膜或包膜不完整。

光镜下表现 肿瘤为多囊性、界限清（图）。囊及乳头状突起的上皮衬里表现不同，可为一列或数列立方细胞、柱状细胞、黏液细胞，少见情况下为扁平细胞，甚至是鳞状细胞。细胞核大小一致，核分裂罕见。立方细胞胞质嗜酸，胞核较大，有核仁；柱状细胞似沃辛瘤的柱状细胞；黏液细胞呈柱状、胞质透明，胞核多位于细胞的基部。上皮表面常为黏液细胞或柱状细胞，深面为数层立方细胞。各种细胞也可混合存在。囊腔常含嗜酸性物质，含散在的上皮细胞、炎症细胞和泡沫细胞。囊与囊之间为纤维组织。内衬上皮以黏液细胞为主时可称为黏液性囊腺瘤。嗜酸细胞囊腺瘤由单层或双层嗜酸细胞性上皮呈乳头状囊性增生而构成。

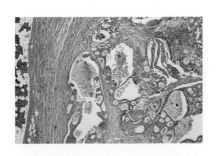

图 唾液腺囊腺瘤 （HE ×40）
注：肿瘤呈多囊性，衬覆乳头状增生的上皮

（高 岩）

tuòyèxiàn xiànpàoxìbāo'ái bìnglǐ

唾液腺腺泡细胞癌病理 （pathology of acinic cell carcinoma of salivary glands）

唾液腺腺泡细胞癌是至少有部分细胞有浆液性腺泡细胞分化，出现胞质内酶原颗粒，肿瘤中还含有唾液腺导管细胞的唾液腺恶性肿瘤。80%以上发生于单侧腮腺，偶见于双侧。其他病例见于小唾液腺、下颌下腺、颌骨内。女性多见。患者年龄 3~91 岁，平均 50 岁，约 16% 的患者年龄在 30 岁以下。平均病程 3 年。

大体病理 肿物为圆形或卵圆形，界限清或外形不规则，偶见结节状，大小不一。包膜大多数不完整。剖面呈灰白或浅粉红色，易碎，均质、坚实或柔软，偶见坏死区，可出现大的囊性变。

光镜下表现 瘤细胞的种类及生长排列方式多。典型病变由浆液性腺泡样细胞构成，最突出的特征是胞质内含丰富嗜碱性颗粒并具有圆形嗜碱性细胞核；此外还可见闰管样细胞、空泡细胞（部分胞质含大小不等的空泡，部分胞质淡嗜酸性）、透明细胞（胞质完全透明）和非特异性腺细胞（细胞界限不清，细胞核圆形，轻度增大、泡状，可出现细胞非典型性核分裂象）。肿瘤中可有多种细胞同时存在，以一种细胞为主。肿瘤有如下组织学类型：

实性型 占 50%，以腺泡样细胞为主，细胞排列呈腺泡状或片状（图）。可见轻度坏死、出血和钙化小体。可出现一些非特异性腺细胞、空泡细胞。

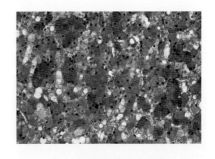

图 唾液腺腺泡细胞癌 （HE ×200）
注：片状排列的腺泡样细胞

微囊型 占30%，特点是显著的细胞空泡变和细胞间囊性变，呈特征性的格子样或多孔样。可见闰管细胞、腺泡样细胞和较多的空泡细胞。

乳头状囊性型 占5%，以闰管样细胞和空泡细胞为主，形成单个或多个较大的囊腔，囊腔面有增生的上皮，并形成乳头突入囊腔。乳头表面衬覆的细胞排列成墓碑样。

滤泡型 占15%，肿瘤细胞为立方状或矮柱状，形成类似甲状腺滤泡的结构，属闰管样细胞。滤泡内含嗜酸性蛋白样物质，类似于甲状腺滤泡中的胶状物。

肿瘤的大部分发生透明细胞变时称为透明细胞型。

超微结构改变 腺泡细胞含较多圆形、不同密度的胞质分泌颗粒。

免疫组化表现 淀粉酶只是偶尔阳性。癌细胞 CK、CEA 阳性。肌上皮细胞标志物阴性。

特殊染色表现 腺泡细胞胞质中含抗淀粉酶消化的 PAS 阳性颗粒。

(高 岩)

tuòyèxiàn niányè biǎopíyàng'ái bìnglǐ
唾液腺黏液表皮样癌病理
（pathology of mucoepidermoid carcinoma of salivary glands）

唾液腺黏液表皮样癌是由黏液细胞、中间细胞和表皮样细胞构成的上皮性恶性肿瘤。肿瘤细胞可具有柱状细胞、透明细胞和嗜酸细胞样细胞特点。30%~70%的肿瘤出现染色体易位 t（11；19）（q21；p13），导致形成 MECT1-MAML2 融合基因。是儿童和成人最常见的原发性唾液腺恶性肿瘤，年龄分布广，大小唾液腺均可发生。肿瘤多表现为实性、无痛性肿块。位于口腔内较表浅者可呈蓝红色、囊性。

大体病理 高分化者与混合瘤相似，无包膜或见假性包膜，一般直径不超过 5cm，剖面为灰白色或浅粉红色，有散在的小囊腔或有较大囊腔，腔内有淡黄色黏液，偶见血液。高度恶性者与癌相似，肿瘤无包膜，与周围组织之间无清楚界限，剖面灰白色，实性，囊腔极少。

光镜下表现 肿瘤含黏液样细胞、表皮样细胞和中间细胞。黏液样细胞为柱状或杯状，胞质泡沫状，胞核小，位于基部。表皮样细胞为多边形，可见细胞间桥，很少发生角化。中间型细胞似基底细胞，体积小，胞质少，核圆形，大小一致。此外尚可见体积较大的透明细胞，黏液染色阴性。嗜酸细胞呈不规则圆形，胞质内含嗜酸颗粒。不同类型细胞的比例和所形成的结构（包括囊腔）在肿瘤内和肿瘤间均有不同。肿瘤通常为多囊性伴实性成分，有时以实性成分为主。有些肿瘤有清楚的界限，但腺实质的浸润也很明显。世界卫生组织建议的组织学分级如表。

一般高分化型以黏液细胞和表皮样细胞为主，常形成衬覆黏液细胞的囊腔，囊壁可形成乳头，可见囊壁破裂而形成的黏液湖，中间细胞和表皮样细胞位于黏液细胞深部。低分化型以表皮样细胞和中间型细胞为主，排列成片或实性上皮团，黏液细胞较少，细胞非典型性核分裂多见，明显浸润周围组织。中分化型介于上述两型之间。

免疫组化表现 肿瘤细胞表达细胞角蛋白，黏液样细胞表达 CEA。

特殊染色表现 黏液细胞及囊腔内黏液 PAS、黏液卡红染色阳性。

表 黏液表皮样癌的组织学特点、分级的记分方式和评分方法

组织病理学特点	分值
囊性成分少于20%	2
神经侵犯	2
坏死	3
4 个以上的核分裂/10 个高倍视野	3
非典型性	4
肿瘤分级	分数
高分化（低度恶性）	0~4
中分化（中度恶性）	5~6
低分化（高度恶性）	≥7

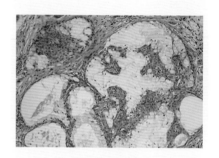

图 唾液腺黏液表皮样癌
（HE ×150）
注：高分化

(高 岩)

tuòyèxiàn xiànyàng nángxìng'ái bìnglǐ
唾液腺腺样囊性癌病理
（pathology of adenoid cystic carcinoma of salivary glands） 唾液腺腺样囊性癌是由上皮细胞和肌上皮细胞构成的、具有不同的形态学结构包括管状、筛状和实性型的基底样细胞肿瘤。约在 1/3 的肿瘤中存在染色体易位 t（6；9）（q21-24；p13-23），这个易位导致形成肿瘤融合基因 MYB-NFIB。是第二常见的唾液腺癌，最常累及腮腺、下颌下腺和小唾液腺。肿瘤可发生在所有年龄，中老年较多。无明显性别分布差

别，但发生于下颌下腺者多为女性。最常见的症状是缓慢生长的肿块以及随之相伴的疼痛。该肿瘤的血行转移率较高。其远期预后不佳，死亡率高。

大体病理 肉眼见肿瘤呈圆形或结节状，平均直径约 3cm，剖面为灰白色，多为实性，其间可见白色条纹间隔。肿瘤无包膜，常侵犯周围组织。

光镜下表现 肿瘤细胞形成团块，其间有大小不等的筛孔状腔隙，常围绕或侵犯神经和血管（图）。腺上皮细胞呈立方状或卵圆形，大小较一致，胞质少，核圆形，着色深，核分裂象少见，排列成管状。肌上皮细胞呈扁平状、梭形或不规则形，细胞核常有角。上述两种细胞可排列成多种组织结构，在同一肿瘤中常出现两种以上的排列方式，但以某一种类型为主。

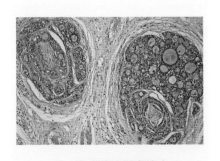

图 唾液腺腺样囊性癌
（HE ×100）
注：癌组织侵犯神经

腺样型（筛状型） 细胞形成大小不等的团块，其间有筛孔状囊样腔隙，与藕的断面相似。筛孔内有嗜酸或嗜碱性黏液样物质，呈网状，筛孔外周有基底膜样结构和肌上皮细胞。

管状型 肿瘤细胞排列呈小管状或索条状，小导管由 2~3 列细胞形成，管腔外围为肌上皮细胞，内层为腺上皮细胞。索条周围常为大量玻璃样变性的间充质。

实性型 形成大小不等的上皮团，团块中心可见坏死。此型细胞胞质少，嗜碱性，核分裂象较多，肿瘤团块间的间充质较少。

有时可见到腺样囊性癌伴高级别转化、与其他肿瘤一起形成杂交瘤的情况。

（高 岩）

tuòyèxiàn duōxíngxìng dīdù èxìngxiàn'ái bìnglǐ
唾液腺多形性低度恶性腺癌病理
（pathology of polymorphous low-grade adenocarcinoma of salivary glands） 唾液腺多形性低度恶性腺癌是以细胞学的一致性、形态学的多样性、浸润性生长、低转移潜能为特征的唾液腺上皮性恶性肿瘤。也称终末导管癌、小叶癌。在欧美国家是第二位常见的恶性唾液腺肿瘤，但在亚洲国家较少见。男女比例为 1∶2。患病年龄 16~94 岁，平均年龄 59 岁。约 60% 的病例发生在腭部，也包括颊、磨牙后、唇、舌等处。大唾液腺少见。肿瘤多为无痛性肿块。毛细血管扩张或表面黏膜溃疡偶见。

大体病理 肿瘤通常为实性、界限清、但无包膜的黄褐色分叶状结节，最大直径可达数厘米，平均 2.2cm。

光镜下表现 特征为细胞学的一致性、组织学的多样性及浸润性生长。肿瘤细胞小至中等大小，形态一致。有稍深染的、均一的核，核分裂和坏死不常见。明显的特征是形态结构的多样性，可表现的镜下结构是：小叶状；乳头或囊性乳头样（局部）；筛状，有时相似于腺样囊性癌；梁状或小导管样结构，内衬单层立方细胞。细胞形成旋涡状或靶环状，围绕血管或神经（图）。肿瘤细胞常形成单列状或溪流样。局部区域可见嗜酸性细胞、透明细胞、鳞状细胞或黏液细胞。间质可见黏液样变和玻璃样变区。肿瘤常侵袭邻近组织，无包膜。

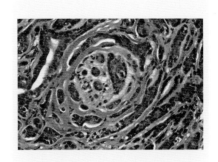

图 唾液腺多形性低度恶性腺癌 （HE ×200）
注：肿瘤细胞围绕神经纤维

免疫组化表现 肿瘤细胞表达细胞角蛋白、波形蛋白和 S-100 蛋白，部分细胞表达肌上皮标志物。

（高 岩）

tuòyèxiàn shàngpí-jīshàngpí ái bìnglǐ
唾液腺上皮-肌上皮癌病理
（pathology of epithelial-myoepithelial carcinoma of salivary glands） 唾液腺上皮-肌上皮癌是由导管上皮细胞和肌上皮细胞呈不同比例构成的恶性肿瘤。其特征是肿瘤形成内层衬覆上皮细胞，外层为透明的肌上皮细胞围绕的导管样结构。其占唾液腺肿瘤的 0.5% 以下。患者年龄在 8~103 岁。60%~80% 发生在腮腺，也见于下颌下腺、小唾液腺（腭部、舌、颊部最常见），舌下腺罕见。肿物生长缓慢，偶出现疼痛或面瘫。发生于小唾液腺者，可见黏膜溃疡。

大体病理 肿物呈分叶或结节状，可为多结节性肿物，平均直径 2~3cm。包膜不完整或无包膜，但常常有较清楚的界限，发生在小唾液腺者肿瘤界限不清。

剖面呈实性，灰白或灰黄色，可见囊性腔隙，其内可见出血灶和坏死。

光镜下表现 肿瘤团块中管状和实性区混合存在，可见乳头和囊性区。肿瘤呈浸润性生长。重要组织学表现是双层管状结构：内层为单列立方细胞，有致密的细颗粒状胞质，圆形、位于中心或基底部的细胞核；外层细胞可为单层或多层的多角形细胞，细胞界限清，胞质呈特征性透明状，细胞核为空泡状，稍偏中心（图）。肿瘤中可见完全由透明细胞构成的实性区或含较少的管样结构。肿瘤坏死少见。罕见情况下，肿瘤中可出现鳞状分化、梭形细胞以及肿瘤性导管内层细胞的嗜酸性变或透明细胞变。神经周和血管侵犯常见，也可发生骨侵犯。极少病例发生高级别转化。

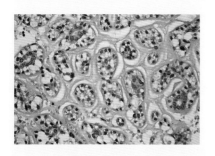

图 唾液腺上皮肌上皮癌
（HE ×200）
注：部分肿瘤细胞排列成双层管样

免疫组化表现 肿瘤导管内衬细胞表达 CK7、CK8、CK18 和 CK19。AE1/AE3 和 CAM 5.2 呈强阳性；肌上皮标志物（平滑肌肌动蛋白、HHF35、p63、调宁蛋白）可显示透明细胞成分。

特殊染色表现 管样结构由 PAS 阳性的透明的、嗜酸性基底膜样区围绕。

（高 岩）

tuòyèxiàn fēitèyìxìng tòumíngxìbāo'ái bìnglǐ

唾液腺非特异性透明细胞癌病理

（pathology of clear cell carcinoma, not otherwise specified, of salivary glands） 唾液腺非特异性透明细胞癌是单形性胞质透明的细胞构成的恶性上皮性肿瘤。也称透明细胞腺癌、玻璃样变透明细胞癌。组织学上不能归类于其他含透明细胞唾液腺肿瘤中。肿瘤常存在 EWSR1-ATF1 基因融合。较少见，多数发生在 50～80 岁，平均年龄 54.8 岁。2/3 发生在小唾液腺，主要为腭、舌根、口底、颊等处小腺体。患者通常无症状，有的引起表面黏膜溃疡，肿瘤固定不活动，一些腭部肿瘤可发生骨侵蚀。病程为数月至数年。

大体病理 肿瘤直径通常在 3cm 以下，界限不清，且浸润邻近唾液腺、黏膜等软组织以及骨和神经。剖面灰白色或呈瘢痕样。

光镜下表现 肿瘤无包膜，呈浸润性生长。肿瘤由圆形、多边形富含糖原的透明细胞构成，较腺泡细胞大。肿瘤细胞排列成巢状、片状、梁状，之间为致密的玻璃样变的胶原带分隔（图）。个别病例为黏液样间质。肿瘤细胞核位于细胞中央，有轻至中度多形性和不明显的核仁。分裂象少见。有时肿瘤细胞可有淡嗜酸性胞质。不存在导管结构。肿瘤中可以出现明显的淋巴样浸润，可见神经周侵犯。有些肿瘤有中等程度的细胞核多形性。

免疫组化表现 肿瘤细胞表达 CK5、CK6、CK7、CK8、CK14、CK17 和 CK18（CK20 除外），不表达肌上皮标志物。Ki67 指数一般低于 5%。

特殊染色表现 肿瘤细胞胞质 PAS 染色阳性，可以被淀粉酶消化。

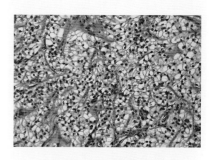

图 唾液腺非特异性透明细胞癌（HE ×200）
注：透明细胞呈片状

（高 岩）

tuòyèxiàn jīdǐxìbāoxiàn'ái bìnglǐ

唾液腺基底细胞腺癌病理

（pathology of basal cell adenocarcinoma of salivary glands） 唾液腺基底细胞腺癌是在细胞学和组织形态学上与基底细胞腺瘤相似，但呈浸润性生长并具有转移潜能，由基底样细胞构成的恶性肿瘤。其较少见，占唾液腺恶性肿瘤的 2.9%。90% 发生于腮腺，发生在小唾液腺者罕见。患者年龄分布广，多见于老年人，平均年龄 60 岁。表现为缓慢生长的无痛性肿物，偶有疼痛和敏感。有些患者同时患有皮肤附属器肿瘤。

大体病理 肿瘤大小不一，平均直径 2.7cm，呈结节状或不规则形。剖面呈实性，灰白色或褐色，偶有肿瘤为局部囊性。包膜常不完整或无包膜，呈浸润性生长。

光镜下表现 肿瘤由两种细胞构成，一种细胞较小，有深染的细胞核、胞质少；另一种细胞较大，多边形，胞质嗜酸或双嗜性，细胞核苍白色浅。肿瘤细胞的排列可分为 4 种类型：①实性型：最常见，较大肿瘤细胞融合成团，较小细胞位于细胞团的周边呈栅栏状（图）。中央的细胞可见鳞状化生或排列成星网状。②膜性型：肿瘤细胞团被 PAS 阳性物质围绕。③小梁型：肿瘤细胞呈条索状或带状，彼此吻合。④管状型：肿瘤细胞形成腺腔、假性腺腔或小的囊状裂隙。上述 4 种类型常可混合。与基底细胞腺瘤相比，细胞核质比例较高，核分裂较多，可见神经周、血管内浸润。每 10 个高倍镜视野 4 个以上的核分裂提示为恶性。

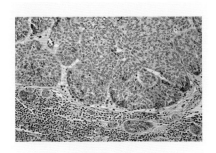

图　唾液腺基底细胞腺癌
（HE　×200）
注：肿瘤细胞排列成片

免疫组化表现　肿瘤细胞表达细胞角蛋白，S-100 蛋白常阳性，部分细胞表达肌上皮标志物。

（高　岩）

tuòyèxiàn-pízhīxiàn'ái bìnglǐ
唾液腺皮脂腺癌病理（pathology of sebaceous carcinoma of salivary glands）

唾液腺皮脂腺癌是由不同成熟程度的皮脂细胞构成的恶性肿瘤。主要发生在眶区特别是眼睑，如发生在眶外区，大小唾液腺均可发生，多数发生在腮腺。常表现为疼痛性肿块伴不同程度的面神经麻痹，偶尔固定于皮肤或与皮肤粘连。有些患者为无痛性肿块。

大体病理　肿瘤大小不等，剖面呈灰白、黄色或褐黄色，可有包膜，但常不完整。

光镜下表现　肿瘤由分化程度不等的皮脂腺样细胞组成，排列成巢状、片块状或条索状。肿瘤细胞团的外围细胞呈基底样，胞质少，细胞核圆形，位于细胞中央。肿瘤团中央的细胞体积较大，胞质透明呈空泡状，可见脂滴。肿瘤中可有导管结构和不同大小的囊性腔隙，衬覆不同分化层次的肿瘤细胞，腔内含嗜酸性物质。肿瘤中常见鳞状分化，罕见时有黏液细胞。细胞的非典型性程度不一，可见核分裂象。肿瘤坏死和间质纤维化常见。可见神经周侵犯（图）。

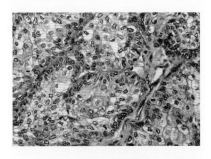

图　唾液腺皮脂腺癌
（HE　×300）
注：皮脂腺样细胞排列成巢状，可见多个核分裂

超微结构改变　上皮细胞可见桥粒、空泡细胞，胞质内含有脂滴。

免疫组化表现　肿瘤细胞表达细胞角蛋白，皮脂细胞表达 EMA 和嗜脂素。基底细胞和皮脂样细胞呈雄性激素受体阳性。

特殊染色表现　肿瘤细胞内含脂质，故苏丹Ⅲ或苏丹黑染色呈阳性。

（高　岩）

tuòyèxiàn pízhī línbāxiàn'ái bìnglǐ
唾液腺皮脂淋巴腺癌病理（pathology of sebaceous lymphadenocarcinoma of salivary glands）

唾液腺皮脂淋巴腺癌是皮脂淋巴腺瘤的癌变。也称癌在皮脂淋巴腺瘤中。是最罕见的唾液腺皮脂肿瘤，只有 3 例报道。均在 60～70 岁，2 例男性，1 例女性。发生在腮腺或腮腺淋巴结。患者有肿物病史，其中 2 例为 20 年。

大体病理　肿瘤呈黄褐色至灰色。

光镜下表现　肿瘤有部分包膜和局部浸润性，其中混杂有皮脂淋巴腺瘤灶，这些瘤灶与具有不同程度侵袭性的多形性癌细胞混合或邻近。恶性部分为皮脂癌至片状低分化癌区，伴有导管分化区、腺样囊性癌样区或上皮肌上皮癌区。可见肿物浸润神经、组织细胞聚集和异物巨细胞反应。皮脂淋巴腺癌部分无细胞多形性。

（高　岩）

tuòyèxiàn nángxiàn'ái bìnglǐ
唾液腺囊腺癌病理（pathology of cystadenocarcinoma of salivary glands）

唾液腺囊腺癌是以多囊性生长为主的并常见囊内乳头的恶性肿瘤。也称乳头状囊腺癌。无其他类型伴囊性生长的唾液腺肿瘤的病理学特点。较少见，大小唾液腺均可发生，腮腺最常见。患者年龄 20～86 岁，平均 59 岁，70% 以上大于 50 岁。多数表现为缓慢生长的肿物，无症状或偶有疼痛和溃疡，可发生面瘫。

大体病理　肿瘤大小不等，大多无包膜或包膜不完整，剖面呈粉红或灰白色，实性或有大小不等的囊腔，囊腔内可见有乳头状突起，囊内有豆渣样物或含透明至褐色、黏液等液体。有的剖面见出血坏死。

光镜下表现　肿瘤细胞形成囊状或腺样结构，大小不一的囊常相互连通，腔内有许多分支乳头突入，乳头表面及囊壁被覆的肿瘤细胞排列紊乱。乳头可含结缔组织轴。实性肿瘤区也可见到，可见局部坏死。衬覆囊腔的肿瘤细胞为单层或多层，细胞体积较大，胞质嗜酸，也可见柱状上皮、单层鳞状上皮和黏液细胞；胞核有不同程度的异形性，核分裂象多少不一。囊腔内可有脱落的肿瘤细胞、胆固醇结晶、红染的黏液。瘤组织可侵犯神经、血管等（图）。

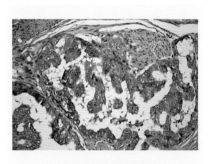

图 唾液腺囊腺癌
（HE ×200）
注：肿瘤细胞排列成乳头状，可见神经浸润

（高 岩）

tuòyèxiàn dīdù èxìng shāizhuàng nángxiàn'ái bìnglǐ
唾液腺低度恶性筛状囊腺癌病理（pathology of low-grade cribriform cystadenocarcinoma of salivary glands）

唾液腺低度恶性筛状囊腺癌是以囊性增生、囊内形成乳头或筛状结构，病灶外常围绕肌上皮的低度恶性唾液腺癌。也称低度恶性唾液腺导管癌。相似于乳腺的非典型性导管增生至微乳头状和筛状低度恶性导管原位癌。较少见，多数病例发生在腮腺，小唾液腺也可发生。女性多见。患者通常年龄较大。多表现为腮腺囊性肿瘤。

大体病理 肿瘤无包膜，表现为一至多个囊肿样病变。

光镜下表现 囊性病变伴随邻近的导管内上皮增生。囊肿内衬上皮为多层增生的小而温和的导管上皮细胞，形成纤细的、相互吻合的微乳头，或者疏松的筛状。细胞核染色质分散，有小核仁，细胞界限不清（图）。囊和导管的腔面细胞为柱状，胞质含PAS阳性分泌泡或细小的黄褐色色素。细胞核位于基底部，有多个细的缺口。管腔内有中性或嗜碱性黏液物质。大多数病例调宁蛋白免疫组化显示肌上皮围绕囊肿外周。个别病例（10%～20%）可见明确的间质浸润。

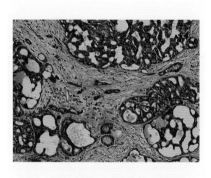

图 唾液腺低度恶性筛状囊腺癌（HE ×100）
注：肿瘤细胞形成疏松的筛状

免疫组化表现 肿瘤细胞S-100蛋白弥漫性强阳性。调宁蛋白或平滑肌肌动蛋白可显示肌上皮细胞围绕囊性腔隙，证实了肿瘤的导管内增生的特征。

（高 岩）

tuòyèxiàn niányèxiàn'ái bìnglǐ
唾液腺黏液腺癌病理（pathology of mucinous adenocarcinoma of salivary glands）

唾液腺黏液腺癌是由大的细胞外黏液湖和黏液湖内的肿瘤细胞团构成的罕见的恶性肿瘤。黏液成分通常占肿瘤的大部分。多发生在小唾液腺，腭部较常见。大唾液腺者以腮腺较多见。肿瘤多发生在50岁以上，平均年龄约65岁，男性稍多见。最常见的症状是无痛性肿物，口腔内发生者常见溃疡形成。

大体病理 肿物无包膜，表面可呈结节状，中等硬度。肿瘤直径多在2～4cm。剖面实性，可见似胶冻样区，肿物较大者可见出血。

光镜下表现 肿瘤细胞产生大量黏液，形成多个有粗大的胶原纤维间隔的黏液池，黏液成分占肿瘤的50%以上。肿瘤细胞往往被包埋在黏液中（图）。肿瘤细胞形态单一，可见细胞内黏液。细胞核从温和至高度多形性。分化较差者细胞核深染，核质比例大，异型性明显，核分裂易见。肿瘤细胞可以形成腺样、实性巢或单个细胞生长，飘浮在黏液池中，可见印戒样、腺泡样结构，神经周常受侵犯。偶见血管内瘤栓。

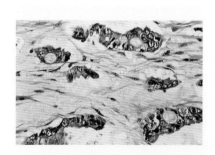

图 唾液腺黏液腺癌
（HE ×300）
注：肿瘤细胞被包埋中黏液中

超微结构改变 肿瘤细胞胞质含大量低密度黏液滴，也可见含致密电子核的浆黏液滴。

免疫组化表现 肿瘤细胞表达细胞角蛋白，不表达肌上皮标志物。

特殊染色表现 细胞内、外黏液为PAS、Alcin蓝和黏液卡红阳性。

（高 岩）

tuòyèxiàn shìsuānxìbāo'ái bìnglǐ

唾液腺嗜酸细胞癌病理（pathology of oncocytic carcinoma of salivary glands）

唾液腺嗜酸细胞癌是细胞形态学上为恶性的嗜酸细胞的增生所致的，有腺癌的结构特点、具有侵袭性的唾液腺肿瘤。嗜酸细胞癌可以原发，也可来自于多形性腺瘤恶变。嗜酸细胞瘤发生转移时，即使缺乏恶性细胞学形态也应诊断为癌。大小唾液腺均可发生，腮腺多见。患者年龄 25～91 岁，平均 60 岁。男女之比为 2：1。多数肿瘤生长缓慢，生长较快者可有局部疼痛或麻木、面瘫。肿物较硬，不活动，无明显界限。

大体病理　肿瘤无包膜，大小不等，质地较硬，呈浸润性生长。有些病例见不完整包膜。剖面实性，呈红褐色或灰褐色。可见区域性坏死。

光镜下表现　肿瘤细胞较大，为圆形或多边形，胞质呈嗜酸性细颗粒状。细胞核位于中央，常有大而不规则的核仁（图）。偶见细胞的非典型性不明显。核分裂散在，可见非典型性核分裂。肿瘤细胞排列成片状、梁状或腺泡状结构。神经周、血管受侵犯常见。可见多核细胞、局部坏死。肿瘤常广泛浸润正常腺体和周围组织。

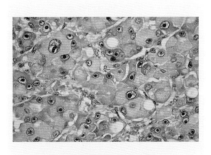

图　唾液腺嗜酸细胞癌
（HE　×400）
注：肿瘤细胞胞质含嗜酸性颗粒，核仁明显

超微结构改变　胞质内充满线粒体。

免疫组化表现　肿瘤细胞表达 CK、EMA、线粒体抗原。Ki67 指数常>5%。

特殊染色表现　肿瘤细胞质内颗粒 PTAH 或 BAAF 组织化学染色阳性。

（高　岩）

tuòyèxiàn dǎoguǎn'ái bìnglǐ

唾液腺导管癌病理（pathology of salivary duct carcinoma）

唾液腺导管癌是导管样细胞形成多灶性、囊性团块，常有粉刺样坏死和小的中、高度非典型性肿瘤细胞巢为特征的恶性肿瘤。其组织结构与乳腺的侵袭性导管癌极为相似。一般认为唾液腺导管癌的组织来源是唾液腺排泄管的储备细胞。典型者为新近发生的生长快速的肿瘤，其大小可变。偶有患者病史较长。大小唾液腺均可发生，80%～90%发生在腮腺。多见于 50 岁以上男性，肿瘤生长迅速，病期短。可出现疼痛、侵犯神经等症状。预后不佳。

大体病理　肿物多为圆形或结节状，大小不一、质地较硬，无包膜。剖面实性，呈褐色或灰白色，偶见囊腔形成，囊内为黏稠液体。通常明显侵犯周围组织，但偶尔有肿瘤较局限。可见坏死、钙化。

光镜下表现　肿瘤形成大小不同的圆形囊性或实体性肿瘤结节。小结节常为导管上皮增生形成筛状和乳头状结构（图）；大结节为不规则囊性，内衬上皮可呈顶浆分泌，常形成彼此连接成筛状的乳头突起。特征性表现是肿瘤细胞团中心的粉刺样坏死。大结节周围常见小的肿瘤巢。肿瘤细胞呈立方状或多角形，胞质多嗜酸性。细胞核染色质粗，核仁显著。有中等至明显的细胞多形性，核分裂多见。纤维性间充质常见玻璃样变性。神经和血管易受肿瘤侵犯。除典型的导管癌成分外，肿瘤还可出现一些亚型，包括肉瘤样型（可见多种肉瘤样成分）、富于黏液型（出现黏液腺癌区）和侵袭性微乳头型（出现小的桑葚样肿瘤细胞团）。

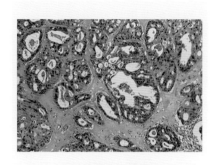

图　唾液腺导管癌
（HE　×200）
注：导管上皮增生形成筛状和乳头状结构

免疫组化表现　多数肿瘤表达大囊病液体蛋白 15、HER-2 和雄性激素受体。

（高　岩）

tuòyèxiàn fēitèyìxìngxiàn'ái bìnglǐ

唾液腺非特异性腺癌病理（pathology of adenocarcinoma, not otherwise specified, of salivary glands）

唾液腺非特异性腺癌是有导管分化，但在组织学上不能归入其他已知癌的类型的恶性唾液腺肿瘤。约占唾液腺癌的 15%。一般认为唾液腺的非特异性腺癌来自于排泄管基底细胞。大唾液腺中 90%发生在腮腺；小唾液腺依次发生在腭、颊、口底和唇部。有些病例有疼痛。常固定，不活动。有的生长迅速，出现麻木、面瘫等症状。发生在腭部者可破溃，并侵犯骨组织。

大体病理　肿瘤大小不一，界限不清。剖面呈实性，褐色至灰白色，出血和坏死灶常见。

光镜下表现 肿瘤细胞可为立方、柱状、多边形、透明、黏液样、嗜酸细胞样和皮脂细胞样等。细胞排列也是各种各样，特点是不同程度地形成腺样或导管结构（图），浸润周围组织。除导管结构外，还可见实性、乳头、囊性、筛状、条索状和梁状等结构，常混合存在。肿瘤坏死、神经周侵犯及淋巴结转移常见。间质多少不等。根据导管形成、非典型性程度、核分裂数和肿瘤坏死等情况，可将其分成低、中和高级别。高级别者导管形成少，多数病例为高级别。

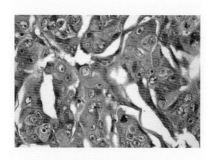

图 唾液腺非特异性腺癌
（HE ×400）
注：部分肿瘤细胞排列成腺管样

免疫组化表现 肿瘤细胞通常表达全角蛋白，不表达肌上皮标志物。

（高 岩）

tuòyèxiàn jīshàngpí'ái bìnglǐ

唾液腺肌上皮癌病理（pathology of myoepithelial carcinoma of salivary glands） 唾液腺肌上皮癌是全部或几乎全部由肌上皮分化的细胞构成的唾液腺恶性肿瘤。有人认为肌上皮癌应该完全由肌上皮细胞构成，而有人认为可有少于5%的含导管区域。占唾液腺肿瘤的0.1%~0.5%。最常见于腮腺和腭部小腺体。患者年龄14~81岁，平均55岁。肿物缓慢

增大，少数病例可有疼痛。病期长短不一。肿瘤大小不等，早期类似于多形性腺瘤，较大时，在腭部可破溃，在腮腺可发生面瘫。有些肿物有近期生长加快的表现。

大体病理 发生在大唾液腺者常有不完整包膜，而发生在小唾液腺时无包膜。多呈结节状，质软至较韧，剖面为实性，呈灰白乃至褐色，有些可见明显的胶冻样区。有时见出血、坏死和囊性变。

光镜下表现 多数肿瘤呈多结节样浸润性生长，并伸出舌样突起向周围组织扩展，结节中心常见坏死（图）。肿瘤细胞可分为上皮样细胞、透明细胞、浆细胞样细胞和梭形细胞。多数肿瘤以一种细胞类型为主，可根据这种细胞命名肿瘤的亚型。混合细胞型也可见到。肿瘤细胞常见鳞状化生。细胞的多形性程度和核分裂数均有不同，也可见神经周或血管淋巴管侵犯。间质常见玻璃样变或为黏液样。

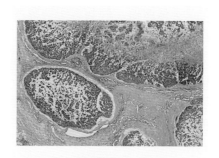

图 唾液腺肌上皮癌
（HE ×100）
注：肿瘤结节中心坏死

超微结构改变 肿瘤细胞含肌上皮分化如胞质致密体、中间丝、细胞外基底膜物质、连接复合体，但肌动蛋白丝很少。

免疫组化表现 肿瘤细胞表达CK和至少一种肌上皮标志物如平滑肌肌动蛋白、调宁蛋白和

CD10。

（高 岩）

tuòyèxiàn'ái zài duōxíngxìng xiànliú zhōng bìnglǐ

唾液腺癌在多形性腺瘤中病理（pathology of carcinoma expleomorphic adenoma of salivary glands） 唾液腺癌在多形性腺瘤中是来自于多形性腺瘤的上皮性恶性肿瘤。大小唾液腺均可发生，多见于腮腺、腭腺、下颌下腺。患者年龄50~60岁。病程长短不一，可为存在多年的肿物生长突然加快，伴有疼痛、面瘫。肿物硬、固定、侵犯深部组织；皮肤或黏膜可发生破溃。少数患者也可自开始即表现为恶性肿瘤的特征。多数病例是原发性肿瘤恶变。少数来自于多形性腺瘤复发后。

大体病理 肿瘤一般直径可达5cm以上，形状不规则，表面呈结节状，可有部分包膜，部分侵入邻近组织。良性部分剖面为乳白色或灰白色，组织致密，富有弹性。癌变部分呈污灰色或鱼肉状，组织松软易碎。个别肿瘤可有完整包膜。

光镜下表现 多数病例可见到部分良性多形性腺瘤结构，另一部分可见到各种唾液腺癌的成分（图）。后者细胞有明显的异形性，核深染、可见核分裂象，呈浸润性生长。瘤组织坏死常见。癌的组织类型可表现为多种多样，多为低分化的。最多见的是非特异性腺癌和唾液腺导管癌。恶变成分为肌上皮癌者的恶性程度也较高，容易复发。世界卫生组织建议，对多形性腺瘤恶变应再分为非侵袭性（恶变位于包膜内）、微侵袭性（恶性成分侵入包膜外≤1.5mm）和侵袭性（肿瘤侵入邻近组织的深度>1.5mm），与患者的预后相关。

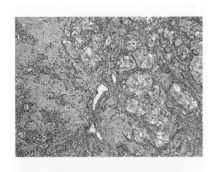

图 唾液腺癌在多形性腺瘤中
（HE ×200）
注：左侧为多形性腺瘤结构，右侧
为癌变区

（高 岩）

tuòyèxiàn'ái ròuliú bìnglǐ

唾液腺癌肉瘤病理（pathology of carcinosarcoma of salivary glands）

唾液腺癌肉瘤是癌与肉瘤成分混合构成的唾液腺恶性肿瘤。曾归类于癌在多形性腺瘤中，2005 年世界卫生组织分类中将其独立分类，罕见。常为突发的疼痛性肿块，生长较快，有时伴面神经麻痹。溃疡也较常见。部分病例有多形性腺瘤或多形性腺瘤复发的病史。有的病例发生在多形性腺瘤放射治疗后。

大体病理 肿瘤一般直径大于 3cm，无包膜，浸润周围组织，有时呈界限较清的分叶状肿块。剖面呈灰白色，肿瘤内钙化、坏死和出血常见。

光镜下表现 有多形性腺瘤病史者可见多形性腺瘤结构。不见任何多形性腺瘤成分者称为原发性癌肉瘤。癌成分可为各种唾液腺癌，肉瘤成分最多见的是软骨肉瘤、骨肉瘤、纤维肉瘤等，常以肉瘤成分为主，癌与肉瘤成分相互混杂，也有两者相邻的排列方式。同一肿瘤中有多种癌成分或者多种肉瘤成分混杂的现象并不少见。

免疫组化表现 癌成分除表达上皮性抗原外，还可能表达 S100、波形蛋白。肉瘤成分表达波形蛋白，也常表达 S100 蛋白。还可表达平滑肌肌动蛋白和 p63。偶见肉瘤成分表达 CK。癌和肉瘤成分有时会有抗原表达的重叠。

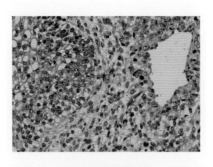

图 唾液腺癌肉瘤
（HE ×300）
注：低分化癌（左侧）和低分化肉瘤（右侧）

（高 岩）

tuòyèxiàn zhuǎnyíxìng duōxíngxìng liú bìnglǐ

唾液腺转移性多形性瘤病理（pathology of metastasizing pleomorphic adenoma of salivary glands）

唾液腺转移性多形性瘤是罕见的、组织学上表现为良性却发生转移的多形性腺瘤。转移机制不清，可能包括被动性和主动性。患者平均年龄 33 岁，绝大多数有多形性腺瘤病史，转移前常有肿物复发。原发肿瘤的确诊时间与发生转移的时间间隔为 3 ~ 52 年；最常见的转移部位是骨、头颈部和肺。同一患者可出现多部位转移。多数患者因转移部位症状就诊，部分病例是偶尔发现的。

大体病理 转移瘤多为类圆形肿物，有的呈结节样外观。剖面为实性、灰白色。有包膜或者界限清。

光镜下表现 转移瘤为良性多形性腺瘤的表现，黏液软骨样组织丰富，无恶性肿瘤特点。常

有局部包膜不完整、伪足样结节、卫星结节。转移瘤的组织学亚型可能与原发性不同，多为富于细胞性或者以肌上皮细胞为主。有的转移灶核分裂较原发灶多，也可出现一定的细胞核的异形性。

（高 岩）

tuòyèxiàn línzhuàngxìbāo'ái bìnglǐ

唾液腺鳞状细胞癌病理（pathology of squamous cell carcinoma of salivary glands）

唾液腺鳞状细胞癌是表皮样细胞构成的原发性恶性上皮性肿瘤。诊断只限于大唾液腺，因为小唾液腺的鳞状细胞癌实际上不能与来自黏膜者区别。应与转移性鳞状细胞癌鉴别。主要发生于腮腺。50 ~ 70 岁男性较多见。肿物生长较快，病期短，多在半年以内，无症状或伴有疼痛。腮腺肿瘤多出现面瘫，皮肤表面可出现溃疡，呈浸润性生长，界限不清。常发生区域淋巴结转移。

大体病理 肿瘤形态不规则，质地较硬，无包膜，与周围组织无界限。剖面为实性、灰白色，易碎。

光镜下表现 其表现与黏膜发生的鳞状细胞癌相同。有时可见唾液腺导管的原位癌样的改变。浸润癌为增生的鳞状上皮团块，细胞大小不等，有核浓染及核分裂象，有的细胞巢可见角化珠或细胞间桥。肿瘤也有高、中及低分化。原位导管异常增生有助于原发性鳞状细胞癌诊断的确立。

（高 岩）

tuòyèxiàn xiǎoxìbāo'ái bìnglǐ

唾液腺小细胞癌病理（pathology of small cell carcinoma of salivary glands）

唾液腺小细胞癌是以胞质少、核染色质细腻、核仁不明显、体积小的间变性细胞为特征的恶性上皮性肿瘤。也

称燕麦细胞癌、低分化神经内分泌癌、小细胞未分化癌等。其与身体其他部位小细胞癌相似，在唾液腺罕见。可能来自唾液腺闰管的储备细胞或干细胞。多发生于腮腺及腭部。患者年龄多见于40~70岁。肿瘤生长迅速，病期短。肿瘤呈浸润性生长，可引起开口受限，常伴面瘫及颈淋巴结肿大，部分患者出现远处转移。

大体病理　肿瘤形态不规则，大小不一。界限不清，质地较硬。剖面为实性、灰白色，出血和坏死常见。

光镜下表现　肿瘤细胞的体积类似于淋巴细胞或稍大，呈圆形或卵圆形，胞质少、嗜酸性，偶尔可见梭形细胞和较大的多边形细胞。核浓染，染色质均匀分布，呈细颗粒至粗块状。核仁不明显。核分裂可以很多。肿瘤细胞排列成片状、梁状和巢状（图）。纤维性间质数量不等。有些肿瘤有区域性导管分化、鳞状分化。肿瘤可侵犯血管和神经。

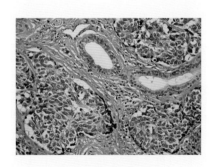

图　唾液腺小细胞癌
（HE　×300）
注：肿瘤细胞的巢状排列

超微结构改变　约1/3的小细胞癌中有膜包绕的神经内分泌颗粒。

免疫组化表现　肿瘤细胞至少表达一种神经内分泌标志物如嗜铬素A、突触素、CD57、CD56

和神经丝。多数小细胞癌呈细胞角蛋白阳性，常为特征性的核旁点状反应。

（高　岩）

tuòyèxiàn dàxìbāo'ái bìnglǐ
唾液腺大细胞癌病理（pathology of large cell carcinoma of salivary glands）
唾液腺大细胞癌是由胞质丰富的多形性细胞构成的、无其他类型肿瘤特征的高度恶性肿瘤。包括唾液腺大细胞神经内分泌癌，十分罕见。可能来自于闰管细胞或者肌上皮细胞，也有人认为可能来自于导管上皮干细胞的异常分化。大小唾液腺均可发生，腮腺多见。平均年龄56岁。肿瘤生长快、病期短，呈浸润性生长，皮肤浸润和溃疡常见。1/3患者有疼痛或压痛，就诊时50%以上患者有颈淋巴结肿大，偶有进行性面神经麻痹表现。

大体病理　肿瘤通常较大，大小1.5~10cm。通常界限不清，剖面为实性、灰白色，坏死和出血易见。常明显侵犯邻近组织。

光镜下表现　肿瘤细胞约为小细胞癌细胞的2倍。胞质丰富、嗜酸或双嗜性，偶尔透明。细胞界限清。细胞核呈圆形、椭圆形、多边形或梭形，核仁明显，染色质粗，呈泡状分布（图）。核质比例中等或较低。核分裂象易见。肿瘤细胞排列成片状、梁状或细索状。纤维血管性间质可发生玻璃样变性。有些肿瘤细胞有玫瑰花环样和细胞团外周细胞栅栏样排列的特点。肿瘤中也可出现梭形细胞和瘤巨细胞。可见出血、坏死、血管和神经周侵犯。

超微结构改变　肿瘤细胞偶有鳞状和腺样分化，肿瘤细胞内可含神经内分泌颗粒。

免疫组化表现　肿瘤细胞表

达细胞角蛋白等，但CK20阴性。肿瘤可表达神经内分泌标志物。Ki67标记指数常高于50%。

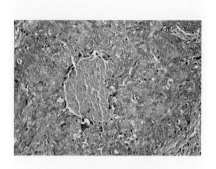

图　唾液腺大细胞癌
（HE　×300）
注：肿瘤细胞体积大，核仁明显

（高　岩）

tuòyèxiàn línbāshàngpí'ái bìnglǐ
唾液腺淋巴上皮癌病理（pathology of lymphoepithelial carcinoma of salivary glands）
唾液腺淋巴上皮癌是伴明显的非肿瘤性淋巴浆细胞浸润的未分化癌。与鼻咽癌一样，唾液腺淋巴上皮癌与EB病毒感染有关。患者平均年龄44岁，大小唾液腺均可发生，多见于腮腺、下颌下腺和小唾液腺。表现为腺体肿胀，伴或不伴疼痛。晚期肿瘤可与深部组织或皮肤固定，引起面神经麻痹。就诊时可有广泛颈淋巴结累及。

大体病理　肿瘤大小不一，呈多结节表现，有局部包膜或者浸润周围组织。剖面为实性，灰白、灰黄至灰褐色。可有出血灶、坏死灶。

光镜下表现　肿瘤可以呈小叶状或者为弥漫性。肿瘤细胞呈多边形或轻微的梭形不等。胞质双嗜性或弱嗜酸性，胞核大、泡状，常有明显的核仁（图）。肿瘤细胞聚集成各种不规则形状。间质含大量淋巴细胞、浆细胞，常浸润至肿瘤细胞团中，淋巴滤泡常见。癌组织浸润性生长。胶原性间质的量多少不等。核分裂、坏死易见。局部鳞状分化偶见。少数肿瘤同时伴有淋巴上皮性唾液腺炎。

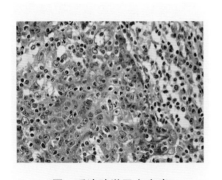

图　唾液腺淋巴上皮癌
（HE　×400）

注：肿瘤细胞胞核大、泡状，有明显核仁

超微结构改变　肿瘤细胞有鳞状分化特点。

免疫组化表现　肿瘤细胞表达细胞角蛋白和上皮膜抗原。p53蛋白阳性，Ki67 指数高。原位杂交显示 EB 病毒 DNA 阳性。

（高岩）

chéngxiánxìbāoliú bìnglǐ

成涎细胞瘤病理（pathology of sialoblastoma）

成涎细胞瘤是重现原始唾液腺始基结构、具有潜在侵袭性的、先天性或围生期婴儿发生的罕见唾液腺肿瘤。多数肿瘤为先天性或出现在生后不久。男性腮腺、下颌下腺多见。有的病例伴发肝母细胞瘤、先天性痣如器官样痣和皮脂腺痣。个别病例在出生前超声检查时即被诊断。多数表现为颊部或下颌下区肿块。皮肤可发生溃疡。X 线片示肿瘤为膨胀性分叶状肿物。

大体病理　肿瘤为大小不一的单个结节或呈多结节性。常常有部分包膜，可有局部的浸润性生长。剖面为实性、黄白色，偶有出血、坏死区。

光镜下表现　肿瘤细胞呈基底样，胞质少，核圆形或椭圆形，可有核仁，核染色质细。也可见有粉红色胞质的立方性上皮细胞。有的肿瘤细胞大小一致，分裂象少；也有的分裂象较多，细胞核多形性较明显，有坏死，浸润血管、神经及周围组织等。肿瘤细胞形成实性、多结节的巢状和片状，可形成导管样结构、蕾状结构和实性器官样巢，周围细胞可呈栅栏状，类似基底细胞腺瘤。肿瘤邻近的腺体组织有发育异常改变。

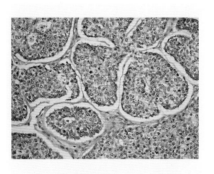

图　成涎细胞瘤　（HE　×200）
注：肿瘤细胞巢状排列，核分裂较多

（高岩）

chéngyòuxìbāoliú bìnglǐ

成釉细胞瘤病理（pathology of ameloblastoma）

成釉细胞瘤是具有类似于牙发育过程中成釉器组织形态特点的牙源性良性肿瘤。部分肿瘤有局部侵袭性生长特点。是最常见的牙源性肿瘤。大多数发生在颌骨内，可分为实性型或多囊型成釉细胞瘤和单囊型成釉细胞瘤；少数发生在颌骨外，称为外周性成釉细胞瘤。具有良性的组织学表现的成釉细胞瘤发生转移者称为转移性成釉细胞瘤。多数成釉细胞瘤好发于下颌骨，促结缔组织增生型成釉细胞瘤好发于上颌前部。发病年龄实性型平均 40 岁，促结缔组织增生型平均 51 岁，而单囊型平均 25 岁。肿瘤多缓慢生长，无自觉症状。肿瘤可导致面部畸形、牙松动等。

大体病理　实性型肿瘤大小不一，剖面常见有囊性和实性两种成分，实性区和多处囊腔相间杂。囊腔内含黄色或褐色液体，实性区呈灰白色；单囊型可表现为壁薄的囊腔，有的可见囊壁有结节向囊内突出，结节可大可小，也有的囊壁较厚；促结缔组织增生型呈实性，质地韧，剖面有砂砾感。

光镜下表现　共同的组织学特征是由柱状或立方状分化的类似于成釉器内釉上皮的细胞和星网状细胞构成肿瘤细胞团或条索，其外层为柱状细胞，内为星网状细胞。

成釉细胞瘤的基本组织型有如下两种。①滤泡型：肿瘤细胞排列成团块状，与结缔组织有基底膜相隔。外层细胞为高柱状，细胞核远离基底膜。团块内部为星网状细胞，细胞间隙大，有突起相互连接（图 1）；②丛状型：肿瘤细胞呈细条索状并且互相吻合成网状。外层为柱状、立方或扁平细胞，有时可见核远离基底膜；内层细胞为星网状。

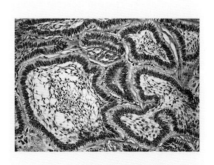

图 1　滤泡型成釉细胞瘤
（HE　×200）

基本型中常发生的组织变异有如下几种。①肿瘤细胞团中可发生鳞状化生并有角化珠形成，广泛的鳞状化生者可称为棘皮瘤型成釉细胞瘤。②肿瘤细胞发生颗粒样变性，细胞体积大，核小常偏位，胞质内含嗜酸性颗粒者，可称为颗粒细胞型成釉细胞瘤。③肿瘤间质较多而肿瘤上皮部分很少者，称为促结缔组织增生型成釉细胞瘤，常浸润骨小梁。④肿瘤细胞以基底样细胞为主，柱状及星网状细胞分化不明显者，可称为基底细胞成釉细胞瘤。⑤肿瘤内出现广泛的角化并伴有乳头状增生时称为角化成釉细胞瘤或乳头状角化成釉细胞瘤。

单囊型成釉细胞瘤　肿瘤形成囊腔，其生物学特性与一般的成釉细胞瘤不同。可分为以下 3 种类型：①囊腔上皮衬里部分呈立方状或柱状，基底细胞核浓染，核排列成栅栏状，胞质有空泡变性，上皮下可见带状玻璃样变区。有时基底细胞浅层细胞呈星网状细胞样分化（图 2）。②囊腔上皮衬里与第一种相似，但局部衬里上皮形成结节突入囊腔，结节中有丛状牙源上皮，与丛状成釉细胞瘤形态相似，称之为丛状型单囊性成釉细胞瘤。③囊壁纤维组织中有典型的丛状或滤泡性成釉细胞瘤浸润，也称为壁性成釉细胞瘤。多个部位的取材对确定壁性成釉细胞瘤非常必要。

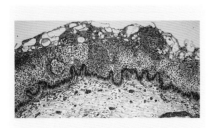

图 2　单囊型成釉细胞瘤
（HE　×100）

外周型成釉细胞瘤　是发生在软组织的成釉细胞瘤，起源于口腔黏膜基底细胞。形态同一般成釉细胞瘤。

（高 岩）

yáyuánxìng línzhuàngxìbāoliú bìnglǐ
牙源性鳞状细胞瘤病理 （pathology of squamous odontogenic tumor）　牙源性鳞状细胞瘤是由分化良好的鳞状上皮和纤维间质构成的、具有局部浸润性的牙源性肿瘤。罕见，患者年龄 8~74 岁，平均为 38.7 岁。男女患者比例为 1.4：1。下颌比上颌多见。患者可能出现牙松动、局部疼痛、牙龈肿胀、骨膨隆或轻度的牙龈出血。X 线片示为相邻牙根间的单房或三角形的透射影。外周型肿瘤可造成下方骨组织的浅碟状吸收，是肿瘤膨胀压迫的结果。为良性肿瘤。有些病例具有局部浸润生长能力，但术后很少复发。

大体病理　病变区骨皮质膨隆，剖面呈实性。

光镜下表现　由形态大小不等、分化良好的鳞状上皮岛构成。上皮岛呈类圆形及椭圆形，也可呈不规则形或条索状，其外周为低柱状或扁平的上皮细胞。上皮岛中心可形成微囊。个别上皮岛内可含有钙化物。间质为成熟的结缔组织。

（高 岩）

yáyuánxìng gàihuà shàngpíliú bìnglǐ
牙源性钙化上皮瘤病理 （pathology of calcifying epithelial odontogenic tumor）　牙源性钙化上皮瘤是以肿瘤内出现淀粉样物质并可发生钙化为主要特征的、有局部侵袭性的牙源性上皮性肿瘤。约占牙源性肿瘤的 1%，患者年龄 20~60 岁，平均年龄 49 岁。多数发生于骨内，6% 发生于骨

外。下颌与上颌的发病比例为 2：1。颌骨的任何部位均可受累，但更好发于双尖牙、磨牙区。外周型牙源性钙化上皮瘤通常发生于前部牙龈。少数肿瘤可恶变。

大体病理　剖面为实性，伴不同程度的钙化，无囊性变。

光镜下表现　肿瘤由纤维间质和多边形上皮细胞岛及团片构成。肿瘤细胞界限清、胞质嗜酸，有明显的细胞间桥。细胞核常呈多形性，但核分裂象罕见。肿瘤细胞内及肿瘤团片中央或其外周，可见嗜酸染色的、均一的红染的淀粉样物，并常以同心圆的方式发生钙化。无钙化的肿瘤在骨外型中更常见。上皮岛中还可见含糖原的透明细胞，在有些肿瘤中透明细胞成为主要成分。部分肿瘤可表现为含较多朗格汉斯细胞的小的鳞状上皮团和条索、球形细胞外淀粉样物。少数病例与牙源性腺样瘤合并存在。

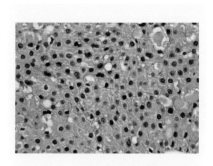

图　牙源性钙化上皮瘤
（HE　×400）

注：肿瘤细胞间桥明显，局部见淀粉样物质

免疫组化表现　小细胞团和条索内的朗格汉斯细胞表达 CD1a 和 S100 蛋白。

特殊染色表现　淀粉样物刚果红染色及硫代黄素 T 荧光染色阳性。

（高 岩）

牙源性腺样瘤病理

yáyuánxìng xiànyàngliú bìnglǐ

牙源性腺样瘤病理（pathology of adenomatoid odontogenic tumor）　牙源性腺样瘤是被成熟的结缔组织包绕的、形成多种组织结构如腺管样和玫瑰花样结构并伴钙化的牙源性上皮性良性肿瘤。其特征为缓慢的、渐进性生长。肿瘤多发生在颌骨内，发生在颌骨外时表现为牙龈肿物，为外周型。90%的患者年龄小于30岁，一半以上的病例发生在十几岁。女性的上颌尖牙区多见。患者多无症状。肿瘤生长造成皮质骨膨隆时，可触及骨样硬度的肿块，无痛或有轻度疼痛，可造成相邻牙的移位。X线片上可能很像含牙囊肿，但透射影中存在孤立的阻射团块。

大体病理　肿瘤一般较小，包膜完整。剖面为实性或囊性，含淡黄色或血性液体，囊壁上可见小结节，囊内有时含有未萌出牙。

光镜下表现　肿瘤中上皮细胞为梭形细胞或立方状细胞，排列成团块、片状或条索状。在相对排列的两排柱状上皮细胞间，可见到嗜酸性物质，即所谓的玫瑰花样结构。在上皮细胞间及玫瑰花结样结构的中心可见嗜酸性的无结构物质（肿瘤小滴）。有时上皮细胞呈鳞状分化。突出的特征是柱状细胞围成导管样结构，细胞核远离腔面（图）。此管样结

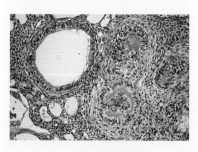

图　牙源性腺样瘤
（HE　×200）
注：导管样结构和花环样结构

构非真性腺管。肿瘤中可见发育不良的或钙化的骨样牙本质。

（高　岩）

牙源性角化囊性瘤病理

yáyuánxìng jiǎohuà nángxìngliú bìnglǐ

牙源性角化囊性瘤病理（pathology of keratocystic odontogenic tumor）　牙源性角化囊性瘤是良性、单囊或多囊的、发生于骨内的牙源性肿瘤。曾称牙源性角化囊肿，世界卫生组织工作组建议使用牙源性角化囊性瘤这一名称以更好地反应其性质为肿瘤，但现对此命名仍有争论。同义名还有牙源性角囊瘤和始基囊肿。其特征为不全角化的复层鳞状内衬上皮，并具有潜在的侵袭性和浸润性生长的生物学行为。其可以为单发或多发，后者通常为遗传性痣样基底细胞癌综合征的表现之一。PTCH基因在发病中发挥作用。年龄分布广，多见于10～29岁人群。伴发或不伴发痣样基底细胞癌综合征的多发性牙源性角化囊性瘤患者平均年龄小于单发的、非复发性的牙源性角化囊性瘤。下颌较上颌多见，约半数发生于下颌角。患者可有疼痛、肿胀或溢脓。病变被发现前就可达到较大的体积，可穿破皮质骨并累及邻近的结构。

大体病理　多为囊壁样表现，剖面呈囊性或实性。实性部分呈灰白色；囊性部分大小不等，腔内含淡黄色胶冻状物质或血性液体，可含牙。囊壁衬里薄而易碎，经常塌陷并折叠。

光镜下表现　囊壁有规则的不全角化的复层鳞状内衬上皮，通常5～8层细胞厚，无上皮钉突。基底层界限清，由柱状或立方状细胞组成，常呈栅栏状排列，细胞核常远离基底膜，并呈较深的嗜碱性染色，是区别于发生角化的颌骨囊肿的重要特征（图）。

不全角化层表面常呈波纹状。很多囊腔内含脱落的角化物。基底上层中核分裂象常见。部分内衬可呈上皮异常增生的表现，但恶变很少见。当存在明显的炎症过程时，内衬上皮失去其特征性的细胞和组织结构特点。结缔组织囊壁中含成纤维细胞，有时见牙源性上皮岛及条索和（或）子囊）。

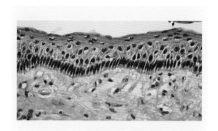

图　牙源性角化囊性瘤
（HE　×300）
注：角化上皮基底细胞栅栏状排列

世界卫生组织建议，有正角化内衬上皮的颌骨囊性病变不属于牙源性角化囊性瘤。

（高　岩）

成釉细胞纤维瘤病理

chéngyòuxìbāo xiānwéiliú bìnglǐ

成釉细胞纤维瘤病理（pathology of ameloblastic fibroma）　成釉细胞纤维瘤是由类似牙乳头的牙源性外胚间充质和类似牙板和成釉器的上皮条索及巢团构成的牙源性肿瘤。不含牙硬组织。是少见的牙源性上皮及间充质均为肿瘤性增生的牙源性肿瘤，主要发生在下颌磨牙区。患者平均年龄为14.8岁（从7周到62岁）。大多数病例表现为无痛性肿胀，生长缓慢，或由于牙萌出障碍而被发现。X线片示界限清的透射影，并经常与一个错位牙相关。为良性，很少的病例可进展为成釉细胞纤维肉瘤。

大体病理　肿瘤使颌骨膨隆，界限可较清。剖面呈灰白色，有的肿瘤质脆、黏液样；有的较韧，似纤维瘤。

光镜下表现 肿瘤上皮成分形成分支状并相互吻合的上皮条索，其外周为类似内釉上皮的柱状细胞，围绕着类似星网状层的排列疏松的梭形细胞。上皮条索位于细胞丰富的黏液样间充质中，间质中星形的成纤维细胞具有细长的胞质突起，像胚胎期的牙髓。上皮数量不等。有的形成团块状，类似成釉细胞瘤（图）。肿瘤中无牙硬组织形成。上皮和间充质成分中均可见核分裂象。有些肿瘤中可见颗粒细胞。

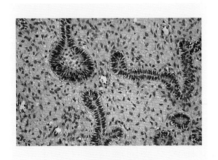

图 成釉细胞纤维瘤
（HE ×200）
注：上皮成分见星网状细胞分化

如果病变中有牙本质形成，则称为成釉细胞纤维牙本质瘤；如果肿瘤中不仅有牙本质形成，同时也有釉质等其他牙体组织形成时，则称之为成釉细胞纤维牙瘤。

（高岩）

yáliú bìnglǐ

牙瘤病理（pathology of odontoma） 牙瘤是以牙体组织杂乱排列成团或形成数量不等的畸形牙为特征的牙的发育畸形。并非真性肿瘤。根据病变的特点常将牙瘤分为混合性和组合性2种。混合性牙瘤多见于儿童和青年，以下颌前磨牙区和磨牙区多见，肿物可引起颌骨膨大。X线片示界限清的放射透光区，其中可见阻射性结节状钙化物。组合性在上颌前牙区多见，主要发生于儿童及青少年。X线片示形态及数目不一的牙样物堆积在一起。

大体病理 混合性牙瘤表现为大小不等的外形不规则的硬组织团块，组合性牙瘤则为数量不等、大小不一的牙样小体。两种类型均可有纤维性包膜。

光镜下表现 混合性牙瘤表现为不同比例、混乱排列的牙体组织（图），4种牙体组织均可见到。矿化的釉质常由于脱矿处理遗留下空腔及部分釉基质，可见釉柱的纵断及横断面。牙本质内常见小管，也见发育不良的牙本质。另外还可见产生釉质基质的上皮以及结缔组织。发育期的混合性牙瘤有时与成釉细胞纤维牙瘤无法区分。包膜由疏松的结缔组织构成，其内可见牙源性上皮岛或条索。组合性牙瘤中釉质、牙本质、牙骨质和牙髓的排列如同正常牙的排列方式，但各种牙体组织的比例不协调，不形成正常牙的结构。不成熟的、发育中的组合性牙瘤的组织学切片可见疏松的结缔组织中有畸形的牙胚，还可见牙源性上皮岛和条索及较多的釉质基质。

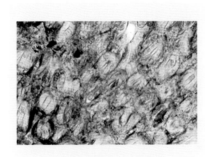

图 混合性牙瘤（磨片）
（HE ×100）
注：杂乱排列的牙体组织

（高岩）

yá chéngyòuxìbāoliú bìnglǐ

牙成釉细胞瘤病理（pathology of odontoameloblastoma） 牙成釉细胞瘤是同时具有成釉细胞瘤和牙瘤组织学特点的良性牙源性肿瘤。也称成釉细胞牙瘤、成牙细胞瘤，生物学行为相似于成釉细胞瘤。非常少见，上、下颌骨都可发生，患者平均年龄20岁。多数病例发生于尖牙之后的区域。症状可包括颌骨膨隆、牙根吸收、牙移位及咬合疼痛。X线片示界限清的单房或多房透射影，可见数量不等的X线阻射物质，多数病例与移位的未萌牙相关。

大体病理 肿瘤无包膜，大小不一，剖面呈多结节状。实性肿瘤组织中有多少不等的矿化牙体组织，可以表现为大的结节状团块，也可以是分散于软组织中的不成熟的牙。

光镜下表现 肿瘤的上皮成分为类似成釉细胞瘤中的滤泡状或丛状的牙源性上皮岛和条索。除了纤维结缔组织间质外，肿瘤在邻近上皮的区域还具有数量不等的富含细胞的黏液样组织，同在牙瘤中一样，这些区域形成矿化的牙体组织（图）。偶尔可见分散的小团影细胞。

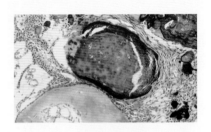

图 牙成釉细胞瘤
（HE ×100）
注：含星网状分化的上皮和钙化牙体组织

（高岩）

yáyuánxìng gàihuà nángxìngliú bìnglǐ

牙源性钙化囊性瘤病理（pathology of calcifying cystic odontogenic tumor） 牙源性钙化囊性瘤是囊壁内衬上皮类似于成釉细胞瘤上皮成分、伴有影细

胞并且常发生钙化的囊性牙源性良性肿瘤。也称牙源性角化及钙化囊肿、戈林（Gorlin）囊肿和牙源性钙化囊肿。肿瘤多发生于骨内，也可见于骨外。患者发病年龄为 5～92 岁，无性别差异。上、下颌切牙至尖牙区多见。骨内肿瘤一般表现为界限清楚的单房透射影，约半数见数量不等的阻射性物质。1/3 病例伴有未萌牙。

大体病理 肿瘤大小不一，囊壁组织厚薄不一，剖面可有砂砾感。

光镜下表现 肿瘤性囊壁有厚薄不一的成釉细胞瘤样的上皮衬里，表现为柱状或立方形基底细胞，细胞核常有极性倒置。棘层细胞为星网状层分化，内含多少不等的影细胞。影细胞可发生钙化（图）。还可见牙源性上皮向邻近的结缔组织中增生。结缔组织与上皮交界处可见发育不良的牙本质，甚至形成牙瘤样结构。

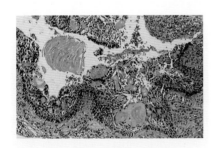

图 牙源性钙化囊性瘤
（HE ×150）
注：囊腔衬里上皮中见影细胞

（高 岩）

yábězhì shēngchéngxìng yǐngxìbāoliú bìnglǐ

牙本质生成性影细胞瘤病理
（pathology of dentinogenic ghost cell tumor） 牙本质生成性影细胞瘤是以肿瘤中出现成釉细胞瘤

样结构、异常角化所形成的影细胞以及数量不等的发育不良的牙本质为特征的具有局部侵袭性的牙源性肿瘤。部分肿瘤反复复发后可恶变。也称为牙源性钙化影细胞瘤、牙源性影细胞瘤、实性牙源性钙化囊肿等。多数发生于颌骨内，骨外型少见。患者发病年龄 10～89 岁，男性稍多。发生于颌骨承牙区，尖牙至第一磨牙区常见。由于钙化程度不同，X 线片示透射或透射/阻射混合影，多数为界限清的单房性表现。除骨膨隆外，患者多无症状。

大体病理 肿瘤大小不等，无包膜，破坏骨组织。剖面多为实性，灰白色，可有砂砾感。

光镜下表现 肿瘤无包膜，由牙源性上皮团片和圆钝的上皮岛及结缔组织间质构成。肿瘤上皮岛类似成釉细胞瘤，上皮岛中可见微囊形成。核分裂少见。特征性表现为上皮细胞向影细胞转化，可见单个和（或）成团的影细胞（图）。在基底层细胞转化为影细胞之处，影细胞可引起异物反应。有些影细胞可发生钙化。肿瘤中可形成少量发育不良的牙本质，影细胞被包埋其内。有些区域还会矿化。

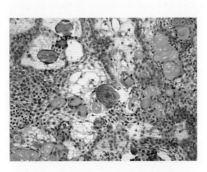

图 牙本质生成性影细胞瘤
（HE ×200）
注：肿瘤中见小团影细胞

（高 岩）

yáyuánxìng xiānwéiliú bìnglǐ

牙源性纤维瘤病理 （pathology of odontogenic fibroma） 牙源性纤维瘤是特征为成熟的纤维间质内包埋着数量不等的、处于不活跃状态的牙源性上皮的少见的牙源性良性肿瘤。关于牙源性纤维瘤的概念和定义尚存争议。根据肿瘤内上皮成分的多寡，可分为乏上皮型和富于上皮型。可发生在骨内（骨内型或中心型）和骨外（外周型）。下颌多见，多数病例发生于下颌骨双尖牙区域。表现为缓慢生长的、进展性的、无痛性的肿胀，常伴有骨皮质的膨隆。半数病例为界限清楚、有硬化边缘的单房透射区。

大体病理 中心型肿瘤界限清，可有包膜，中等硬度，剖面呈浅粉色；外周型肿瘤无包膜，类似于牙龈瘤。

光镜下表现 富于上皮型肿瘤中细胞丰富的成纤维性结缔组织与相对细胞较少、血管丰富的区域相交织。不活跃的牙源性上皮岛或条索是不可缺少的成分，多数情况下比较明显，也可较少（图）。可见灶性发育不良的牙骨质、骨样小体、牙本质。界限清楚的包膜很少见。乏上皮型为一非侵袭性的类似牙囊的结缔组织病变，内含散在的、纤细的胶原纤维，细胞成分非常少。基质较丰富，使背景呈纤维黏液样。其中散在着不活跃的牙源性上皮剩余条索或不规则的上皮岛。肿瘤纤维中有时见数目不等的含嗜伊红胞质颗粒细胞，有人称之为颗粒细胞变异型。

外周型牙源性纤维瘤发生于附着龈，与纤维性龈瘤无法鉴别。表现为纤维组织，可出现黏液样变。病变中可见牙骨质、骨样或牙本质样物质沉积。病变内可见数量不等的牙源性上皮岛或条索。

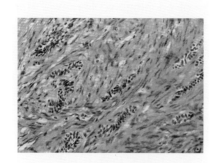

图 牙源性纤维瘤
（HE ×200）
注：纤维间质中见牙源性上皮条索

（高 岩）

yáyuánxìng niányèliú bìnglǐ

牙源性黏液瘤病理 （pathology of odontogenic myxoma） 牙

源性黏液瘤是以大量黏液样细胞外基质及内含的星形或梭形细胞为特征的颌骨内肿瘤。患者发病年龄 1～73 岁，平均 30 岁，女性稍多。2/3 的病例位于下颌骨，最常见于磨牙区。上颌病变的早期表现经常是上颌窦堵塞，较大的病变导致颌骨无痛性膨隆，并可穿破骨皮质。X 线片示单房或多房的透射影，有时有纤细的骨小梁形成，呈"肥皂泡"或"蜂房"样。可发生牙根移位及牙根吸收。手术不易完全切除，术后易复发，但一般不发生转移。

大体病理 肿瘤通常界限清，肿物无包膜，灰白色，呈特有的透明黏液样外观。由于所含胶原的数量不同，肿瘤的质地从胶冻状到质地坚实不等，有时剖面可见胶原纤维束。

光镜下表现 肿瘤含不规则排列的星形、梭形及圆形细胞，胞质有长的、纤细的、相互交织的淡染或微嗜酸的突起。细胞均匀分散于大量黏液样间质中，其中只含有少量的胶原纤维。有时

可见双核细胞、轻度的异型性及少量核分裂象。病变中可见牙源性上皮剩余，但不是确立诊断所必需的（图）。肿瘤可浸润至骨髓腔中。如果肿瘤中出现较多的胶原，则称为黏液纤维瘤。

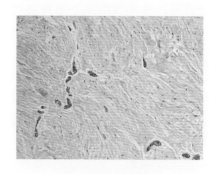

图 牙源性黏液瘤
（HE ×100）
注：黏液样组织中可见牙源性上皮

（高 岩）

chéngyá gǔzhìxìbāoliú bìnglǐ

成牙骨质细胞瘤病理 （pathology of cementoblastoma） 成牙

骨质细胞瘤是形成牙骨质样组织并与一颗牙的牙根相连的良性肿瘤。患者发病年龄 8～44 岁，平均 20 岁。没有明显的性别倾向。大多数发生于下颌骨，特别是与第一恒磨牙相关，与乳牙相关者罕见。最常见的表现为牙槽嵴的颊侧和舌（腭）侧疼痛性肿胀，受累牙的活力保持正常，偶有下唇感觉异常或病理性骨折者。X线片示肿瘤界限清，主要为阻射或密度不均的混合影，附着于一个牙根上，其周围有一狭窄的透射区。可见牙根吸收、牙根轮廓消失及牙周间隙变模糊等。为良性，术后很少复发。

大体病理 肿瘤为一圆形或结节状团块，附着于一个或多个牙的牙根部，并为一层灰色或褐色的不规则软组织所包绕。

光镜下表现 肿瘤由致密的

无细胞牙骨质样物质及纤维间质构成，间质有时血管非常丰富，并含有多核细胞。肿瘤与受累牙的牙根混合在一起，同时造成根吸收。在肿瘤较为成熟的部分，可见嗜碱性反转线。在肿瘤边缘可见一层未矿化的组织，常呈放射状排列。未矿化的牙骨质样组织呈互相融合的梁状，其间可见一列或数列的成牙骨质细胞，有时大小不一，胞核浓染，可与成骨细胞瘤或非典型骨肉瘤中所见相似，但一般没有骨肉瘤中常见的核异型或核分裂（图）。

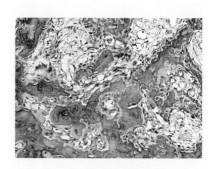

图 成牙骨质细胞瘤
（HE ×200）
注：牙骨质样小梁周围见成骨样细胞

（高 岩）

chéngyòuxìbāo'ái bìnglǐ

成釉细胞癌病理 （pathology of ameloblastic carcinoma） 成

釉细胞癌是具有成釉细胞瘤的组织学特点的同时，即使没有发生转移也表现出细胞异型性的牙源性恶性肿瘤。成釉细胞癌可以是原发的，也可以来自于先前存在的成釉细胞瘤（颌骨内或外周性者均可）的恶变，可称为继发性成釉细胞癌。将近 2/3 的病例发生于下颌骨，上颌骨较少见。男女发病率没有差异，颌骨前部常见。X 线片示界限不清或边缘不整齐的透射影，还可出现侵犯骨皮质造成穿孔，浸润至邻近组织。

大体病理 表现为有侵袭性生长的肿物，多为实性。

光镜下表现 原发性成釉细胞癌在整体上表现为成釉细胞瘤的组织学特点，而细胞具有恶性特征。可出现具有多形性的高柱状细胞、核分裂象、局部坏死、神经周浸润及核深染。外周细胞可见呈极性排列或所谓的细胞核"极性倒置"（图）。还可出现肿瘤上皮包绕的囊腔。局部区域可见小灶的坏死，也可出现更明显的中央粉刺样坏死。与良性的成釉细胞瘤相比，其具有较高的增生活性。

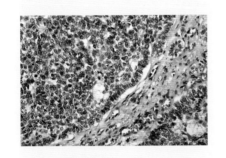

图 成釉细胞癌 （HE ×300）
注：肿瘤细胞核深染，核质比例大，可见核分裂

在继发性成釉细胞癌中可以有良性成釉细胞瘤的成分，而有些区域肿瘤细胞可发生角化、具有细胞及核的多形性及异常核分裂象，瘤细胞巢团呈浸润性生长。

（高 岩）

yuánfāxìng hégǔnèi línzhuàngxìbāo'ái bìnglǐ

原发性颌骨内鳞状细胞癌病理（pathology of primary intraosseous squamous cell carcinoma） 原发性颌骨内鳞状细胞癌是来源于牙源性上皮剩余的颌骨中心性癌。包括侵犯骨髓腔并导致骨吸收的原发性者，也包括由牙源性囊肿或其他牙源性良性肿

瘤发展而来的鳞状细胞癌。有时肿瘤和真正的来源于口腔黏膜的和上颌窦黏膜的鳞状细胞癌难以区别。男女发病比例为 2：1，患者发病年龄常为 40～60 岁，平均55 岁。常发生于下颌骨体的后部。发生于上颌的病例常见于上颌骨前部。大部分病例无症状，在进行常规口腔 X 线检查时才被发现。有的可见面部肿胀，如果下牙槽神经受累则导致下唇感觉异常。来自牙源性角化囊性瘤和其他牙源性囊肿恶变者可有疼痛、肿胀、牙缺失、拔牙创不愈、感觉异常等。

大体病理 与任何发生于骨内的癌一致。

光镜下表现 肿瘤主要成分是具有鳞状细胞癌特征的肿瘤性鳞状上皮岛（图）。多数病变为中度分化，没有显著的角化。间质中有或无炎症细胞浸润。如果能在组织学上证实发生于颌骨中心的癌来自于牙源性囊肿的内衬上皮，则能确定颌骨为其原发部位。黏液表皮样癌也可来源于牙源性囊肿的内衬上皮，因此要加以鉴别。黏蛋白特殊染色可有助于诊断。

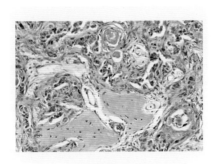

图 原发性颌骨内鳞状细胞癌（HE ×200）
注：角化不显著

来自牙源性角化囊性瘤恶变者的组织学表现的特点是有角化的高分化鳞状细胞癌与牙源性角化囊性瘤同时存在。

来自牙源性囊肿癌变者在组织学上，肿瘤表现为一个与鳞状细胞癌相伴随的囊肿，其内衬上皮可以是在牙源性囊肿中能见到的任何类型。内衬上皮可见不同程度的异常增生，可呈疣状增生或疣状癌的结构。

（高 岩）

yáyuánxìng tòumíngxìbāo'ái bìnglǐ

牙源性透明细胞癌病理（pathology of clear cell odontogenic carcinoma） 牙源性透明细胞癌是发生在颌骨内、来自于牙源性上皮的以空泡状或透明细胞岛及团片为特征的原发性颌骨恶性肿瘤。曾称透明细胞成釉细胞瘤及牙源性透明细胞肿瘤。少见。肿瘤明显好发于女性，并常见于老年人，患者被确诊时的年龄为17～89 岁，平均 60 岁。最常见的部位为下颌骨。肿瘤常导致颌骨膨隆和牙缺失。肿瘤侵袭性的生长方式造成界限不清的 X 线透射影，并可出现牙根吸收。

大体病理 肿瘤无被膜，剖面呈实性、灰白，可浸润骨组织。

光镜下表现 肿瘤通常以纤维性间质中的片状、巢状或条索状透明细胞为特征。肿瘤细胞胞质透明或淡嗜酸性，细胞膜界限清，细胞核深染、不规则（图）。此外还可见核深染、有少量嗜酸性胞质的基底样细胞条索，部分基底样细胞位于较大的细胞巢的周边。还可见成釉细胞瘤样上皮岛，其外周细胞呈极性排列。核分裂象及坏死很少见。肿瘤中无黏液细胞和钙化小体。诊断牙源性透明细胞癌需要先排除发生于颌骨的转移性透明细胞肿瘤。

特殊染色表现 组织化学染色见肿瘤细胞内含有大量细小或粗大的、能被淀粉酶降解的 PAS 阳性颗粒，这些颗粒黏蛋白及淀

粉样物质染色呈阴性。

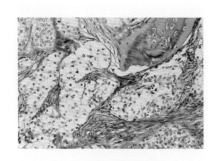

图　牙源性透明细胞癌
（HE　×200）

注：已侵犯骨组织

（高 岩）

yáyuánxìng yǐngxìbāo'ái bìnglǐ

牙源性影细胞癌病理（pathology of ghost cell odontogenic carcinoma）

牙源性影细胞癌是具有牙源性钙化囊性瘤和（或）牙本质生成性影细胞瘤组织结构特点，但细胞学特点为恶性的牙源性上皮性恶性肿瘤。较少见。肿瘤可以是原发性，也可以来自于牙源性钙化囊性瘤和（或）牙本质生成性影细胞瘤的恶变。患者年龄13~72岁，发病高峰在30~40岁，男女比例为2∶1。与牙源性钙化囊肿的发病部位相同，肿瘤更常发生于上颌，可发生于颌骨前部或后部。临床特点为肿胀，常伴皮肤感觉异常。X线片示一个界限不清的、溶骨性的透射影，其中可见阻射性物质。较大的病变常破坏上颌窦壁，长入鼻腔和眼眶，并侵犯邻近的解剖结构。

大体病理　肿瘤由的囊性部分和实性部分组成，实性部分的剖面有砂砾感。有时，病变完全是实性的。

光镜下表现　肿瘤具有牙源性钙化囊性瘤或牙本质生成性影细胞瘤的结构特点，但其上皮成分为恶性肿瘤表现。肿瘤细胞在纤维间质中形成上皮岛，肿瘤细胞可以是核深染的小圆细胞，也可以是具泡状核的大细胞。细胞的多形性往往不显著，但肿瘤细胞核质比例大，核深染，可见较多核分裂象和局部坏死。肿瘤细胞团中可见数量不等的影细胞，散在或聚集成簇。也可见发育不良的牙本质（图）。有时可以见到肿瘤包含良性成分，与恶性成分分开或混合存在。

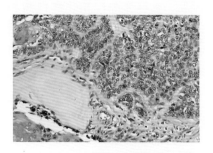

图　牙源性影细胞癌
（HE　×200）

注：影细胞及发育不良的牙本质，核分裂易见

（高 岩）

chéngyòuxìbāo xiānwéiròuliú bìnglǐ

成釉细胞纤维肉瘤病理（pathology of ameloblastic fibrosarcoma）

成釉细胞纤维肉瘤是含有成釉细胞瘤成分和恶性外胚间充质成分的牙源性肿瘤，是与成釉细胞纤维瘤相对应的恶性肿瘤。可以为原发性或来自于成釉细胞纤维瘤的恶变。患者发病年龄范围较广，平均27.5岁。原发病变的患者平均年龄22.9岁，来自于成釉细胞纤维瘤恶变的患者平均年龄33岁。男性多于女性。常见于下颌骨，上、下颌骨均好发于后部，也可见外周型。常见症状为肿胀及疼痛，皮肤感觉异常。X线片示骨内的、界限不清的、膨隆性透射影。侵袭性较强，易复发，远处转移者较少。

大体病理　肿瘤为实性、鱼肉样，剖面为白色或淡黄色。

光镜下表现　组织学表现类似于成釉细胞纤维瘤，但是其中的结缔组织成分为恶性。其上皮成分为小的多边形细胞，呈蕾状、分支的条索状或岛状、结节状。较大的上皮岛周边为一层核深染的高柱状细胞。包绕这些上皮成分的结缔组织间质细胞丰富，核分裂活跃，甚至有明显的非典型性（图）。复发性肿瘤往往间质中的细胞更加密集，核分裂象更多；上皮成分可能减少或者消失。

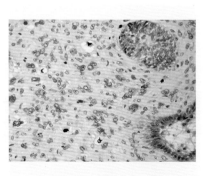

图　成釉细胞瘤纤维肉瘤
（HE　×200）

注：牙源性间充质细胞非典型性明显，核分裂多

肿瘤中有牙本质形成时称为成釉细胞纤维牙本质肉瘤；如果同时有牙本质和釉质或更多的牙体组织形成，则称为成釉细胞纤维牙肉瘤。罕见情况下，肿瘤中的成釉细胞瘤成分也发生恶变，称为成釉细胞癌肉瘤或牙源性癌肉瘤。

（高 岩）

hégǔ xiānwéijiégòubùliáng bìnglǐ

颌骨纤维结构不良病理（pathology of fibrous dysplasia of maxilla）

颌骨纤维结构不良是散发的、由基因变异引起的骨的疾病。特点是增生的、含编织状骨小梁结构的纤维组织替代正常骨组织。可以累及单个骨或多个骨，也可以是 McCune-Albright 综合征的表征之一。是 GNAS1 基因突变的结果。好发于儿童和青年人，女性多见。病变可致面部畸形。X 线片示早期为透射影，中期病变为硬化性改变，后期为透射阻射混合影。特征性表现是不对称的、与周围正常骨相融合的、呈毛玻璃样的均匀阻射影，并导致骨膨隆，可见薄层骨皮质。

大体病理 受累骨膨隆，无明显界限。剖面见骨密度下降，与骨松质之间无明显界限，骨髓腔被灰白色结缔组织代替，从质韧到砂砾样逐渐移行，可有出血或囊性变，囊内为淡黄色液体。

光镜下表现 病变由细胞丰富的纤维组织构成，内含梭形细胞和编织骨形成的骨小梁，其边缘通常没有成骨细胞围绕（图）。骨小梁外形不规则，常呈英文字母样如 "C"、"O" 或 "V" 形。有时可见垂直于骨表面的胶原纤维束。可见类骨质层。持续时间较长的病变可见骨小梁周缘排列成骨细胞，而且骨小梁 "成熟" 为层板骨并且相互平行排列。

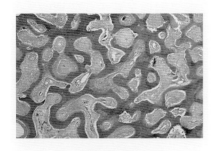

图 颌骨纤维结构不良
（HE ×40）
注：骨小梁边缘无成骨细胞围绕

（高 岩）

hégǔ gǔhuàxiānwéiliú bìnglǐ

颌骨骨化纤维瘤病理（pathology of ossifying fibroma of maxilla） 颌骨骨化纤维瘤是由富于细胞的纤维组织和表现多样的矿化

组织构成的良性肿瘤。可分为经典型骨化纤维瘤、青少年小梁状骨化纤维瘤及青少年沙瘤样骨化纤维瘤，后二者为骨化纤维瘤的两种组织变异型。女性多见。经典型骨化纤维瘤患者平均年龄 35 岁，青少年小梁状骨化纤维瘤患者发病年龄为 8.5～12 岁，青少年沙瘤样骨化纤维瘤患者平均年龄约 20 岁。骨化纤维瘤主要见于下颌后部，组织变异型好发于上颌及鼻窦的骨壁。临床早期无症状，随着肿瘤增大，可由于颌骨膨隆引起牙移位、咬合关系紊乱和颌面部变形。X 线片示界限清、单房性透射区伴有非透射区。骨化纤维瘤也可发生在骨外即外周型。

大体病理 受累颌骨膨隆，剖面见肿瘤界限清，呈实性，有程度不同的砂砾感。

光镜下表现 肿瘤主要由细胞丰富程度差异较大的纤维组织和其中的矿化成分构成。同一病变内可见细胞排列密集的区域和几乎无细胞的区域。矿化成分可以是编织骨、层板骨，以及无细胞或细胞较少的、嗜碱性、外形光滑的、类似牙骨质的沉积物（图）。骨化纤维瘤易与骨纤维结构不良相混淆，临床上主要根据病变界限是否清楚加以鉴别，骨纤维结构不良无确切界限，若试图在组织学上区分二者是不科学的。

青少年小梁状骨化纤维瘤 富于细胞的纤维组织，其中可见含细胞的类骨质，其外周无成骨细胞排列，另外可见纤细的幼稚的骨小梁，骨陷窝内含骨细胞，骨小梁外周围绕着较大的成骨细胞。有时这些骨小梁相互吻合形成网格状。可见核分裂象。可见多核巨细胞、囊性变、出血等。

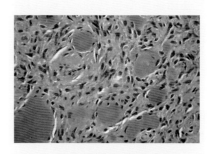

图 颌骨骨化纤维瘤
（HE ×200）
注：肿瘤中形成圆形类似于牙骨质小体的结构

青少年沙瘤样骨化纤维瘤 特征为成纤维性间质内含类似沙粒体的小骨块。间质为疏松纤维组织至细胞密集的组织。矿化物质为椭圆形或弯曲的沙粒体，可以无细胞，也可见少量散在的细胞。沙粒体和经典骨化纤维瘤中的牙骨质样沉积物不同，后者外形光滑而且有时边缘可见放射状的胶原纤维，而沙粒体外周有一层很厚的不规则的胶原物质，该胶原物质有时厚到围绕着多个沙粒体。沙粒体本身也可能相互融合而形成具有反转线的小梁结构。可见强嗜碱性、含同心圆状层板的小体，以及不规则的线状或棘状的钙化条带。病变中可见编织骨及层板骨构成的小梁、囊性变、出血等。另外也可出现多核巨细胞及核分裂。

（高 岩）

hégǔ Lǎnggéhànsīxìbāo zǔzhīxìbāo zēngshēngzhèng bìnglǐ

颌骨朗格汉斯细胞组织细胞增生症病理（pathology of Langerhans cell histiocytosis of maxilla） 朗格汉斯细胞组织细胞增生症以朗格汉斯病变细胞表达 CD1a、S100，超微结构显示细胞中含伯贝克（Birbeck）颗粒为特征的肿瘤性增生。也称组织细胞增生症 X、朗格汉斯细胞肉芽肿。

其临床变异型包括勒-雪病（Letterer-Siwe disease，多灶、多系统累及）、汉-许-克病（Hand-Schuller-Christian disease，多灶、单系统累及）和骨的孤立性嗜酸性肉芽肿。可累及全身各处，颌骨累及约占10%。患者年龄从数月至90岁，多数发生在儿童，男性较女性多见。X线片示虫蚀样或穿凿样骨破坏。

大体病理 病变组织变软、通常为红色。如果有出血和坏死可因脂类和大量嗜酸细胞的存在而呈黄色。

光镜下表现 病变为炎症样背景，内含灶状或片状分布的朗格汉斯细胞。其细胞核的特征是有皱褶或类似于咖啡豆的沟，或为分叶状、锯齿状（图）。核染色质分散，核仁不明显，核膜薄。核分裂可多可少。与朗格汉斯细胞混合存在的有多少不等的嗜酸细胞、淋巴细胞、中性粒细胞和浆细胞，多核破骨细胞样巨细胞和吞噬类脂质的泡沫细胞也常见。

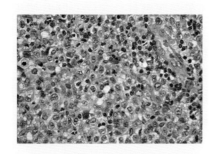

图 颌骨朗格汉斯细胞组织细胞增生症（HE ×300）
注：部分细胞有核沟

超微结构改变 可见朗格汉斯细胞内含特征性网球拍状的伯贝克颗粒或朗格汉斯颗粒。

免疫组化表现 病变细胞表达 S00 蛋白、CD1a、胰岛蛋白等抗原。

（高 岩）

hégǔ yīng'ér hēisèsù shénjīngwàipēiliú bìnglǐ

颌骨婴儿黑色素神经外胚瘤病理（pathology of melanotic neuroectodermal tumor of infancy）

婴儿黑色素神经外胚瘤是婴儿中罕见的由成神经细胞和色素性上皮细胞构成的肿瘤。发生在婴儿，80%的病例在6个月以下，95%小于1岁。男女之比为1:2。大多数患者为累及颅面的肿块，发生在颌骨者占80%，其余的发生在颅、硬脑膜或脑、附睾、皮肤、子宫和纵隔。肿瘤表现为快速生长的色素性肿块。病程平均2个月。

大体病理 肿瘤大小不一，最大可达10cm，平均3.5cm，表面光滑。剖面呈实性，较硬，灰至蓝黑色不一。

光镜下表现 肿瘤无包膜，由小的成神经细胞和较大的含黑色素细胞两种细胞群构成，间质为富含血管的致密纤维组织。上皮细胞呈腺样或管状排列，常围绕较小的成神经细胞巢。成神经细胞有小圆形、深染的细胞核，胞质少或呈细丝状，与淋巴细胞相似，故称为淋巴样细胞，有时位于上皮细胞形成的腺样结构的腔隙中（图）；上皮细胞有较大泡状核和丰富胞质，多数含黑色素颗粒。核分裂和坏死少见或无。

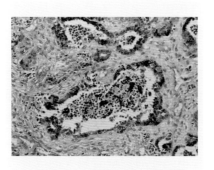

图 颌骨婴儿黑色素神经外胚瘤（HE ×200）
注：黑色素细胞和成神经细胞

多数病例为良性过程，切除不彻底易复发，约7%的病例发生转移，可转移至淋巴结、肝、骨、肾上腺、软组织和脑。但复发和转移的潜能无法根据临床和病理学表现预测。

超微结构改变 小细胞含神经分泌颗粒和神经突起，大细胞含黑色素小体和前黑色素小体。

免疫组化表现 肿瘤细胞有神经、黑色素细胞和上皮标志的多表型表达，但无光感受器分化。偶尔可见神经胶质和成横纹肌细胞分化。上皮细胞表达细胞角蛋白、HMB45、波形蛋白；神经元特异性烯醇化酶、CD57/Leu-7 和多巴胺 β-羟化酶在两种细胞常为阳性。淋巴样细胞可能灶性表达突触素、神经胶质纤维酸性蛋白和角蛋白。肿瘤细胞嗜铬素、癌胚抗原、视黄醇结合蛋白、神经丝、α甲胎蛋白和 S-100 蛋白阴性。

（高 岩）

xiāntiānxìng kēlìxìbāoyínliú bìnglǐ

先天性颗粒细胞龈瘤病理（pathology of congenital granular cell epulis）

先天性颗粒细胞龈瘤是起源于新生儿牙槽嵴，由胞质含丰富颗粒的细胞构成的间质血管丰富的良性肿瘤。亦称先天性龈瘤。女性发病率是男性的10倍，上颌多见。肿瘤通常为单个。肿物可自行消退，但可影响进食和呼吸。多进行外科切除。无复发倾向。

大体病理 肿物大小从几毫米至数厘米，呈实性。

光镜下表现 肿瘤由大的、含微嗜酸性胞质颗粒的细胞组成，间质血管丰富。无细胞和核的多形性，不常见有丝分裂（图）。个别病例可有牙源性上皮。被覆上皮不见假上皮瘤样增生，虽然这种表现常见于先天性颗粒细胞瘤。

有非常少见的先天性平滑肌牙龈瘤报道。

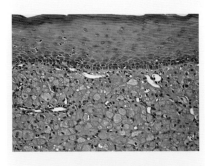

图　先天性颗粒细胞龈瘤
（HE　×200）
注：上皮下见大量颗粒细胞

免疫组化表现　肿瘤细胞波形蛋白、神经特异性烯醇酶阳性；细胞角蛋白、癌胚抗原、结蛋白、激素受体或 S-100 蛋白阴性。

（高　岩）

kǒuqiāng hémiànbù kēlìxìbāoliú bìnglǐ
口腔颌面部颗粒细胞瘤病理
（pathology of granular cell tumor of oral-maxillo-facial region）颌面部颗粒细胞瘤是起源于施万细胞、由胞质富含嗜酸性颗粒的细胞构成、常见于舌部软组织的良性肿瘤。与骨骼肌细胞关系密切，曾称颗粒细胞肌母细胞瘤。较少见，约一半病例发生在头颈部，其中半数以上位于舌，还可发生于颊、口底或腭部。10%～20%的病例累及一个以上的口内部位，或累及口腔以外部位。罕见情况下，可发生在唾液腺。任何年龄均可发病，高峰年龄在 40～60 岁。女性常见，男女比例为 1：2。病因不清。

大体病理　肿物直径多在1～2cm，表面光滑，可附带黏膜。肿物界限不清，剖面呈灰黄色或呈奶酪样，质硬。表面上皮有真菌感染时，病损表面可表现为弥散的白色斑块。

光镜下表现　肿物由体积较大的嗜酸细胞构成，胞核小、深染，胞质含大量颗粒。该细胞为多边形或呈梭形，具有明显的细胞膜（图）。肿瘤无包膜，肿瘤细胞常延伸到邻近骨骼肌细胞，或与骨骼肌细胞混合存在。颗粒细胞向表面延伸至黏膜上皮，一般会在结缔组织乳头内形成小的上皮岛。PAS 染色阳性。一个特征表现是其被覆上皮表现为假上皮瘤样增生，此种现象出现在约 1/3 的病例中。

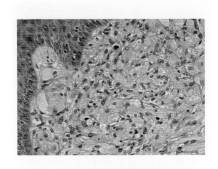

图　口腔颌面部颗粒细胞瘤
（HE　×300）
注：肿瘤细胞内含嗜酸性颗粒

超微结构改变　肿瘤细胞胞质内含大小不一的自噬体。因此，细胞内的颗粒可能是与溶酶体聚集相关的衰老改变。

免疫组化表现　S-100 蛋白均为强阳性。神经元特异性烯醇酶、钙视网膜蛋白、抑制素 α 和 PGP 9.5 也为阳性。溶酶体相关抗原CD68 表现为胞质内小颗粒阳性。

（高　岩）

kǒuqiāng'ái bìnglǐ
口腔癌病理（pathology of oral cancer）口腔癌是口腔黏膜上皮发生的恶性肿瘤。是具有不同程度鳞状分化的上皮性侵袭性的肿瘤，有早期广泛淋巴结转移的倾向。病因不清。占口腔颌面部恶性肿瘤的 80% 以上。主要发生在中、老年患者。早期病变不易被察觉，黏膜可能出现红、白或红白相间病损。肿瘤生长较大时常表现为口腔黏膜的溃疡或外生性肿物。根据口内部位的不同有不同的症状如疼痛、耳部的牵涉性疼痛、口臭，言语、张口、咀嚼、吞咽困难以及出血、消瘦、颈部肿大等。口腔癌还常常侵犯邻近的软组织、骨等。

大体病理　早期癌可能仅表现为黏膜上的红、白或红白相间的病损，也可表现为黏膜质地的改变。多数表现为黏膜的溃疡或外生性肿物如菜花样肿物，剖面见肿瘤的界限不清，呈浸润性生长，多为实性灰白色，可见出血、坏死等。

光镜下表现　包括以下类型。

鳞状细胞癌　以细胞内形成角蛋白并有细胞间桥形成为特点的恶性肿瘤，在口腔癌中占绝大多数。表现为异常增生的上皮细胞突破基底膜进入结缔组织，浸润性生长。癌组织限于基底膜下很表浅的部位，浸润黏膜下层时称为微浸润鳞状细胞癌（图 1）；浸润较深的癌可根据其角化程度、细胞的非典型性、核分裂的情况分为高、中、低分化 3 种（对判断预后价值有限）。①高分化：有数量不等的基底细胞和具有细胞间桥的鳞状细胞，角化明显，核分裂象少，非典型核分裂和多核

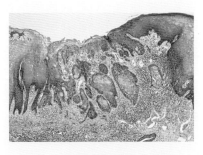

图 1　口腔微浸润鳞状细胞癌
（HE　×100）
注：肿瘤位于固有层

细胞极少，胞核和细胞多形性不明显（图2）。②低分化：与高分化者相反，细胞间桥和角化不明显，核分裂象多，非典型核分裂和多核细胞易见，胞核和细胞多形性明显（图3）。③中分化：介于高分化和低分化之间。

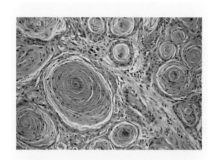

图2　口腔高分化鳞状细胞癌
（HE　×200）
注：角化珠多见

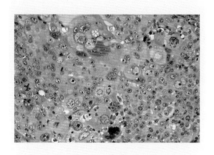

图3　口腔低分化鳞状细胞癌
（HE　×400）
注：肿瘤细胞核分裂多见

疣状癌　外生性、疣状、缓慢生长，具有侵袭性推进缘的鳞状细胞癌的变异型。在中国以下唇最为多见，表现为相对界限清的菜花样肿物。口腔内偶见。骨外研究显示40%的疣状癌伴人乳头状瘤病毒感染。疣状癌由乳头状外生性、具有明显角化的分化良好的鳞状上皮向深部基质呈平齐的、推进式浸润。增生的乳头之间常见较大的不全角化栓。癌上皮缺乏一般恶性肿瘤的细胞学改变，偶见基底层有丝分裂。浸润的上皮下方常见较多的淋巴、

浆细胞反应（图4）。可见邻近的癌上皮内的微脓肿，广泛的角化可以引起异物反应。

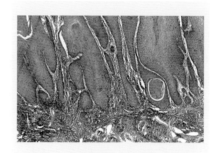

图4　口腔疣状癌　（HE　×100）
注：肿瘤呈推进式生长

基底样鳞状细胞癌　同时具有基底样细胞和鳞状细胞成分的高级别鳞状细胞癌亚型。基底样细胞是肿瘤的主要成分，细胞小，核浓染，无核仁，胞质少，排列紧密，核分裂多见，呈巢状实性排列，巢的中央常见粉刺样坏死。巢的周边细胞呈栅栏状排列也可见到。鳞状细胞成分较少见，与基底样细胞间的分界可以非常突然。

乳头状鳞状细胞癌　以外生性乳头状生长为特征的鳞状细胞癌亚型。预后良好。肿瘤为柔软、质脆、外生性、息肉样。乳头有纤细的纤维血管轴，表面为肿瘤性基底样或多形性的细胞。常见坏死和出血。间质内见单个或多个癌巢。肿瘤-间质界面有大量的淋巴细胞、浆细胞浸润。肿瘤可以转移至局部淋巴结，但少有远处转移。

梭形细胞癌　以梭形细胞为主要成分的鳞状细胞癌亚型。有时只见梭形细胞，类似于肉瘤。大部分肿瘤中可找到鳞状细胞分化的部分。肿瘤细胞可表达细胞角蛋白和波形蛋白。

棘层松解性鳞状细胞癌　以肿瘤细胞棘层松解、形成腺样和

囊性腔隙为特点的鳞状细胞癌亚型。也称为腺样鳞状细胞癌（图5）。除此以外，组织学形态同普通鳞状细胞癌。

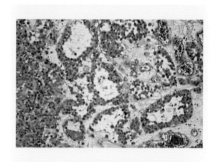

图5　口腔棘层松解性鳞状细胞
癌　（HE　×200）
注：肿瘤内见腺样结构

腺鳞癌　含边界清楚的腺癌区的鳞状细胞癌，腺癌区一般被认为是鳞状细胞癌的一部分。罕见，有人认为较普通鳞状细胞癌更具侵袭性。鳞癌部分可以是原位癌或浸润癌，腺癌成分多见于肿瘤的深部，为腺结构，其衬里细胞为基底样细胞、柱状细胞或产黏液细胞。

穿掘性癌　以鳞状上皮增生并发生角化为特征，呈侵袭性生长的鳞状细胞癌亚型。此癌与常发生于足部的浸润到骨组织的穿掘性上皮瘤相似。口腔部位的肿瘤表现为复层鳞状上皮增生，可见角质深入到骨组织内，但是没有明显的细胞学上的恶性表现。通过活检进行病理诊断非常困难，需要综合考虑临床和放射学特点。

淋巴上皮癌　分化较差或者未分化的、伴有明显的反应性淋巴浆细胞浸润的上皮性恶性肿瘤。口腔和口咽部淋巴上皮癌多发生在扁桃体和舌根，少部分发生在腭部和颊黏膜。大部分病例有区域淋巴结转移。病理学表现见唾液腺淋巴上皮癌。

（高岩）

索　引

条目标题汉字笔画索引

说　明

一、本索引供读者按条目标题的汉字笔画查检条目。

二、条目标题按第一字的笔画由少到多的顺序排列，按画数和起笔笔形横（一）、竖（丨）、撇（丿）、点（、）、折（乛，包括丁乚く等）的顺序排列。笔画数和起笔笔形相同的字，按字形结构排列，先左右形字，再上下形字，后整体字。第一字相同的，依次按后面各字的笔画数和起笔笔形顺序排列。

三、以拉丁字母、希腊字母和阿拉伯数字、罗马数字开头的条目标题，依次排在汉字条目标题的后面。

五　画

十 二 画

十 三 画

条 目 外 文 标 题 索 引

F

G

H

P

R

内　容　索　引

说　明

一、本索引是本卷条目和条目内容的主题分析索引。索引款目按汉语拼音字母顺序并辅以汉字笔画、起笔笔形顺序排列。同音时，按汉字笔画由少到多的顺序排列，笔画数相同的按起笔笔形横（一）、竖（丨）、撇（丿）、点（丶）、折（乛，包括丁乚く等）的顺序排列。第一字相同时，按第二字，余类推。索引标目中夹有拉丁字母、希腊字母、阿拉伯数字和罗马数字的，依次排在相应的汉字索引款目之后。标点符号不作为排序单元。

二、设有条目的款目用黑体字，未设条目的款目用宋体字。

三、不同概念（含人物）具有同一标目名称时，分别设置索引款目；未设条目的同名索引标目后括注简单说明或所属类别，以利检索。

四、索引标目之后的阿拉伯数字是标目内容所在的页码，数字之后的小写拉丁字母表示索引内容所在的版面区域。本书正文的版面区域划分如右图。

a	c	e
b	d	f

A

阿伯克斯（Abulcasis）　10b

阿维森纳（Avisenna）　10d

埃布纳（von Ebner）线　64d

埃布纳（von Ebner）腺　85e

癌细胞抗原调变　257c

癌细胞抗原缺失　257c

癌细胞漏逸　257d

癌在皮脂淋巴腺瘤中　351e

艾滋病　259f

爱西理·沃华德·林则（Ashley W. Lindsay）　2a

安德雷亚斯·维萨里（Andreas Vesalius）　11e

安德森（D. J. Anderson）　219d

安东尼·范·列文虎克（Antony Van Leeuwenhoek）　199e

安格尔（Edward Hartley Angle）　13b

安氏Ⅰ类错𬌗　180c

安氏Ⅱ类错𬌗　180c

安氏Ⅲ类错𬌗　180e

氨生成理论　236d

暗层（釉质平滑面龋）　311f

暗细胞　345b

奥本海姆（F. G. Oppenheim）　219f

奥古斯特·魏兹曼（August Weismann）　36b

B

巴尔的摩牙外科学院　13f

巴罗（Philip Barrough）　12b

巴特勒（W. T. Butler）　219e

靶细胞（基因治疗）　252f

白塞病　324a

白色-不透明转化现象　216d

白色皱褶病　320c

白细胞毒素　211b

班尼特角　158b

班尼特（Bennett）运动　158b

斑块型口腔扁平苔藓　321f

斑釉　309b

瘢痕性类天疱疮　323a

半固定义齿生物力学　279d

半可调𬌗架　184f

伴放线放线杆菌（*Actinobacillus actinomycetemcomitans*）　210f

伴放线聚集杆菌（*Aggregatibacter actinomycetemcomitans*）　210f

邦威尔（Bonwill）三角　139b

保罗（Paul）　10f

鲍克威尔（Balkwill）角　139b

鲍塞尔特（Posselt）　134e

北京医科大学口腔医学院　281e

贝赫切特综合征　258d

被覆黏膜　71f

被覆黏膜发育　58c

鼻背　106e

鼻部肌群　115a，169c

T

拉丁字母

阿拉伯数字

罗马数字

本卷主要编辑、出版人员

执行总编　谢　阳

编　　审　邬扬清

责任编辑　吴翠姣

索引编辑　李　慧

名词术语编辑　孙文欣

汉语拼音编辑　王　颖

外文编辑　景黎明

参见编辑　刘　婷

责任校对　李爱平

责任印制　陈　楠

装帧设计　雅昌设计中心·北京